“十四五”时期国家重点出版物出版专项规划项目
国家出版基金项目
福建省重点出版立项项目
福建省优秀出版项目

中国植物药清源图鉴

基原植物卷（下）

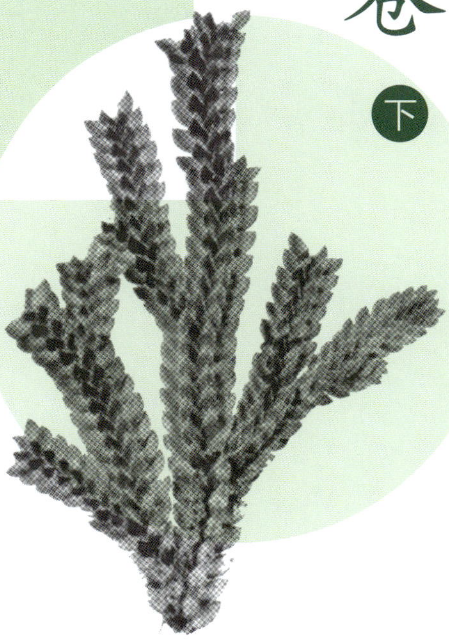

主　编
林余霖
陈士林

海峡出版发行集团
THE STRAITS PUBLISHING & DISTRIBUTING GROUP
福建科学技术出版社

八画

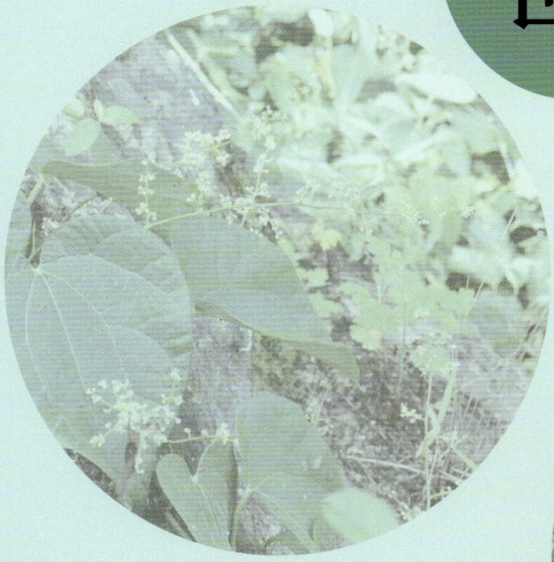

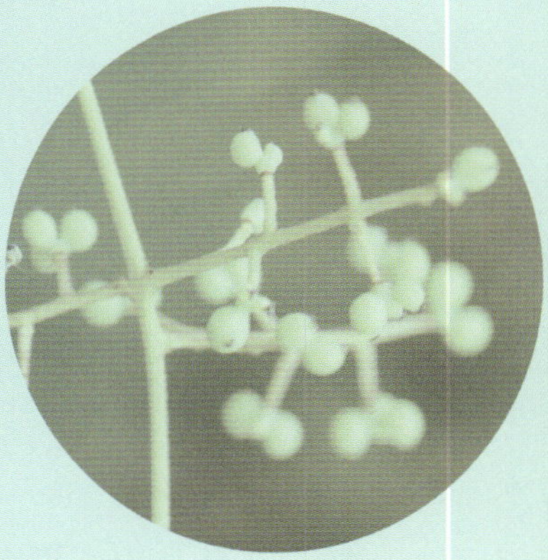

青风藤 Qingfengteng SINOMENII CAULIS

本品为防己科植物青藤 *Sinomenium acutum* (Thunb.) Rehd. et Wils. 和毛青藤 *Sinomenium acutum* (Thunb.) Rehd. et Wils. var. *cinereum* Rehd. et Wils. 的干燥藤茎。

基原植物

■ 青藤 *Sinomenium acutum* (Thunb.) Rehd. et Wils. 别名：风龙

生于林中。分布于长江流域及其以南各地，北至陕西南部，南至广东、广西北部及云南东南部。

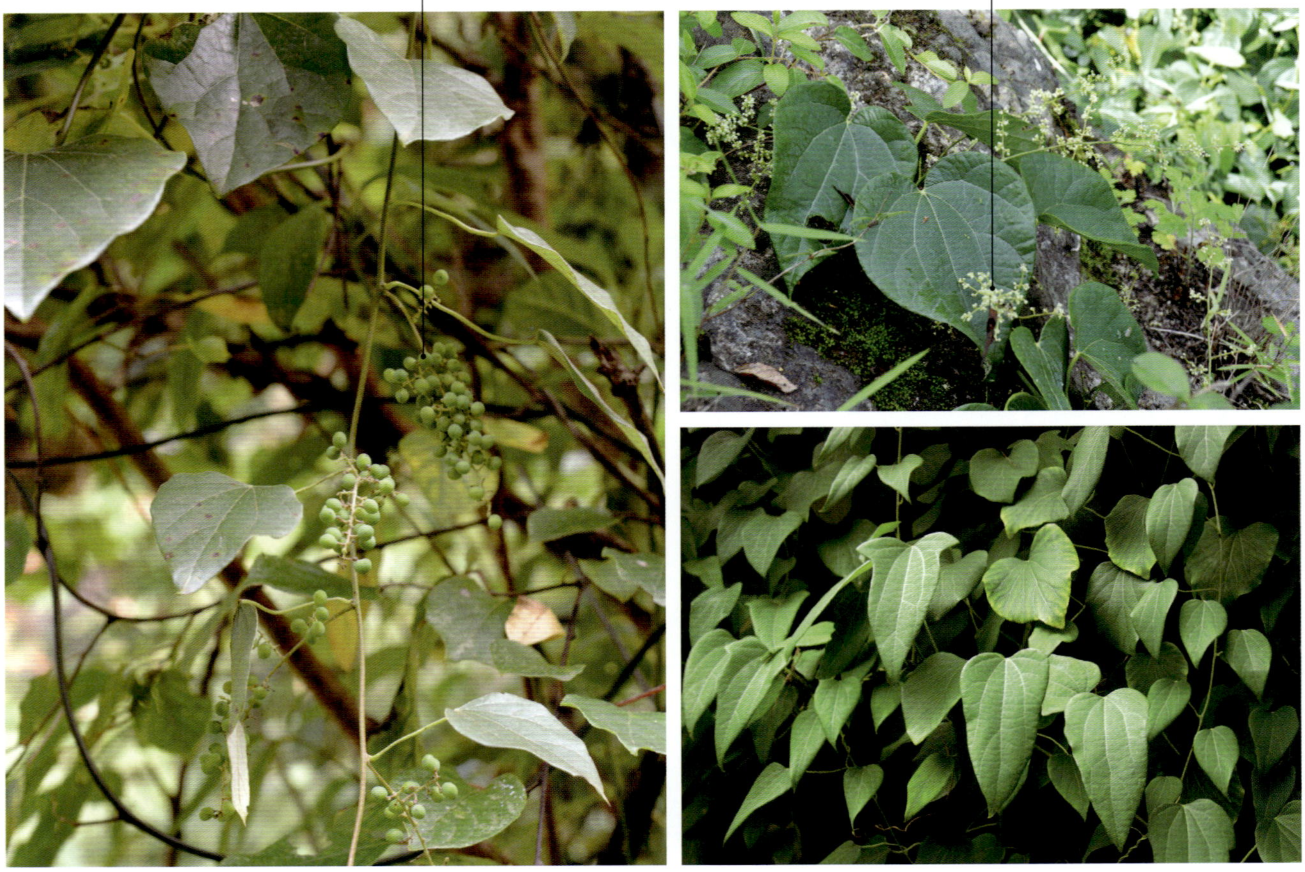

青藤

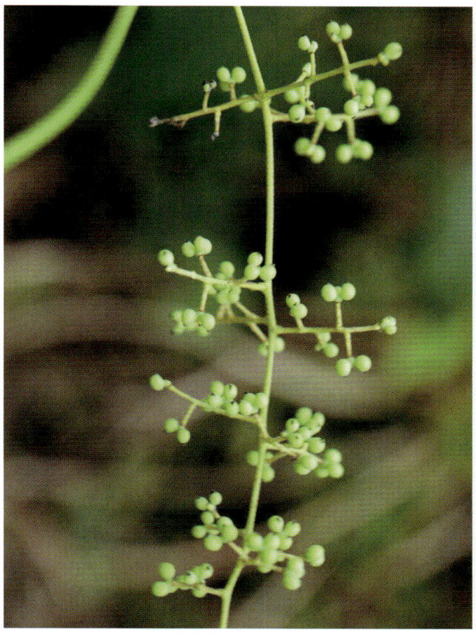
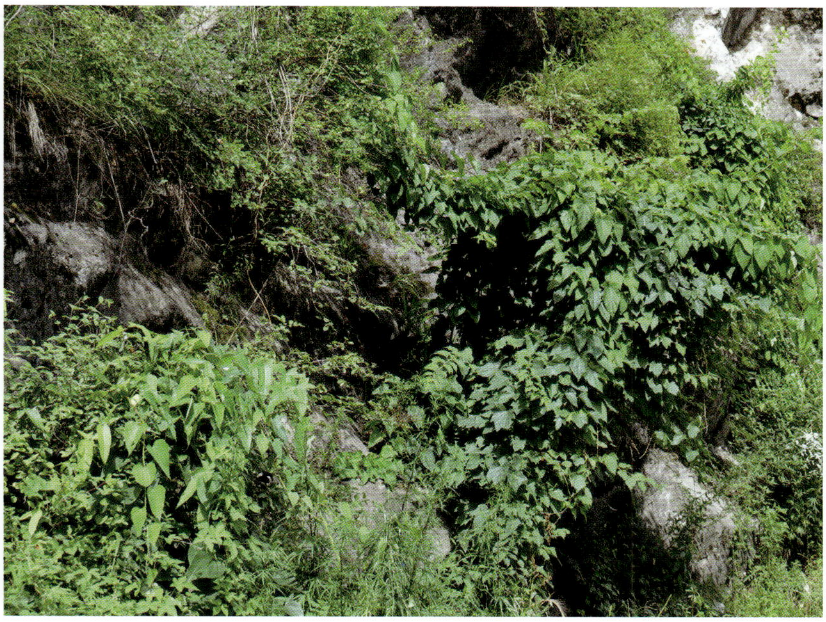

青藤（续）

■ **毛青藤**　*Sinomenium acutum* (Thunb.) Rehd. et Wils. var. *cinereum* Rehd. et Wils.

Flora of China 及《中国高等植物》记载毛青藤的拉丁学名为 *Sinomenium acutum* (Thunb.) Rehd. et Wils. 为青藤 *Sinomenium acutum* (Thunb.) Rehd. et Wils. 的异名。

青叶胆

Qingyedan

SWERTIAE MILEENSIS HERBA

本品为龙胆科植物青叶胆 *Swertia mileensis* T. N. Ho et W. L. Shih 的干燥全草。

基原植物

■ **青叶胆** *Swertia mileensis* T. N. Ho et W. L. Shih　别名：青鱼胆、小苦草

生于海拔 1300~1700m 的荒山坡稀疏小灌木丛或草丛间。分布于云南南部。

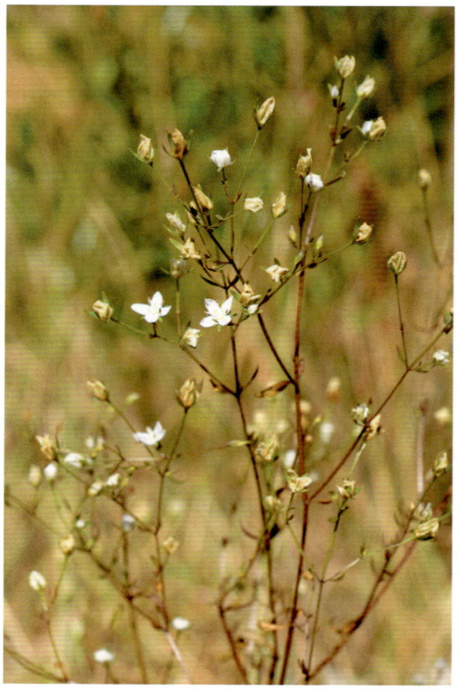

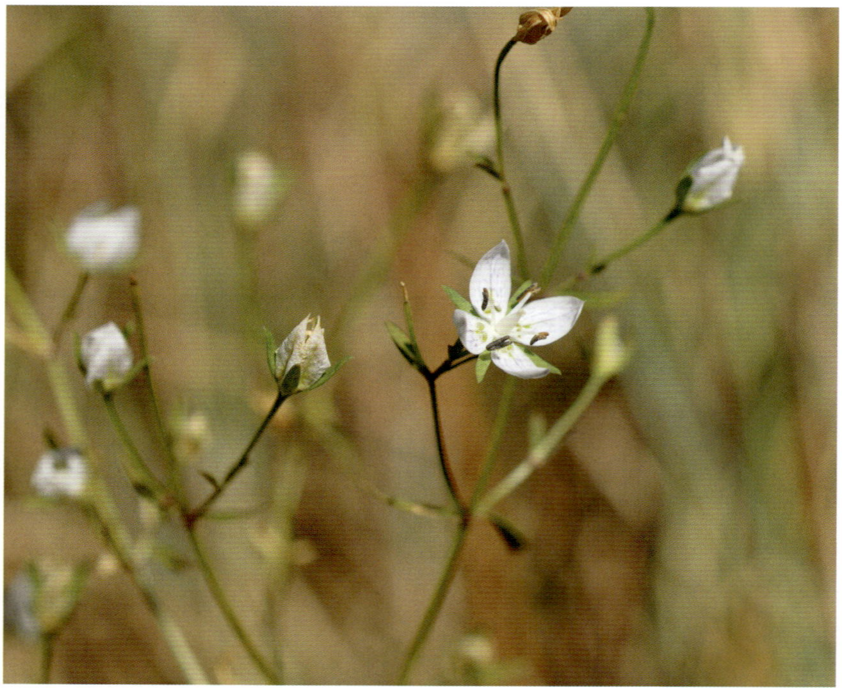

青叶胆

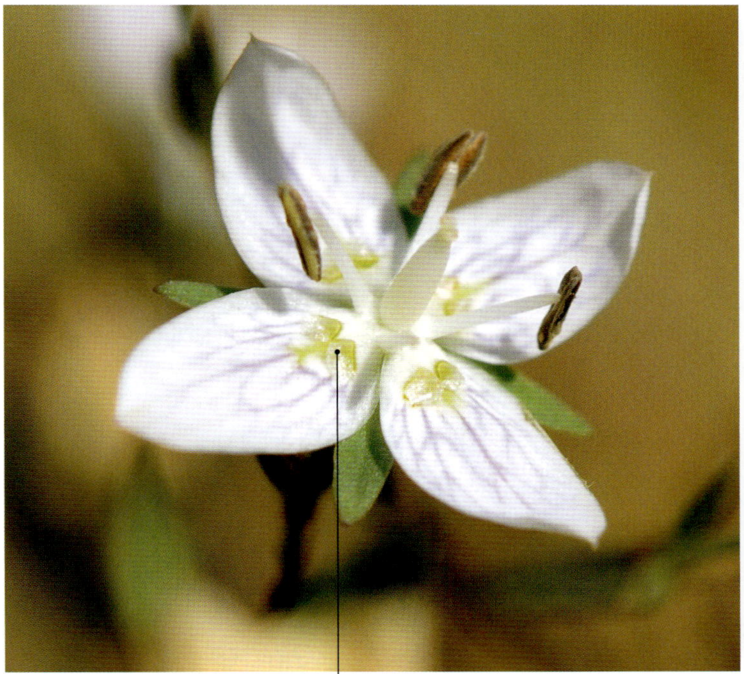

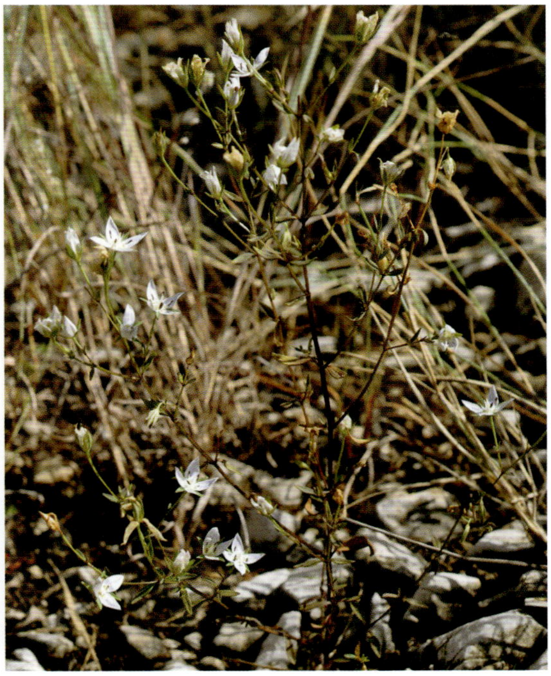

花冠下部具2个腺窝，腺窝杯状，仅顶端具短柔毛状流苏

青叶胆（续）

青　皮

Qingpi

CITRI RETICULATAE PERICARPIUM VIRIDE

本品为芸香科植物橘 *Citrus reticulata* Blanco 及其栽培变种的干燥幼果（习称“个青皮”）或未成熟果实的果皮（习称“四花青皮”）。

基原植物

■ **橘** *Citrus reticulata* Blanco　别名：柑橘

长江以南各地广泛栽培。

花黄白色，单生或2~3朵簇生于叶腋

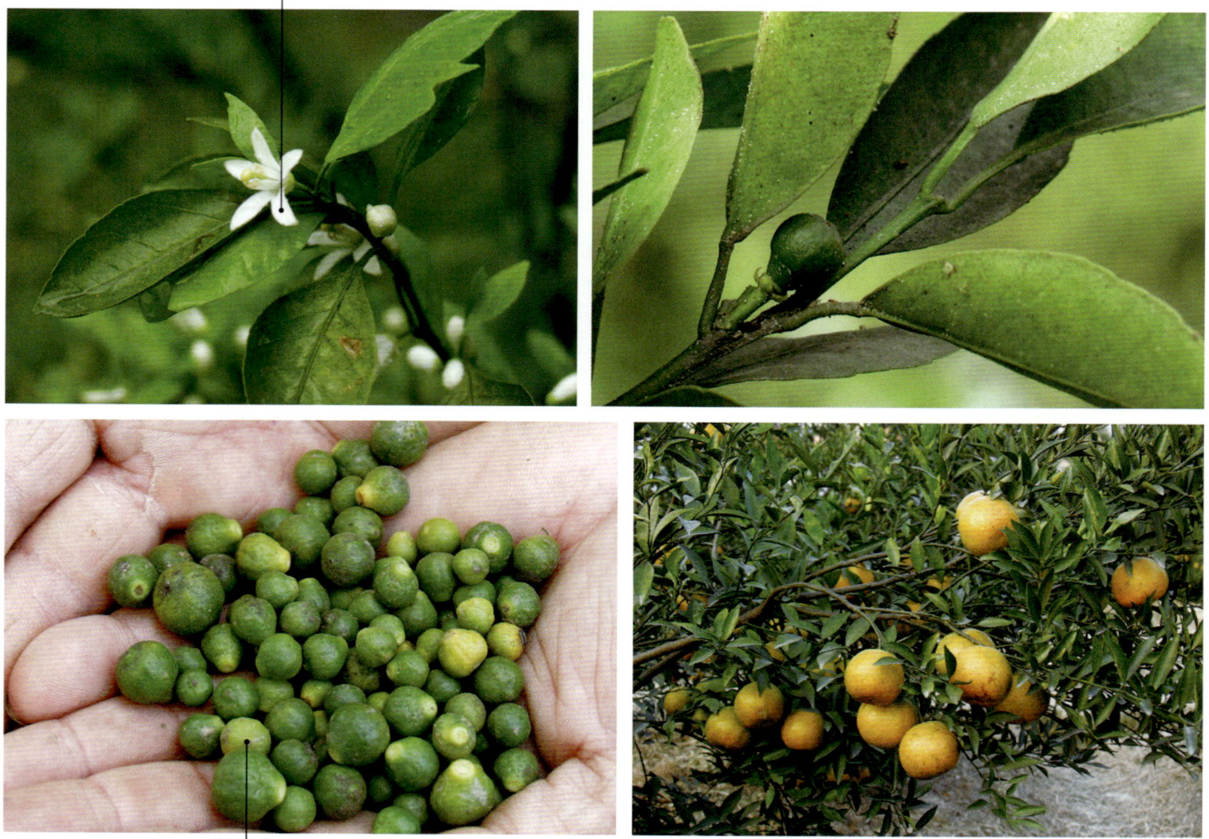

幼果

橘

青 果 Qingguo CANARII FRUCTUS

本品为橄榄科植物橄榄 *Canarium album* Raeusch. 的干燥成熟果实。

基原植物

■ **橄榄** *Canarium album* Raeusch. 别名：黄榄、白榄

栽培于杂木林或山坡上。分布于福建、台湾、广东、广西、海南、四川及云南等地。

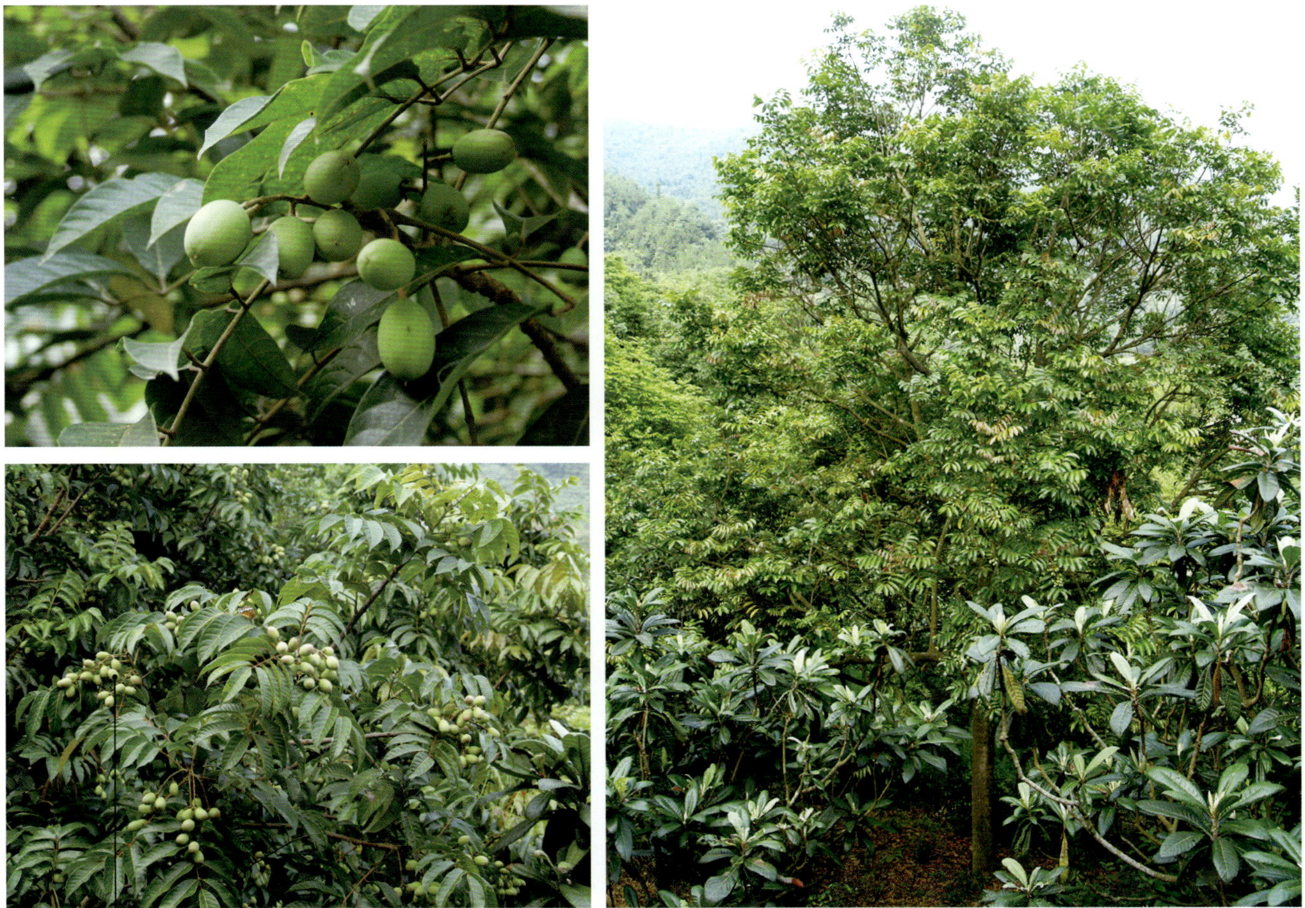

果序比叶短；果成熟时青绿色或黄绿色

橄榄

对比鉴别

橄榄与其同属植物乌榄 *Canarium pimela* Leenh. 相近，容易相混淆。

乌榄与橄榄主要区别点：复叶长达 60cm；花序腋生，比叶长；果成熟时紫黑色。

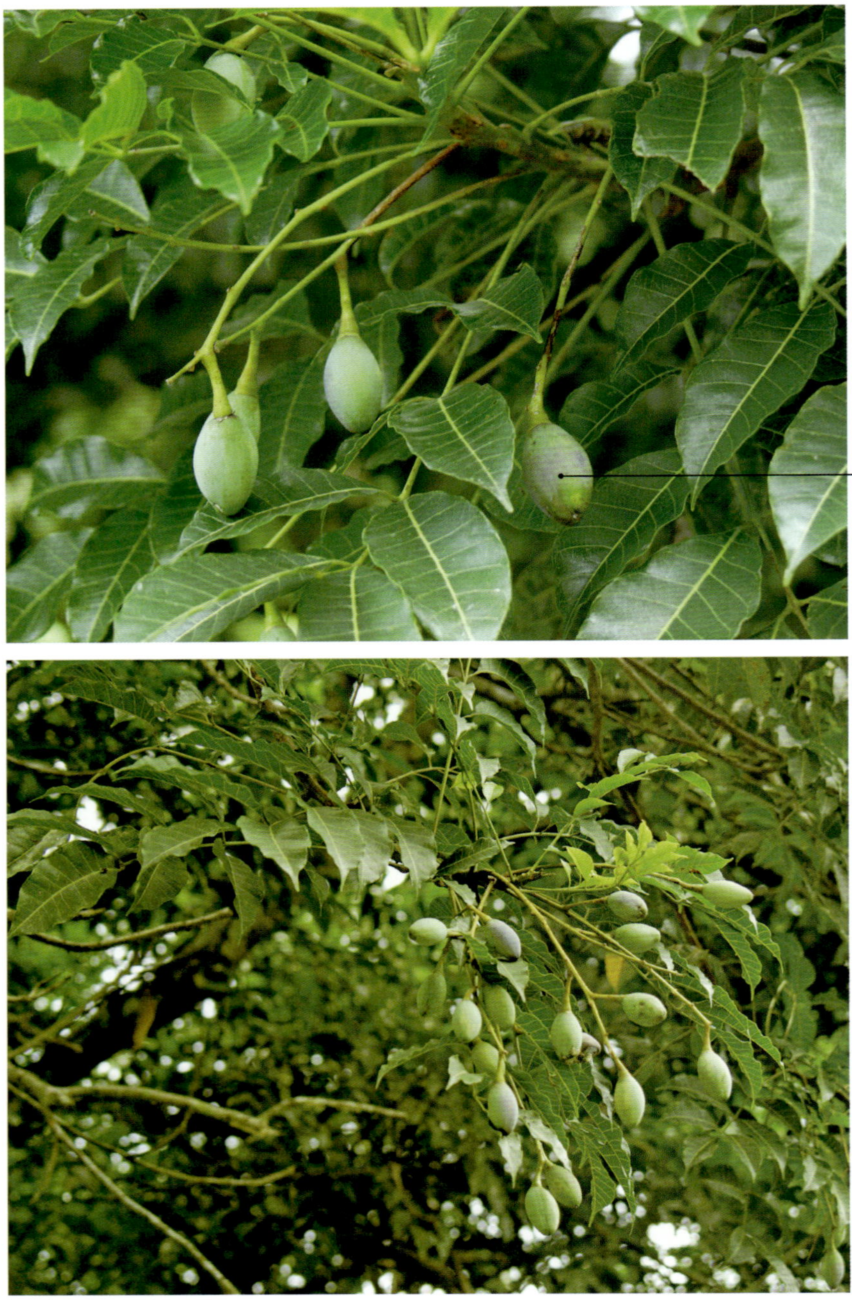

乌榄

青葙子

Qingxiangzi

CELOSIAE SEMEN

本品为苋科植物青葙 *Celosia argentea* L. 的干燥成熟种子。

基原植物

■ **青葙** *Celosia argentea* L. 别名：野鸡冠花、狼尾巴

生于坡地、路旁干燥向阳处。分布于全国各地，亦有栽培。

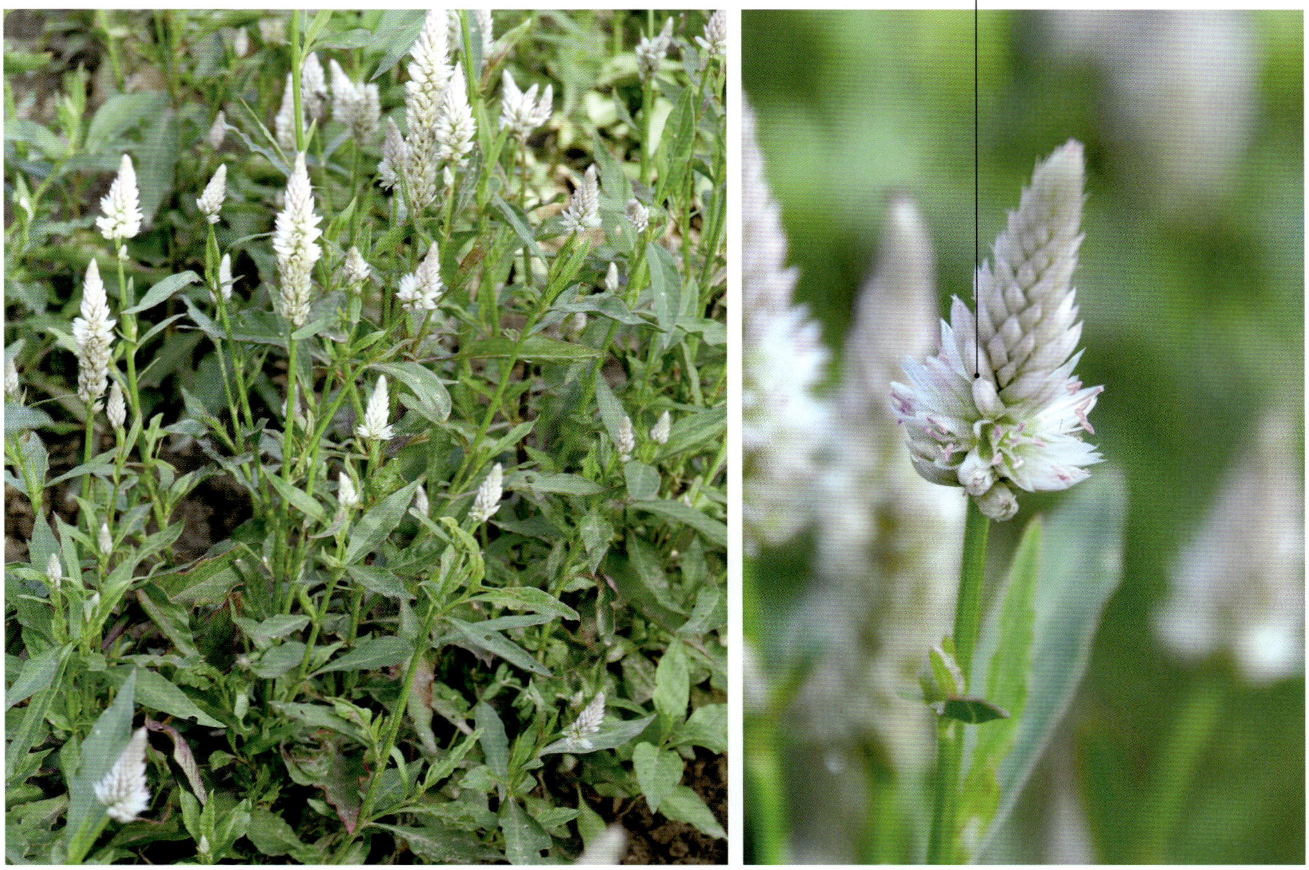

青葙

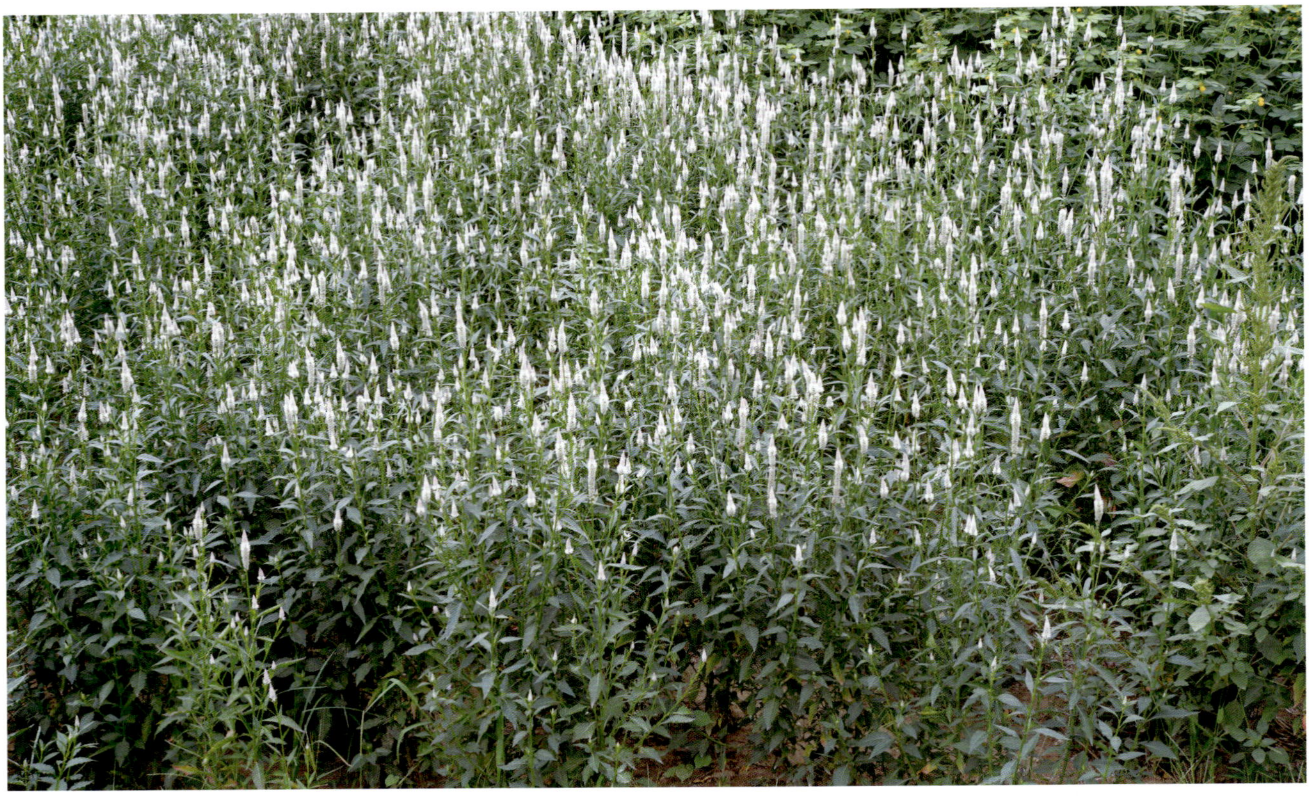

青葙（续）

对比鉴别

青葙的种子与其同属植物鸡冠花 *Celosia cristata* L. 的种子性状相近，常相混淆。

鸡冠花与青葙子主要区别点：穗状花序鸡冠状、卷冠状或羽毛状，多分枝，分枝圆锥状、矩圆形；花被片红色、紫色、黄色、橙色或红色、黄色相间。

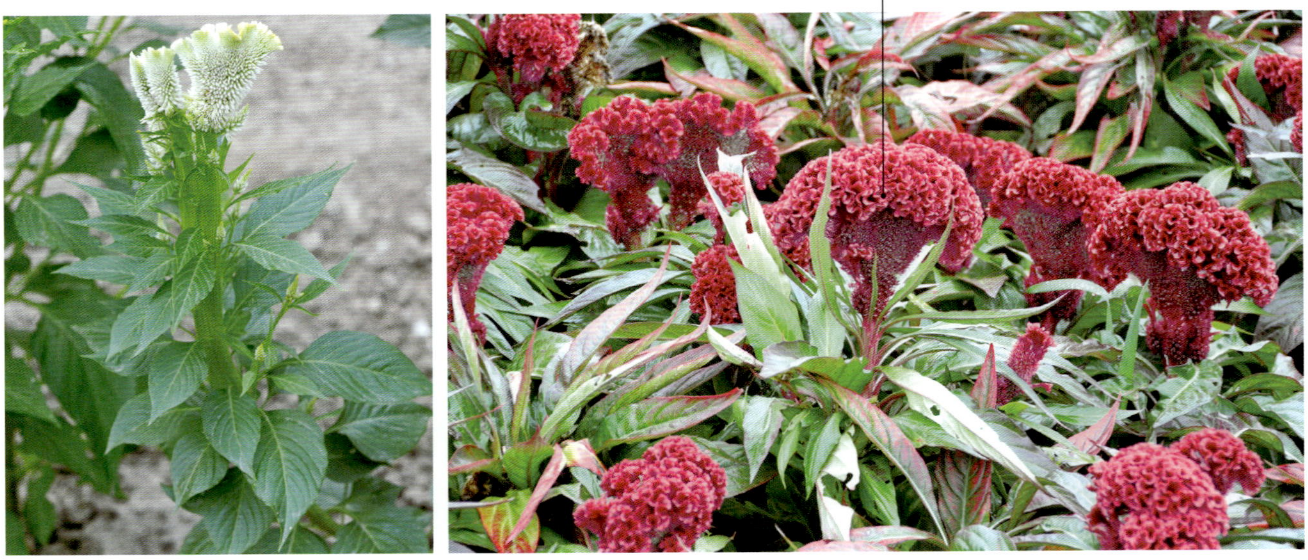

鸡冠花

青　蒿

Qinghao

ARTEMISIAE ANNUAE HERBA

本品为菊科植物黄花蒿 *Artemisia annua* L. 的干燥地上部分。

基原植物

■ **黄花蒿**　*Artemisia annua* L.　别名：臭蒿、臭青蒿

生于旷野、山坡、路边、河岸。分布于全国各地。

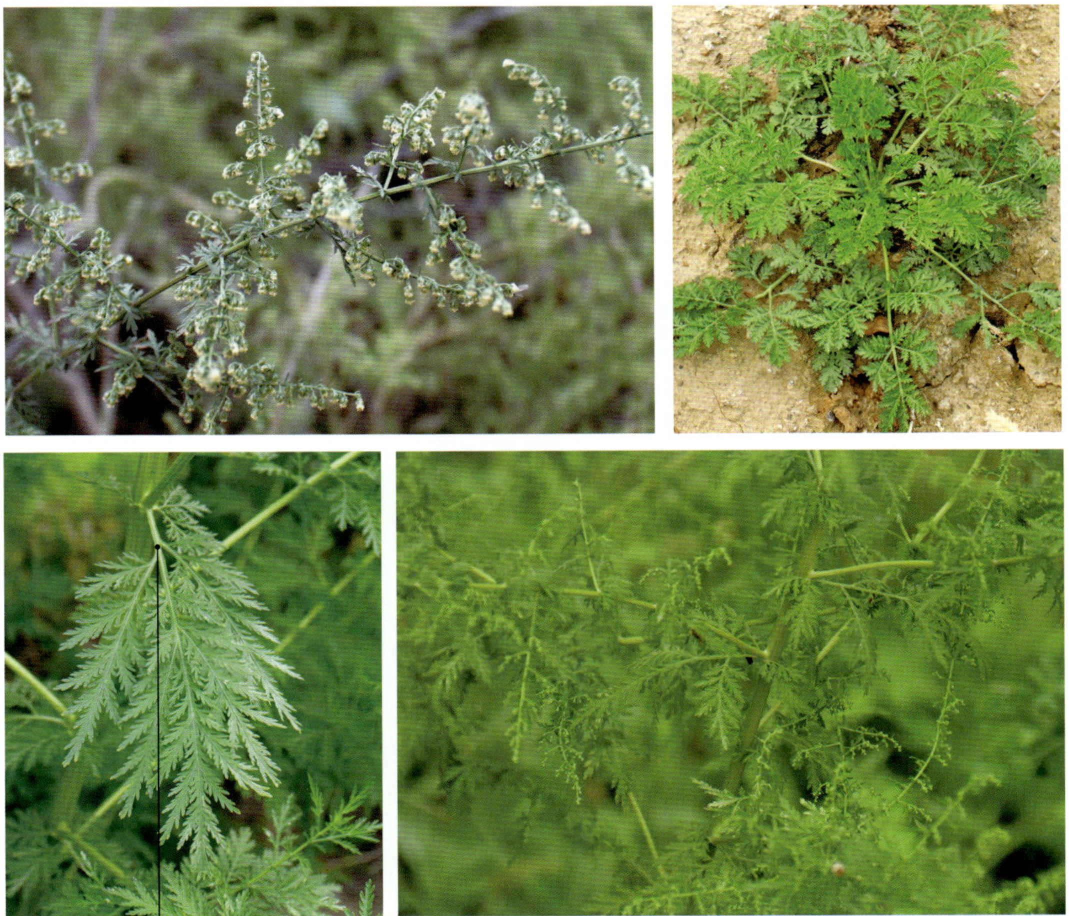

黄花蒿

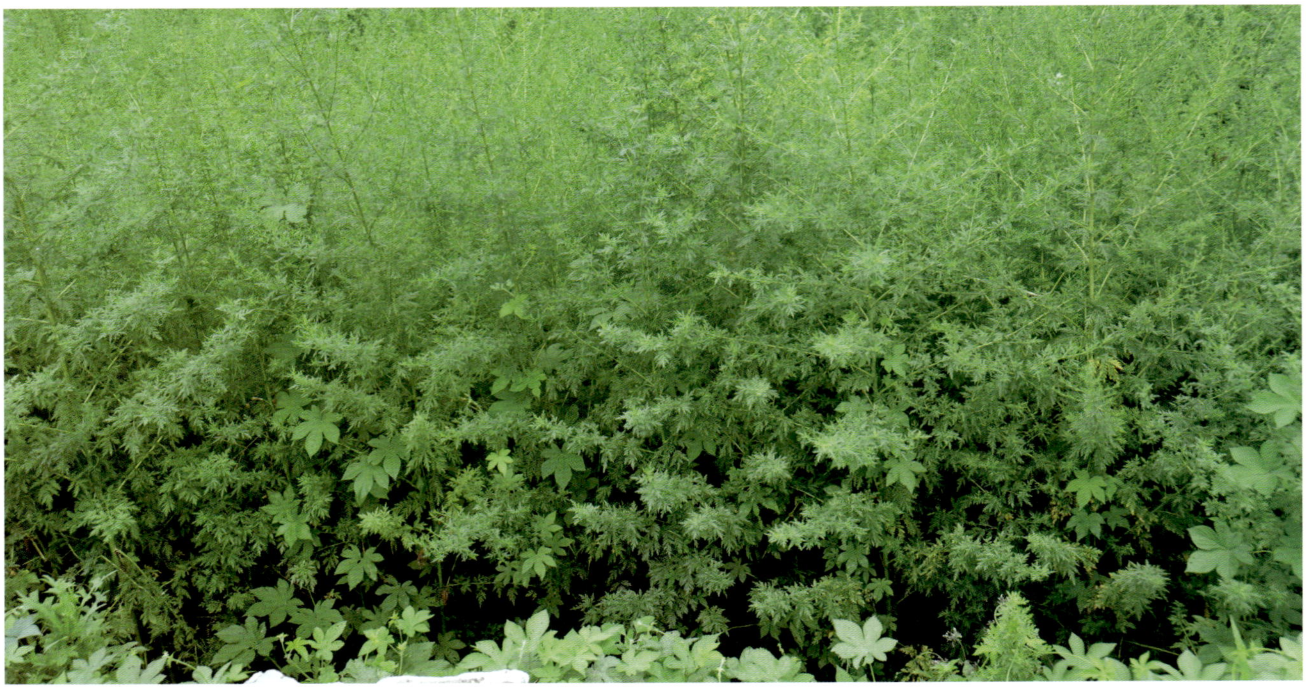

黄花蒿（续）

对比鉴别

黄花蒿与其同属植物青蒿 *Artemisia caruifolia* Buch.-Ham. ex Roxb.（*Artemisia apiacea* Hance）容易相混淆。

青蒿与黄花蒿主要区别点：中部叶二回栉齿状羽状分裂，叶片中轴与裂片羽轴常有小锯齿；头状花序直径 3.5~4mm。

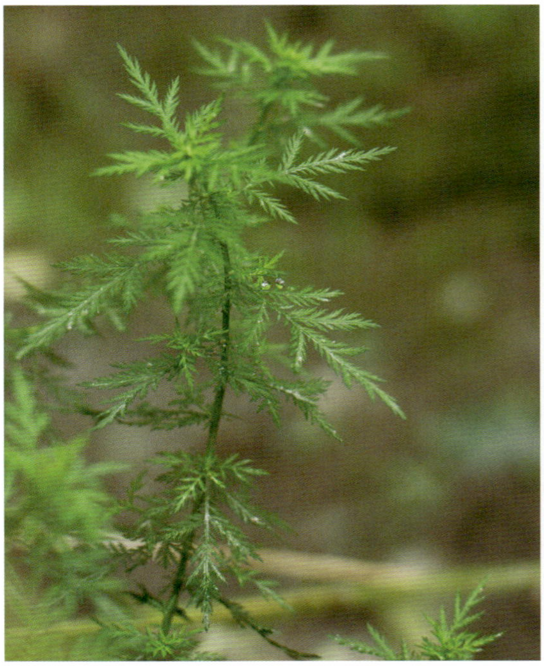

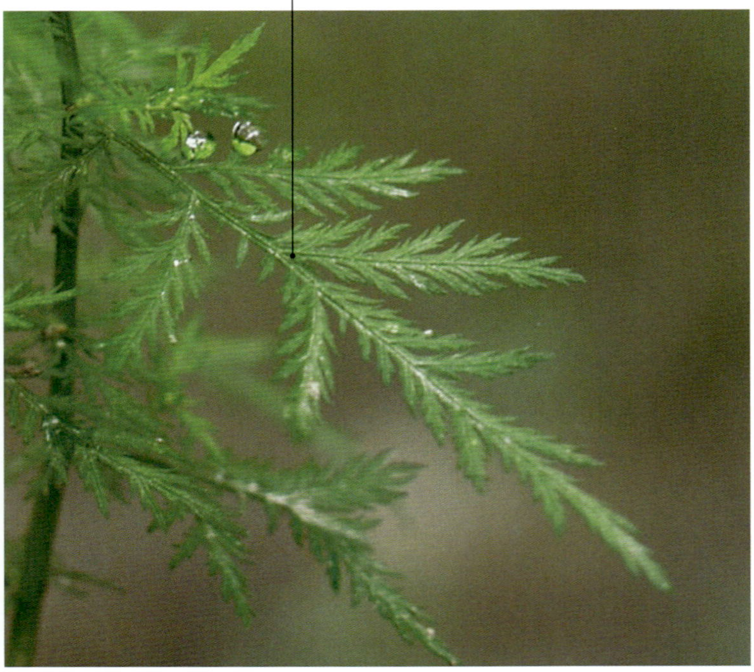

青蒿

青　黛

Qingdai

INDIGO NATURALIS

本品为爵床科植物马蓝 *Baphicacanthus cusia* (Nees) Bremek.、蓼科植物蓼蓝 *Polygonum tinctorium* Ait. 或十字花科植物菘蓝 *Isatis indigotica* Fort. 的叶或茎叶经加工制得的干燥粉末、团块或颗粒。

基原植物

■ 马蓝　*Baphicacanthus cusia* (Nees) Bremek.　别名：板蓝

Flora of China 记载马蓝的拉丁学名为 *Strobilanthes cusia* (Nees) Kuntze。

生于林下潮湿处或溪旁阴湿地。分布于浙江、江苏、福建、广东、广西、湖南、湖北、云南、贵州、四川等地。福建有栽培。

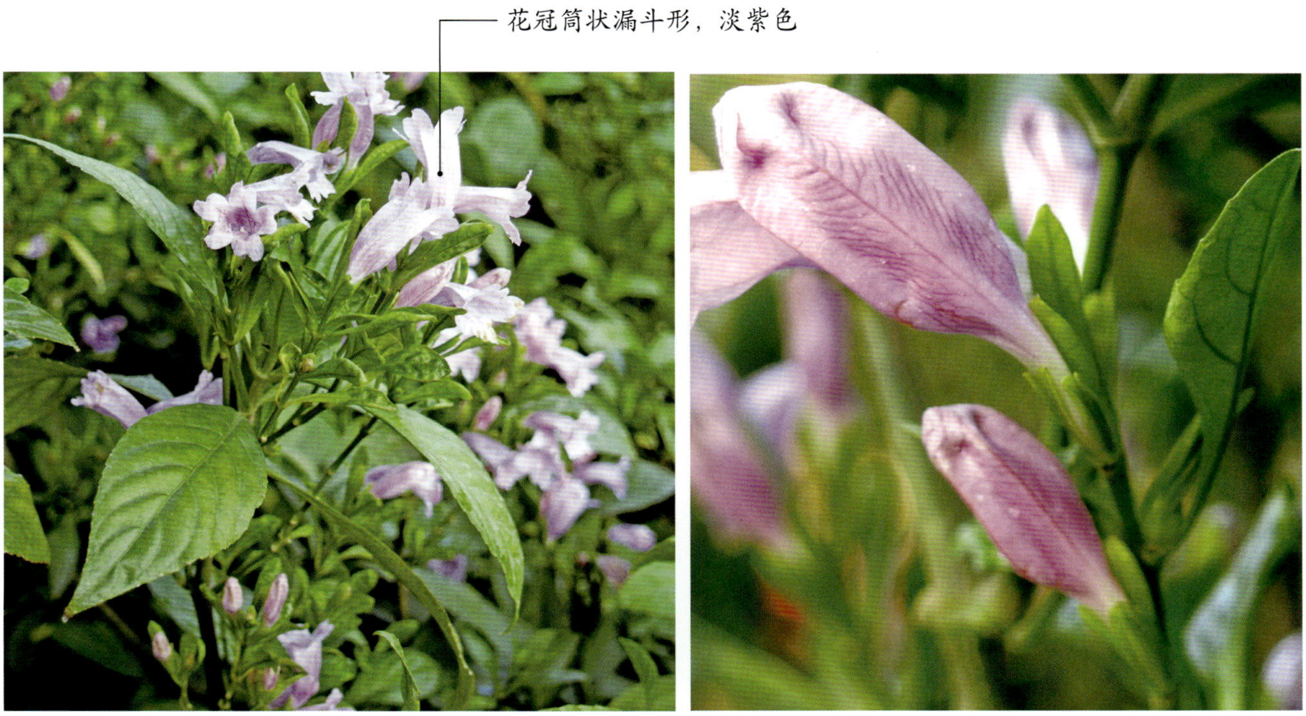

马蓝

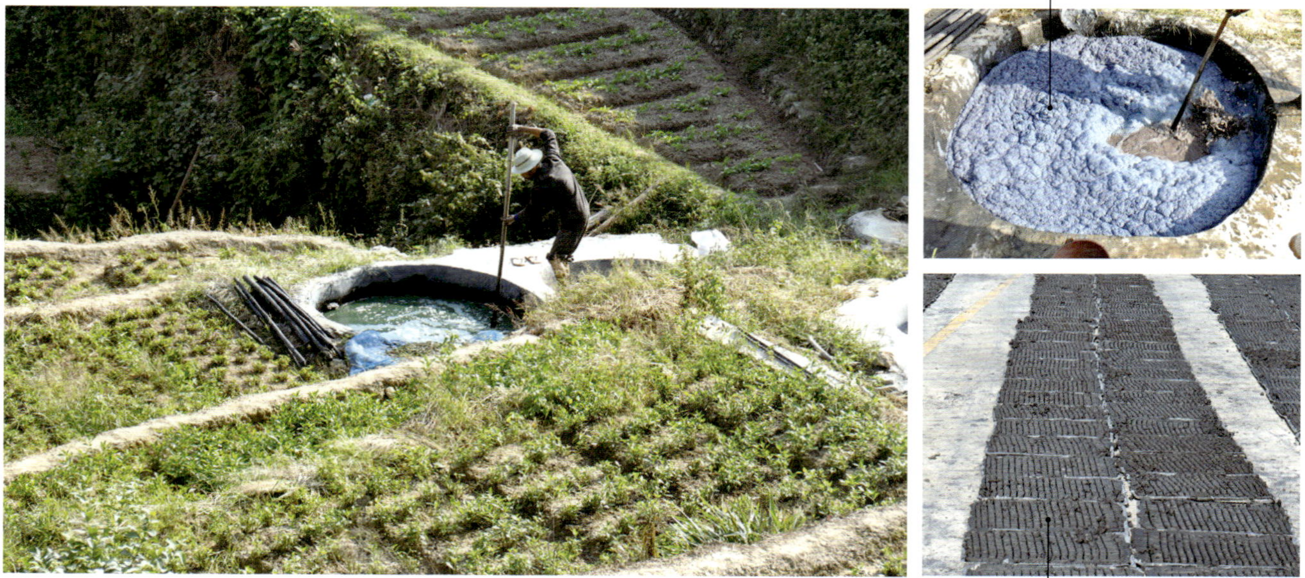
青黛产地初加工
初加工的青黛

马蓝（续）

■ 蓼蓝 *Polygonum tinctorium* Ait. 别名：靛蓝叶

生于海拔 200~1000m 的田野水边，多为栽培。分布于全国。

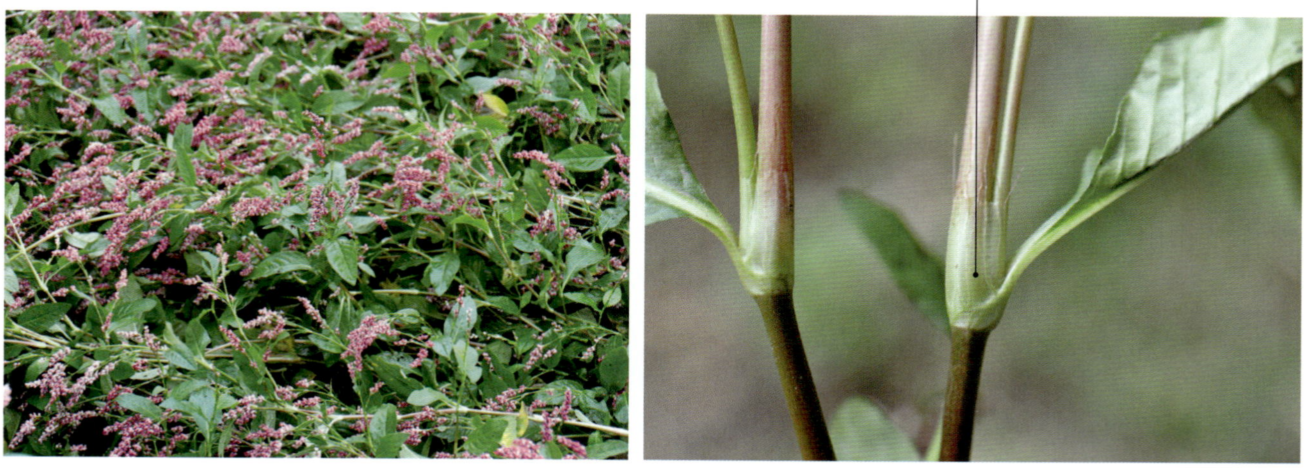
托叶鞘圆筒状，膜质

蓼蓝

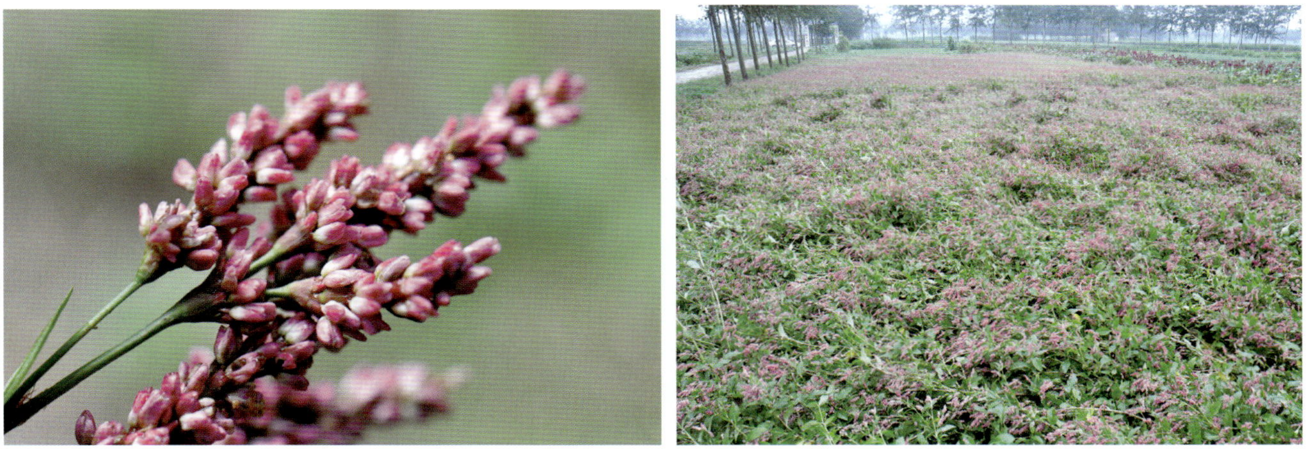

蓼蓝（续）

■ **菘蓝** *Isatis indigotica* Fort. 别名：北板蓝（通称）、大靛

《中国药典》1977 年版、*Flora of China* 及《中国高等植物》记载菘蓝的拉丁学名为 *Isatis tinctoria* L.。生于海拔 600~2800m 的农田、路边、荒地。全国各地多有栽培。

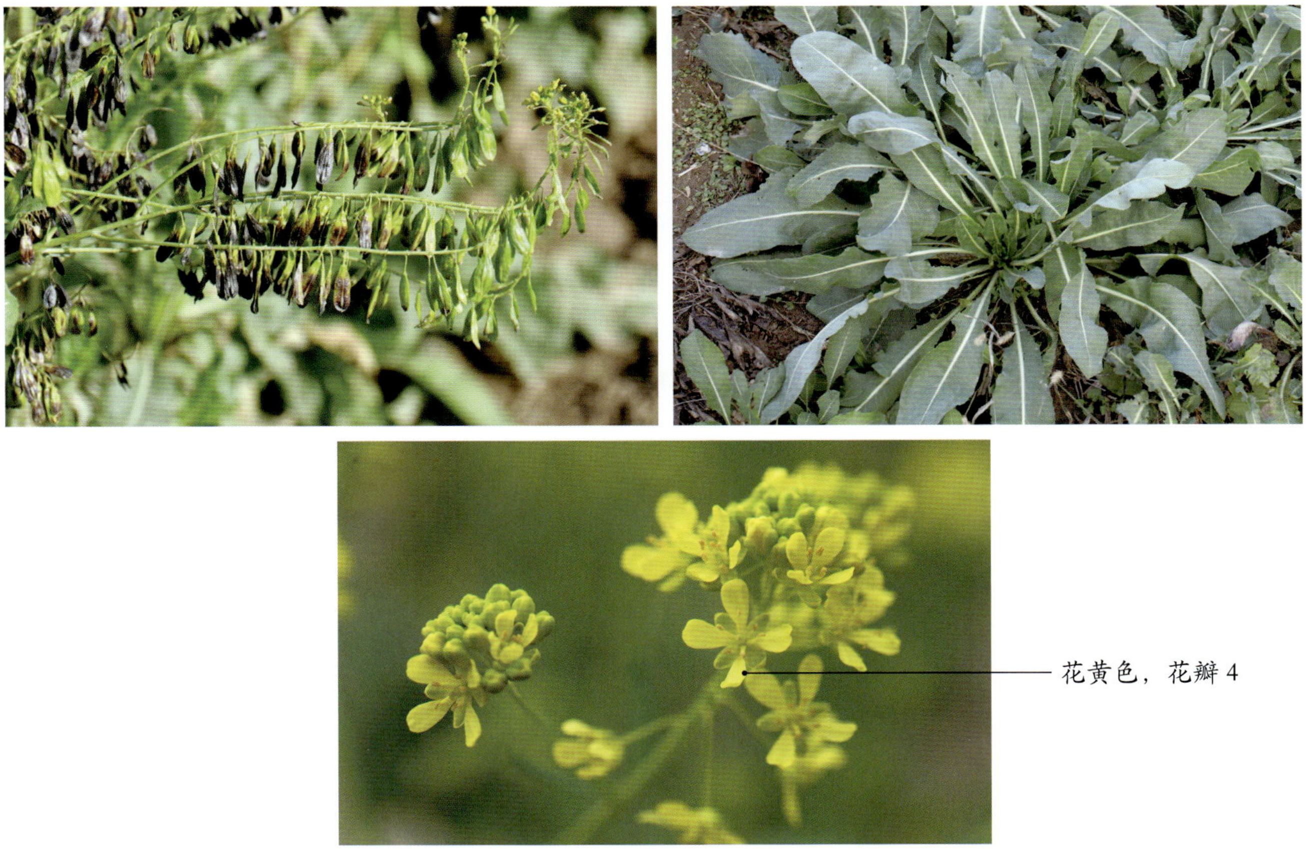

花黄色，花瓣 4

菘蓝

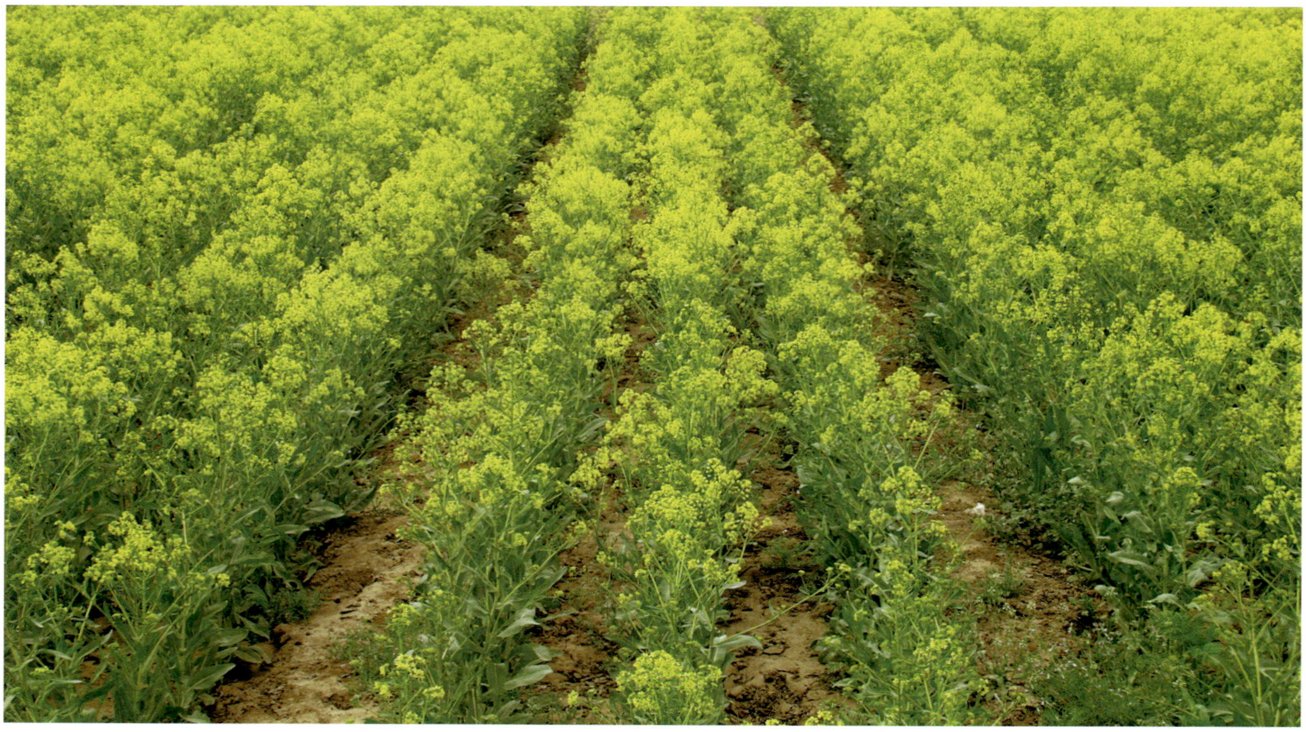

菘蓝（续）

对比鉴别

《中国药典》2020 年版收载青黛的基原植物有马蓝、蓼蓝及菘蓝 3 种，《中药志（第 5 册）》还记载豆科植物野青树 *Indigofera suffruticosa* Mill. 同为重要的基原。

参见“大青叶”项。

检索表

参见“大青叶”项。

玫瑰花

Meiguihua

ROSAE RUGOSAE FLOS

本品为蔷薇科植物玫瑰 *Rosa rugosa* Thunb. 的干燥花蕾。

基原植物

■ **玫瑰** *Rosa rugosa* Thunb. 别名：红玫瑰、刺玫瑰

生于低山灌丛中，常栽培于庭园。分布于我国中部和北部地区。

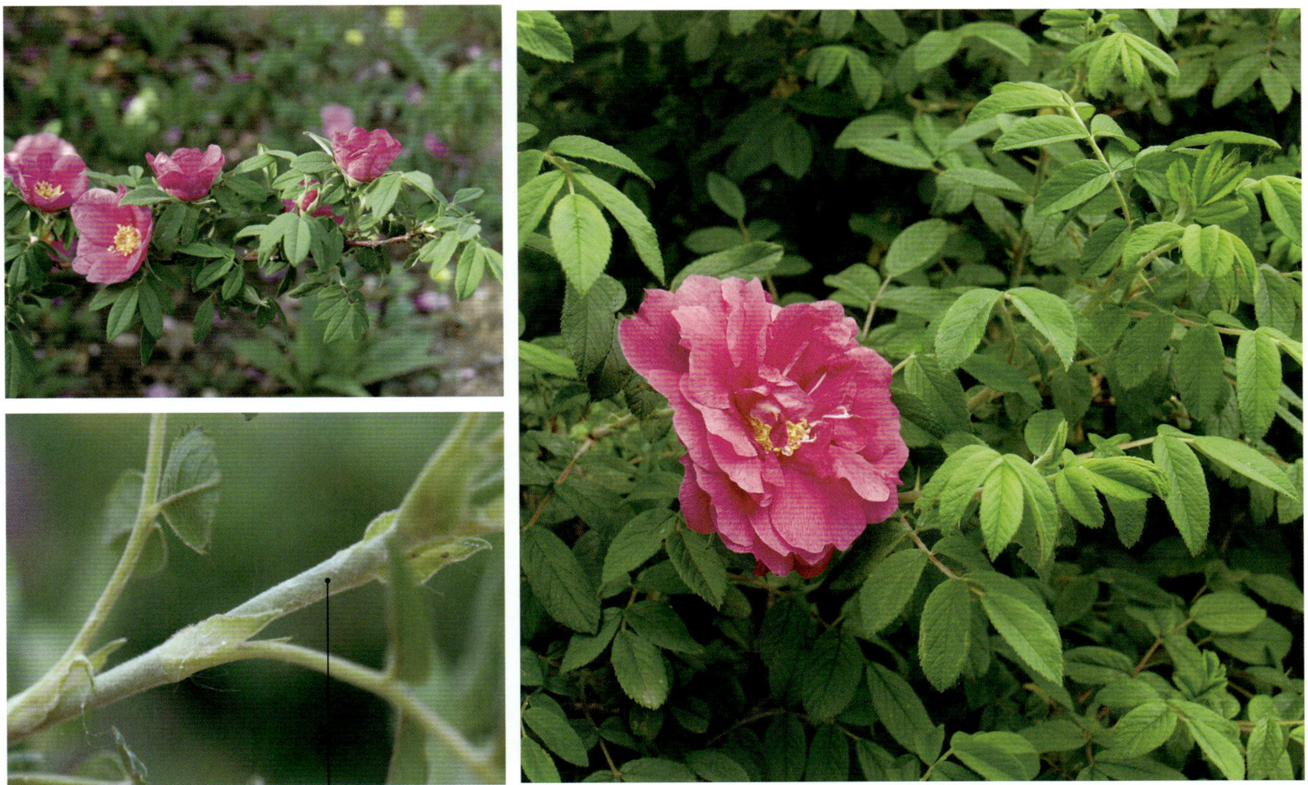

小枝被绒毛

玫瑰

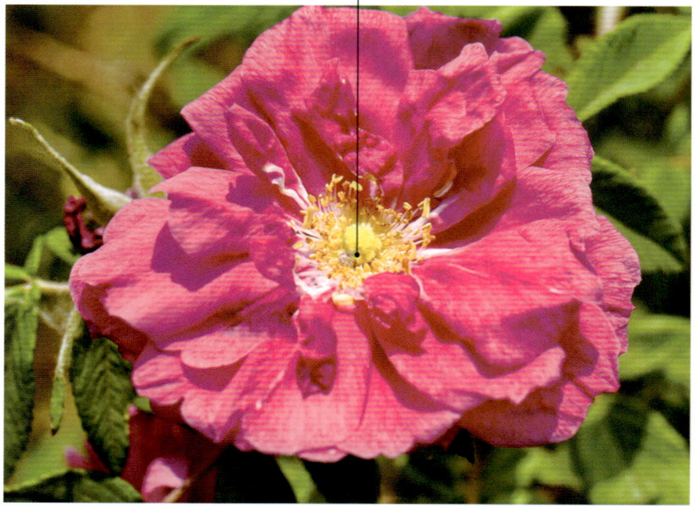
花柱微伸至萼筒口部

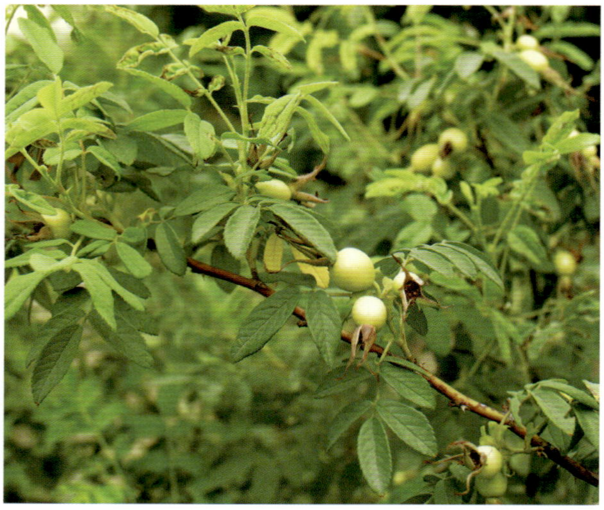

玫瑰（续）

对比鉴别

月季、玫瑰均为著名花卉，常栽培于庭园供观赏，相较玫瑰而言，月季更为普及，著名的鲜切花“玫瑰”是月季 *Rosa chinensis* Jacq. 的花枝；产于东北的山刺玫 *Rosa davurica* Pall.，其花入药，植株性状与玫瑰十分接近。

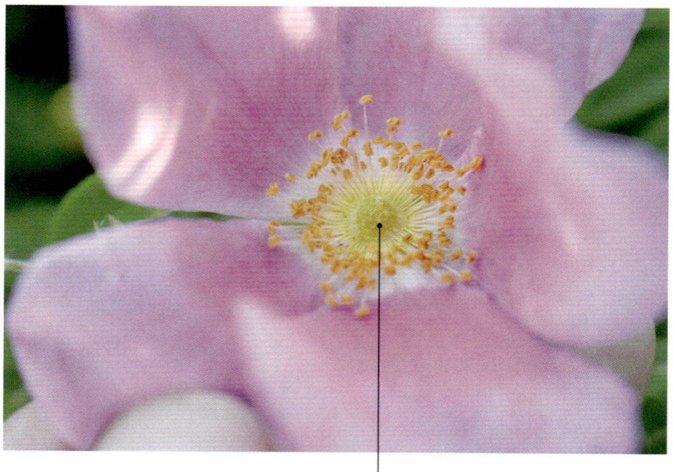
花柱伸至萼筒口外，与雄蕊约等长

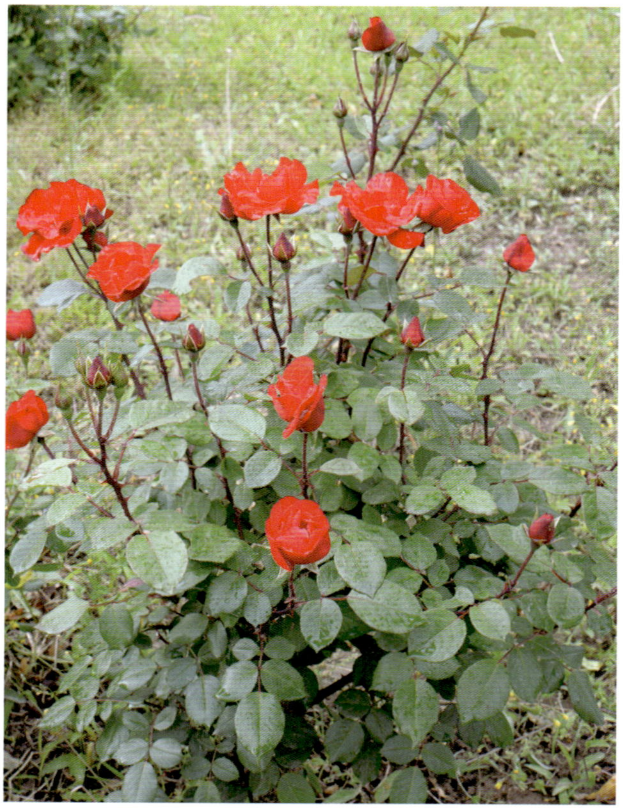

月季

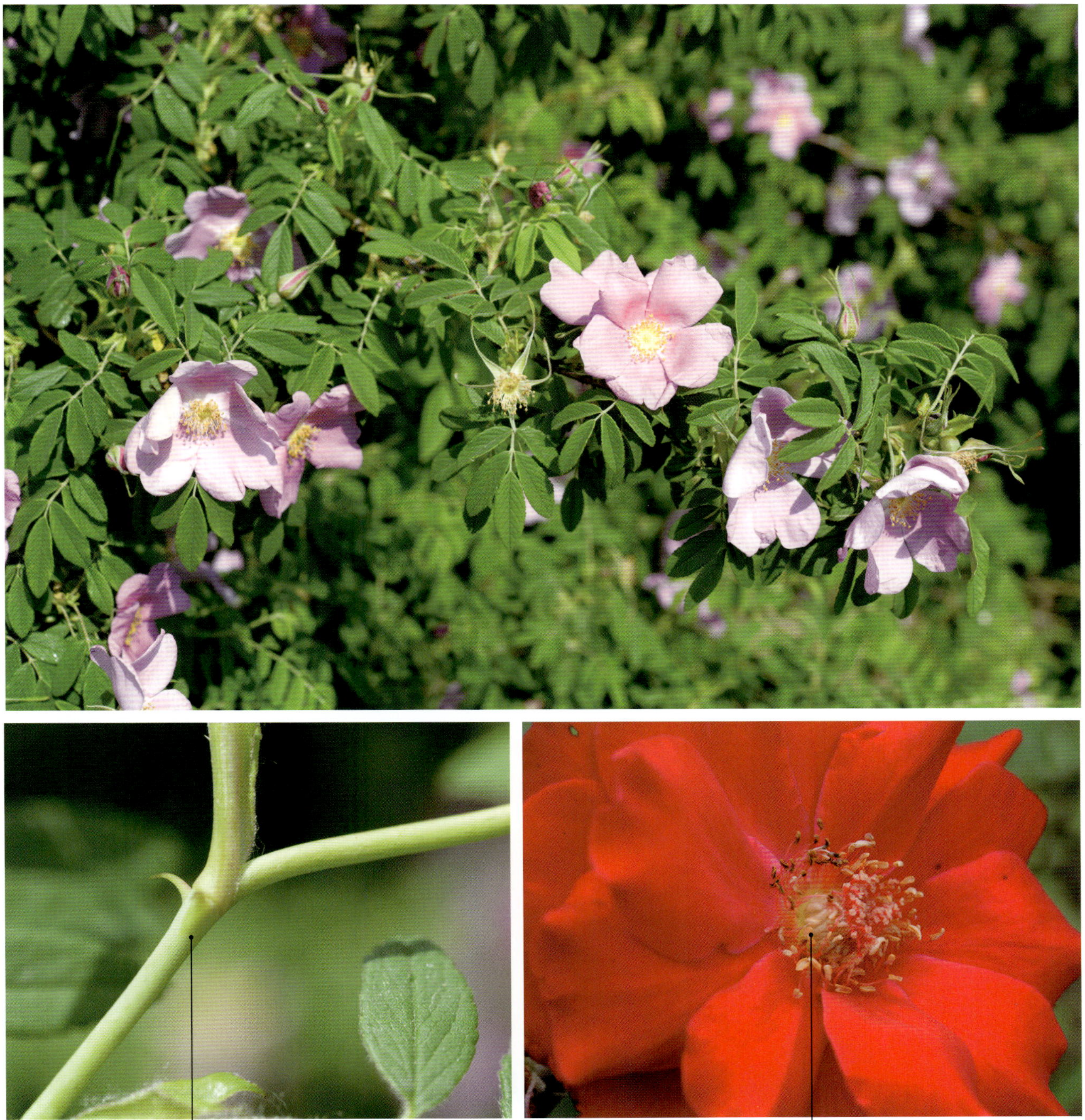

小枝无毛

花柱微伸至萼筒口部，比雄蕊短

山刺玫

检索表

1. 叶片上面有光泽；花柱大多伸至萼筒口外 .... 月季
1. 叶片上面多皱；花柱微伸至萼筒口部，比雄蕊短 2
2. 小枝被绒毛，皮刺被长毛 .... 玫瑰
2. 小枝和皮刺均无毛 .... 山刺玫

苦木

Kumu

PICRASMAE RAMULUS ET FOLIUM

本品为苦木科植物苦木 *Picrasma quassioides* (D. Don) Benn. 的干燥枝和叶。

基原植物

■ **苦木** *Picrasma quassioides* (D. Don) Benn. 别名：苦皮树、苦胆木

生于海拔 1400~3200m 的树林中。分布于辽宁、河北、山西、陕西、甘肃、河南、湖北、湖南、江西、山东、江苏、安徽、浙江、福建、台湾、广东、广西、海南、贵州、四川、西藏、云南。

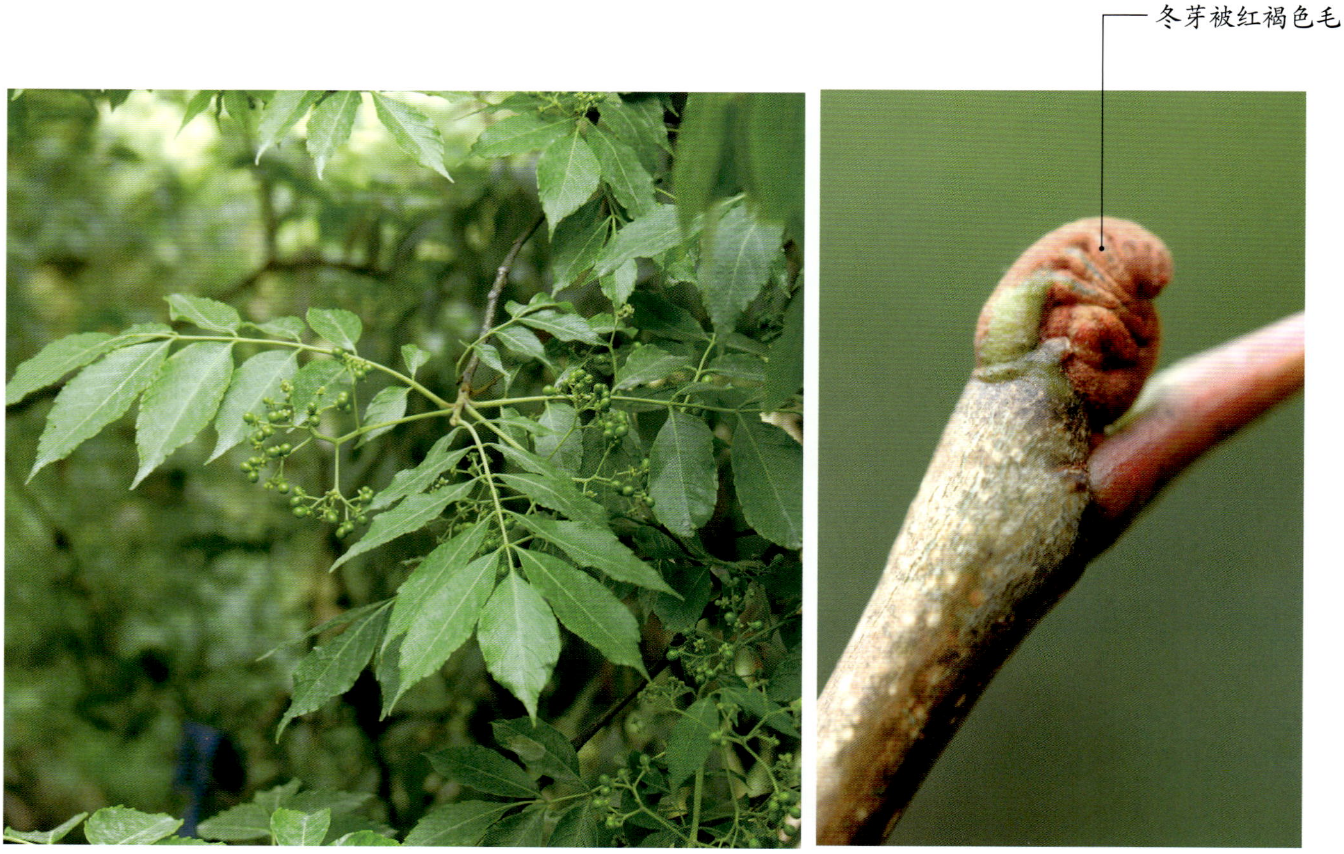

苦木

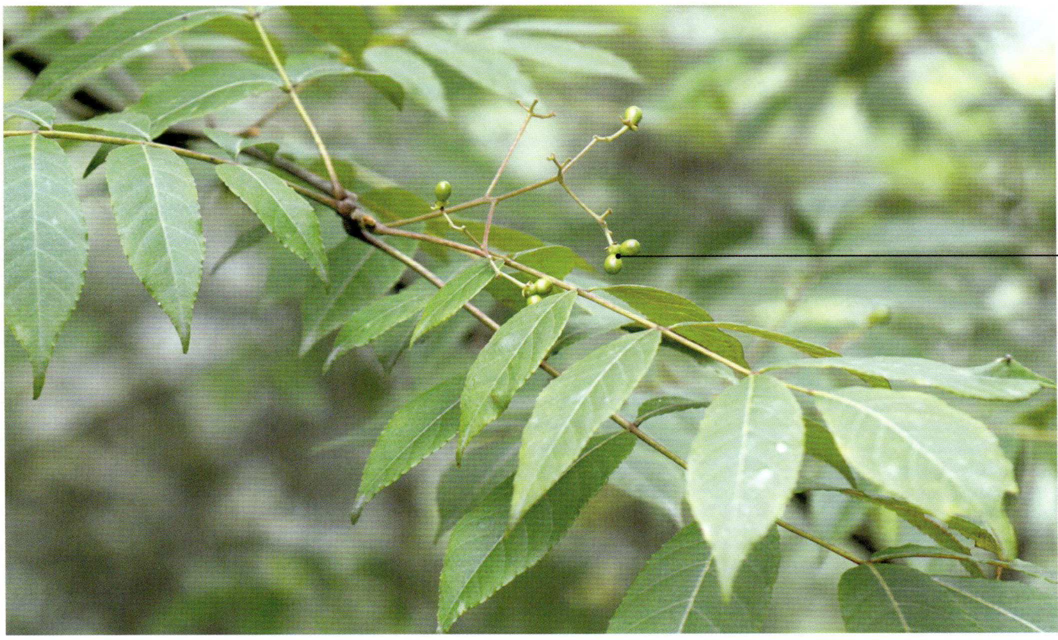

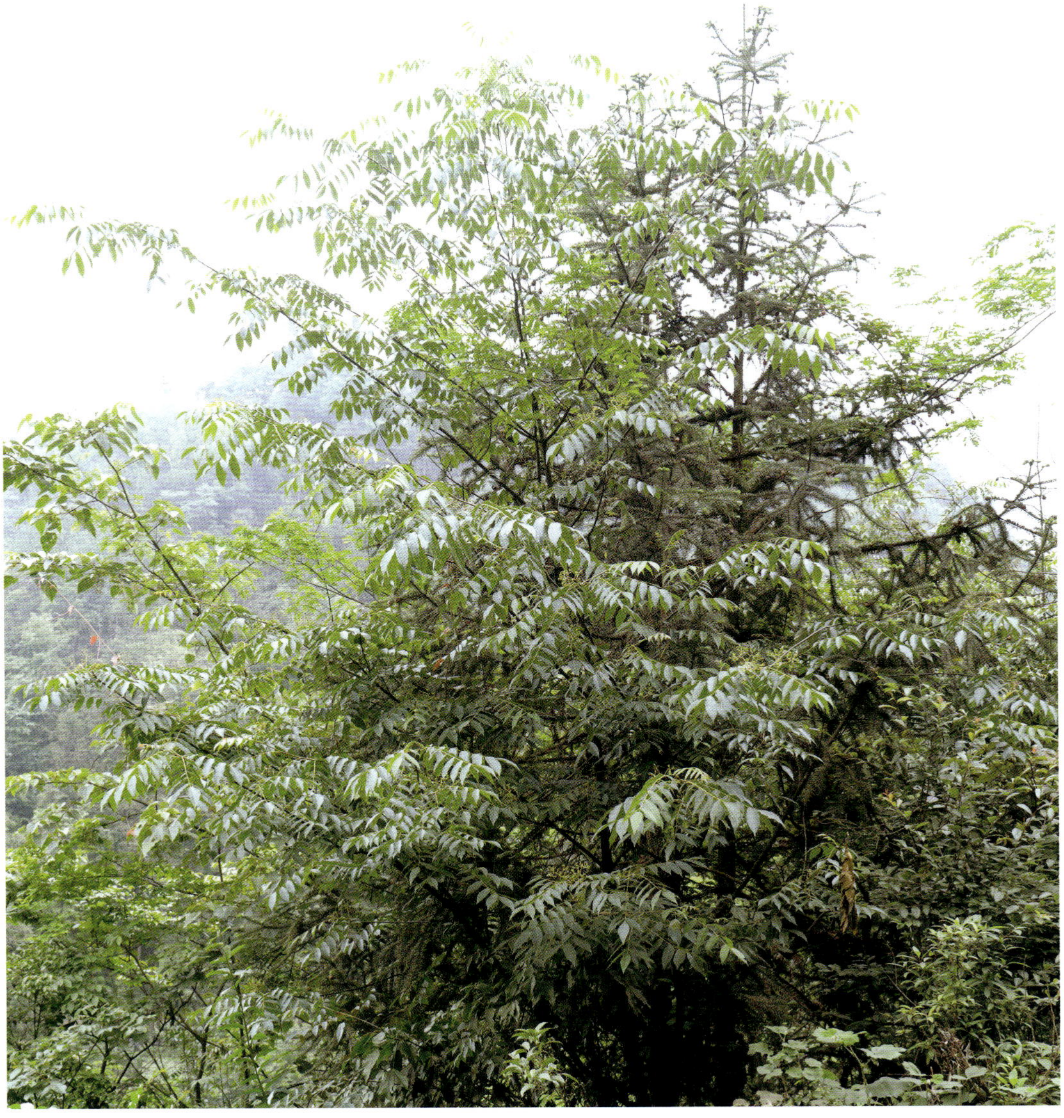

苦木（续）

苦玄参

Kuxuanshen

PICRIAE HERBA

本品为玄参科植物苦玄参 *Picria fel-terrae* Lour. 的干燥全草。

基原植物

■ 苦玄参 *Picria fel-terrae* Lour.

生于海拔 750~1400m 的疏林或荒野。分布于海南、广西、贵州及云南。

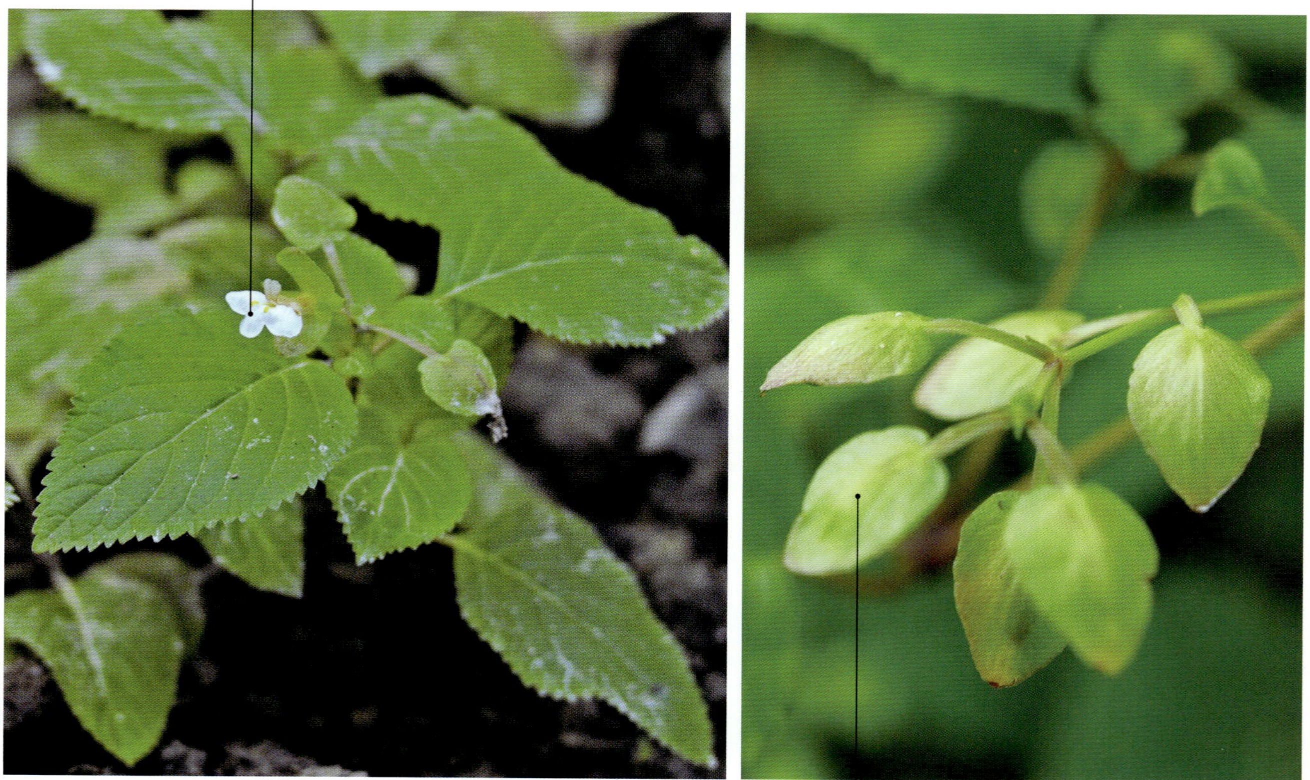

苦玄参

苦地丁 Kudiding CORYDALIS BUNGEANAE HERBA

本品为罂粟科植物地丁草 *Corydalis bungeana* Turcz. 的干燥全草。

基原植物

■ **地丁草** *Corydalis bungeana* Turcz. 别名：布氏地丁、紫堇

生于山沟、旷地、林缘。分布于辽宁、河北、内蒙古、山东、山西、陕西、甘肃、宁夏等地。

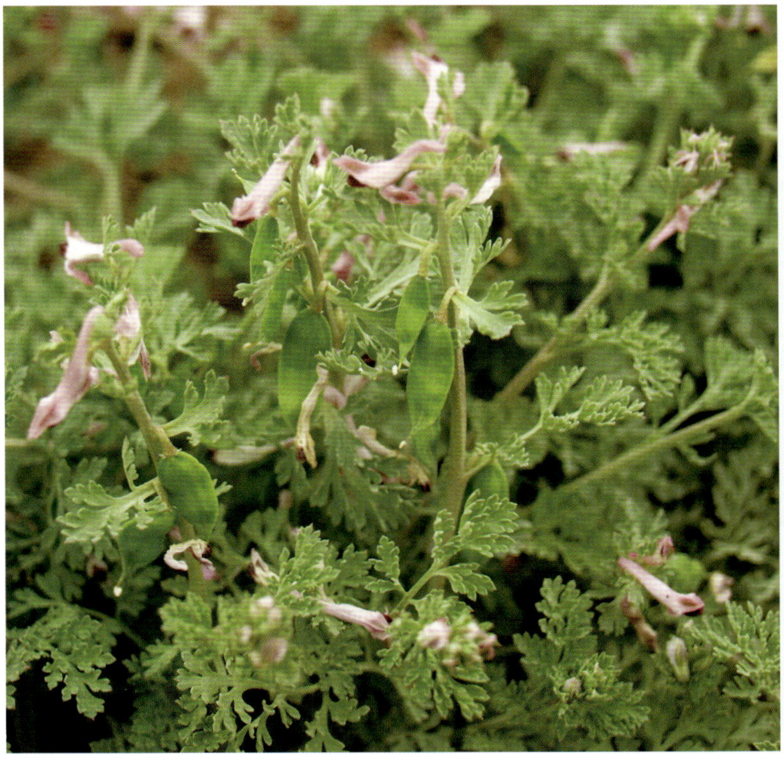

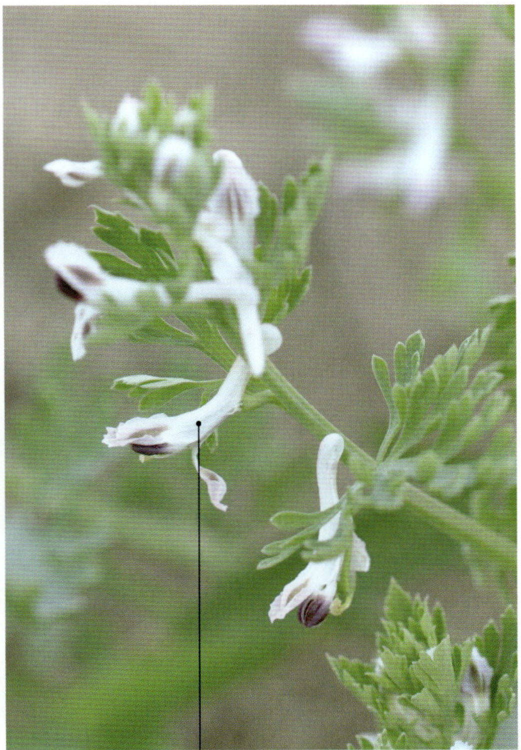

基部延伸成距，距长 4.5~6.5mm

地丁草

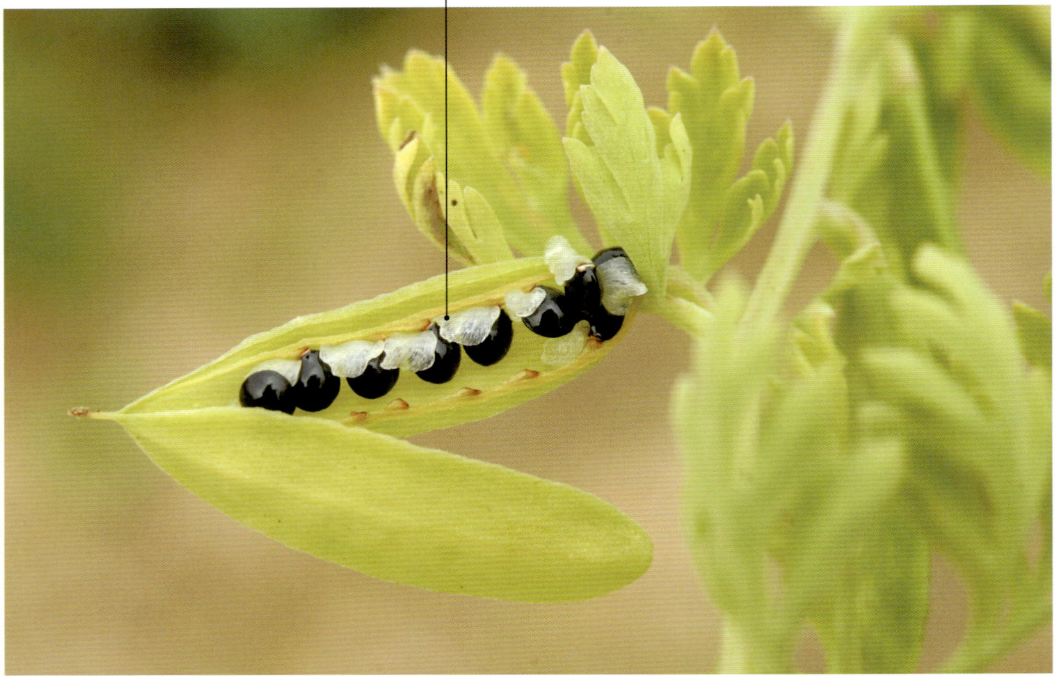

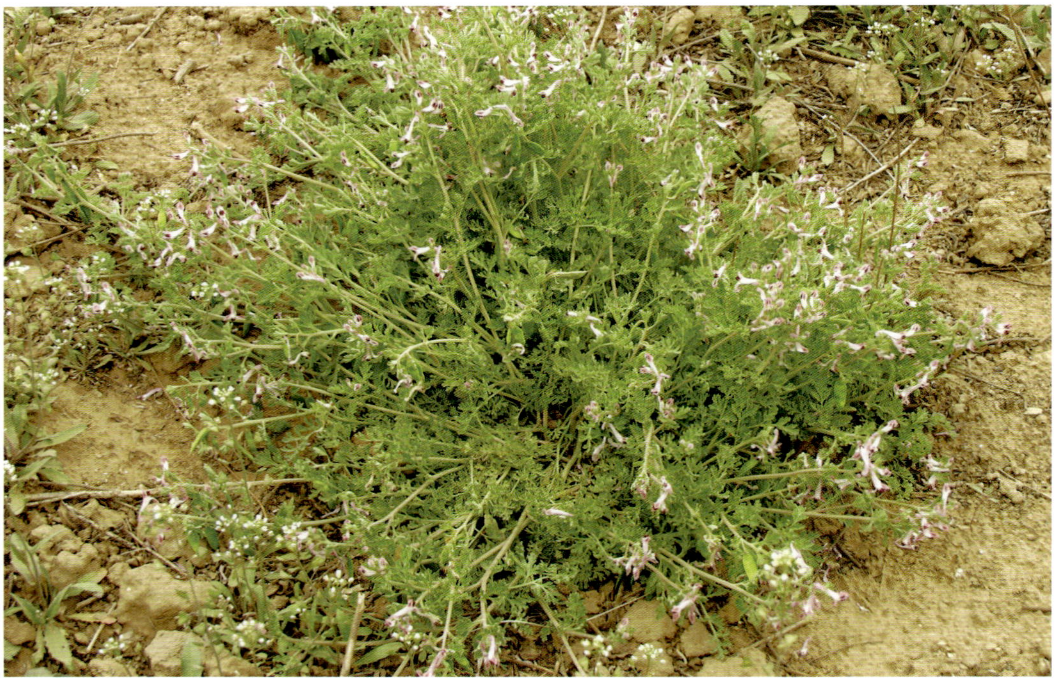

地丁草（续）

对比鉴别

参见“紫花地丁”项。

检索表

参见“紫花地丁”项。

苦杏仁 Kuxingren ARMENIACAE SEMEN AMARUM

本品为蔷薇科植物山杏 *Prunus armeniaca* L. var. *ansu* Maxim.、西伯利亚杏 *Prunus sibirica* L.、东北杏 *Prunus mandshurica* (Maxim.) Koehne 或杏 *Prunus armeniaca* L. 的干燥成熟种子。

基原植物

■ 山杏 *Prunus armeniaca* L. var. *ansu Maxim.* 别名：野杏

Flora of China、《中国植物志》及《中国高等植物》记载山杏的拉丁学名为 *Armeniaca vulgaris* Lam. var. *ansu* Yu et Lu。

生于海拔 1000~1500m 的溪谷或丘陵山地，亦有栽培。分布于辽宁、内蒙古、河北、山西、陕西、甘肃、宁夏、青海、河南、山东、江苏、四川。

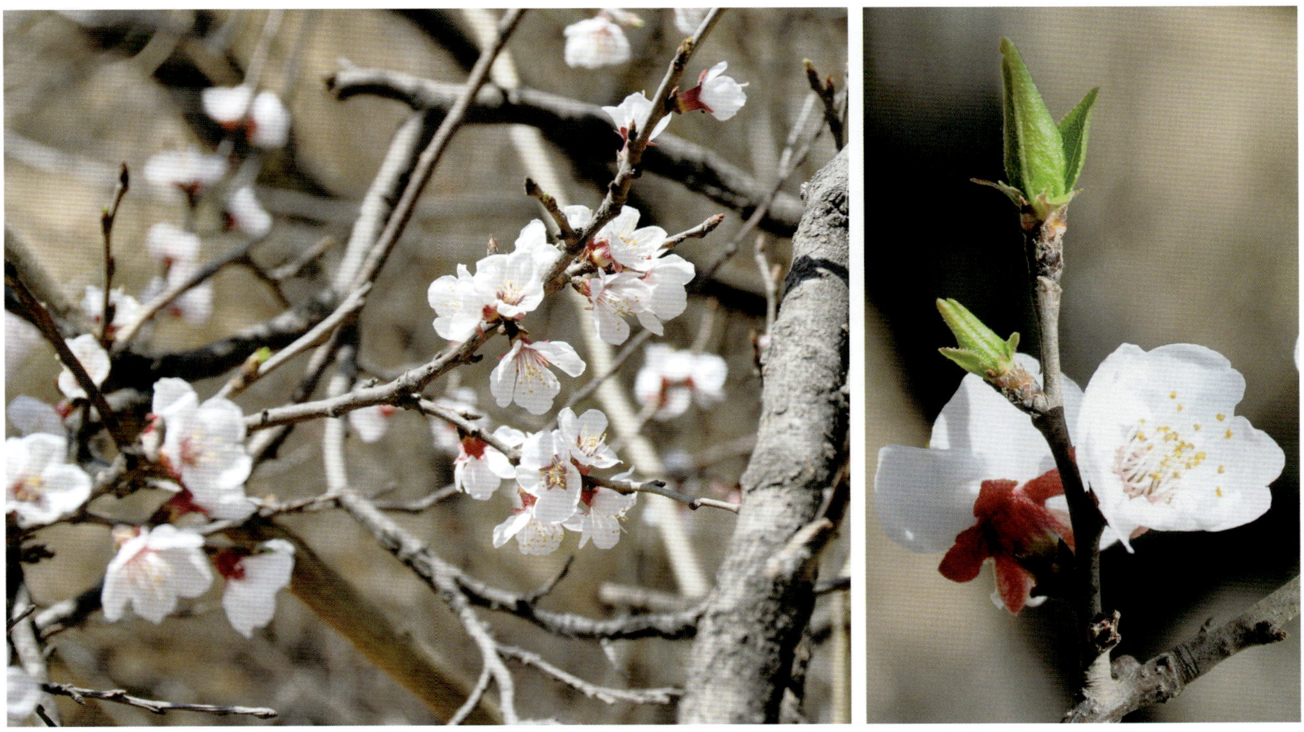

山杏

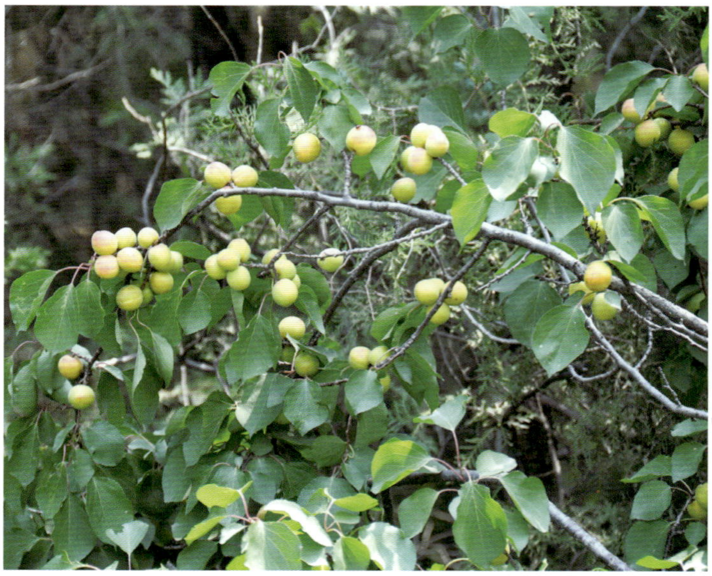

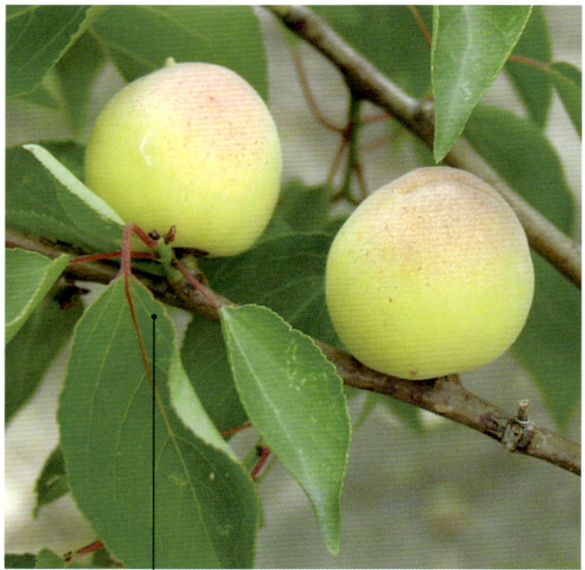

叶片基部楔形或宽楔形

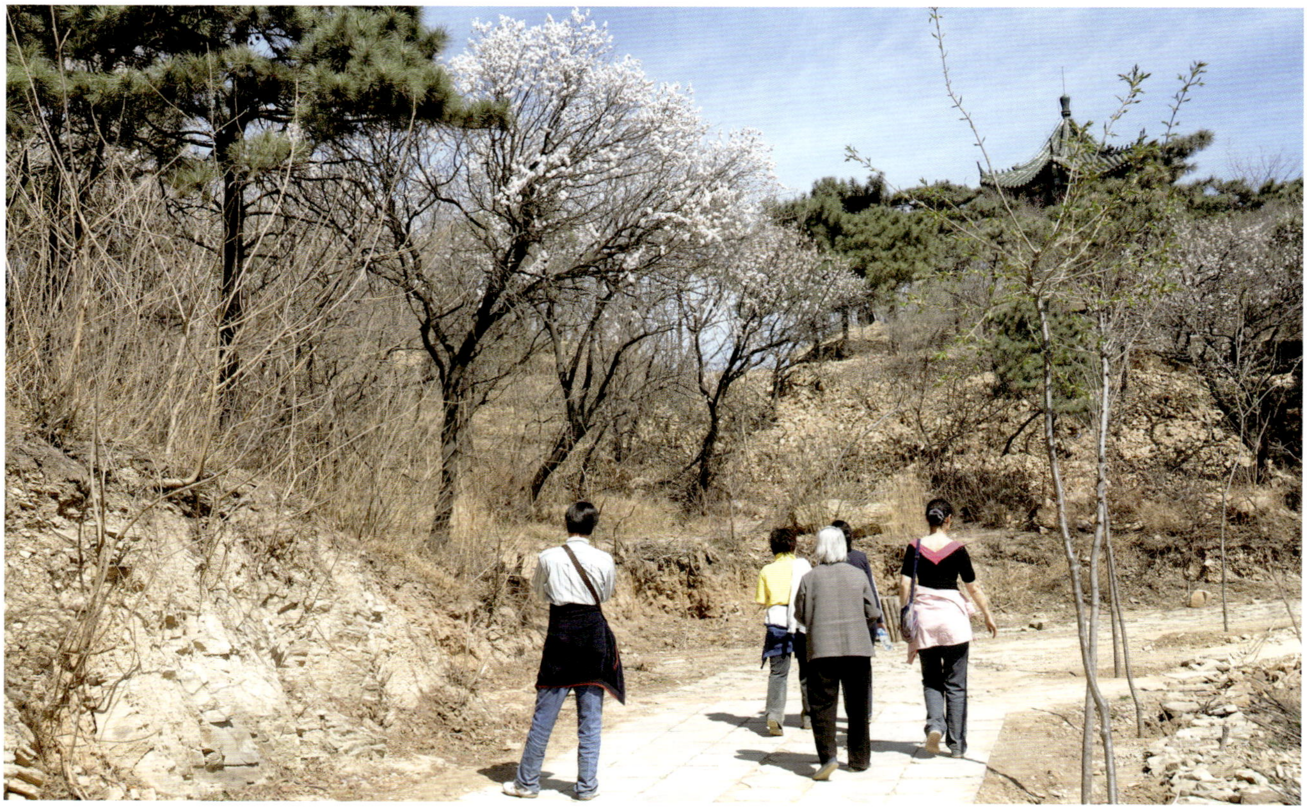

山杏（续）

■ 西伯利亚杏 *Prunus sibirica* L. 别名：山杏

Flora of China、《中国植物志》及《中国高等植物》记载西伯利亚杏的拉丁学名为 *Armeniaca sibirica* (Linnaeus) Lamarck。

生于海拔 400~2000m 的林下、灌丛、丘陵草原、山沟石崖、干旱阳坡。分布于黑龙江、吉林、辽宁、内蒙古、河北、山西、宁夏、陕西、甘肃、河南。

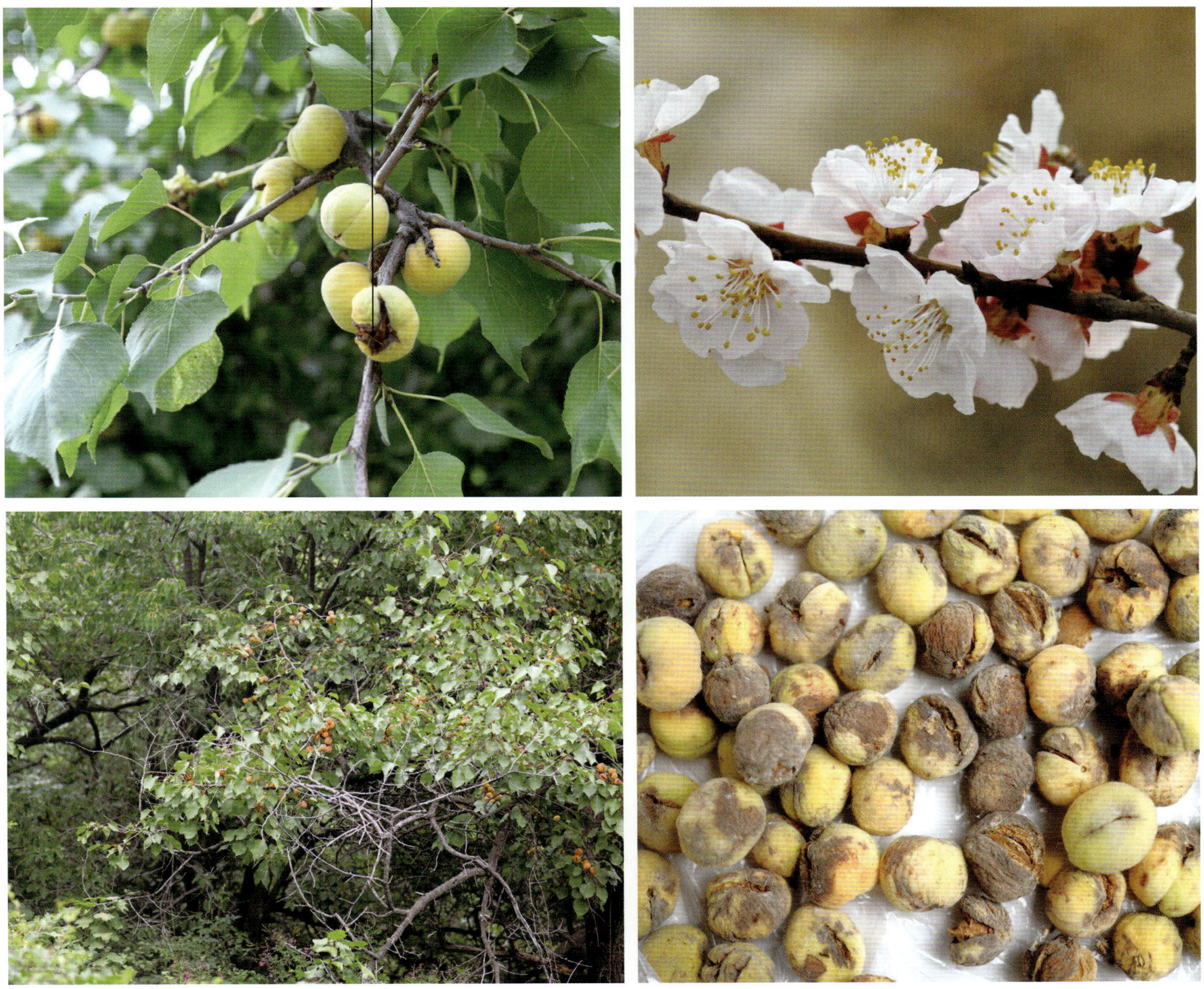

西伯利亚杏

■ 东北杏 *Prunus mandshurica* (Maxim.) Koehne 别名：辽杏

Flora of China、《中国植物志》及《中国高等植物》记载东北杏的拉丁学名为 *Armeniaca mandshurica* Skv.。

生于海拔 200~1000m 的山坡灌丛下、山地林中或荒野。分布于黑龙江、吉林、辽宁。

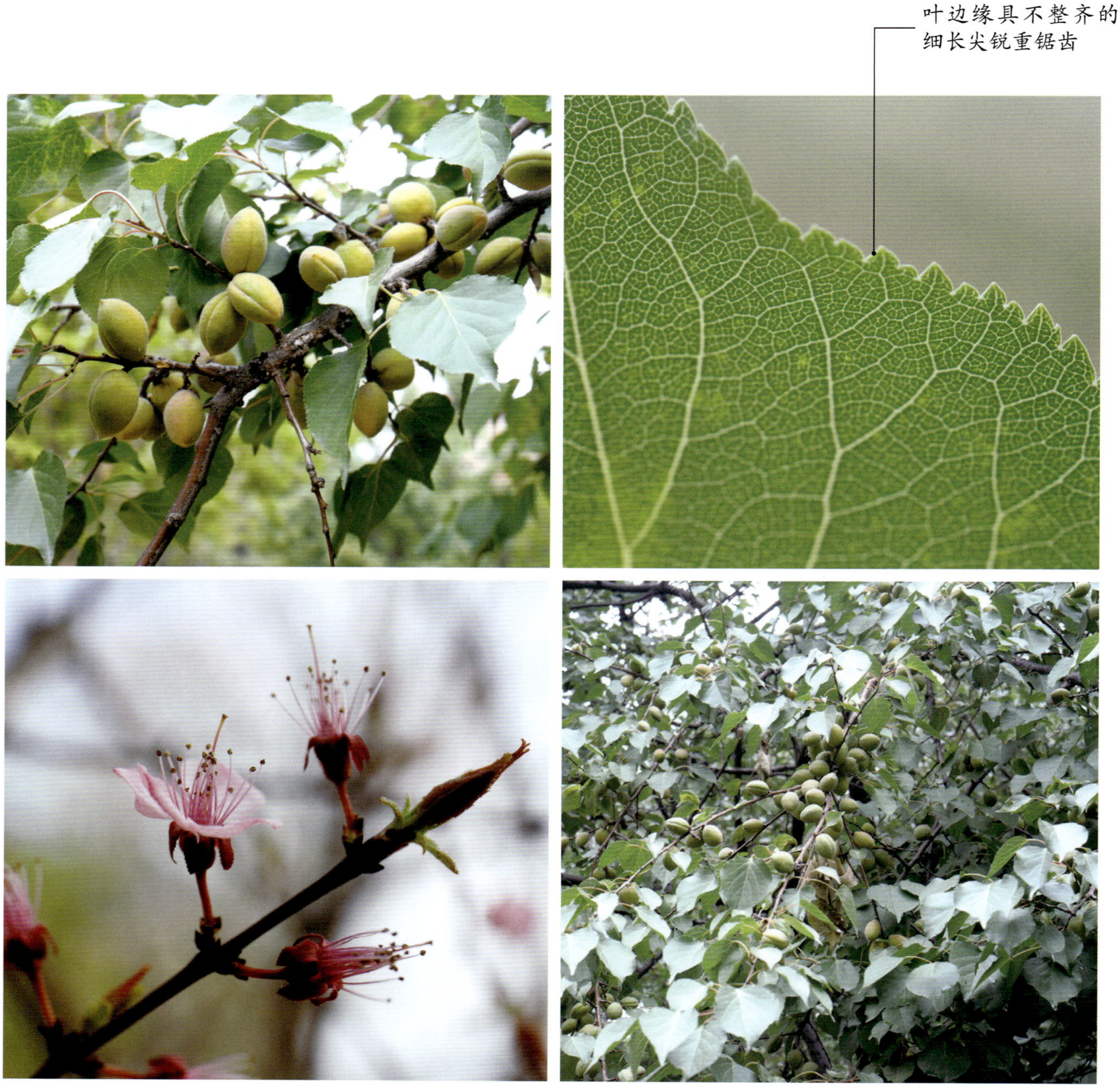

东北杏
（李忠宇供图）

■ 杏 *Prunus armeniaca* L. 别名：杏树

Flora of China、《中国植物志》及《中国高等植物》记载杏的拉丁学名为 *Armeniaca vulgaris* Lam.。

生于海拔 700~3000m 的低山地或丘陵山地，多为栽培。分布于河北、山西、陕西、甘肃、新疆、山东、四川，以华北、西北和华东地区种植较多。

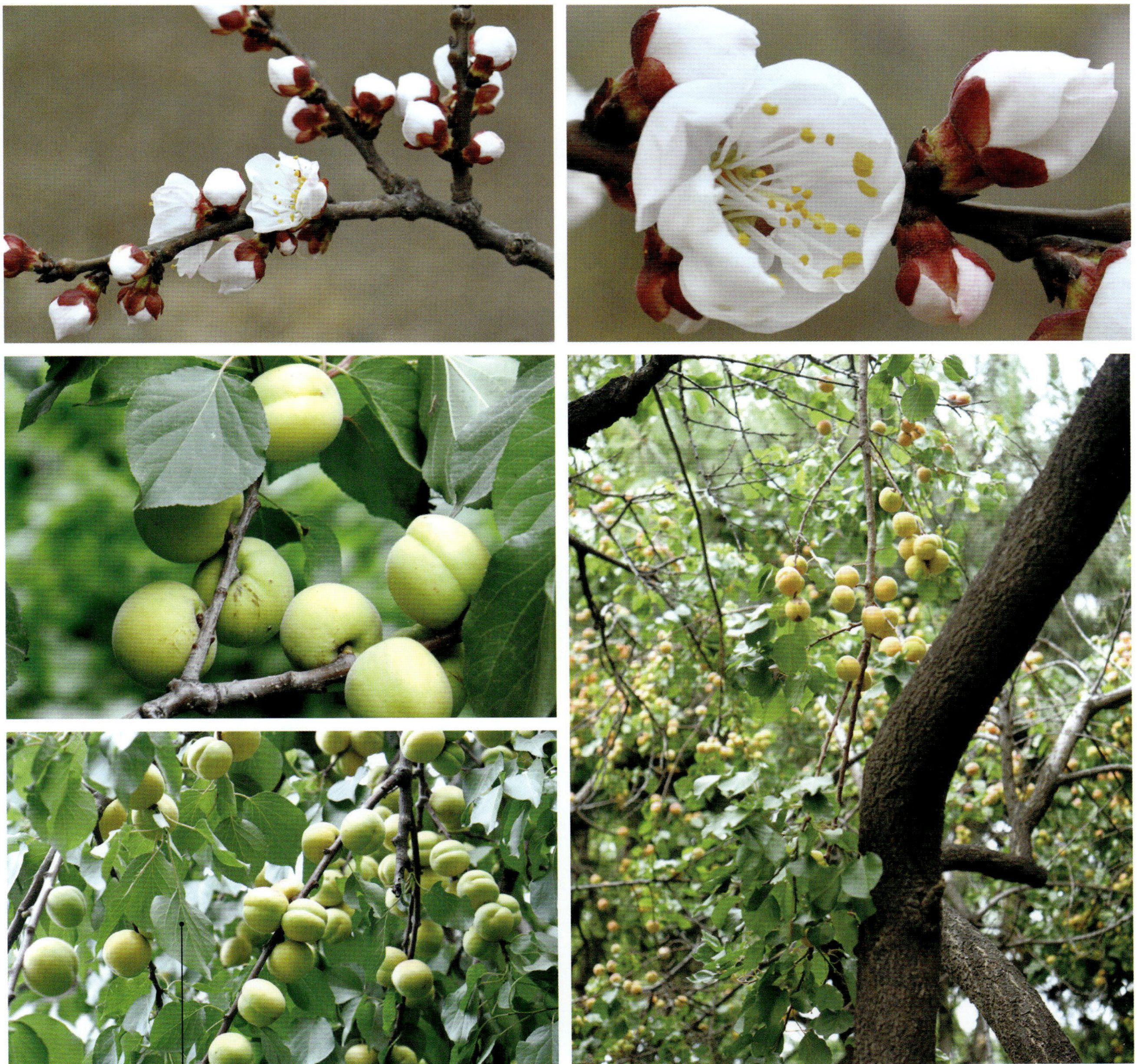

叶片基部圆形至近心形

杏

检索表

1. 果实成熟时开裂 …… 西伯利亚杏
1. 果实成熟时不开裂 …… 2
2. 叶边缘具不整齐的细长尖锐重锯齿 …… 东北杏
2. 叶边缘具钝圆或尖锐单锯齿 …… 3
3. 叶片基部圆形至近心形；花单生，白色或带红色；果实球形，稀倒卵形，直径约2.5cm以上，白色、黄色至黄红色，常具红晕，微被短柔毛；核卵形或椭圆形，表面稍粗糙或平滑，腹棱较圆，常稍钝 …… 杏
3. 叶片基部楔形或宽楔形；花常2朵，淡红色；果实近球形，红色；核卵球形，离肉，表面粗糙而有网纹，腹棱常锐利 …… 山杏

苦　参

Kushen

SOPHORAE FLAVESCENTIS RADIX

本品为豆科植物苦参 *Sophora flavescens* Ait. 的干燥根。

基原植物

■ 苦参 *Sophora flavescens* Ait.　别名：野槐、山槐

生于山地、平原、沙质地。分布于除新疆、青海外的全国各地。

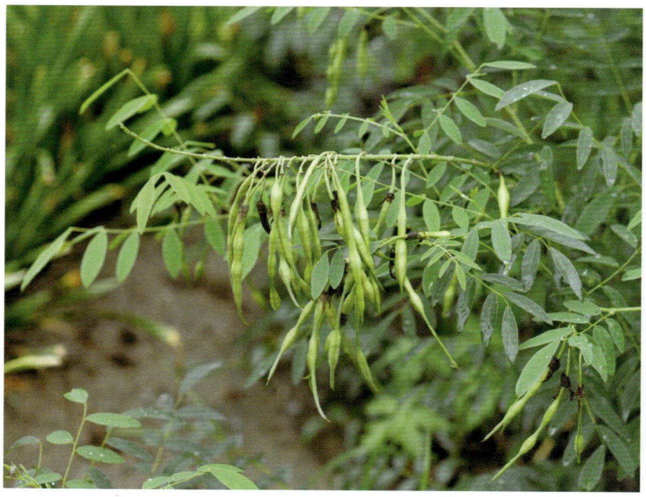

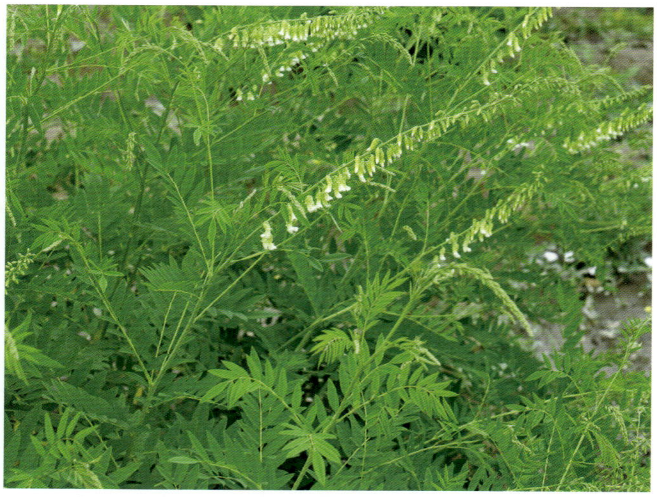

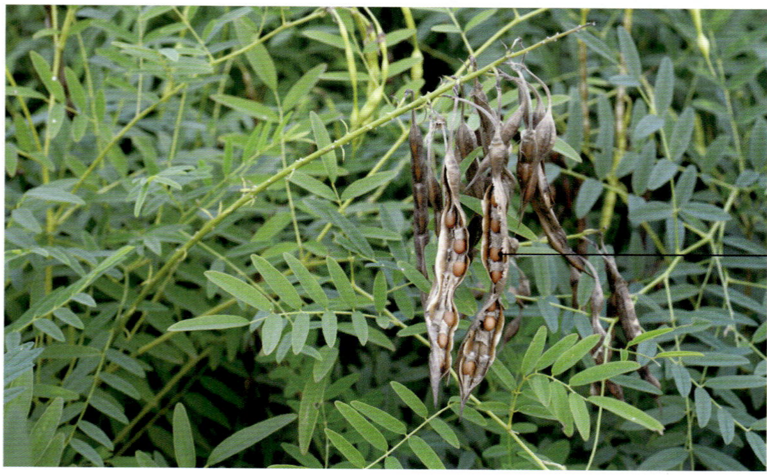

荚果，圆柱形，呈不明显的念珠状

苦参

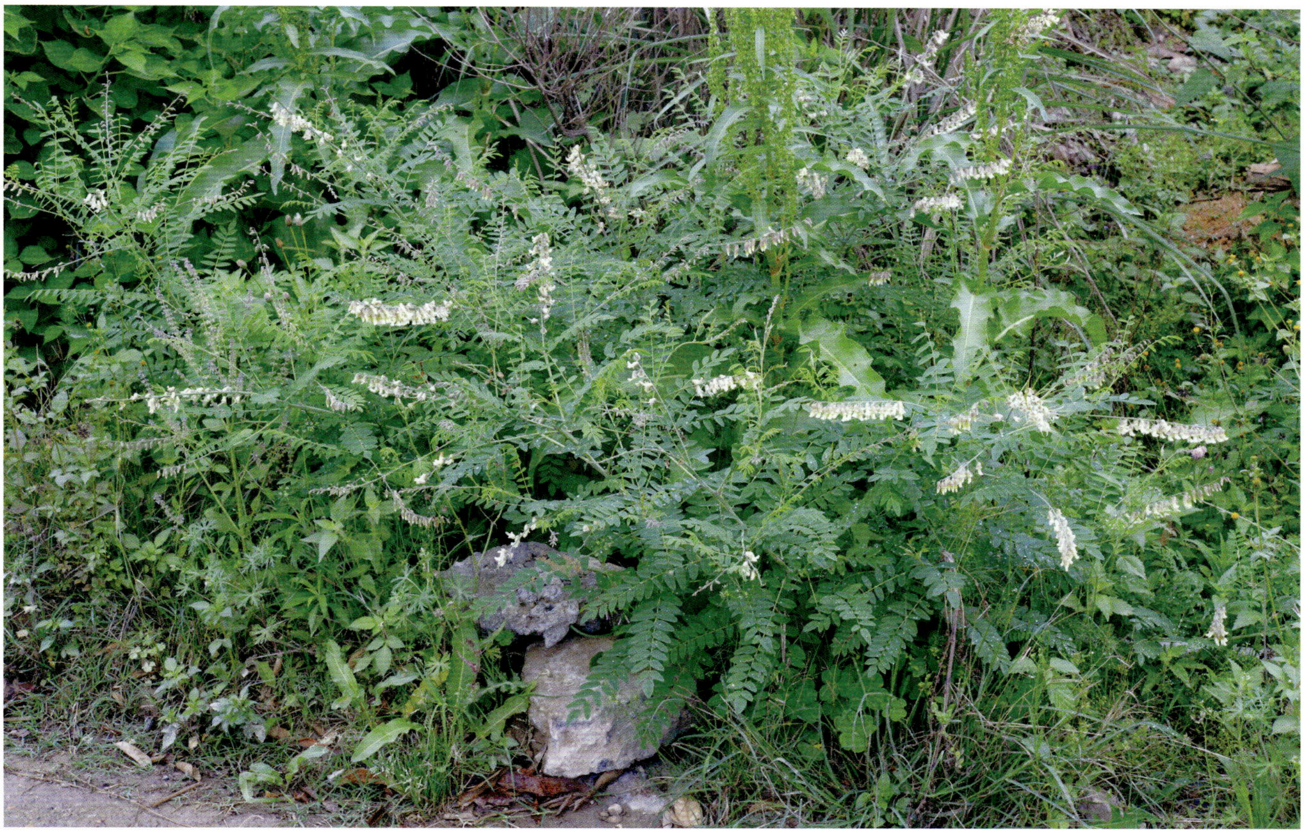

苦参（续）

对比鉴别

豆科植物刺果甘草 *Glycyrrhiza pallidiflora* Maxim. 的根在民间充苦参使用。

刺果甘草与苦参主要区别点：花紧密；花冠蓝色；荚果卵形，褐色，长 1~1.5cm，密生尖刺；种子 2 颗。

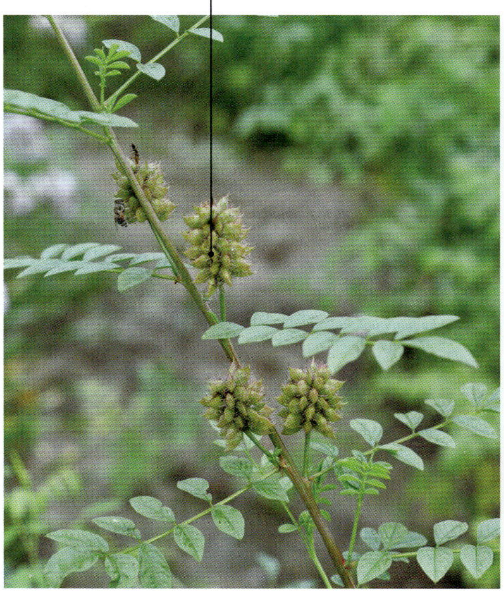

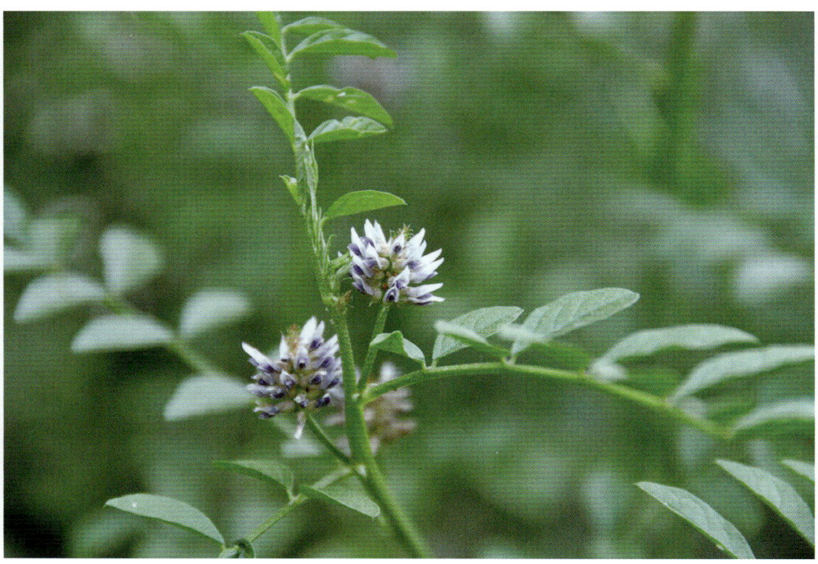

刺果甘草

苦楝皮 Kulianpi MELIAE CORTEX

本品为楝科植物川楝 *Melia toosendan* Sieb. et Zucc. 或楝 *Melia azedarach* L. 的干燥树皮和根皮。

基原植物

■ 川楝 *Melia toosendan* Sieb. et Zucc. 别名：川楝树（通称）、川楝实

生于平原、丘陵，或为栽培。分布于陕西、甘肃、河南、湖北、湖南、贵州、四川、云南等地。

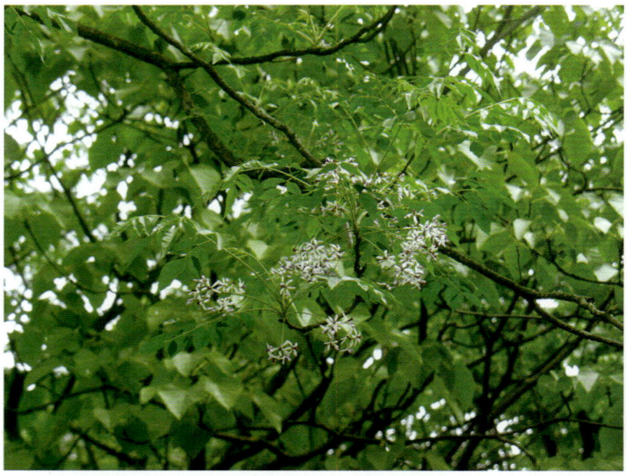

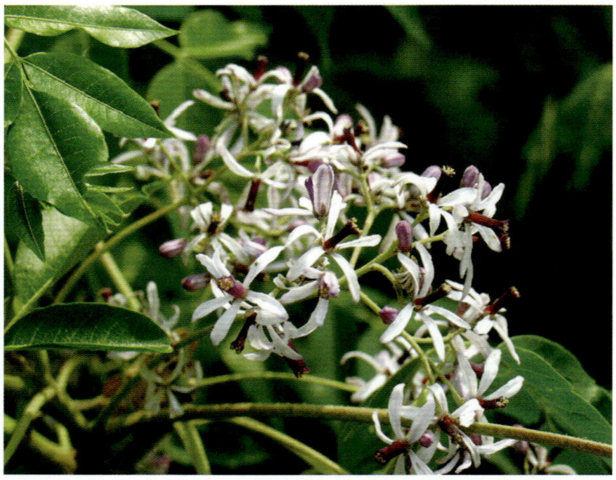

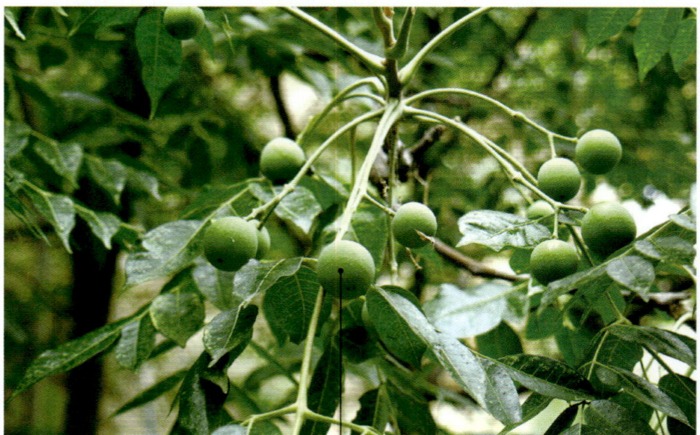

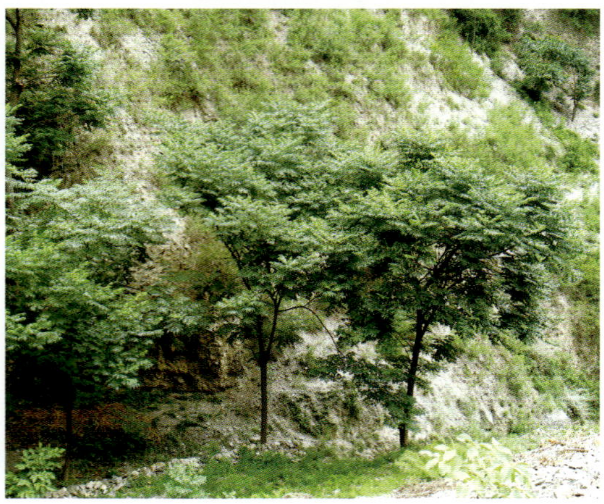

核果较大，长 1.5~3cm，直径 1.3~2.5cm

川楝

■ 楝 *Melia azedarach* L. 别名：苦楝、楝树

与川楝主要区别点：子房 5~6 室；核果较小，长 1.2~2cm，直径 1~1.5cm。

生于山坡、田野、路旁、村边，或为栽培。分布于陕西、甘肃及长江以南各地。

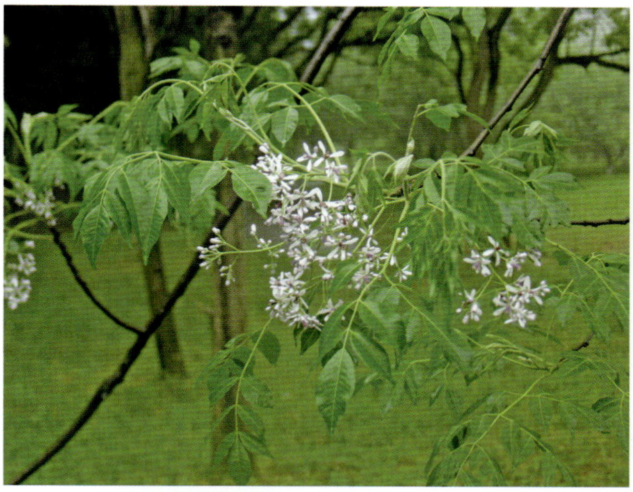

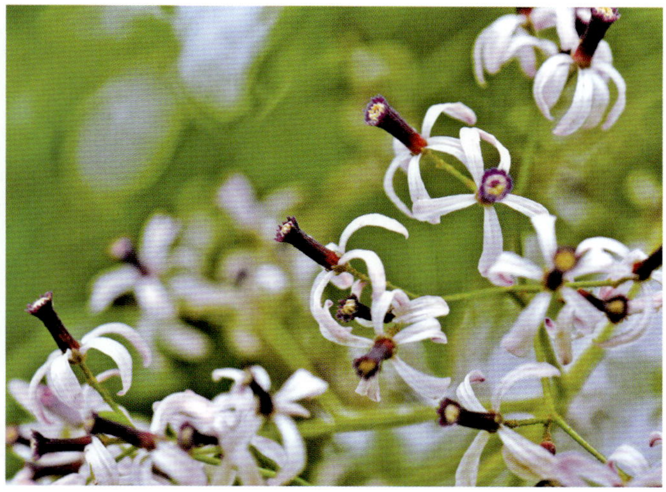

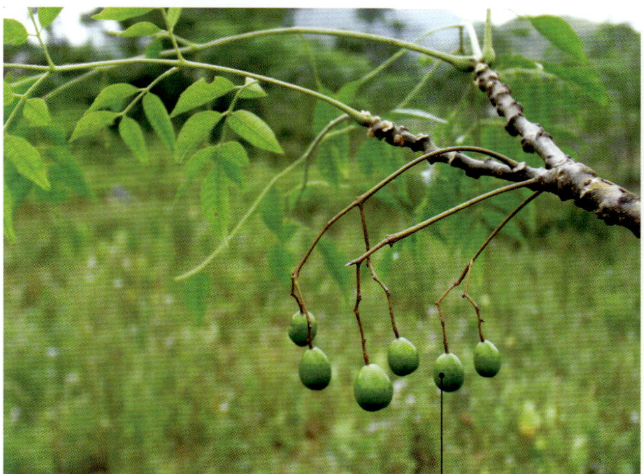

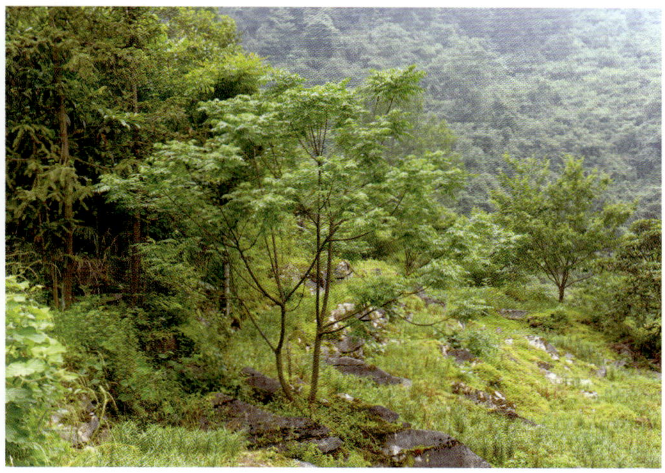

核果较小，长 1.2~2cm，直径 1~1.5cm

楝

苘麻子

Qingmazi

ABUTILI SEMEN

本品为锦葵科植物苘麻 *Abutilon theophrasti* Medic. 的干燥成熟种子。

基原植物

■ **苘麻** *Abutilon theophrasti* Medic. 别名：青麻、白麻

生于田野、山坡，或为栽培。广布于全国各地。

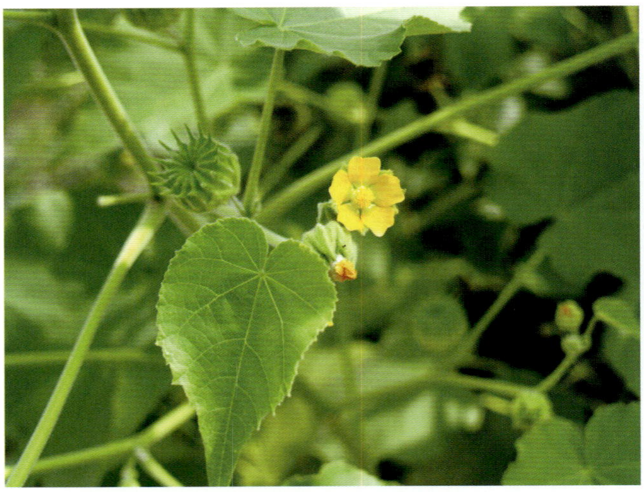

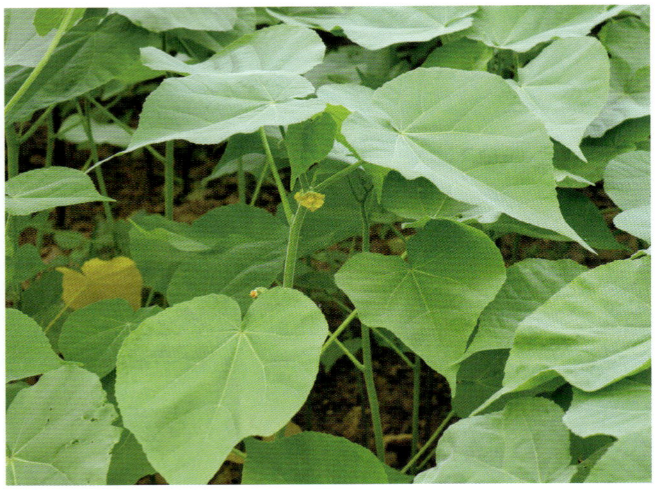

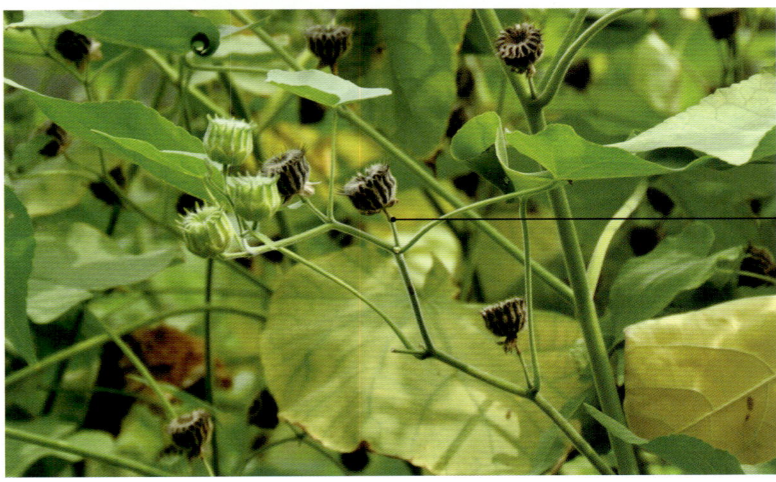

苘麻

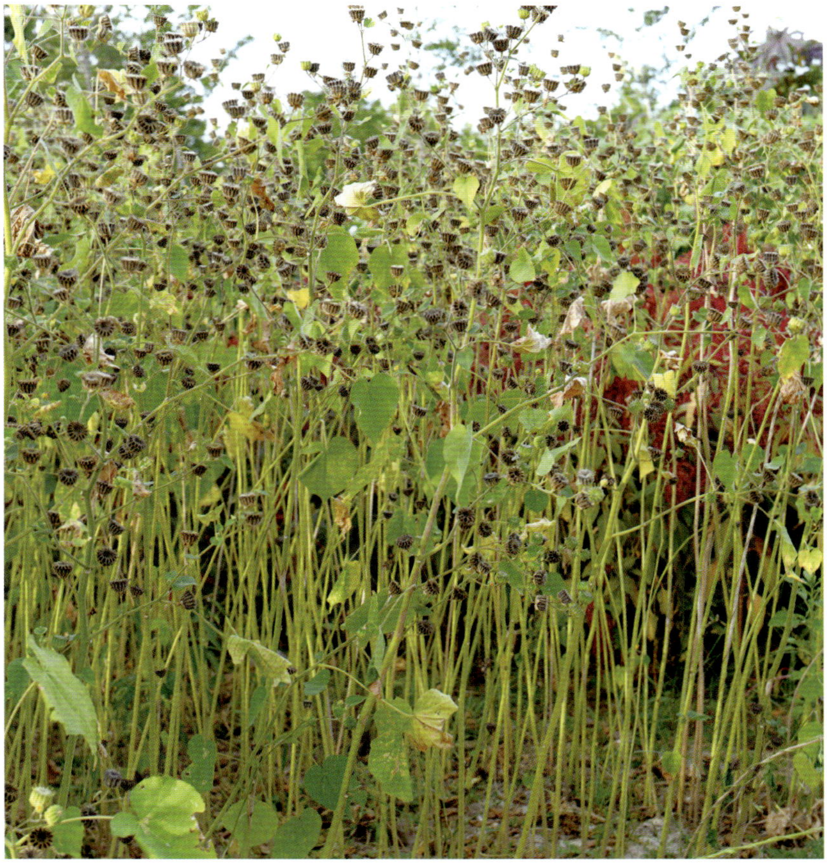

苘麻（续）

对比鉴别

苘麻与其同属植物磨盘草 *Abutilon indicum* (L.) Sweet 容易相混淆。

磨盘草与苘麻主要区别点：花梗长为叶柄的 2 倍或近等长；分果爿先端锐尖或具短芒。

花梗长为叶柄的 2 倍或近等长

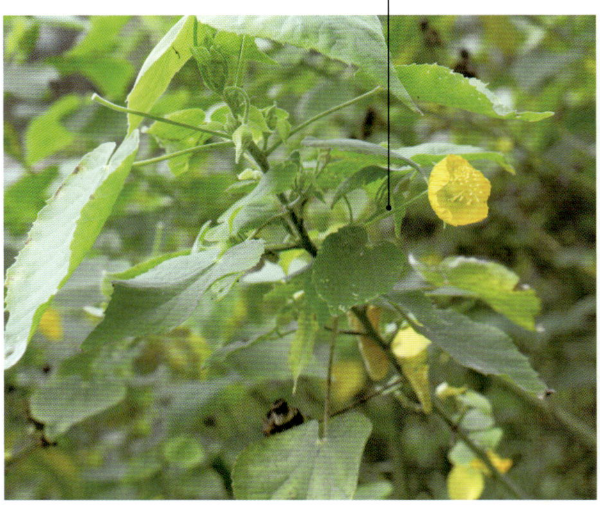

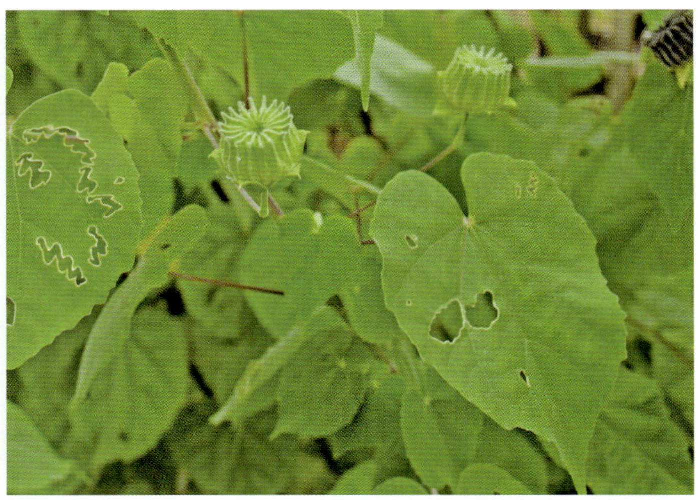

磨盘草

枇杷叶

Pipaye

ERIOBOTRYAE FOLIUM

本品为蔷薇科植物枇杷 *Eriobotrya japonica* (Thunb.) Lindl. 的干燥叶。

基原植物

■ **枇杷** *Eriobotrya japonica* (Thunb.) Lindl. 别名：卢橘

多栽培于村边、平地或坡地。分布于陕西及长江以南各地。

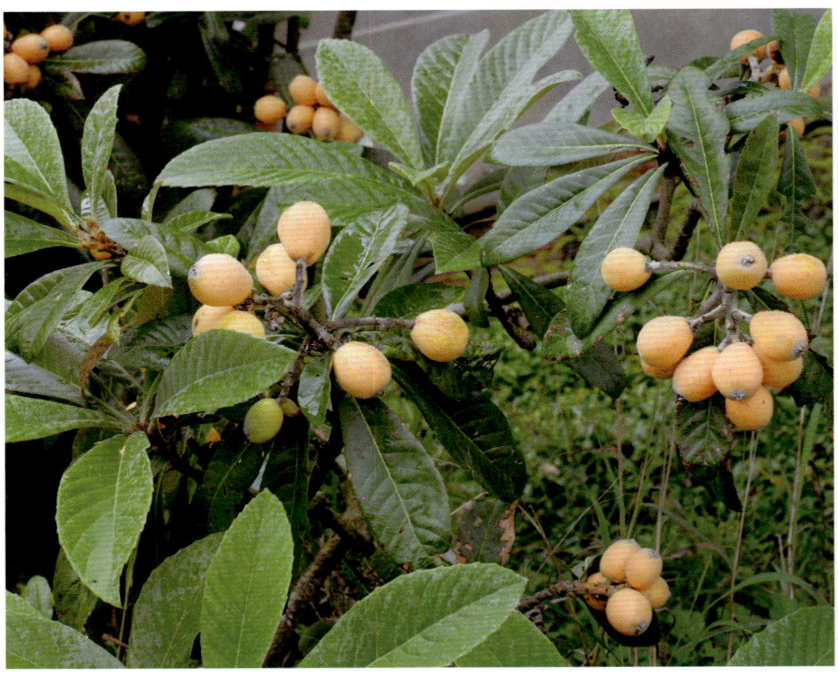

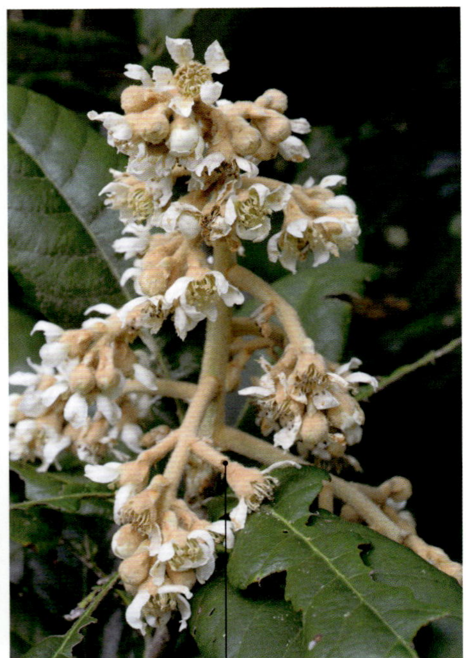

圆锥花序顶生，密被锈色绒毛

枇杷

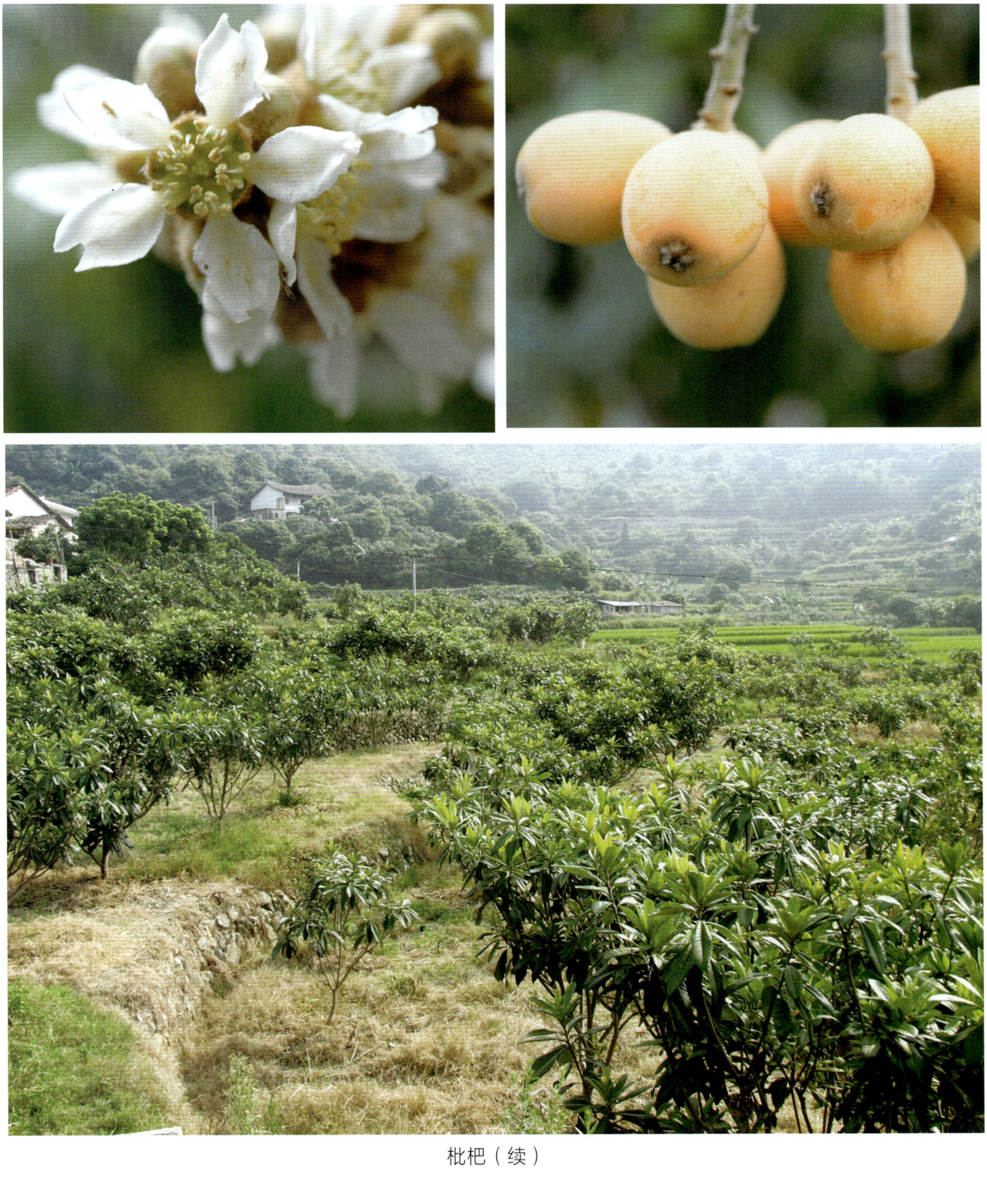

枇杷（续）

板蓝根

Banlangen

ISATIDIS RADIX

本品为十字花科植物菘蓝 *Isatis indigotica* Fort. 的干燥根。

基原植物

■ **菘蓝** *Isatis indigotica* Fort. 别名：北板蓝（通称）、大靛

《中国药典》1977 年版、*Flora of China* 及《中国高等植物》记载菘蓝的拉丁学名为 *Isatis tinctoria* L.。生于海拔 600~2800m 的农田、路边、荒地。全国各地多有栽培。

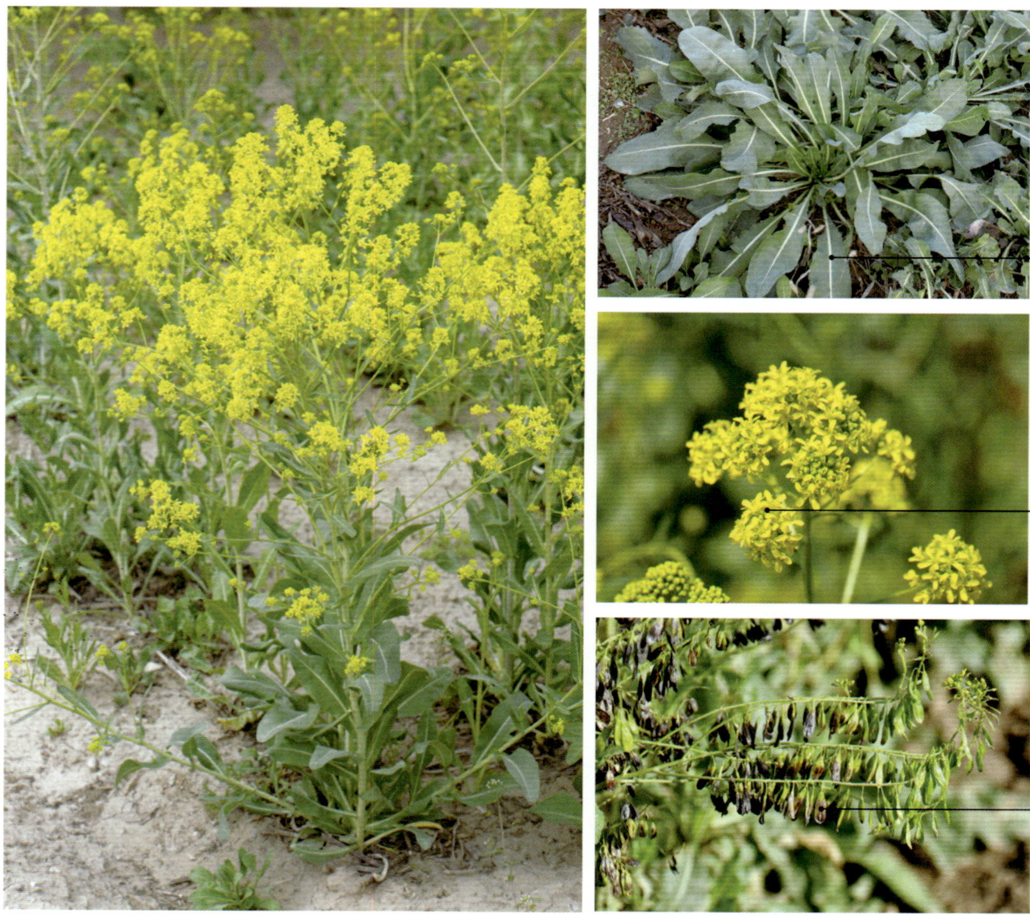
基生叶莲座丛状，倒卵形至长圆状倒披针形，蓝绿色
花黄色，花瓣 4
短角果，长圆形

菘蓝

对比鉴别

板蓝根类药材因产地和用药习惯不同，分为板蓝根和南板蓝根 2 种，菘蓝的干燥根为板蓝根；爵床科植物马蓝 *Baphicacanthus cusia* (Nees) Bremek. 的干燥根茎和根为南板蓝根。

马蓝与菘蓝主要区别点：穗状花序着生小枝顶；花萼 5 裂，1 片较大；花冠筒状漏斗形，淡紫色，花冠筒近中部弯曲，下部变细；蒴果棒状。

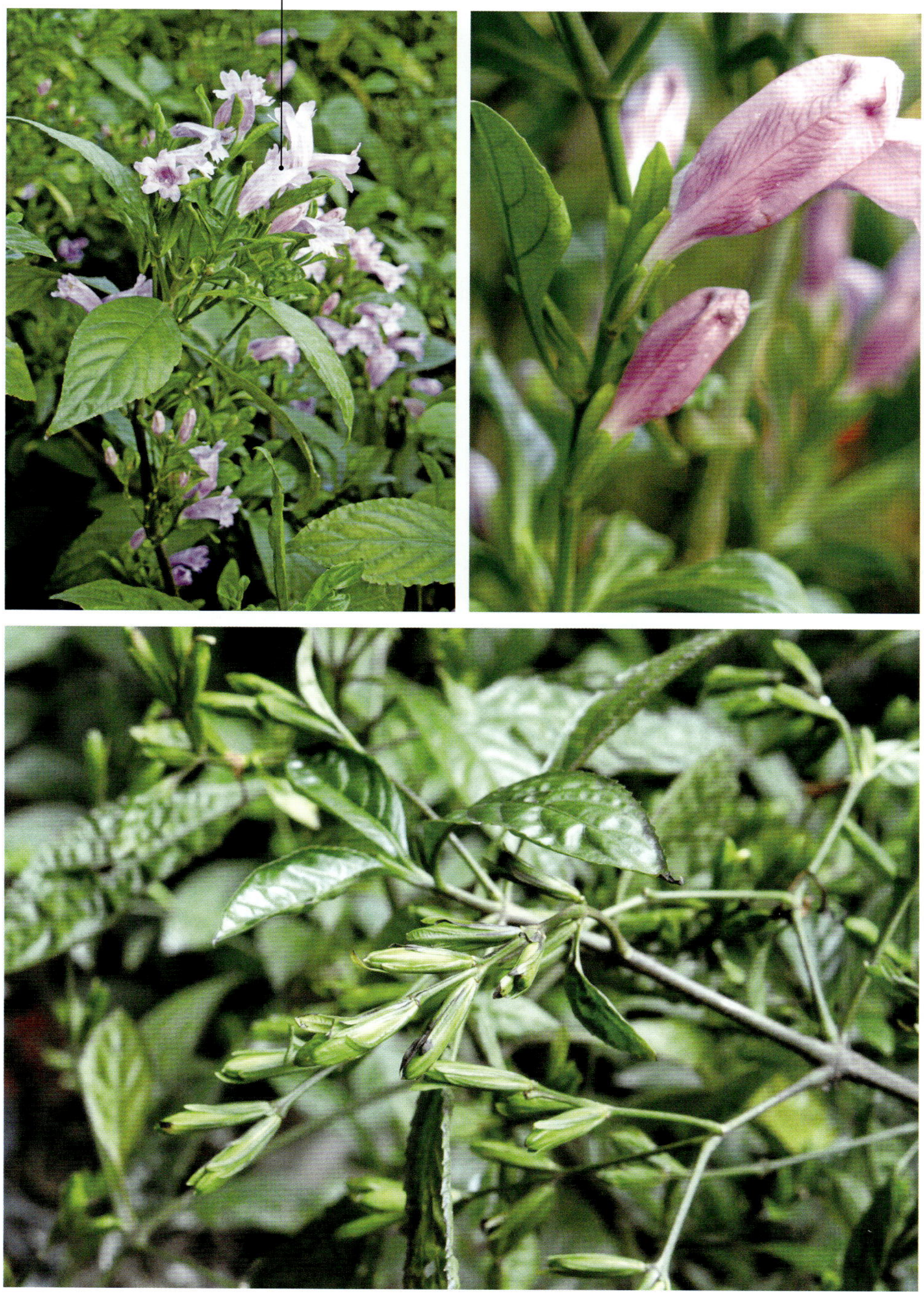

马蓝

松花粉

Songhuafen

PINI POLLEN

本品为松科植物马尾松 *Pinus massoniana* Lamb.、油松 *Pinus tabulieformis* Carr. 或同属数种植物的干燥花粉。

基原植物

■ 马尾松 *Pinus massoniana* Lamb. 别名：青松、山松

生于海拔 2000m 以下的山地。分布于淮河流域及长江流域各地，以及福建、广东、广西、云南等地。

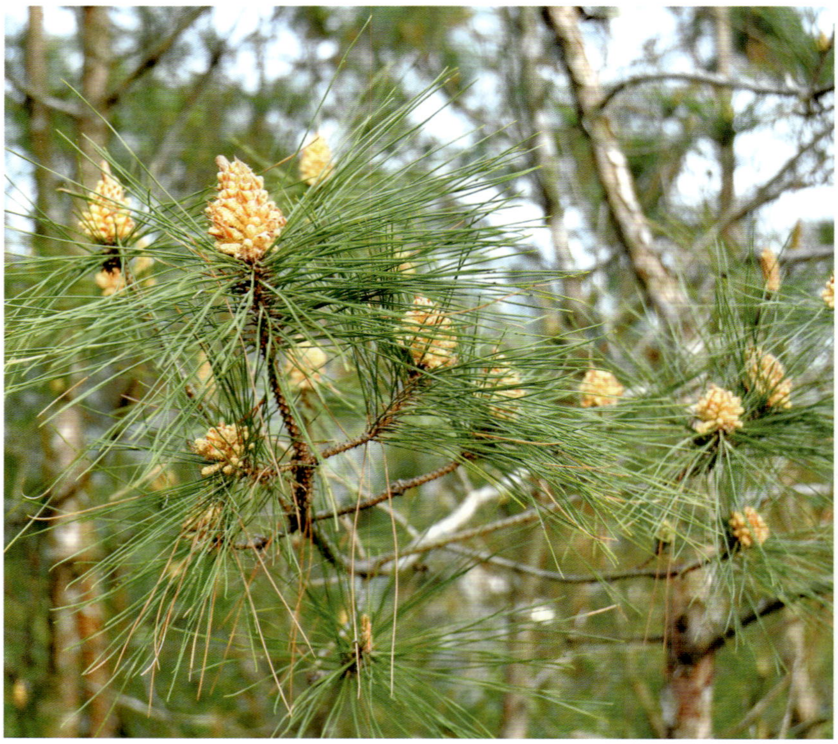

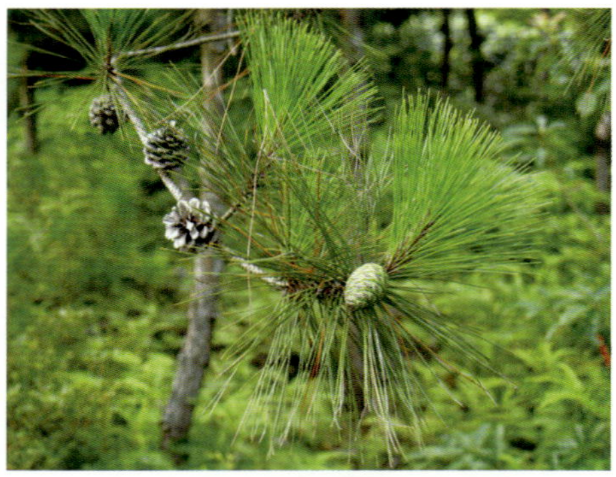

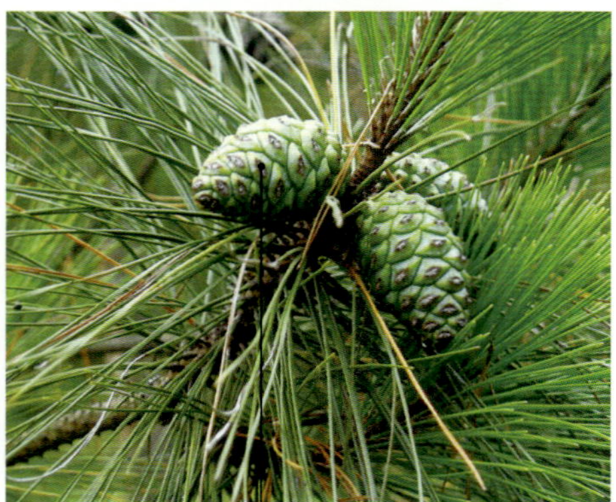

马尾松

■ 油松 *Pinus tabulieformis* Carr. 别名：短叶松

与马尾松主要区别点：松针粗硬，长10~15cm。种鳞的鳞盾肥厚，呈扁菱形或菱状多角形，横脊明显，鳞脐凸起，有短尖头。

生于海拔100~2600m的山地。分布于吉林、辽宁、内蒙古、河北、山东、陕西、青海、山西、四川、云南等地。

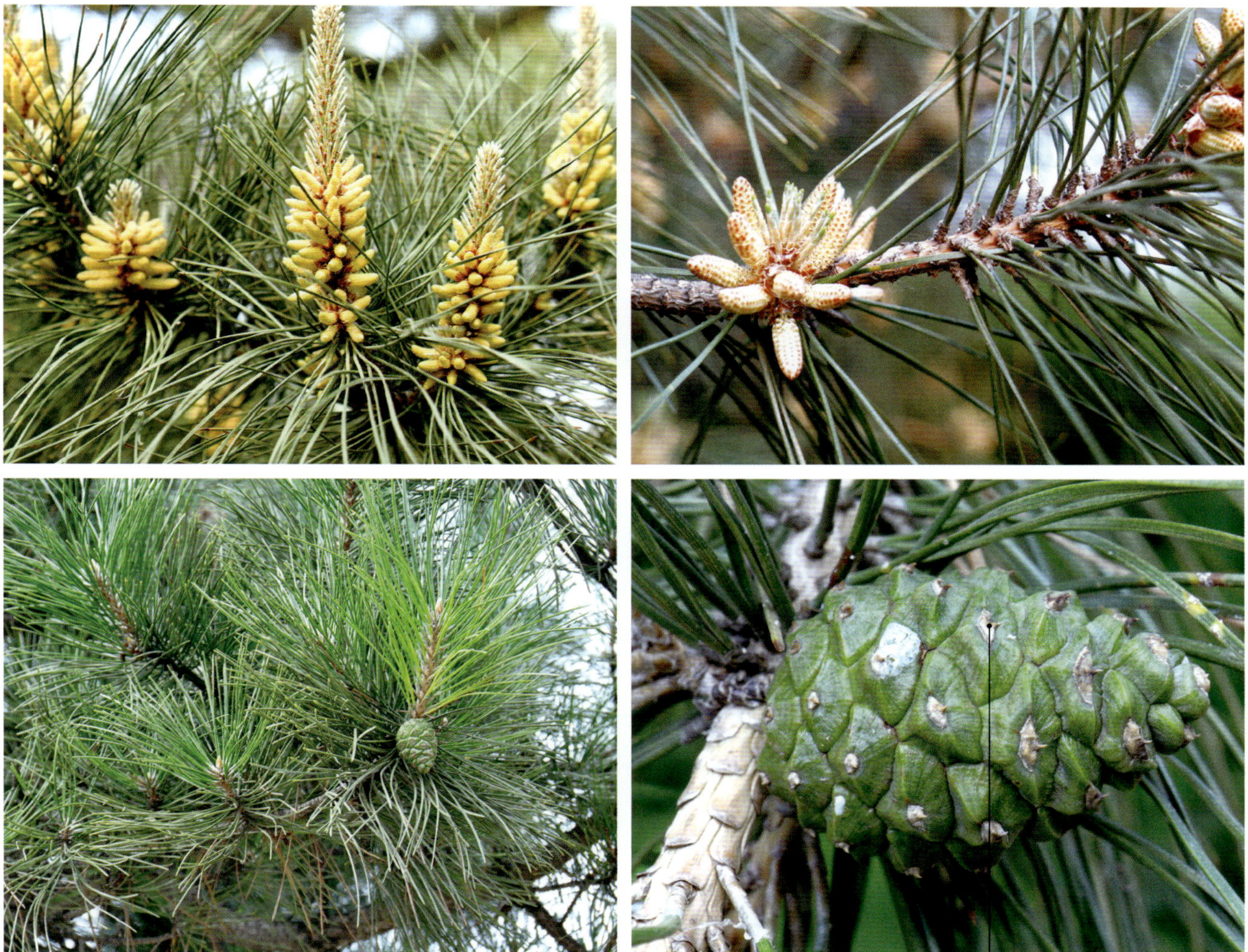

油松

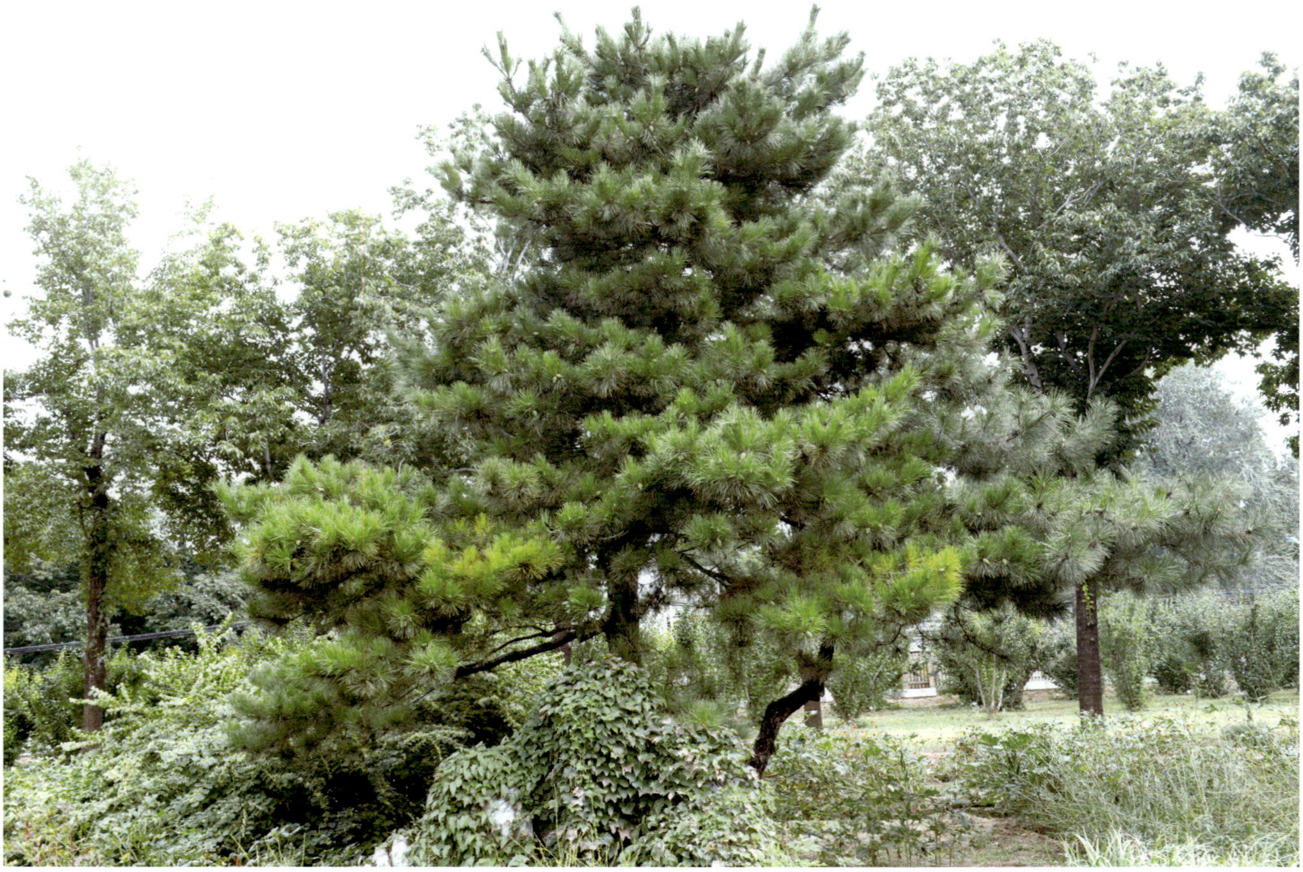

油松（续）

对比鉴别

《中国植物志》记载我国松属（*Pinus*）植物共 22 种 10 变种，其中以红松 *Pinus koraiensis* Siebold et Zuccarini、华山松 *Pinus armandii* Franch.、云南松 *Pinus yunnanensis* Franch.、马尾松、油松、樟子松 *Pinus sylvestris* var. *mongolica* Litv. 等为我国森林中的主要树种。

枫香脂

Fengxiangzhi

LIQUIDAMBARIS RESINA

本品为金缕梅科植物枫香树 *Liquidambar formosana* Hance 的干燥树脂。

基原植物

■ 枫香树 *Liquidambar formosana* Hance 别名：枫树

喜生于温暖、湿润、土壤肥沃的平原及丘陵山区。分布于河南、陕西、青海、安徽、江苏、浙江、福建、台湾、湖北、湖南、广东、广西、云南、贵州、四川、西藏等地。

叶片掌状3裂

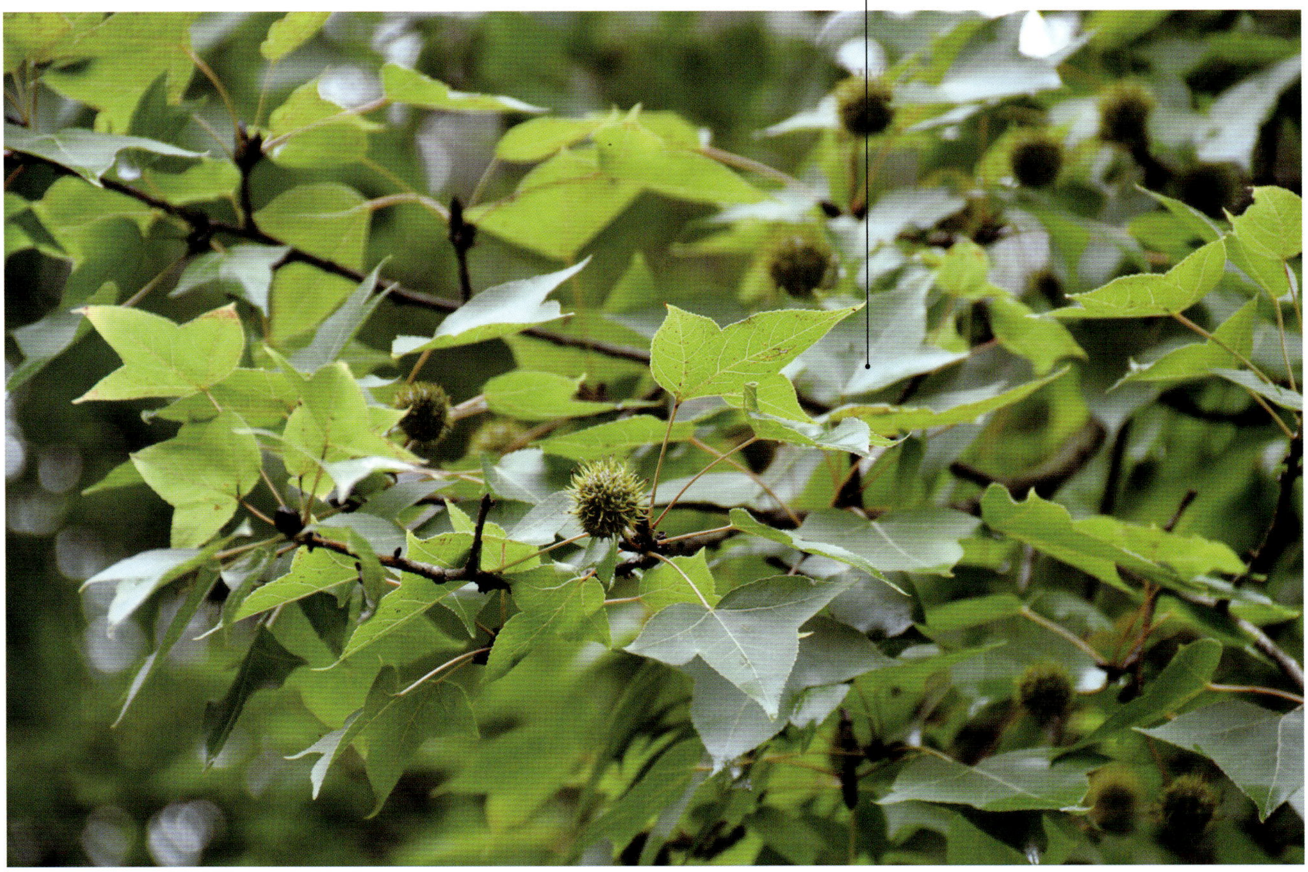

枫香树

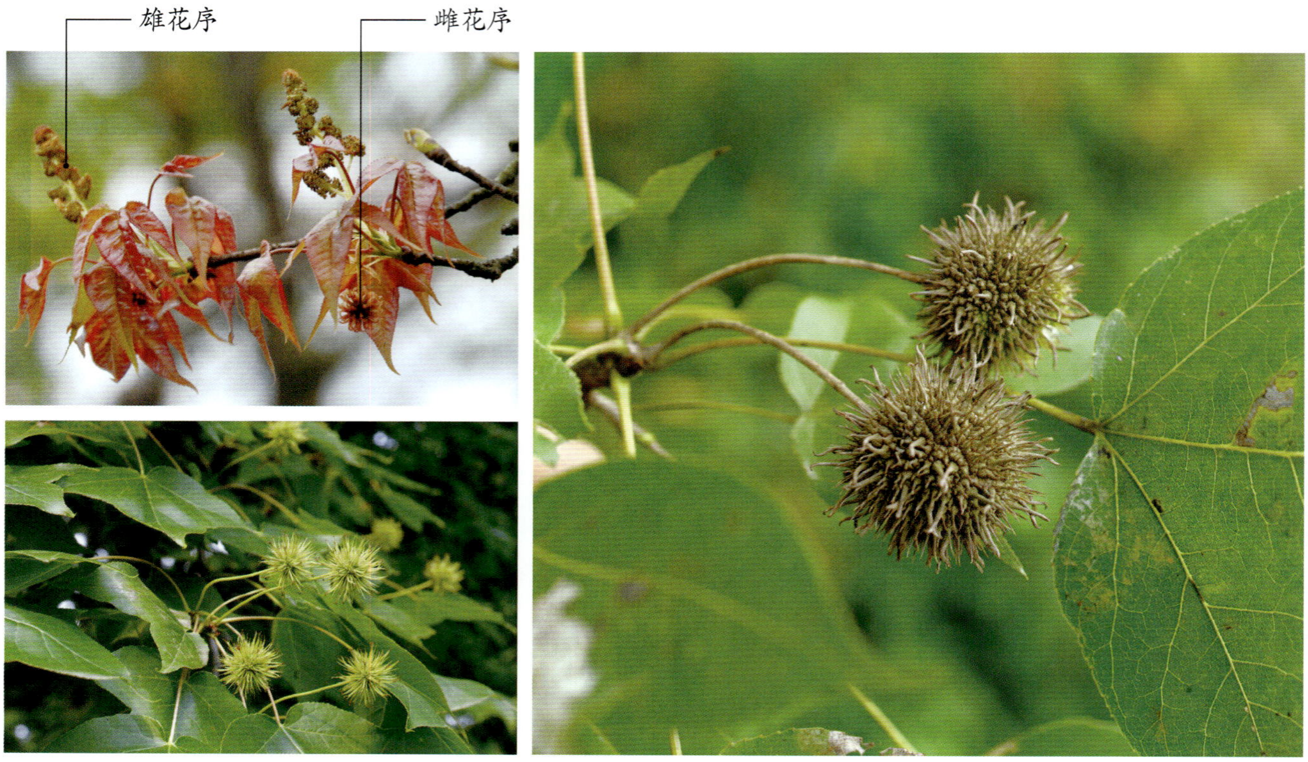

枫香树（续）

对比鉴别

参见“路路通”项。

检索表

参见“路路通”项。

刺五加 Ciwujia ACANTHOPANACIS SENTICOSI RADIX ET RHIZOMA SEU CAULIS

本品为五加科植物刺五加 *Acanthopanax senticosus* (Rupr. et Maxim.) Harms 的干燥根和根茎或茎。

基原植物

■ **刺五加** *Acanthopanax senticosus* (Rupr. et Maxim.) Harms 别名：五加皮、老虎獠子

Flora of China 及《中国高等植物》记载刺五加的拉丁学名为 *Eleutherococcus senticosus* (Rupr. et Maxim.) Maxim.。

生于海拔 2000m 以下的森林或灌丛中。分布于黑龙江、吉林、辽宁、河北、山西等地。

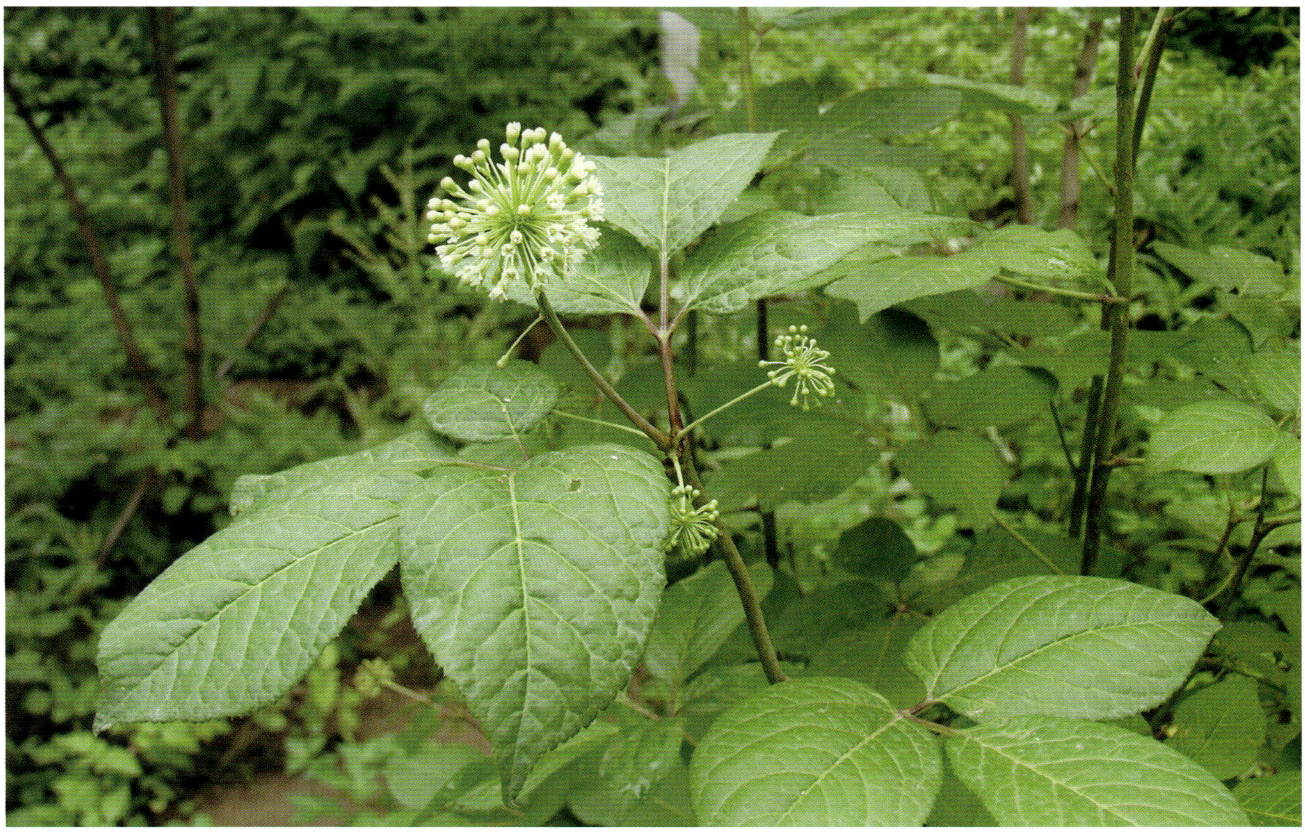

刺五加

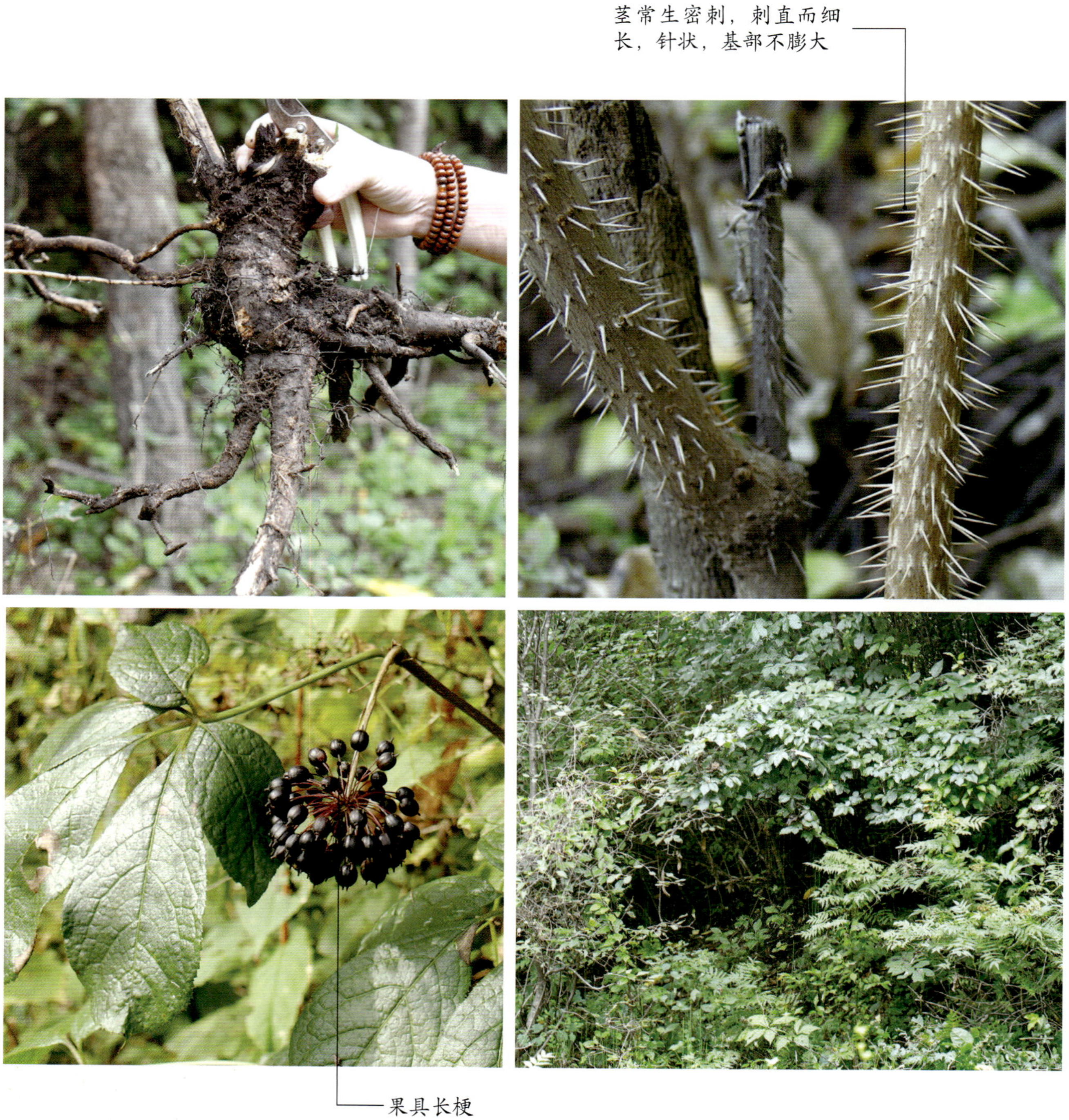
茎常生密刺，刺直而细长，针状，基部不膨大
果具长梗

刺五加（续）

对比鉴别

五加科植物无梗五加 *Acanthopanax sessiliflorus* Seem 与植物刺五加的生境相似、分布区域重叠，且性状相近，常与刺五加的根一起被采挖入药。

无梗五加与刺五加主要区别点：茎上皮刺非细长倒刺；花、果无梗。

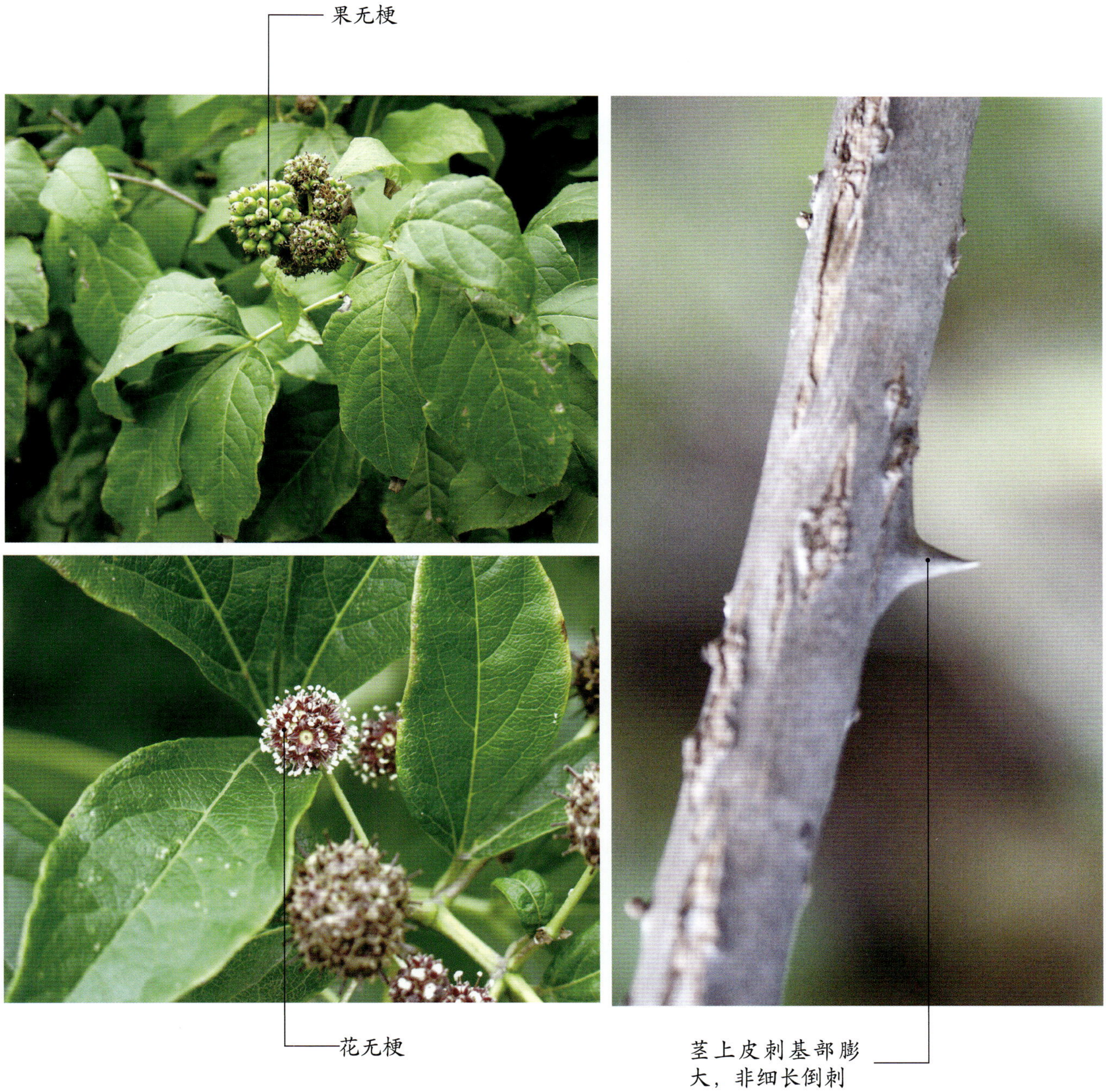

无梗五加

郁李仁 Yuliren PRUNI SEMEN

本品为蔷薇科植物欧李 *Prunus humilis* Bge.、郁李 *Prunus japonica* Thunb. 或长柄扁桃 *Prunus pedunculata* Maxim. 的干燥成熟种子。

基原植物

■ 欧李 *Prunus humilis* Bge. 别名：小李仁

Flora of China、《中国植物志》及《中国高等植物》记载欧李的拉丁学名为 *Cerasus humilis* Sok.。生于海拔 400~1800m 的荒山坡或沙丘边上。分布于我国大部分地区。

叶片中部以上最宽，倒卵状长圆形或倒卵状披针形

叶片下面无毛或仅脉腋有簇毛

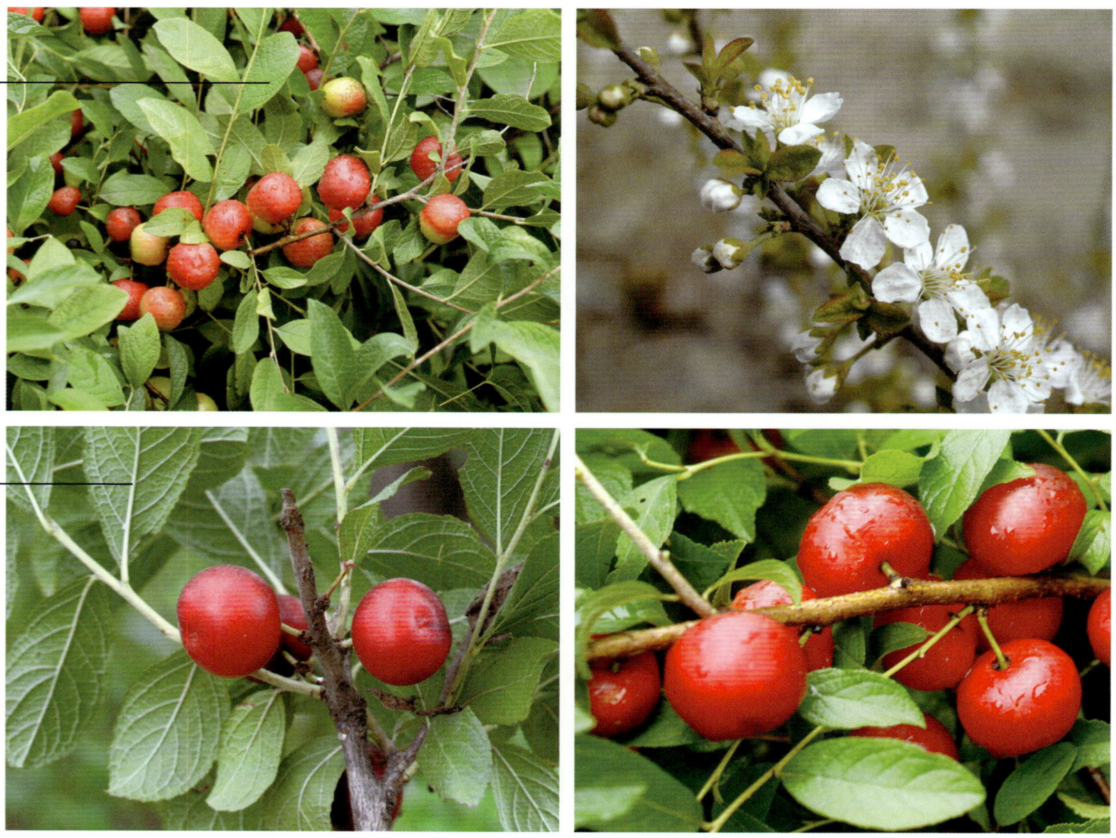

欧李

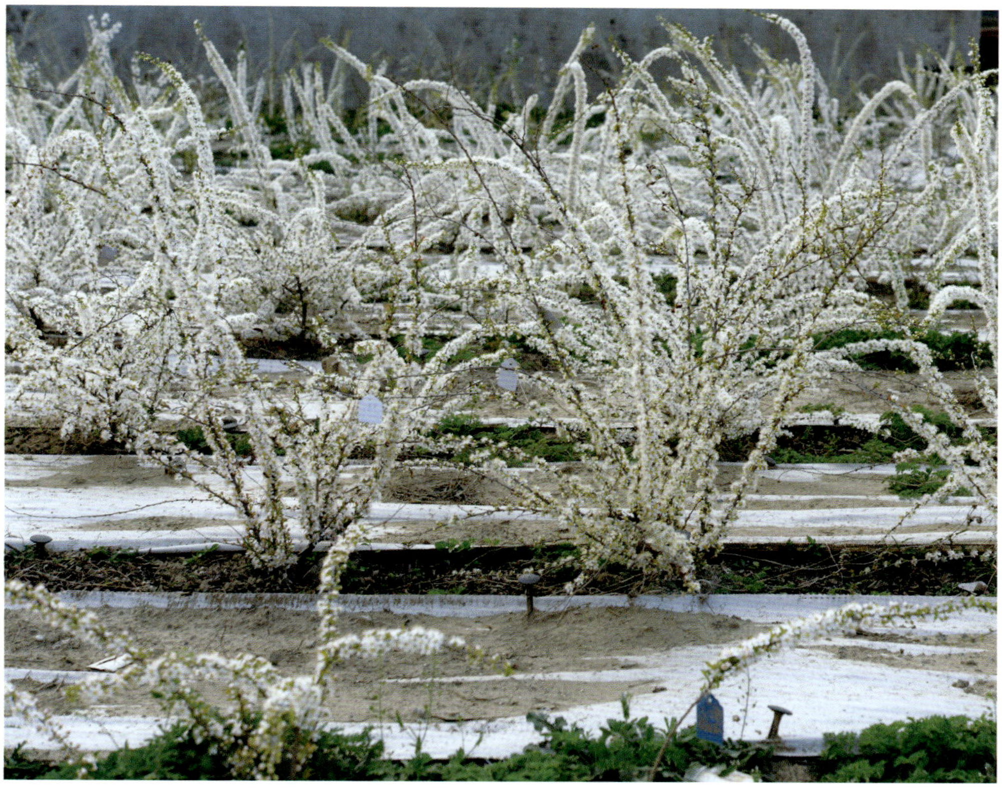

欧李（续）

■ 郁李 *Prunus japonica* Thunb. 别名：小李仁、爵梅

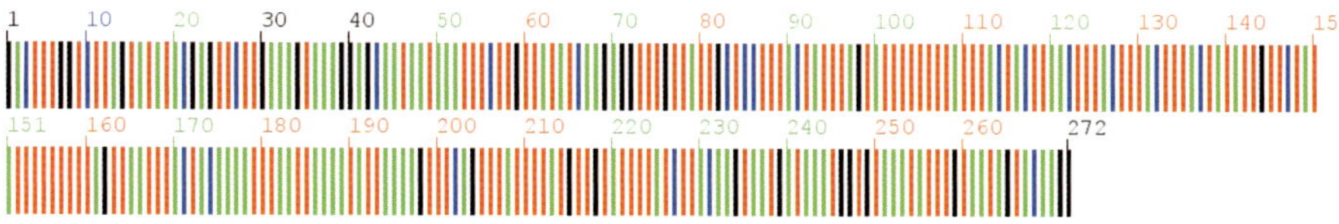

Flora of China、《中国植物志》及《中国高等植物》记载郁李的拉丁学名为 *Cerasus japonica* Lois.。生于海拔 100~200m 的向阳山坡、路旁或小灌木丛中。分布于华北、华东、中南。

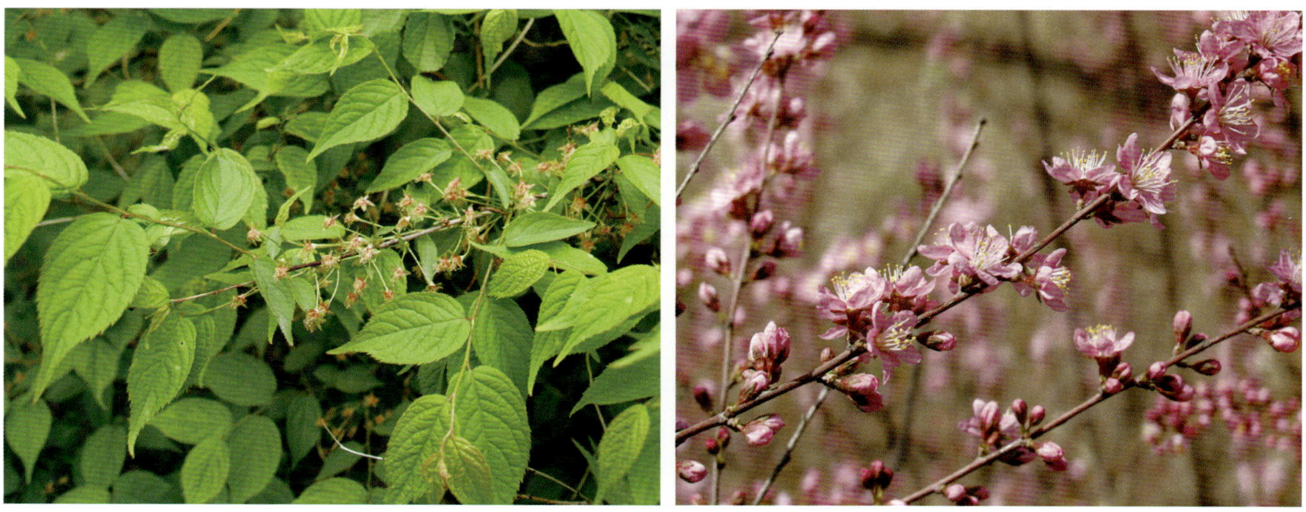

郁李

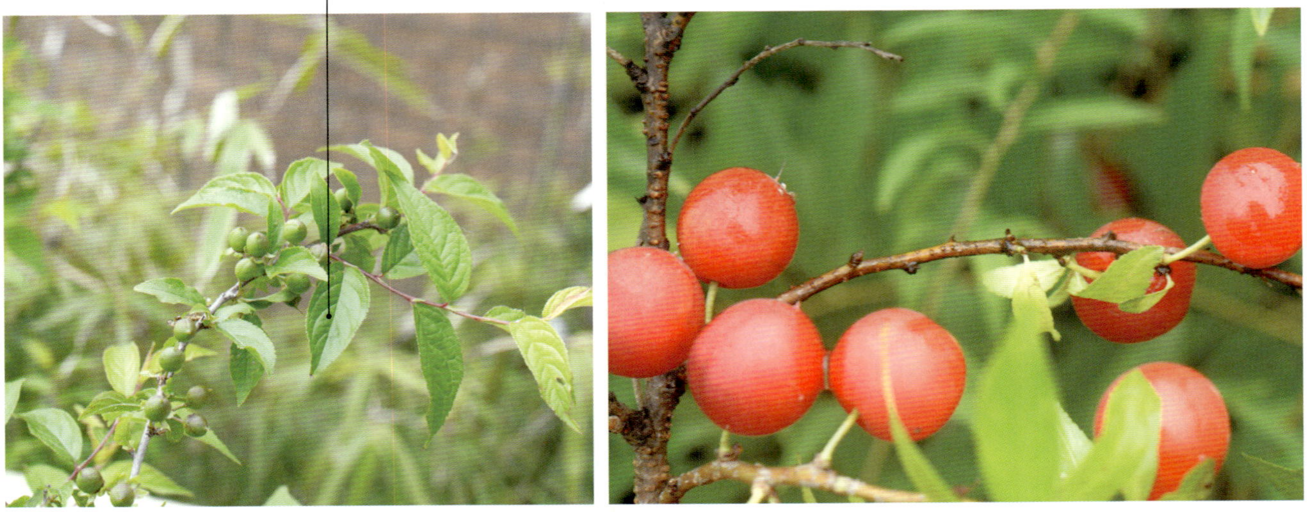
叶片中部以下最宽，卵形或卵状披针形

郁李（续）

■ 长柄扁桃 *Prunus pedunculata* Maxim. 别名：长梗扁桃

Flora of China、《中国植物志》及《中国高等植物》记载长柄扁桃的拉丁学名为 *Amygdalus pedunculata* Pallas。

生于丘陵地区的向阳石质山坡、干旱草原及荒漠草原。分布于内蒙古、陕西、宁夏。

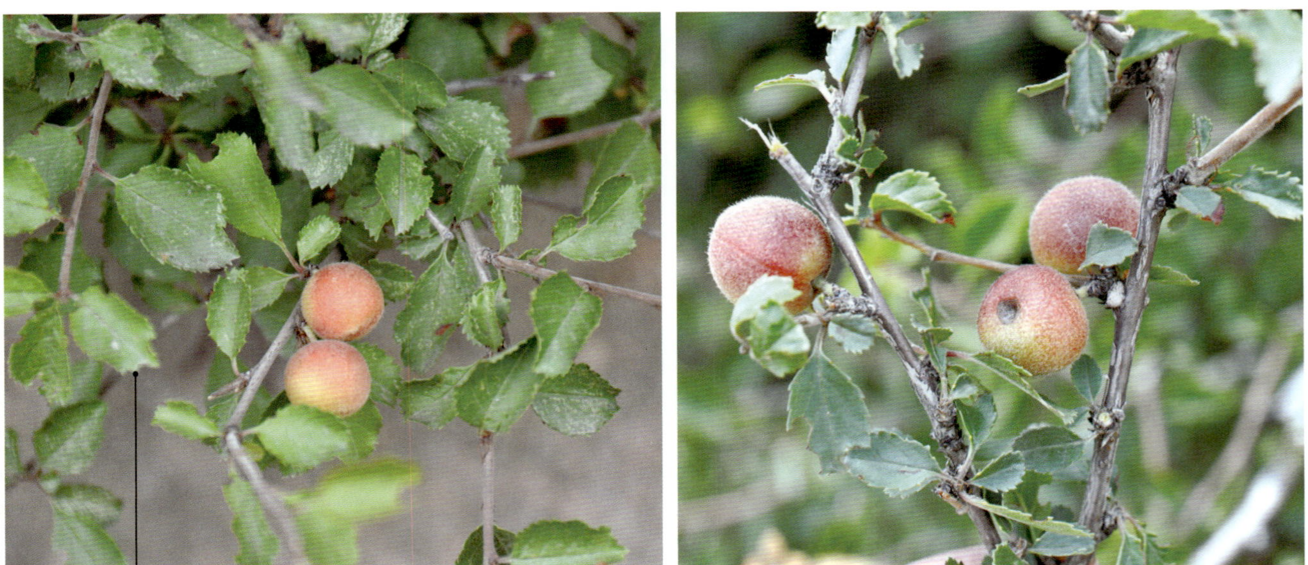
叶片边缘具不整齐的粗锯齿

长柄扁桃

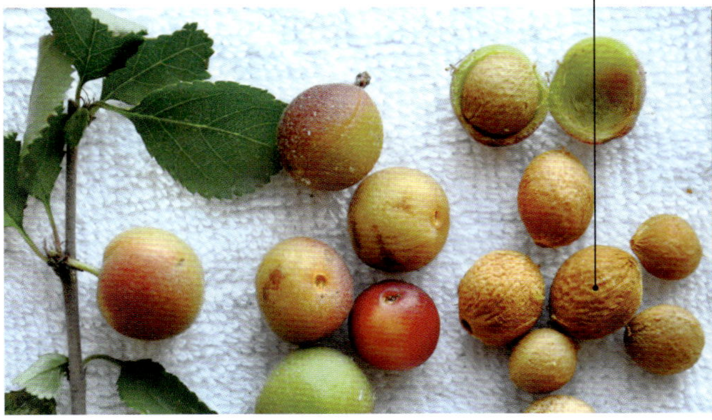

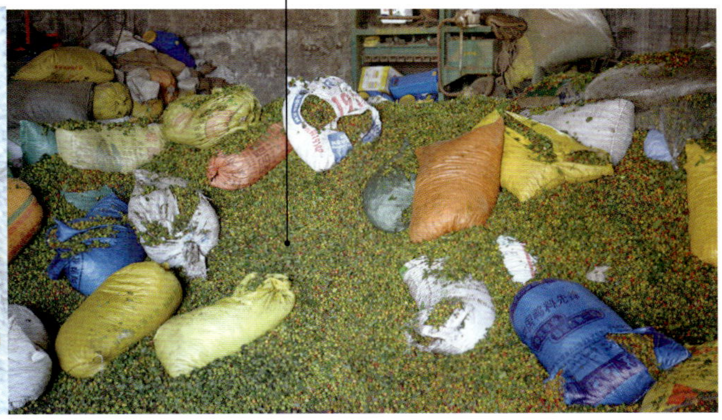

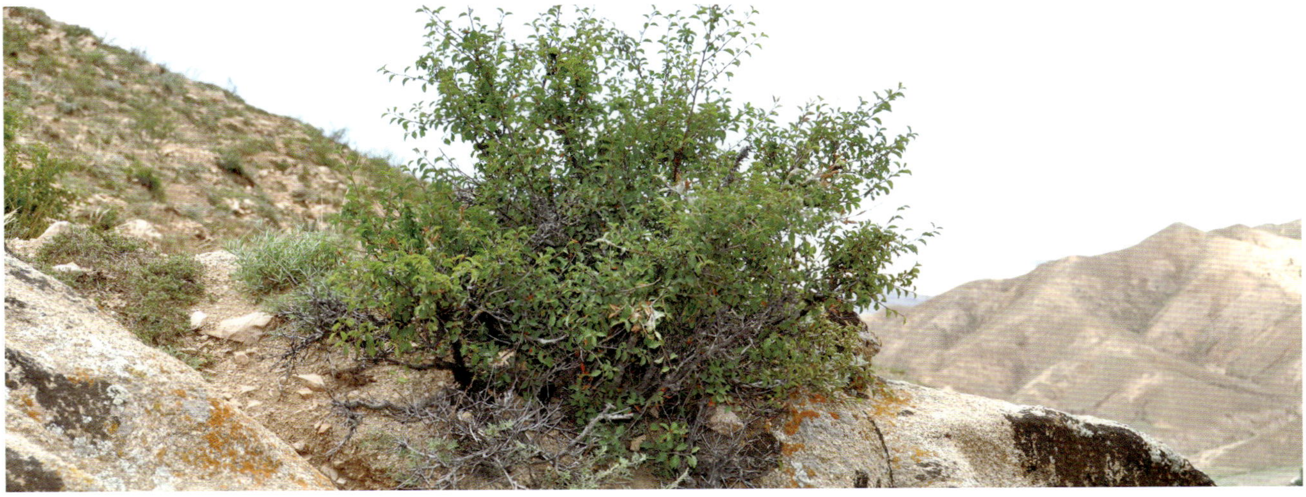

长柄扁桃（续）

对比鉴别

《常用中药材品种整理和质量研究》（南方协作组）记载，除正品基原外其同属植物毛樱桃 *Prunus tomentosa* Thunb.、李 *Prunus salicina* Lindl.、毛叶欧李 *Prunus dictyoneura* Diels、榆叶梅 *Prunus triloba* Lindl.、麦李 *Prunus glandulosa* Lois. 的种子也在部分地区作药材郁李仁使用。

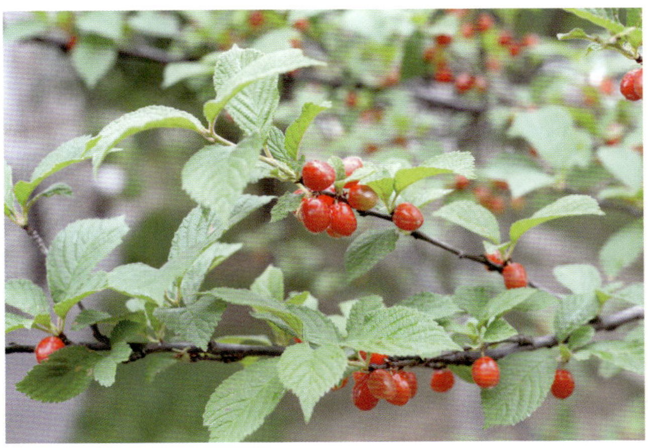

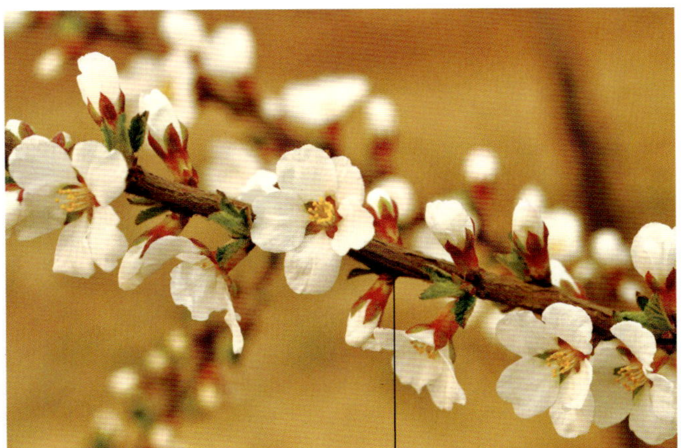

毛樱桃

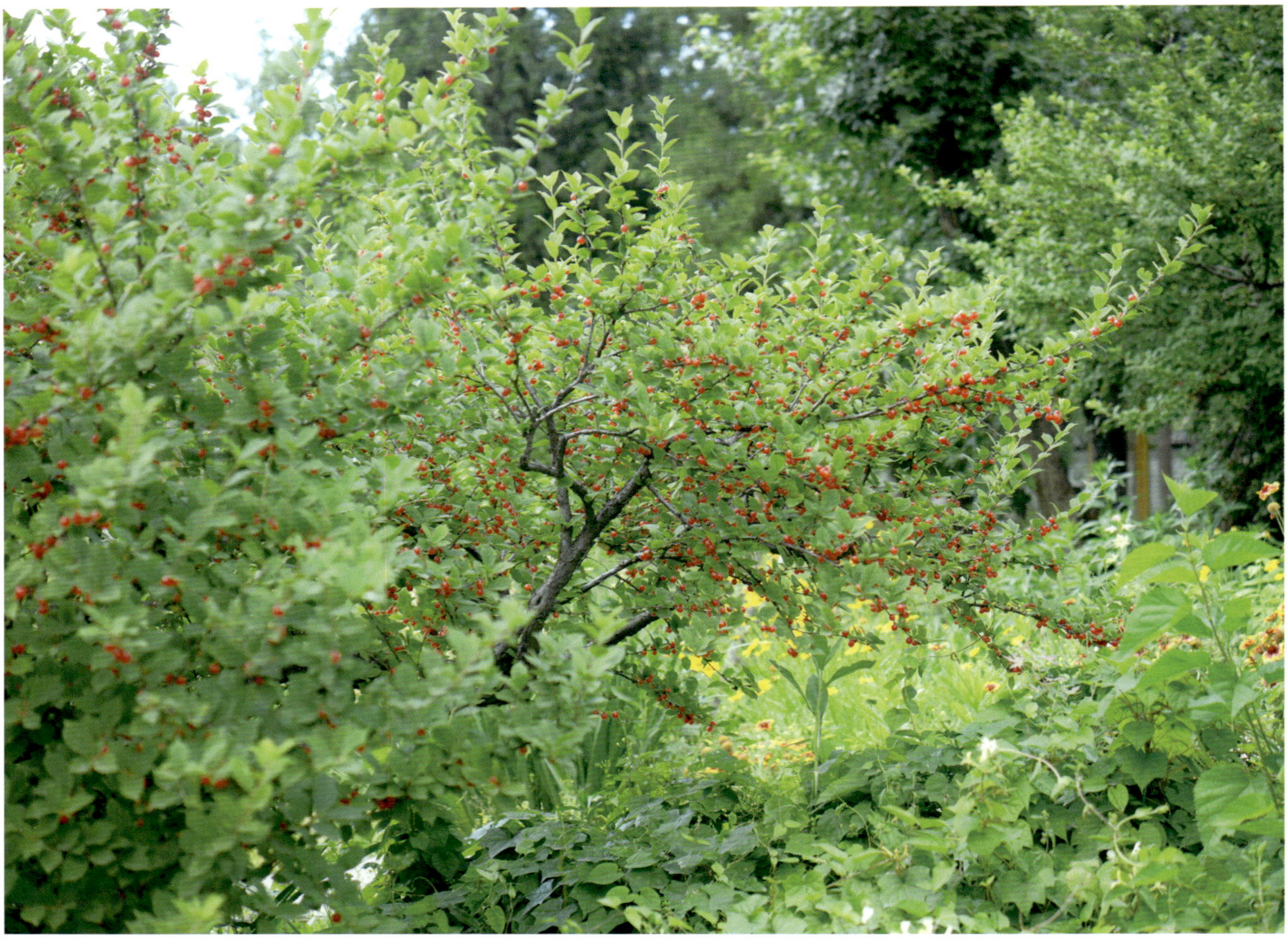

毛樱桃（续）

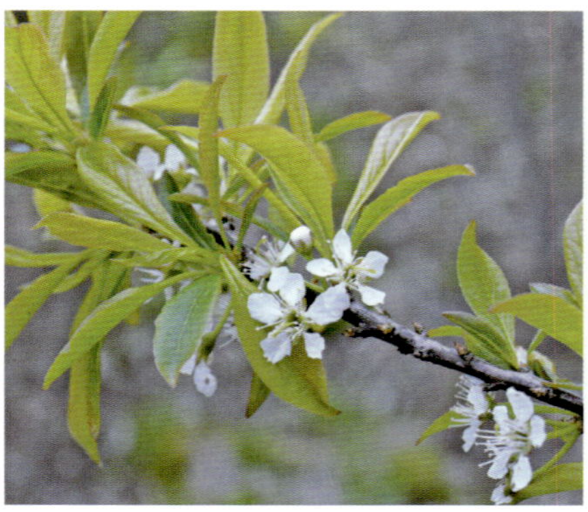

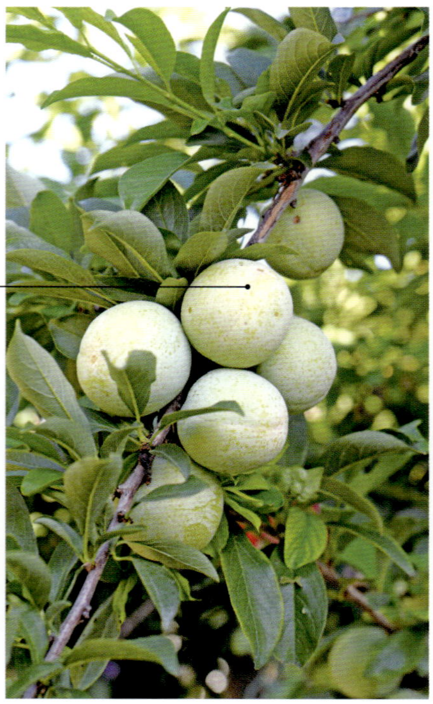

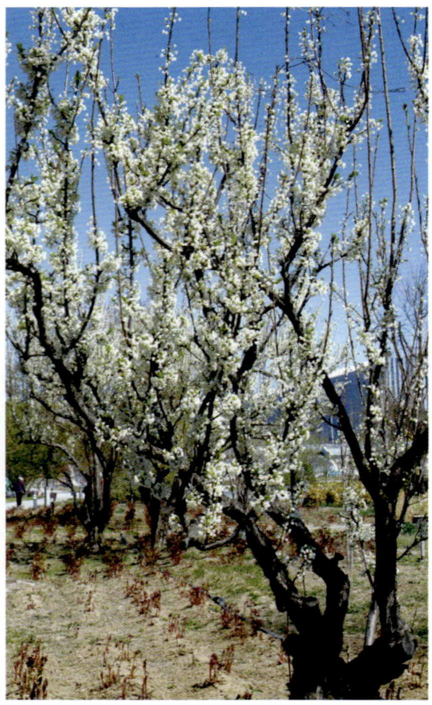

李

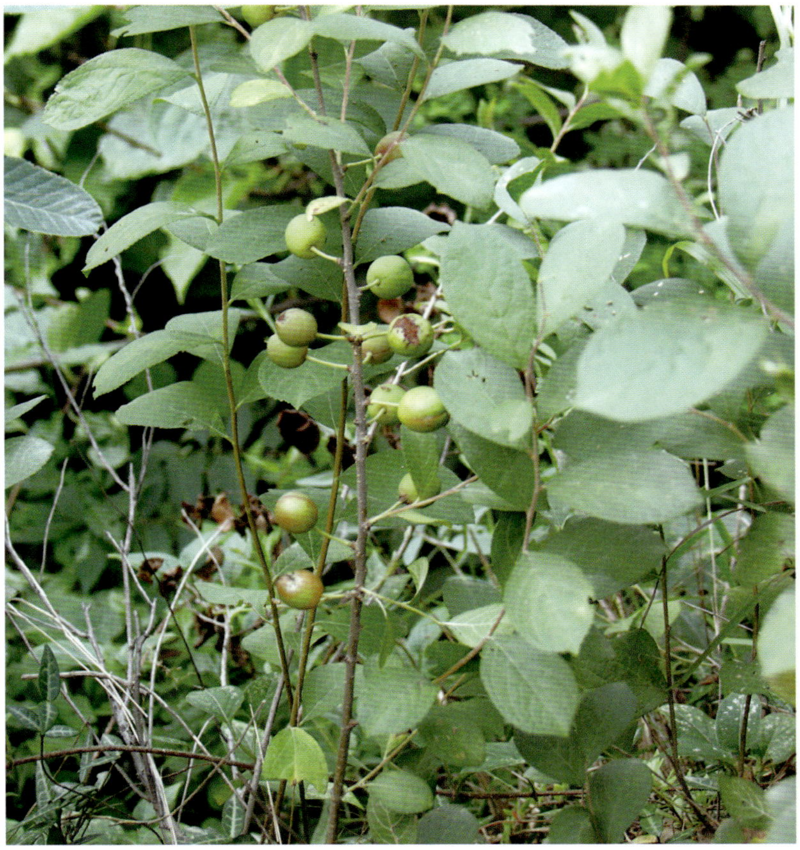

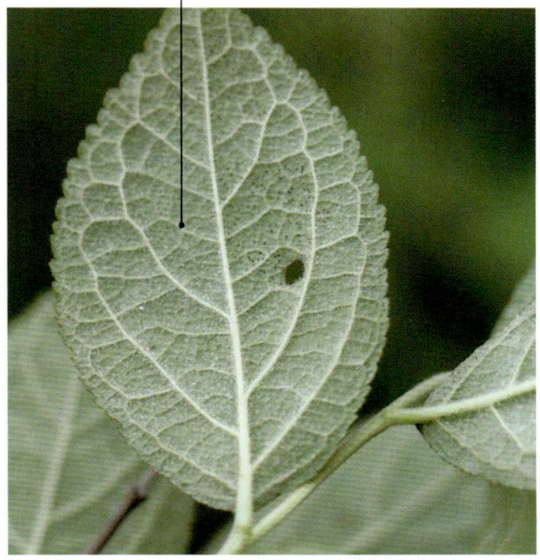

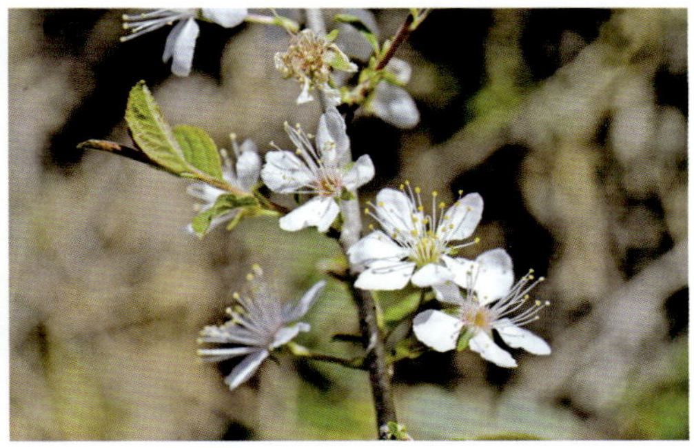

毛叶欧李

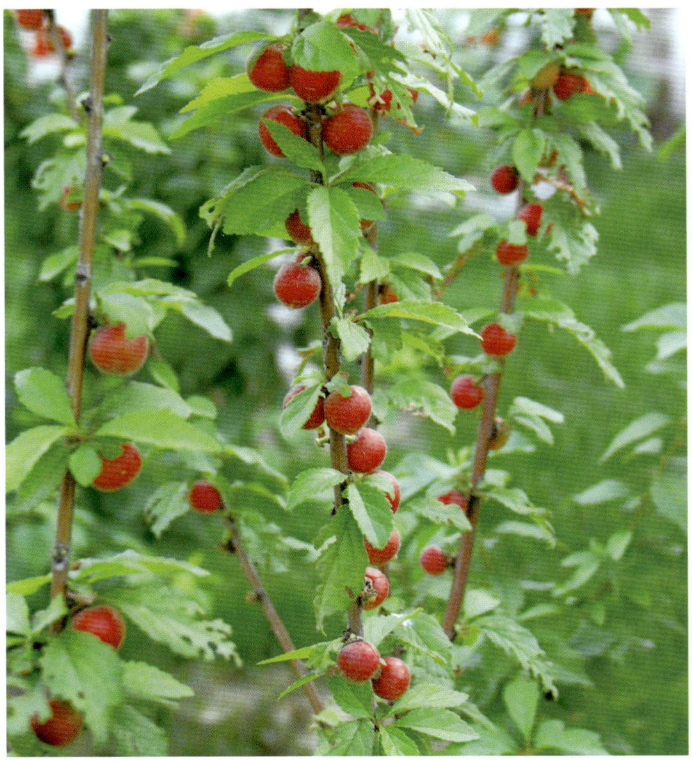

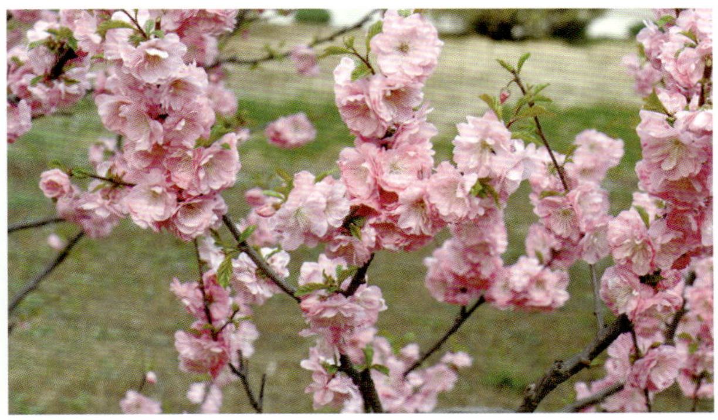

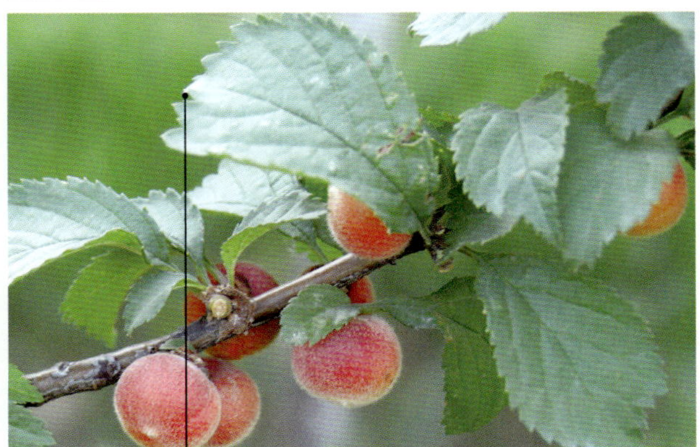

榆叶梅

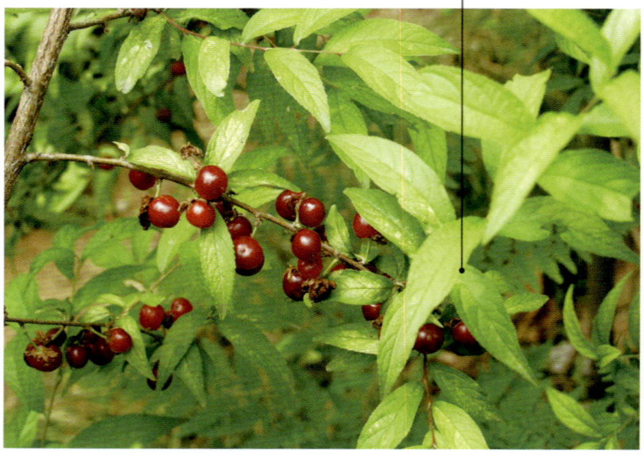

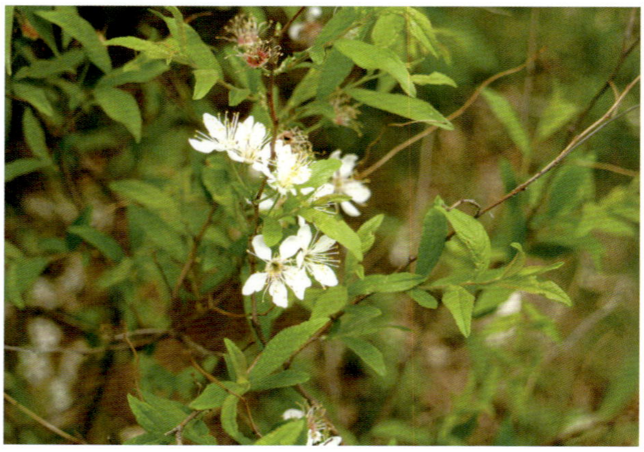

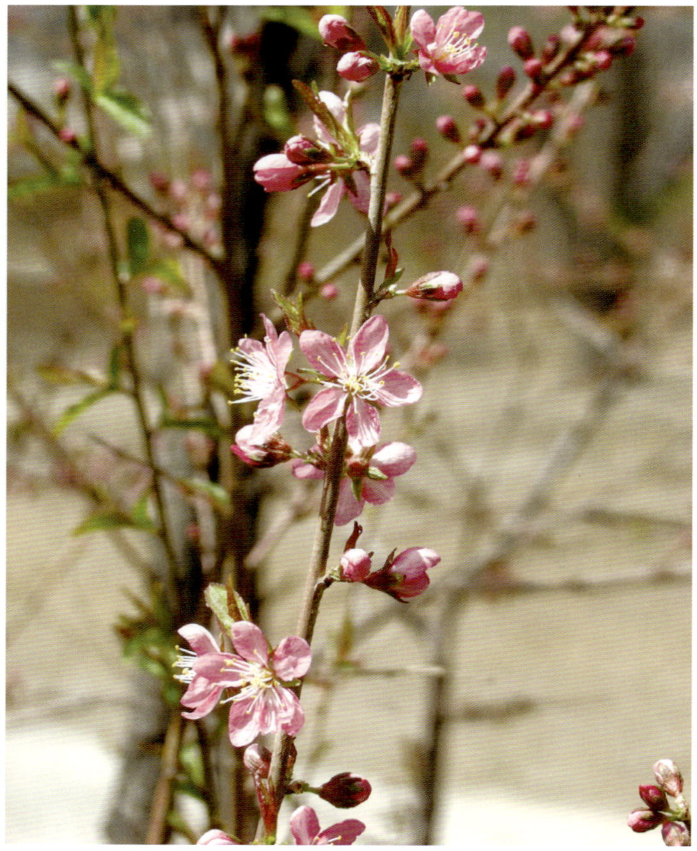

麦李

检索表

1. 幼叶多为席卷式，少数为对折式；果实有沟，外面被毛或被蜡粉……2
1. 幼叶常为对折式；果实无沟，不被蜡粉；枝有顶芽……4
2. 幼叶多为席卷式；侧芽单生，顶芽缺……李
2. 幼叶为对折式；侧芽3，两侧为花芽，具顶芽……3
3. 叶片先端不分裂，边缘具不整齐的粗锯齿；核宽卵形，顶端具小突尖头，表面平滑或稍有皱纹……长柄扁桃
3. 叶片先端常3裂，边缘具粗锯齿或重锯齿；核近球形，两端圆钝，表面具网状浅沟纹……榆叶梅
4. 萼片直立或开展，萼筒管状，长大于宽；花1~2朵，花梗较短，1.5~2.5mm……毛樱桃
4. 萼片反折，萼筒杯状或陀螺状，长宽近相等；花序伞形，花1~4朵，花梗明显……5
5. 叶片中部以下最宽，卵形或卵状披针形，先端渐尖至急尖，基部圆形；花柱无毛……郁李
5. 叶片中部或中部以上最宽，基部楔形至宽楔形……6
6. 叶片下面密被黄褐色微硬毛……毛叶欧李
6. 叶片下面无毛或仅脉腋有簇毛……7
7. 叶片中部或近中部最宽，卵状长圆形或长圆状披针形，先端急尖或渐尖；花柱基部有疏柔毛或无毛……麦李
7. 叶片中部以上最宽，倒卵状长圆形或倒卵状披针形，先端急尖或短渐尖；花柱无毛……欧李

郁　金　Yujin CURCUMAE RADIX

本品为姜科植物温郁金 *Curcuma wenyujin* Y. H. Chen et C. Ling、姜黄 *Curcuma longa* L.、广西莪术 *Curcuma kwangsiensis* S. G. Lee et C. F. Liang 或蓬莪术 *Curcuma phaeocaulis* Val. 的干燥块根。前两者分别习称“温郁金”和“黄丝郁金”，其余按性状不同习称“桂郁金”或“绿丝郁金”。

基原植物

■ 温郁金　*Curcuma wenyujin* Y. H. Chen et C. Ling　别名：姜黄子

栽培或野生于广东、广西、浙江，浙江有大量栽培。

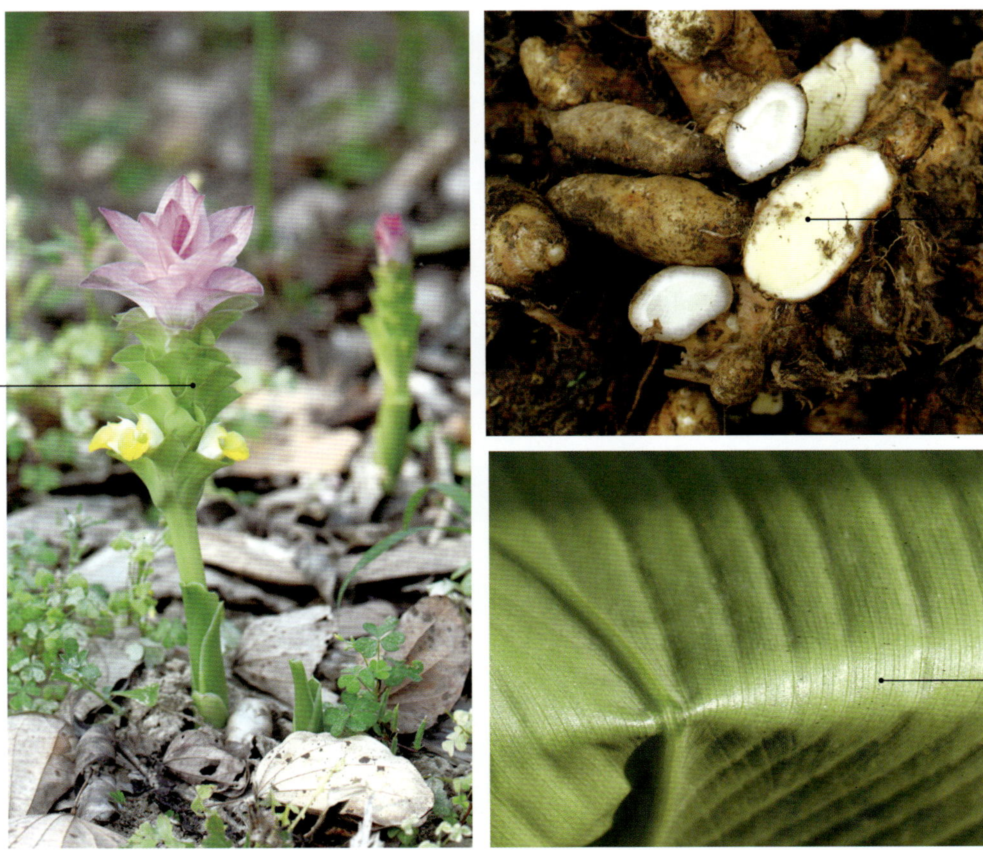
穗状花序于根茎处抽出，夏季开花
根茎切面浅黄色，外皮浅白色
叶片两面无毛

温郁金

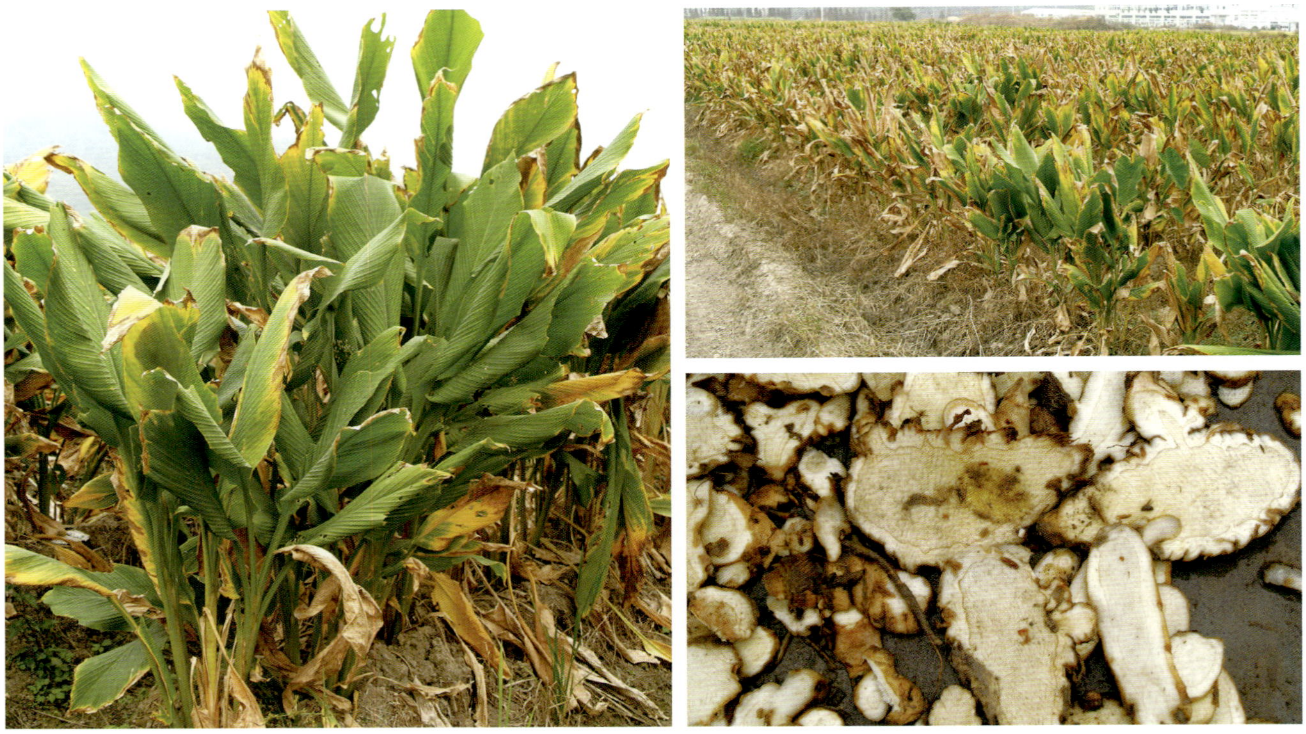

温郁金（续）

■ **姜黄** *Curcuma longa* L. 别名：黄姜

栽培于福建、台湾、广东、广西、四川、西藏、云南等地。

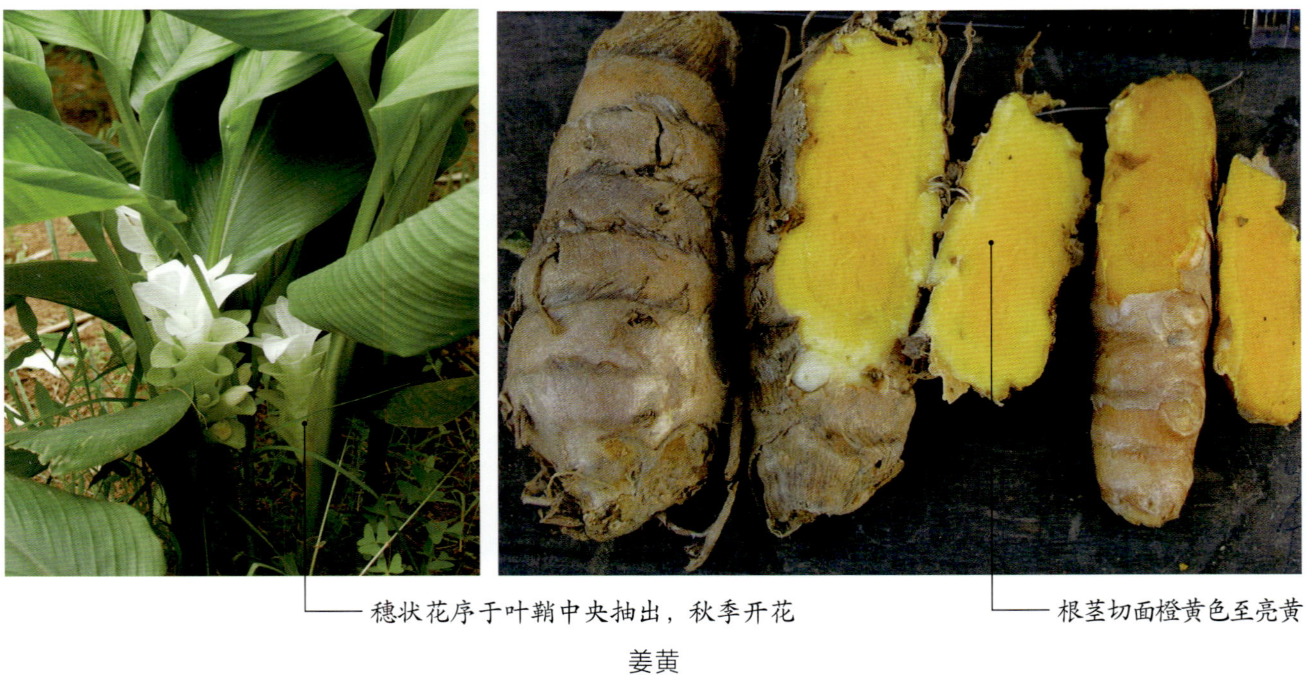

穗状花序于叶鞘中央抽出，秋季开花

根茎切面橙黄色至亮黄色

姜黄

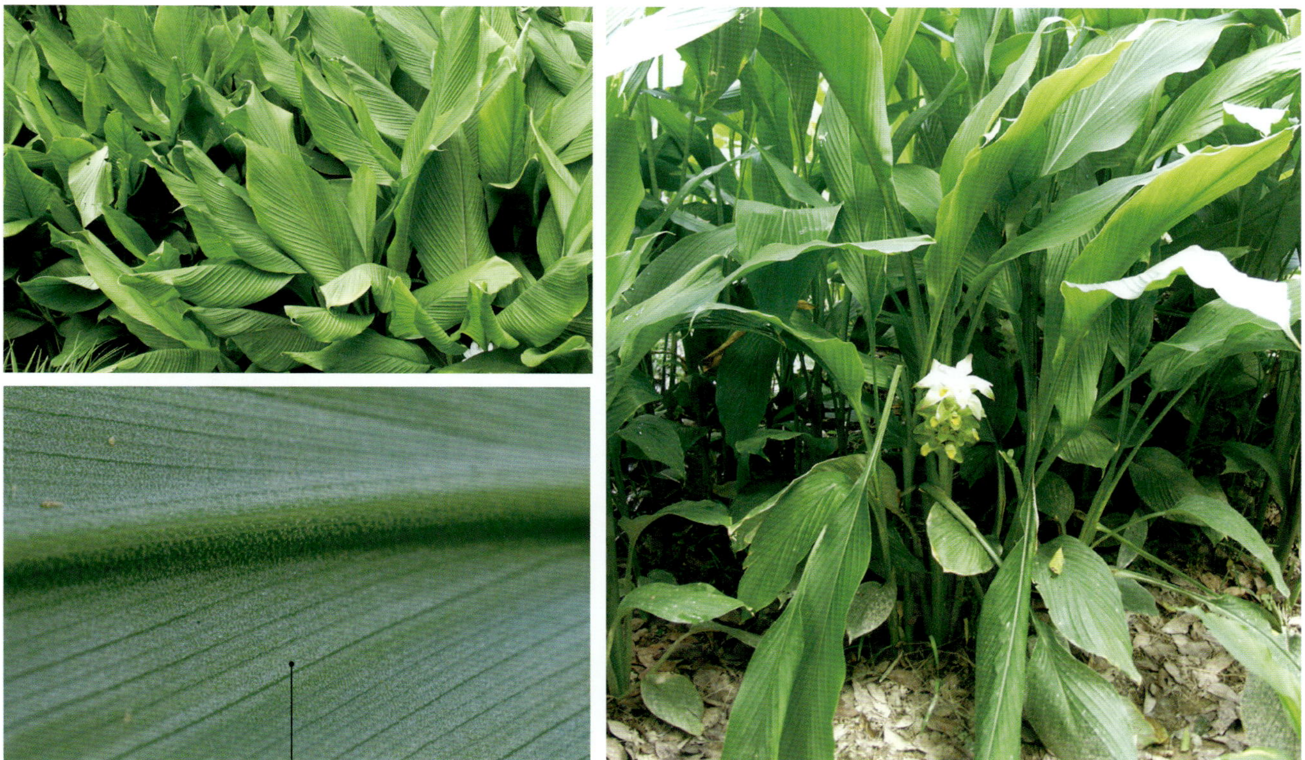

姜黄（续）

广西莪术 *Curcuma kwangsiensis* S. G. Lee et C. F. Liang 别名：桂莪术、毛莪术

生于山坡草地或灌丛中。分布于广东、广西、云南、四川，广西有大量栽培。

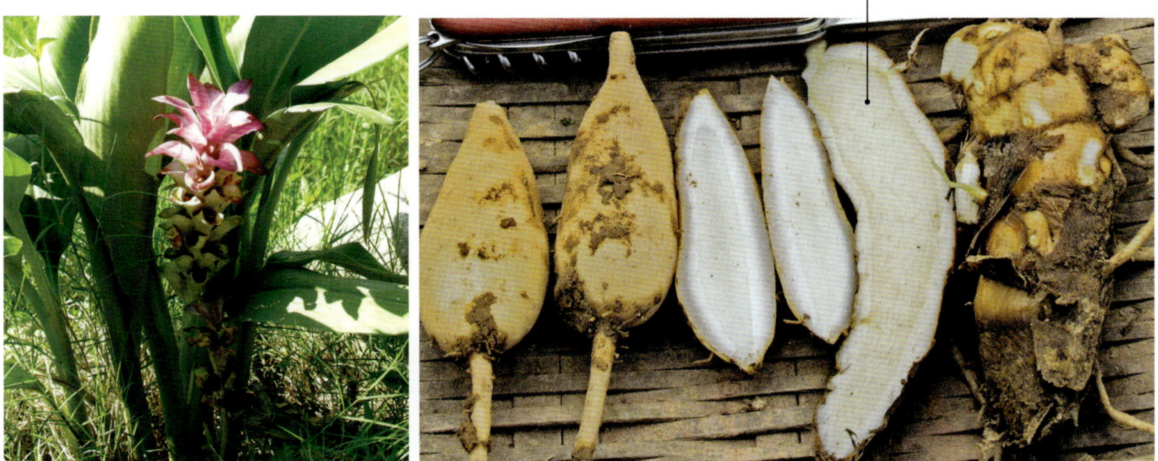

广西莪术

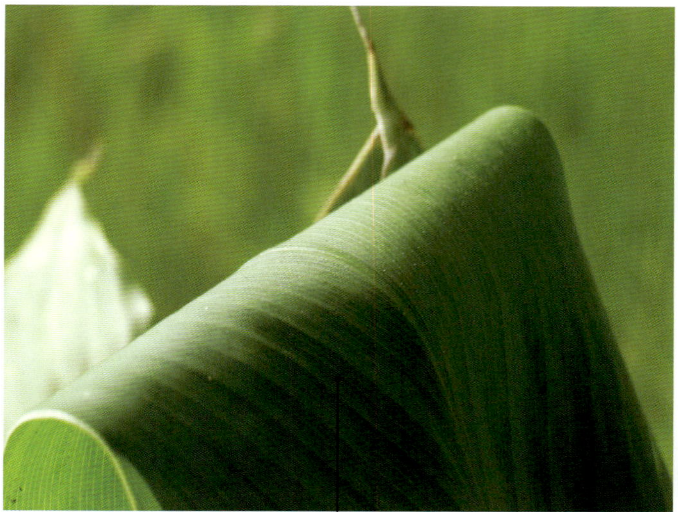

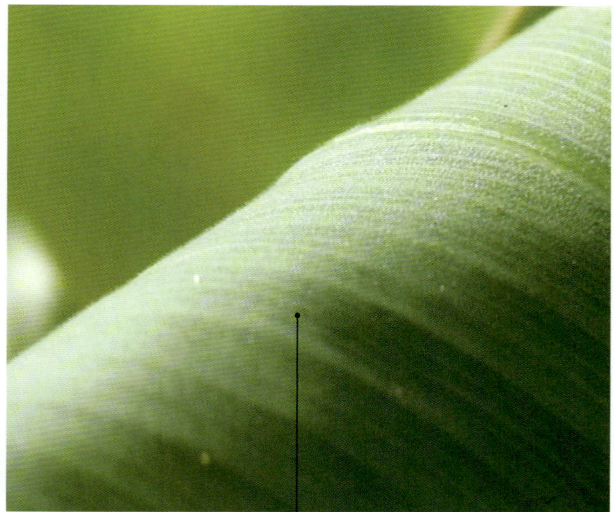

叶片上面沿绿色中脉两侧无紫色带

叶片两面被毛

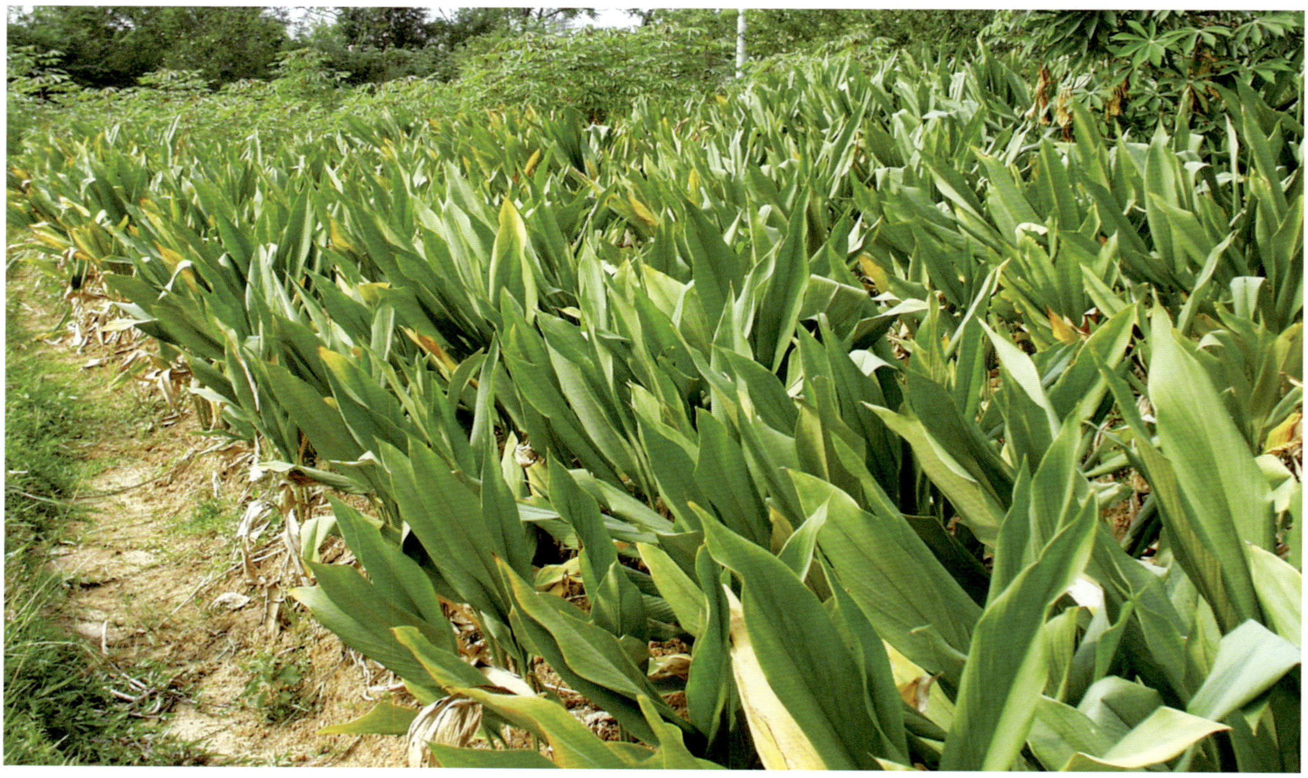

广西莪术（续）

■ **蓬莪术** *Curcuma phaeocaulis* Val. 别名：黑心姜、蓝心姜

分布于云南。栽培于福建、广东、广西、四川等地。

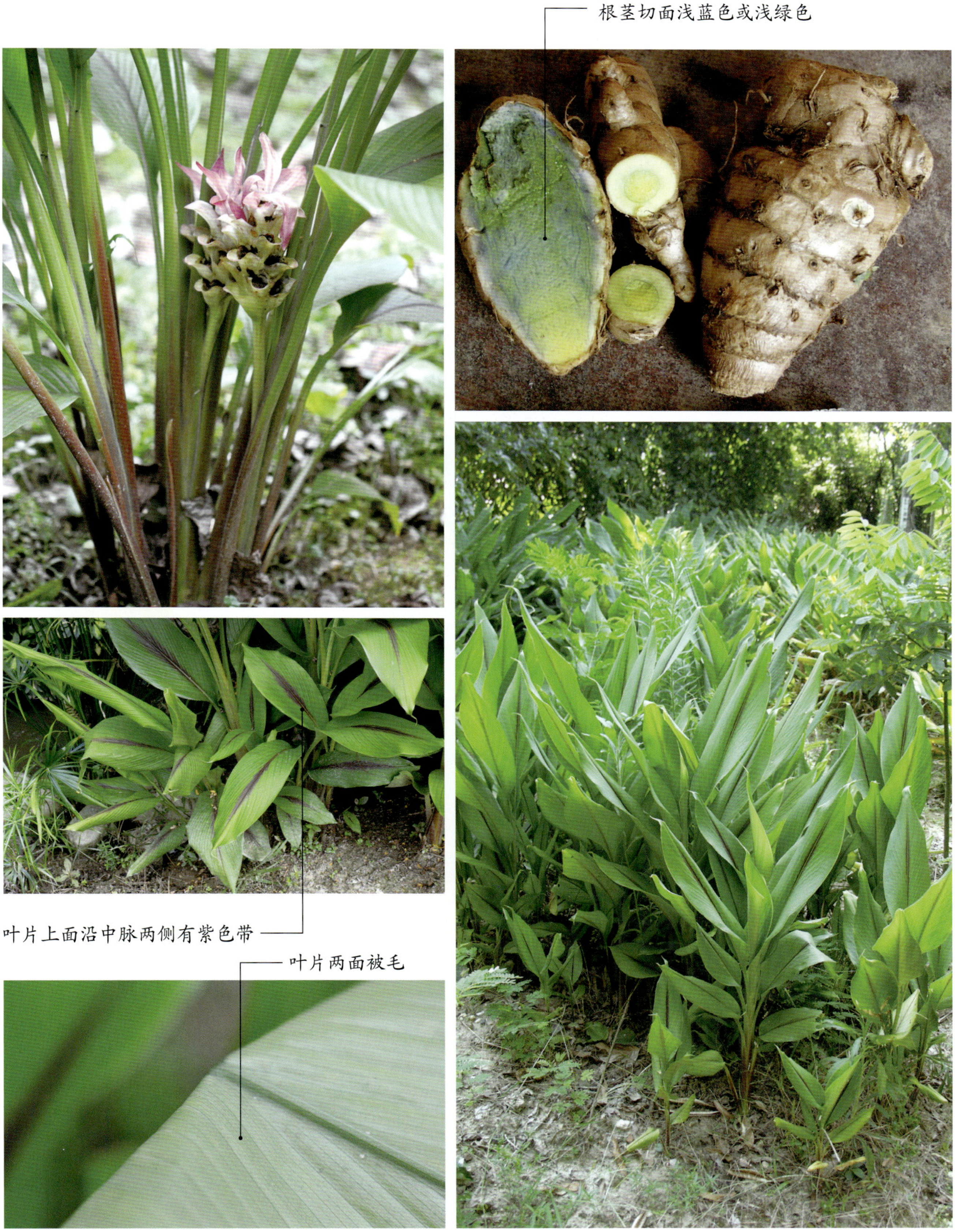
根茎切面浅蓝色或浅绿色
叶片上面沿中脉两侧有紫色带
叶片两面被毛

蓬莪术

对比鉴别

《中国药典》2020 年版记载姜科姜黄属（*Curcuma*）植物 4 种（温郁金、姜黄、广西莪术和蓬莪术）、药材 4 种（姜黄、片姜黄、莪术和郁金），植物温郁金的块根为药材郁金、根茎为药材莪术（蒸或煮至透心后晒干）或片姜黄（趁鲜纵切厚片、晒干）；植物姜黄的块根为药材郁金、根茎为药材片姜黄；植物蓬莪术和广西莪术的块根为药材郁金、根茎为药材莪术。

检索表

1. 穗状花序于叶鞘中央抽出，秋季开花……2
1. 穗状花序于根茎处抽出，夏季开花……3
2. 叶片两面密生柔毛；根茎切面白色或浅乳白色……广西莪术
2. 叶片两面无毛；根茎切面橙黄色至亮黄色……姜黄
3. 叶片两面无毛；根茎切面浅黄色，外皮浅白色……温郁金
3. 叶片两面被毛，或仅背面疏被毛……4
4. 叶片上面沿中脉两侧有紫色带；根茎切面浅蓝色、浅绿色、浅黄绿色或黄色……蓬莪术
4. 叶片上面沿中脉两侧无紫色带；根茎切面白色或浅乳白色……广西莪术

虎 杖

Huzhang

POLYGONI CUSPIDATI RHIZOMA ET RADIX

本品为蓼科植物虎杖 *Polygonum cuspidatum* Sieb. et Zucc. 的干燥根茎和根。

基原植物

■ **虎杖** *Polygonum cuspidatum* Sieb. et Zucc. 别名：酸汤杆、斑杖

Flora of China 及《中国植物志》记载虎杖的拉丁学名为 *Reynoutria japonica* Houttuyn。

生于海拔 140~2000m 的湿润深厚土壤，常见于山坡、溪谷、灌丛、路旁等。分布于河北、河南、山东、江苏、安徽、浙江、江西、福建、台湾、湖北、湖南、广东、广西、贵州、云南、西藏。

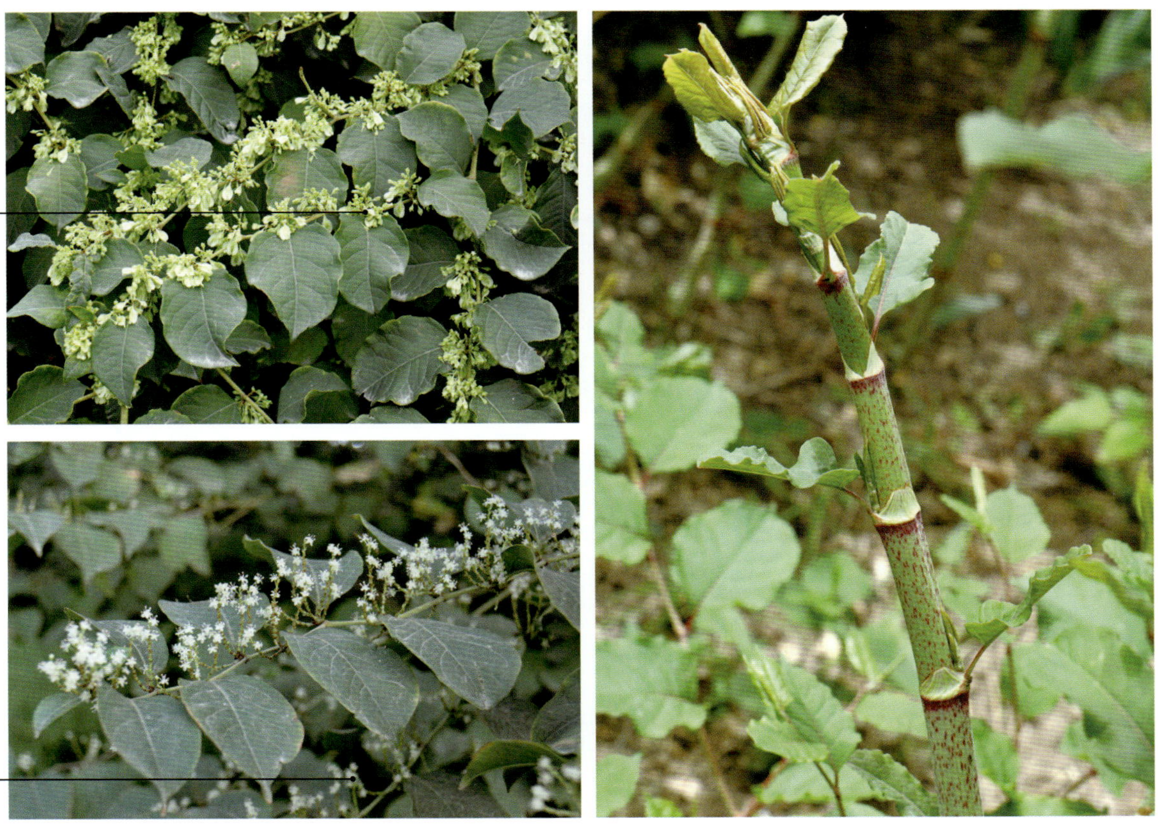

虎杖

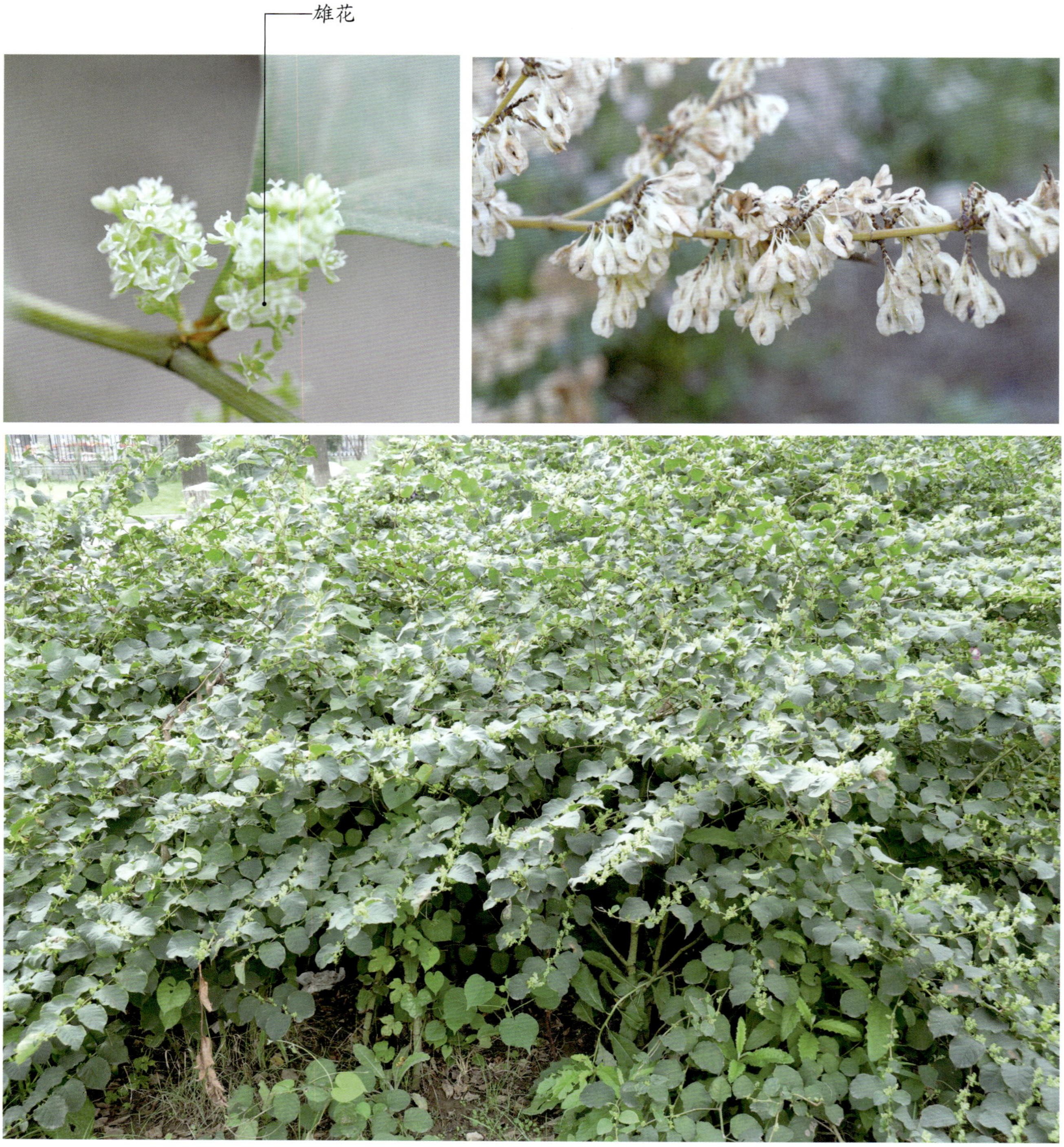

虎杖（续）

昆　布

Kunbu

LAMINARIAE THALLUS

ECKLONIAE THALLUS

本品为海带科植物海带 *Laminaria japonica* Aresch. 或翅藻科植物昆布 *Ecklonia kurome* Okam. 的干燥叶状体。

基原植物

■ 海带　*Laminaria japonica* Aresch.　别名：海白菜

生于肥沃海区大干潮线 2~3m 深的岩礁和木桩上。野生者分布于辽宁海域，自辽宁至广东均有大量养殖。

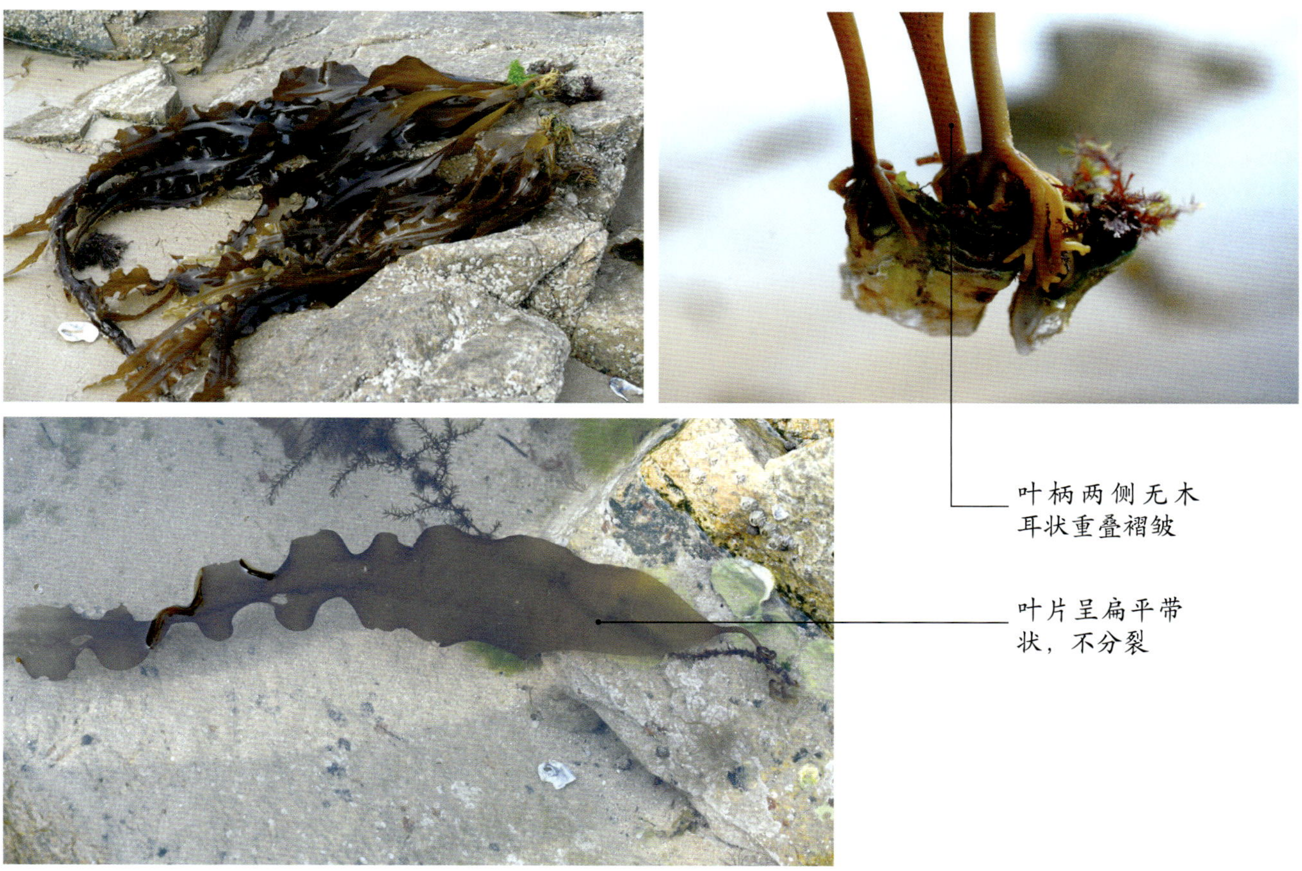
叶柄两侧无木耳状重叠褶皱
叶片呈扁平带状，不分裂

海带

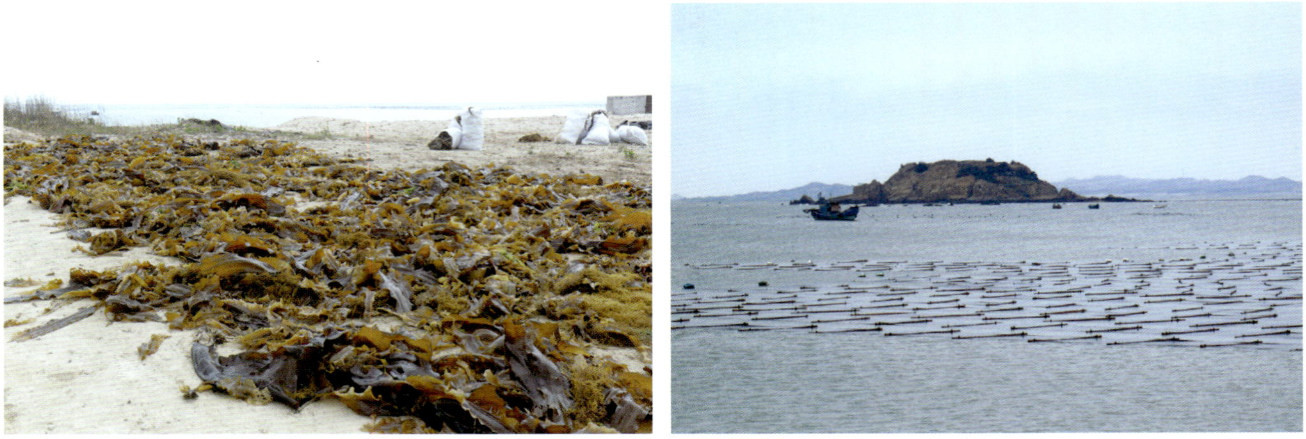

海带（续）

■ 昆布　*Ecklonia kurome* Okam.　别名：鹅掌菜、昆布菜

生于肥沃海区大干潮线至 7~8m 深的岩礁上。分布于福建、浙江。

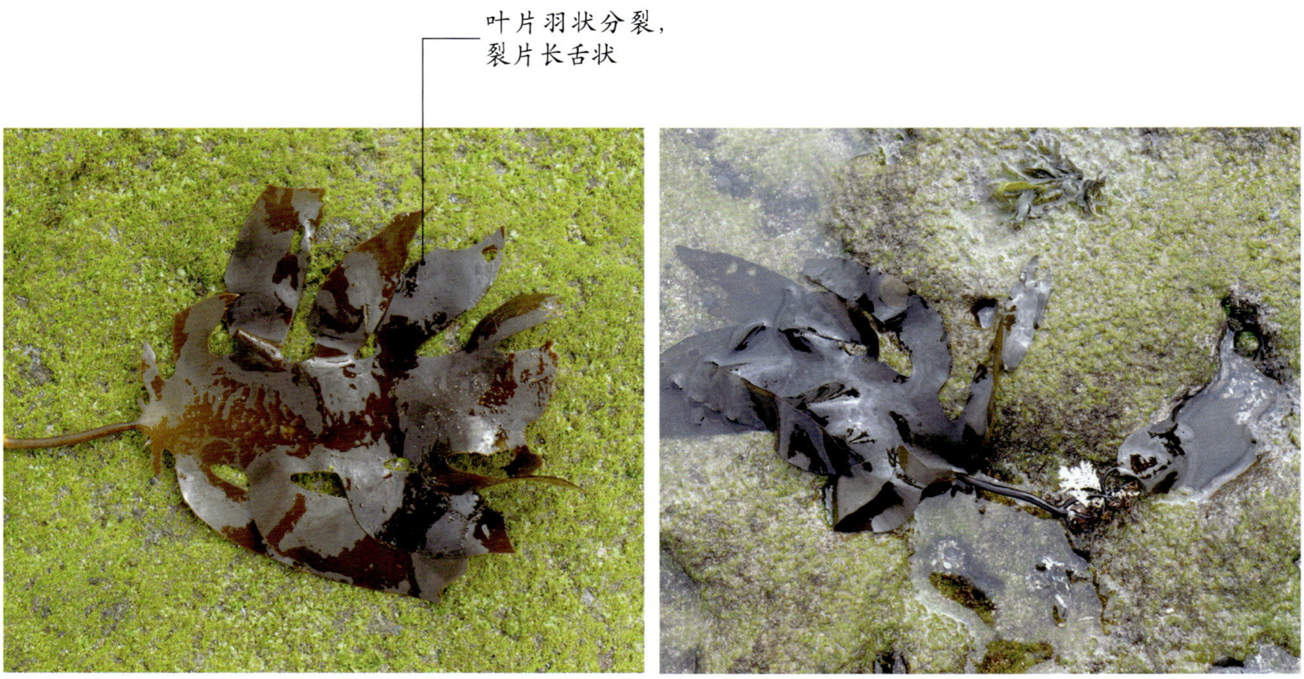

昆布

对比鉴别

翅藻科植物裙带菜 *Undaria pinnatifida* (Suringar) 容易与植物海带和昆布相混淆。

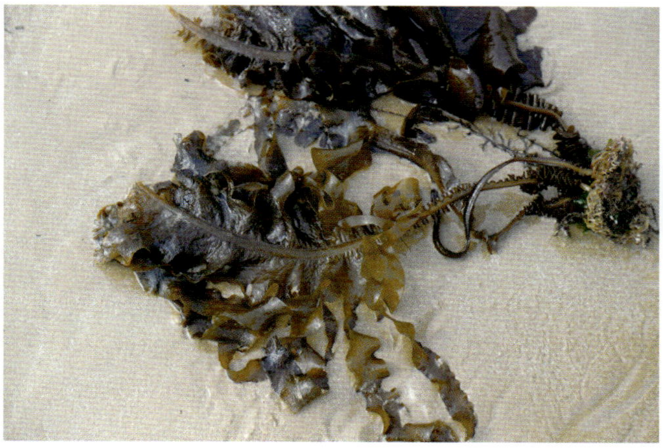

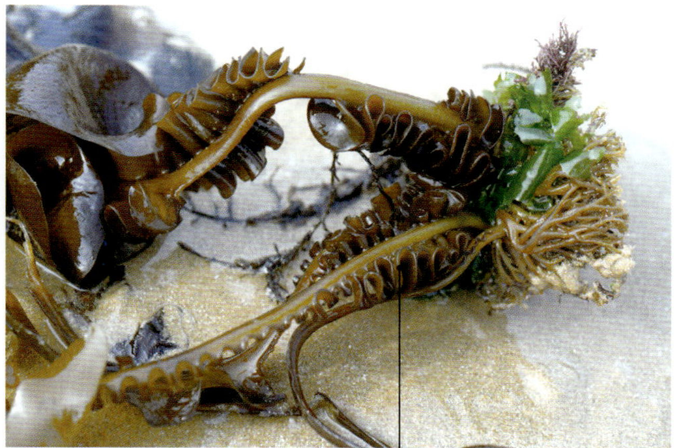

裙带菜

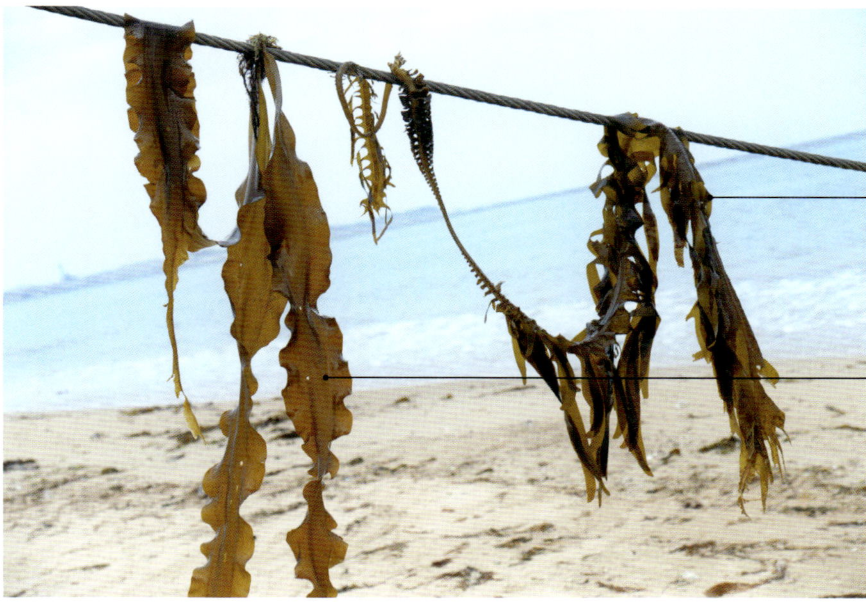

裙带菜和海带

检索表

1. 叶片呈扁平带状，不分裂……海带
1. 叶片羽状分裂，裂片长舌状……2
2. 叶柄两侧生有木耳状重叠褶皱……裙带菜
2. 叶柄两侧无木耳状重叠褶皱……昆布

明党参 Mingdangshen CHANGII RADIX

本品为伞形科植物明党参 *Changium smyrnioides* Wolff 的干燥根。

基原植物

■ 明党参 *Changium smyrnioides* Wolff 别名：山萝卜、粉沙参

生于山坡肥沃处、岩石缝中。分布于江苏、安徽、浙江。

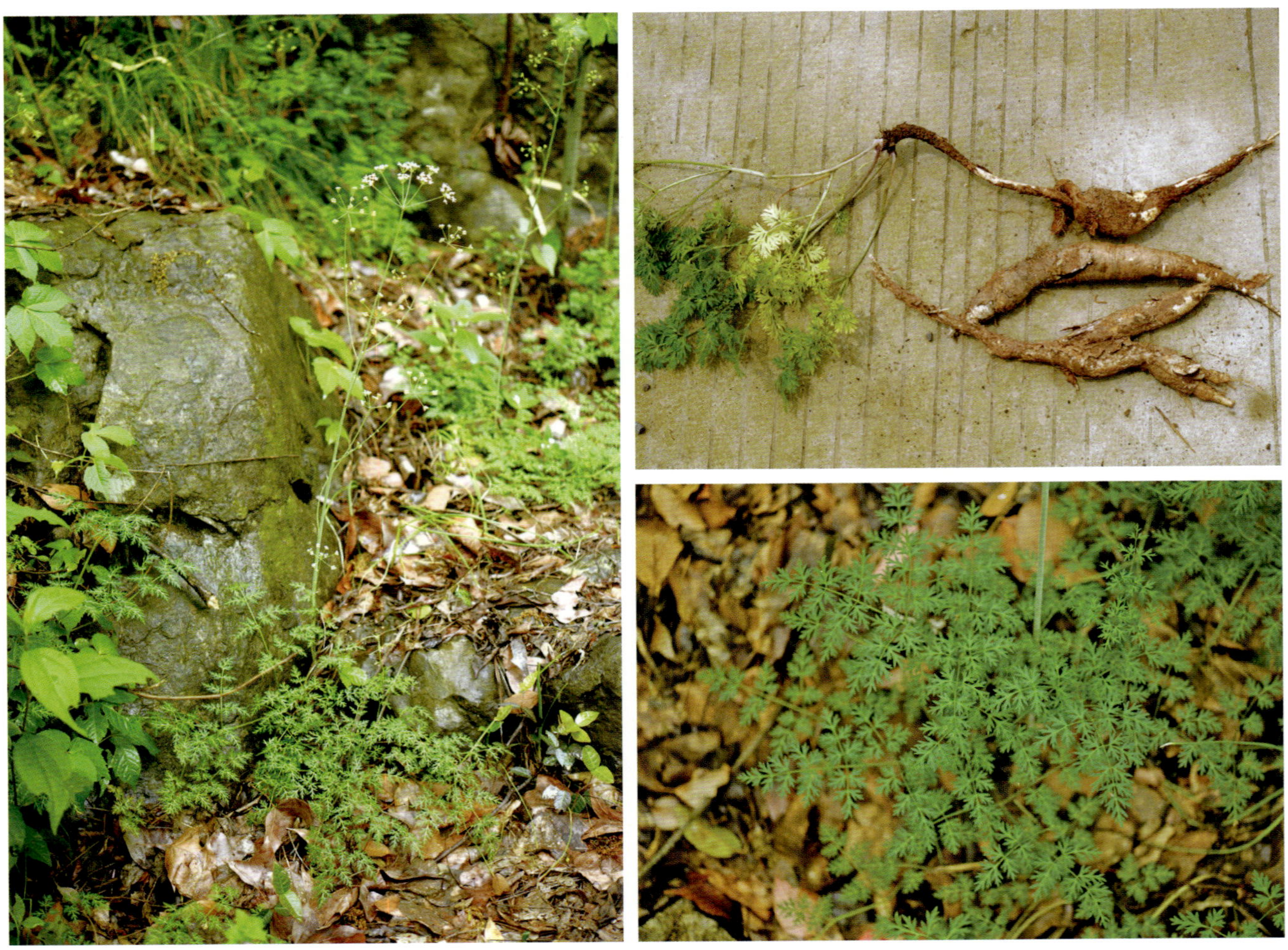

明党参

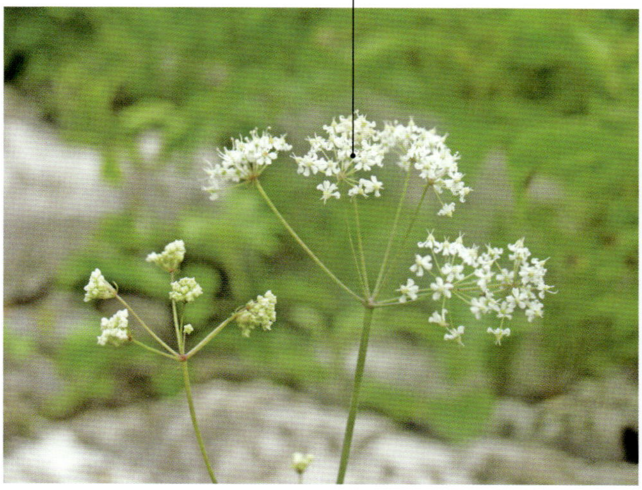

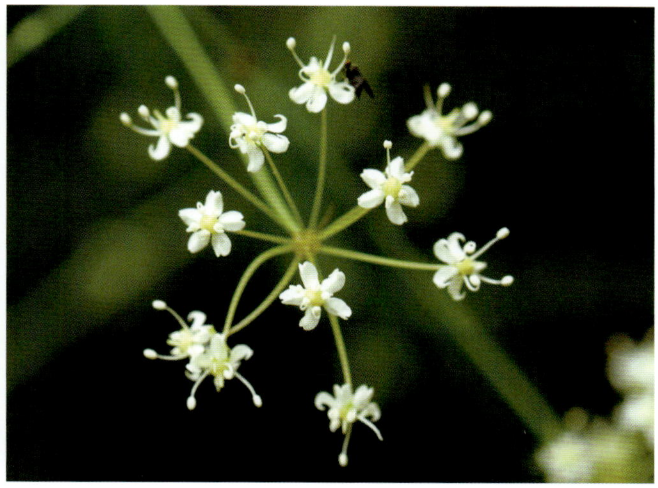

明党参（续）

对比鉴别

伞形科植物川明党 *Chuanminshen violaceum* Sheh et Shan 的根作为药材川明党入药，其植株与植物明党参相近。

川明党与明党参主要区别点：花淡紫色或紫色，稀白色；分果合生面平直。

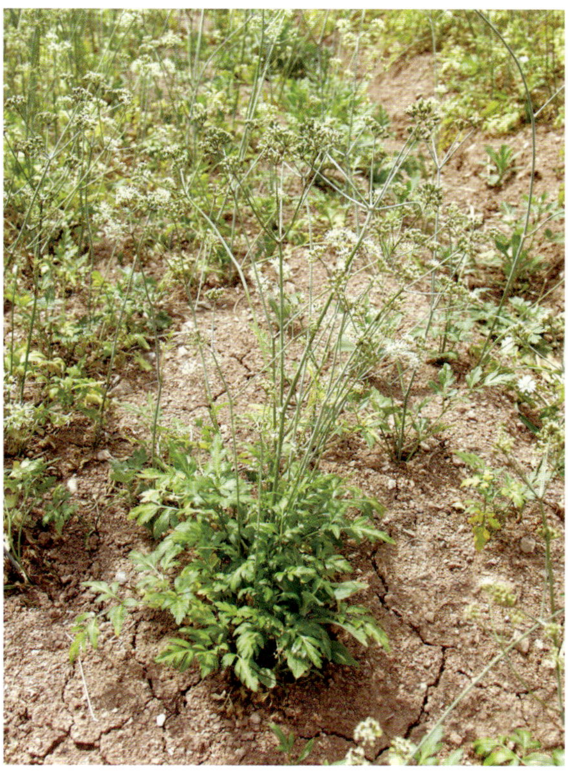

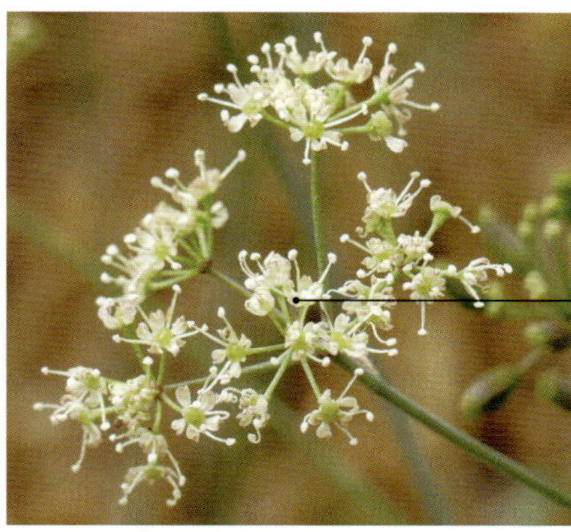

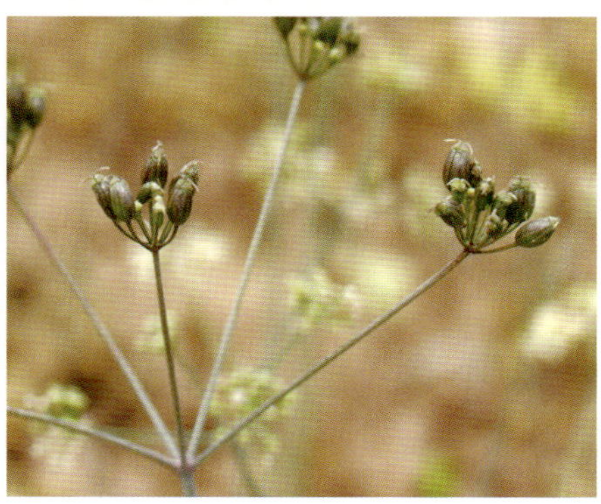

川明党

岩白菜 Yanbaicai BERGENIAE RHIZOMA

本品为虎耳草科植物岩白菜 *Bergenia purpurascens* (Hook. f. et Thoms.) Engl. 的干燥根茎。

基原植物

■ 岩白菜 *Bergenia purpurascens* (Hook. f. et Thoms.) Engl. 别名：岩壁菜、石白菜

生于海拔 3000~4000m 的杂木林内阴湿处或有岩石的草坡上。分布于云南、四川、西藏。

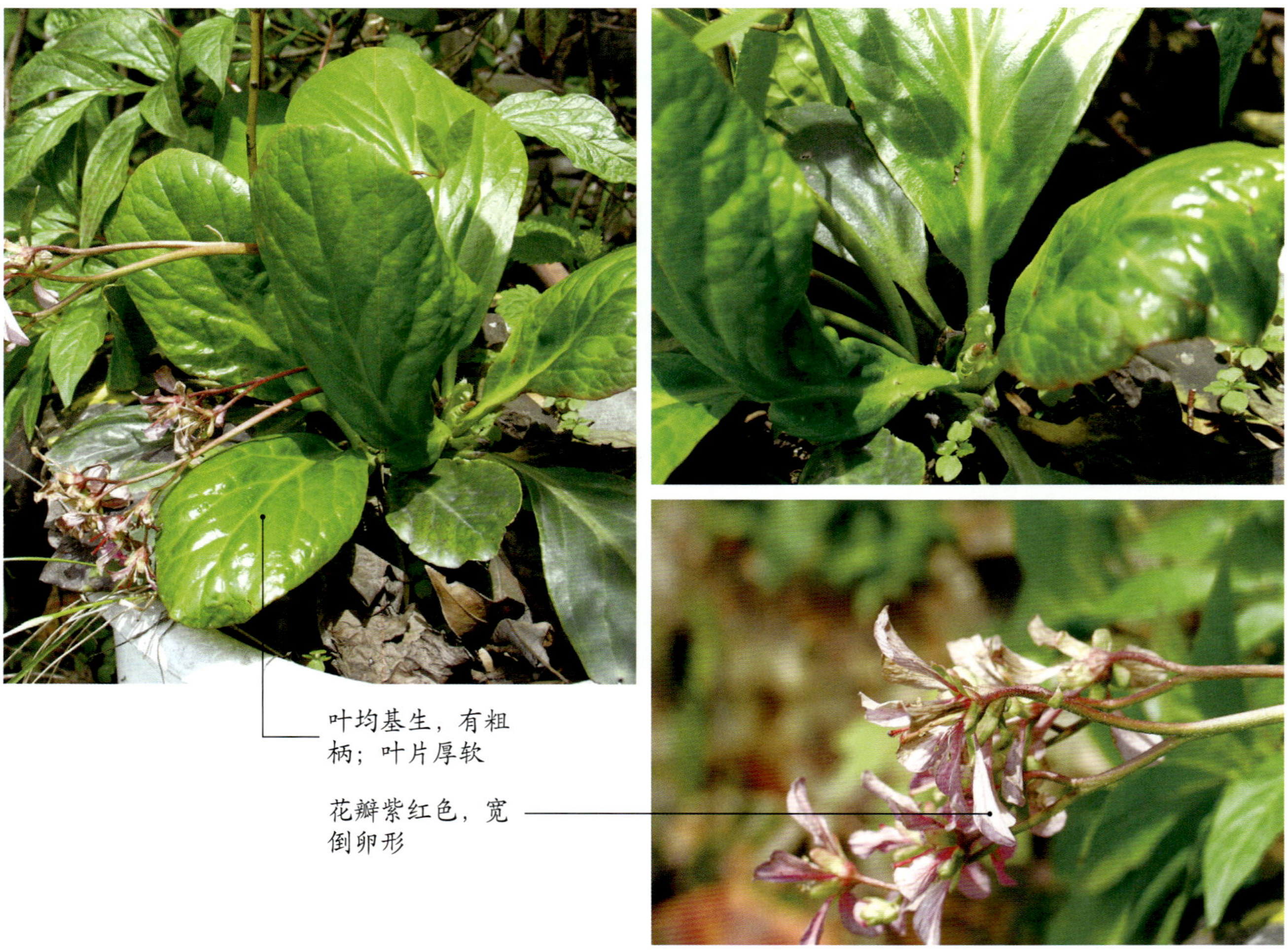

岩白菜

罗布麻叶

Luobumaye

APOCYNI VENETI FOLIUM

本品为夹竹桃科植物罗布麻 *Apocynum venetum* L. 的干燥叶。

基原植物

■ 罗布麻　*Apocynum venetum* L.　别名：红麻、野茶

生于沙漠边缘、河岸、河滩等。分布于辽宁、河北、山西、内蒙古、陕西、甘肃、青海、新疆、河南、山东、江苏、西藏等地。

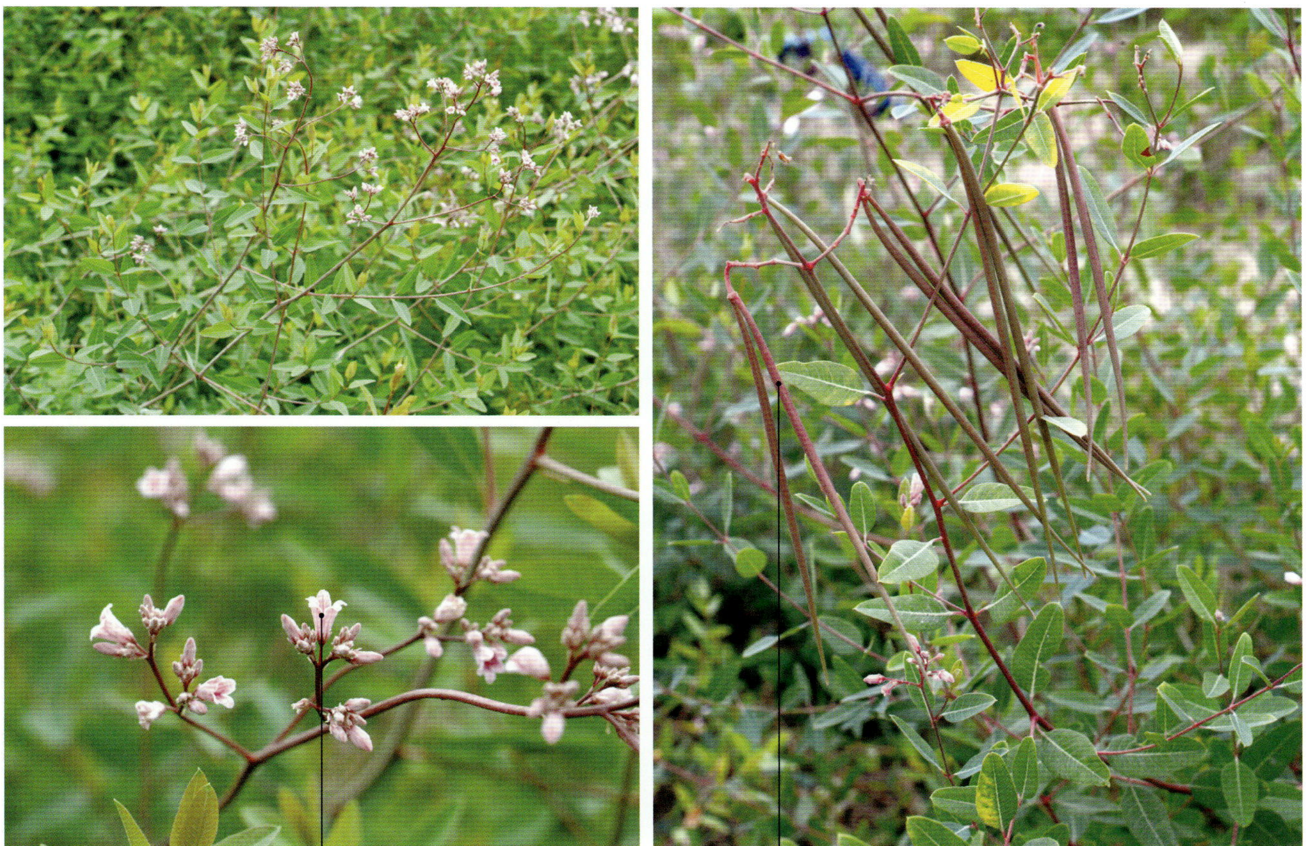

花冠粉红色　　蓇葖果双生，下垂，长角状

罗布麻

罗汉果 Luohanguo SIRAITIAE FRUCTUS

本品为葫芦科植物罗汉果 *Siraitia grosvenorii* (Swingle) C. Jeffrey ex A. M. Lu et Z. Y. Zhang 的干燥果实。

基原植物

■ 罗汉果 *Siraitia grosvenorii* (Swingle) C. Jeffrey ex A. M. Lu et Z. Y. Zhang 别名：拉汉果

1977~2005 年间的几版《中国药典》记载罗汉果的拉丁学名为 *Momordica grosvenorii* Swingle。

生于山区海拔较低的林中、灌丛及沟边。分布于湖南、江西、广东、广西、贵州等地，广西有大量栽培。

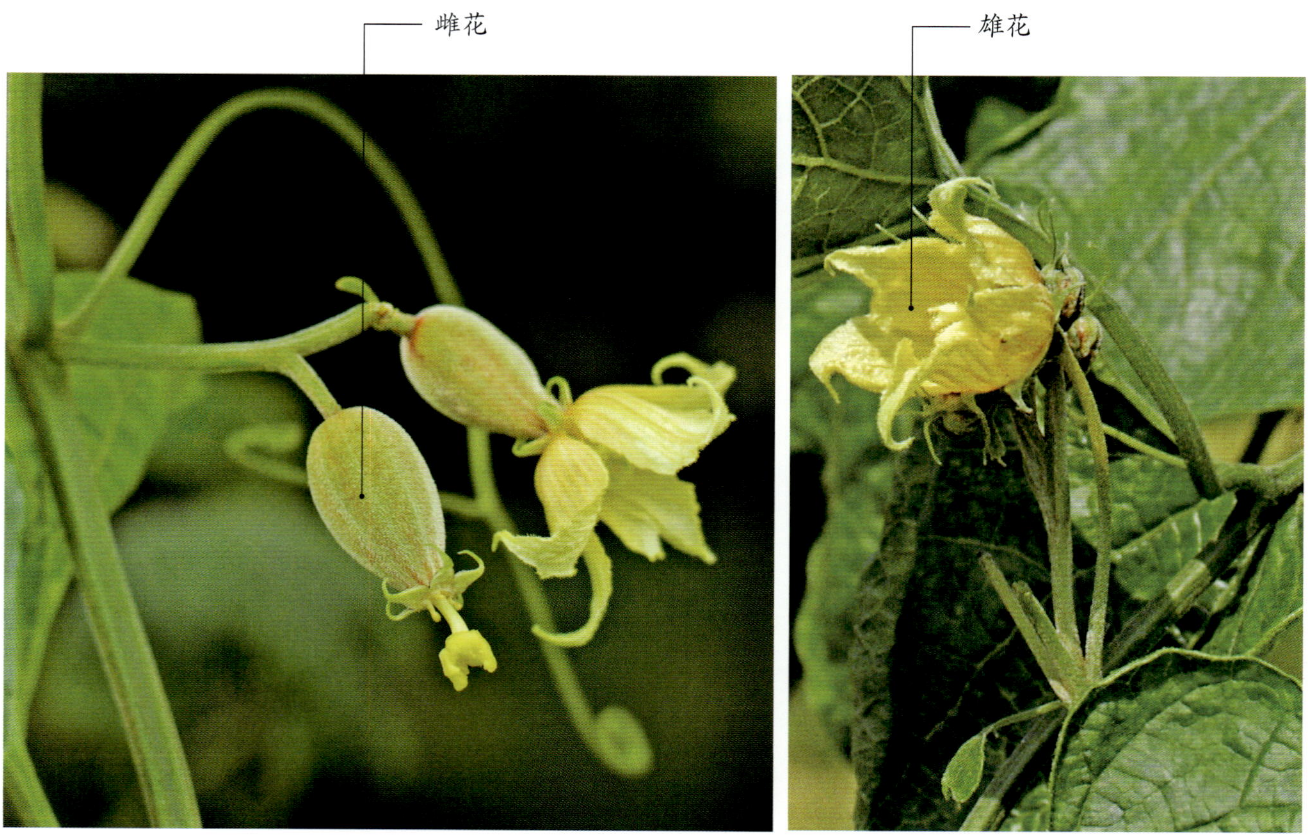

罗汉果

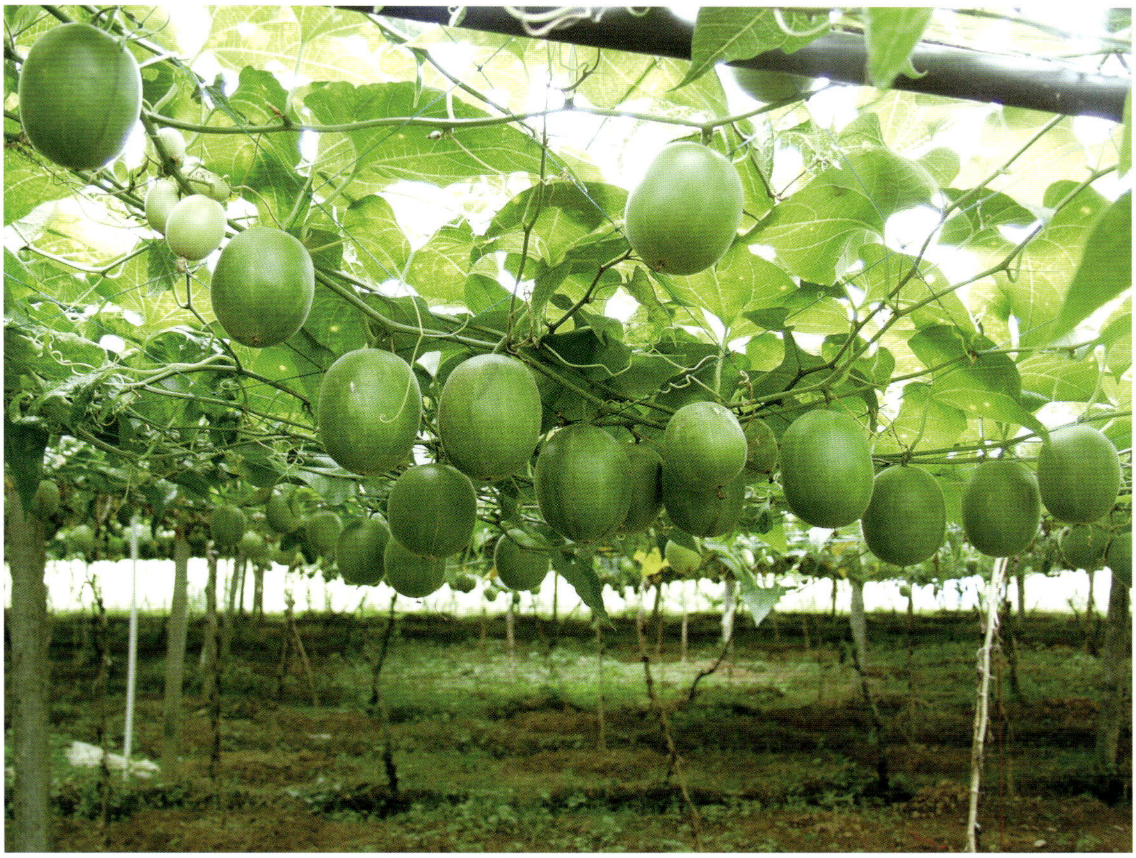

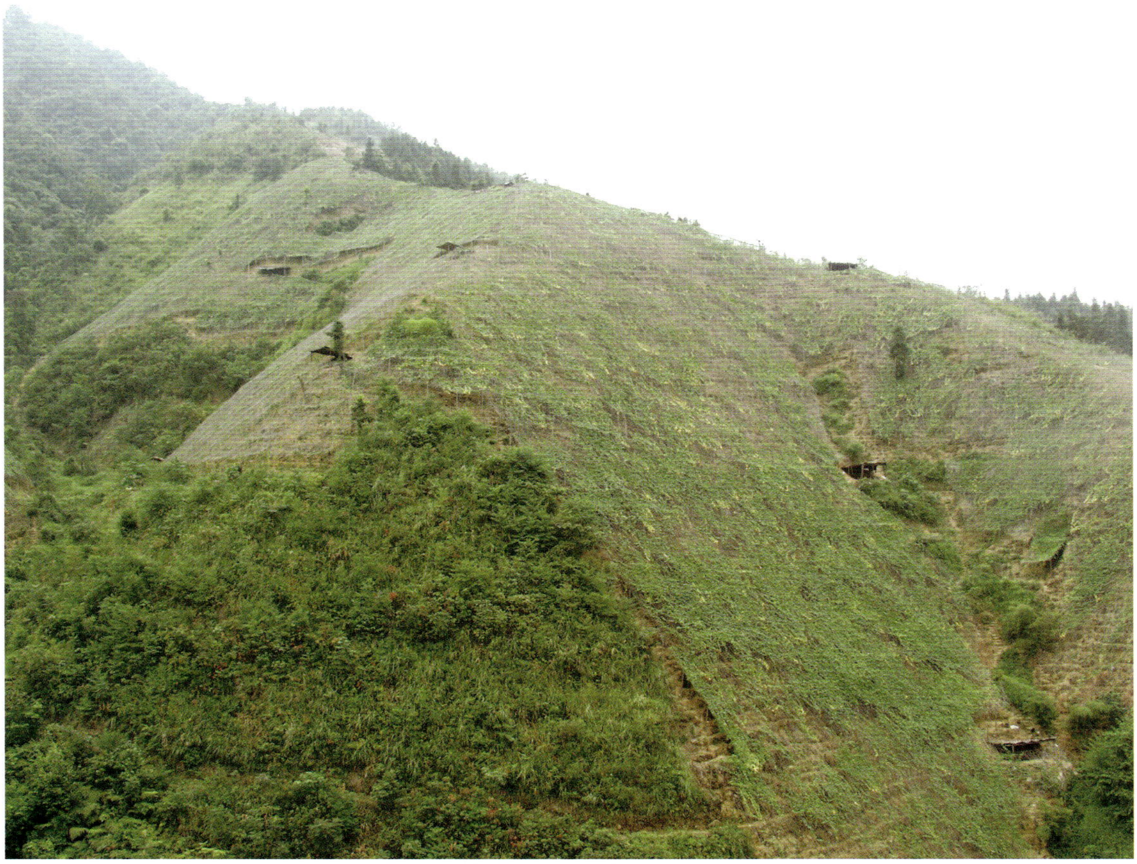

罗汉果（续）

知　　母

Zhimu

ANEMARRHENAE RHIZOMA

本品为百合科植物知母 *Anemarrhena asphodeloides* Bge. 的干燥根茎。

基原植物

■ 知母　*Anemarrhena asphodeloides* Bge.　别名：羊胡子

生于海拔 1500m 以下的山坡、干燥丘陵或草原地带。分布于黑龙江、吉林、辽宁、河北、内蒙古、山西、陕西、甘肃、河南、山东。

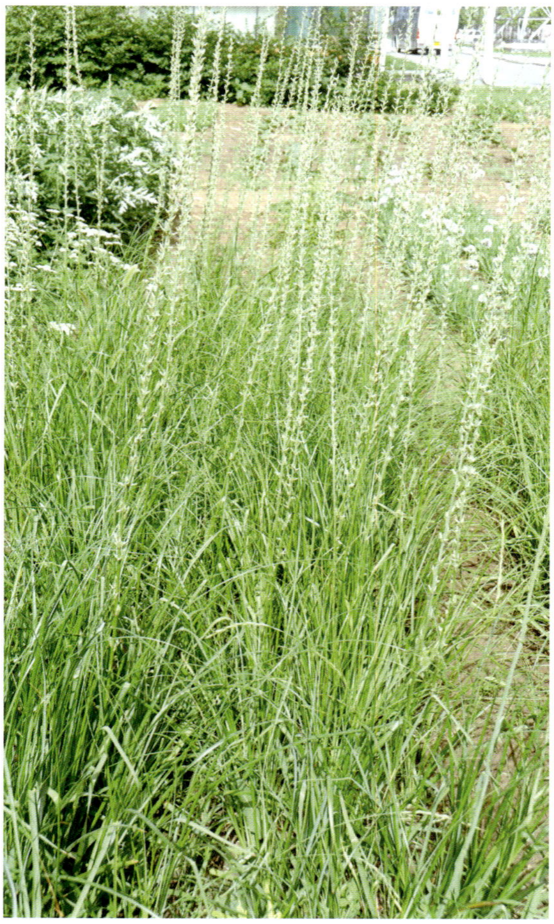

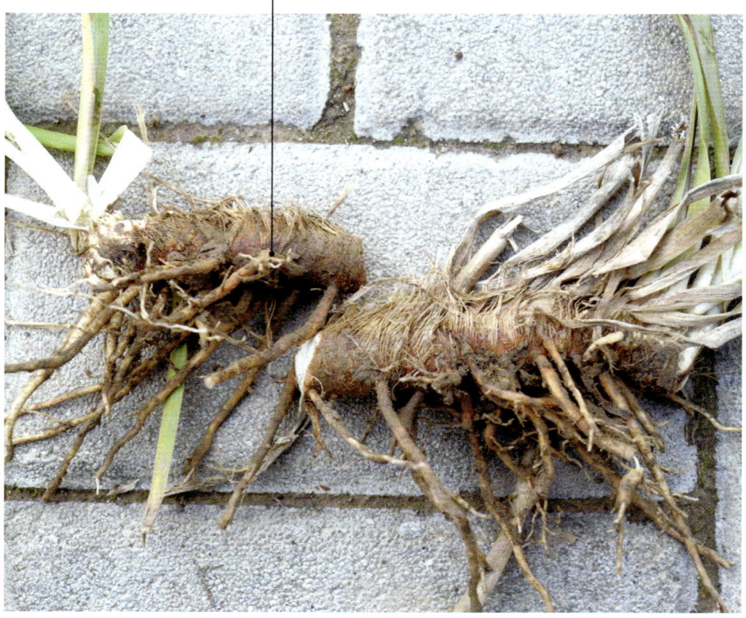

知母

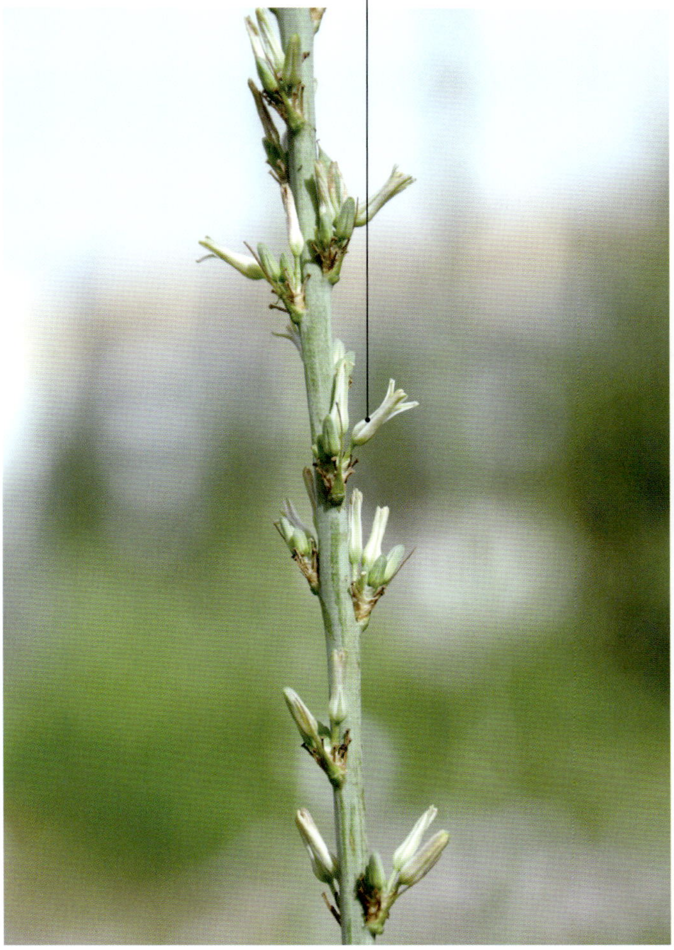

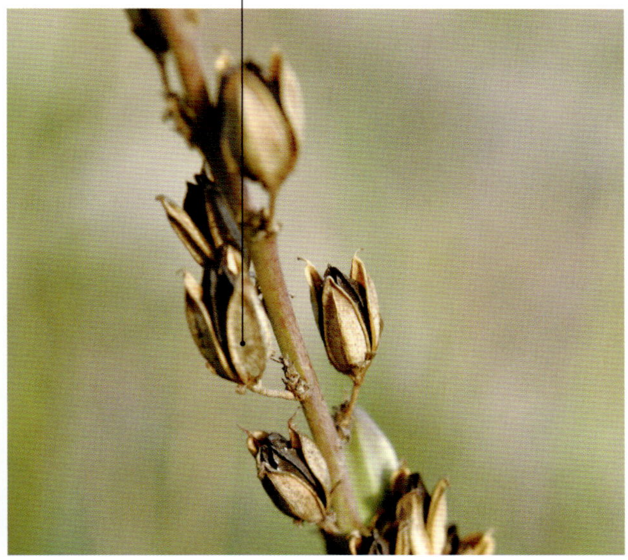

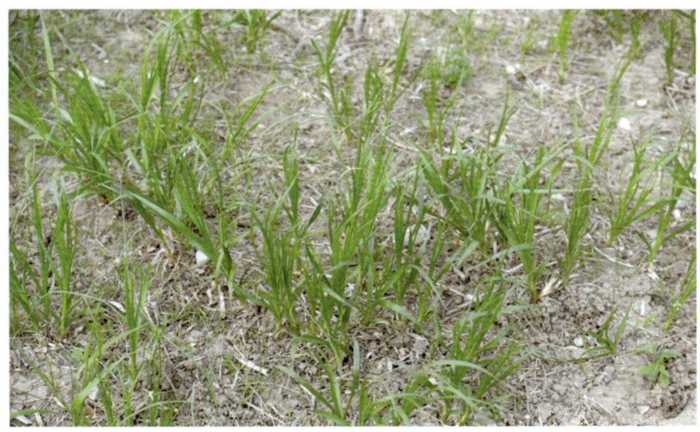

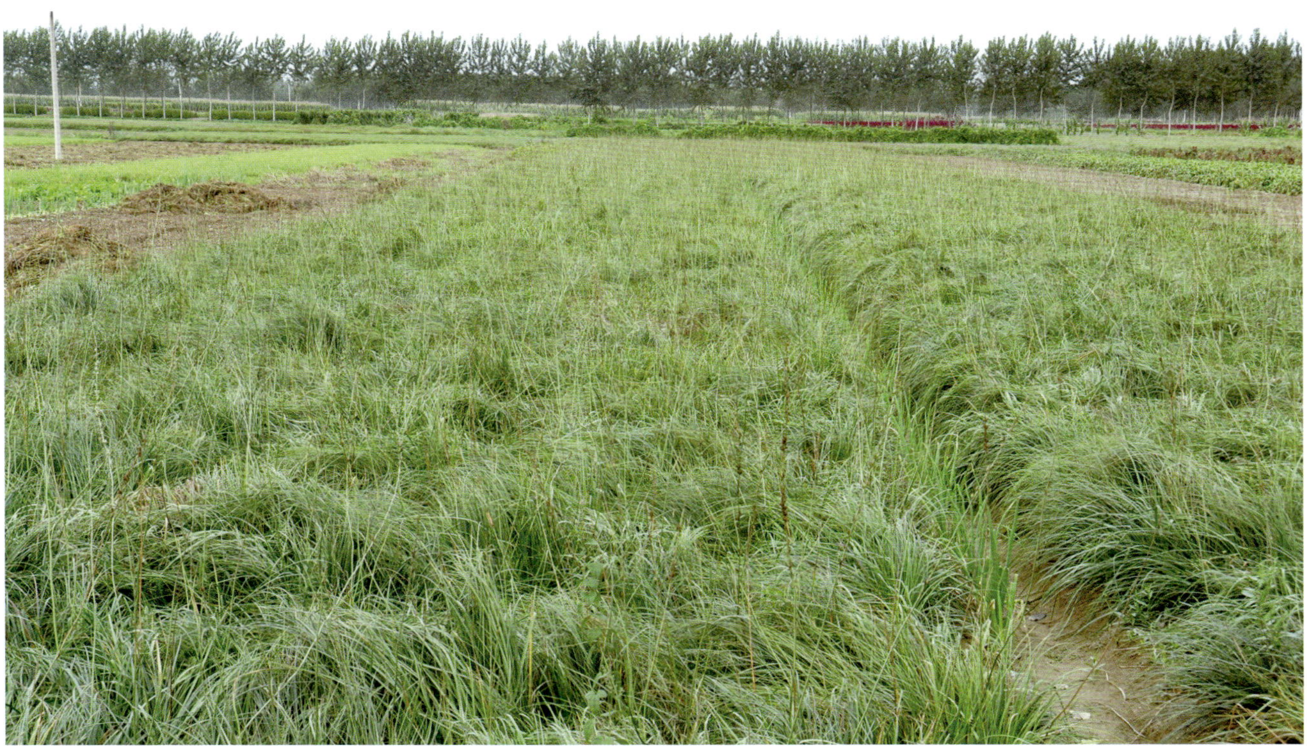

知母（续）

垂盆草 Chuipencao SEDI HERBA

本品为景天科植物垂盆草 *Sedum sarmentosum* Bunge 的干燥全草。

基原植物

■ **垂盆草** *Sedum sarmentosum* Bunge 别名：狗牙齿、鼠牙半支

生于海拔 1600m 以下的低山坡岩石上、山谷及阴湿处，亦有栽培。分布于吉林、辽宁、河北、河南、山西、陕西、山东、江苏、安徽、浙江、江西、福建、湖北、四川、贵州等地。

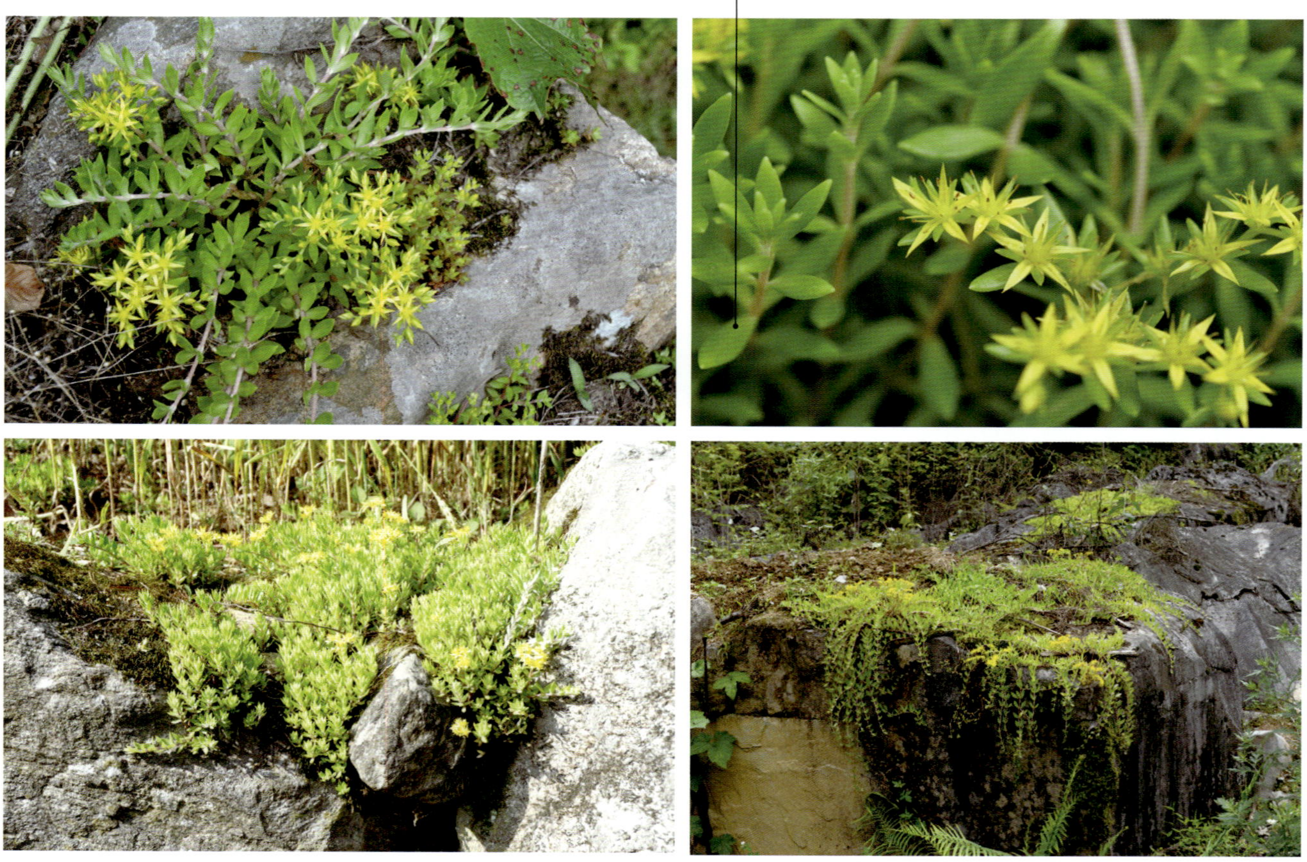

垂盆草

对比鉴别

植物垂盆草与其同属植物佛甲草 *Sedum lineare* Thunb. 容易相混淆。

佛甲草与垂盆草主要区别点：叶轮生，线形；花瓣顶端渐尖。

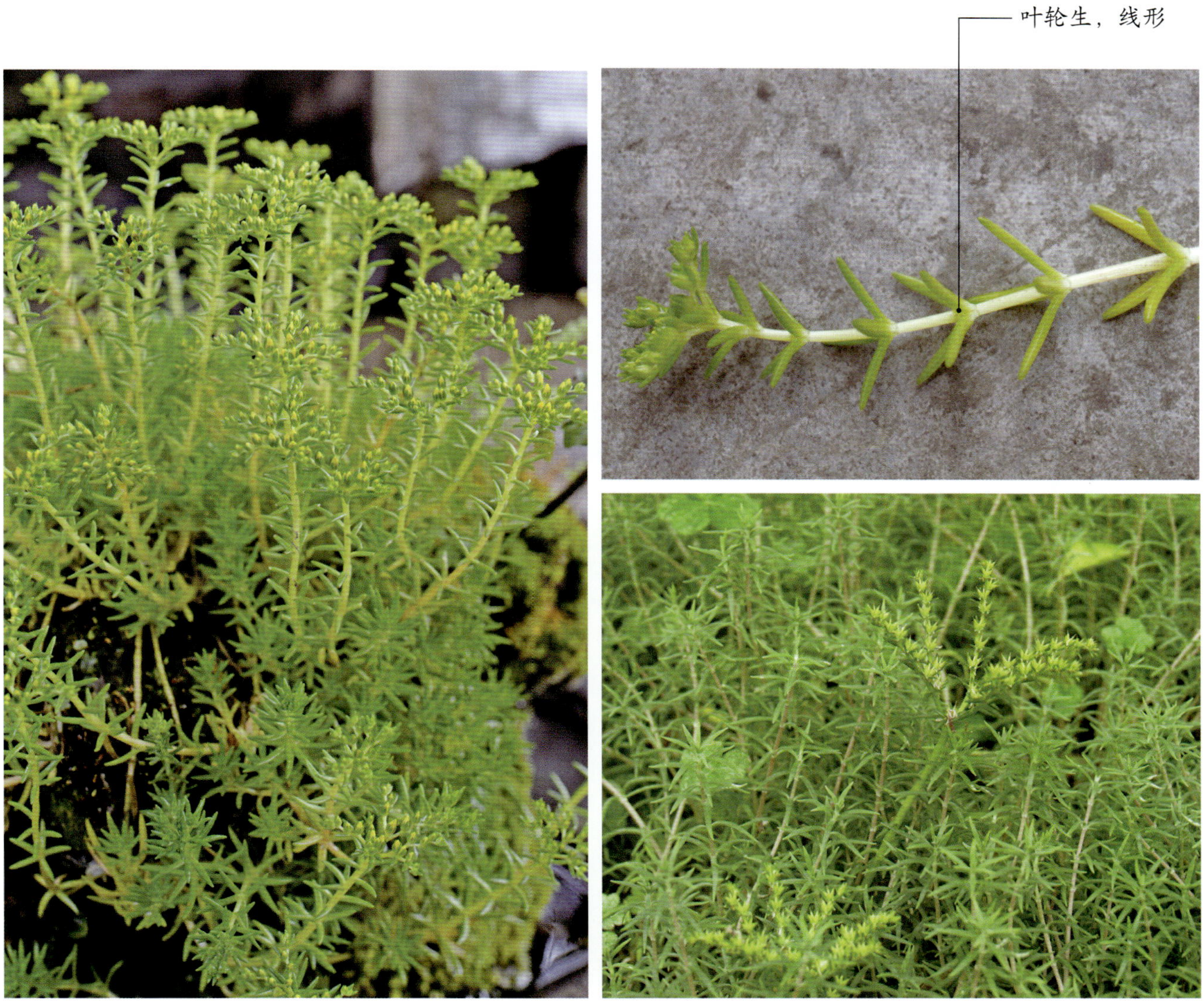

佛甲草

委陵菜

Weilingcai

POTENTILLAE CHINENSIS HERBA

本品为蔷薇科植物委陵菜 *Potentilla chinensis* Ser. 的干燥全草。

基原植物

■ **委陵菜** *Potentilla chinensis* Ser. 别名：一白草、天青地白

生于海拔 400~3200m 的向阳山坡或荒地。分布于东北及河北、河南、山东、山西、江苏、安徽、福建、湖北、湖南、陕西、甘肃、青海、四川、贵州、云南。

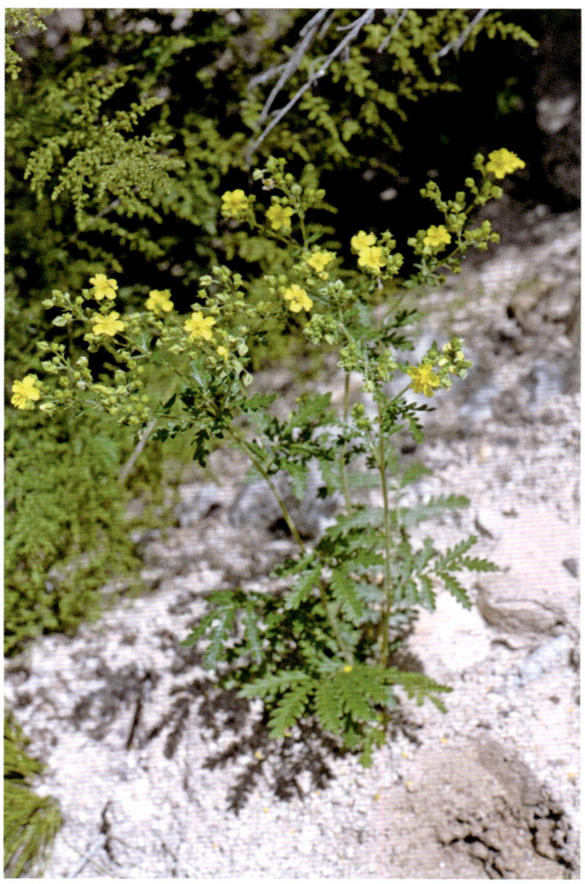

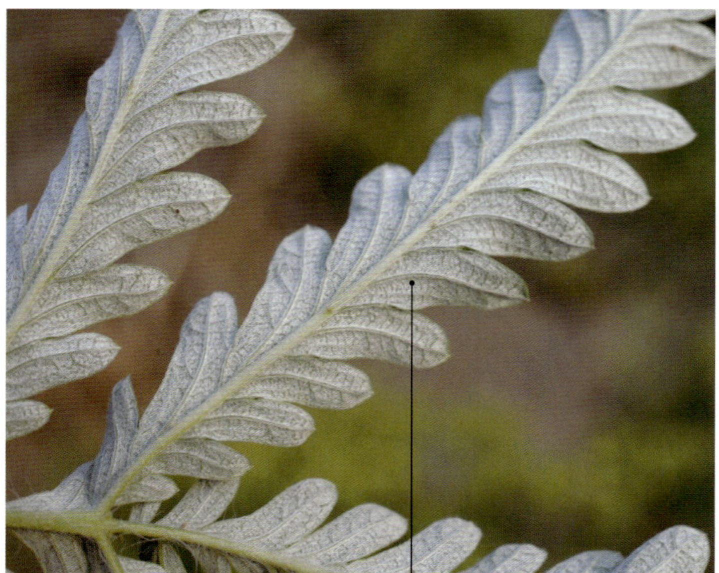

小叶羽状深裂；下面密生白色绵毛

委陵菜

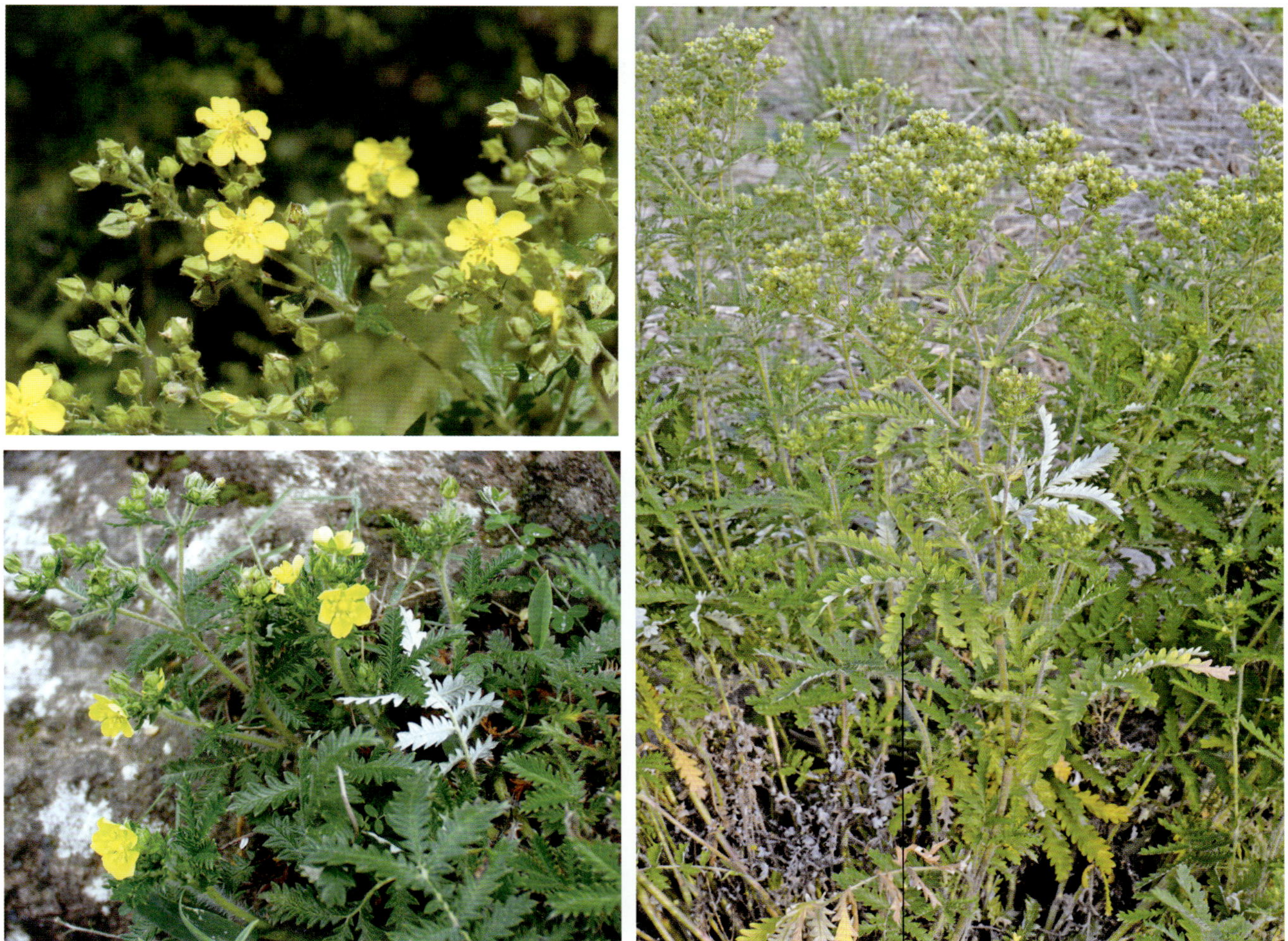

委陵菜（续）

使君子

Shijunzi

QUISQUALIS FRUCTUS

本品为使君子科植物使君子 *Quisqualis indica* L. 的干燥成熟果实。

基原植物

■ 使君子 *Quisqualis indica* L. 别名：史君子、四君子

生于海拔 1500m 以下的平地、山坡、路旁等向阳灌丛中。分布于江西、福建、台湾、湖南、广东、海南、广西、云南、贵州、四川，四川有大量栽培。

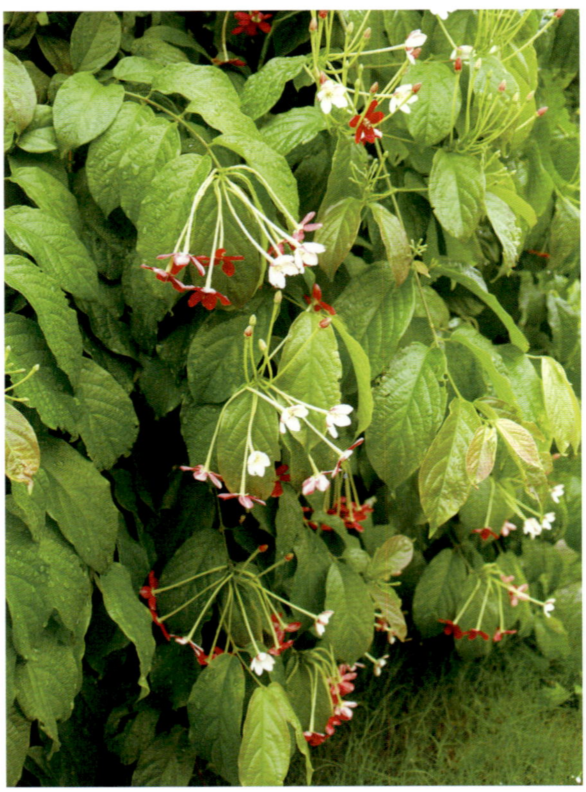

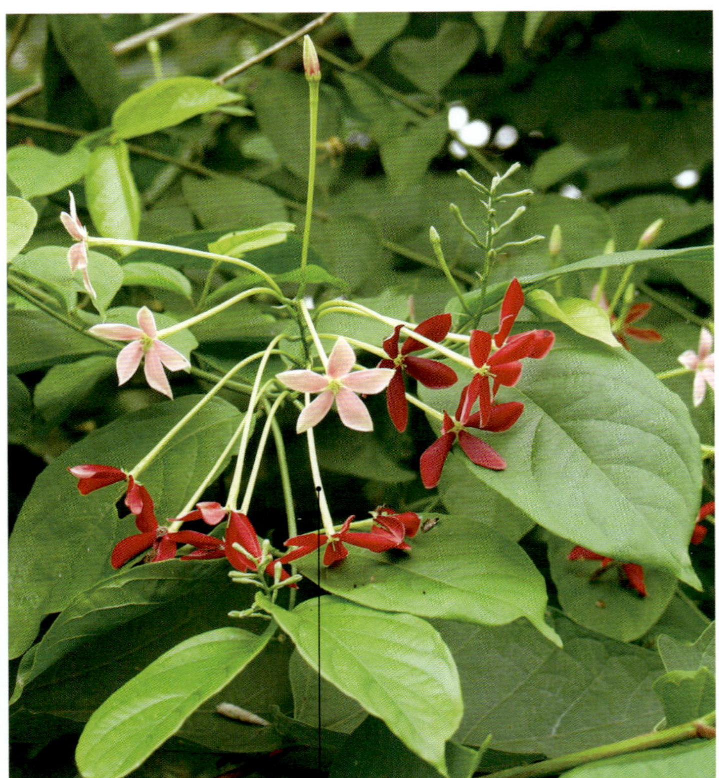

萼筒绿色，细管状

使君子

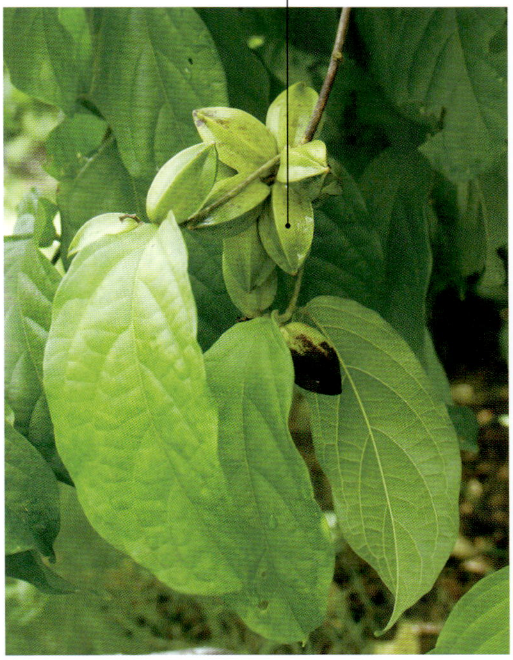

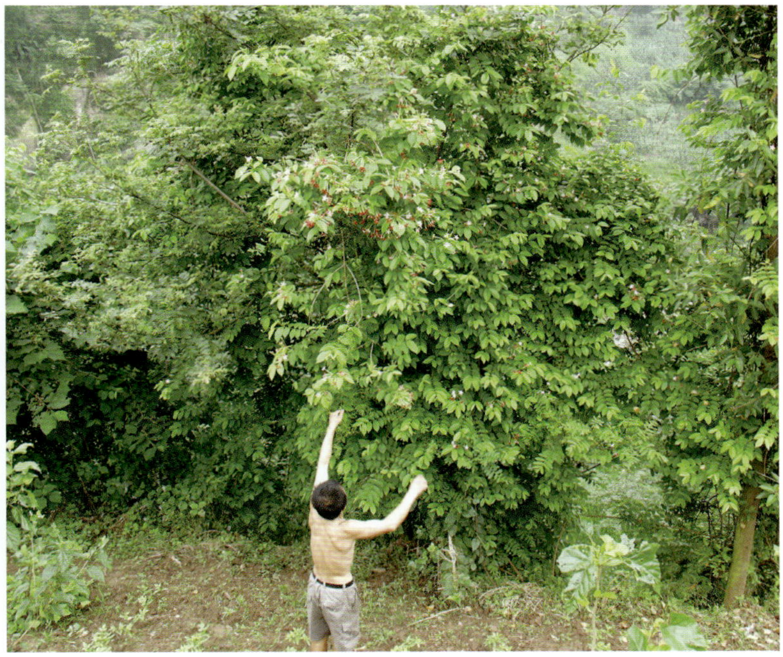

使君子（续）

侧柏叶 Cebaiye PLATYCLADI CACUMEN

本品为柏科植物侧柏 *Platycladus orientalis* (L.) Franco 的干燥枝梢和叶。

基原植物

■ 侧柏 *Platycladus orientalis* (L.) Franco 别名：扁柏、柏树

1963~1985 年间的几版《中国药典》记载侧柏的拉丁学名为 *Biota orientalis* (L.) Endl.。

生于海拔 300~3300m 的平原、山坡或山崖。分布于除青海、新疆外的全国各地。

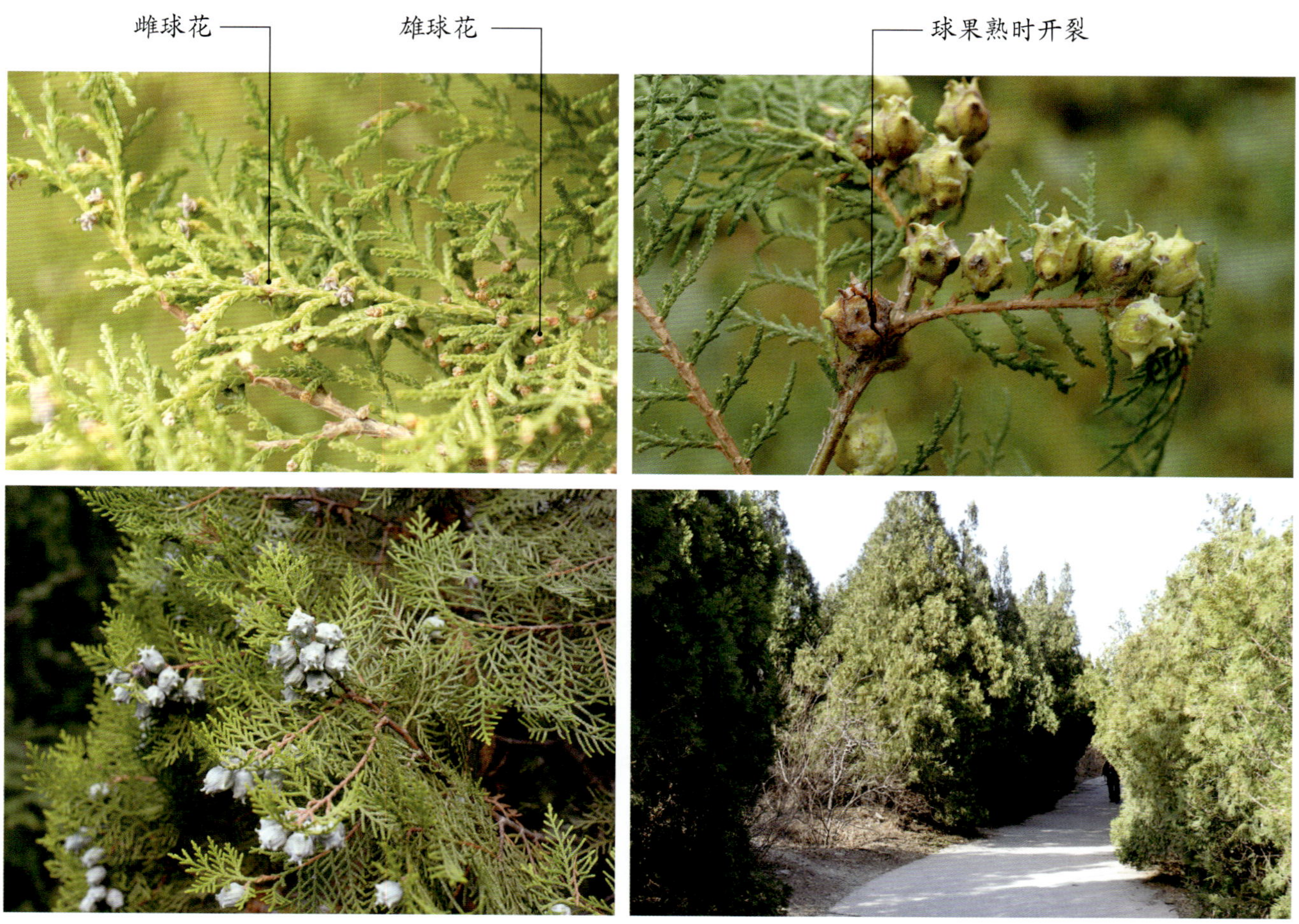

侧柏

佩　兰

Peilan

EUPATORII HERBA

本品为菊科植物佩兰 *Eupatorium fortunei* Turcz. 的干燥地上部分。

基原植物

■ **佩兰** *Eupatorium fortunei* Turcz. 别名：杭佩兰

生于路旁灌丛或溪边，多为栽培。分布于陕西、山东及长江以南大部分地区。

叶3全裂或深裂

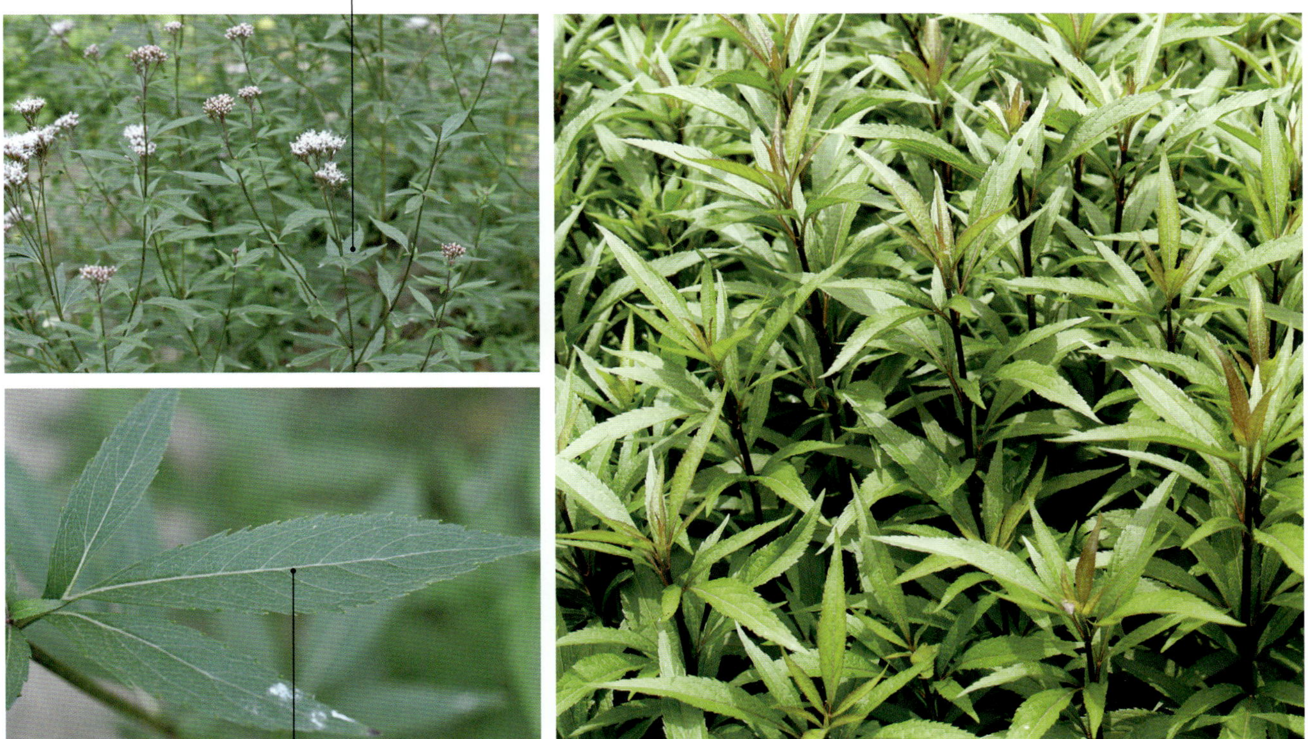

叶两面无毛无腺点，平滑

佩兰

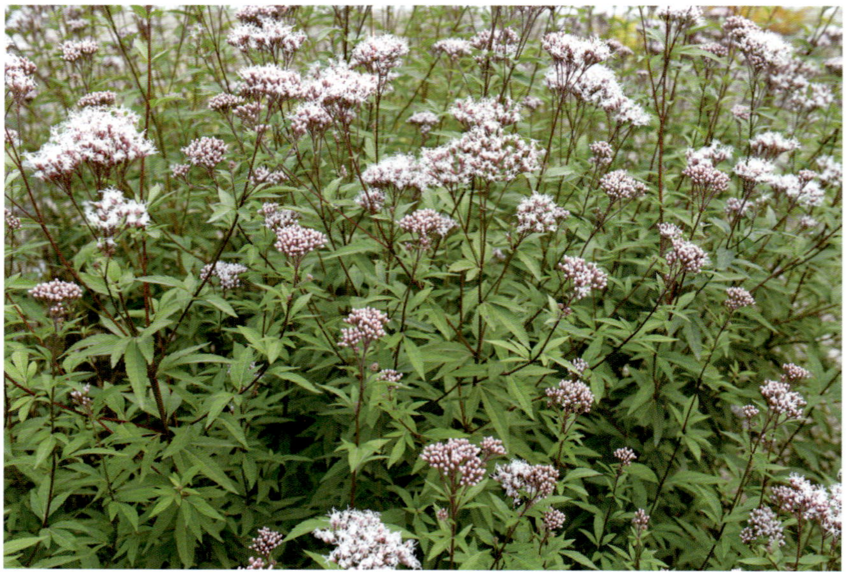

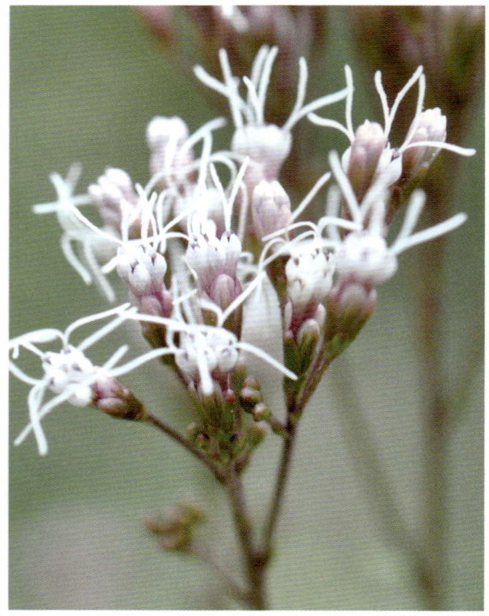

佩兰（续）

对比鉴别

《常用中药材品种整理和质量研究》（北方编）记载，佩兰类的商品药材中植物佩兰是主流的入药品种，但正品佩兰中经常夹杂少量以华佩兰（多须公）*Eupatorium chinense* Linn.、轮叶佩兰（林泽兰）*Eupatorium lindleyanum* DC. 和大麻叶泽兰 *Eupatorium cannabinum* L. 入药的，甘肃、黑龙江、四川等少数地区还使用白头婆 *Eupatorium japonicum* Thunb. 入药。

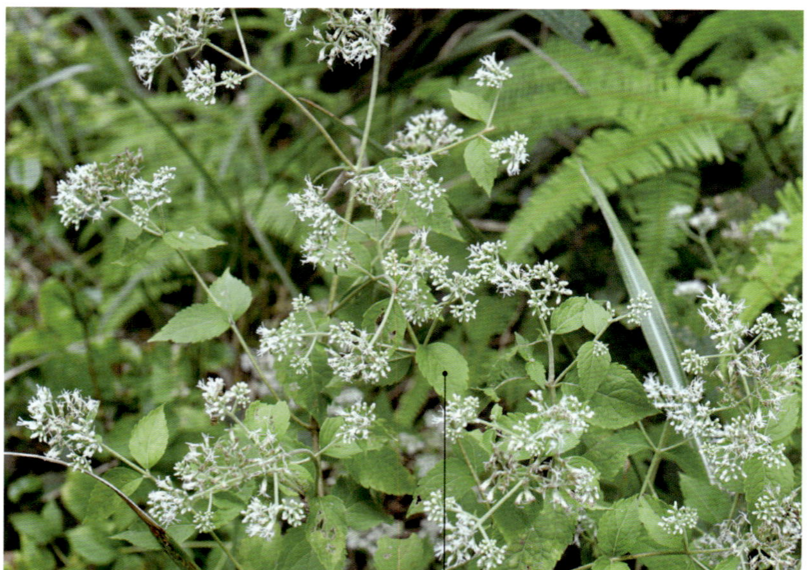

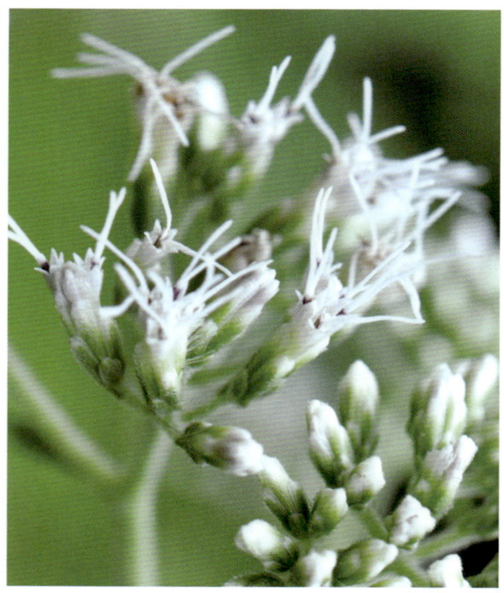

叶不分裂，卵形、宽卵形，基部圆形，无柄或有极短的柄

华佩兰

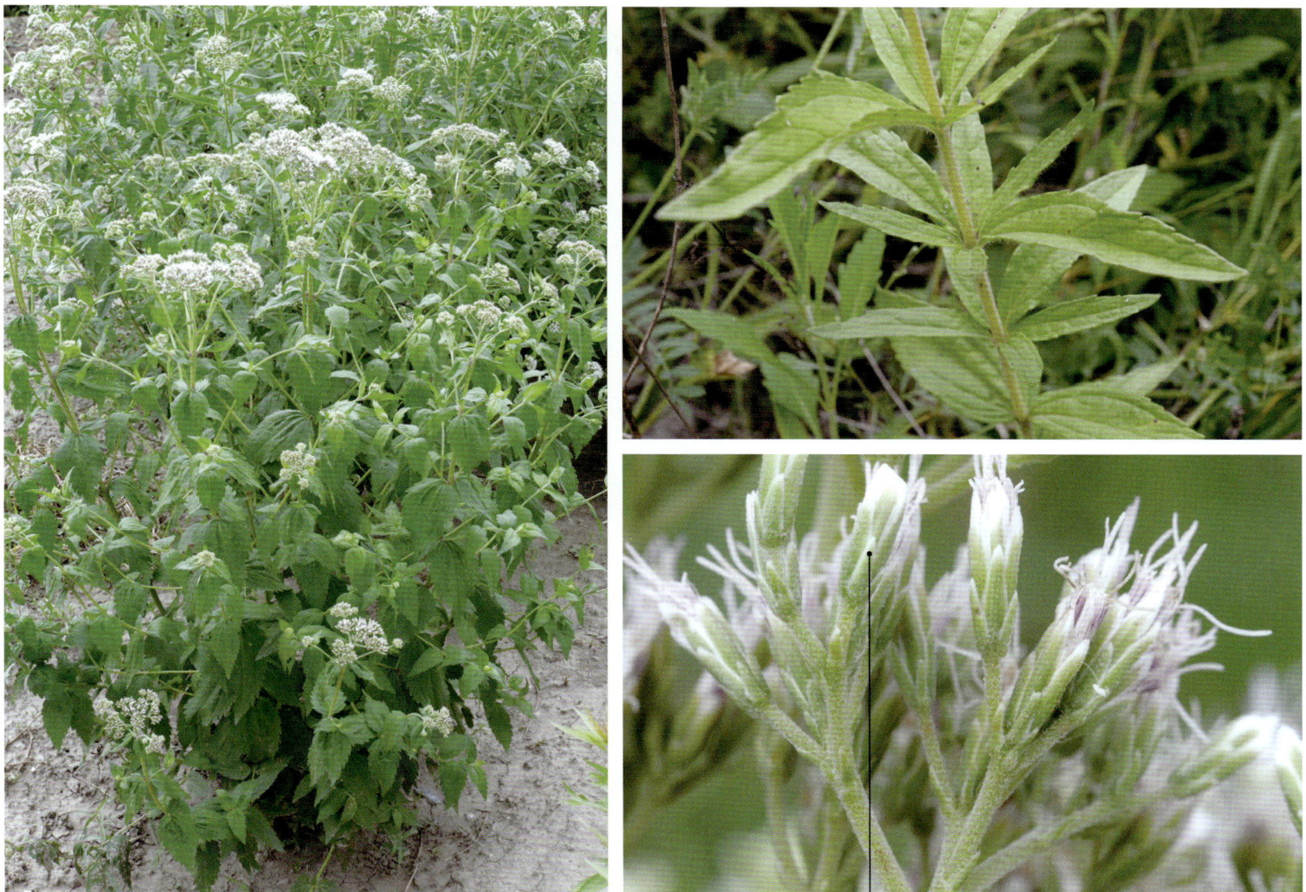

轮叶佩兰

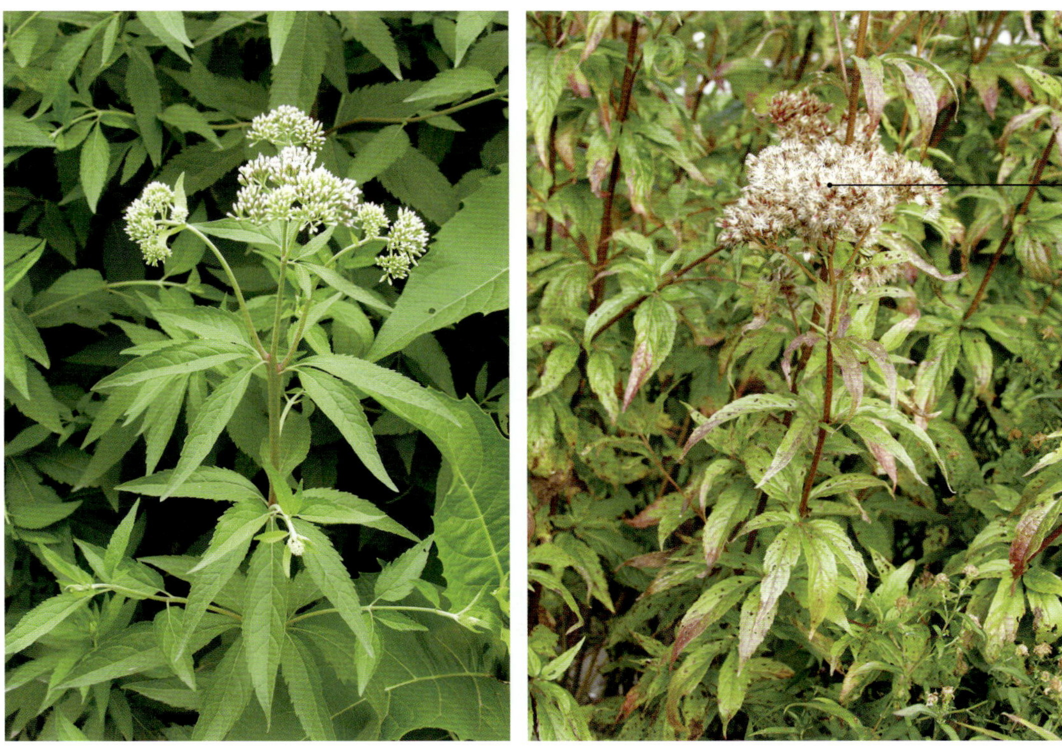

大麻叶泽兰

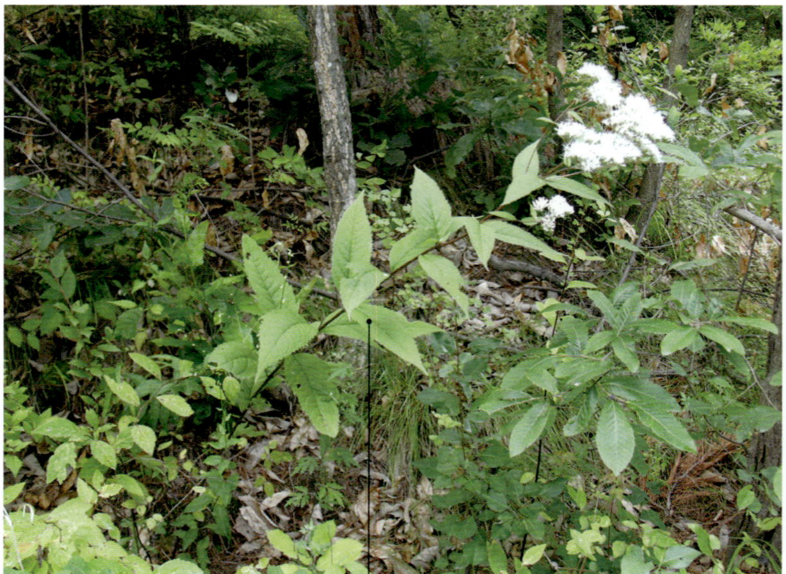

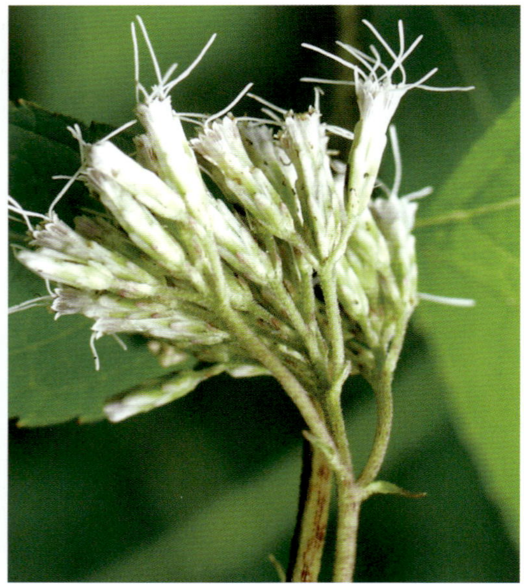

白头婆

检索表

1. 头状花序排列成密集的复伞房状 …………………………………………………… 大麻叶泽兰
1. 头状花序排列成复伞房状 …………………………………………………………………… 2
2. 叶两面无毛，无腺点 ………………………………………………………………………… 佩兰
2. 叶两面被毛或下面有腺点 ……………………………………………………………………… 3
3. 总苞片顶端急尖 ………………………………………………………………………… 轮叶泽兰
3. 总苞片先端钝或圆形 …………………………………………………………………………… 4
4. 叶不分裂，卵形、宽卵形或长卵形，基部圆形，无柄或有极短的柄 ………………………… 华佩兰
4. 叶不裂或分裂，裂片长椭圆形或披针形，基部楔形，有叶柄 ……………………………… 白头婆

金龙胆草 Jinlongdancao CONYZAE HERBA

本品为菊科植物苦蒿 *Conyza blinii* Lévl. 的干燥地上部分。

基原植物

■ 苦蒿 *Conyza blinii* Lévl. 别名：矮脚苦蒿、熊胆草

Flora of China 记载苦蒿的拉丁学名为 *Eschenbachia blinii* (H. Léveillé) Brouillet。

生于海拔 1800~2600m 的山坡草地、荒地路旁或旷野。分布于云南、四川、贵州。

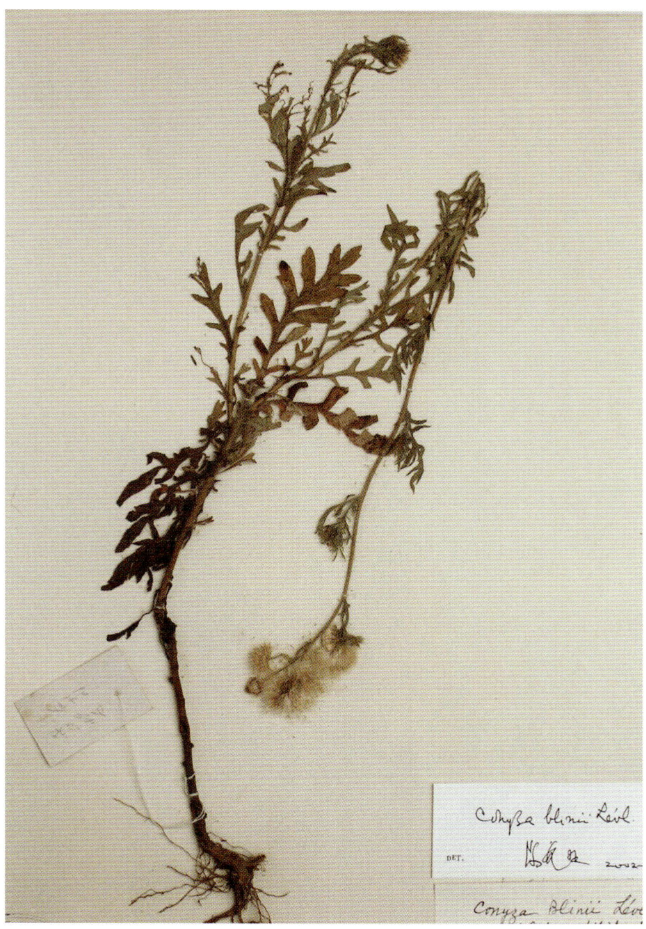

苦蒿

金果榄

Jinguolan

TINOSPORAE RADIX

本品为防己科植物青牛胆 *Tinospora sagittata* (Oliv.) Gagnep. 或金果榄 *Tinospora capillipes* Gagnep. 的干燥块根。

基原植物

■ 青牛胆 *Tinospora sagittata* (Oliv.) Gagnep. 别名：苦地胆

生于疏林下、山坡草丛。分布于山西、湖北、湖南、江西、福建、广东、广西、海南、云南、贵州、四川、西藏。

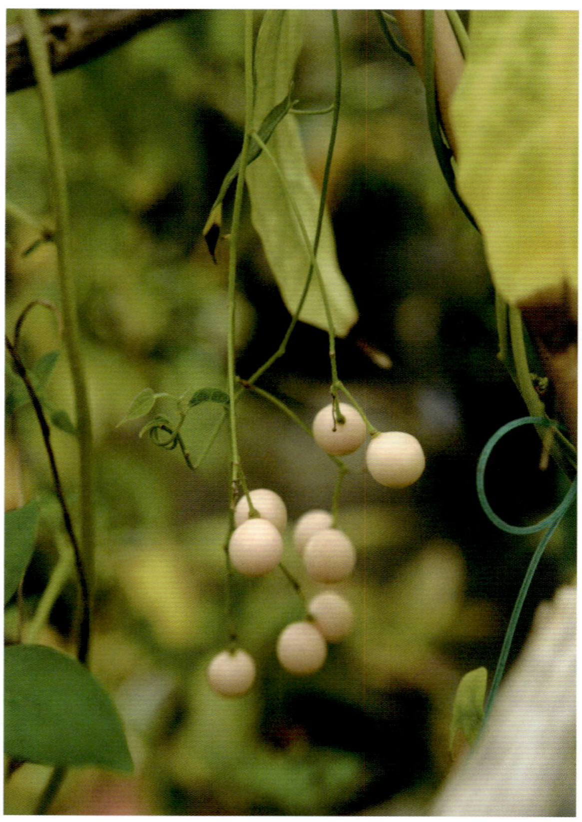

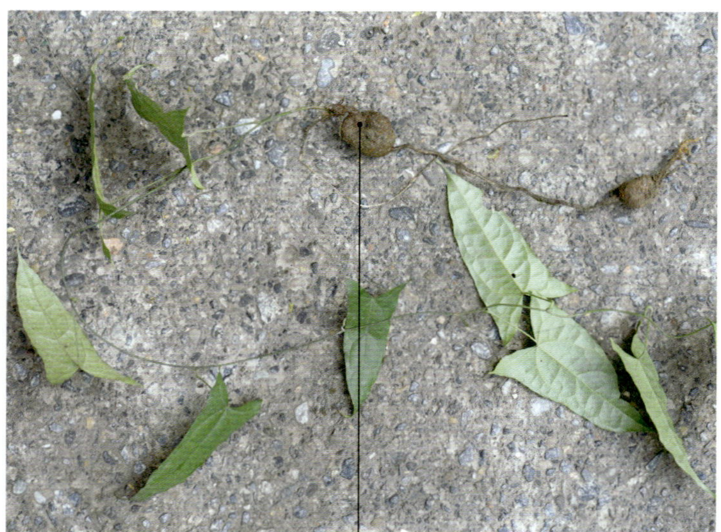

青牛胆

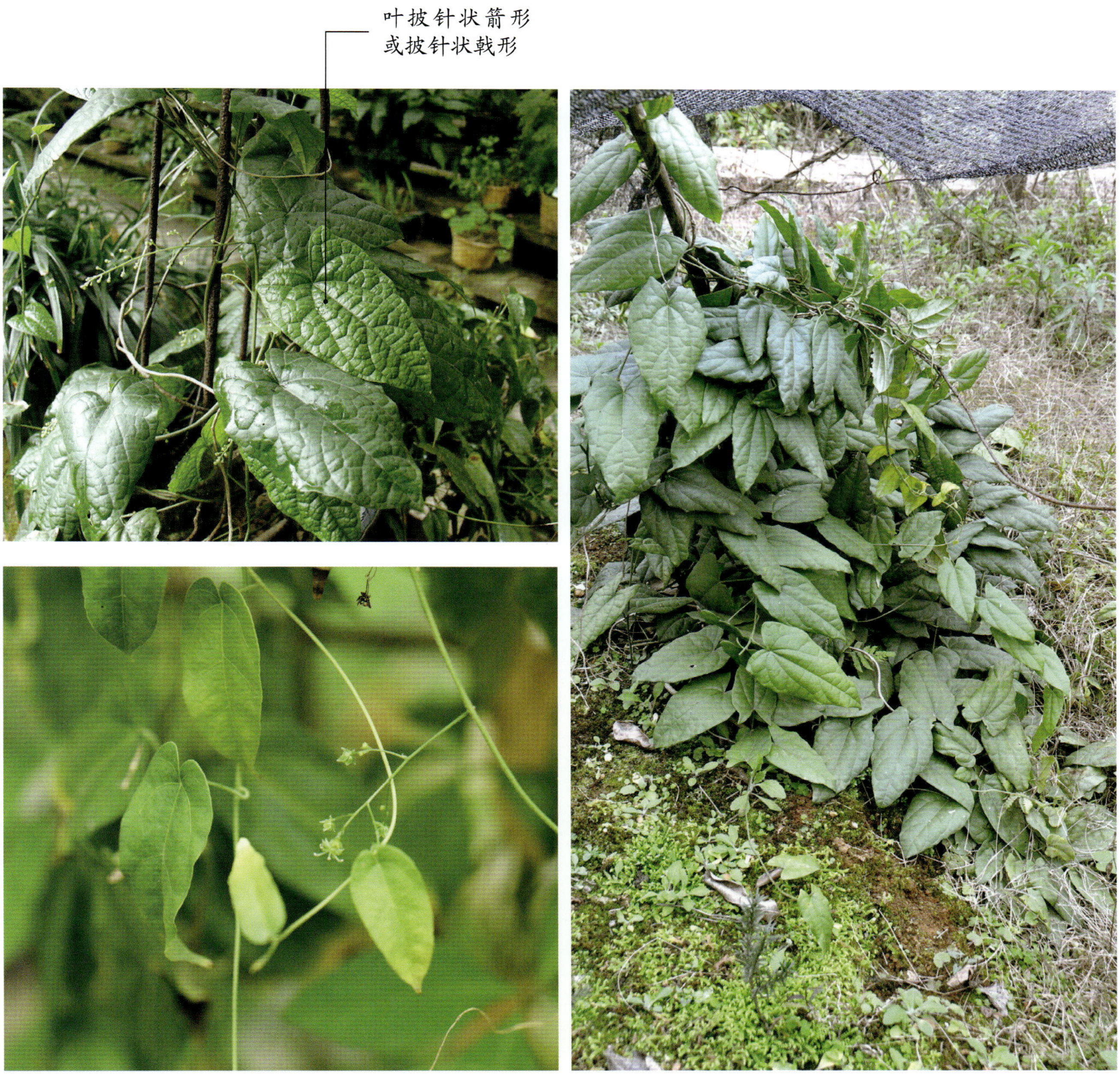

青牛胆（续）

■ 金果榄 *Tinospora capillipes* Gagnep.

Flora of China 及《中国植物志》记载金果榄的拉丁学名为 *Tinospora sagittata* (Oliv.) Gagnep.， 为青牛胆的异名。

金沸草 Jinfeicao INULAE HERBA

本品为菊科植物条叶旋覆花 *Inula linariifolia* Turcz. 或旋覆花 *Inula japonica* Thunb. 的干燥地上部分。

基原植物

■ 条叶旋覆花 *Inula linariifolia* Turcz. 别名：线叶旋覆花

生于海拔 1800m 以下的山坡路旁、河岸田边。分布于我国东北、华北、华中、华东地区。

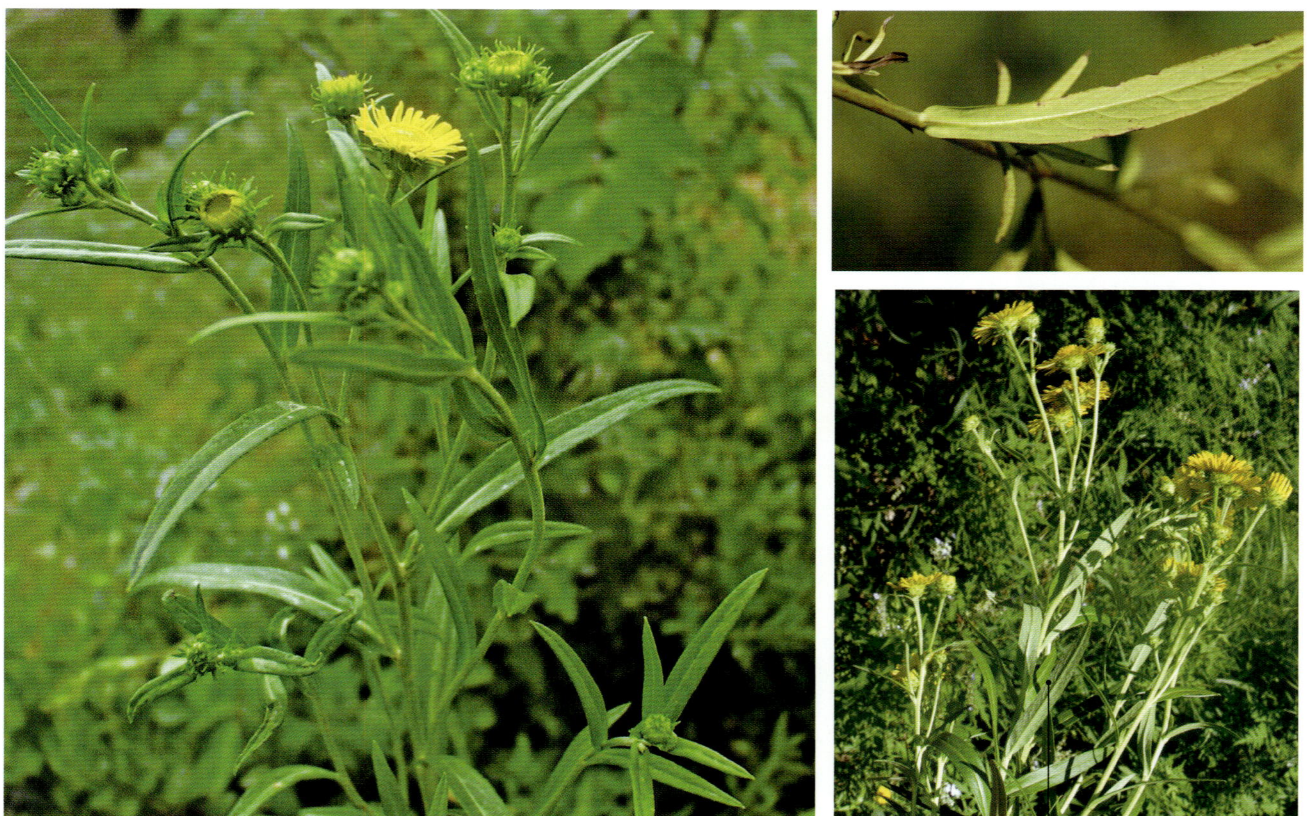

叶线状披针形或线形

条叶旋覆花

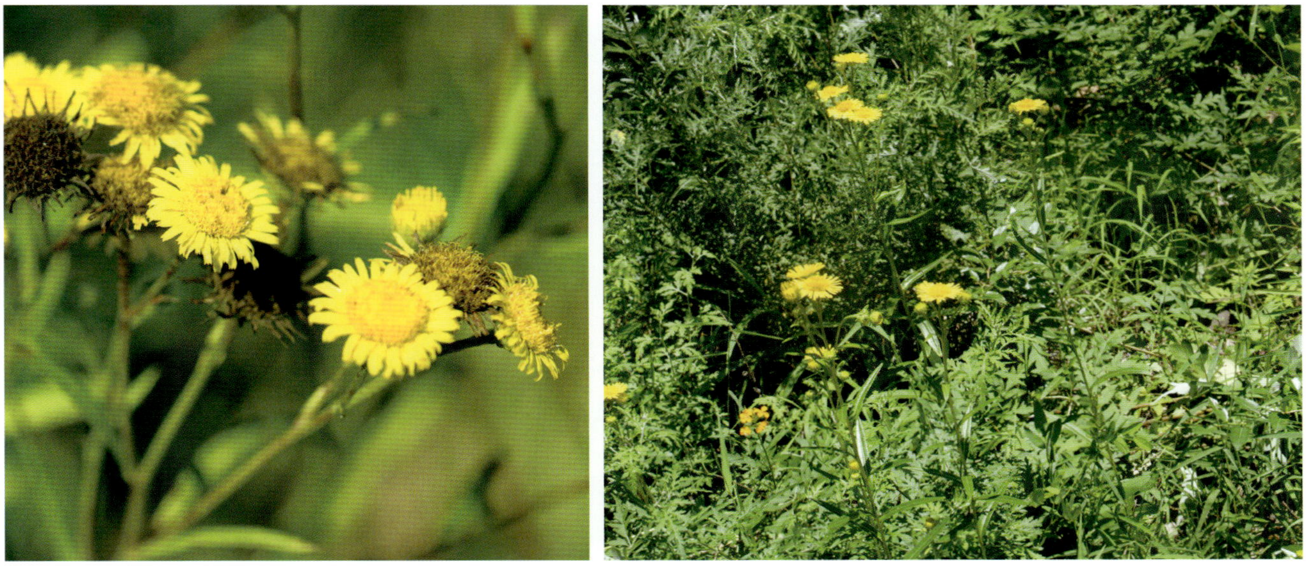

条叶旋覆花（续）

■ 旋覆花 *Inula japonica* Thunb. 别名：金佛花

与条叶旋覆花主要区别点：叶长圆状或椭圆状披针形或椭圆形，边缘不反卷。

生于海拔 100~2400m 的河滩、山谷、田埂、草丛及路边湿地。分布于黑龙江、吉林、辽宁、河北、山西、内蒙古、陕西、甘肃、河南、湖北、湖南、江西、山东、江苏、安徽、浙江、福建、广东、广西、四川等地。

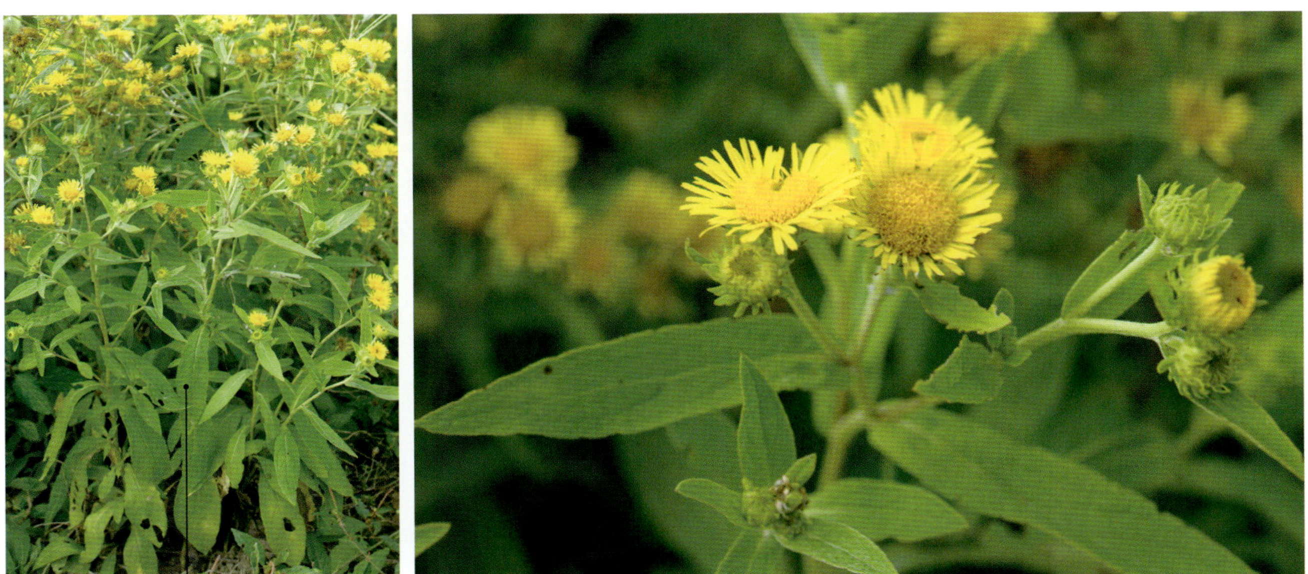

旋覆花

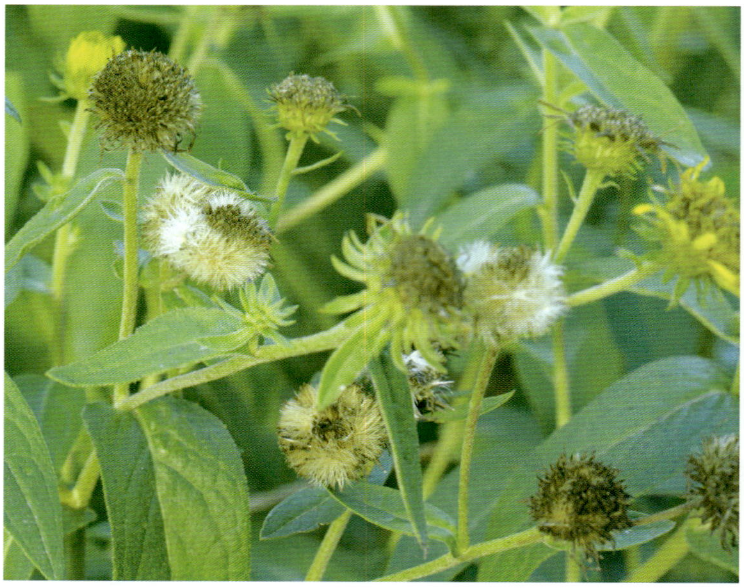

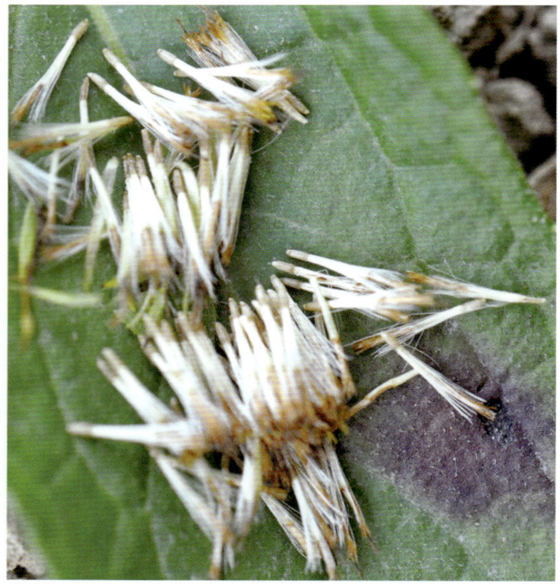

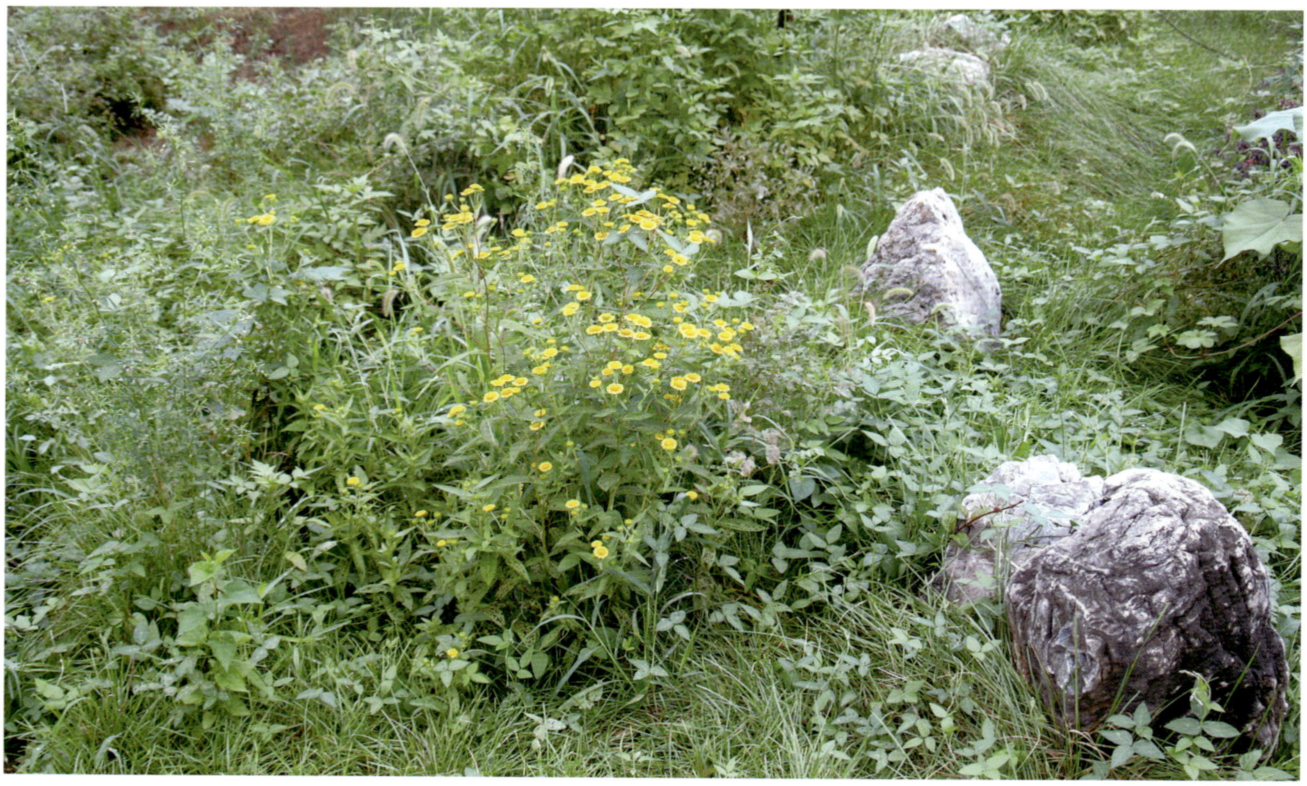

旋覆花（续）

对比鉴别

参见“旋覆花”项。

检索表

参见“旋覆花”项。

金荞麦

Jinqiaomai

FAGOPYRI DIBOTRYIS RHIZOMA

本品为蓼科植物金荞麦 *Fagopyrum dibotrys* (D. Don) Hara 的干燥根茎。

基原植物

■ **金荞麦** *Fagopyrum dibotrys* (D. Don) Hara　别名：野荞麦、金锁银开

《中国药典》1977 年版记载金荞麦的拉丁学名为 *Fagopyrum cymosum* (Trev.) Meisn.。

生于海拔 300~3200m 的荒地、路旁、河边阴湿地。分布于河南、江苏、安徽、浙江、江西、湖北、湖南、广东、广西、陕西、甘肃、西藏等地。

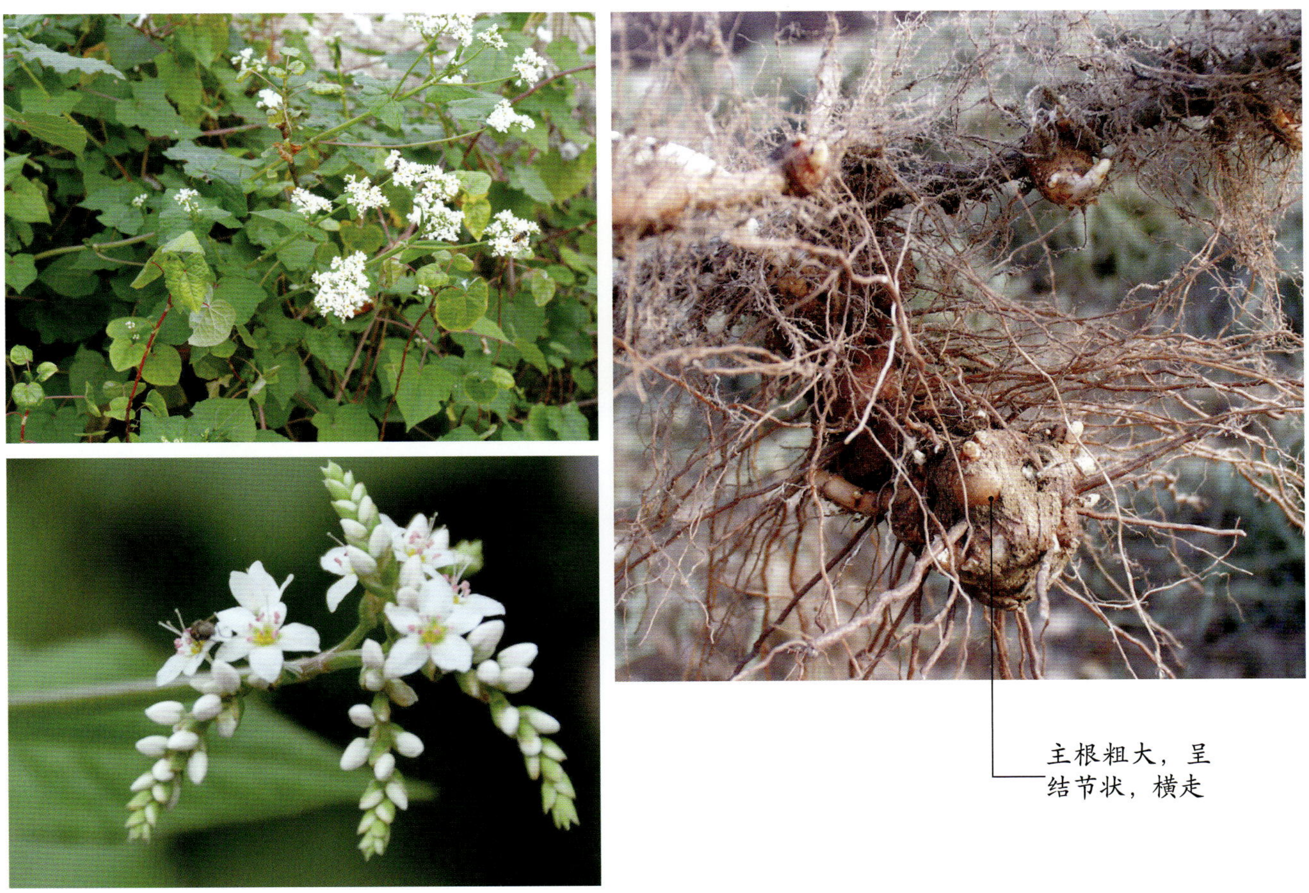

主根粗大，呈结节状，横走

金荞麦

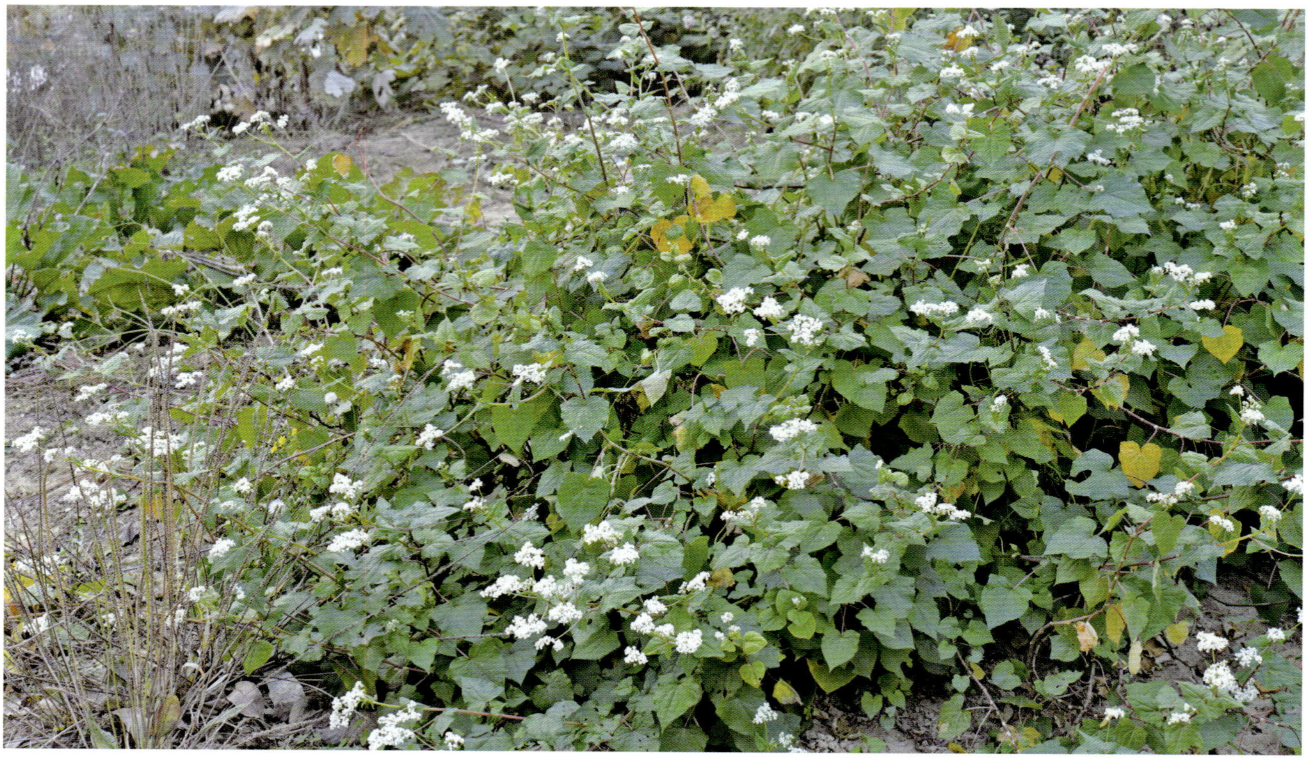

金荞麦（续）

对比鉴别

植物金荞麦的同属植物荞麦 *Fagopyrum esculentum* Moench 及苦荞麦 *Fagopyrum tataricum* (L.) Gaertner 的种子供食用，在各地均有栽培，它们与金荞麦因名称相近而易相混淆。

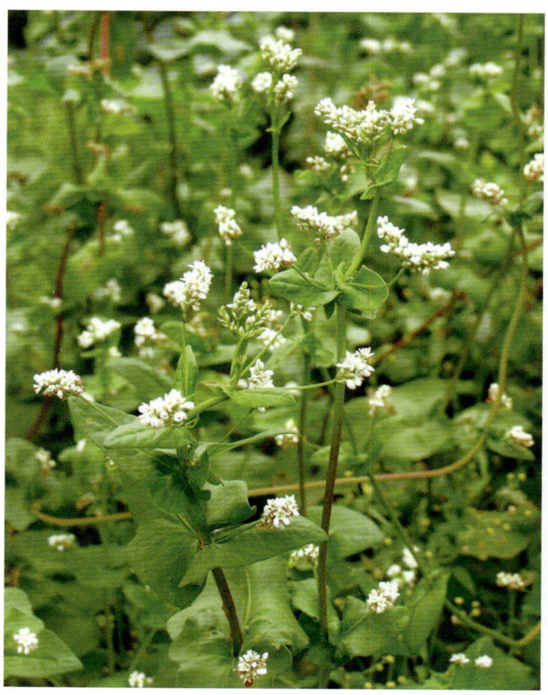

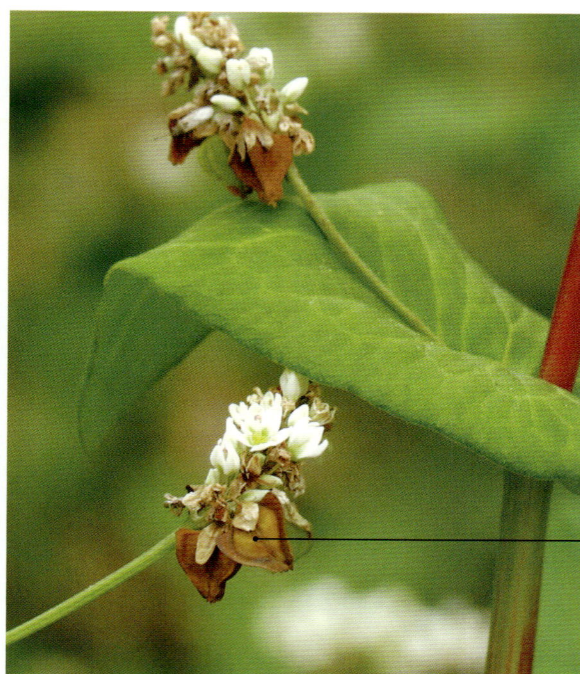

瘦果有3棱，棱角上部和下部均锐利

荞麦

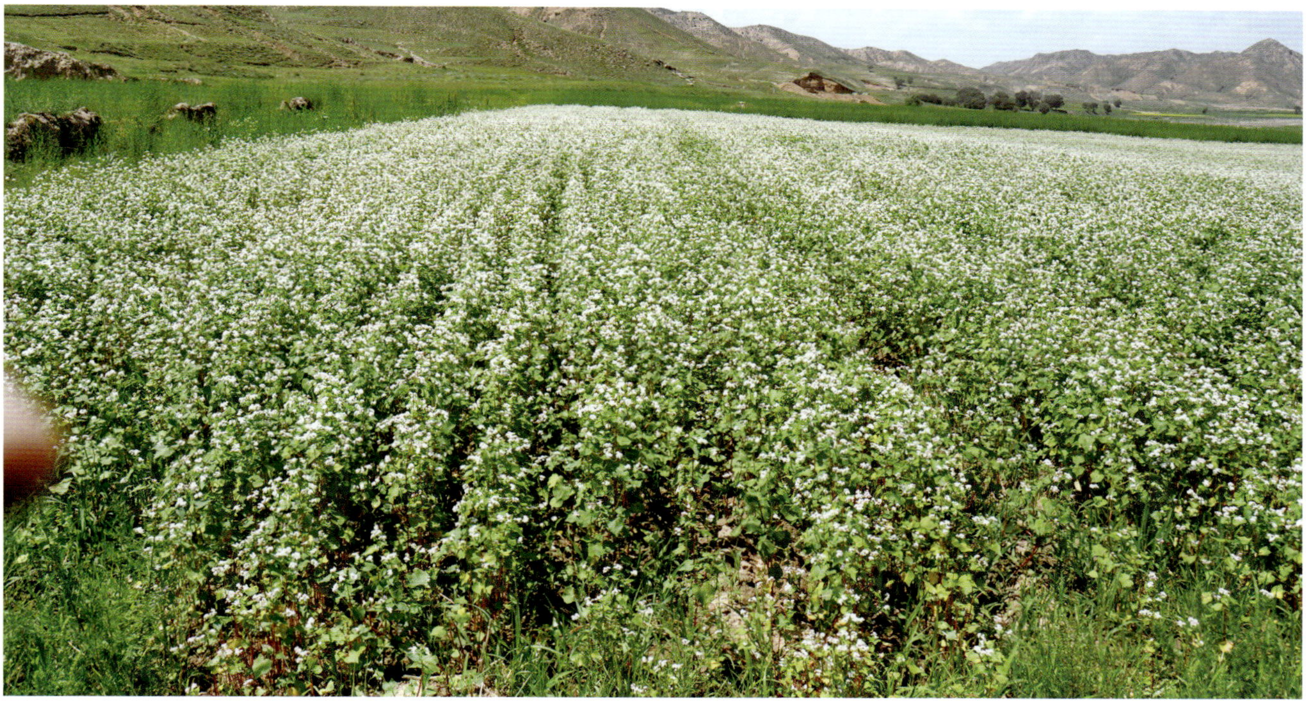

荞麦（续）

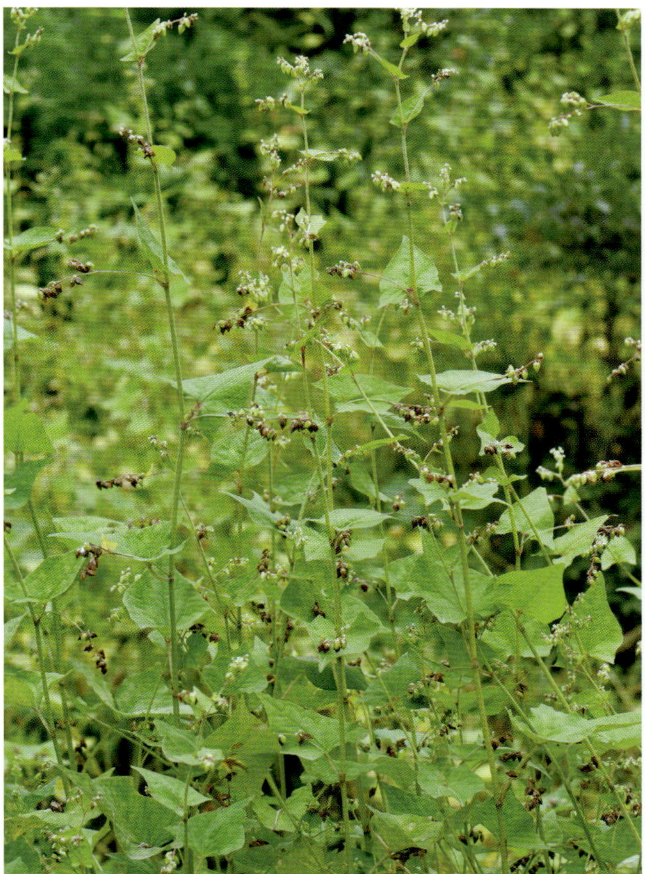

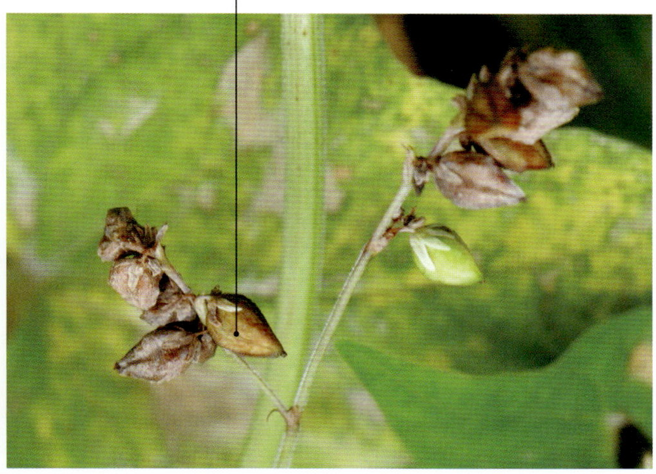

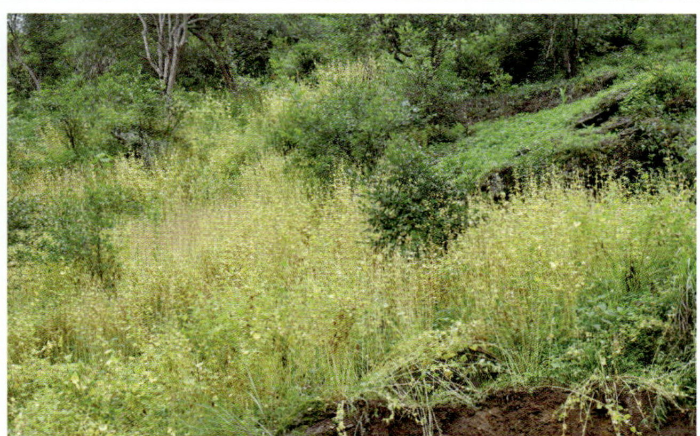

苦荞麦

检索表

1. 多年生草本；主根粗大，呈结节状……金荞麦
1. 一年生草本；无结节状粗大主根……2
2. 瘦果有3棱，棱上部锐利，下部圆钝……苦荞麦
2. 瘦果有3棱，棱角上部和下部均锐利……荞麦

金钱草

Jinqiancao

LYSIMACHIAE HERBA

本品为报春花科植物过路黄 *Lysimachia christinae* Hance 的干燥全草。

基原植物

■ **过路黄** *Lysimachia christinae* Hance　别名：对座草、路边黄

生于路边、沟边及山坡、疏林、草丛阴湿处。分布于河南、山西、江苏、安徽、浙江、江西、福建、台湾、湖北、湖南、广东、广西、陕西、云南、贵州、四川等地。

花单生于茎中部叶腋

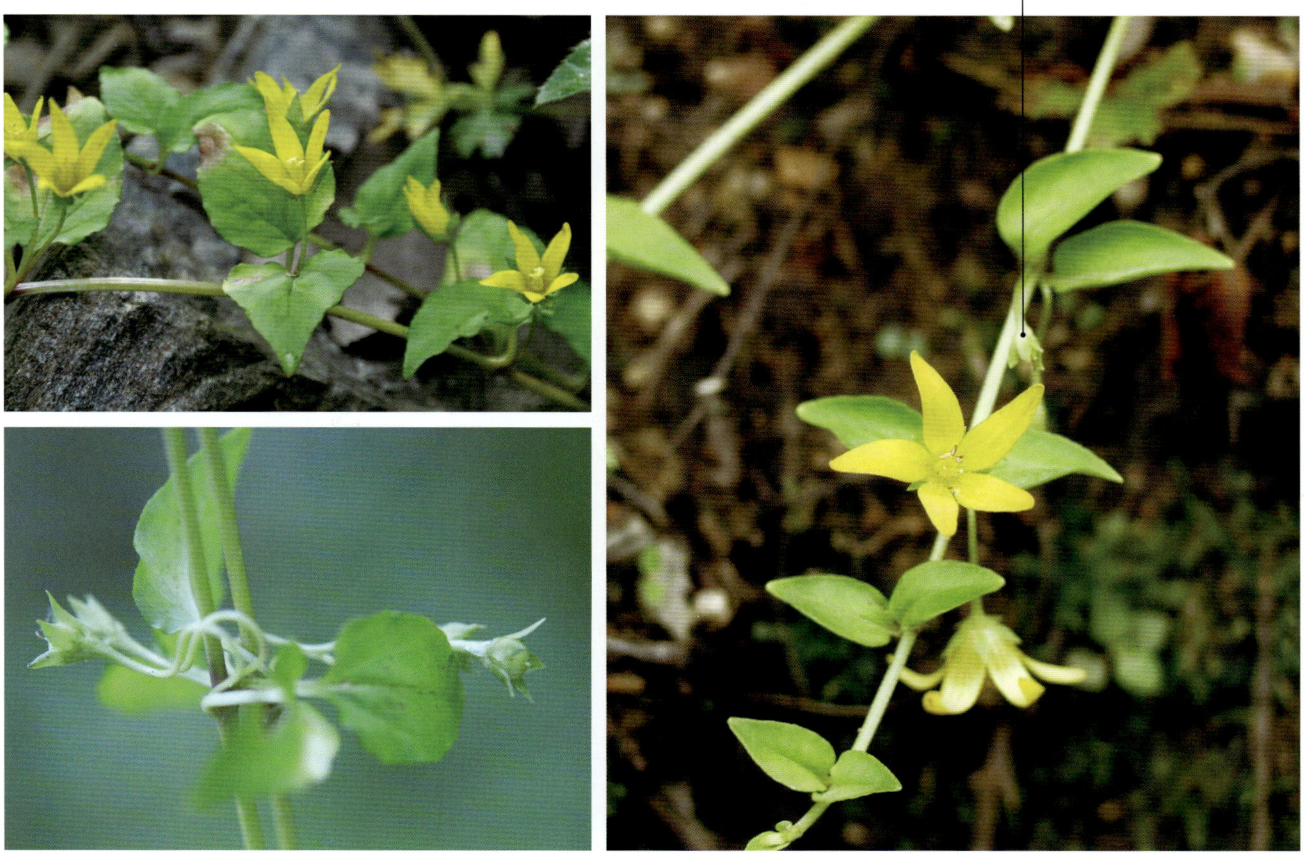

过路黄

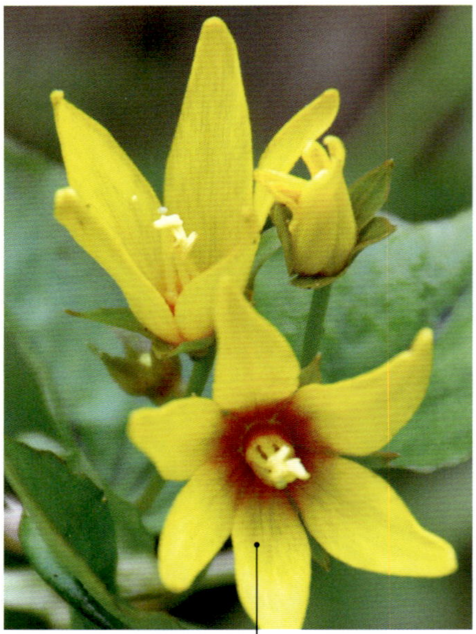
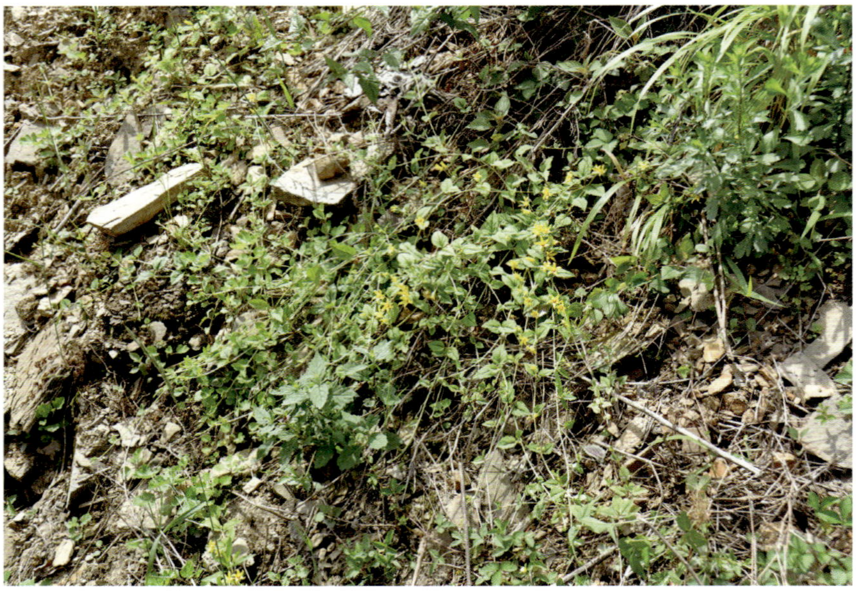

花冠有明显的透明腺条，腺条干燥后黑色

过路黄（续）

对比鉴别

金钱草能治疗结石症和肝胆疾病，在各地广泛使用，但品种复杂。《常用中药材品种整理和质量研究》（南方协作组）记载，民间称“金钱草”并形成大宗商品的有 4 科 5 种：报春花科植物过路黄（四川金钱草）、唇形科植物活血丹（连钱草、江苏金钱草）*Glechoma longituba* (Nakai) Kupr.、豆科植物广金钱草 *Desmodium styracifolium* (Osb.) Merr.、伞形科植物天胡荽 *Hydrocotyle sibthorpioides* Lam. 与破铜钱 *Hydrocotyle sibthorpioides* Lam. var. *batrachium* (Hance) Handel-Mazzetti ex R. H. Shan（江西称金钱草或小金钱草）。调查发现，浙江收购点腺过路黄 *Lysimachia hemsleyana* Maxim. 入药作药材金钱草使用，四川达县采收临时救 (聚花过路黄) *Lysimachia congestiflora* Hemsl. 入药作药材金钱草使用，又称小过路黄。

花冠唇形

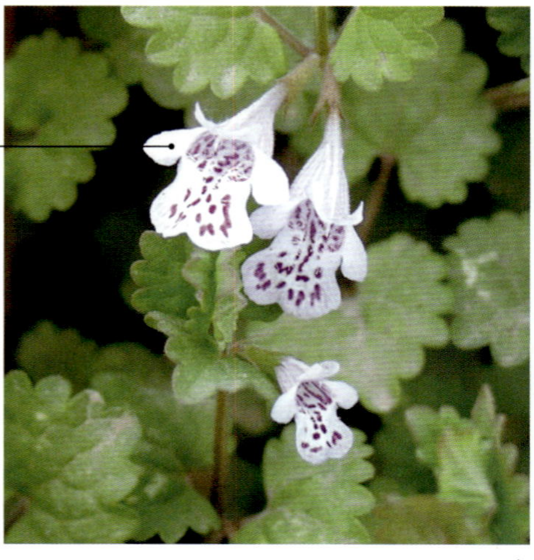
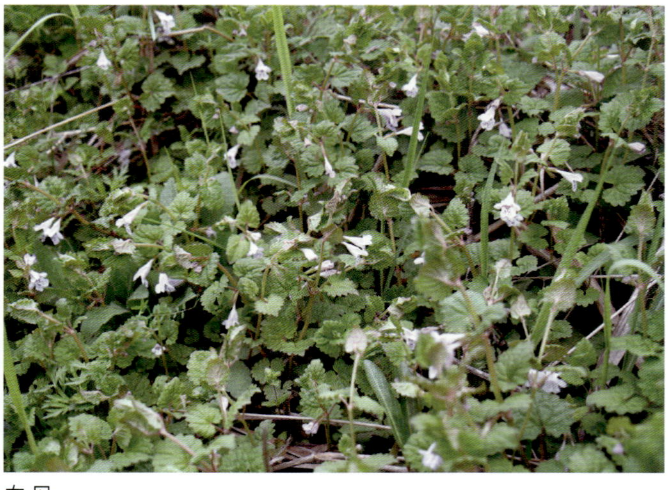

活血丹

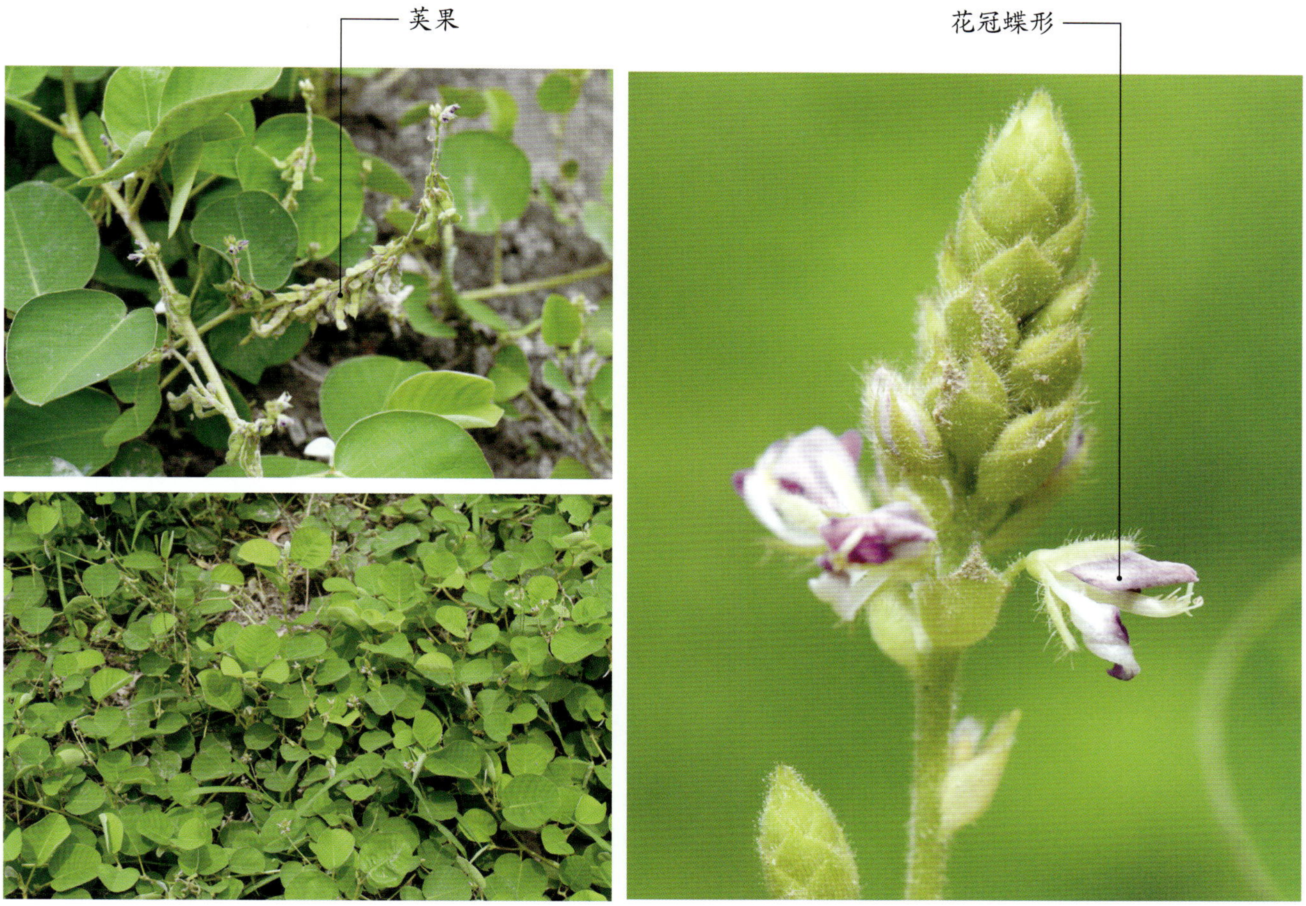

广金钱草

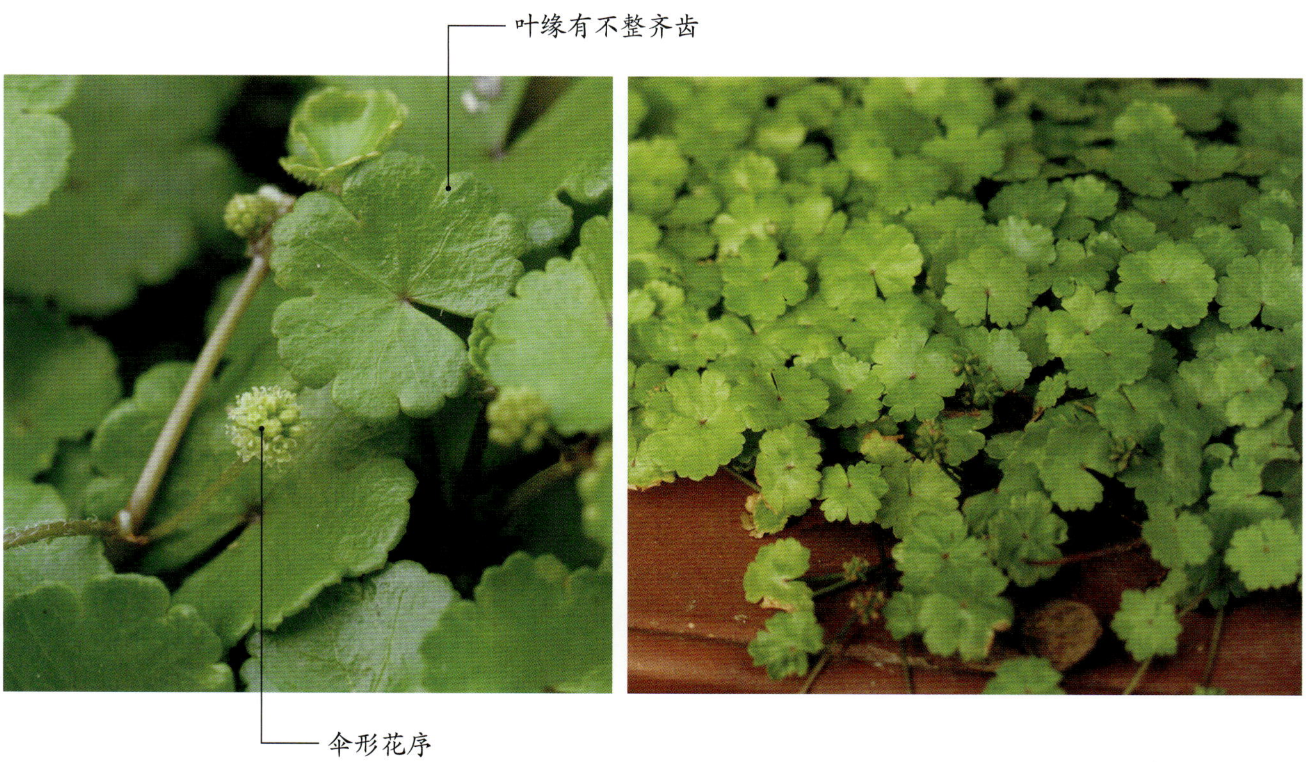

天胡荽

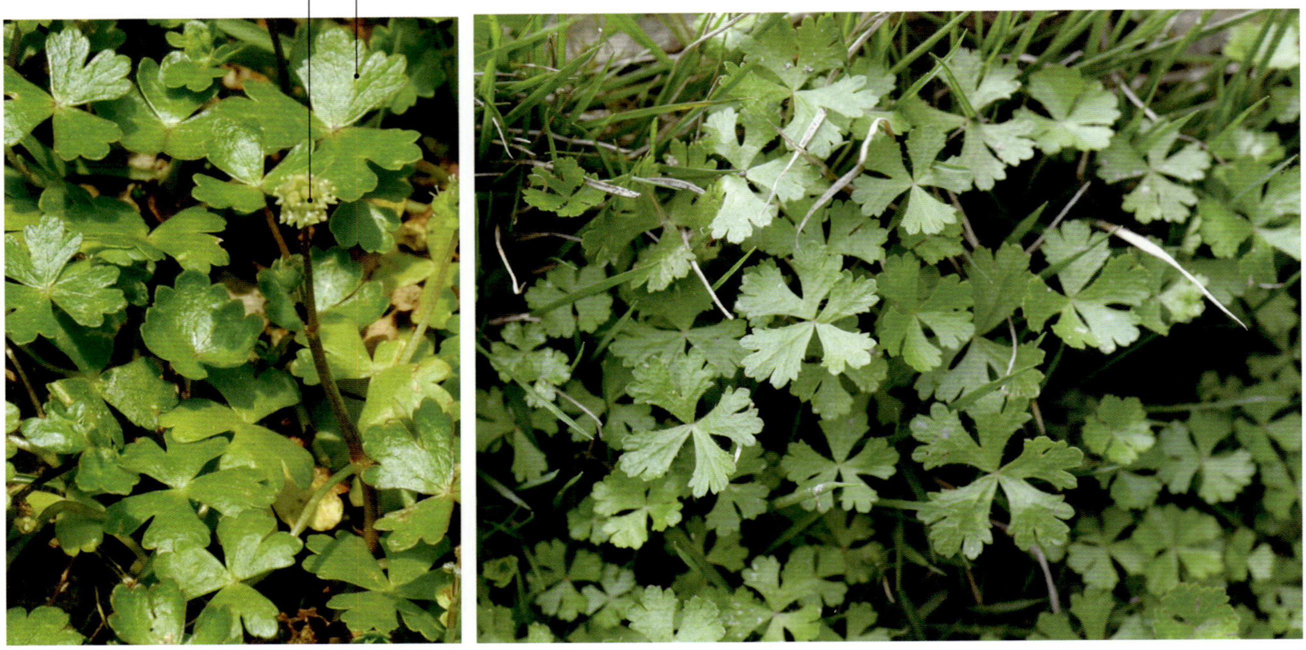

破铜钱

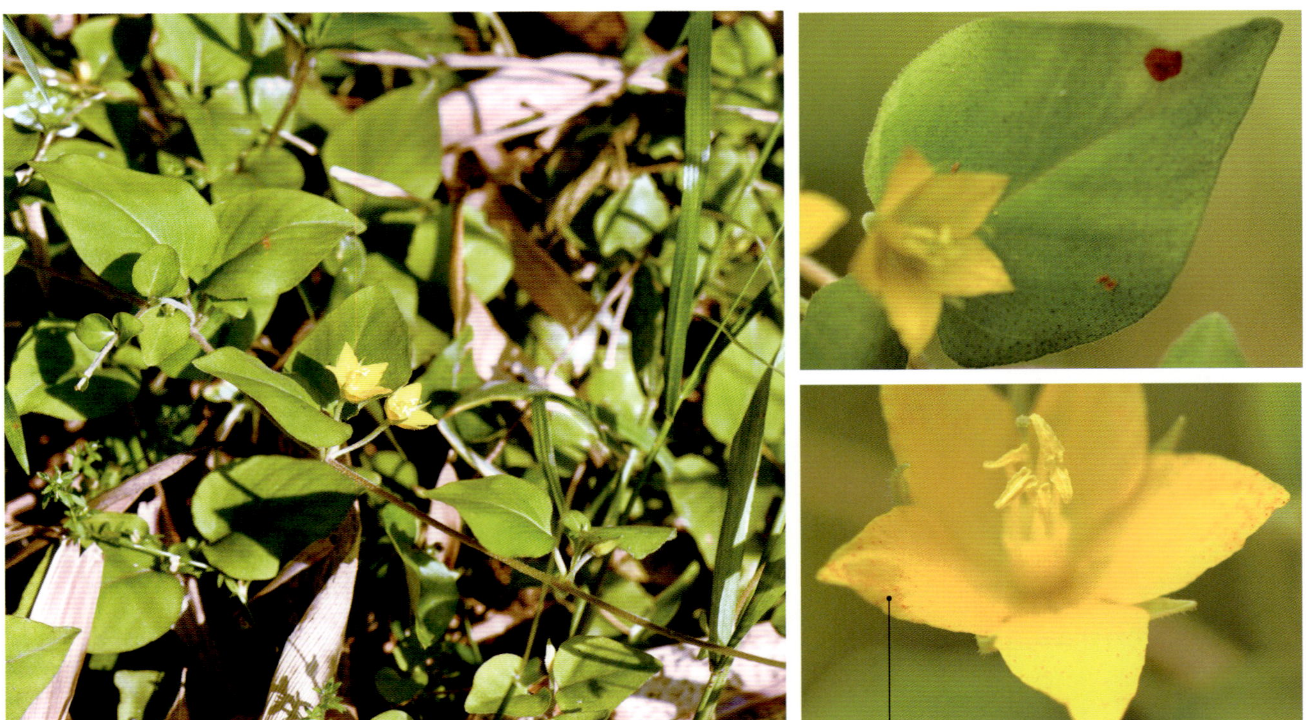

点腺过路黄

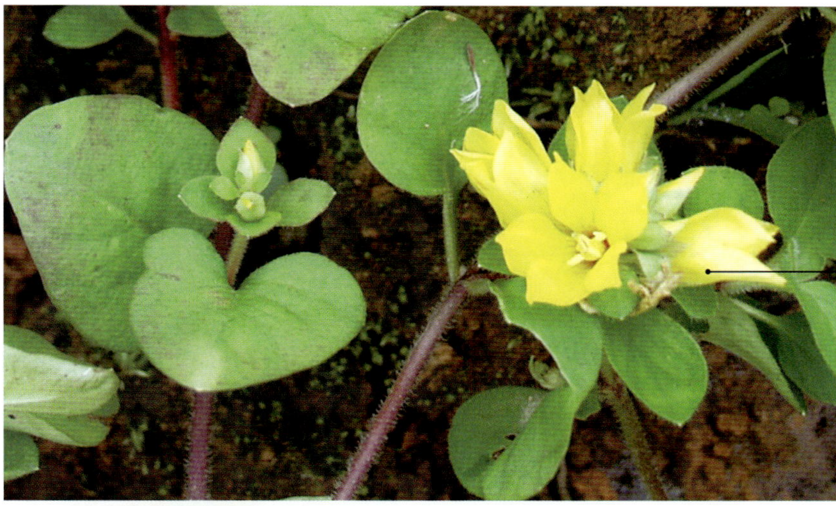

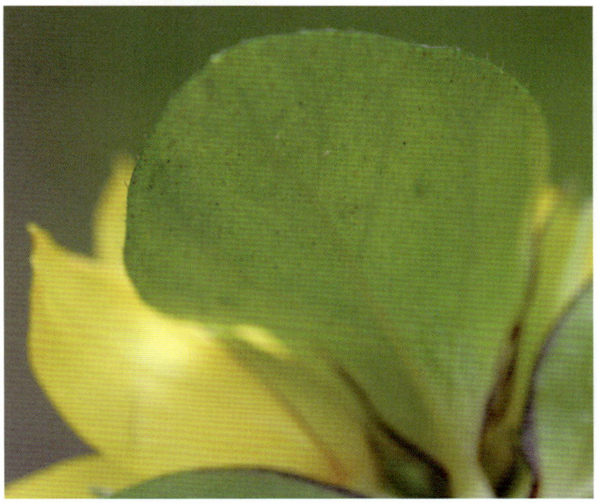

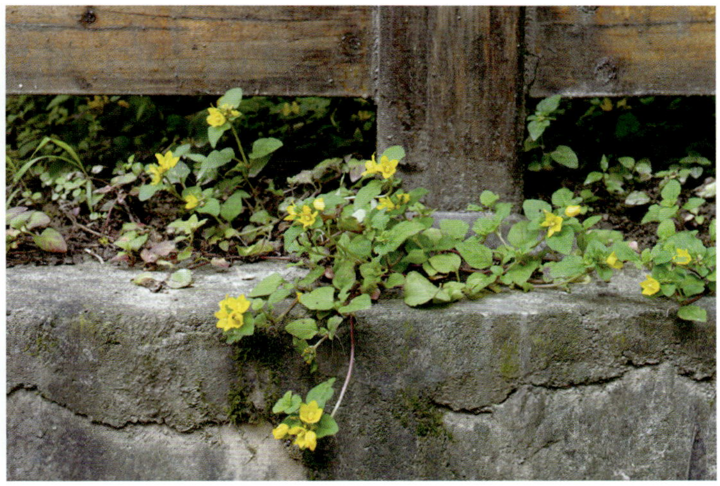

临时救

检索表

1. 花冠蝶形；荚果 .... 广金钱草
1. 花冠辐射对称或唇形；非荚果 2
2. 花冠唇形；茎四棱形 .... 活血丹
2. 花冠辐射对称或唇形；茎非四棱形 3
3. 伞形花序 4
3. 花成对腋生或 2~4 朵集生于茎端 5
4. 叶缘有不整齐齿 .... 天胡荽
4. 叶 3~5 深裂几达基部 .... 破铜钱
5. 花梗极短，花通常 2~4 朵集生于茎端 .... 临时救
5. 花单生于茎中部叶腋 6
6. 花冠散生暗红色或褐色腺点 .... 点腺过路黄
6. 花冠有明显的黑色腺条 .... 过路黄

金铁锁

Jintiesuo

PSAMMOSILENES RADIX

本品为石竹科植物金铁锁 *Psammosilene tunicoides* W. C. Wu et C. Y. Wu 的干燥根。

基原植物

■ 金铁锁 *Psammosilene tunicoides* W. C. Wu et C. Y. Wu

生于海拔 900~3800m 金沙江及雅鲁藏布江沿岸的砾石山坡、石灰质岩缝中或林下。分布于四川、云南、贵州、西藏。

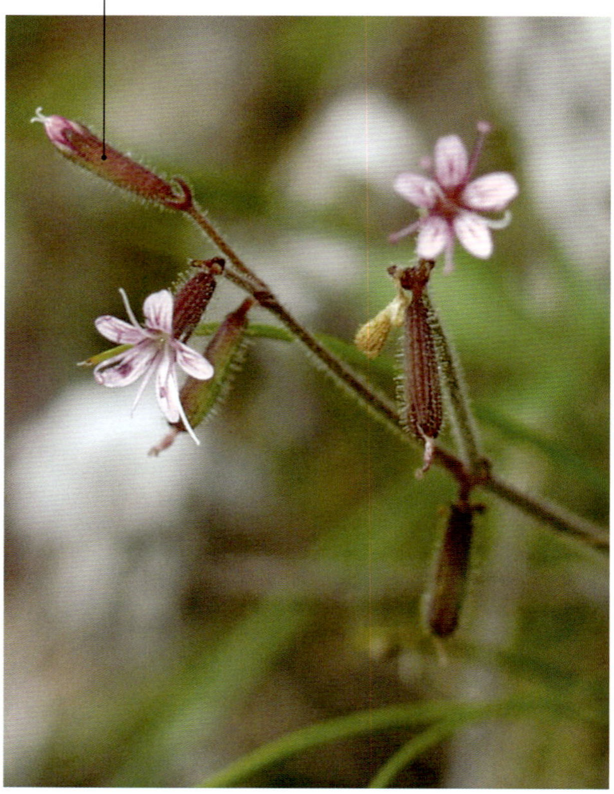

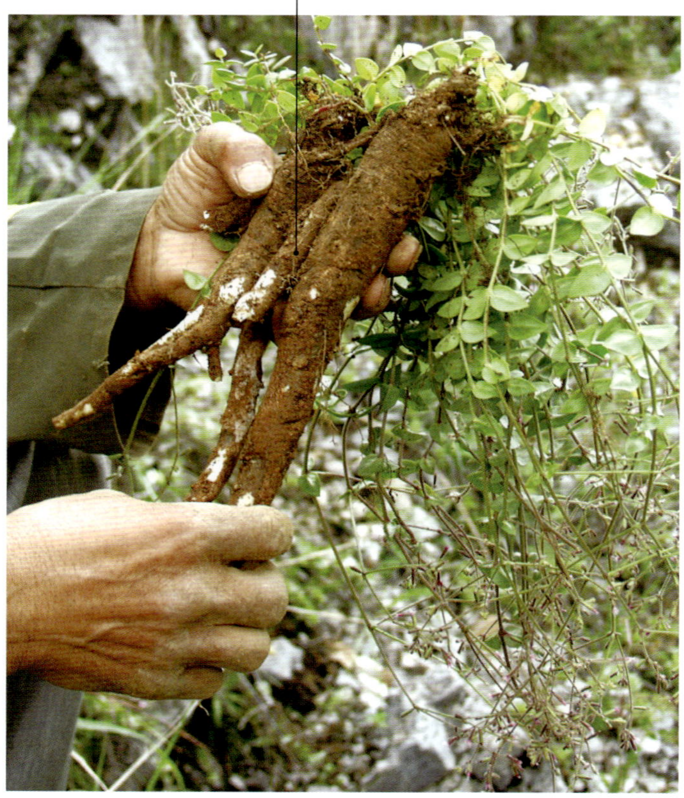

金铁锁

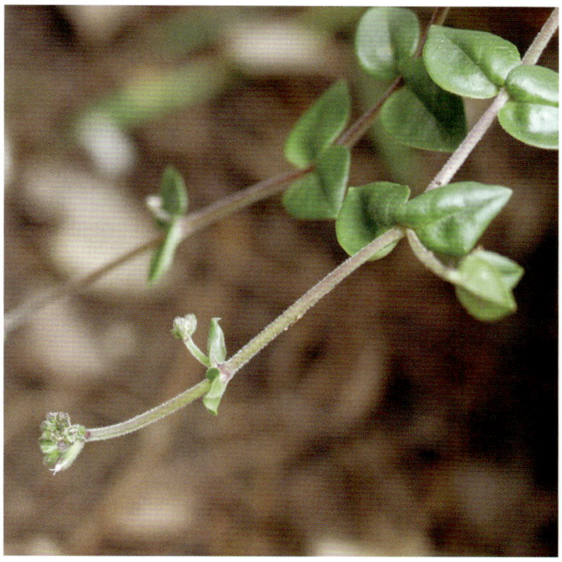

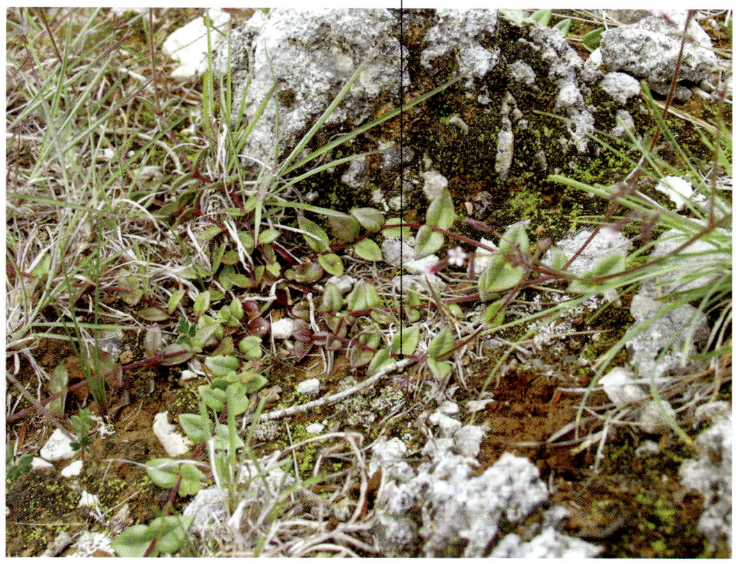

金铁锁（续）

金银花

Jinyinhua

LONICERAE JAPONICAE FLOS

本品为忍冬科植物忍冬 *Lonicera japonica* Thunb. 的干燥花蕾或带初开的花。

基原植物

■ 忍冬　*Lonicera japonica* Thunb.　别名：二花、金银花

生于山坡灌丛、疏林、乱石堆、田埂、路旁。分布于吉林、辽宁、河北、山西、陕西、甘肃、河南、湖北、湖南、江西、山东、江苏、安徽、浙江、福建、台湾、广东、广西、贵州、四川、云南。

苞片叶状，边缘具纤毛

成熟浆果，球形，黑色

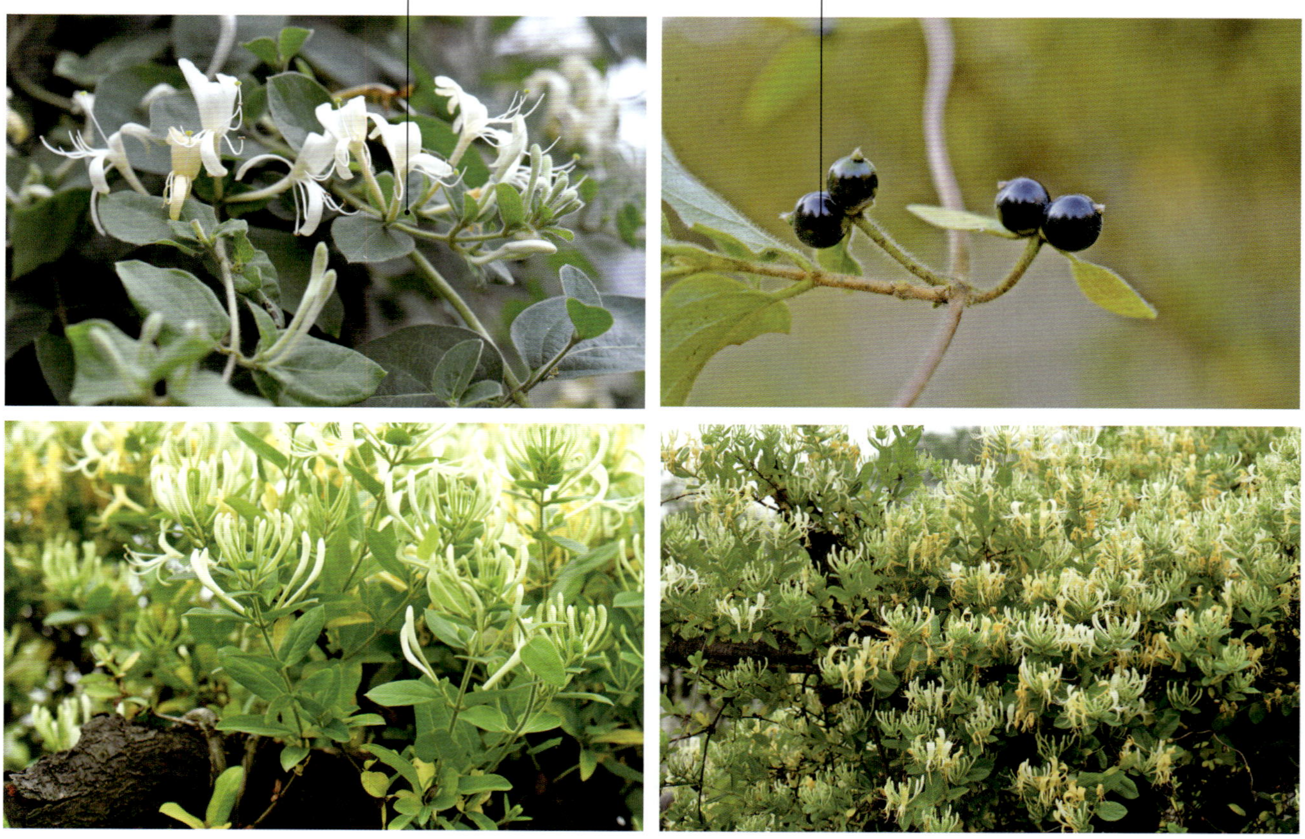

忍冬

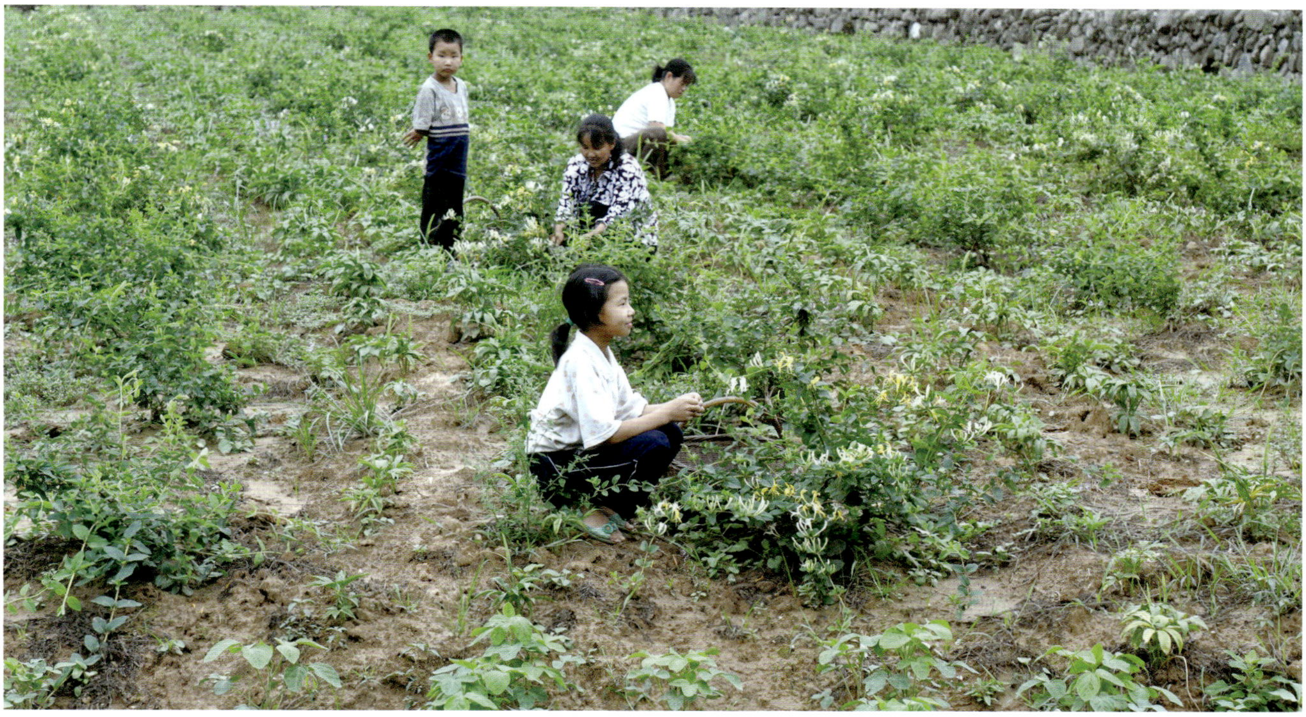

忍冬（续）

对比鉴别

《中国药典》2005年版首次分列药材山银花和金银花，之前历版《中国药典》仅记载药材金银花，且列出忍冬、红腺忍冬 *Lonicera hypoglauca* Miq.、华南忍冬 *Lonicera confusa* DC.、灰毡毛忍冬 *Lonicera macranthoides* Hand.-Mazz.、黄褐毛忍冬 *Lonicera fulvotomentosa* Hsu et S. C. Cheng 为其基原植物。对于药材金银花和山银花，民间普遍认为金银花药效较好，市场价格高，山银花常混充金银花售卖。山银花和金银花的产区，还分布其他同属、且具有大型花冠（花冠长4cm以上）的植物，如红白忍冬 *Lonicera japonica* var. *chinensis* (Wats.) Bak.、细毡毛忍冬 *Lonicera similis* Hemsl.、大花忍冬 *Lonicera macrantha* (D. Don) Spreng.、水忍冬（毛花柱忍冬）*Lonicera dasystyla* Rehd.、皱叶忍冬 *Lonicera reticulata* Champion ex Bentham、盘叶忍冬 *Lonicera tragophylla* Hemsl. 等，应注意鉴别。

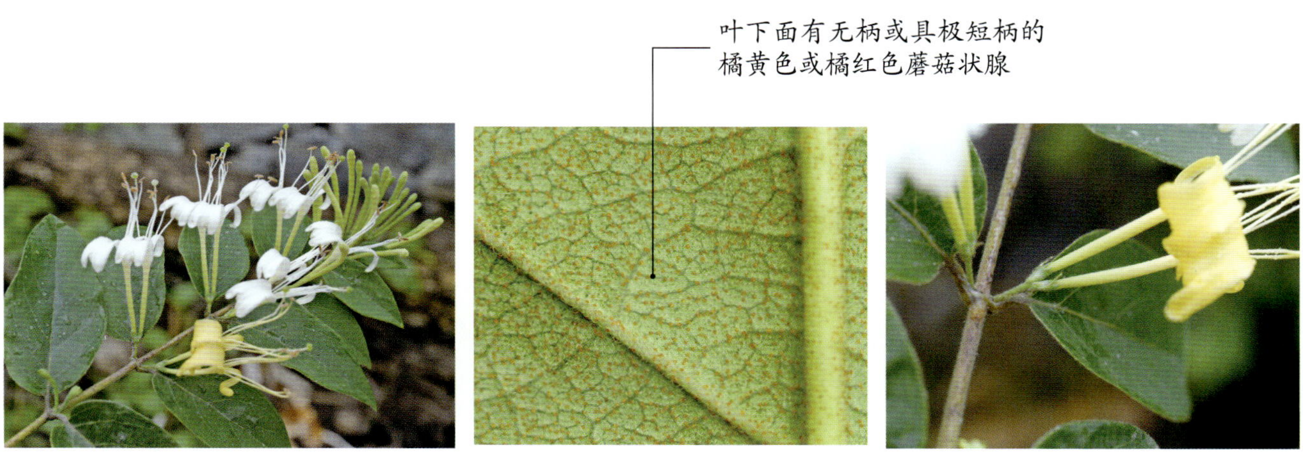
叶下面有无柄或具极短柄的
橘黄色或橘红色蘑菇状腺

红腺忍冬

筒密被短柔毛

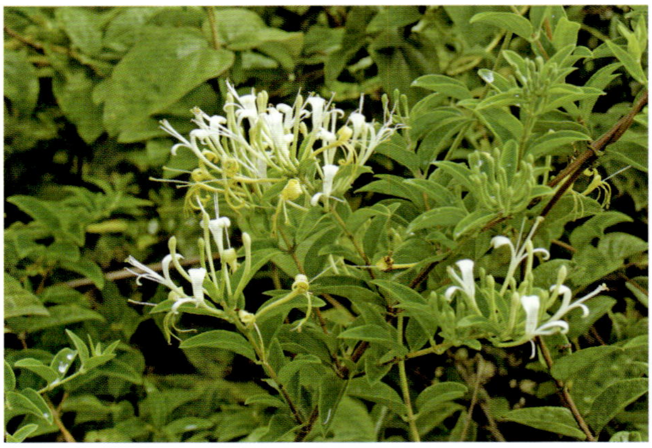

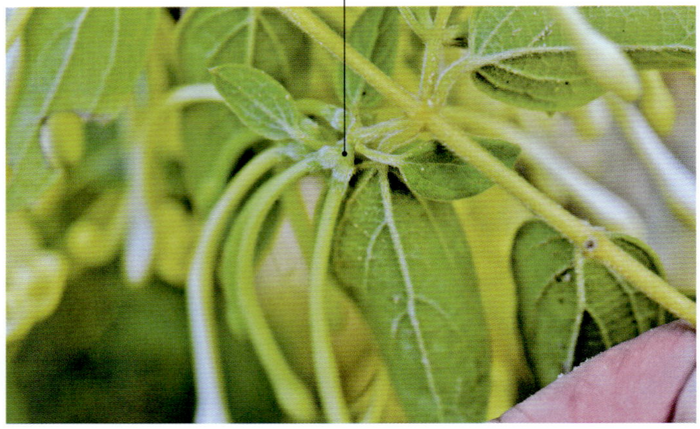

华南忍冬

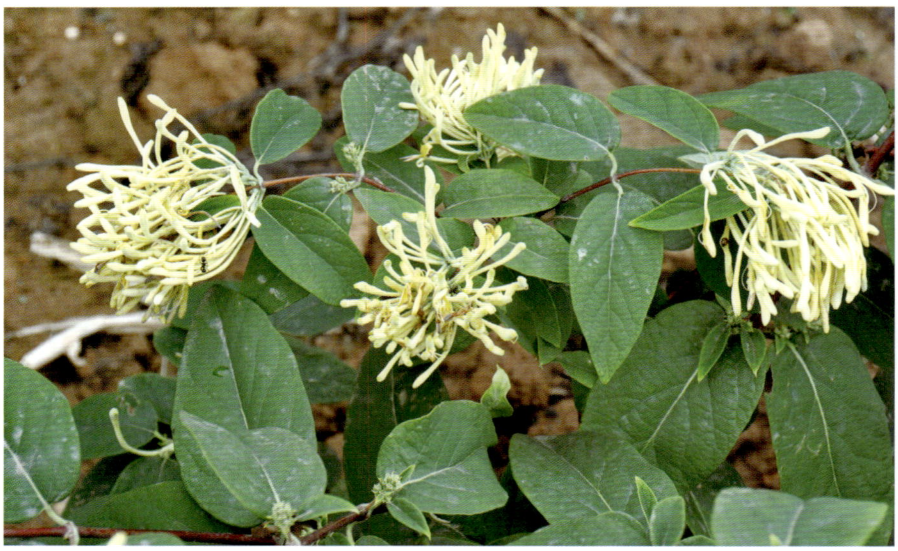

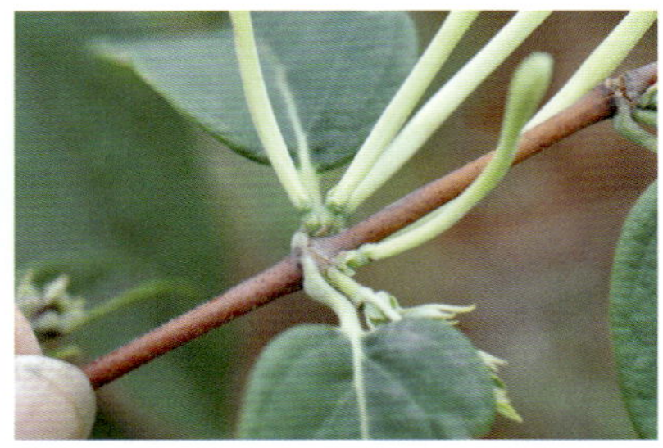

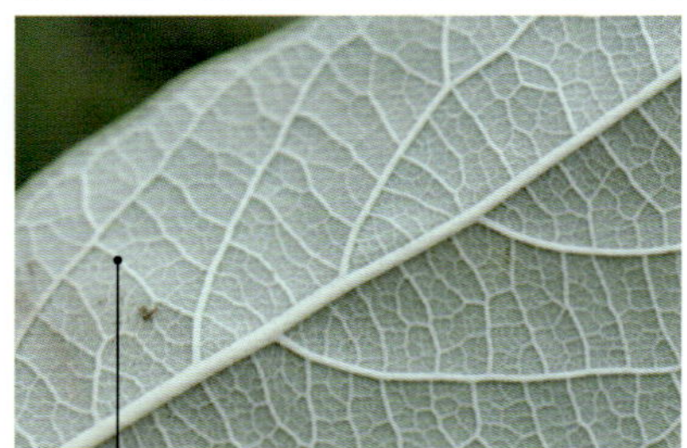

叶下面毛被通常呈灰白色，因网脉明显隆起而呈蜂窝状

灰毡毛忍冬

幼枝密被开展的黄褐色毡毛状弯糙毛，长不超过 2mm

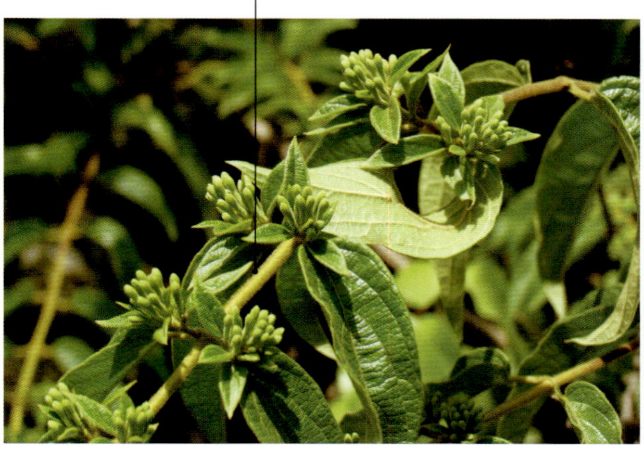

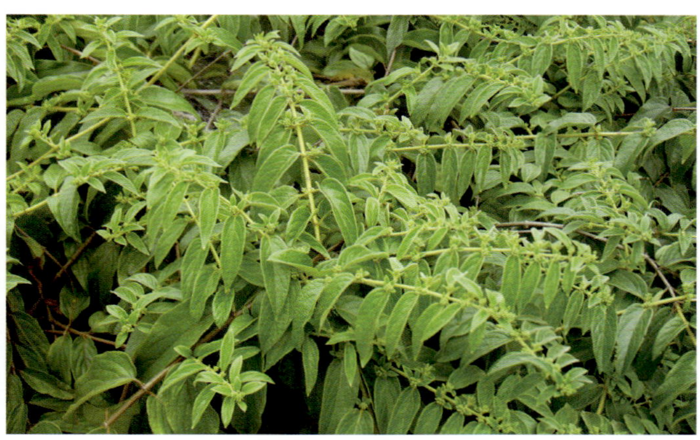

黄褐毛忍冬

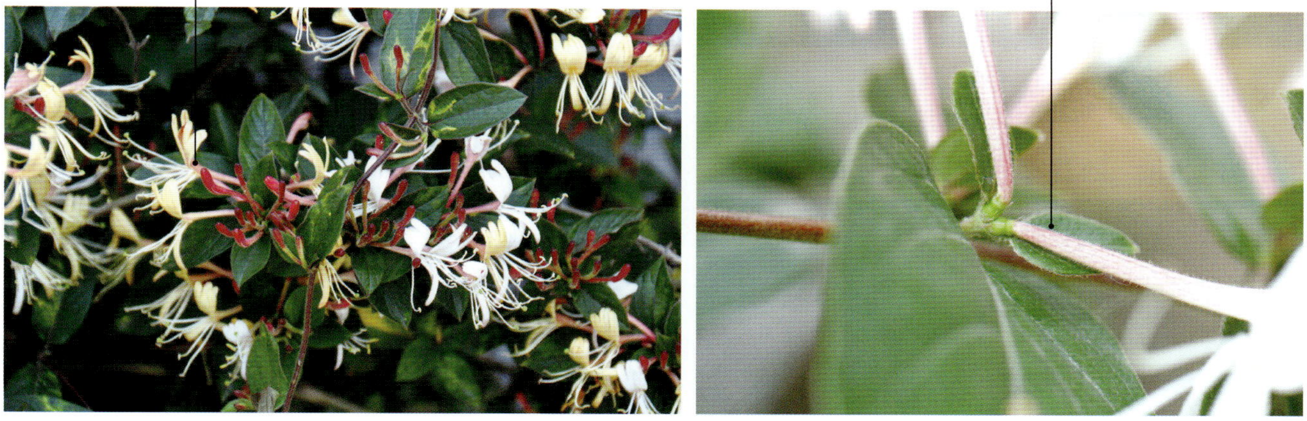
花冠外面紫红色，内面白色
苞片叶状，边缘具纤毛

红白忍冬

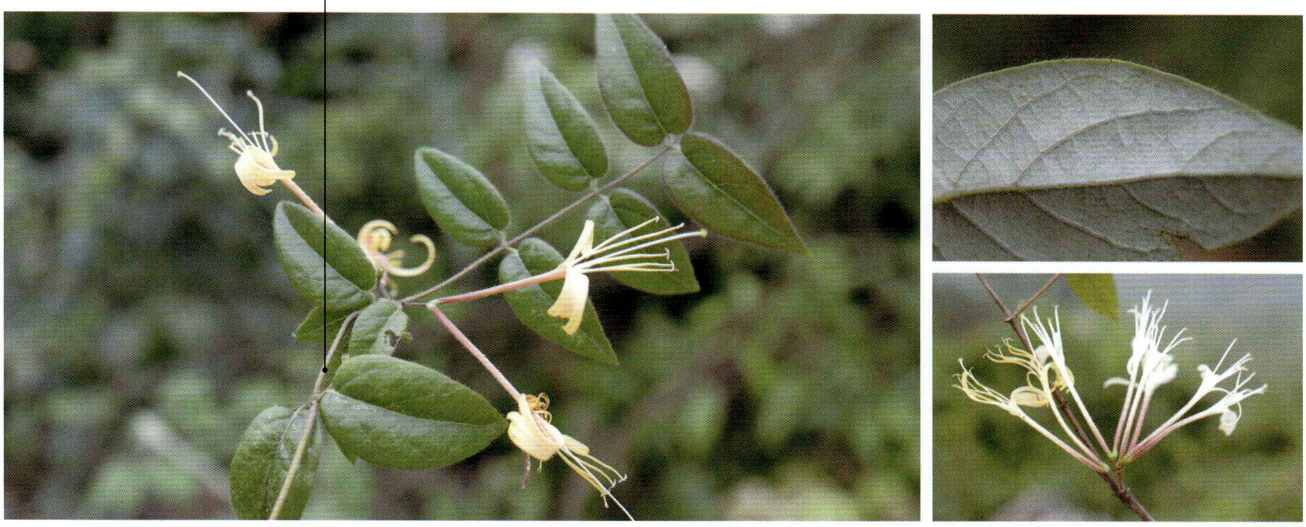
幼枝除密被短柔毛外，还有开展的淡黄褐色长糙毛，毛长超过 2mm

细毡毛忍冬

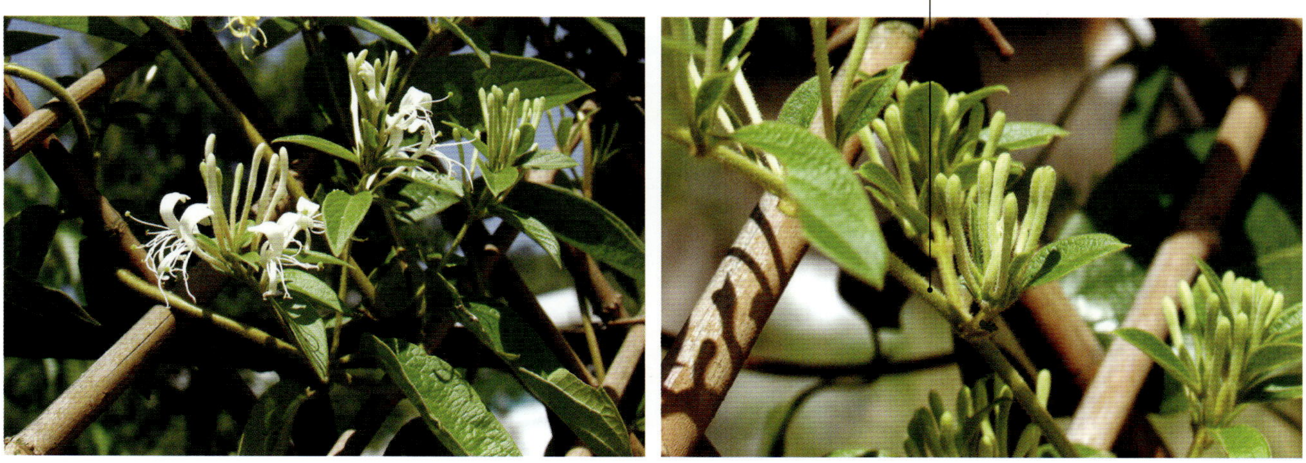
幼枝被开展的黄褐色长糙毛，毛长 2mm 以上

大花忍冬

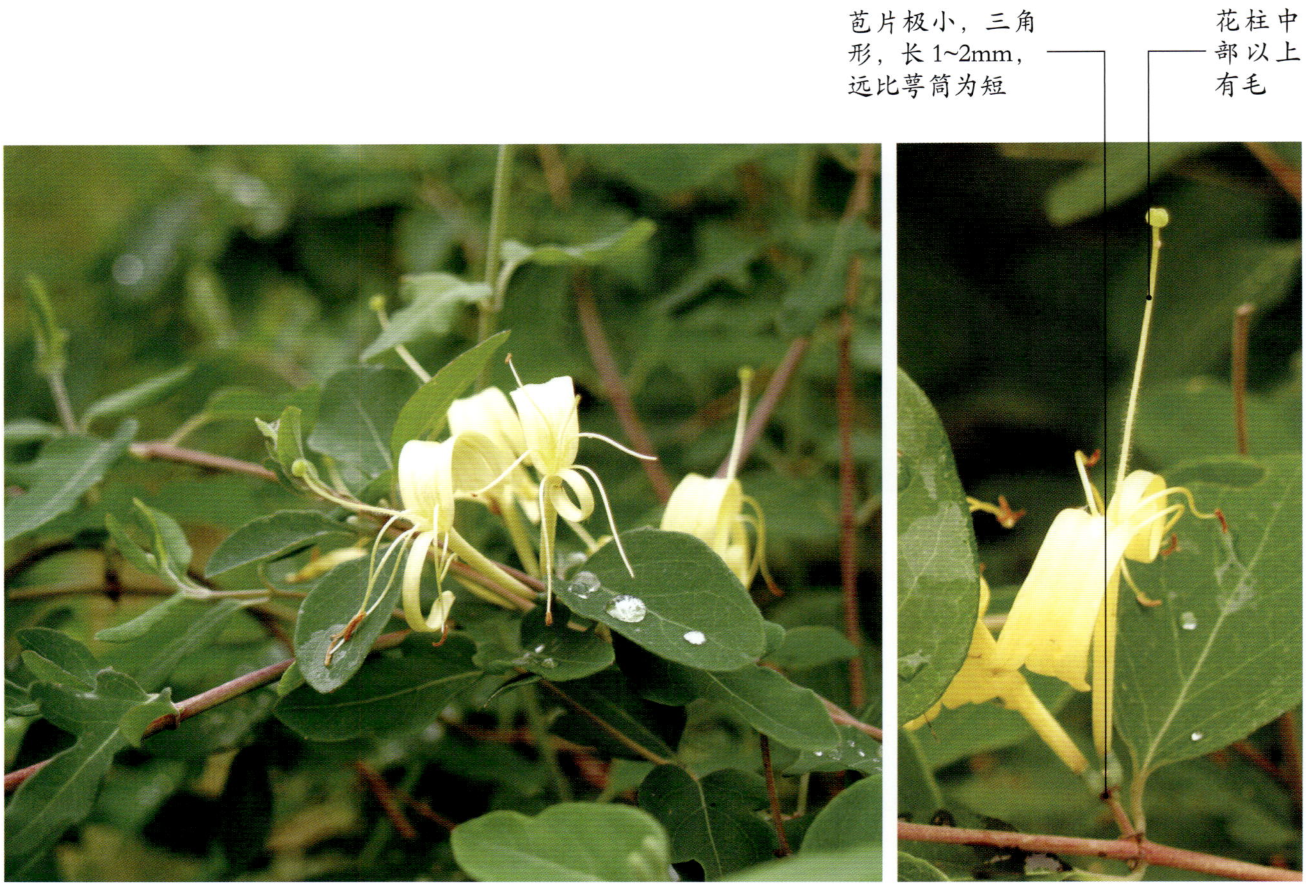

水忍冬

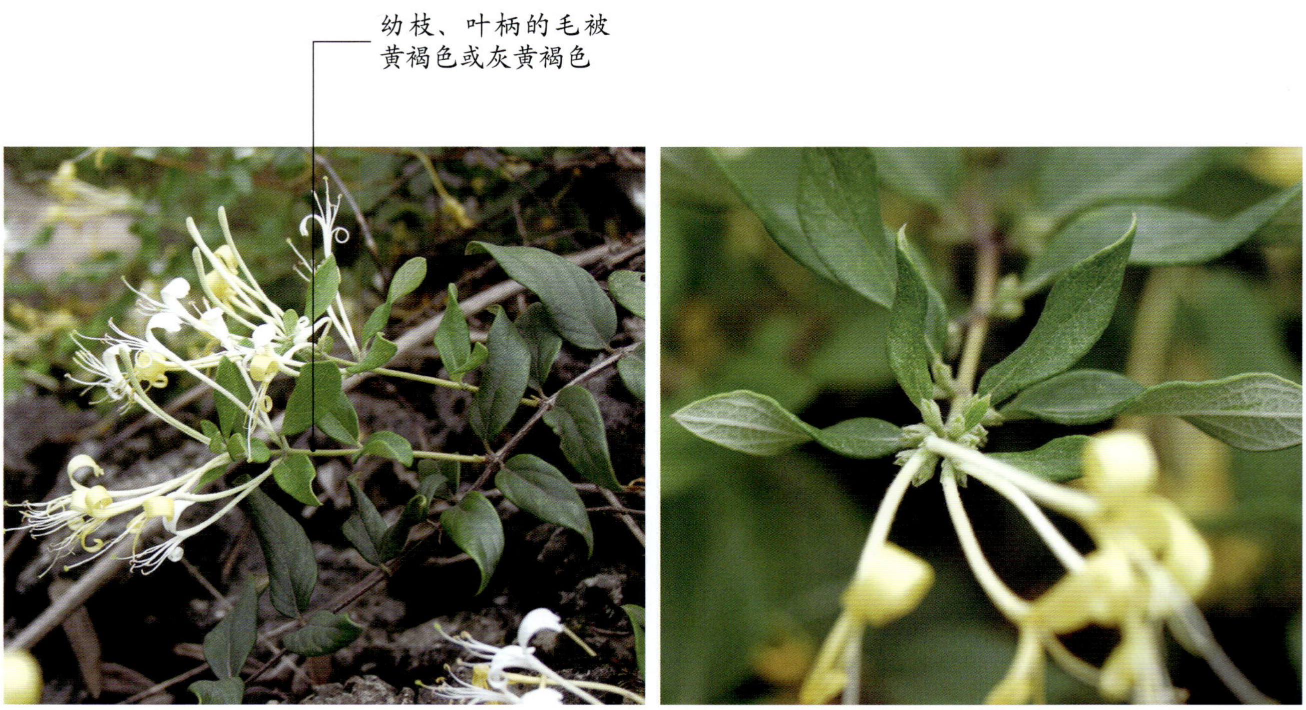

皱叶忍冬

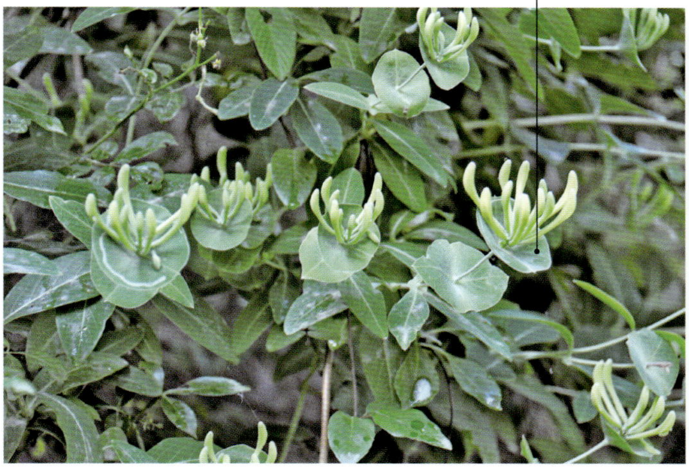

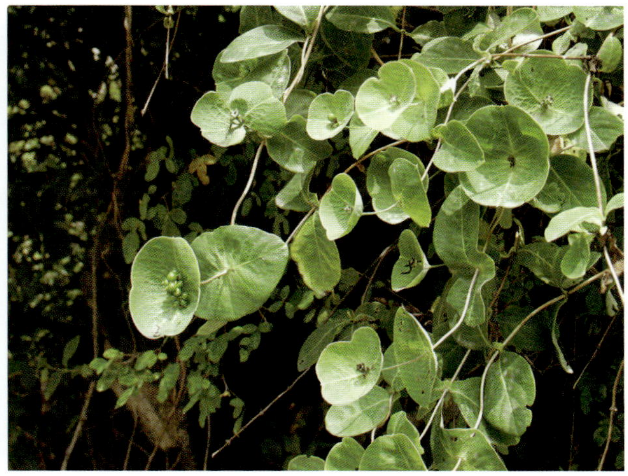

盘叶忍冬

检索表

1. 花序下的 1~2 对叶基部相连成盘状，很少分离 .... 盘叶忍冬
1. 花序下的 1~2 对叶基部均不相连成盘状 2
2. 至少幼叶下面被毡毛，毛之间无空隙 3
2. 叶下面无毛或被疏或密的糙毛、短柔毛或短糙毛，但不密集成毡毛，毛之间有空隙 5
3. 幼枝除密被短柔毛外，还有开展的淡黄褐色长糙毛，毛长超过 2mm，或幼枝近无毛 .... 细毡毛忍冬
3. 幼枝密被绒状、薄绒状短柔毛或短糙伏毛而无开展的长糙毛，毛长不超过 2mm 4
4. 幼枝、叶柄和花序的毛被黄褐色或灰黄褐色；叶上面网脉凹陷而呈明显的皱纹状，叶下面网脉不隆起，故不呈蜂窝状 .... 皱叶忍冬
4. 植物体的毛被通常呈灰白色；叶上面网脉不凹陷，叶下面因网脉明显隆起而呈蜂窝状 .... 灰毡毛忍冬
5. 萼筒密被短柔毛 .... 华南忍冬
5. 萼筒无毛 6
6. 苞片大，叶状，卵形，长达 3cm 7
6. 苞片小，非叶状 8
7. 幼枝暗红褐色；花冠白色，后变黄白色 .... 忍冬
7. 幼枝紫黑色；花冠外面紫红色，内面白色 .... 红白忍冬
8. 苞片极小，三角形，长 1~2mm，远比萼筒短 .... 水忍冬
8. 苞片略短于萼筒或超过萼筒 9
9. 叶下面有无柄或具极短柄的橘黄色或橘红色蘑菇状腺 .... 红腺忍冬
9. 叶下面无腺或具有柄的腺毛但非蘑菇状腺 10
10. 幼枝和叶下面密被开展的黄褐色毡毛状弯糙毛，毛长不超过 2mm .... 黄褐毛忍冬
10. 幼枝除密被短柔毛外，还有开展的黄褐色长糙毛，毛长 2mm 以上 .... 大花忍冬

金樱子

Jinyingzi

ROSAE LAEVIGATAE FRUCTUS

本品为蔷薇科植物金樱子 *Rosa laevigata* Michx. 的干燥成熟果实。

基原植物

■ **金樱子** *Rosa laevigata* Michx. 别名：糖罐子、刺梨

生于海拔 200~1600m 的向阳多石山坡灌木丛中或山谷两旁。分布于华东、华中、华南、西南及陕西等地。

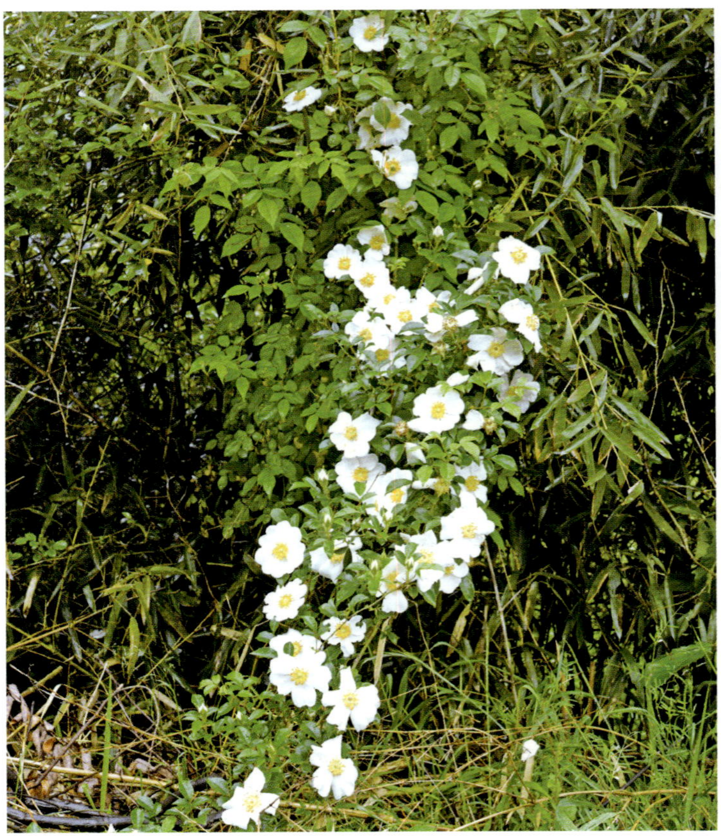

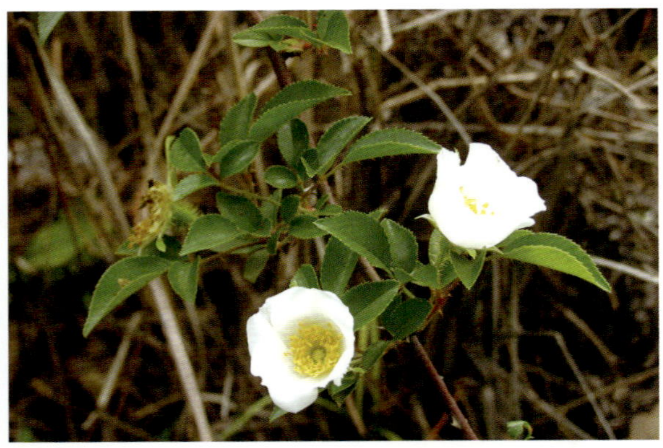

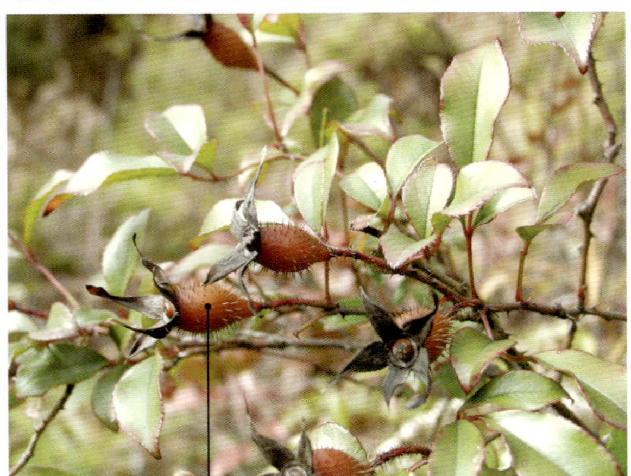

果梨形或倒卵形，熟时黄红色，外被直刺

金樱子

肿节风 Zhongjiefeng SARCANDRAE HERBA

本品为金粟兰科植物草珊瑚 *Sarcandra glabra* (Thunb.) Nakai 的干燥全草。

基原植物

■ **草珊瑚** *Sarcandra glabra* (Thunb.) Nakai 别名：接骨金粟兰、九节风

生于海拔2000m以下的山沟溪谷旁的林下阴湿处。分布于河南、湖北、湖南、江西、安徽、浙江、福建、台湾、广东、广西、贵州、四川、云南等地。

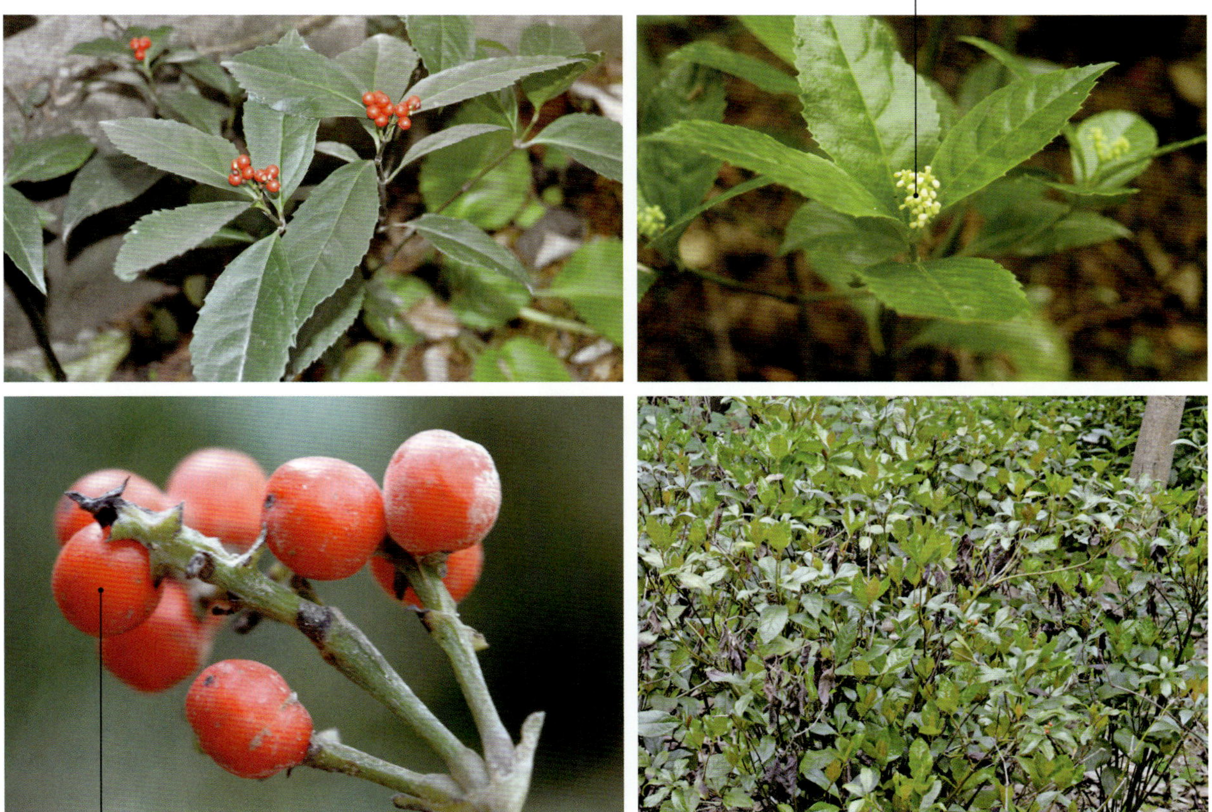
穗状花序顶生，花黄绿色
核果球形或卵形，成熟时亮红色或黄红色

草珊瑚

鱼腥草

Yuxingcao

HOUTTUYNIAE HERBA

本品为三白草科植物蕺菜 *Houttuynia cordata* Thunb. 的新鲜全草或干燥地上部分。

基原植物

■ 蕺菜 *Houttuynia cordata* Thunb. 别名：狗腥草

生于海拔 2500m 以下的沟边、塘边、田埂或林下湿地。分布于陕西、甘肃、河南、湖北、湖南、江西、安徽、浙江、福建、台湾、广东、广西、海南、云南、贵州、四川、西藏。

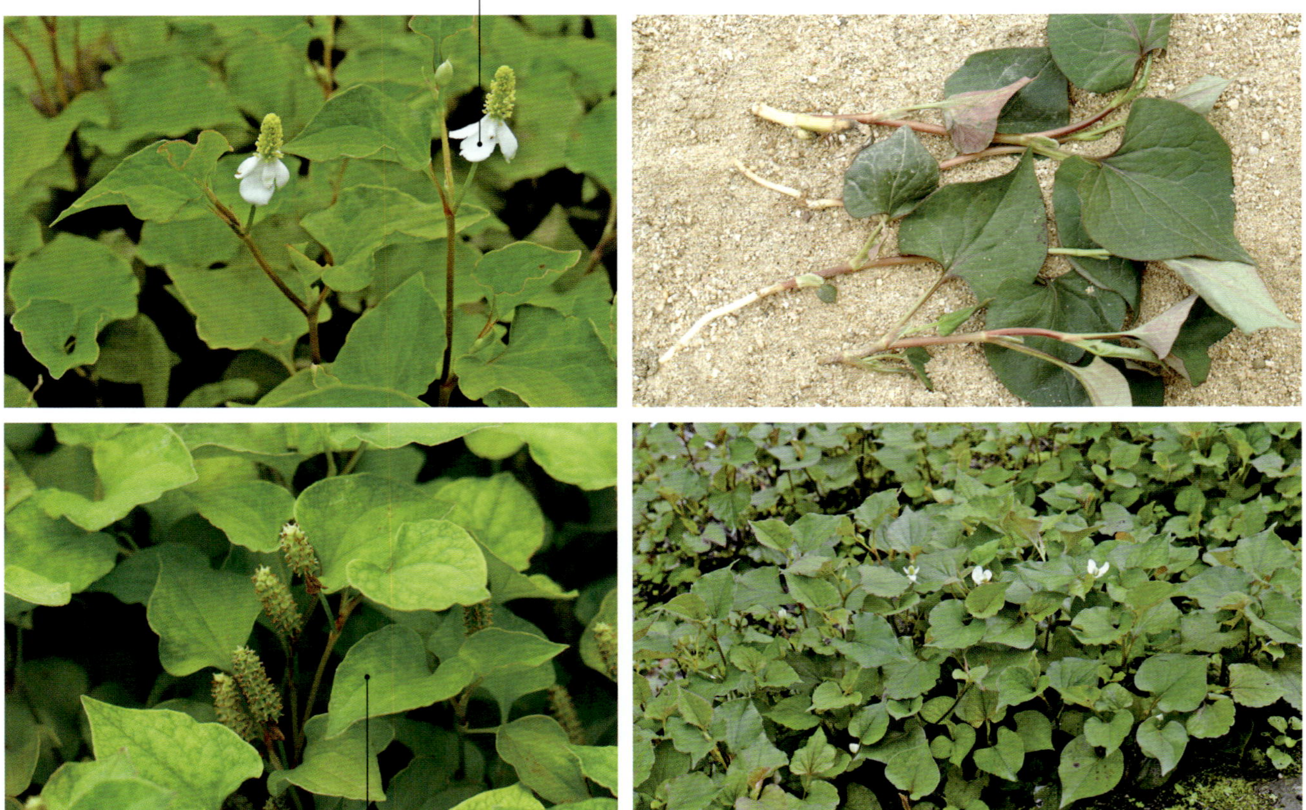
穗状花序基部有 4 片白色花瓣状苞片
叶心形或宽卵形

蕺菜

狗　脊 Gouji CIBOTII RHIZOMA

本品为蚌壳蕨科植物金毛狗脊 *Cibotium barometz* (L.) J. Sm. 的干燥根茎。

基原植物

■ 金毛狗脊 *Cibotium barometz* (L.) J. Sm. 别名：金毛狗、金毛狮子

生于海拔 200~600m 的山脚、沟边及林下酸性土中。分布于浙江、江西、福建、台湾、湖北、湖南、广东、广西、四川、贵州、云南等地。

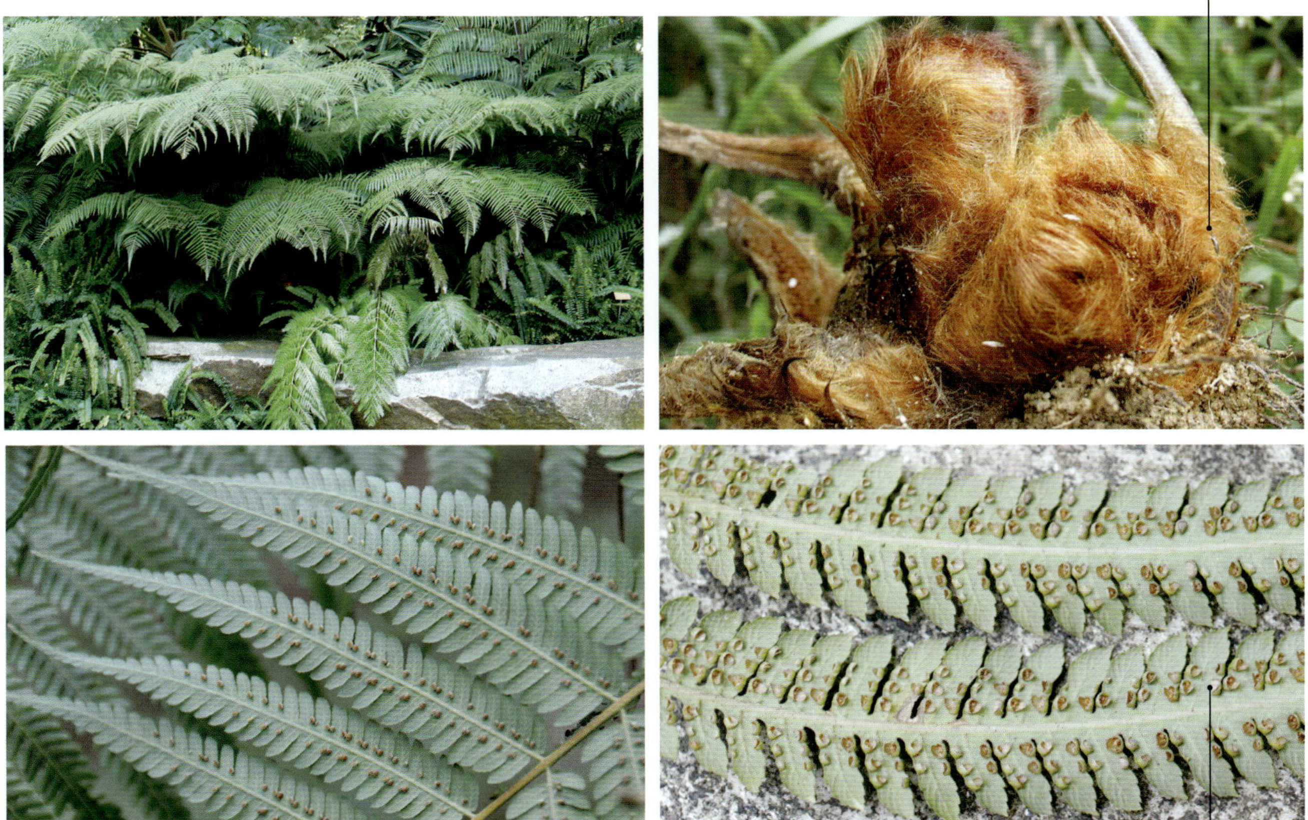
根茎顶端连同叶柄基部密生金黄色长柔毛
囊群盖 2 瓣，成熟时裂开如蚌壳

金毛狗脊

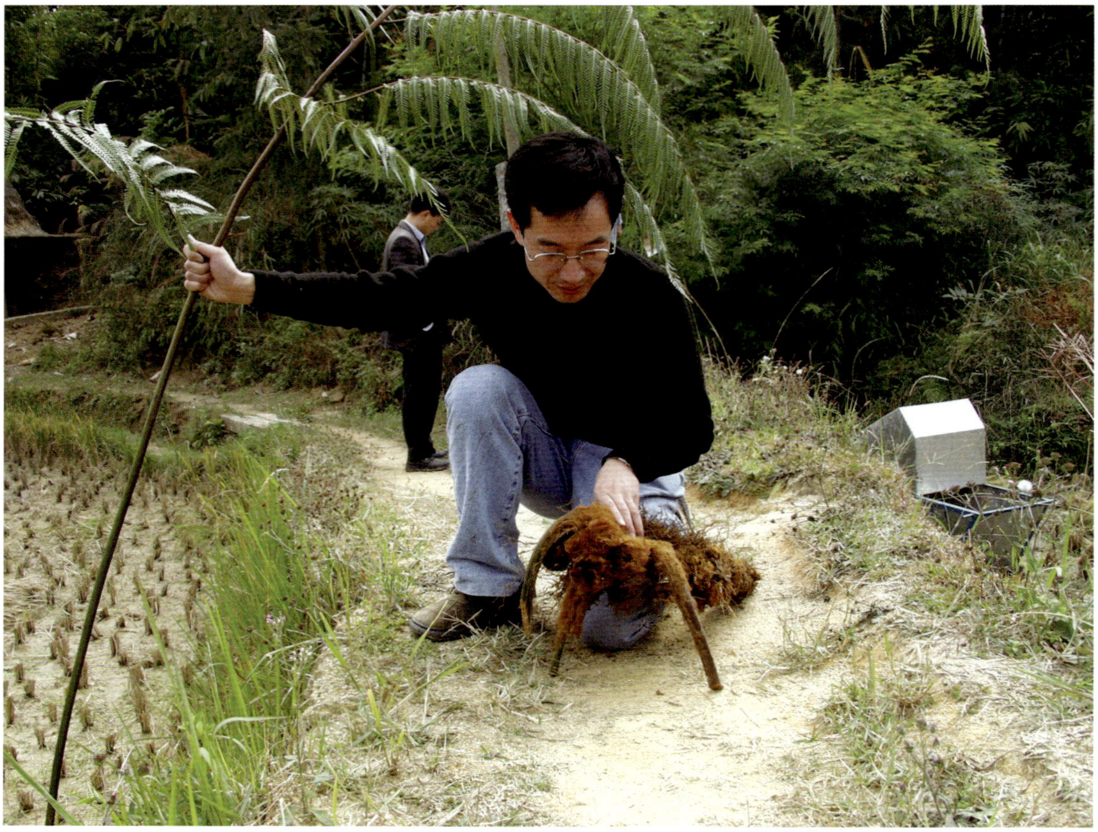

金毛狗脊（续）

对比鉴别

参见“绵马贯众”项。

检索表

参见“绵马贯众”项。

京大戟

Jingdaji
EUPHORBIAE PEKINENSIS RADIX

本品为大戟科植物大戟 *Euphorbia pekinensis* Rupr. 的干燥根。

基原植物

■ 大戟 *Euphorbia pekinensis* Rupr. 别名：龙虎草、九头猫儿眼

生于山坡、路旁、荒地、草丛、林缘及疏林下。除新疆及西藏外，分布几遍全国。

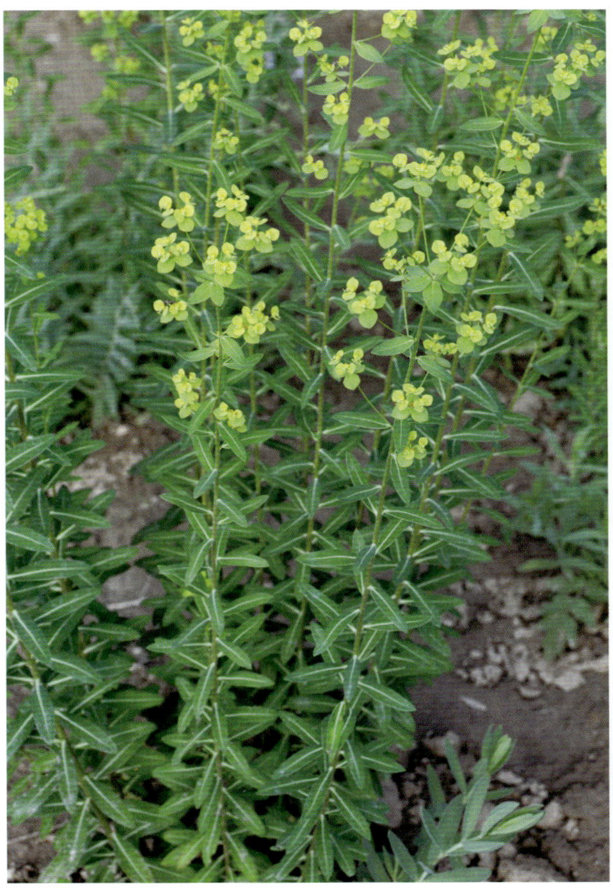

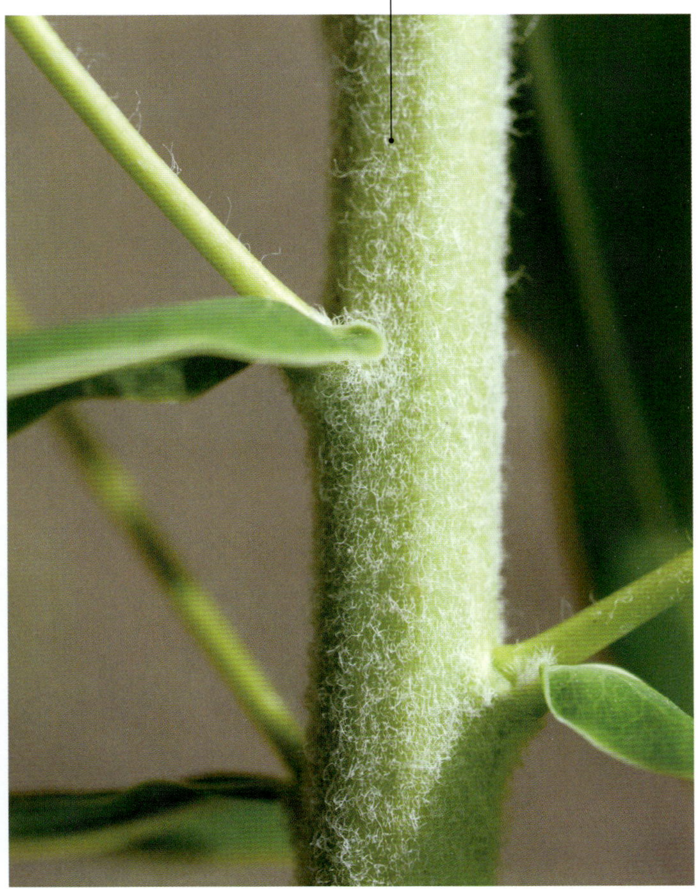

大戟

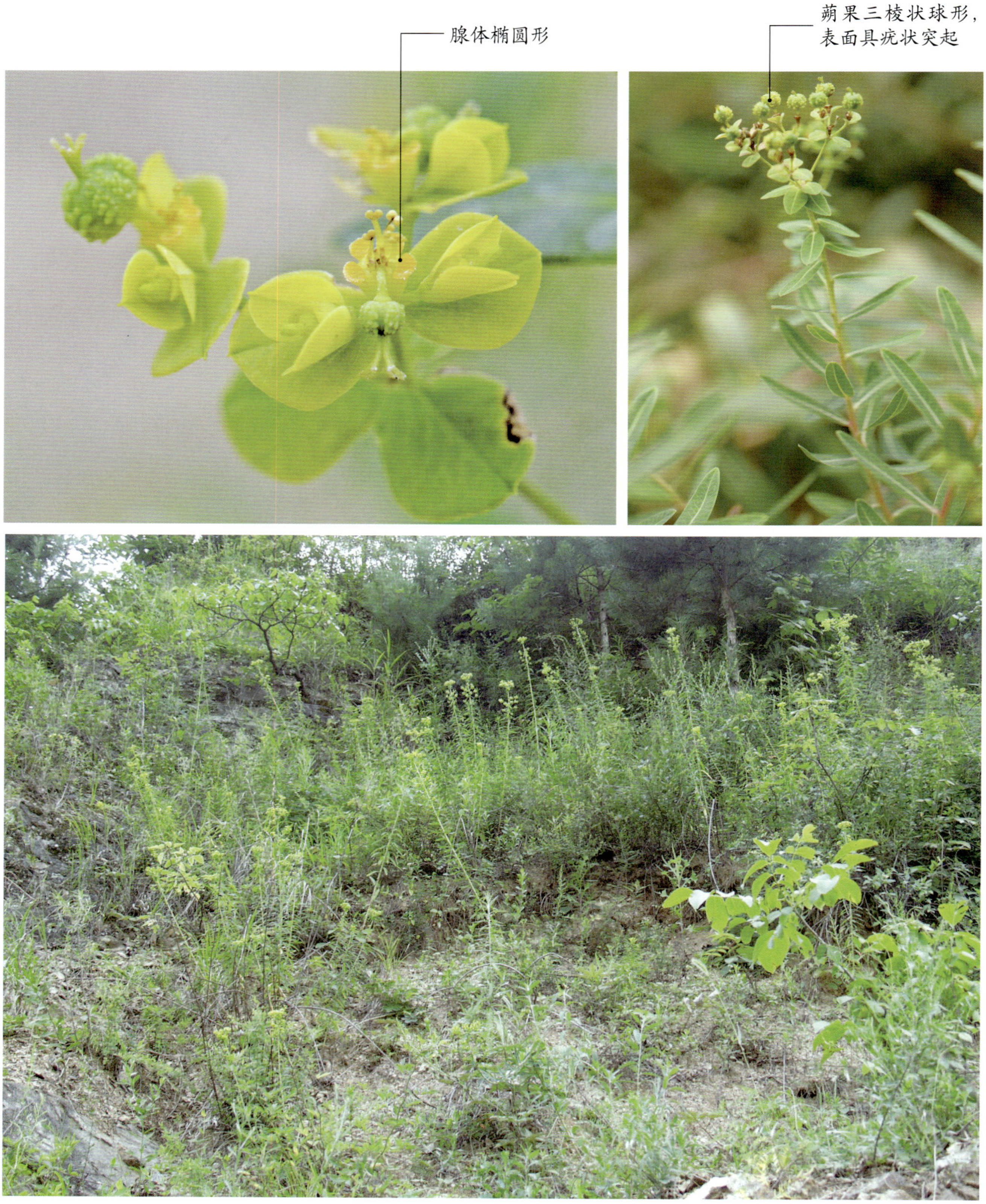

大戟（续）

闹羊花

Naoyanghua
RHODODENDRI MOLLIS FLOS

本品为杜鹃花科植物羊踯躅 *Rhododendron molle* G. Don 的干燥花。

基原植物

■ 羊踯躅 *Rhododendron molle* G. Don 别名：黄牯牛花、黄杜鹃

生于山坡丘陵地带的石缝、灌木丛中，也有栽培供观赏的。分布于河南、江苏、浙江、江西、福建、湖南、湖北、广东、广西、云南、四川、贵州等地。

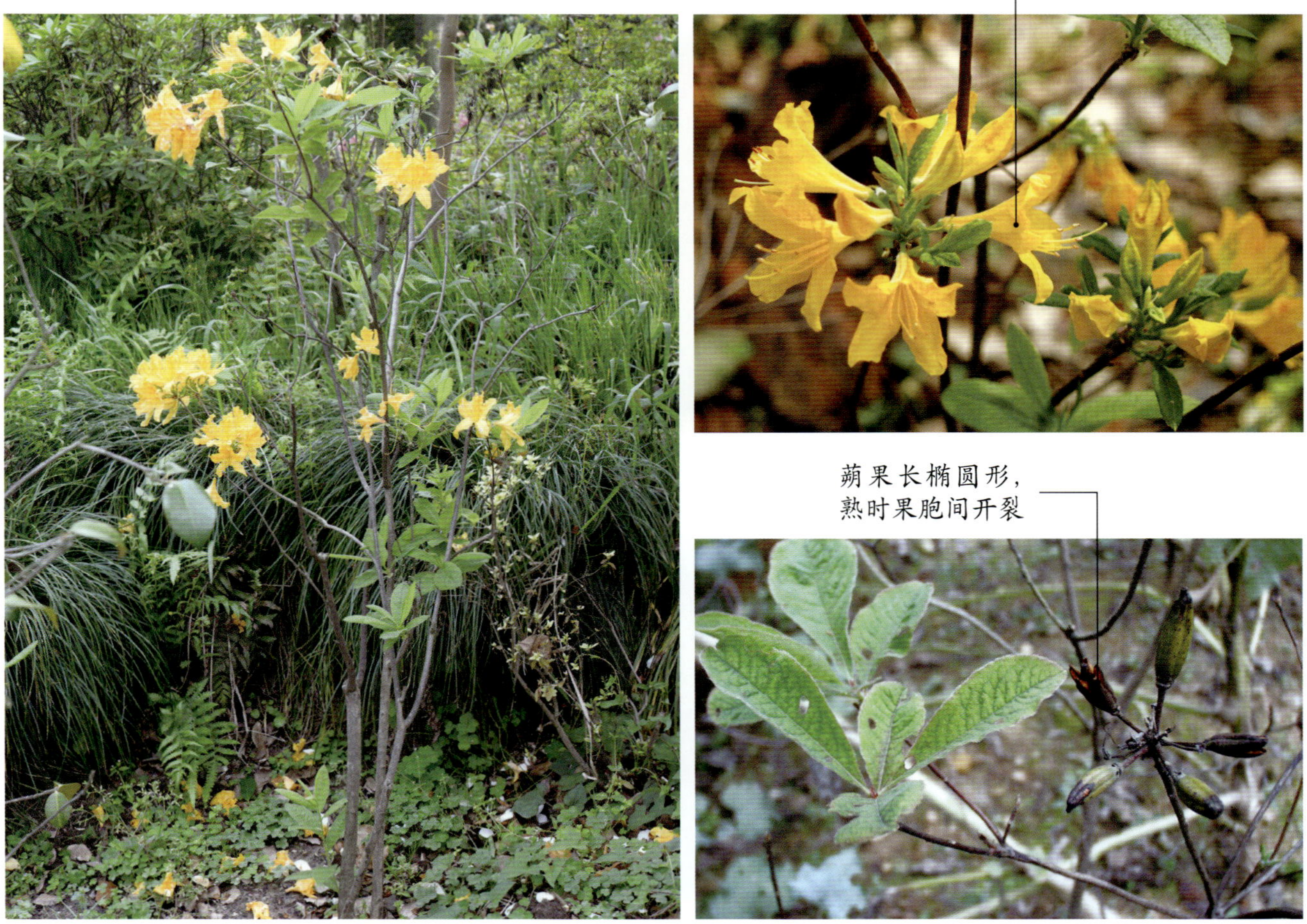

羊踯躅

卷　柏

Juanbai

SELAGINELLAE HERBA

本品为卷柏科植物卷柏 *Selaginella tamariscina* (Beauv.) Spring 或垫状卷柏 *Selaginella pulvinata* (Hook. et Grev.) Maxim. 的干燥全草。

基原植物

■ 卷柏　*Selaginella tamariscina* (Beauv.) Spring　别名：九死还魂草

生于山坡岩石缝中或石壁上。分布于全国各地。

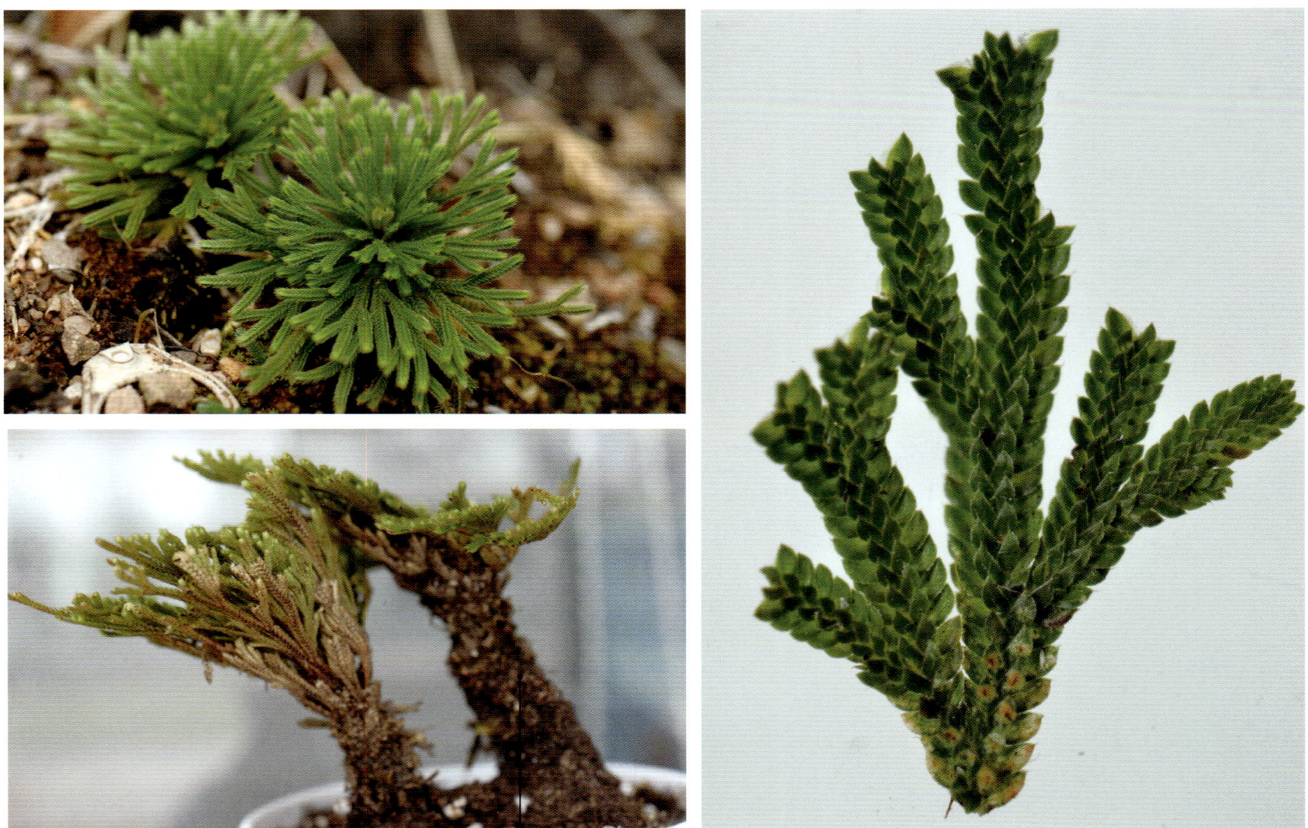

须根聚生成短干

卷柏

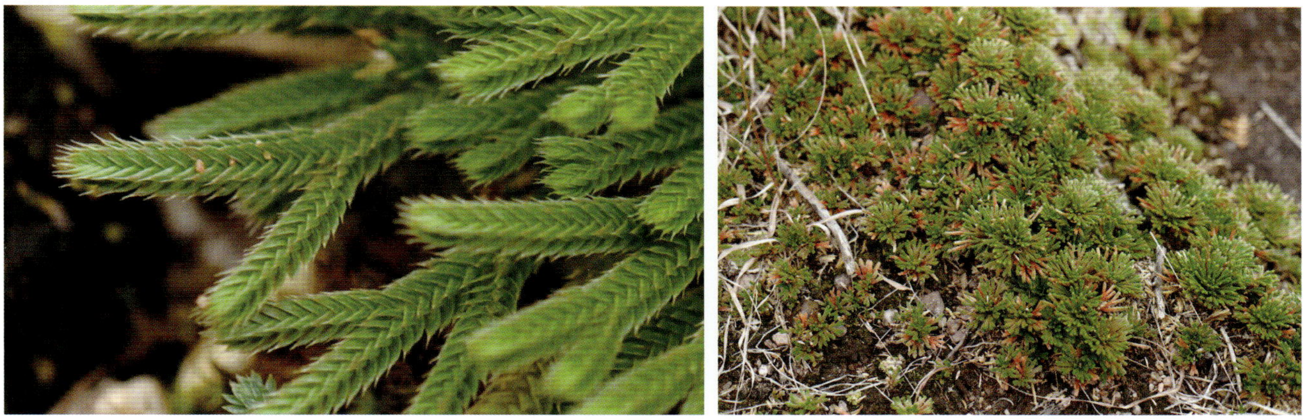

卷柏（续）

■ 垫状卷柏 *Selaginella pulvinata* (Hook. et Grev.) Maxim. 别名：回生草

与卷柏主要区别点：根散生，不聚生成干；中叶的叶缘向下反卷。

多生于向阳的干旱岩石缝中。全国大部分地区有分布。

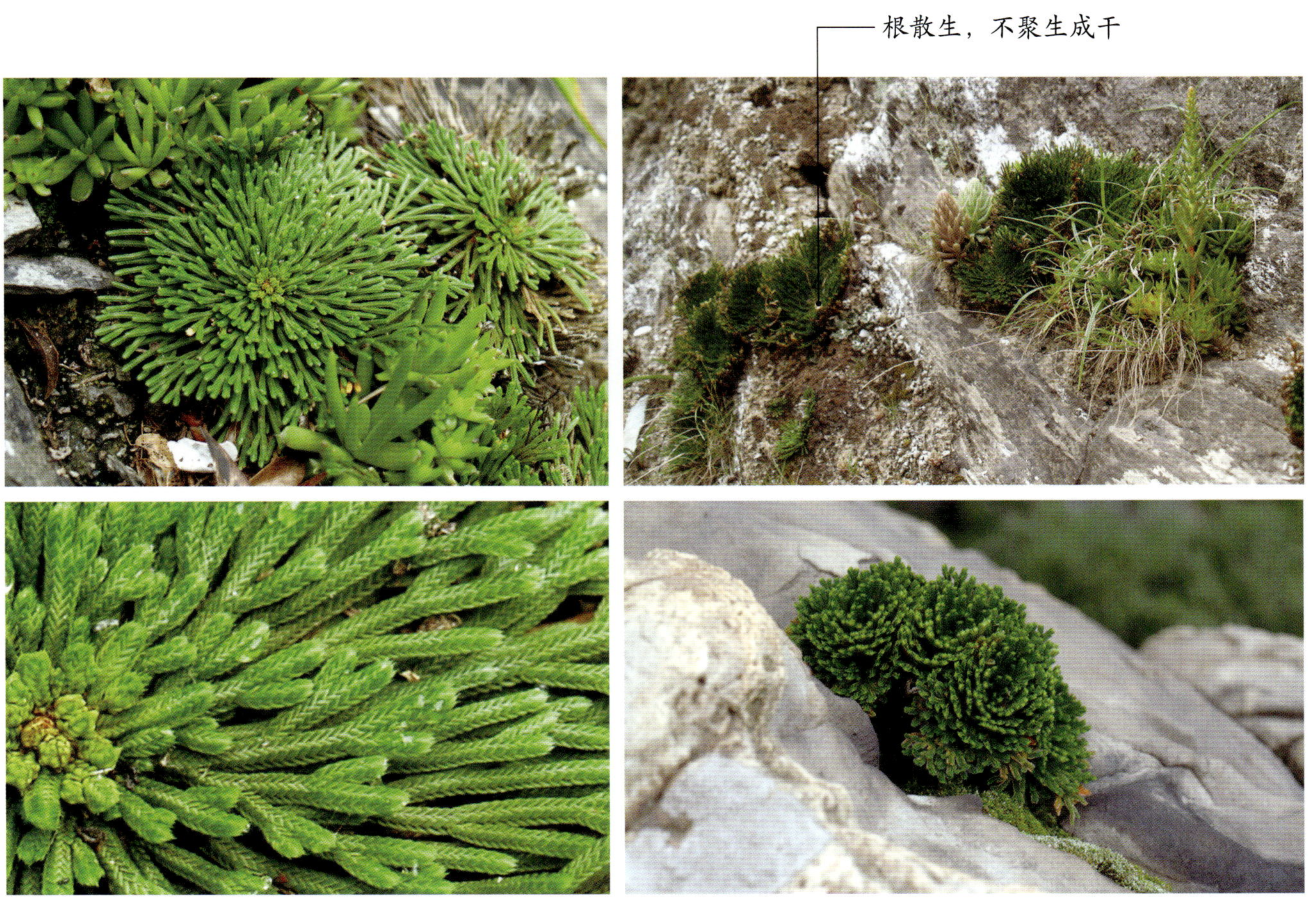

垫状卷柏

油松节

Yousongjie

PINI LIGNUM NODI

本品为松科植物油松 *Pinus tabulieformis* Carr. 或马尾松 *Pinus massoniana* Lamb. 的干燥瘤状节或分枝节。

基原植物

■ 油松 *Pinus tabulieformis* Carr. 别名：短叶松

生于海拔 100~2600m 的山地。分布于吉林、辽宁、内蒙古、河北、山东、陕西、青海、山西、四川、云南等地。

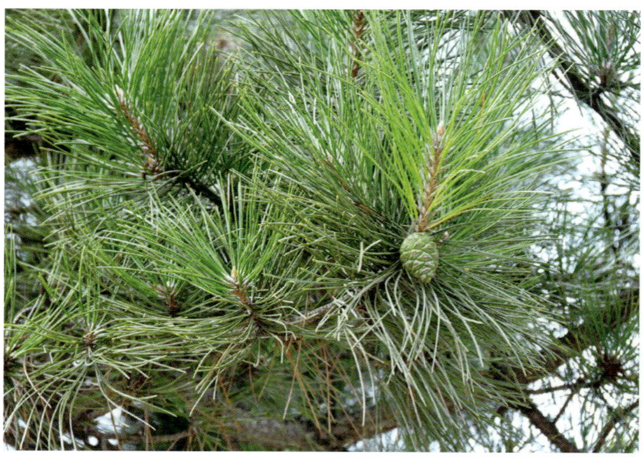

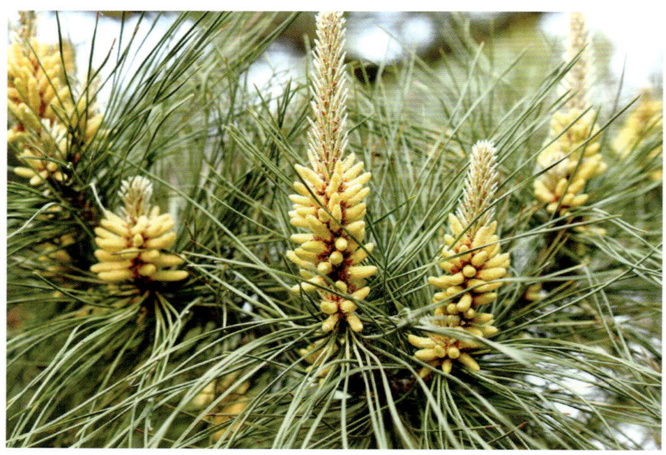

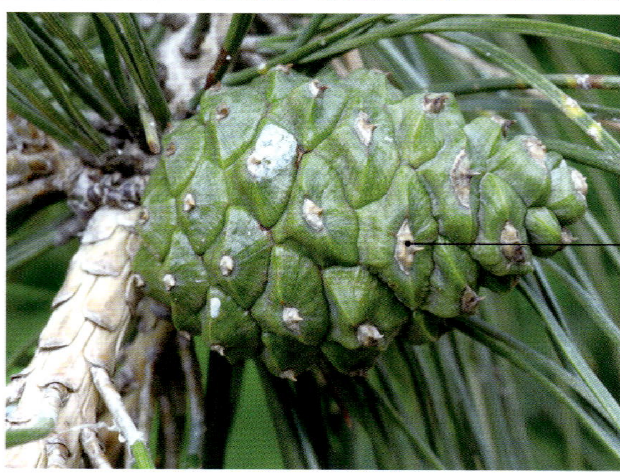

油松

■ 马尾松 *Pinus massoniana* Lamb. 别名：青松、山松

与油松主要区别点：松针长 12~20cm，细柔；种鳞的鳞盾菱形，微隆起或平，横脊微明显，鳞脐微凹，无刺，生于干燥环境者常具极短的刺。

生于海拔 2000m 以下的山地。分布于淮河流域及长江流域各地，以及福建、广东、广西、云南等地。

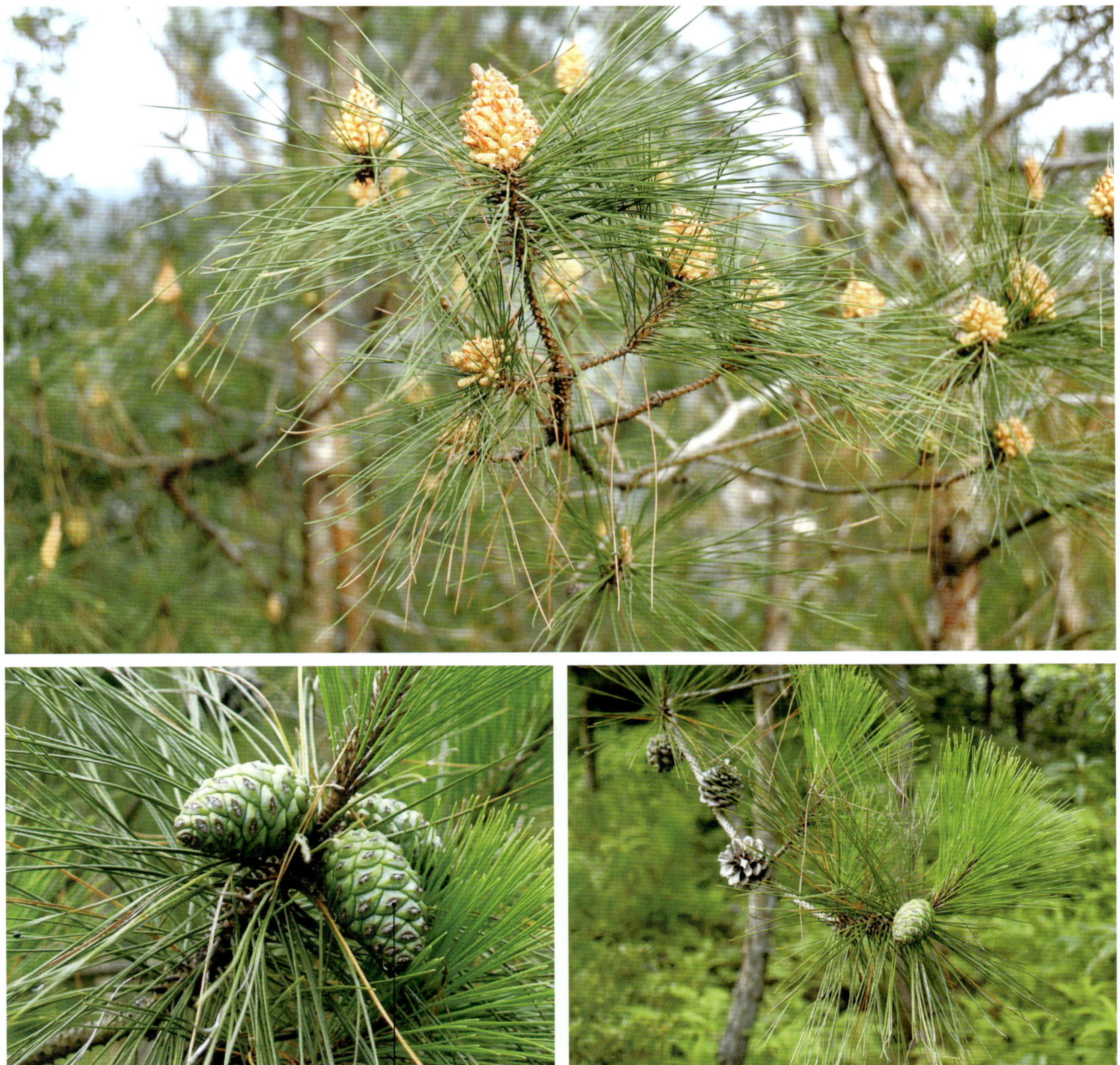

鳞脐微凹，无刺

马尾松

泽　兰　Zelan LYCOPI HERBA

本品为唇形科植物毛叶地瓜儿苗 *Lycopus lucidus* Turcz. var. *hirtus* Regel 的干燥地上部分。

基原植物

■ 毛叶地瓜儿苗　*Lycopus lucidus* Turcz. var. *hirtus* Regel　别名：地笋

生于沼泽地、水边等潮湿处，亦有栽培。分布于黑龙江、辽宁、吉林、内蒙古、河北、山西、山东、江苏、浙江、江西、安徽、福建、台湾、湖南、湖北、广东、广西、陕西、甘肃、贵州、四川、云南等地。

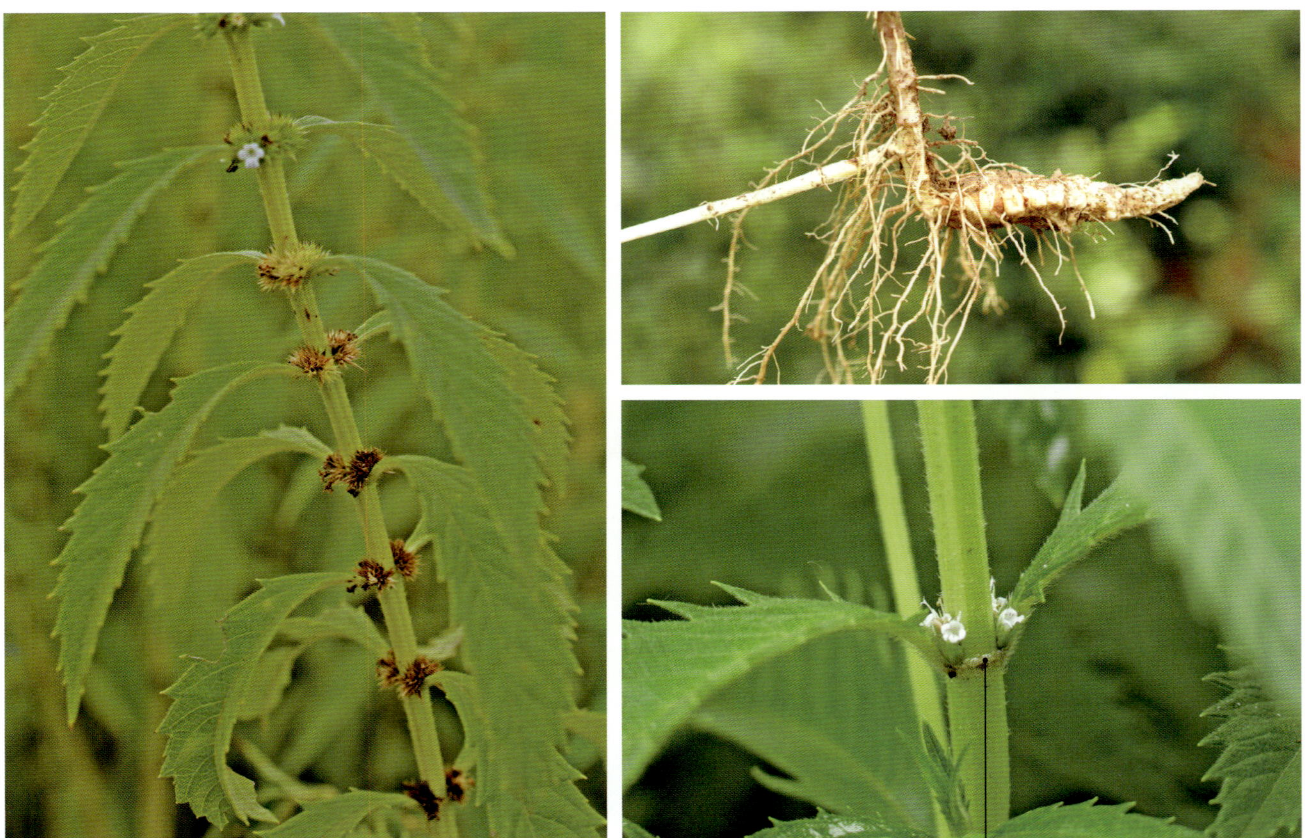

节上有密集硬毛

毛叶地瓜儿苗

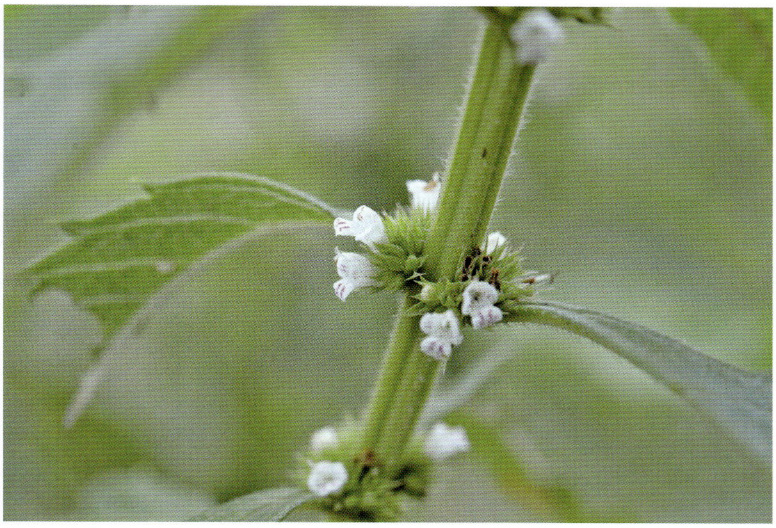
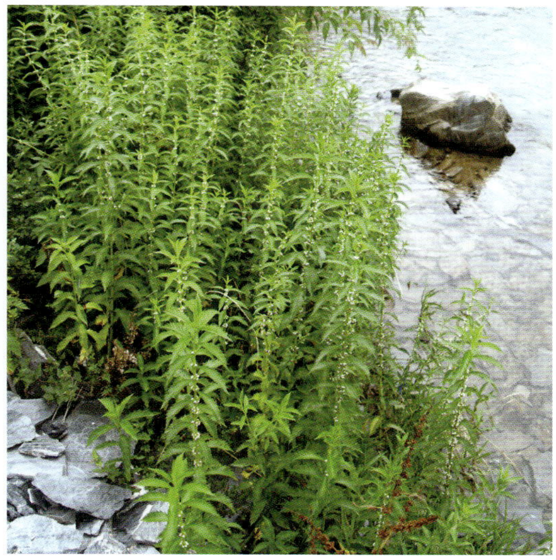

毛叶地瓜儿苗（续）

对比鉴别

植物毛叶地瓜儿苗与其同属植物地笋（原变种）*Lycopus lucidus* Turcz. ex Benth. 相近，极易混淆。地笋与毛叶地瓜儿苗主要区别点：茎光滑；节上无毛，或疏生小硬毛。

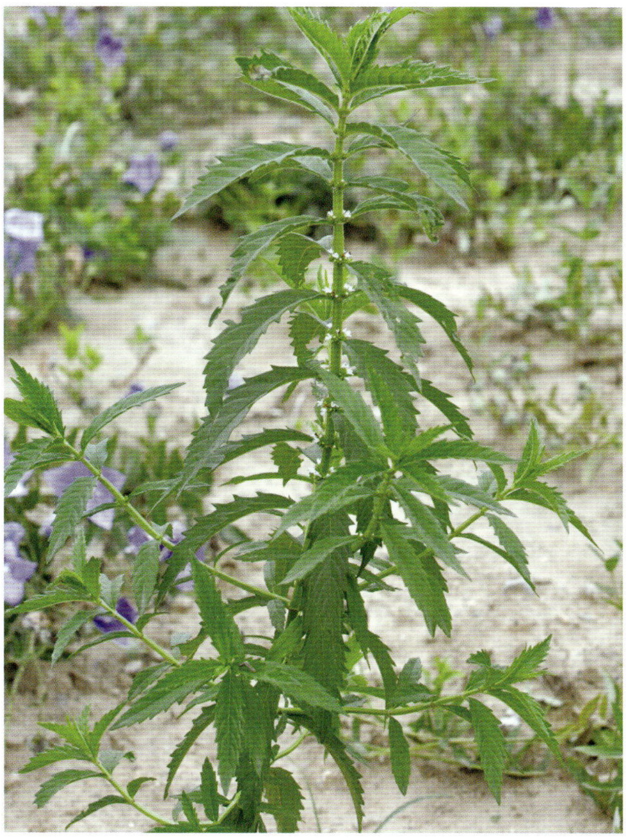
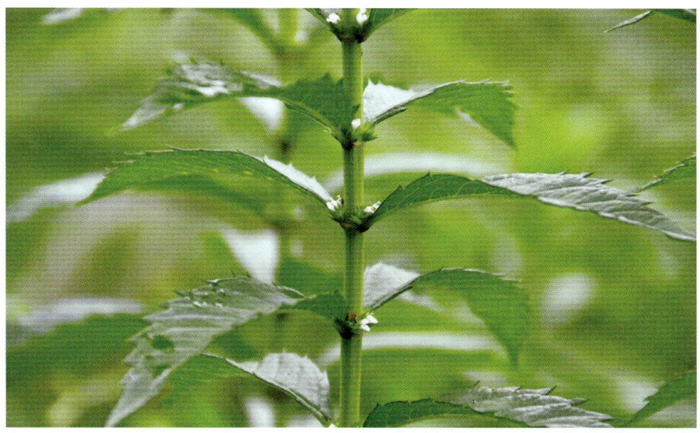
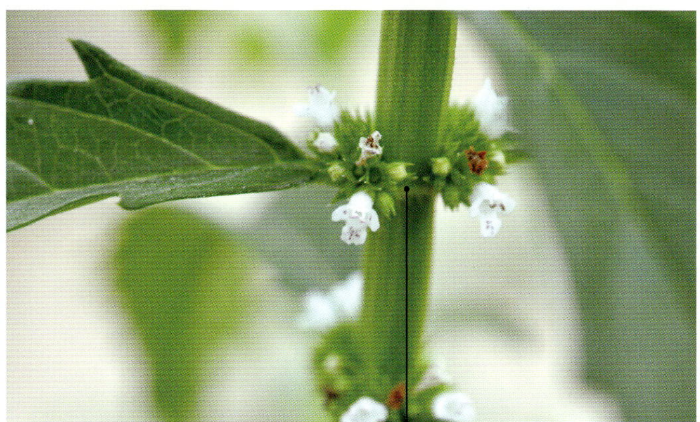

地笋

泽 泻 Zexie ALISMATIS RHIZOMA

本品为泽泻科植物东方泽泻 *Alisma orientale*（Sam.）Juzep. 或泽泻 *Alisma plantago-aquatica* Linn. 的干燥块茎。

基原植物

■ 东方泽泻 *Alisma orientale* (Sam.) Juzep. 别名：泽泻

生于海拔 2500m 以下的湖泊、水塘、沟渠、沼泽中。分布于黑龙江、吉林、辽宁、内蒙古、河北、山西、陕西、宁夏、甘肃、青海、新疆、山东、江苏、安徽、浙江、江西、福建、河南、湖北、湖南、广东、广西、四川、贵州、云南等地。

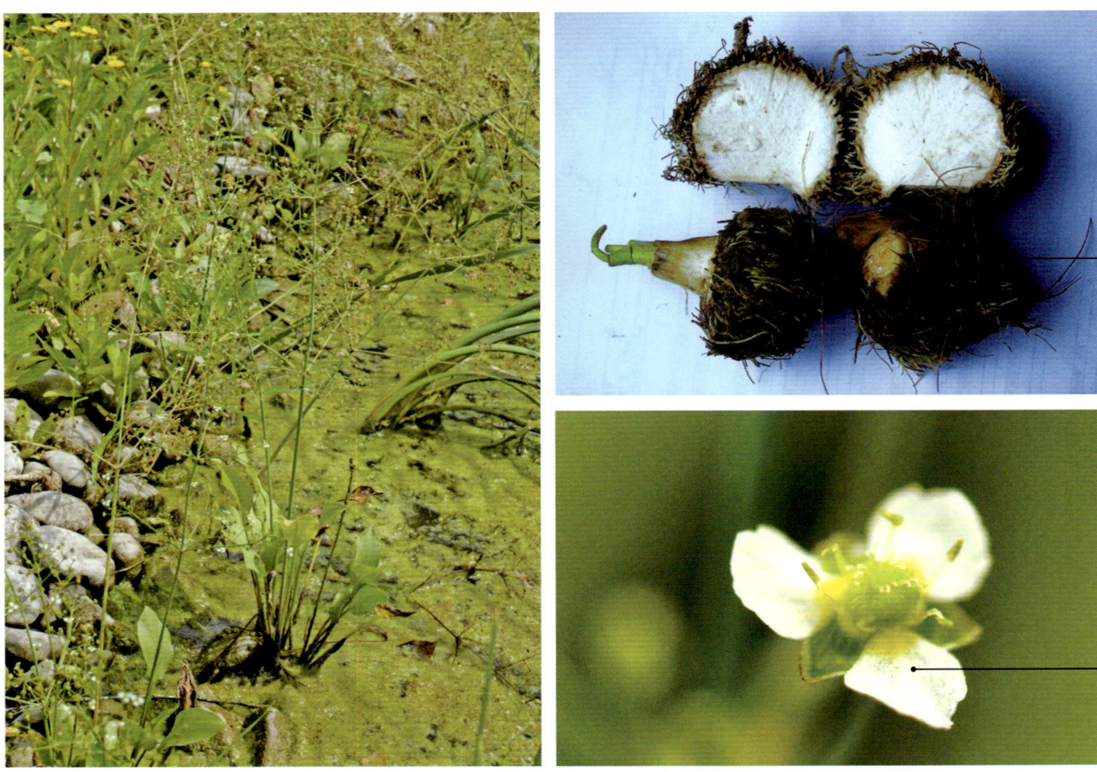

东方泽泻

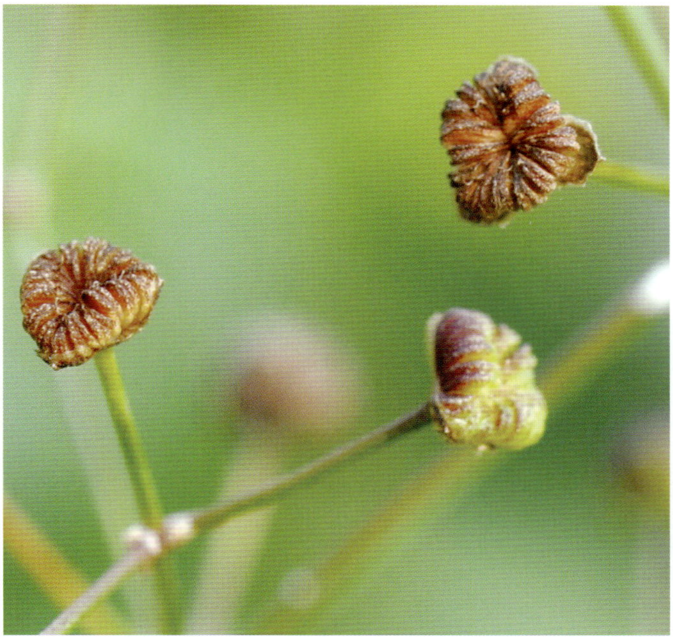
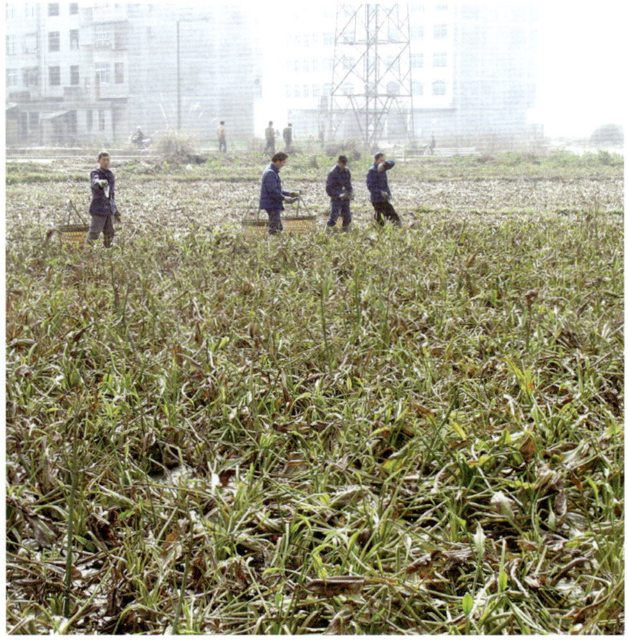

东方泽泻（续）

■ 泽泻 *Alisma plantago-aquatica* Linn.

与东方泽泻主要区别点：花柱长 0.7~1.5mm，内轮花被片边缘具粗齿；瘦果排列整齐，果期花托平凸，不呈凹形。

生于湖泊、河湾、溪流、水塘的浅水带，沼泽、沟渠及低洼湿地亦有生长。分布于黑龙江、吉林、辽宁、内蒙古、河北、山西、陕西、新疆、云南等地。

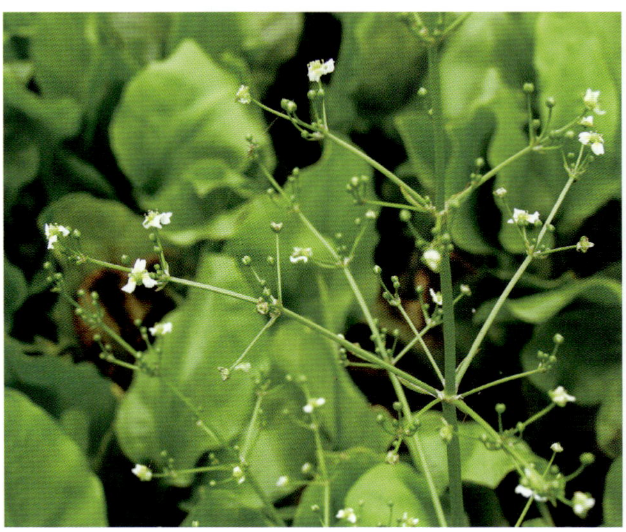
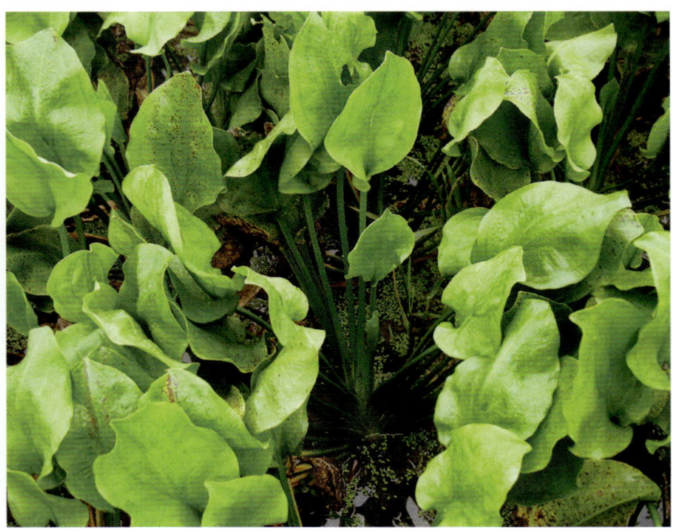

泽泻

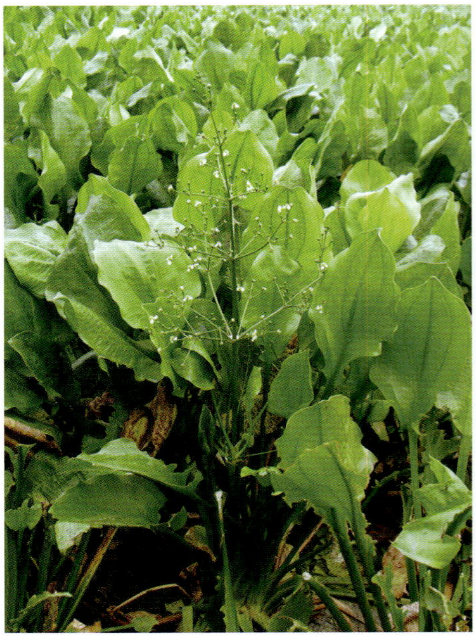

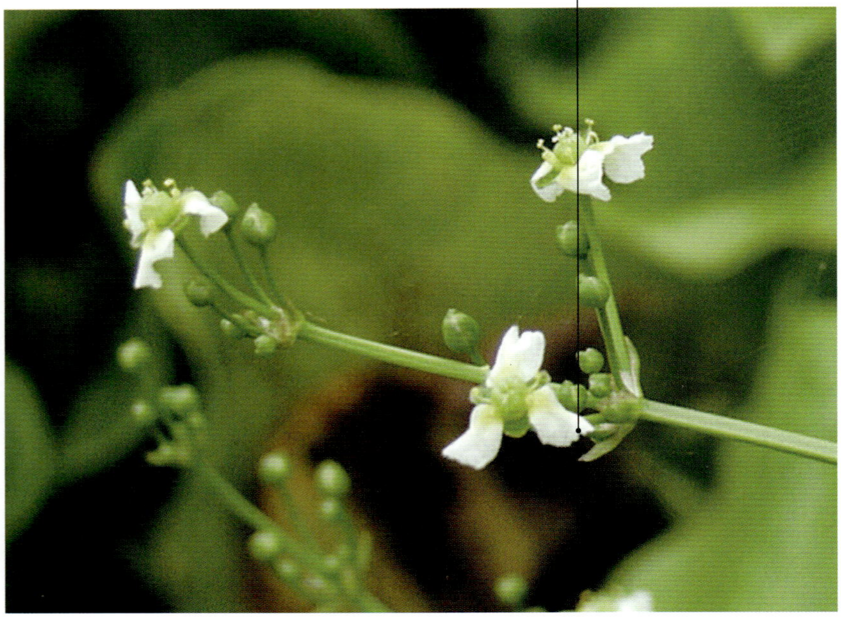

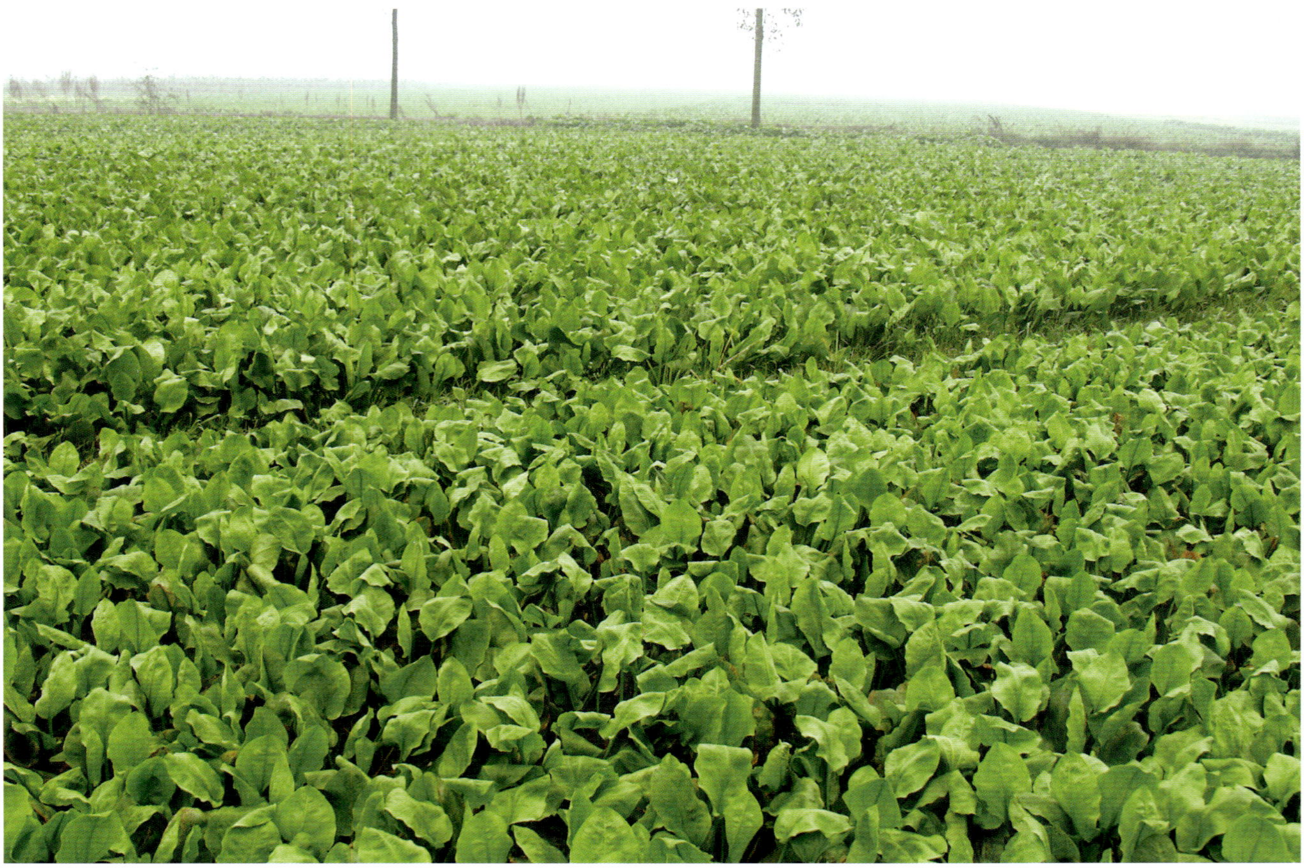

泽泻（续）

对比鉴别

《中国药典》2020 年之前各版本均记载泽泻为泽泻科植物东方泽泻（泽泻）*Alisma orientale* (Sam.) Juzep. 的干燥块茎，而无收载泽泻 *Alisma plantago-aquatica* Linn.。

降　香

Jiangxiang

DALBERGIAE ODORIFERAE LIGNUM

本品为豆科植物降香檀 *Dalbergia odorifera* T. Chen 树干和根的干燥心材。

基原植物

■ 降香檀 *Dalbergia odorifera* T. Chen　别名：降香

生于山坡疏林、林缘或村边旷地。分布于海南，福建、广西、云南等地有引种。

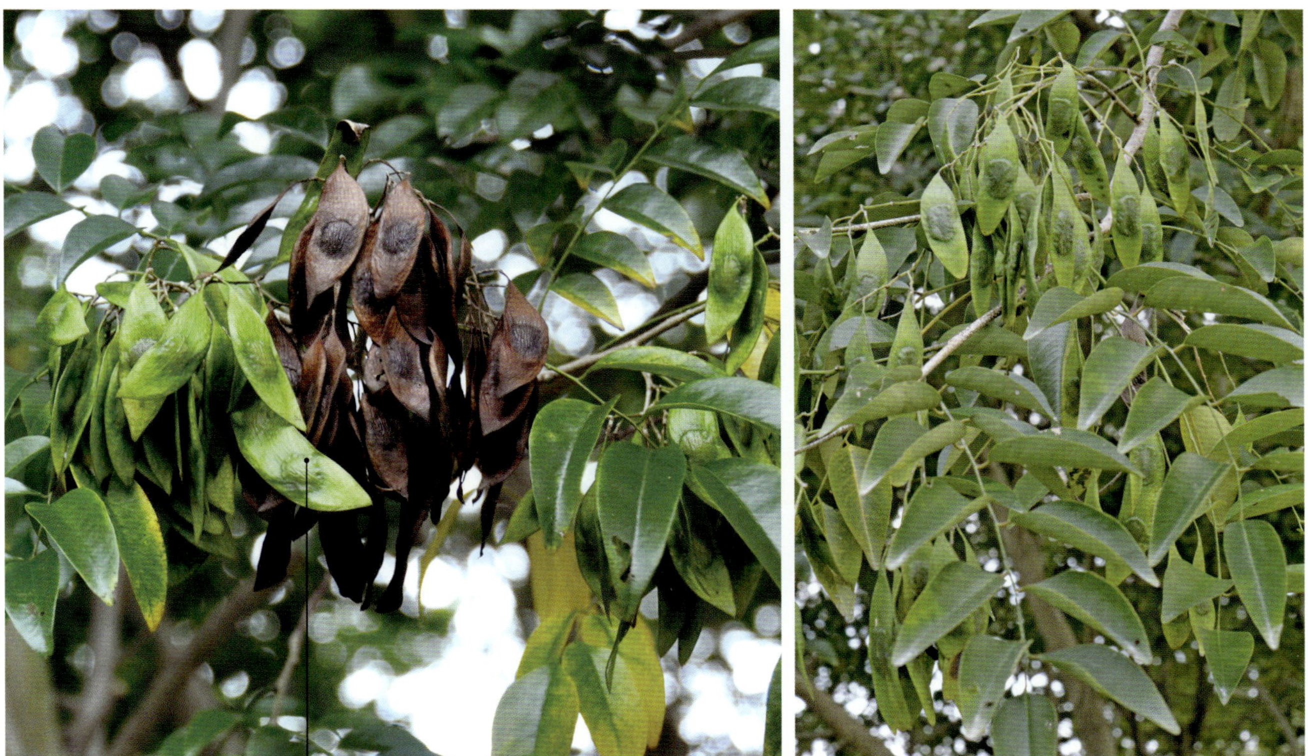

荚果舌状长椭圆形，扁平

降香檀

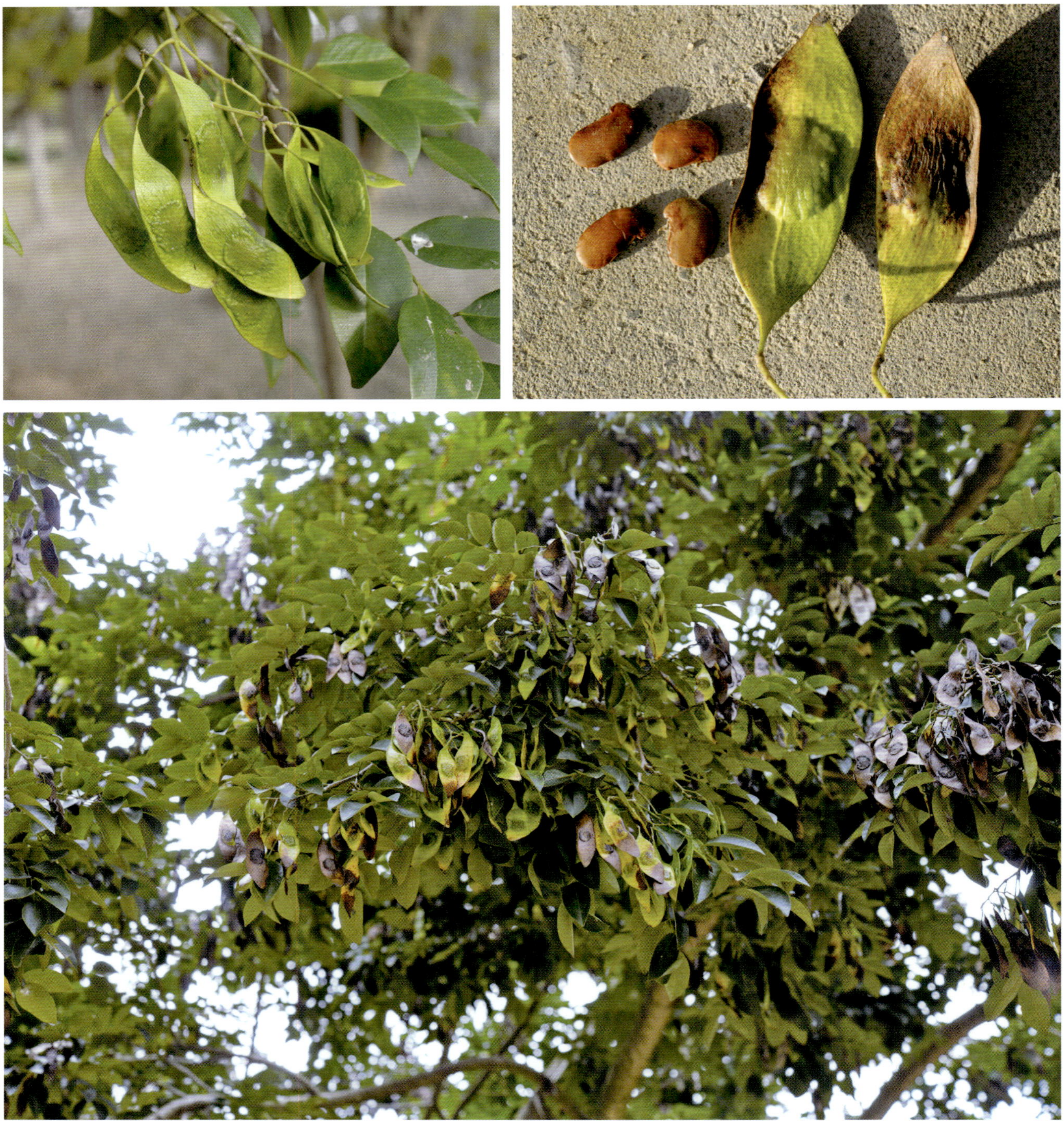

降香檀（续）

细　辛

Xixin

ASARI RADIX ET RHIZOMA

本品为马兜铃科植物北细辛 *Asarum heterotropoides* Fr. Schmidt var. *mandshuricum* (Maxim.) Kitag.、汉城细辛 *Asarum sieboldii* Miq. var. *seoulense* Nakai 或华细辛 *Asarum sieboldii* Miq. 的干燥根和根茎。前二种习称“辽细辛”。

基原植物

■ **北细辛** *Asarum heterotropoides* Fr. Schmidt var. *mandshuricum* (Maxim.) Kitag.　别名：辽细辛

生于潮湿环境，喜排水良好、腐殖质较厚、湿润肥沃的土壤。分布于黑龙江、吉林、辽宁等地，吉林、辽宁有大量栽培。

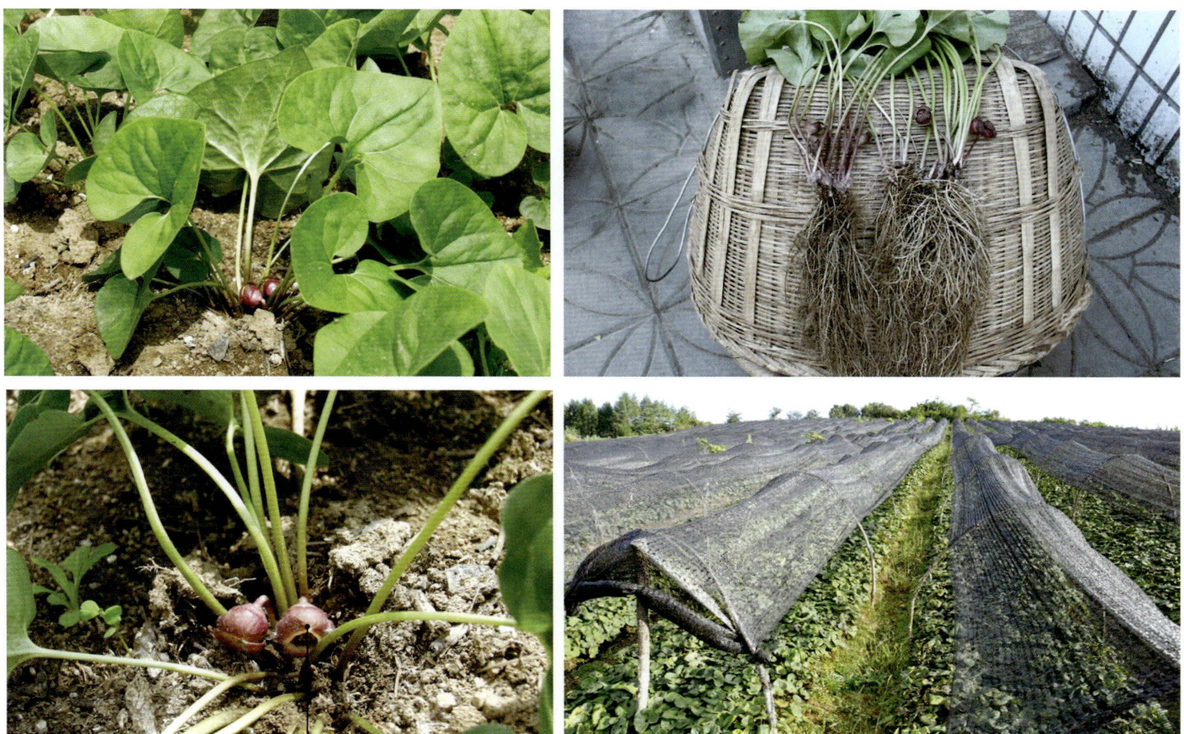

北细辛

■ 汉城细辛 *Asarum sieboldii* Miq. var. *seoulense* Nakai

Flora of China 记载汉城细辛的拉丁学名为 *Asarum sieboldii* Miq.，《中国植物志》《中国高等植物》记载其拉丁学名为 *Asarum sieboldii* Miq. f. *seoulense* C. Y. Cheng et C. S. Yang。

生于潮湿环境，喜排水良好、腐殖质较厚、湿润肥沃的土壤。分布于吉林、辽宁，且有人工栽培。

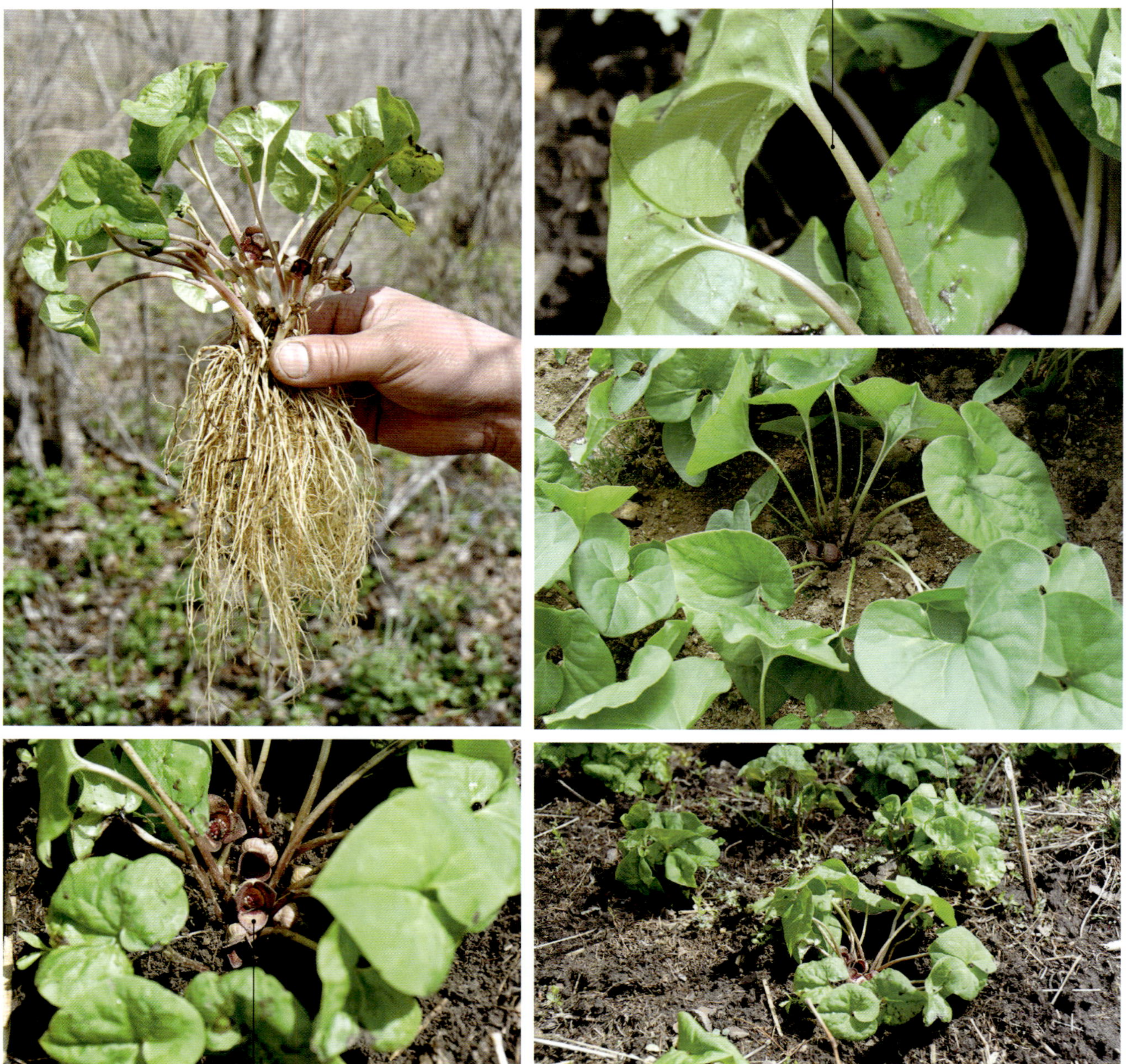

汉城细辛

■ 华细辛 *Asarum sieboldii* Miq.

生于海拔 1200~2100m 的林下阴湿地。分布于陕西、河南、山东、安徽、浙江、江西、湖北、湖南、四川。

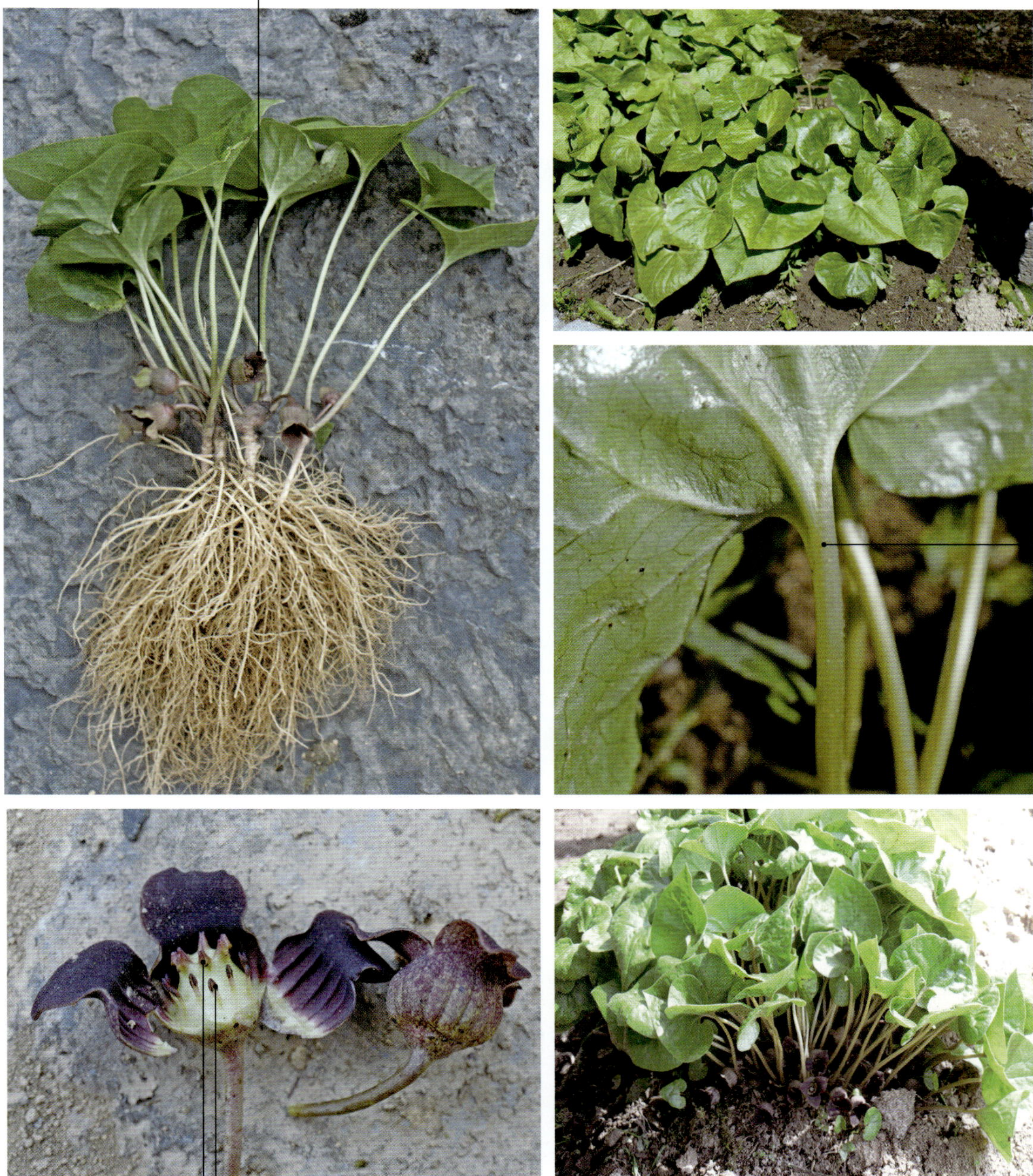
花被裂片直立或平展，开花时不反折
叶柄无毛
花柱
花药

华细辛

对比鉴别

我国细辛属植物约 38 种，除了《中国药典》2020 年版记载的北细辛、汉城细辛和华细辛 3 种外，同属多种植物在民间作“细辛”或“土细辛”使用，较常使用物种有：地花细辛 *Asarum geophilum* Hemsl.、短尾细辛 *Asarum caudigerellum* C. Y. Cheng et C. S. Yang、小叶马蹄香（小叶细辛）*Asarum ichangense* C. Y. Cheng et C. S. Yang、青城细辛 *Asarum splendens* Maekawa C. Y. Cheng et C. S. Yang、杜衡 *Asarum forbesii* Maxim.、双叶细辛 *Asarum caulescens* Maximowicz、川滇细辛 *Asarum delavayi* Franchet、大叶马蹄香 *Asarum maximum* Hemsl.、祁阳细辛 *Asarum magnificum* Tsiang ex C. Y. Cheng et C. S. Yang、福建细辛 *Asarum fukienense* C. Y. Cheng et C. S. Yang、长毛细辛 *Asarum pulchellum* Hemsl.、尾花细辛 *Asarum caudigerum* Hance 等。

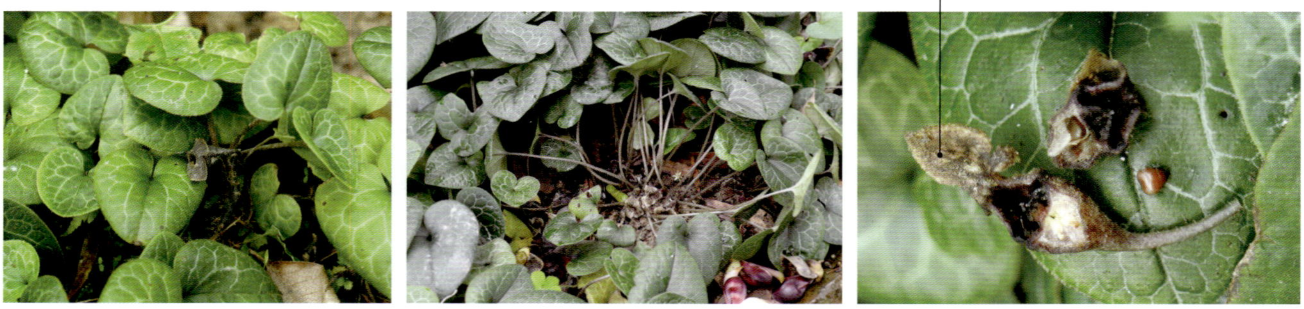
花被裂片卵圆形，无尖尾

地花细辛

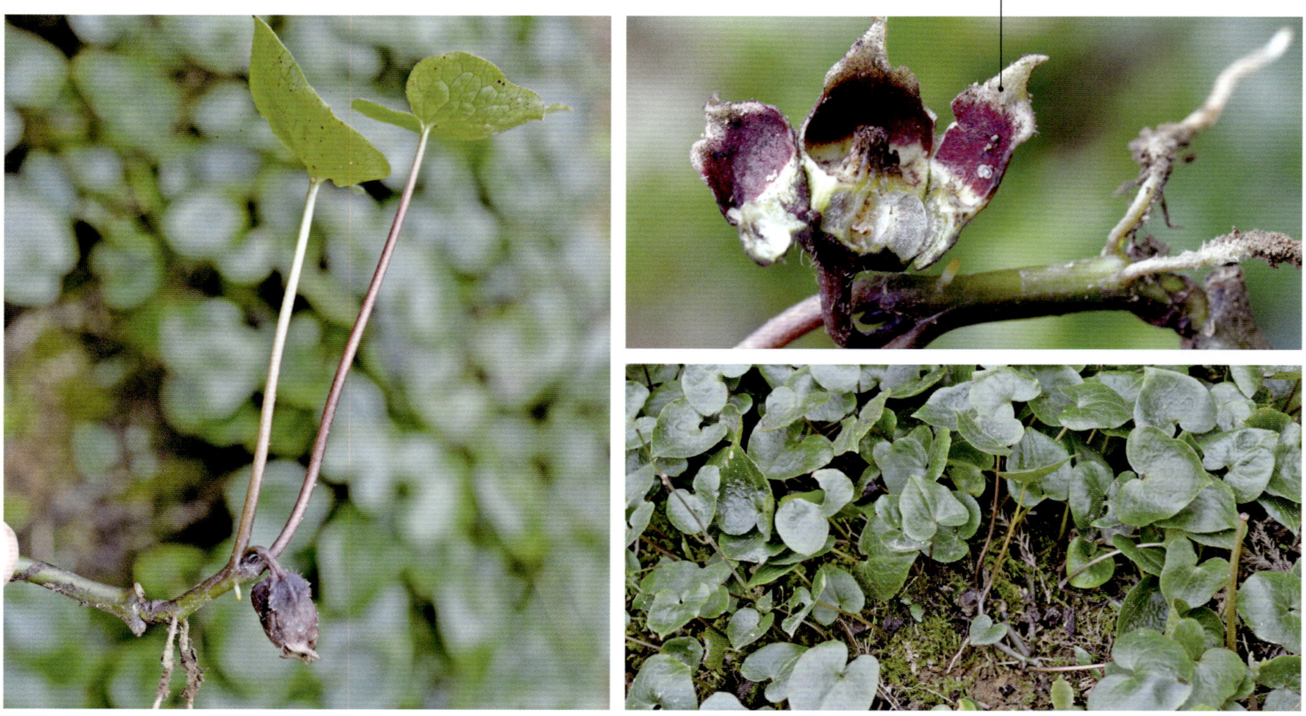
花被裂片顶端有长 1~4mm 的短尖尾

短尾细辛

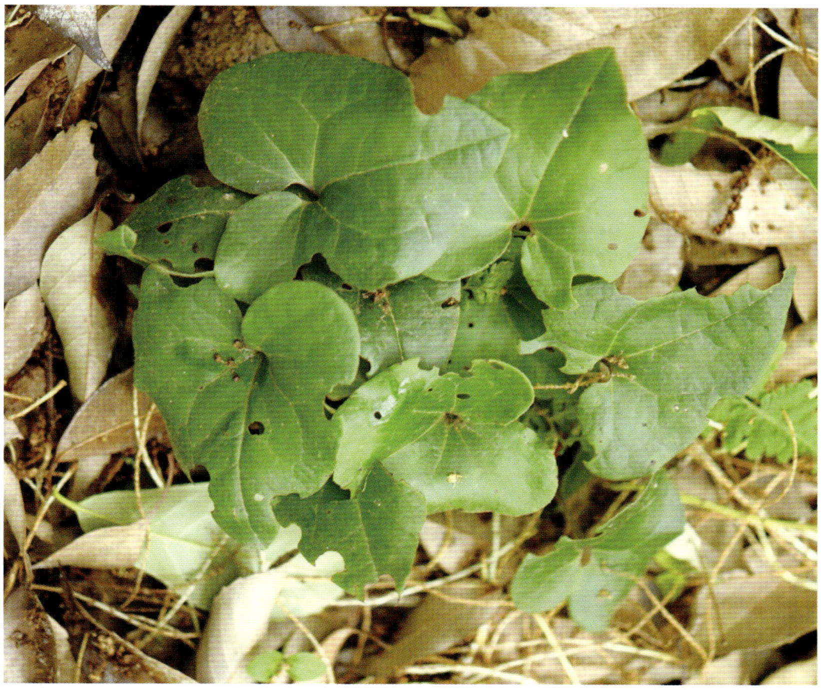

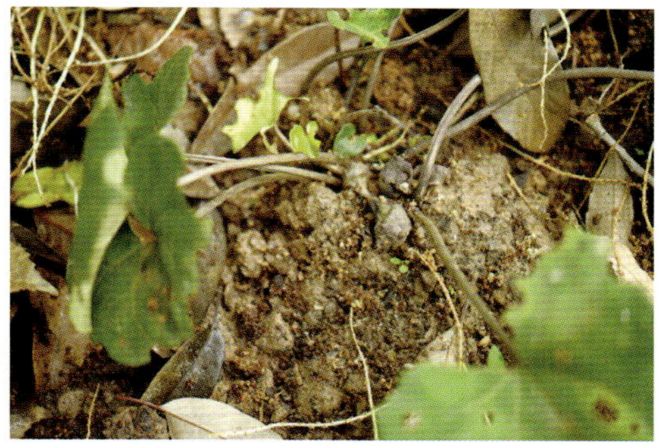

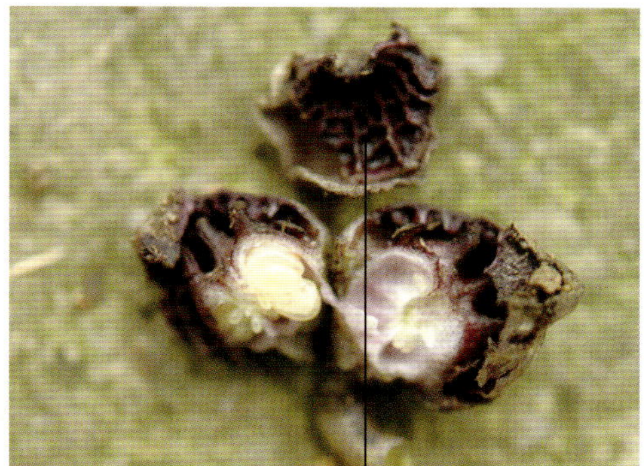

花被管内壁有突起的格状网眼

小叶马蹄香

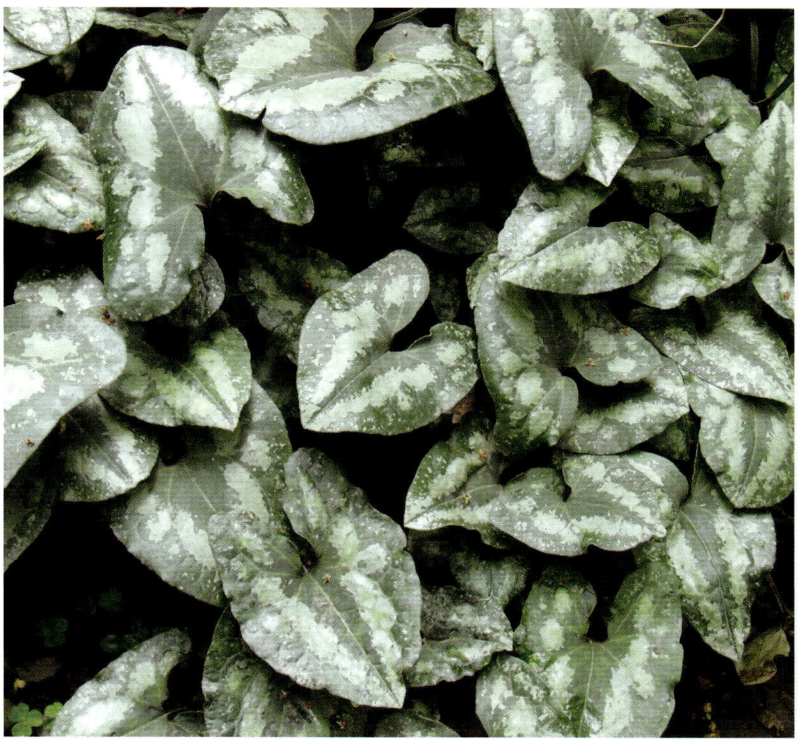

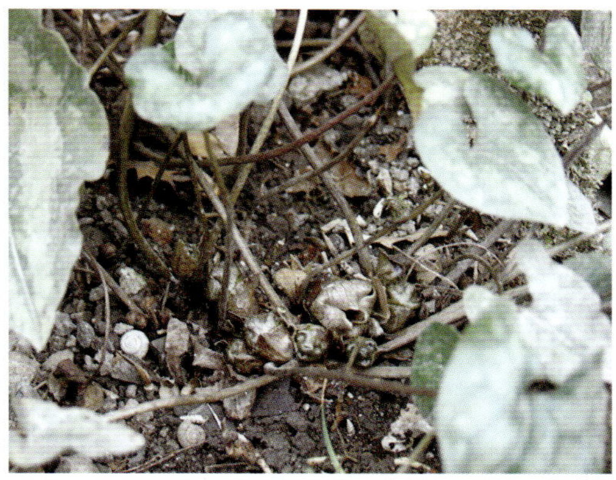

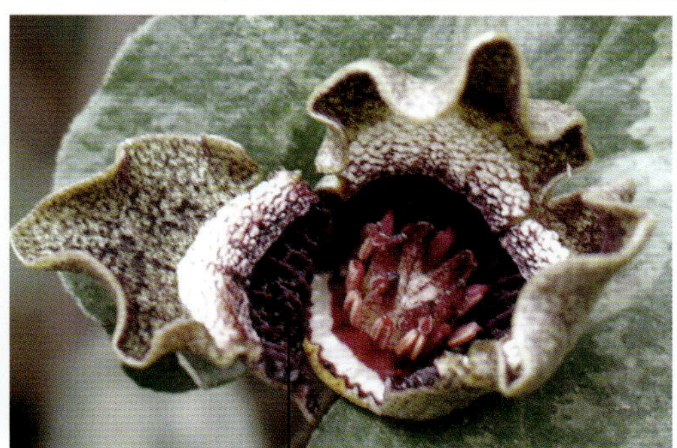

花被管浅杯状或半球状

青城细辛

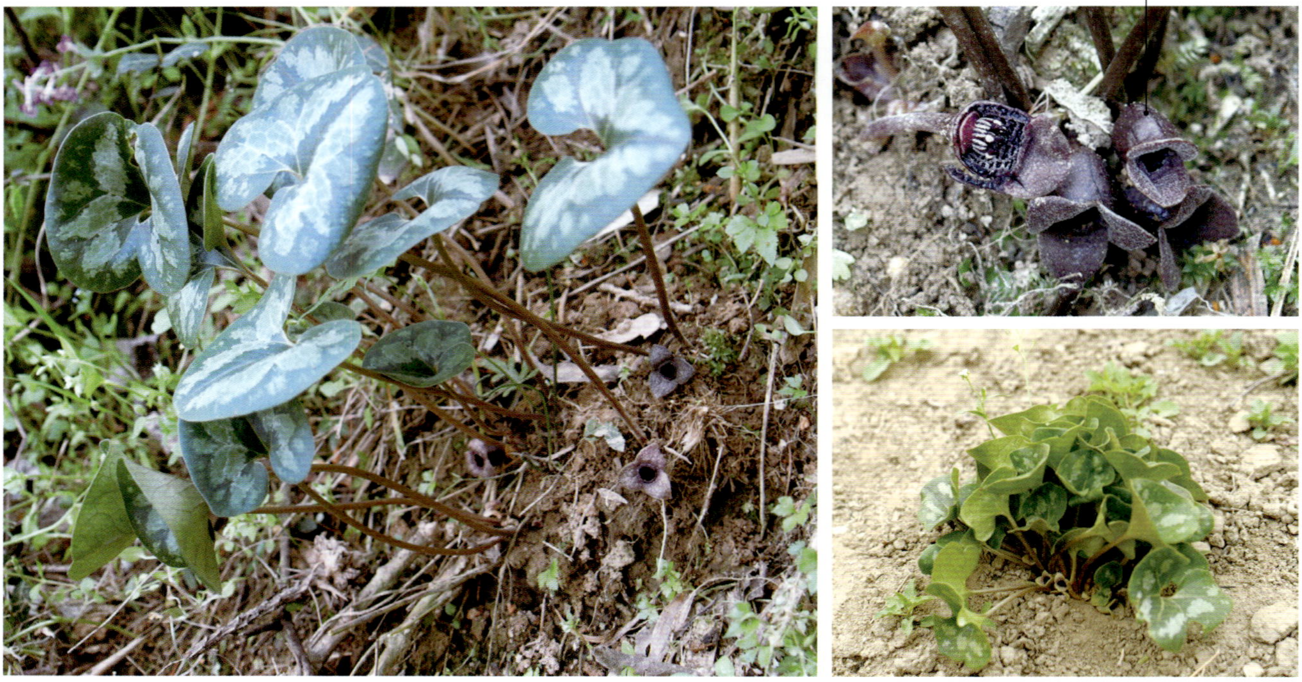
花被管较窄长，倒圆锥
状、圆锥状或圆筒状

杜衡

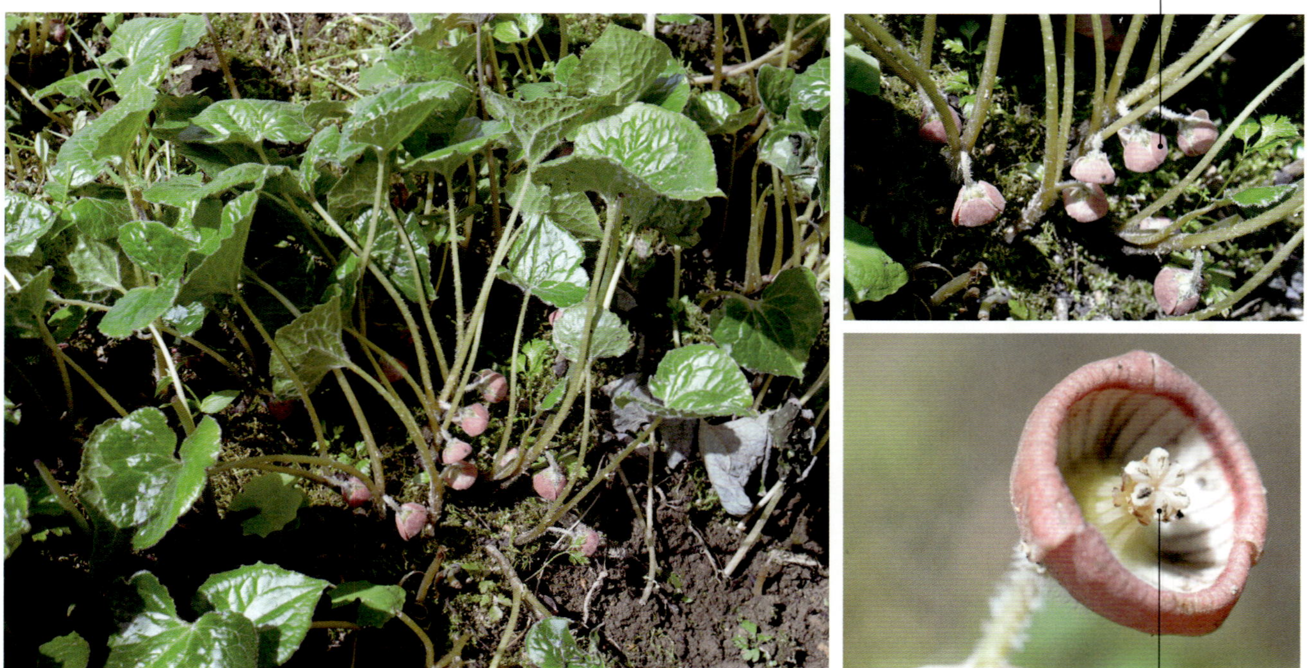
花被裂片在开花时反折
花柱超出花被之外

双叶细辛

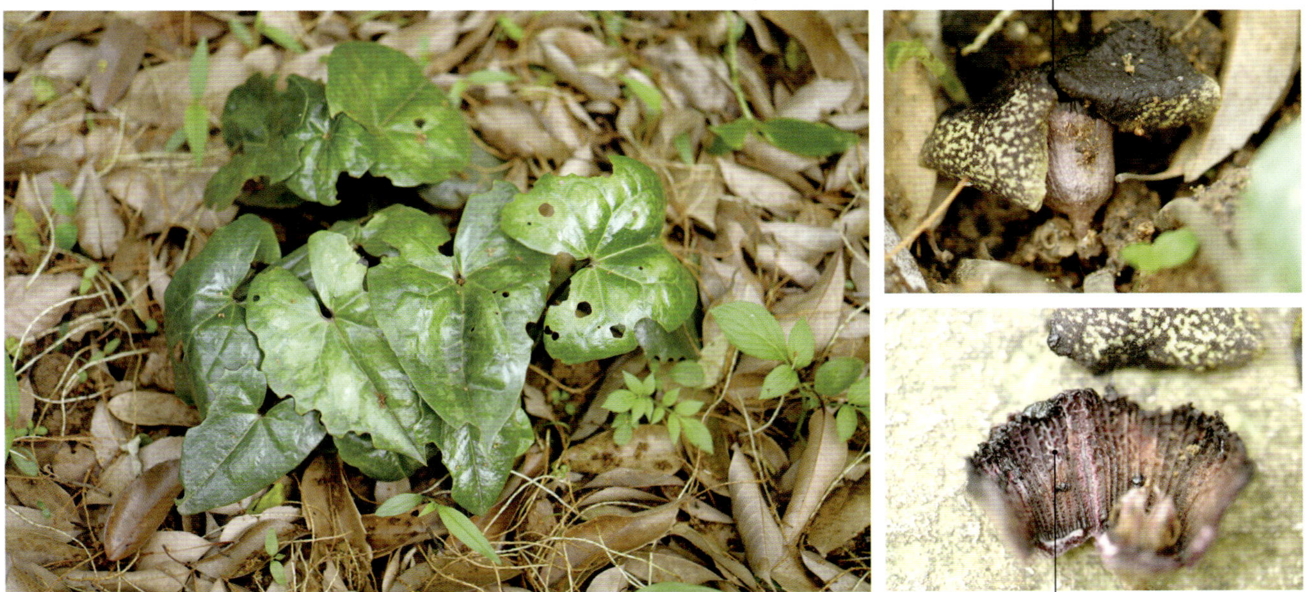
花被管喉
部极缢缩
花被管内面有突
起的格状网眼

川滇细辛

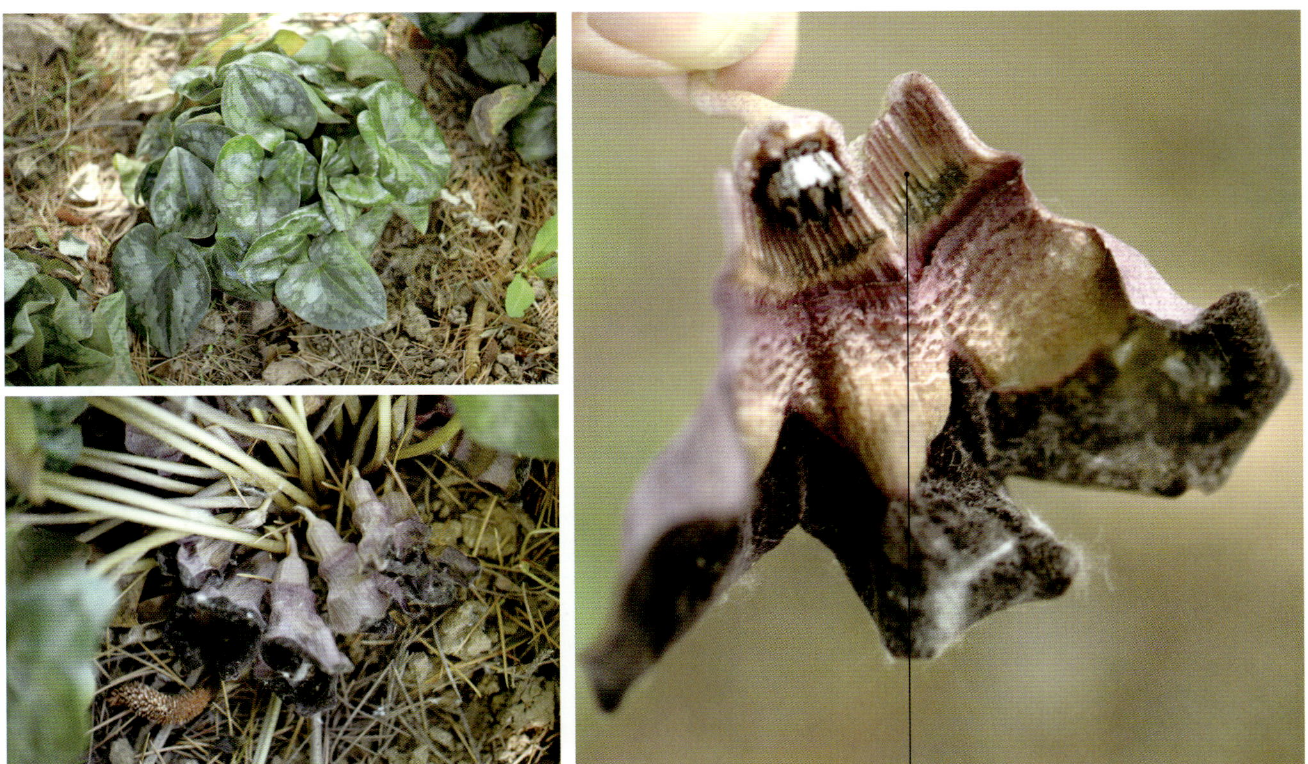
花被管内面有脊状皱褶，
有时有细微横褶，但绝
不成突起的格状网眼

大叶马蹄香

花被管通常呈长管状或漏斗状，长 3~5cm

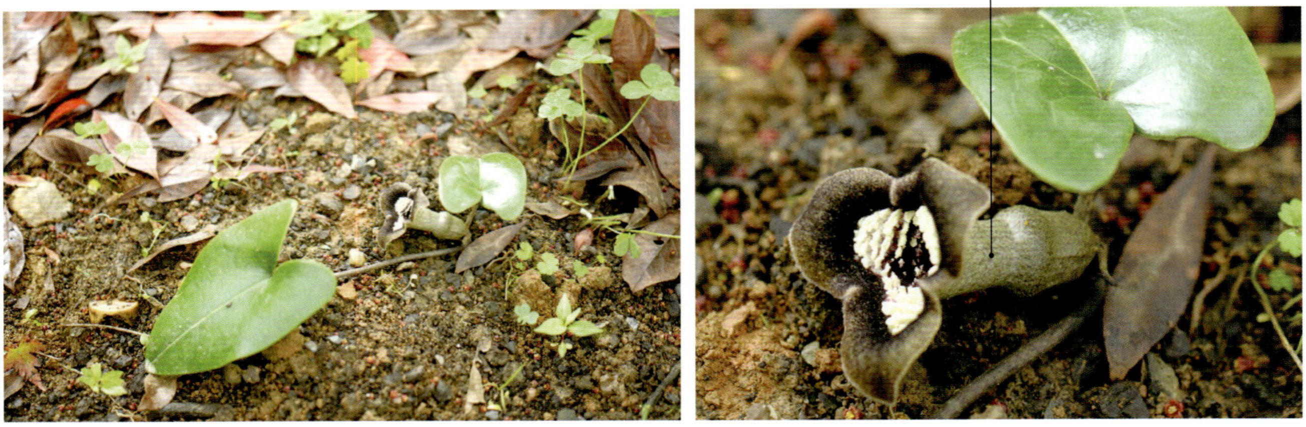

祁阳细辛

叶片三角状卵形或长卵形

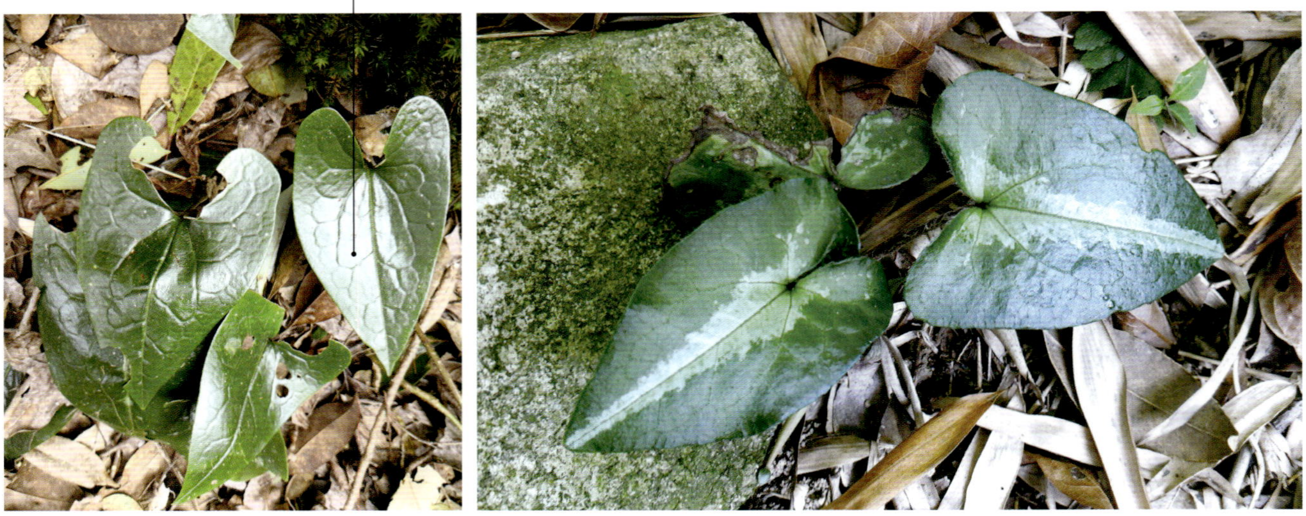

福建细辛

植株密生白色长柔毛

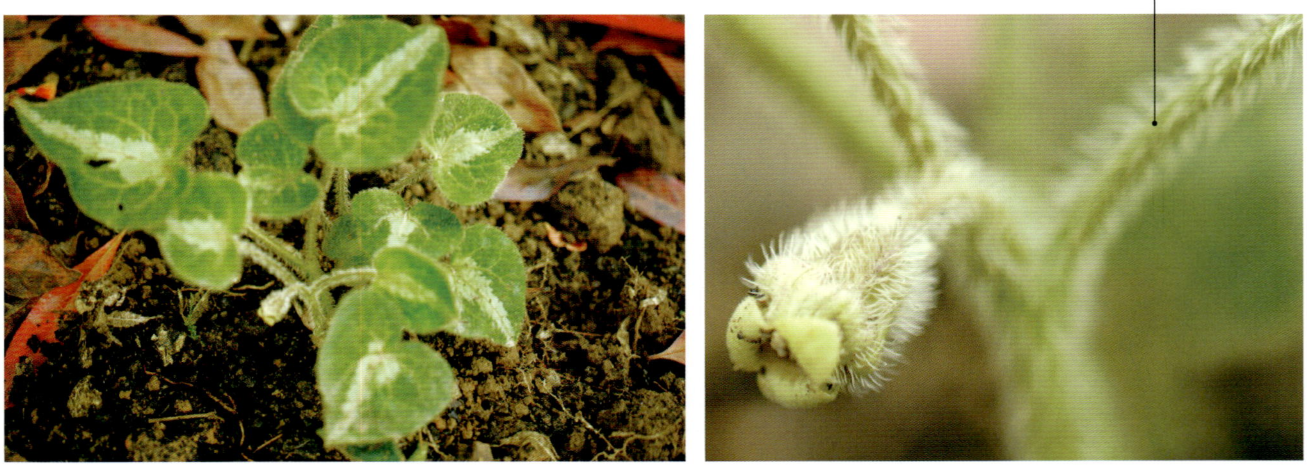

长毛细辛

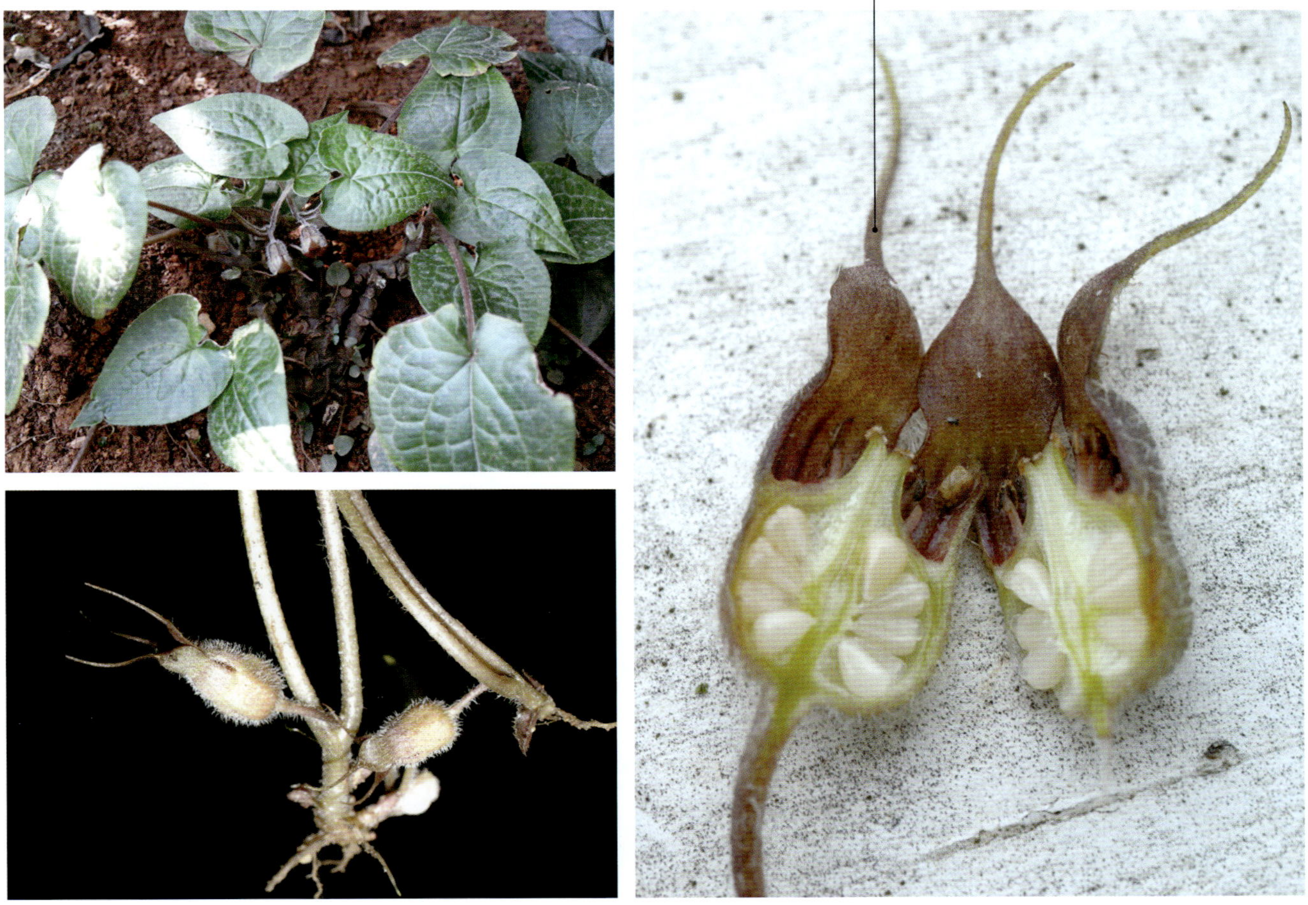

尾花细辛

检索表

1. 花被在子房以上分离，无明显的花被管，或仅基部合生成一极短的管；雄蕊通常具较长的花丝；花柱合生成柱状，顶端分裂成辐射状 6 短枝或 6 裂片，柱头通常顶生 2
1. 花被在子房以上合生成各种形状的花被管；雄蕊的花丝短或近无，稀有明显花丝；花柱 6，离生或仅基部合生，顶端通常二裂，柱头着生在裂缝外侧，稀顶生 6
2. 花被裂片完全分离，直立或反折 3
2. 花被在子房以上合生成极短的花被管 5
3. 花被裂片在开花时直立，顶端伸长成长尖头或尾状 ....尾花细辛
3. 花被裂片在开花时反折，顶端急尖或短渐尖 4
4. 植株疏被白色柔毛；雄蕊和花柱超出花被之外；花柱分枝顶端内凹成倒心形，柱头着生在凹裂外侧；叶片近心形，先端具尖头 ....双叶细辛
4. 植株密生白色长柔毛，干后毛变黑棕色；雄蕊和花柱不超出花被；柱头顶生；叶片卵状心形或宽卵形，先端急尖或渐尖 ....长毛细辛

5. 花被裂片顶端有长 1~4mm 的短尖尾；叶背仅脉上有毛，两侧叶缘在近中部常向内弯 ....短尾细辛
5. 花被裂片无尖尾；叶背散生柔毛，两侧叶缘不向内弯 ....地花细辛
6. 雄蕊着生于子房上，花丝明显，与花药近等长；子房近上位或半下位，花柱短；花被管喉部无膜环；花被裂片基部平滑，无乳突或垫状斑块 7
6. 雄蕊不着生在子房上，花丝远比花药短；子房下位或半下位，极少近上位，花柱通常较长；花被管喉部通常有膜环；花被裂片基部有乳突或垫状斑块，稀无 9
7. 花被裂片开花时反折下贴；叶片先端急尖或钝，叶面仅脉上有短毛，叶背密生短毛；叶柄无毛... 北细辛
7. 花被裂片直立或平展，开花时不反折；叶片先端短渐尖或急尖，叶面通常散生短毛..............................8
8. 叶背通常密生短毛；叶柄有毛 ....汉城细辛
8. 叶背通常仅在叶脉上有毛；叶柄无毛 ....华细辛
9. 花柱顶端不裂，柱头着生花柱顶端或近顶端 10
9. 花柱顶端二叉状分枝，柱头着生裂缝外侧下方 11
10. 花被管喉部不缢缩或稍缢缩，无膜环，内壁有纵行脊状皱褶；花被裂片两侧反折，基部有棕黄色垫状斑块；叶片呈三角状卵形或长卵形，密被黄棕色柔毛 ....福建细辛
10. 花被管喉部缢缩，有膜环，内壁有突起的格状网眼；花被裂片不反折，基部有乳突状皱褶....小叶马蹄香
11. 花被管通常呈长管状或漏斗状，长 3~5cm，稀较短，喉部无膜环，或乳突偶排列成膜环状，内壁仅在基部具疏离的纵脊；花被裂片基部的乳突向下直达管内 ....祁阳细辛
11. 花被管较短，不呈长管状或漏斗状，长 1.2~2.5cm，喉部通常有膜环，稀无膜环，内壁有纵行脊状皱褶或格状网眼，花被裂片基部有乳突状皱褶或垫状斑块（杜衡除外）..12
12. 花被管内面有脊状皱褶，有时有细微横褶，但绝不成突起的格状网眼 ....大叶马蹄香
12. 花被管内面有突起的格状网眼..13
13. 花被管喉部极缢缩，通常有较宽的膜环 ....川滇细辛
13. 花被管喉部稍缢缩或不缢缩，膜环很窄或不明显..14
14. 花被管较宽短，浅杯状或半球状，喉孔大，直径约 1.5cm，膜环不明显；叶卵状心形、长卵形或近戟形 ....青城细辛
14. 花被管较窄长，倒圆锥状、圆锥状或圆筒状，喉孔小，直径 4~8mm，膜环明显 ....杜衡

贯叶金丝桃

Guanyejinsitao

HYPERICI PERFORATI HERBA

本品为藤黄科植物贯叶金丝桃 *Hypericum perforatum* L. 的干燥地上部分。

基原植物

■ 贯叶金丝桃 *Hypericum perforatum* L. 别名：贯叶连翘

生于山野、平原、路旁及树林草丛中。分布于河北、河南、山东、江苏、江西、湖北、湖南、四川、贵州、陕西、甘肃、新疆等地。

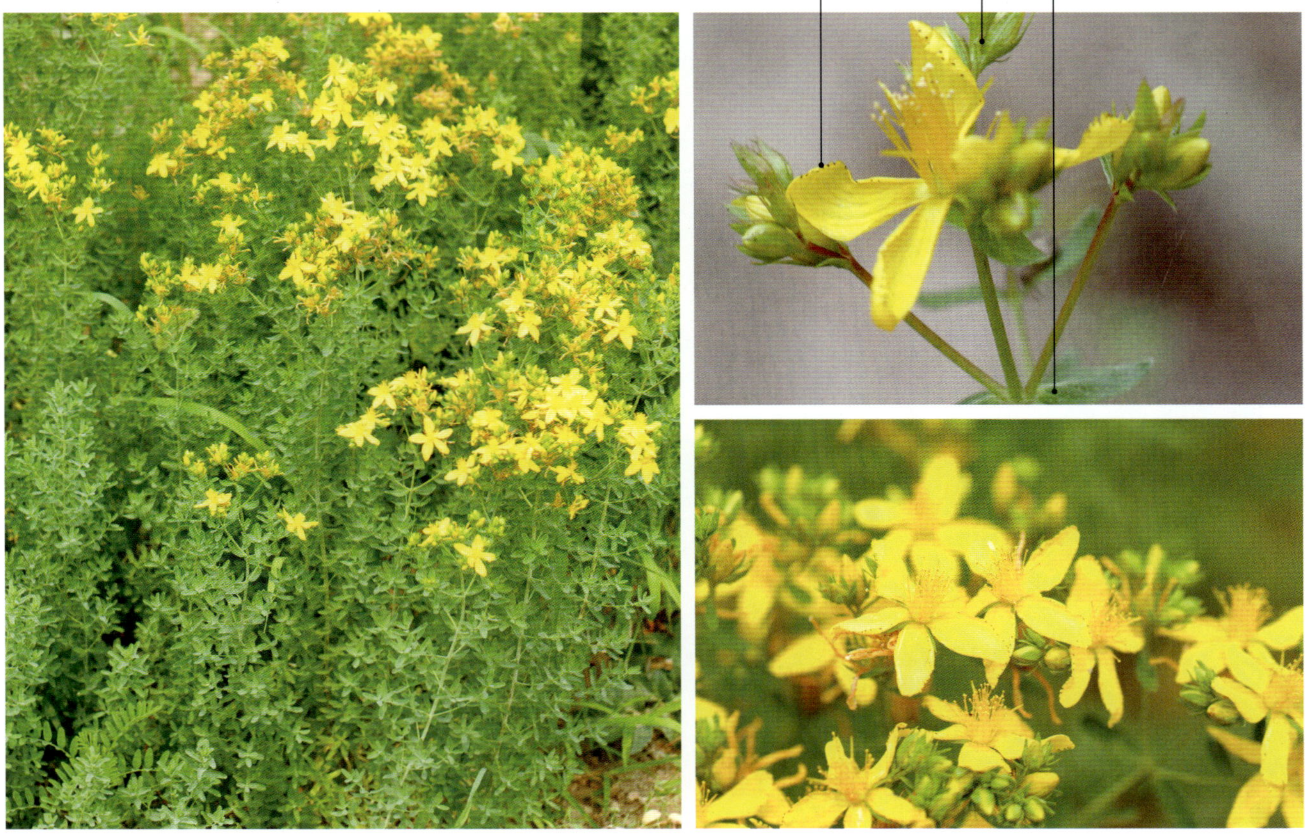
花瓣有黑色腺点
萼片披针形
叶片散布淡色腺点，但有时散布黑色腺点

贯叶金丝桃

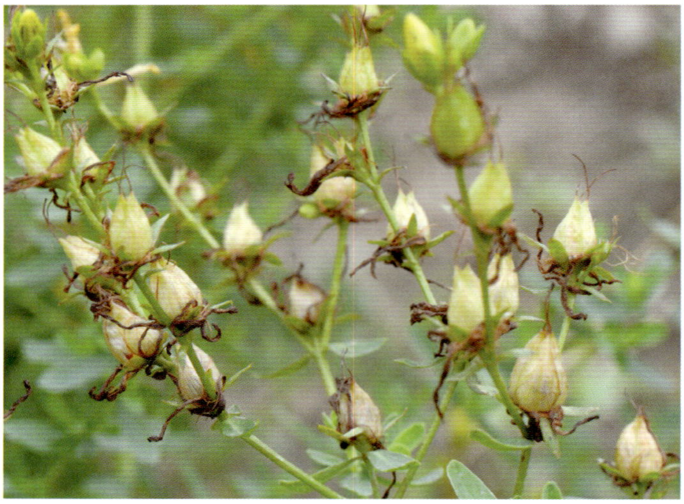

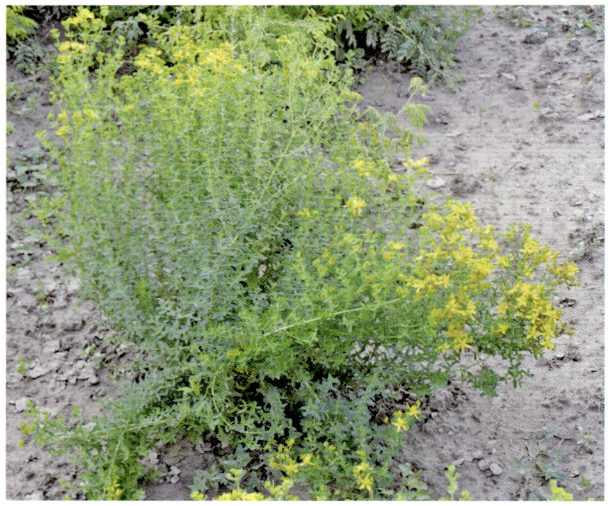

贯叶金丝桃（续）

对比鉴别

植物贯叶金丝桃作为提取金丝桃素的原料，在原料中发现同属多种植物被混淆使用，主要品种有地耳草 *Hypericum japonicum* Thunb. ex Murray、赶山鞭 *Hypericum attenuatum* Choisy、黄海棠 *Hypericum ascyron* L.、元宝草 *Hypericum sampsonii* Hance、金丝桃 *Hypericum monogynum* Linn.、金丝梅 *Hypericum patulum* Thunb. ex Murray 等。

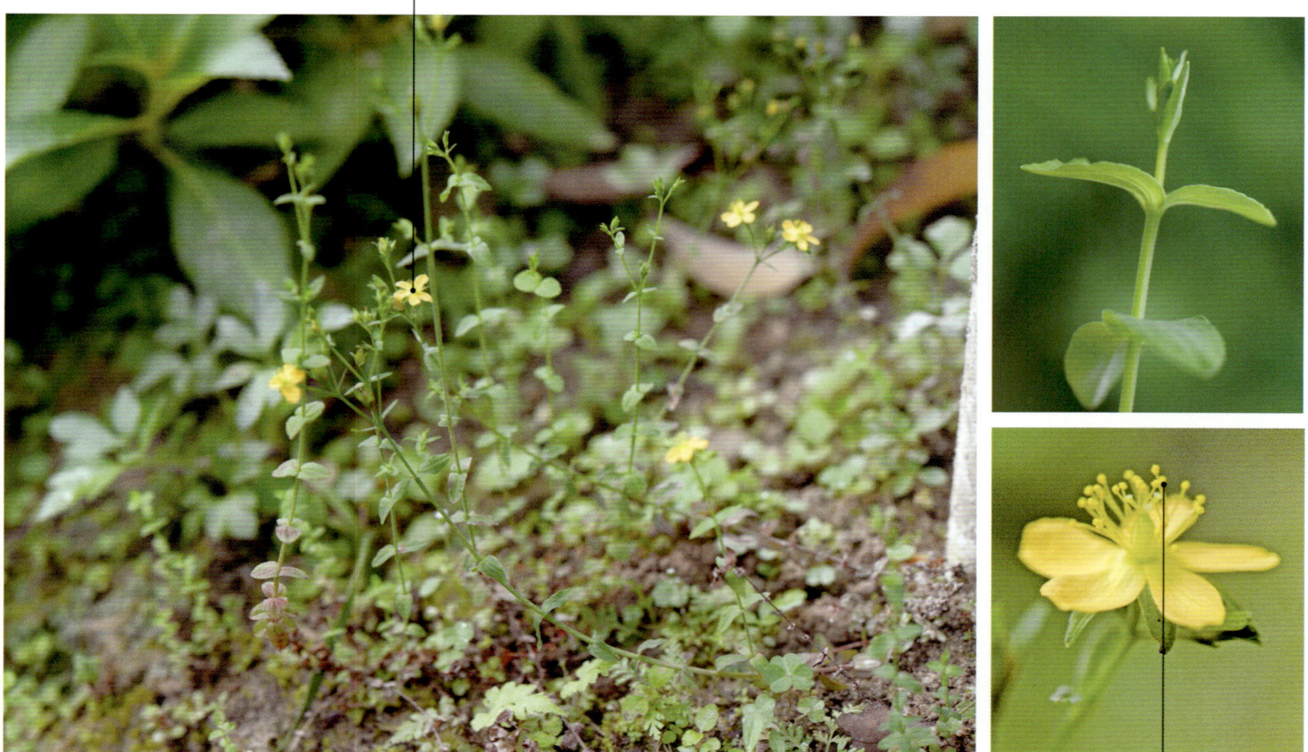

地耳草

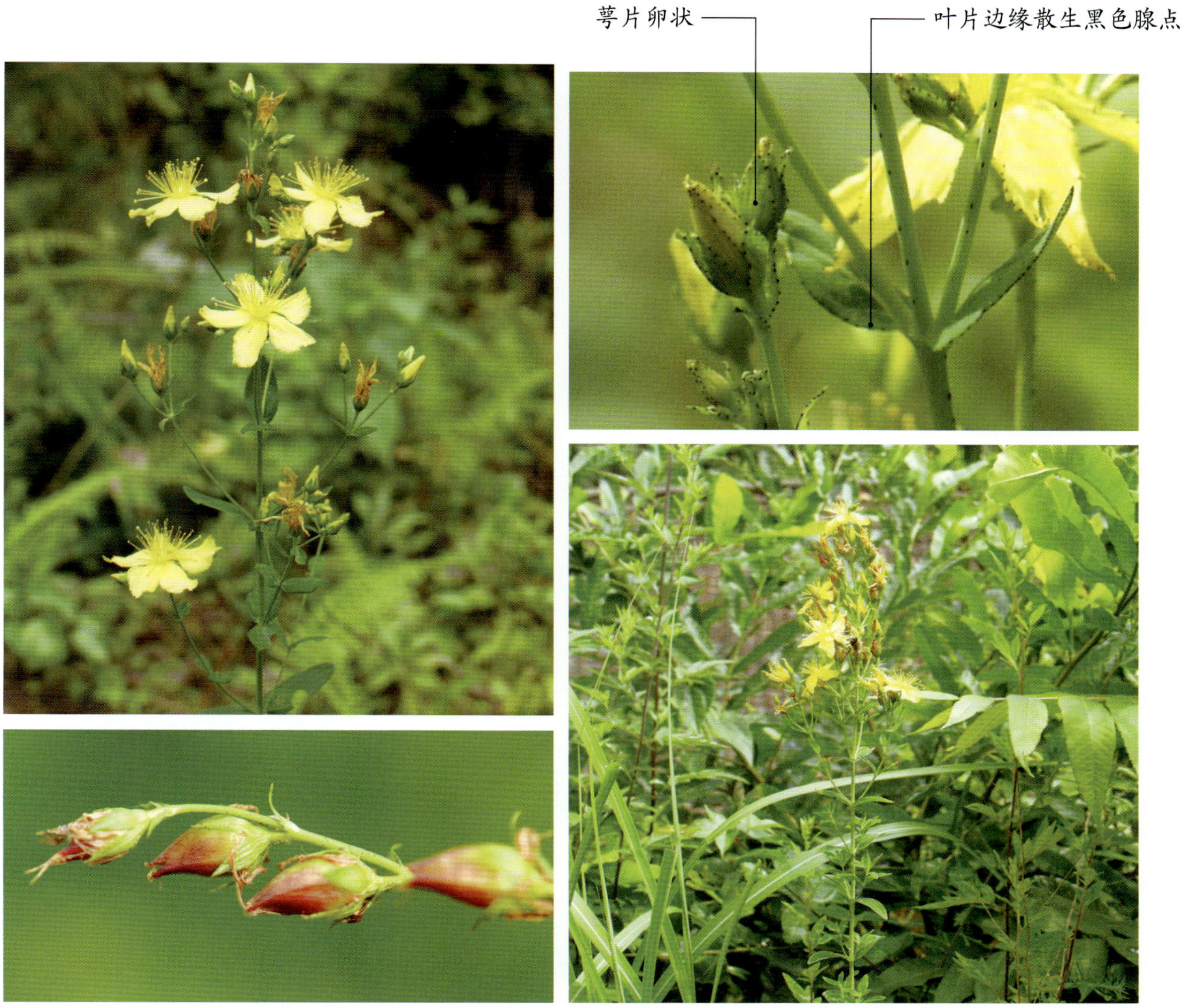

赶山鞭

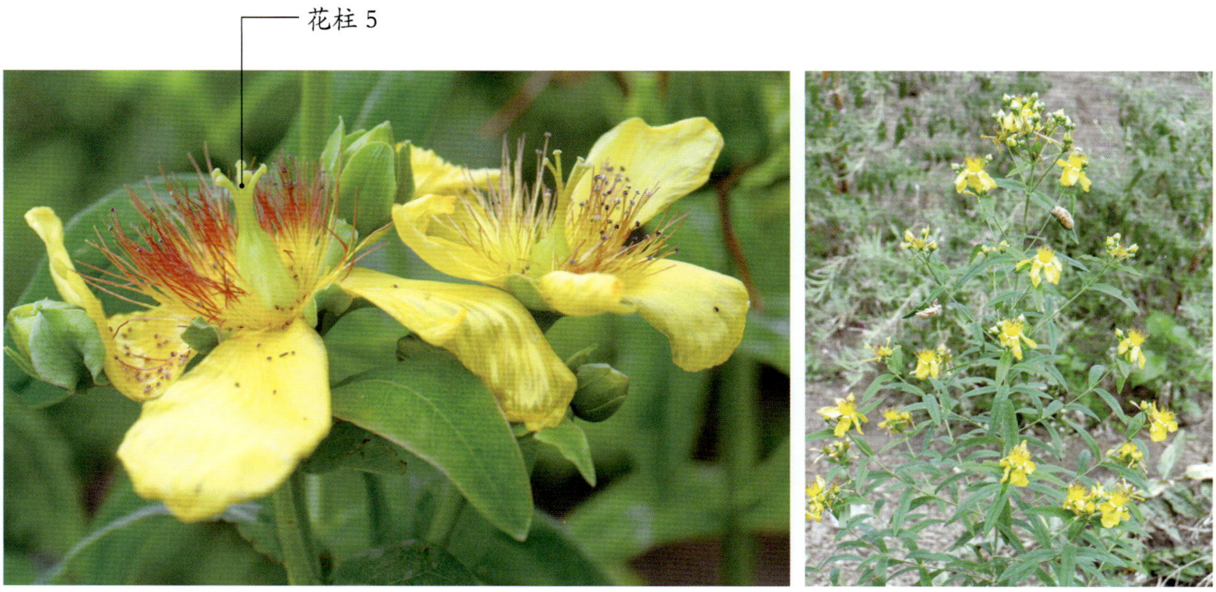

黄海棠

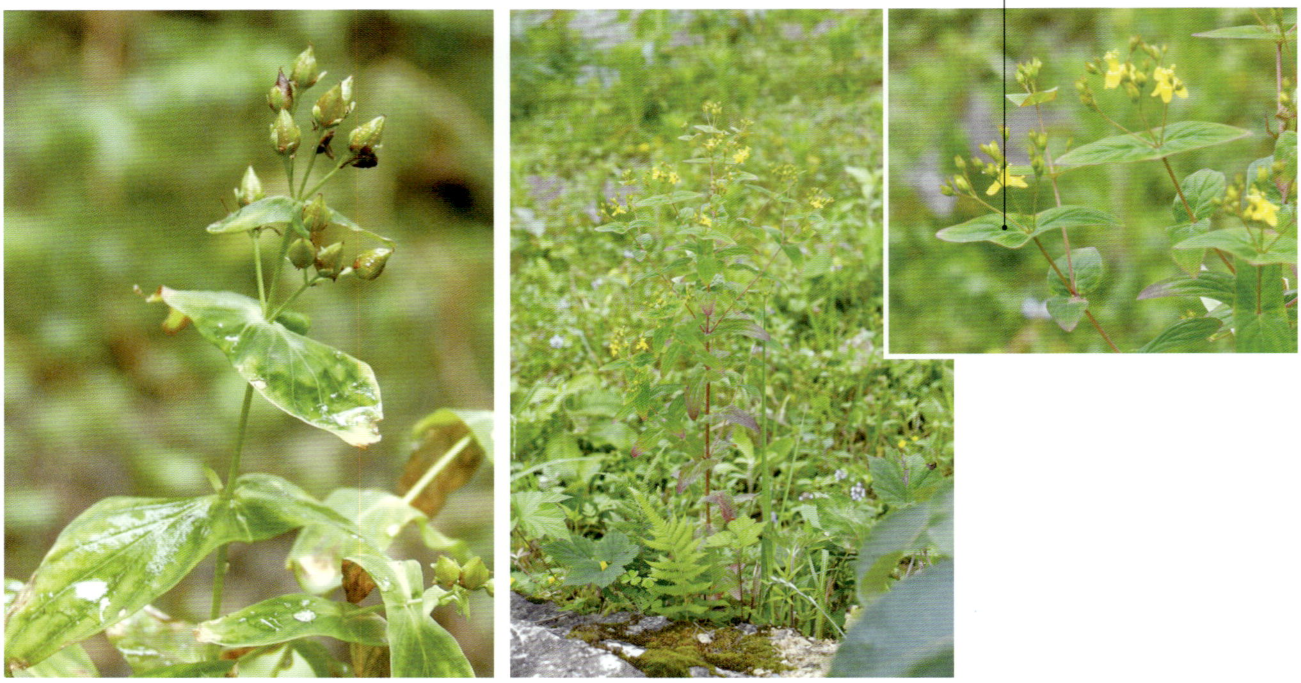

元宝草

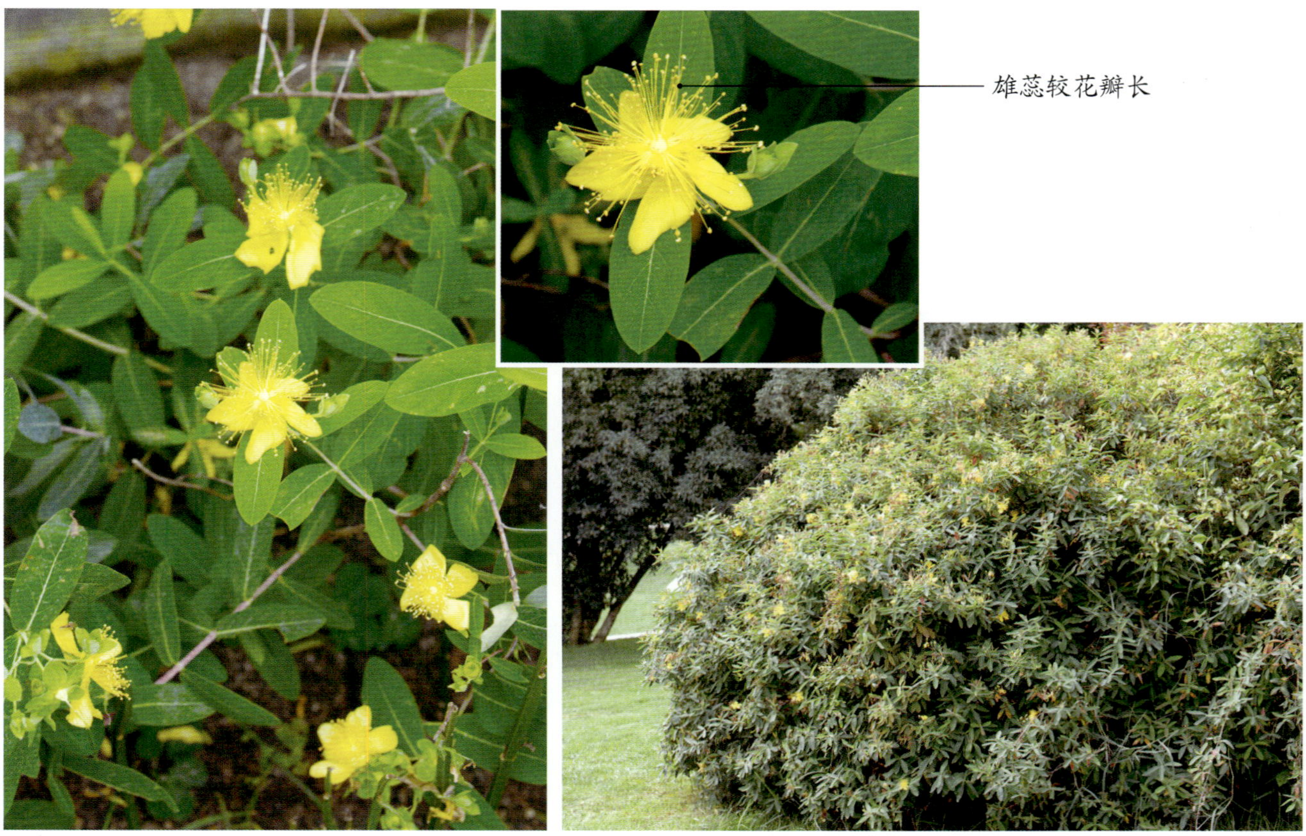

金丝桃

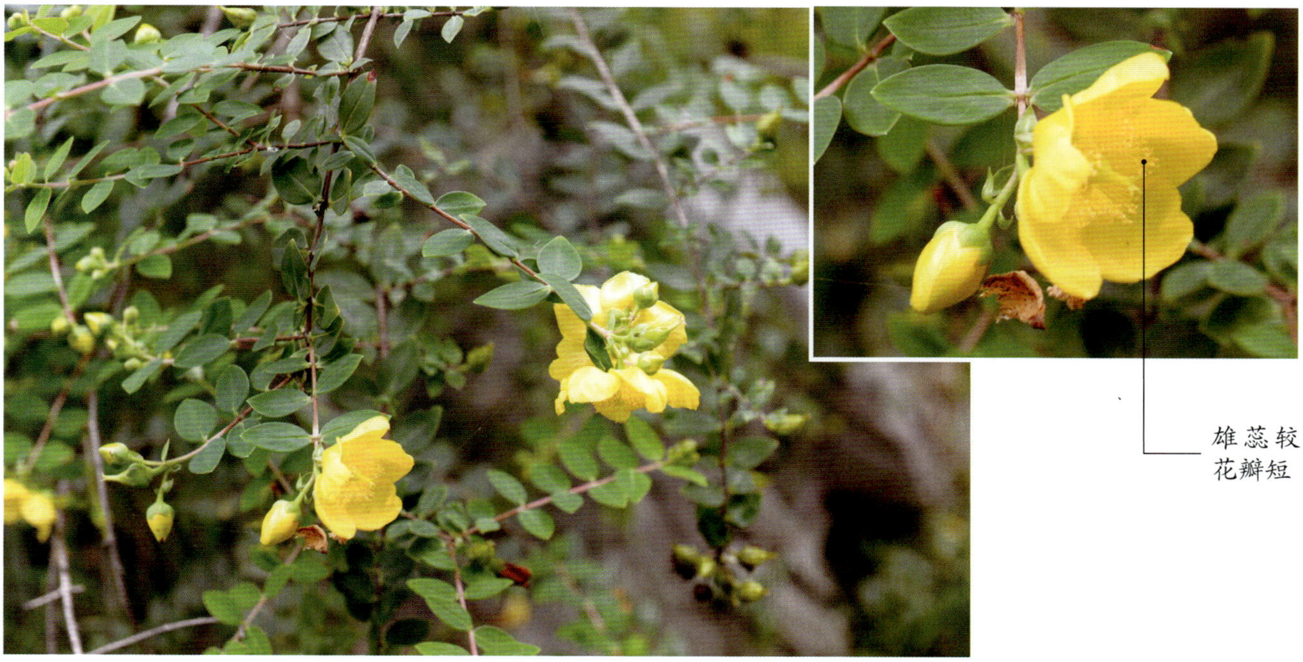

金丝梅

检索表

1. 灌木；植株通常无黑色腺点……2
1. 草本或半灌木；植株通常有黑色腺点或无……3
2. 雄蕊较花瓣长……金丝桃
2. 雄蕊较花瓣短……金丝梅
3. 花柱 5……黄海棠
3. 花柱 3……4
4. 植株各部无黑色腺点……地耳草
4. 植株各部具黑色腺点……5
5. 叶对生，基部完全合生为一体，而茎贯穿其中心……元宝草
5. 叶对生，基部不合生……6
6. 萼片披针形；叶片散布淡色腺点，有时散布黑色腺点……贯叶金丝桃
6. 萼片卵状；叶片边缘散生黑色腺点……赶山鞭

九画

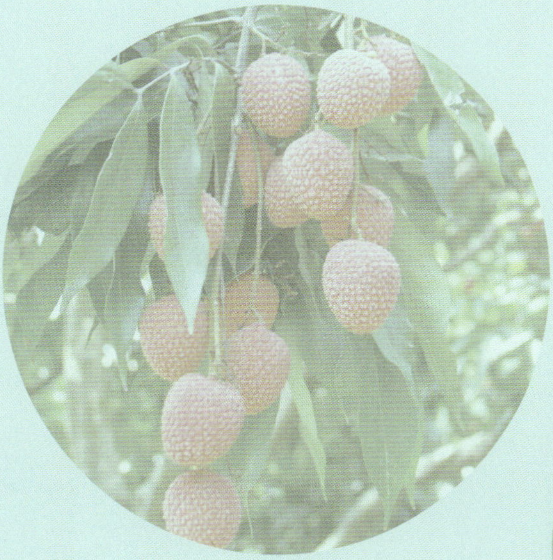

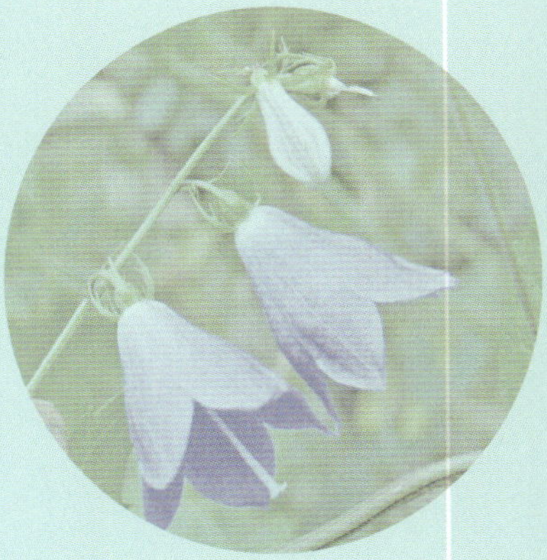

荆　芥

Jingjie

SCHIZONEPETAE HERBA

荆芥炭

Jingjietan

SCHIZONEPETAE HERBA CARBONISATA

荆芥穗

Jingjiesui

SCHIZONEPETAE SPICA

荆芥穗炭

Jingjiesuitan

SCHIZONEPETAE SPICA CARBONISATA

荆芥为唇形科植物荆芥 *Schizonepeta tenuifolia* Briq. 的干燥地上部分；荆芥炭为荆芥的炮制加工品。荆芥穗为荆芥的干燥花穗；荆芥穗炭为荆芥穗的炮制加工品。

基原植物

■ **荆芥** *Schizonepeta tenuifolia* Briq.　别名：裂叶荆芥、香荆芥

Flora of China 及《中国高等植物》记载荆芥的拉丁学名为 *Nepeta tenuifolia* Benth.。

多为栽培，亦有野生。分布于全国大部分地区。

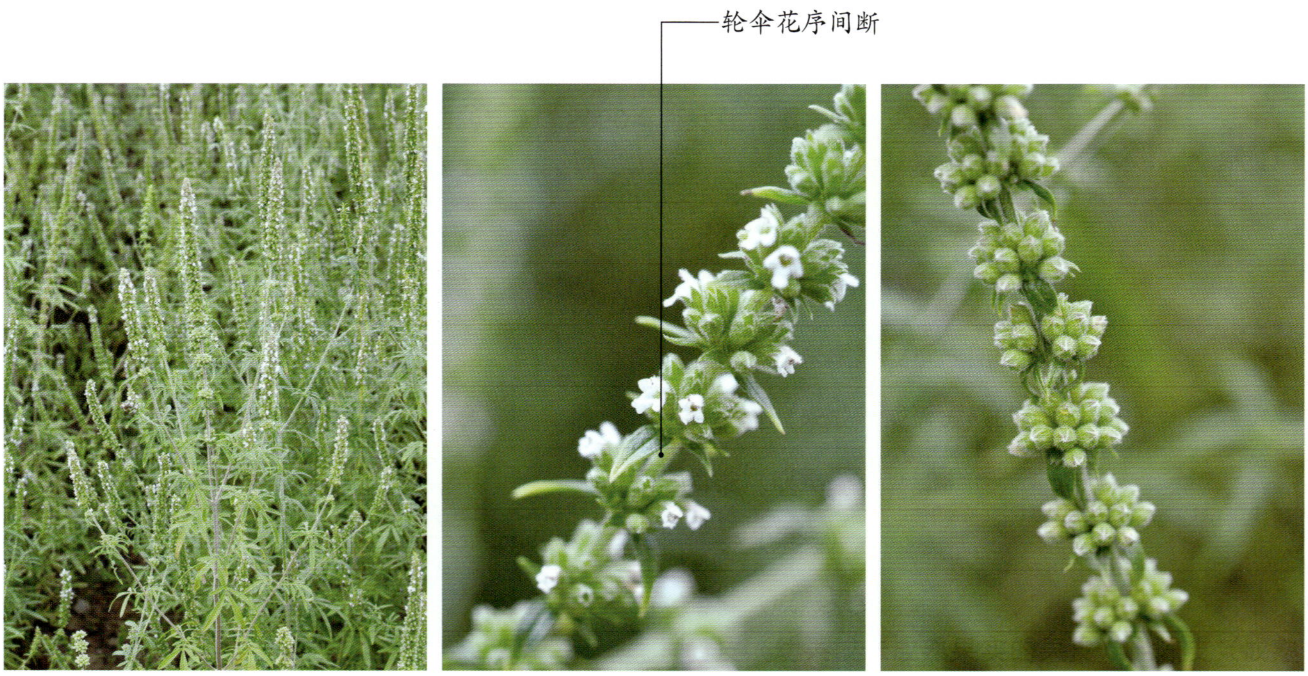

荆芥

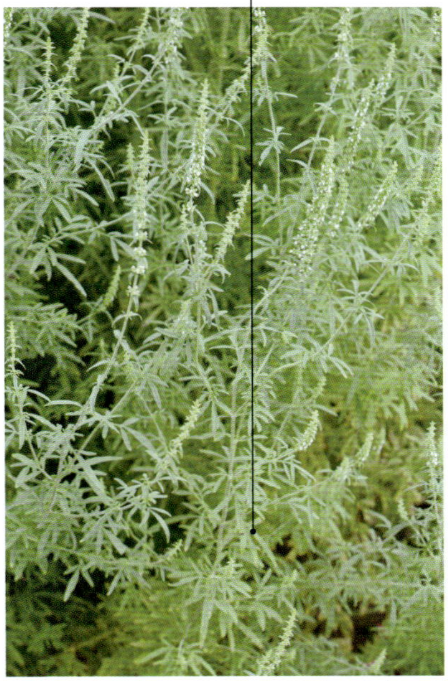

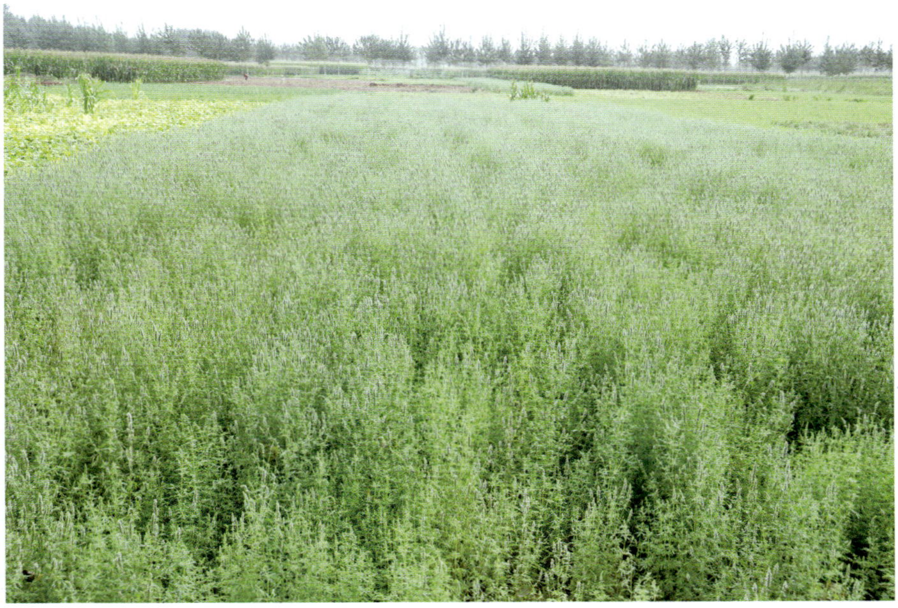

荆芥（续）

对比鉴别

植物荆芥与其同属植物多裂叶荆芥 *Nepeta multifida* Linnaeus 容易相混淆。

多裂叶荆芥与荆芥主要区别点：叶羽状深裂；轮伞花序连接，稀间断。

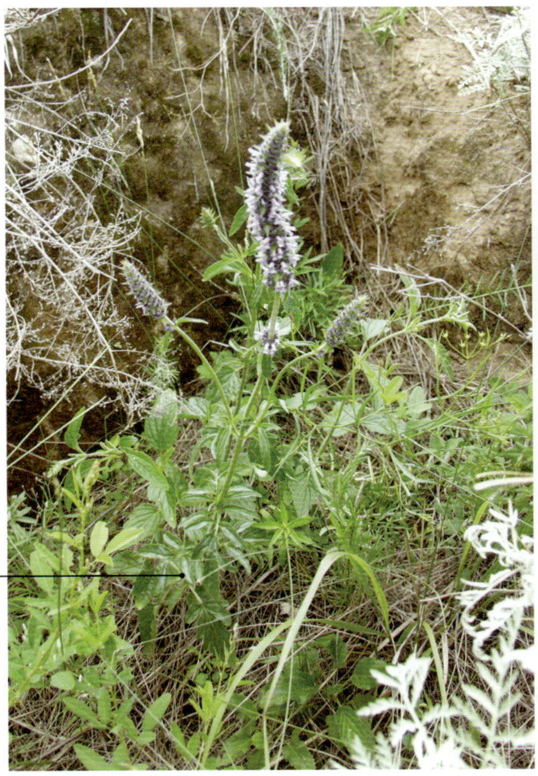

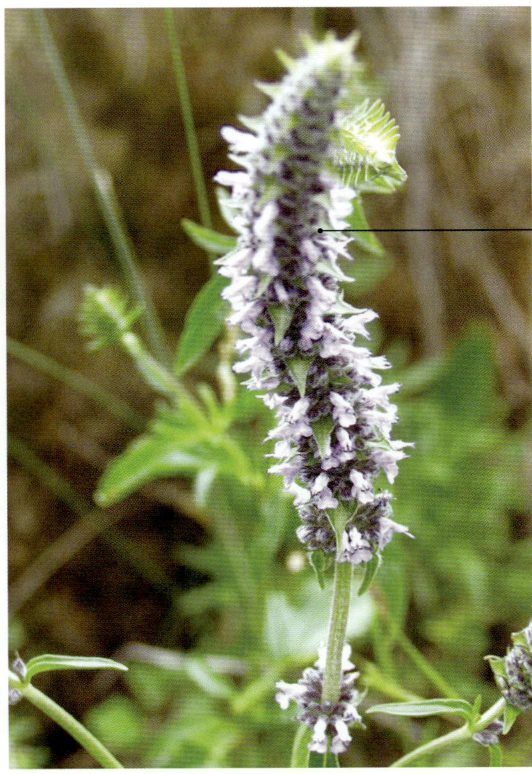

多裂叶荆芥

茜　草

Qiancao

RUBIAE RADIX ET RHIZOMA

本品为茜草科植物茜草 *Rubia cordifolia* L. 的干燥根和根茎。

基原植物

■ 茜草 *Rubia cordifolia* L.　别名：小活血

生于山坡、路旁、沟边、林缘。分布于全国大部分地区。

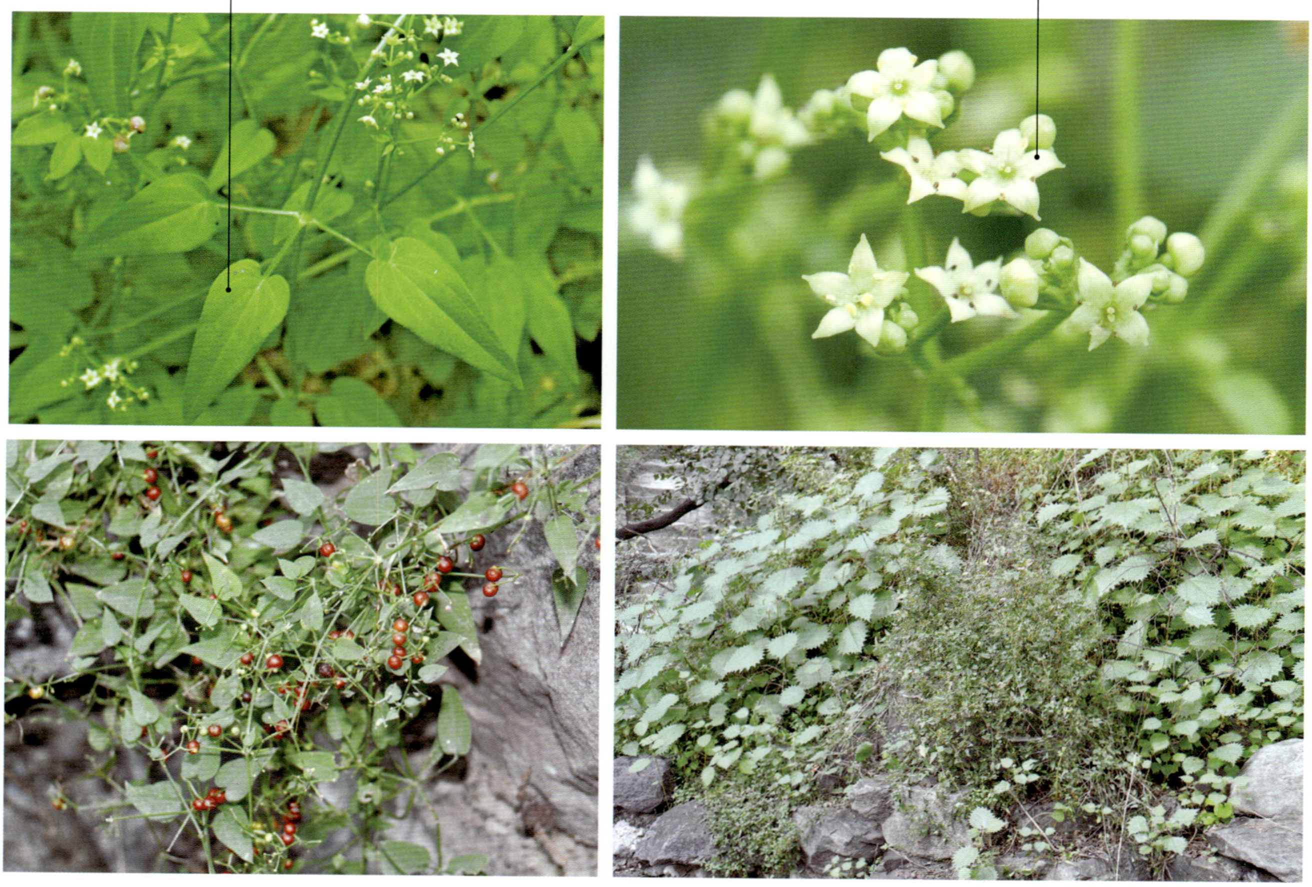
叶通常4叶轮生，长卵形至卵状披针形
花冠淡黄白色，辐状，5裂

茜草

荜　茇

Bibo

PIPERIS LONGI FRUCTUS

本品为胡椒科植物荜茇 *Piper longum* L. 的干燥近成熟果穗或成熟果穗。

基原植物

■ **荜茇** *Piper longum* L.　别名：鼠尾

生于林中。分布于云南，福建、广西、广东、海南有栽培。

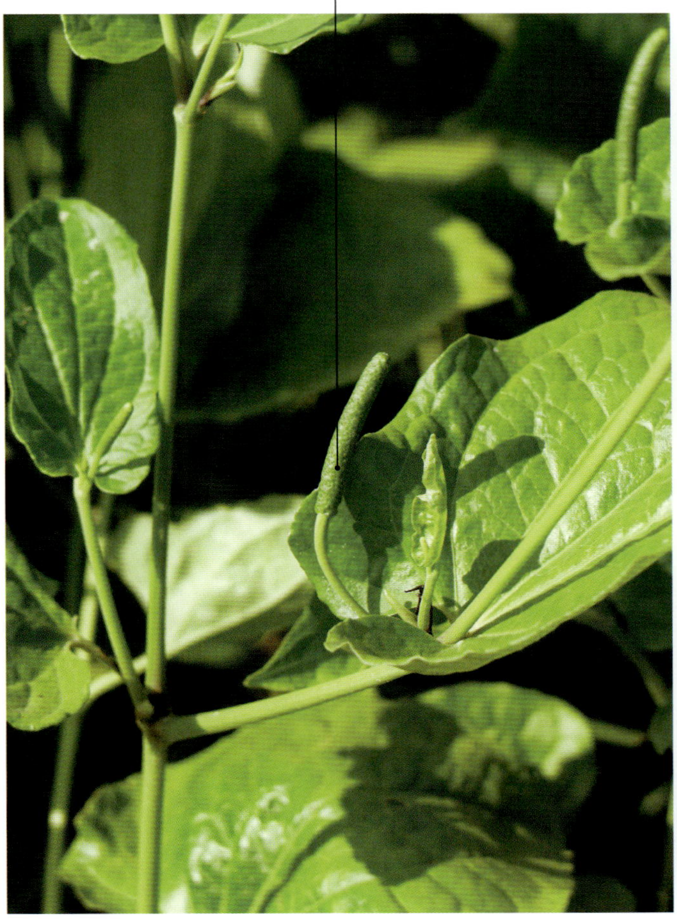

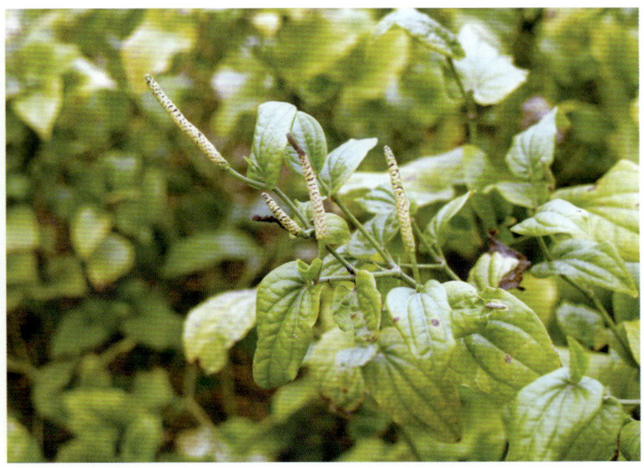

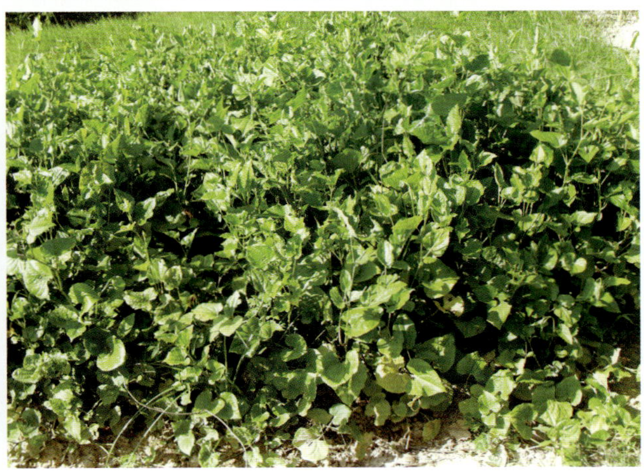

荜茇

荜澄茄 Bichengqie LITSEAE FRUCTUS

本品为樟科植物山鸡椒 *Litsea cubeba* (Lour.) Pers. 的干燥成熟果实。

基原植物

■ 山鸡椒 *Litsea cubeba* (Lour.) Pers. 别名：山苍树、山姜

生于向阳山坡林缘、灌丛或杂木林，亦有栽培。分布于长江以南各地。

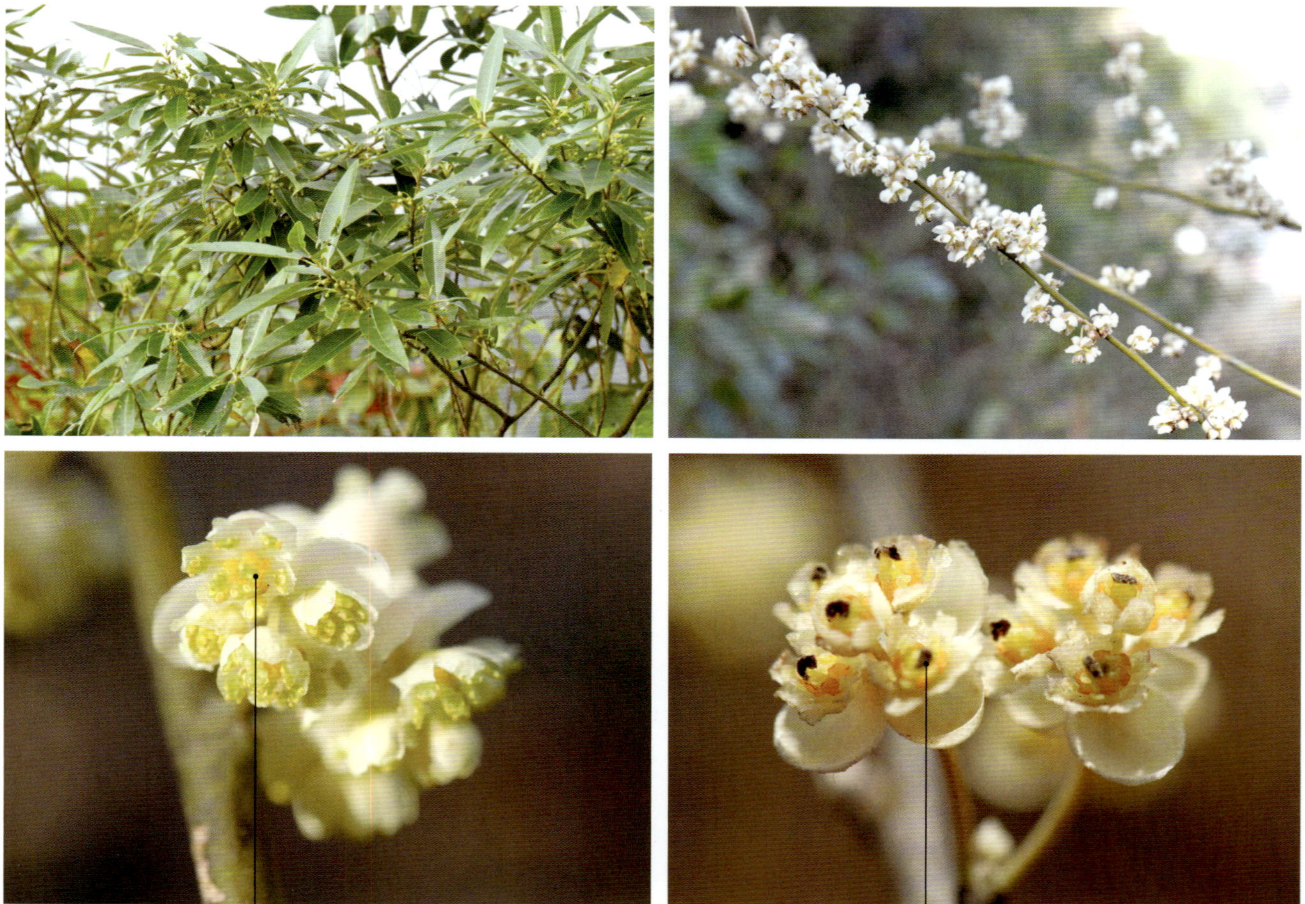

雄花序 雌花序

山鸡椒

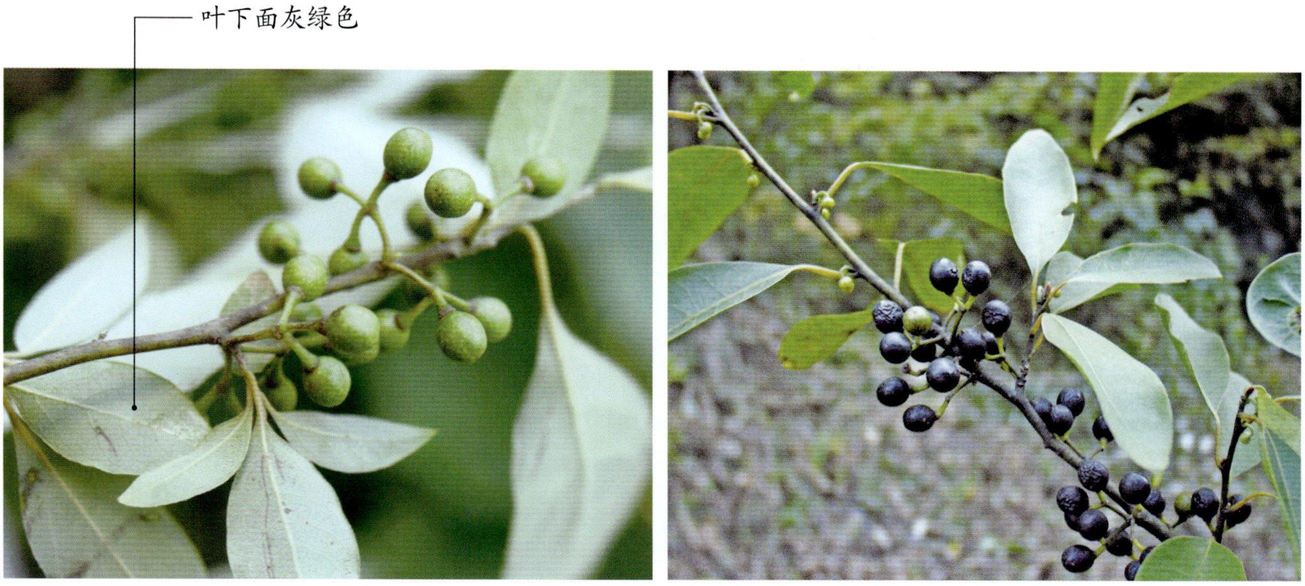

山鸡椒（续）

草　乌

Caowu

ACONITI KUSNEZOFFII RADIX

制草乌

Zhicaowu

ACONITI KUSNEZOFFII RADIX COCTA

草乌叶

Caowuye

ACONITI KUSNEZOFFII FOLIUM

草乌为毛茛科植物北乌头 *Aconitum kusnezoffii* Reichb. 的干燥块根；制草乌为草乌的炮制加工品。草乌叶为北乌头的干燥叶，系蒙古族习用药材。

基原植物

■ 北乌头 *Aconitum kusnezoffii* Reichb. 别名：五毒根

生于山地、丘陵草地、林下。分布于黑龙江、吉林、辽宁、河北、内蒙古、陕西。

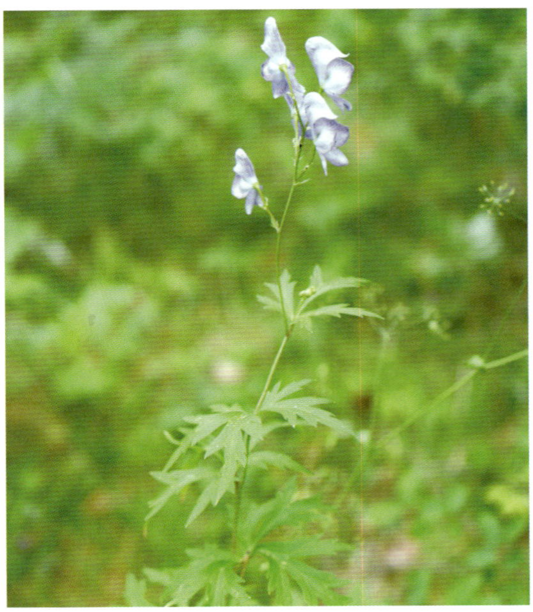

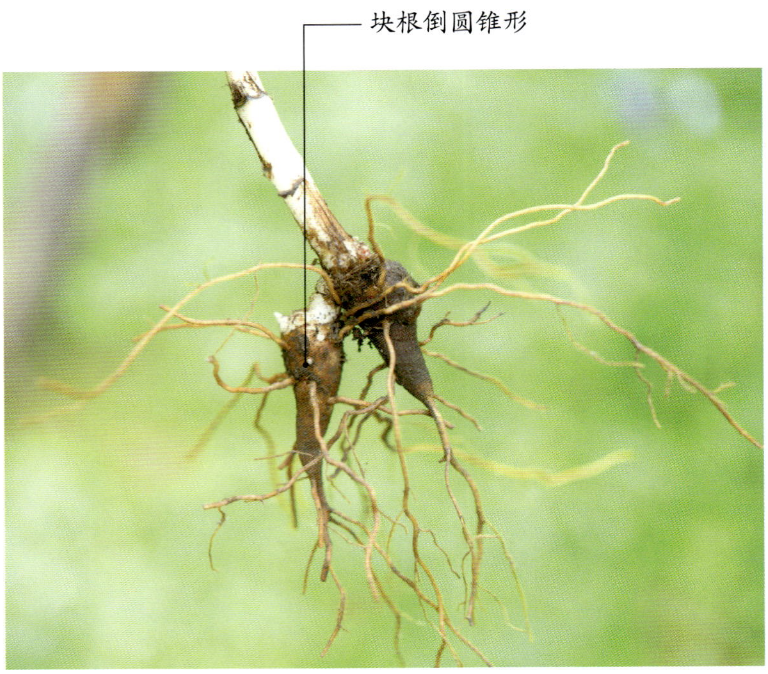

北乌头

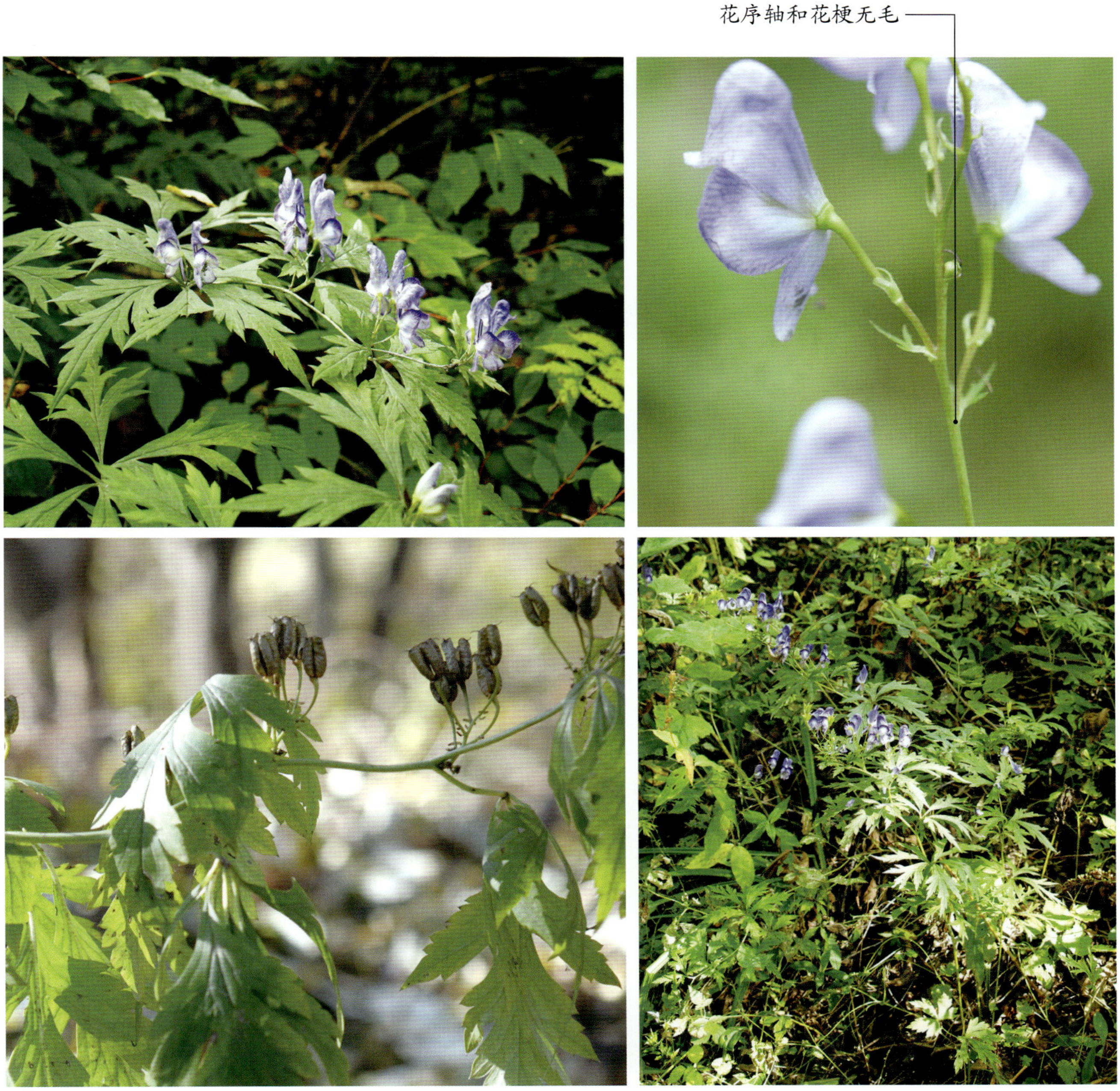

北乌头（续）

对比鉴别

《常用中药材品种整理和质量研究》（北方编）记载，调查发现包括地方性习惯用药在内，草乌来源于乌头属 16 种植物的块根，使用最广、资源最多的有 2 种——北乌头和乌头 *Aconitum carmichaelii* Debx.。

参见“附子”项。

检索表

参见“附子”项。

草豆蔻

Caodoukou

ALPINIAE KATSUMADAI SEMEN

本品为姜科植物草豆蔻 *Alpinia katsumadai* Hayata 的干燥近成熟种子。

基原植物

■ 草豆蔻 *Alpinia katsumadai* Hayata 别名：草蔻、草蔻仁

Flora of China 及《中国高等植物》记载草豆蔻的拉丁学名为 *Alpinia hainanensis* K. Schumann。生于沟谷、河边、林缘阴湿处或草丛。分布于海南、广东、广西。

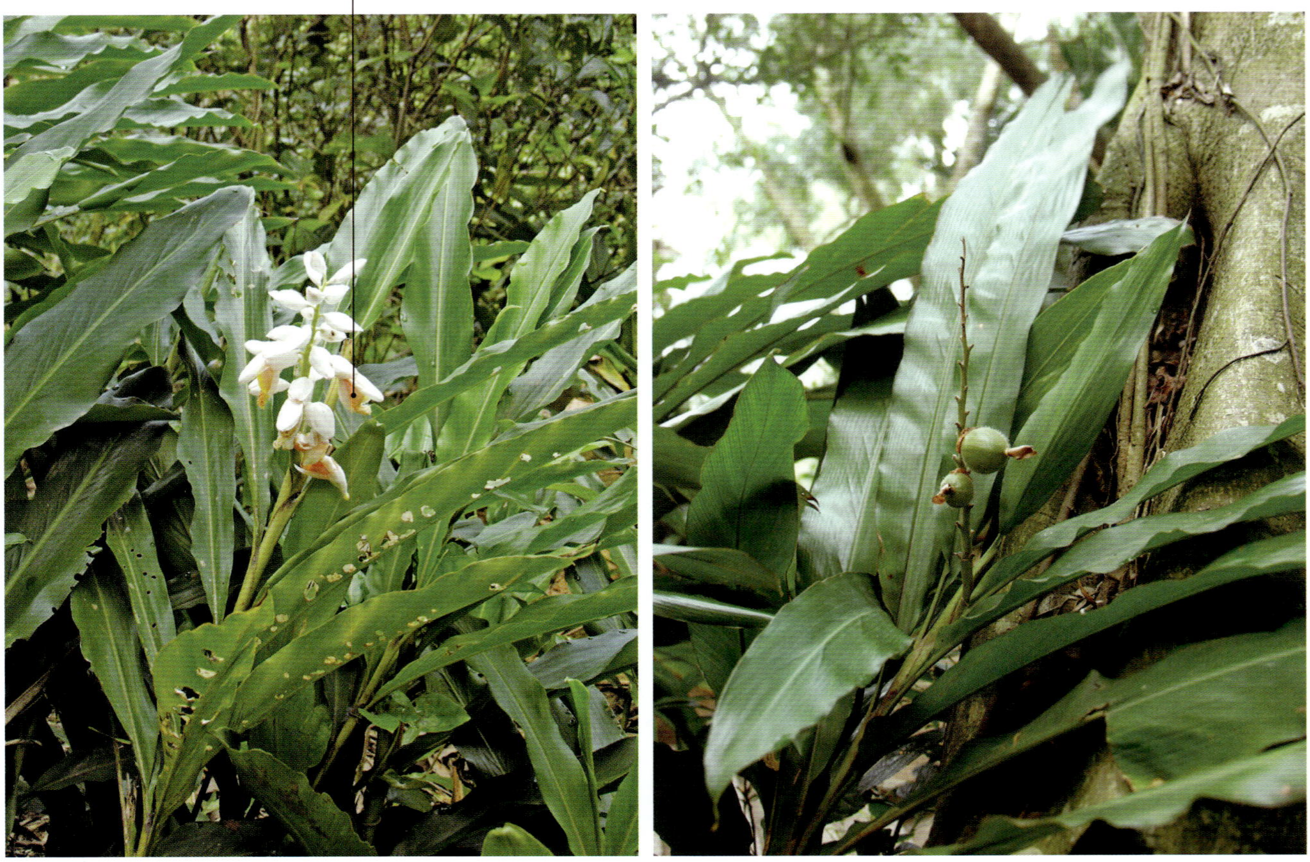

草豆蔻

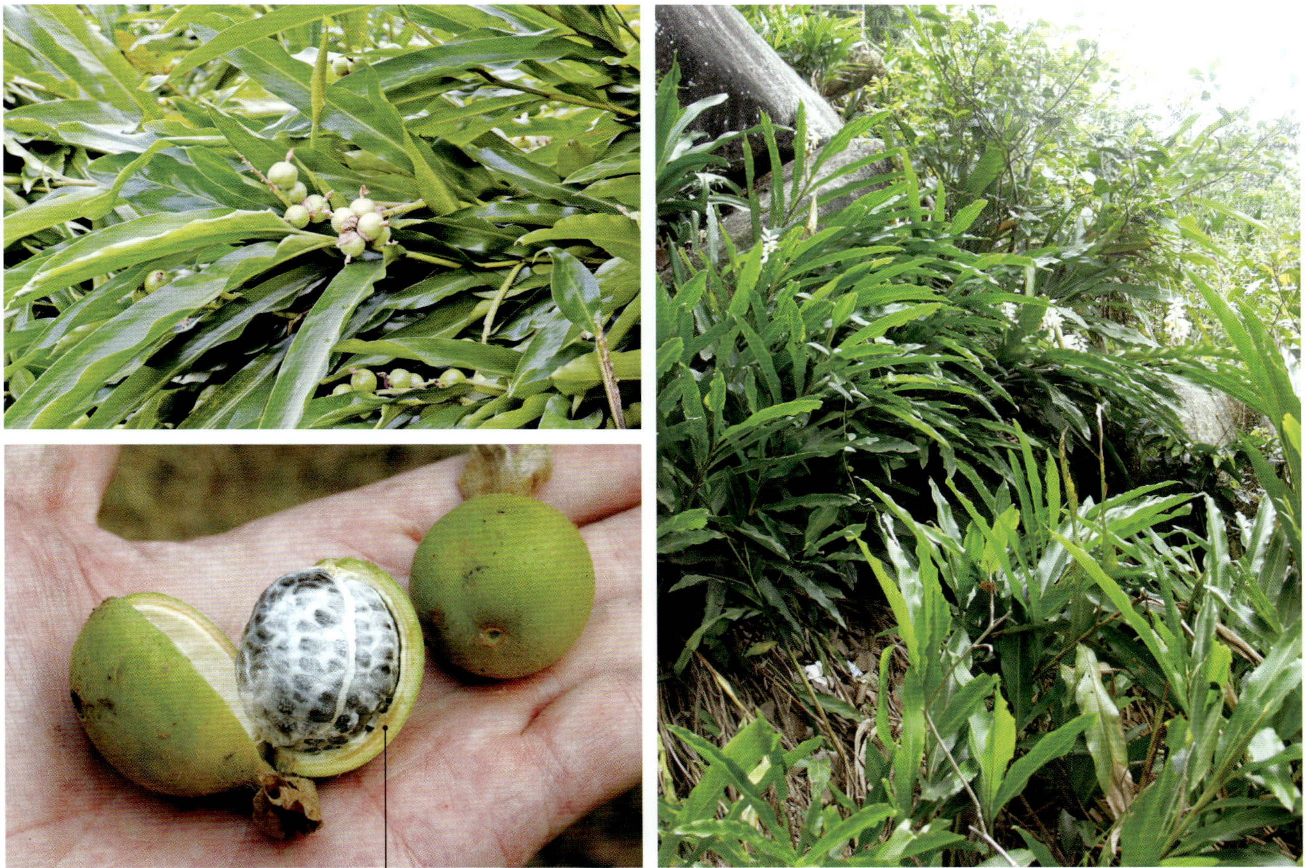

果球形，直径约 3cm

草豆蔻（续）

草　果 Caoguo TSAOKO FRUCTUS

本品为姜科植物草果 *Amomum tsao-ko* Crevost et Lemaire 的干燥成熟果实。

基原植物

■ **草果** *Amomum tsao-ko* Crevost et Lemaire

生于山坡疏林下。分布于广西、云南、贵州等地，云南有大量栽培。

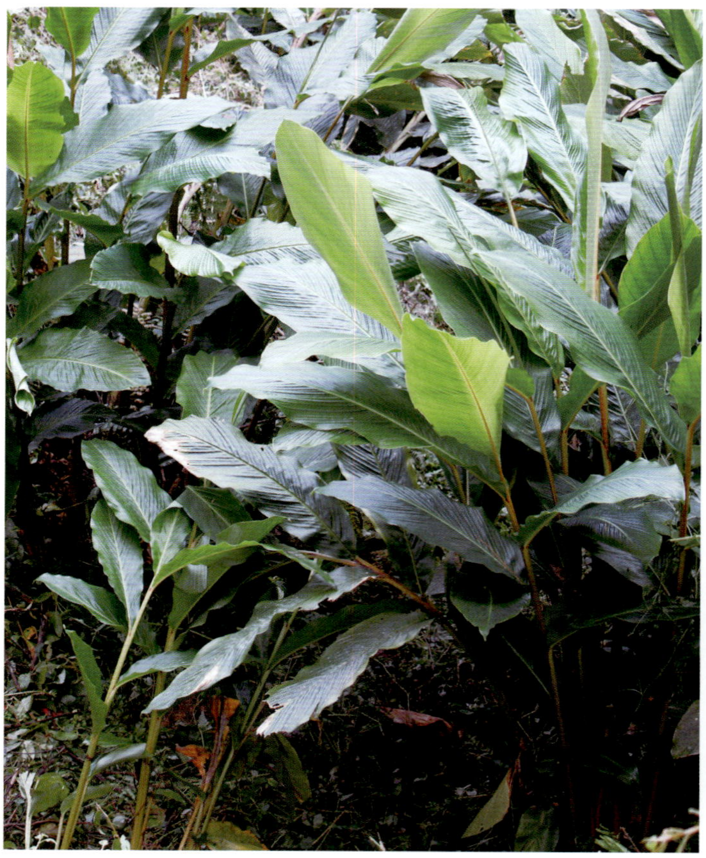

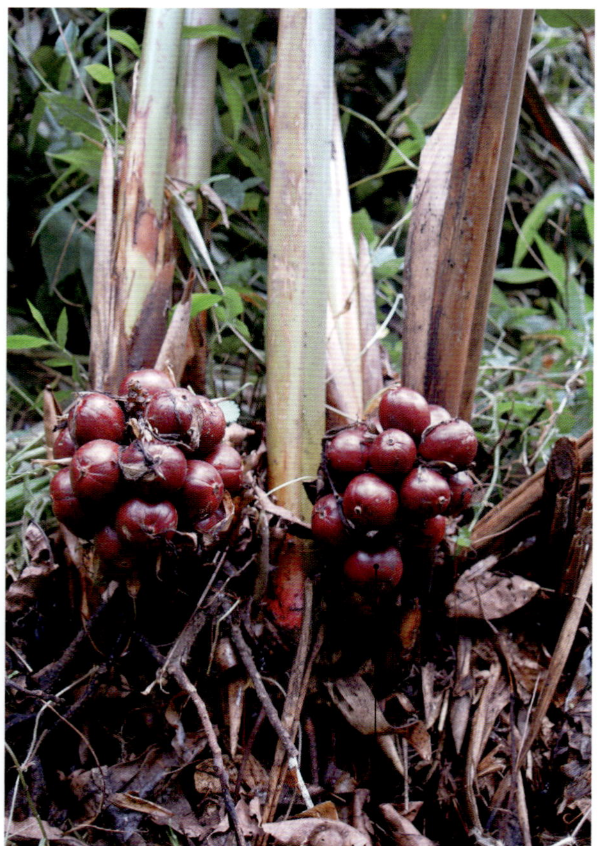

果（花）序从茎基部抽出

草果

茵　陈 Yinchen ARTEMISIAE SCOPARIAE HERBA

本品为菊科植物滨蒿 *Artemisia scoparia* Waldst. et Kit. 或茵陈蒿 *Artemisia capillaris* Thunb. 的干燥地上部分。

基原植物

■ **滨蒿** *Artemisia scoparia* Waldst. et Kit.　别名：猪毛蒿、北茵陈

喜生于砂地、河岸及盐碱地。分布于东北、华北、西北及台湾、湖北、广西、云南等地。

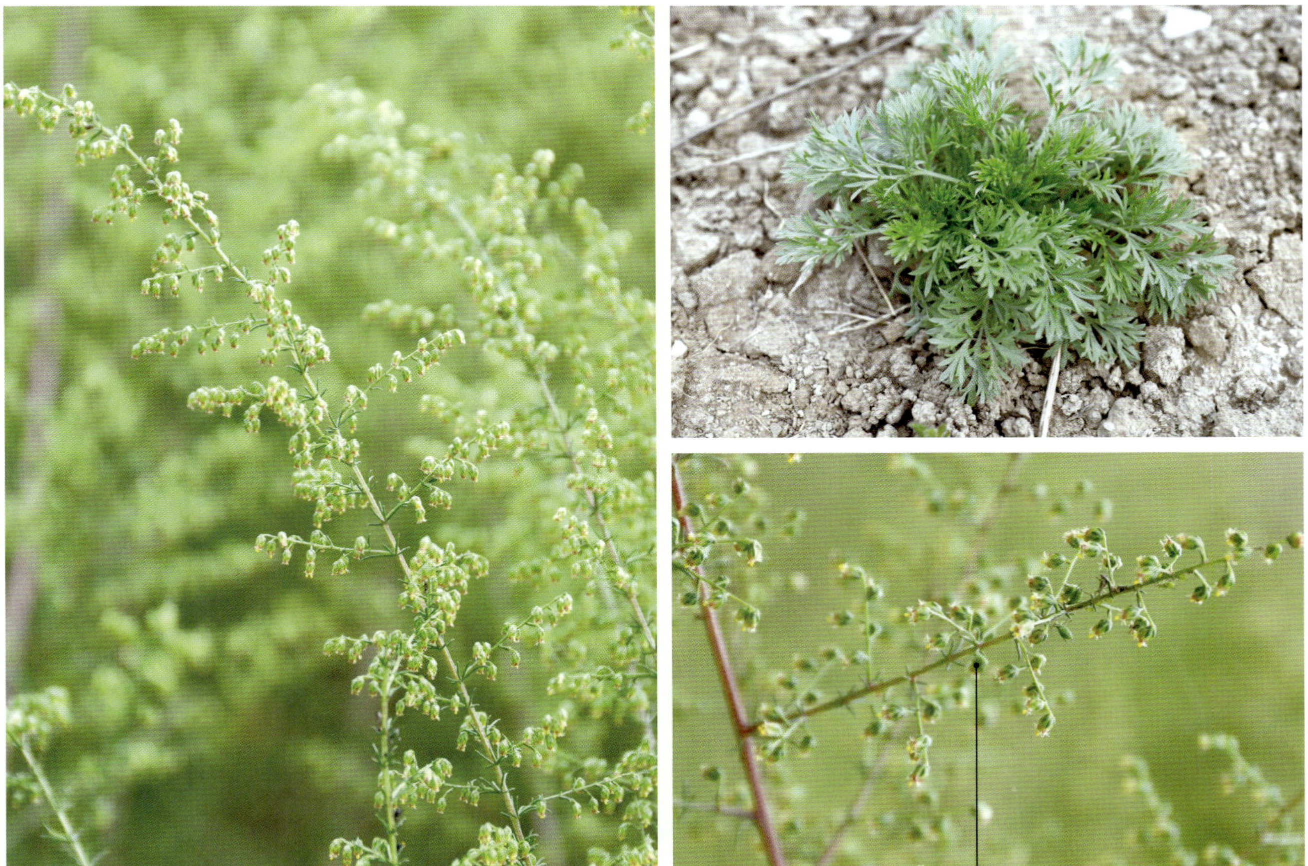

头状花序直径 1~1.5mm

滨蒿

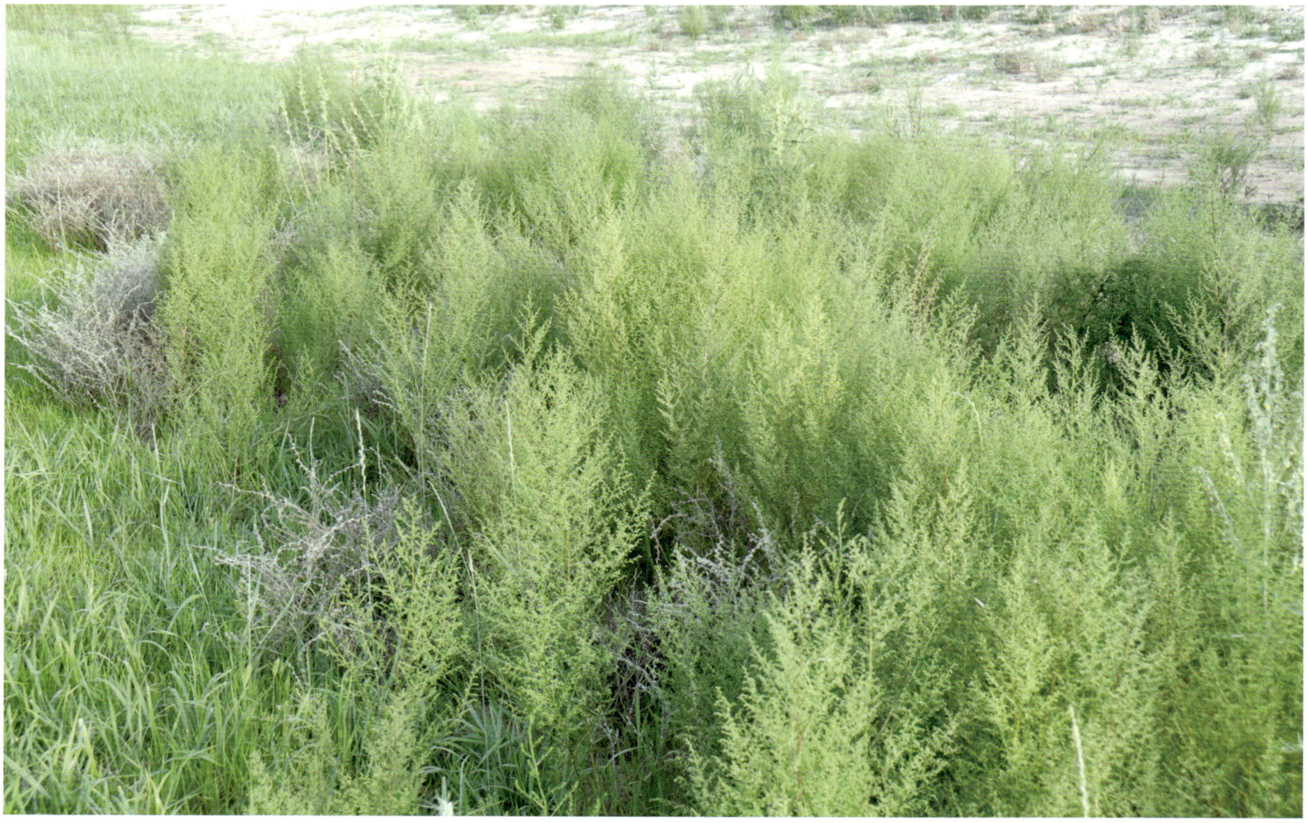

滨蒿（续）

■ **茵陈蒿** *Artemisia capillaris* Thunb. 别名：绵茵陈、白茵陈

与滨蒿主要区别点：多年生草本，或半灌木状；头状花序，直径 1.5~2mm。生于山坡、荒地、路边草地上。分布于全国各地。

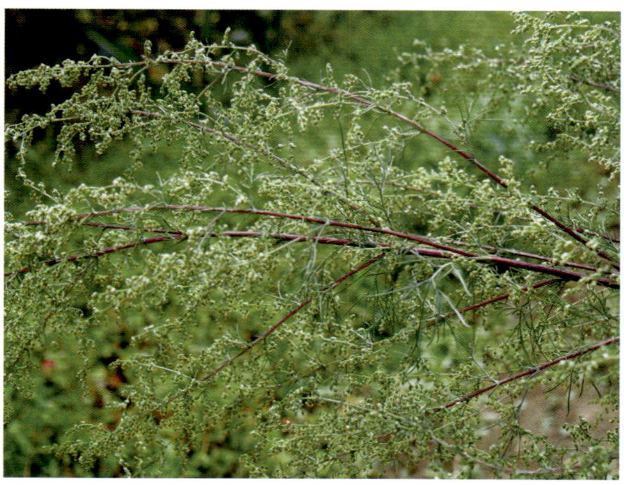

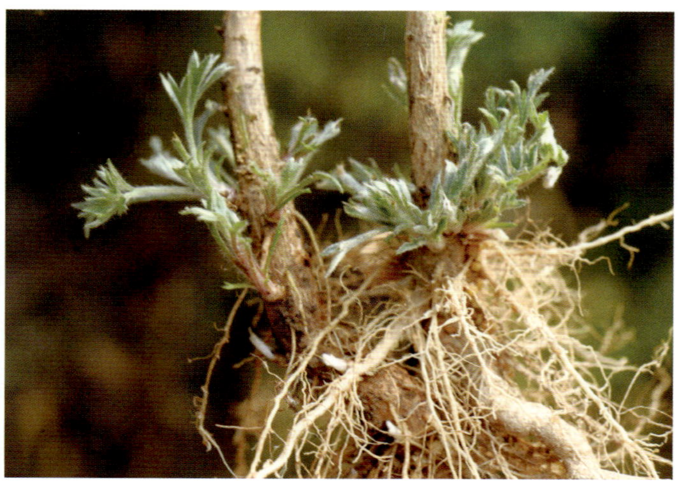

茵陈蒿

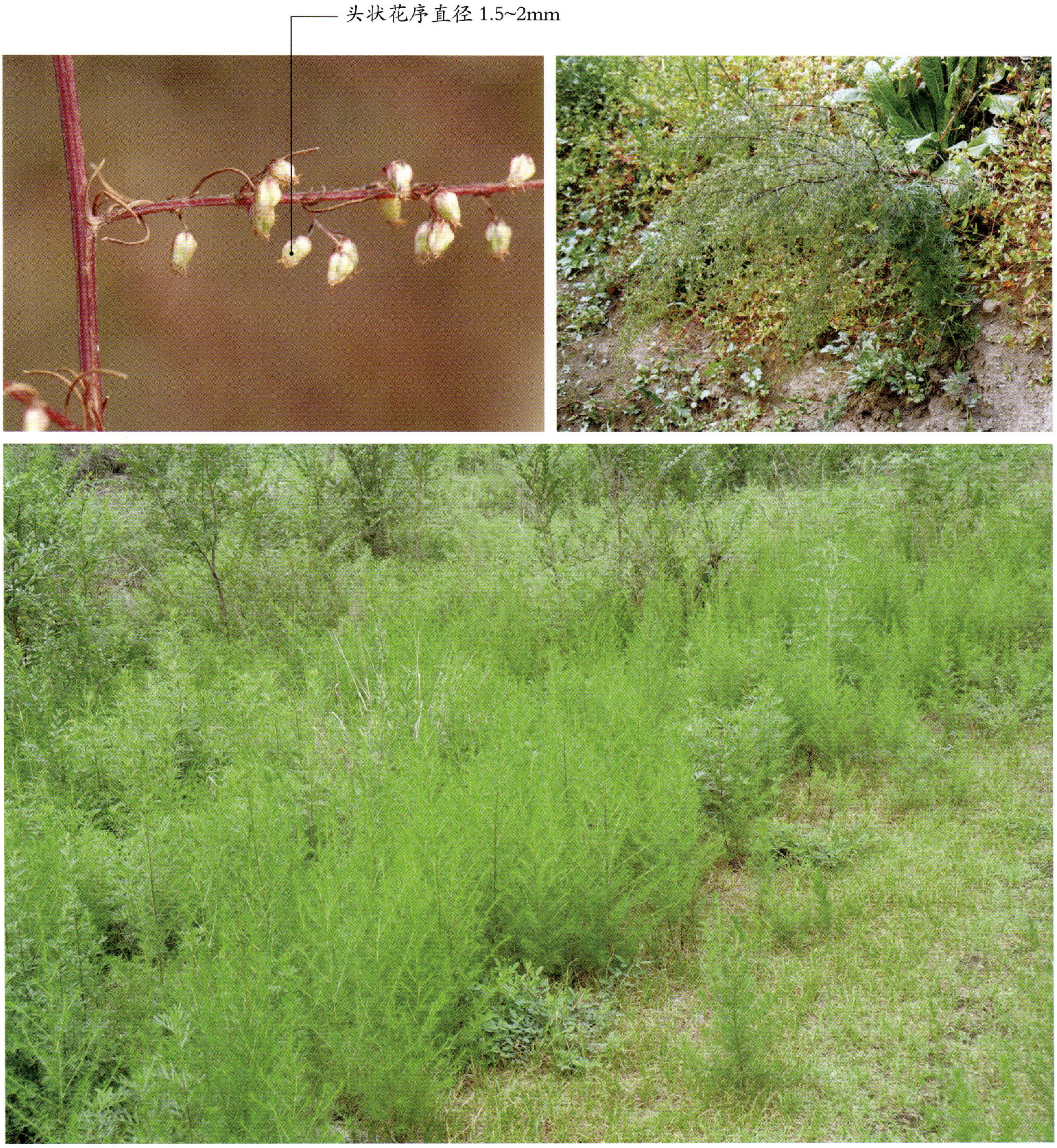

茵陈蒿（续）

对比鉴别

《新编中药志》（第三卷）记载，唇形科植物牛至 *Origanum vulgare* L. 的带花枝叶在湖北、广西作药材土茵陈使用，玄参科植物阴行草 *Siphonostegia chinensis* Benth. 的全草在江西大部分地区作药材土茵陈入药。

牛至与茵陈主要区别点：叶卵形或长圆状卵形，全缘或疏生细齿；伞房状圆锥花序，开张，由多数长圆形、在果时多少伸长的小假穗状花序所组成；花冠唇形，紫红色。

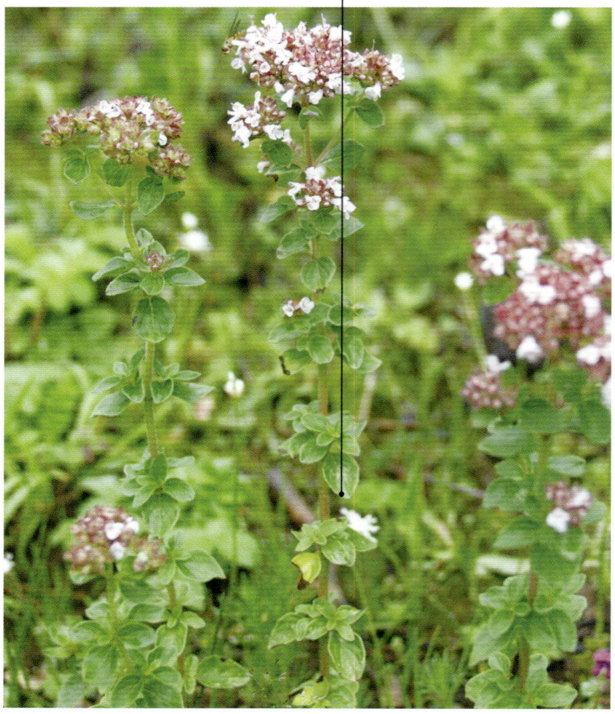

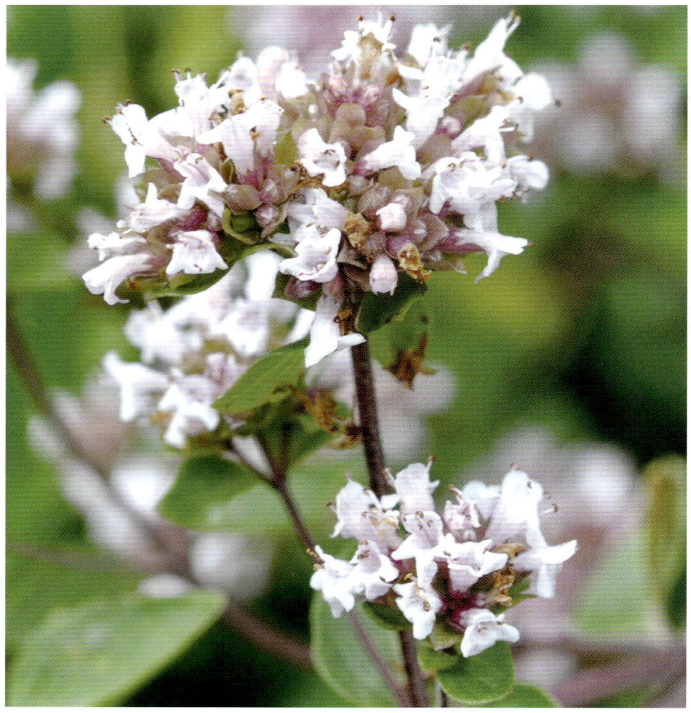

牛至

阴行草与茵陈主要区别点：叶片二回羽状全裂，裂片约 3 对；花对生于茎枝上部，成稀疏的总状花序；花萼筒状，花冠二唇形，上唇红紫色，下唇黄色。

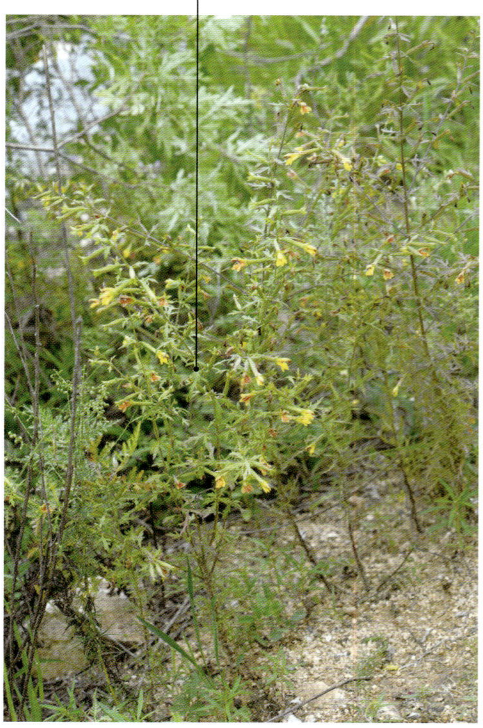

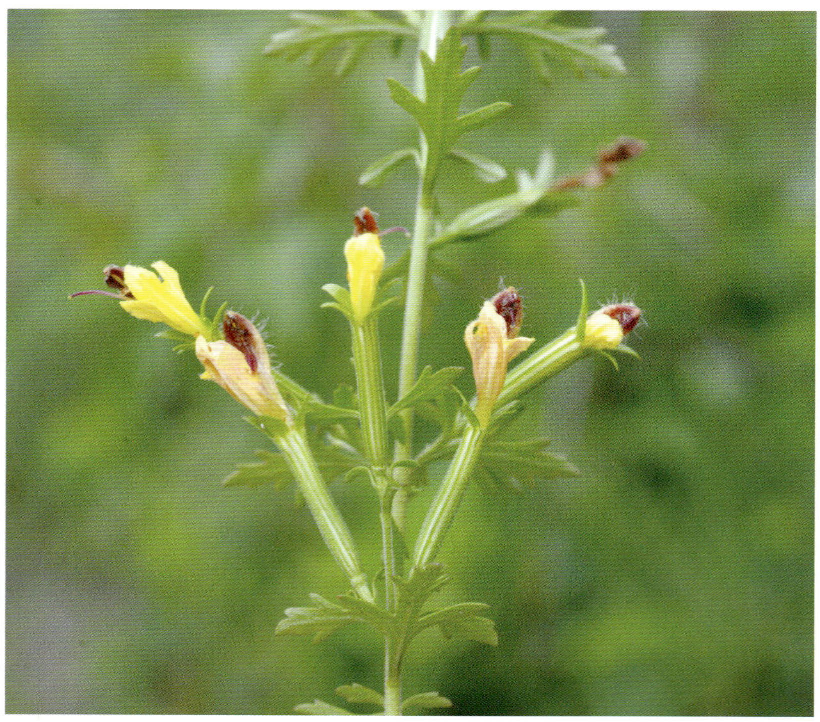

阴行草

茯　苓 Fuling PORIA

茯苓皮

Fulingpi
PORIAE CUTIS

茯苓为多孔菌科真菌茯苓 *Poria cocos* (Schw.) Wolf的干燥菌核；茯苓皮为茯苓菌核的干燥外皮。

基原植物

■ **茯苓** *Poria cocos* (Schw.) Wolf　别名：杜茯苓、松苓

生于向阳、温暖的山坡，疏松、排水良好的沙质土壤；多寄生于松属植物较老的根部。全国大部分地区都有培育。

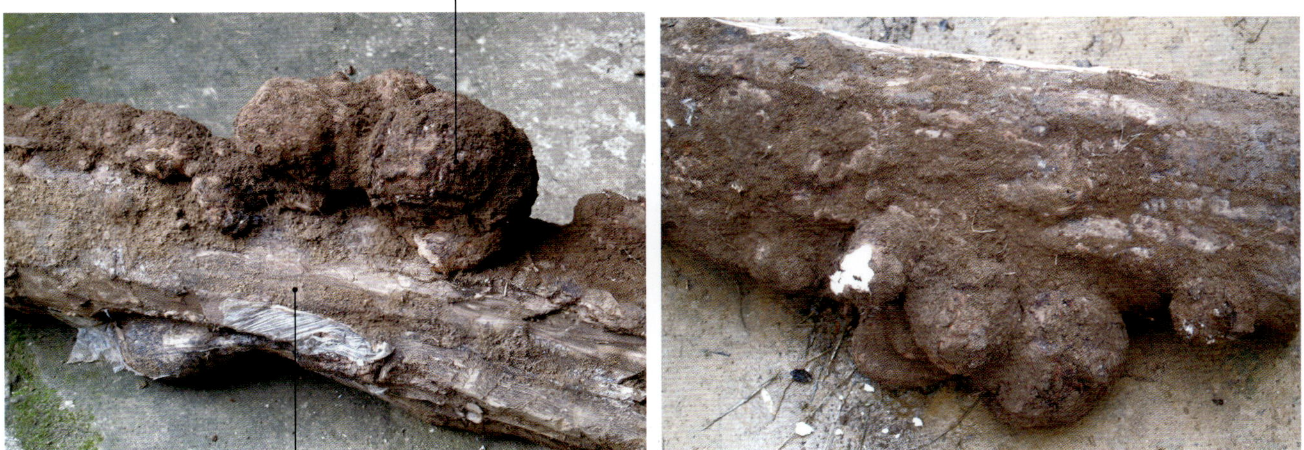

茯苓

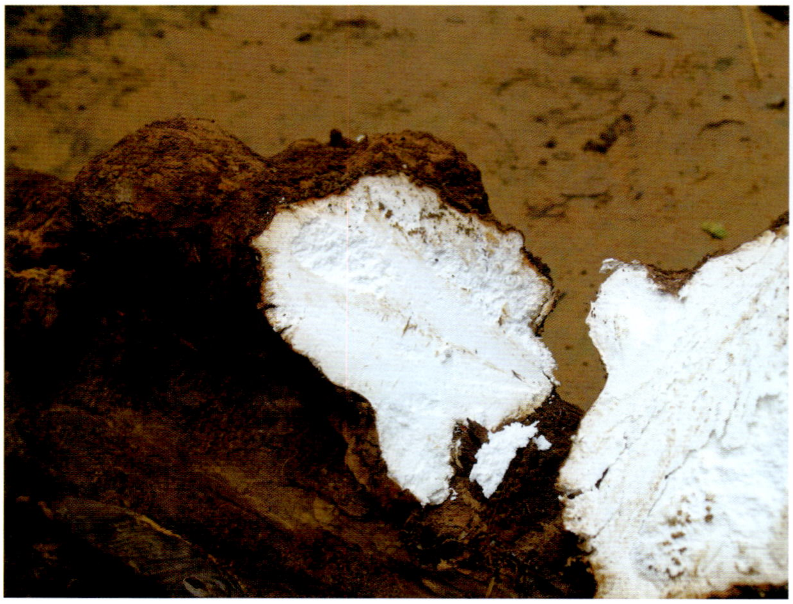
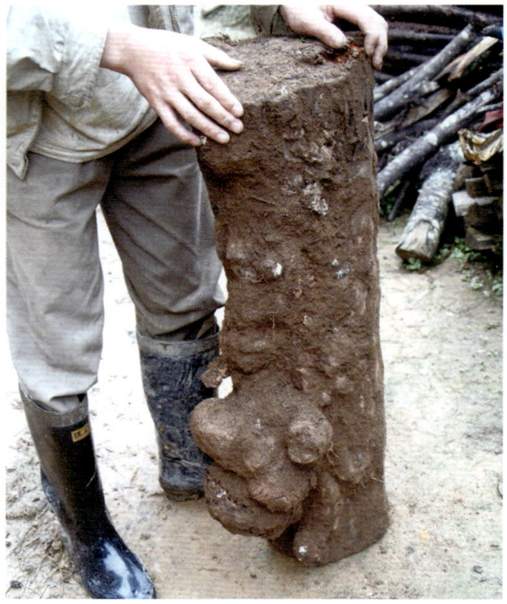

茯苓（续）

茺蔚子

Chongweizi
LEONURI FRUCTUS

本品为唇形科植物益母草 *Leonurus japonicus* Houtt. 的干燥成熟果实。

基原植物

■ **益母草** *Leonurus japonicus* Houtt. 别名：益母蒿

1977~1995 年间的几版《中国药典》记载益母草的拉丁学名为 *Leonurus heterophyllus* Sweet，《中国植物志》记载其拉丁学名为 *Leonurus artemisia* (Lour.) S. Y. Hu。

生于山坡草地、田埂、路旁、溪边等处，尤以向阳处为多。分布于全国各地。

花序上苞叶不分裂

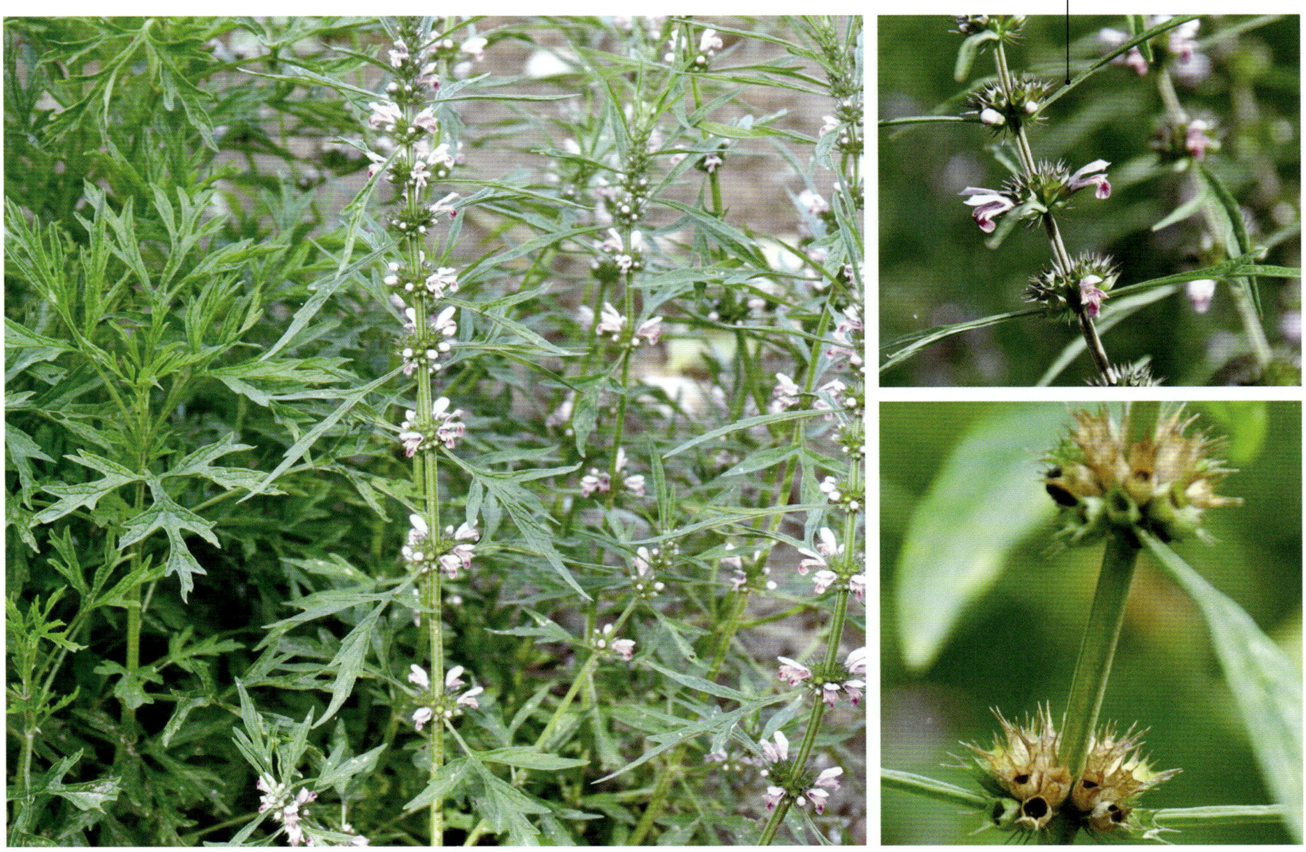

益母草

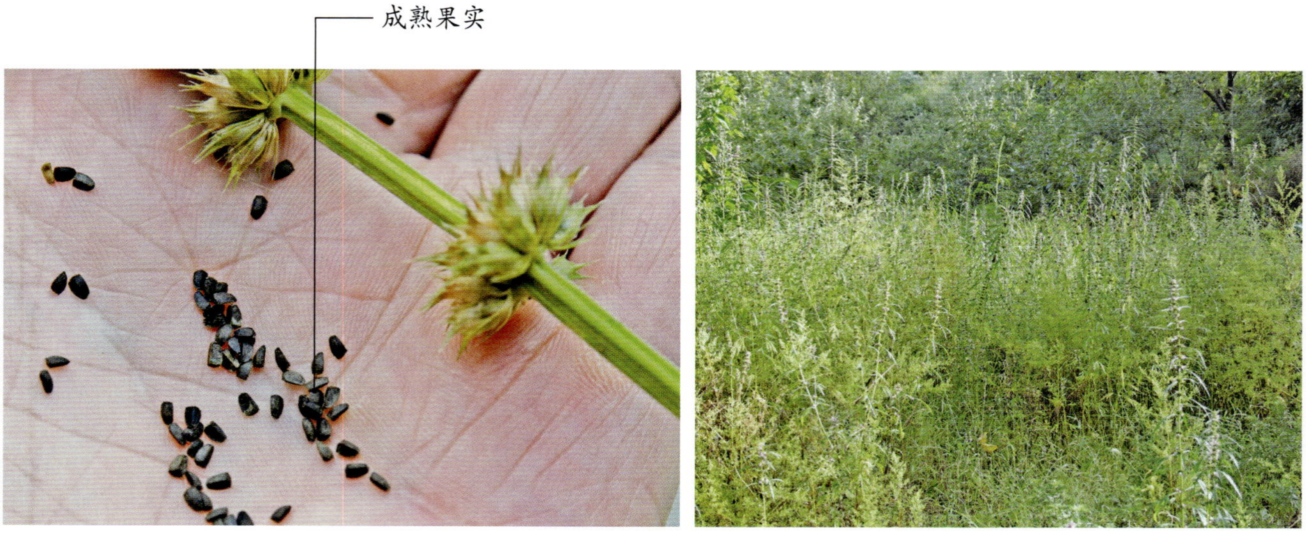

益母草（续）

对比鉴别

《中国药典》1963 年版记载，茺蔚子为唇形科植物细叶益母草（益母草）*Leonurus sibiricus* L. 的干燥成熟果实。

参见“益母草”项。

检索表

参见“益母草”项。

胡芦巴

Huluba

TRIGONELLAE SEMEN

本品为豆科植物胡芦巴 *Trigonella foenum-graecum* L. 的干燥成熟种子。

基原植物

■ **胡芦巴** *Trigonella foenum-graecum* L. 别名：芦巴子、香豆子

多为栽培，喜温和气候，耐干旱，喜生于肥沃和排水良好的土壤中。分布于黑龙江、吉林、辽宁、河北、河南、安徽、浙江、湖北、广东、广西、陕西、甘肃、新疆、四川、贵州、云南等地。

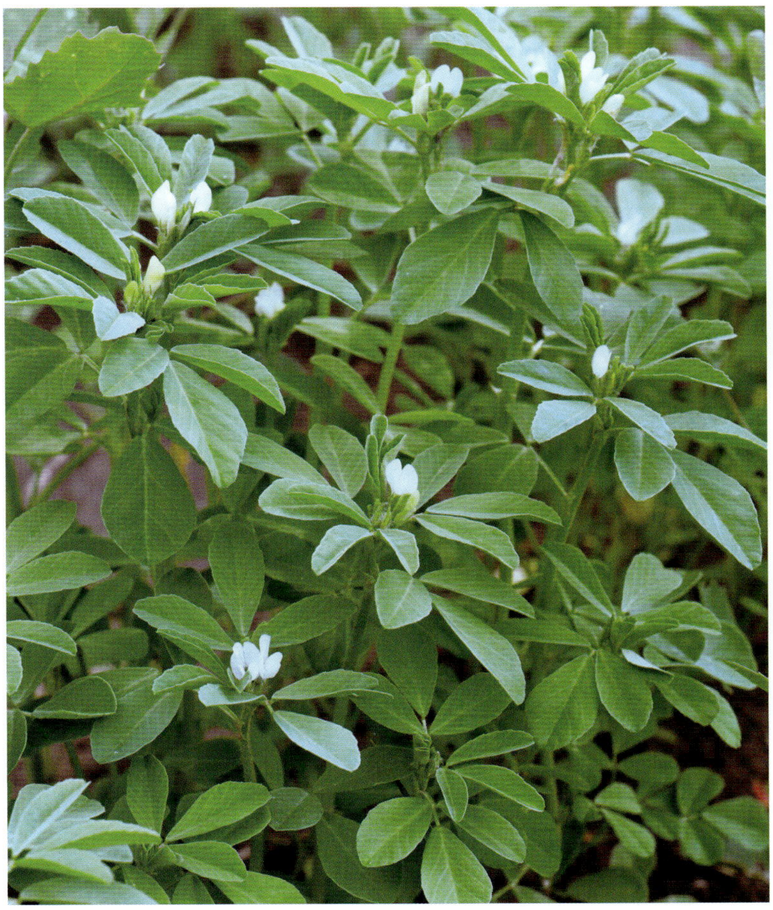

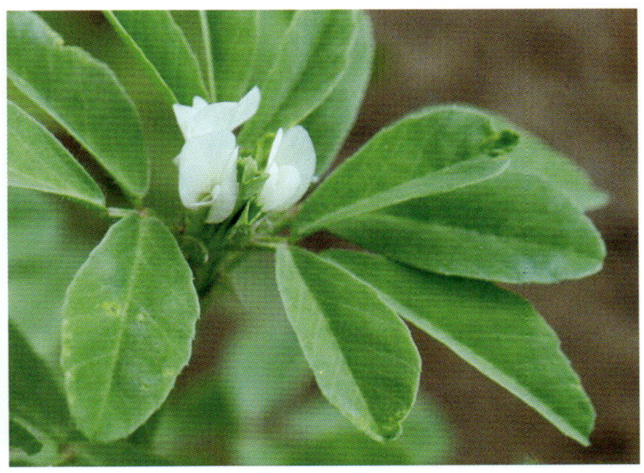

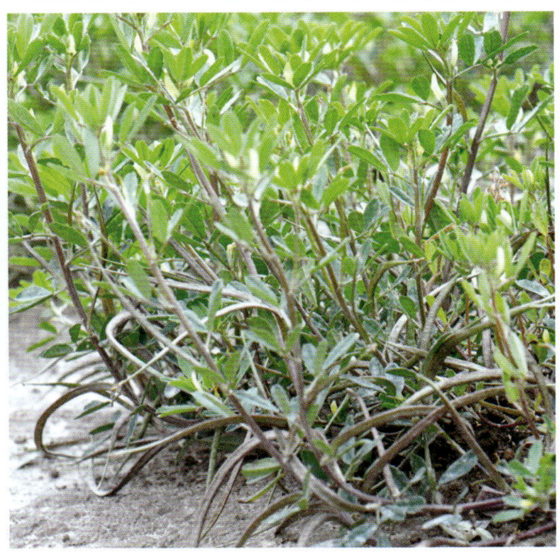

胡芦巴

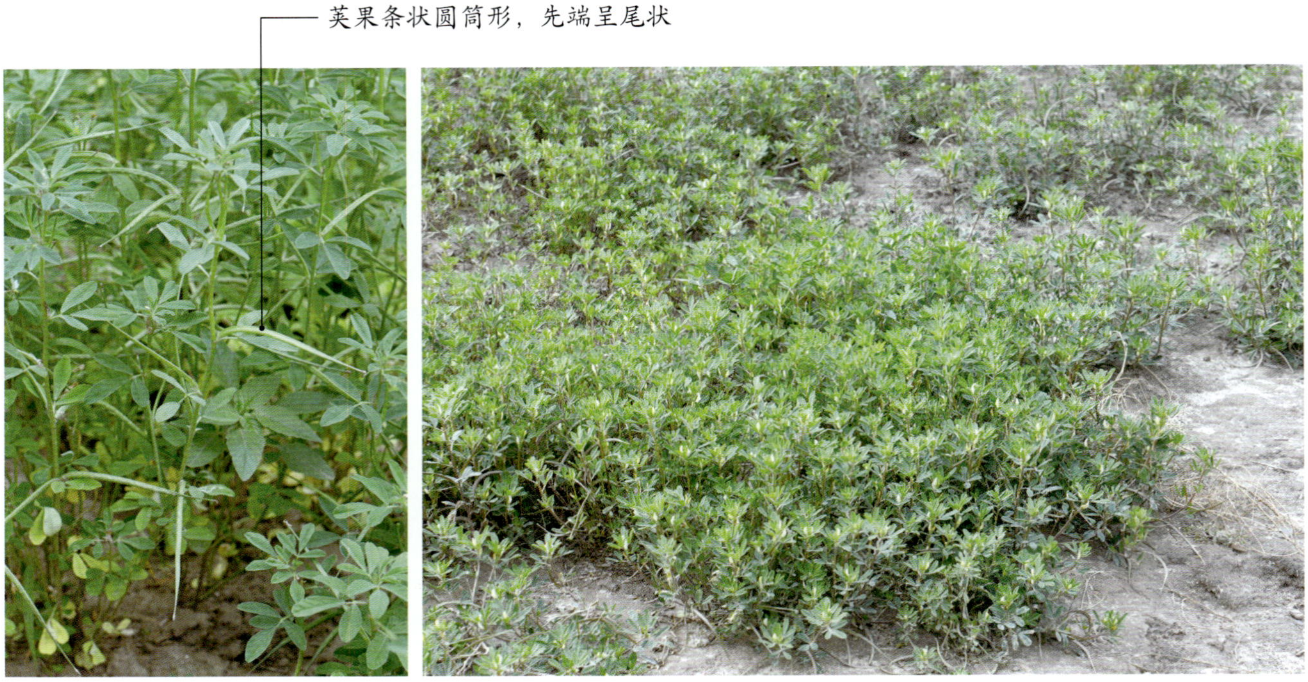

胡芦巴（续）

胡黄连

Huhuanglian

PICRORHIZAE RHIZOMA

本品为玄参科植物胡黄连 *Picrorhiza scrophulariiflora* Pennell 的干燥根茎。

基原植物

■ 胡黄连 *Picrorhiza scrophulariiflora* Pennell 别名：西藏胡黄连

Flora of China 及《中国高等植物》记载胡黄连的拉丁学名为 *Neopicrorhiza scrophulariiflora* (Pennell) D. Y. Hong。

生于海拔 3600~4400m 的高寒地区的岩石、石堆或草地。分布于四川西部、云南西北部及西藏东南部。

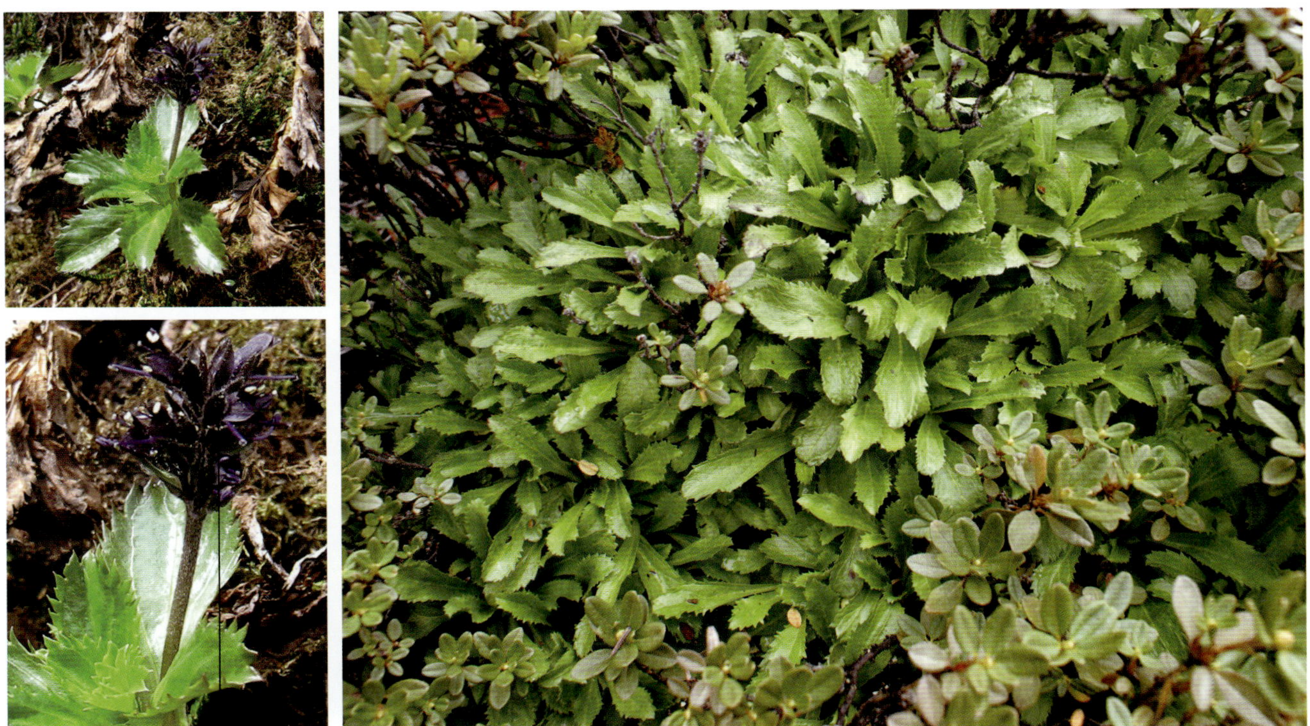

胡黄连

胡　椒

Hujiao

PIPERIS FRUCTUS

本品为胡椒科植物胡椒 *Piper nigrum* L. 的干燥近成熟果实或成熟果实。

基原植物

■ 胡椒　*Piper nigrum* L.

喜生于热带及亚热带林下。海南、广西、福建、台湾、云南有栽培。

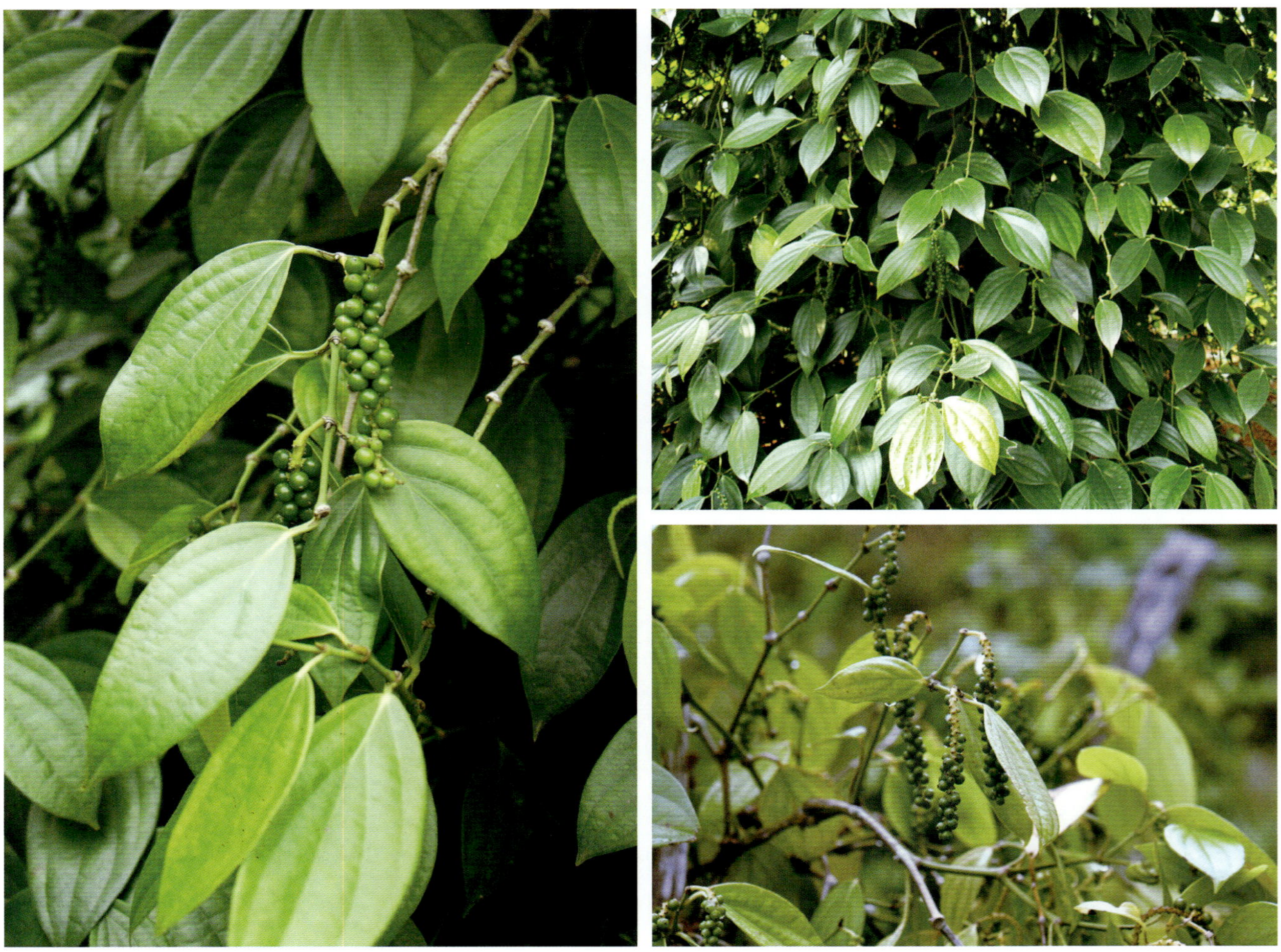

胡椒

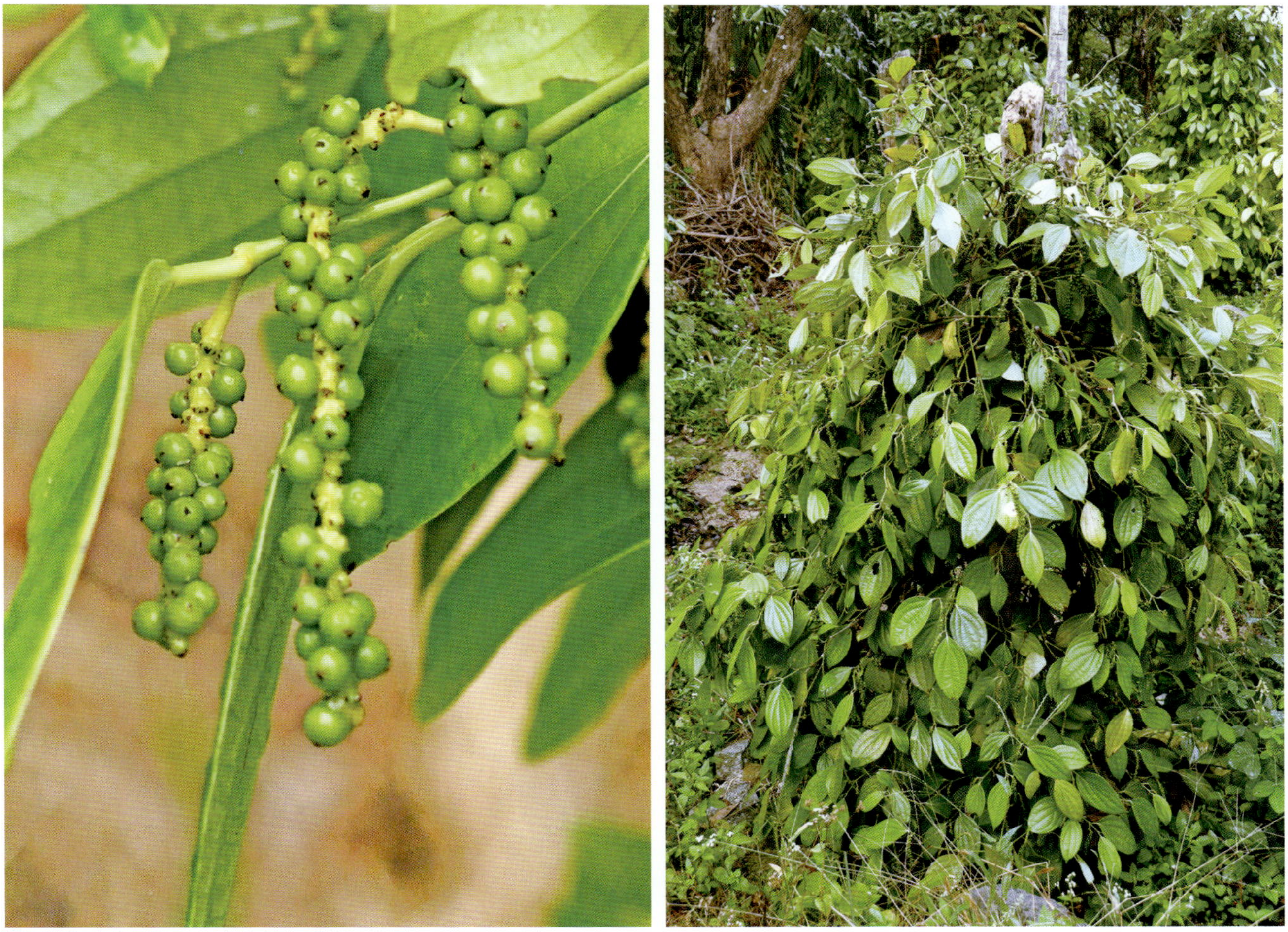

胡椒（续）

荔枝核

Lizhihe

LITCHI SEMEN

本品为无患子科植物荔枝 *Litchi chinensis* Sonn. 的干燥成熟种子。

基原植物

■ 荔枝 *Litchi chinensis* Sonn.

产于亚热带地区，为栽培果树。分布于福建、台湾、浙江、广东、海南、广西、四川、云南等地。

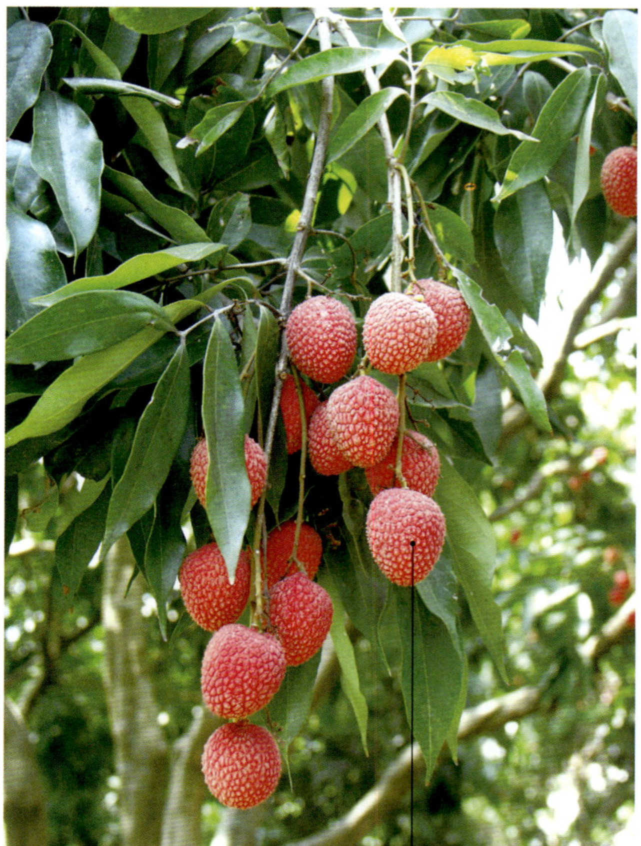

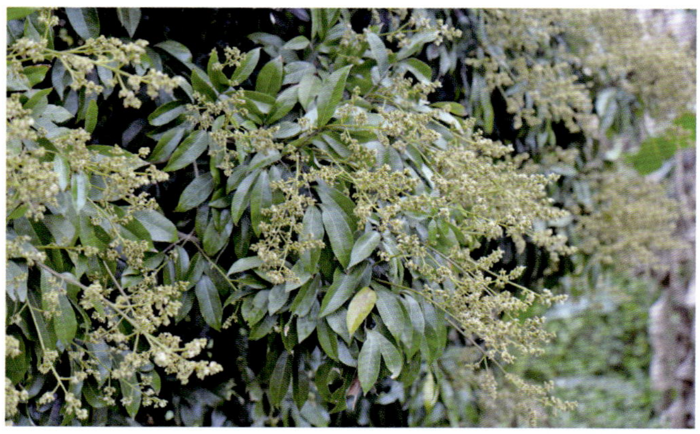

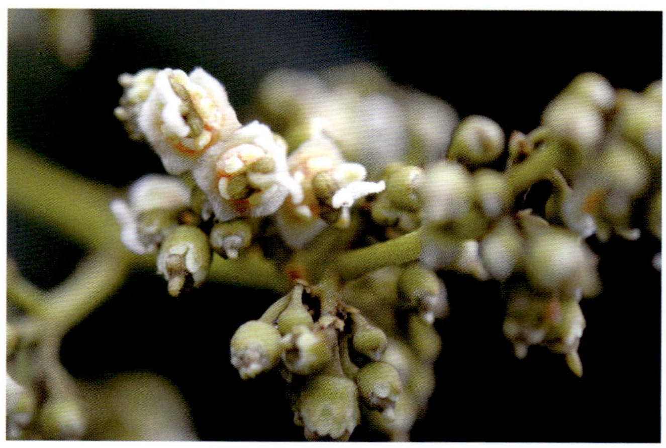

果皮表面有瘤状突起，熟时鲜红色或暗红色

荔枝

南五味子

Nanwuweizi

SCHISANDRAE SPHENANTHERAE FRUCTUS

本品为木兰科植物华中五味子 *Schisandra sphenanthera* Rehd. et Wils. 的干燥成熟果实。

基原植物

■ 华中五味子 *Schisandra sphenanthera* Rehd. et Wils.

生于海拔 (200~)700~2000(~5100)m 的湿润山坡或灌丛中。分布于山西、陕西、甘肃、河南、湖北、湖南、江苏、浙江、安徽、四川、贵州、云南。

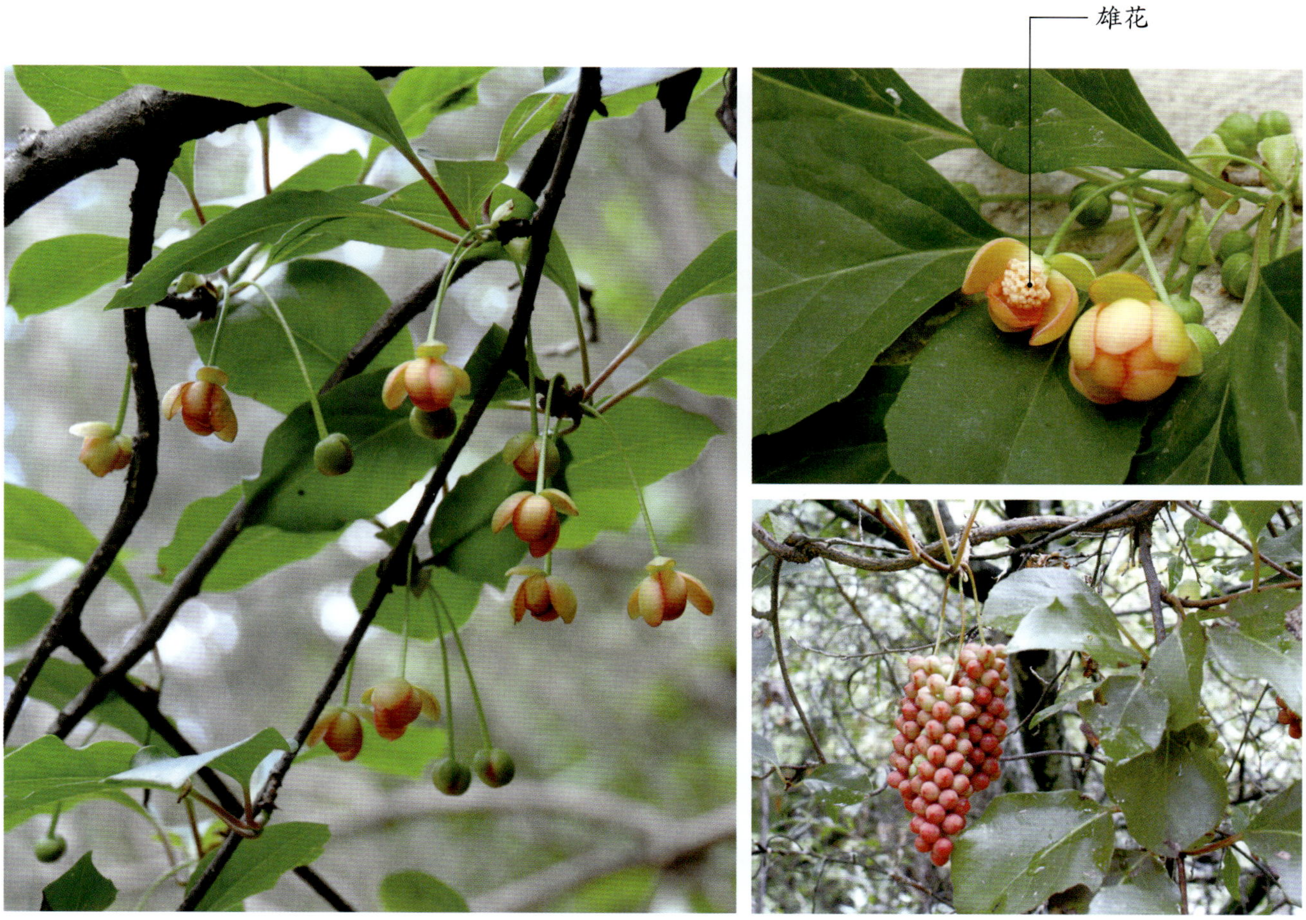

华中五味子

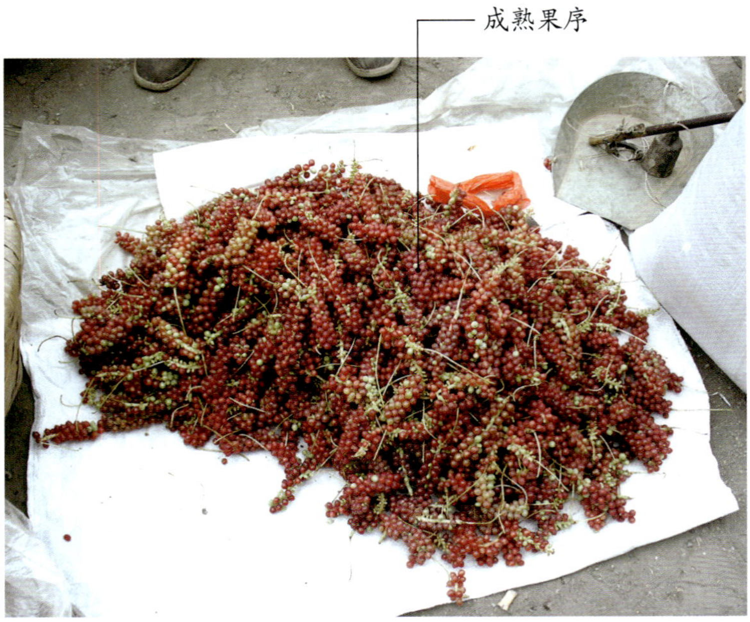

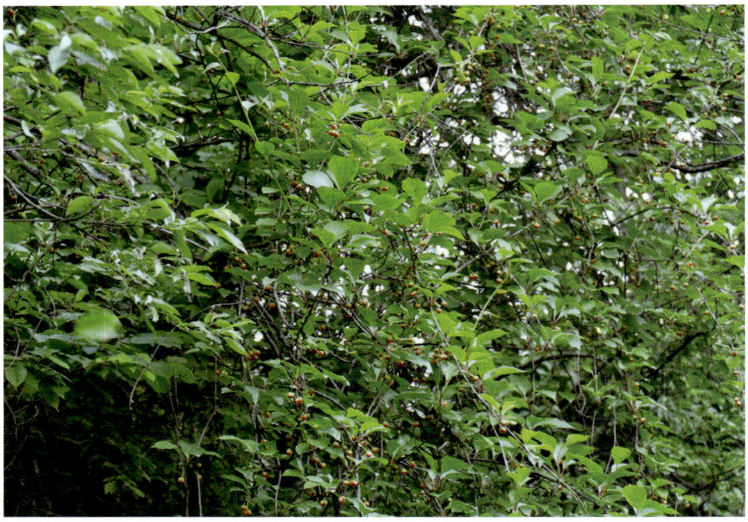

华中五味子（续）

对比鉴别

参见“五味子”项。

南沙参

Nanshashen

ADENOPHORAE RADIX

本品为桔梗科植物轮叶沙参 *Adenophora tetraphylla* (Thunb.) Fisch. 或沙参 *Adenophora stricta* Miq. 的干燥根。

基原植物

■ 轮叶沙参 *Adenophora tetraphylla* (Thunb.) Fisch. 别名：四叶沙参

生于阳坡草丛、林缘、路边。分布于黑龙江、吉林、辽宁、内蒙古、河北、山西、山东、安徽、江苏、浙江、江西、福建、广东、广西、四川、云南、贵州等地。

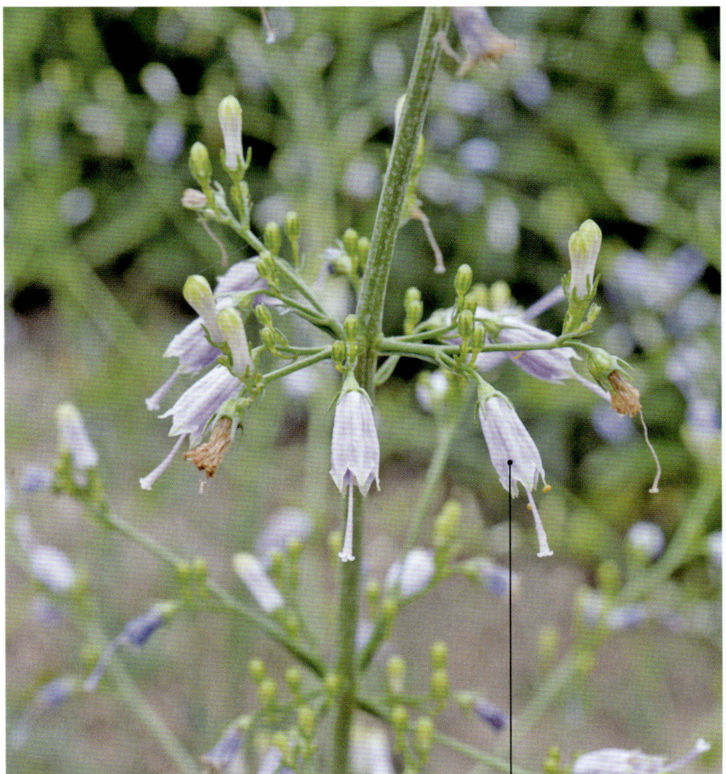

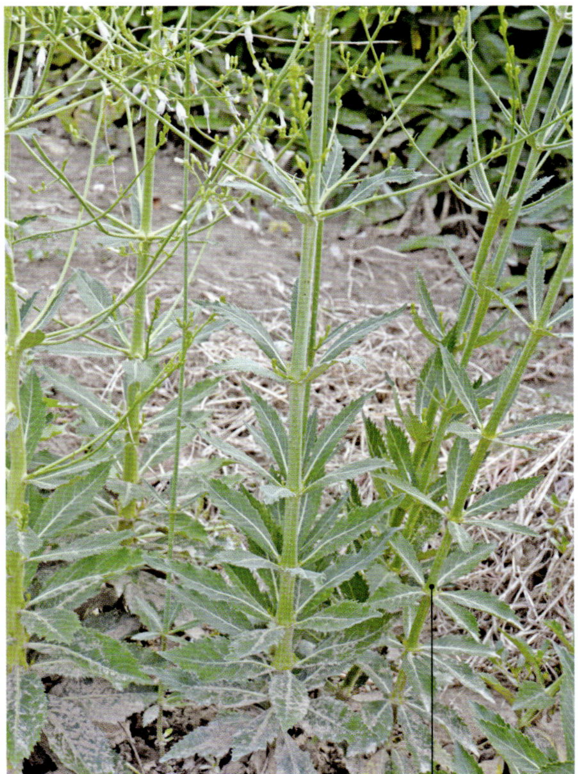

花冠细小，口部缢缩成坛状

茎生叶轮生

轮叶沙参

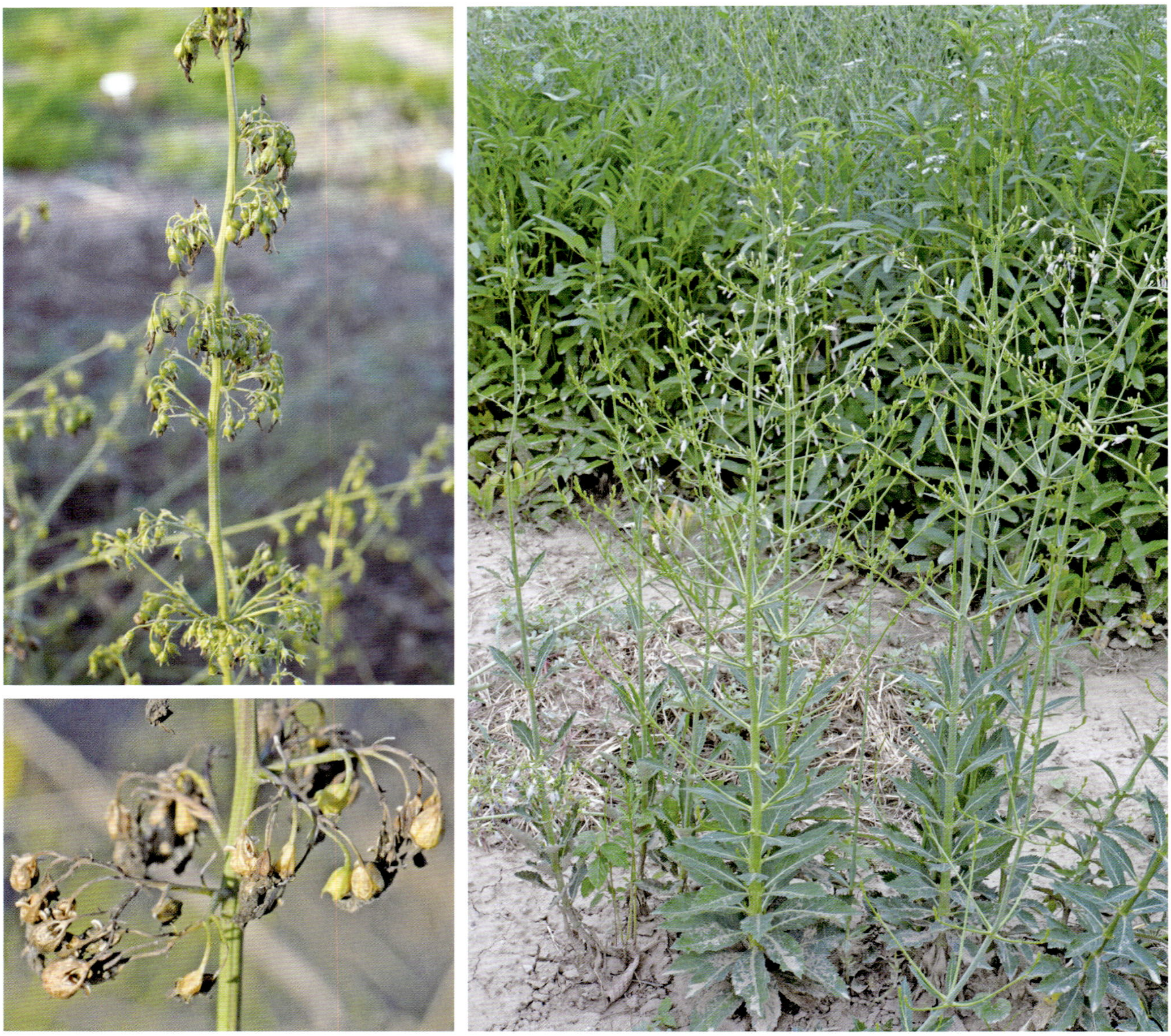

轮叶沙参（续）

■ 沙参　*Adenophora stricta* Miq.　别名：杏叶沙参

生于海拔 3300m 以下的山坡阳面草丛、林缘草地、路边、岩缝。分布于陕西、甘肃、河南、湖北、湖南、江西、江苏、安徽、浙江、福建、广西、云南、贵州、重庆、四川。

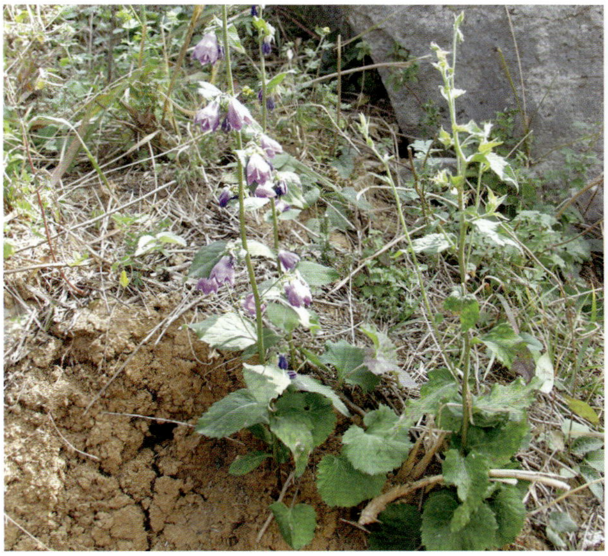

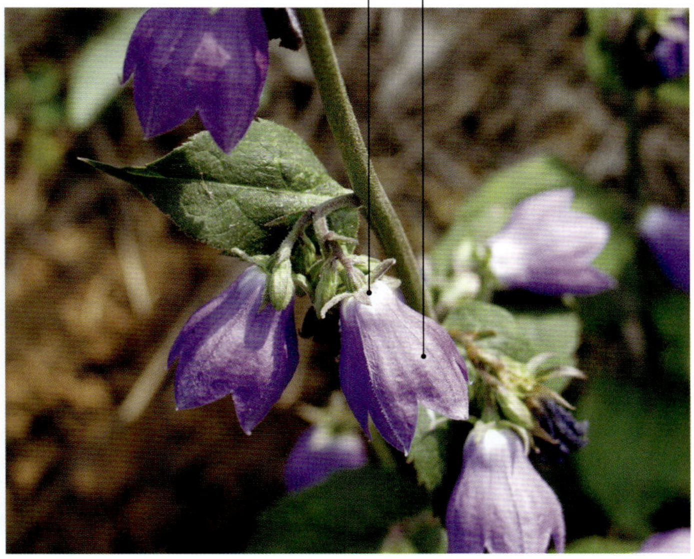
花萼裂片锥形，稀线
状披针形，边缘无齿
花冠钟状，
口部不缢缩

沙参

对比鉴别

据《常用中药材品种整理和质量研究》（南方协作组）记载，除轮叶沙参、沙参在全国被广泛药用外，其同属植物也在各地不同程度地被药用，常见的有泡沙参 *Adenophora potaninii* Korshinsky、石沙参 *Adenophora polyantha* Nakai、多歧沙参 *Adenophora wawreana* Zahlbr. 等；少数药材南沙参混有桔梗 *Platycodon grandiflorum* (Jacq.) A. DC. 和珊瑚菜（北沙参）*Glehnia littoralis* Fr. Schmidt. et Miq. 的根。

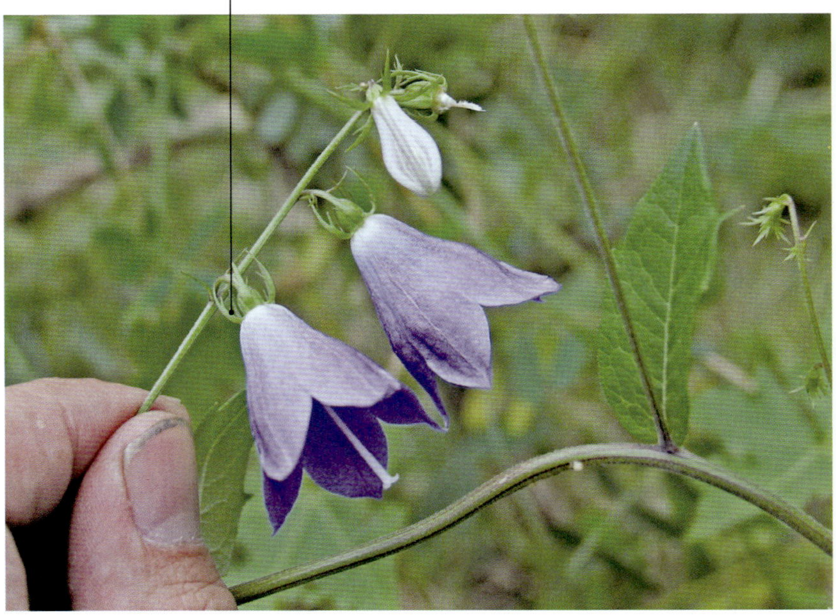
花萼裂片边缘有齿

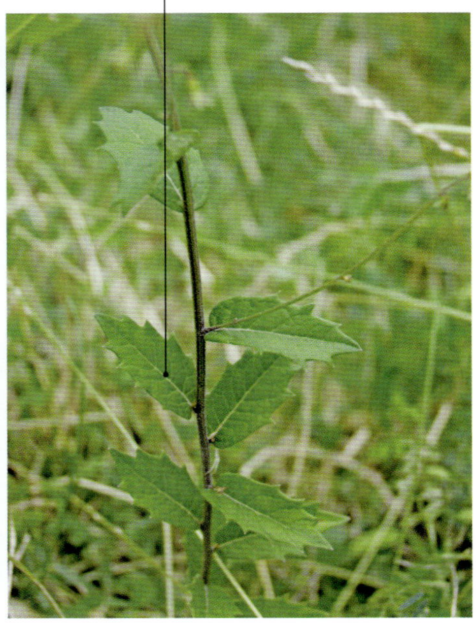
茎生叶无柄

泡沙参

花萼裂片狭三角状披针形，边缘无齿

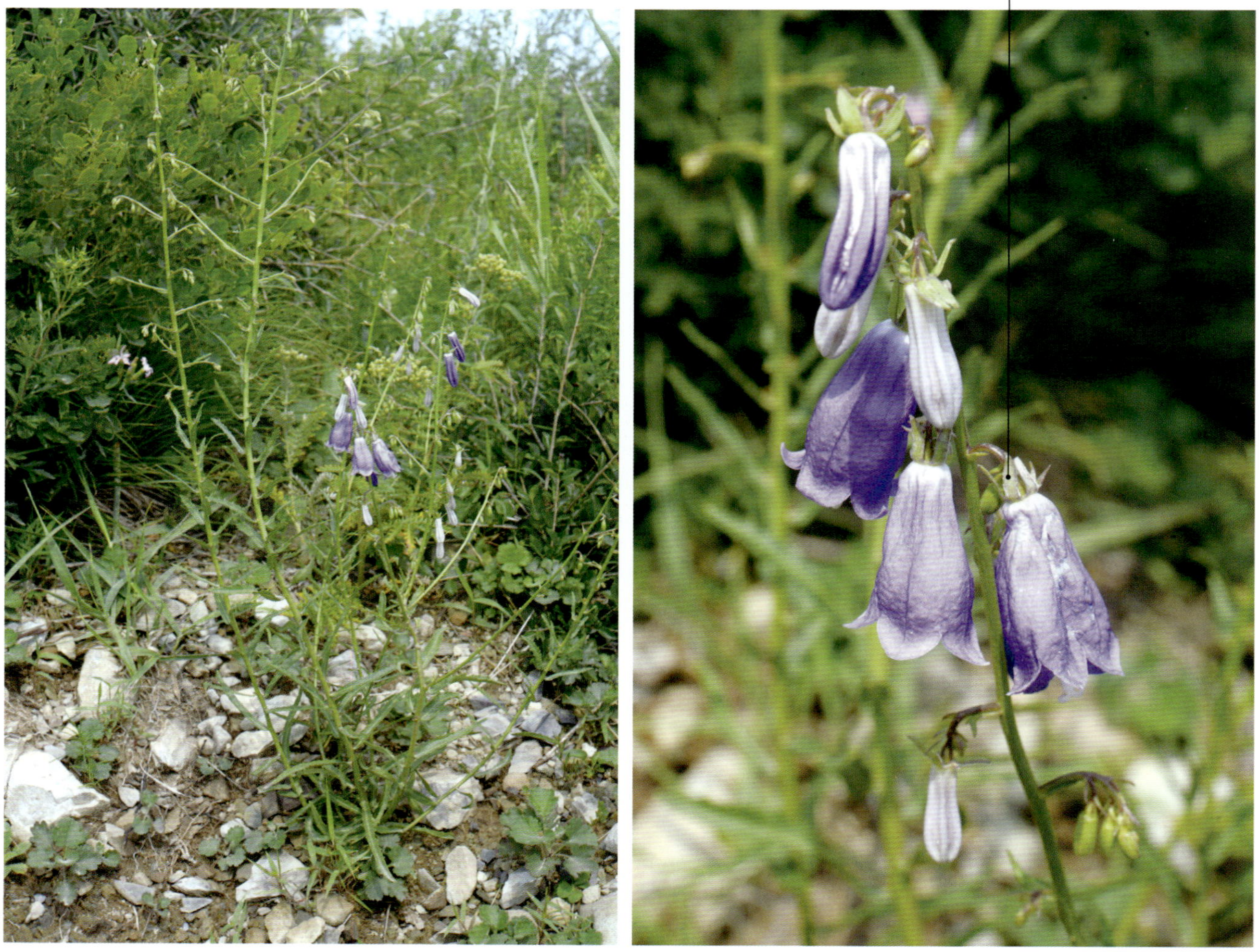

石沙参

花萼裂片边缘有齿

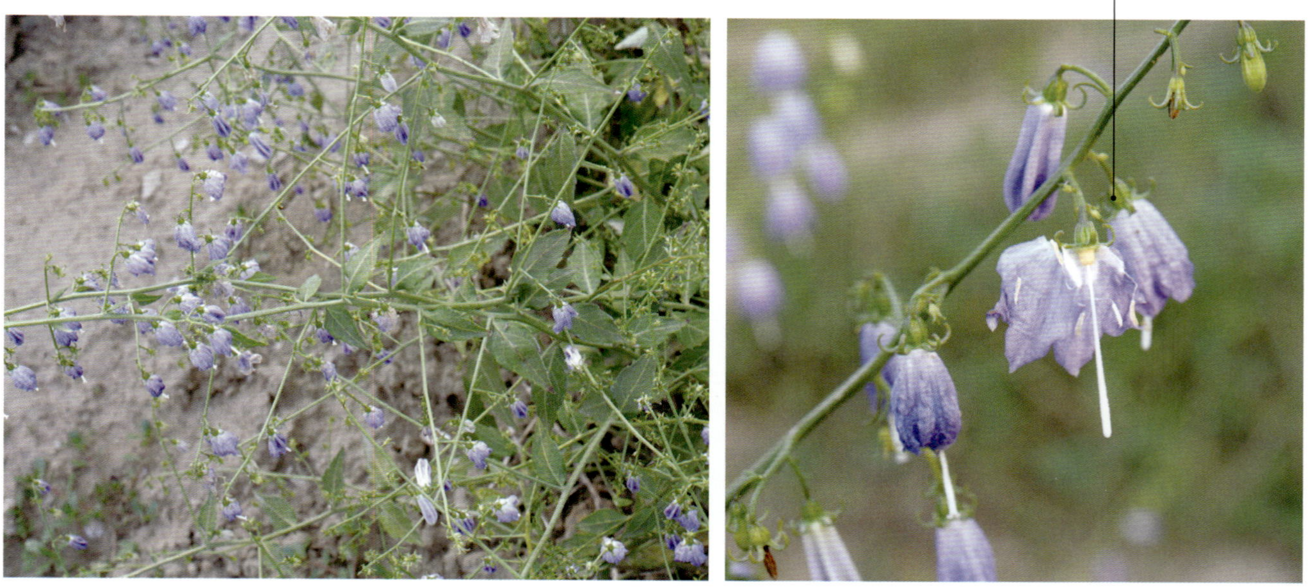

多歧沙参

蒴果成熟时在顶端（花冠着生处以上部分）瓣裂

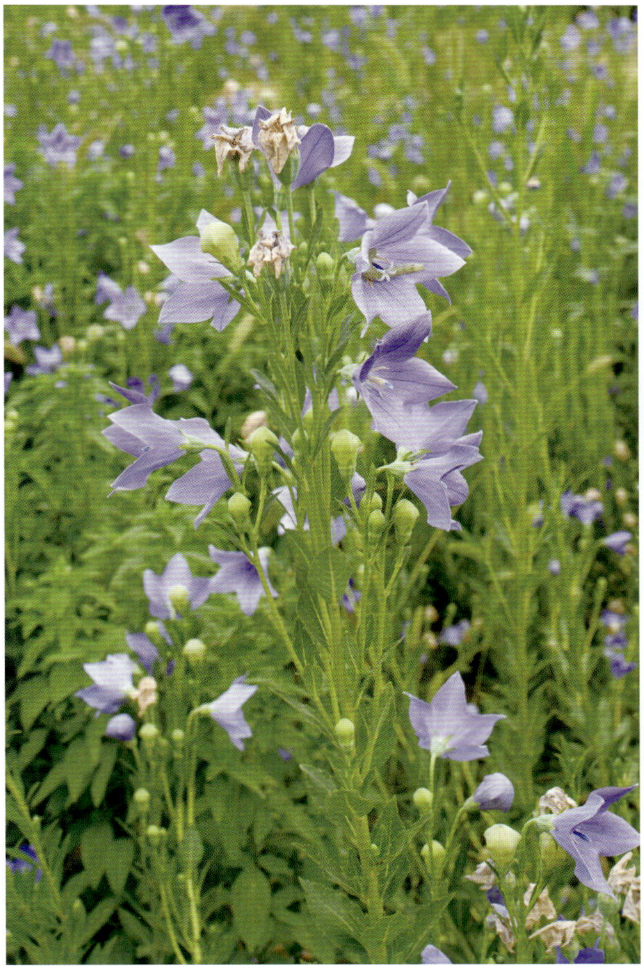

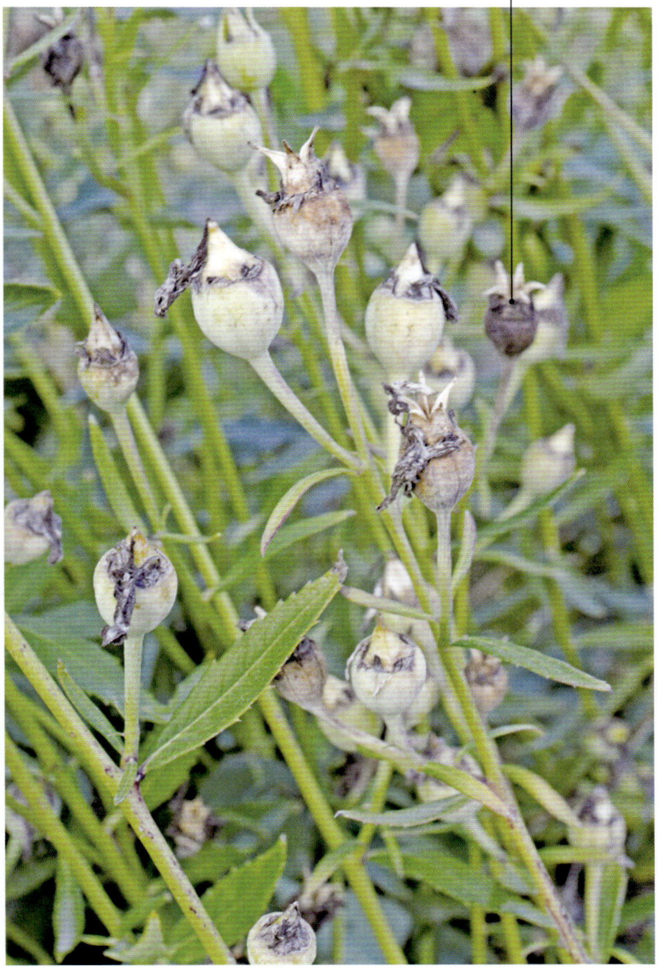

桔梗

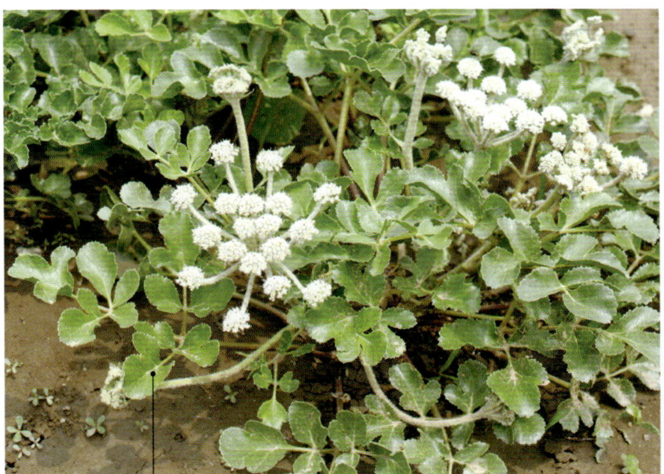

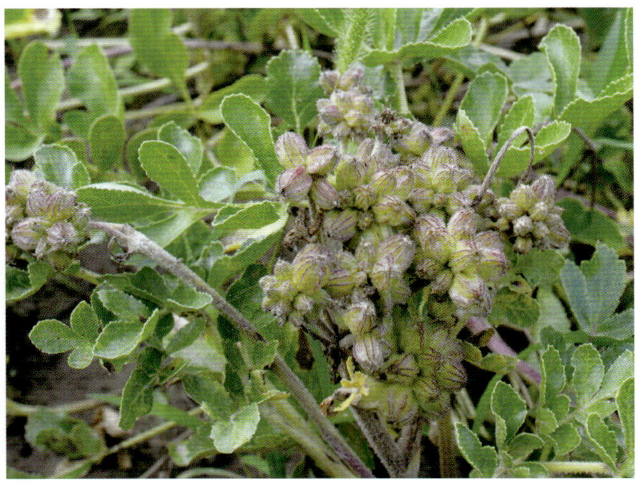

叶片三出羽状分裂或二至三回羽状深裂

珊瑚菜

检索表

1. 叶片三出羽状分裂或二至三回羽状深裂……………………………………………………………………珊瑚菜
1. 单叶………2
2. 果为在顶端（花冠着生处以上部分）瓣裂的蒴果………………………………………………………桔梗
2. 果为在侧面（宿存的花萼裂片着生处之下）基部或上部孔裂的蒴果…………………………………3
3. 茎生叶轮生；下部花枝轮生；花冠细小，口部缢缩成坛状……………………………………轮叶沙参
3. 茎生叶互生；花冠钟状，狭钟状或漏斗状，口部不缢缩………………………………………………4
4. 花萼裂片边缘有齿……………………………………………………………………………………………5
4. 花萼裂片边缘无齿……………………………………………………………………………………………6
5. 茎生叶无柄，稀有楔状短柄………………………………………………………………………泡沙参
5. 茎生叶有明显叶柄，至少茎下部的叶如此……………………………………………………多歧沙参
6. 花萼裂片锥形，稀线状披针形，长 6~8mm，宽 1~1.5mm；花盘短管状，长 1~2.5mm，无毛…………沙参
6. 花萼裂片狭三角状披针形，长 3.5~6mm，宽 1.5~2mm；花盘筒状，长（2~）2.5~4mm，常疏被细柔毛
………石沙参

南板蓝根

Nanbanlangen

BAPHICACANTHIS CUSIAE RHIZOMA ET RADIX

本品为爵床科植物马蓝 *Baphicacanthus cusia* (Nees) Bremek. 的干燥根茎和根。

基原植物

■ 马蓝　*Baphicacanthus cusia* (Nees) Bremek.　别名：板蓝

Flora of China 记载马蓝的拉丁学名为 *Strobilanthes cusia* (Nees) Kuntze。

生于林下潮湿处或溪旁阴湿地。分布于浙江、江苏、福建、广东、广西、湖南、湖北、云南、贵州、四川等地，福建有栽培。

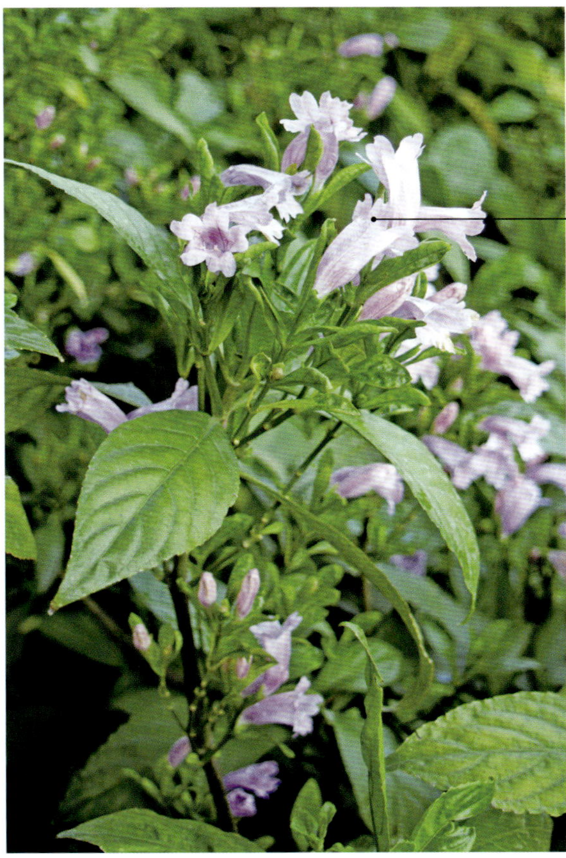

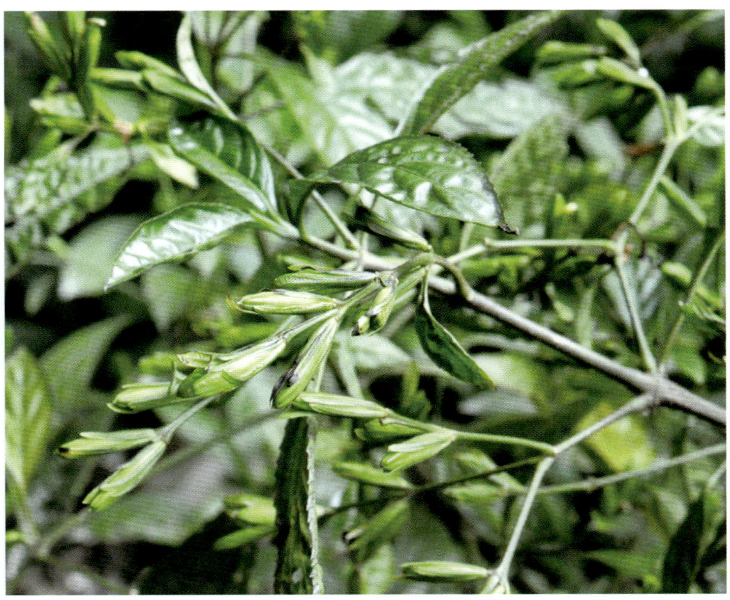

马蓝

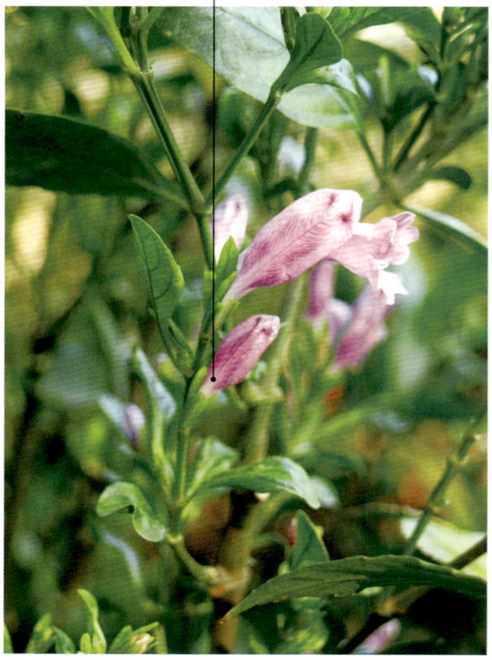

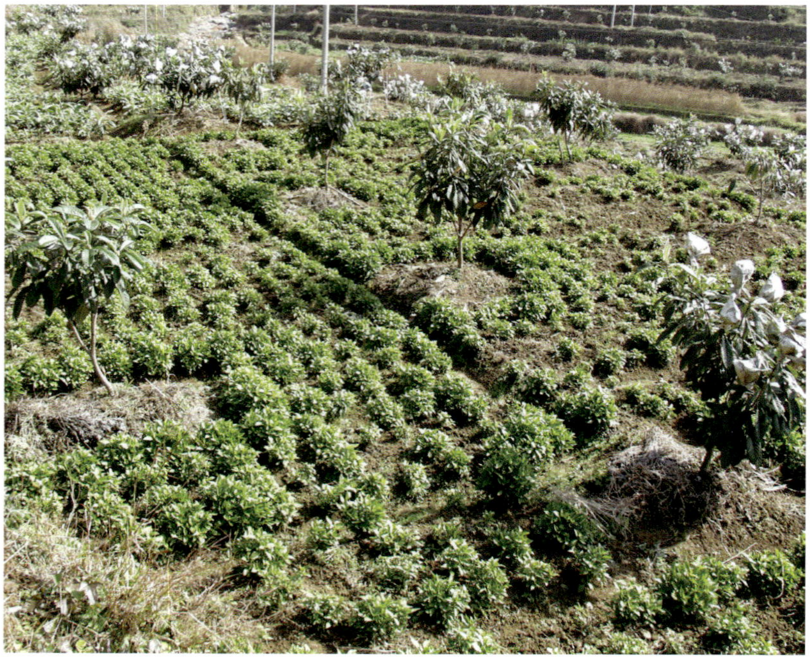

马蓝（续）

对比鉴别

参见“板蓝根”项。

南鹤虱

Nanheshi

CAROTAE FRUCTUS

本品为伞形科植物野胡萝卜 *Daucus carota* L. 的干燥成熟果实。

基原植物

■ 野胡萝卜 *Daucus carota* L. 别名：虱子草

生于田野荒地、山坡、路旁。分布于江西、江苏、浙江、河南、安徽、湖南、湖北、广西、云南、贵州、四川、西藏等地。

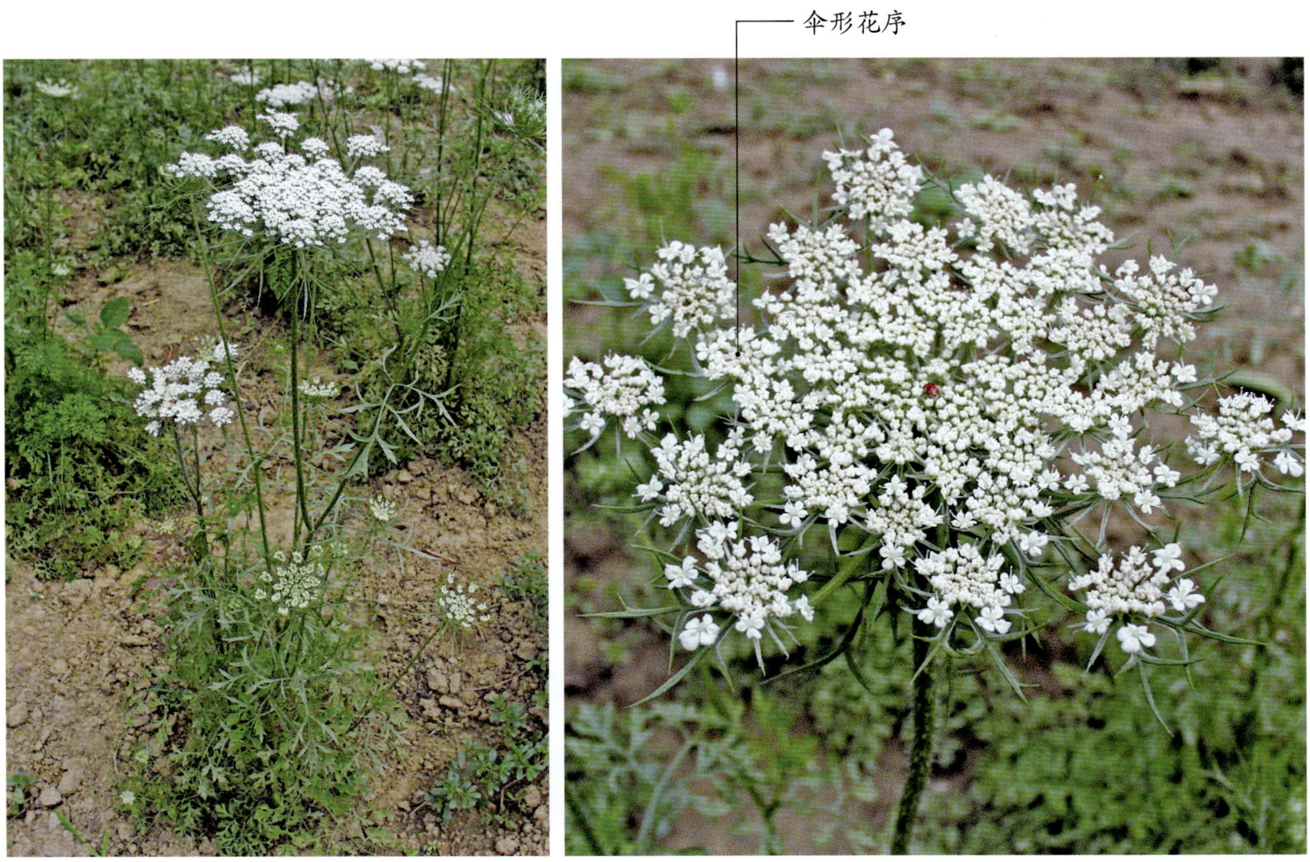

野胡萝卜

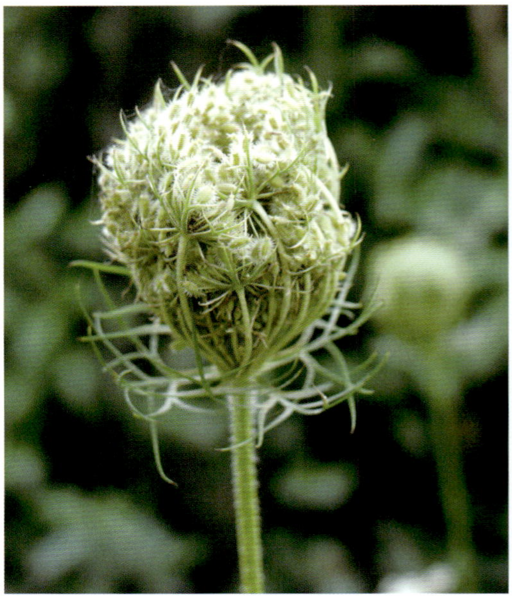

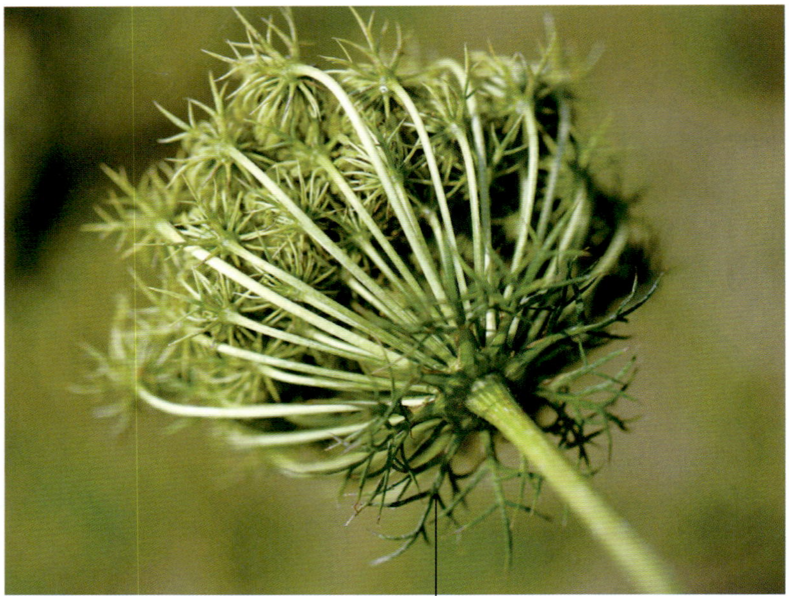

总苞大型，羽状分裂

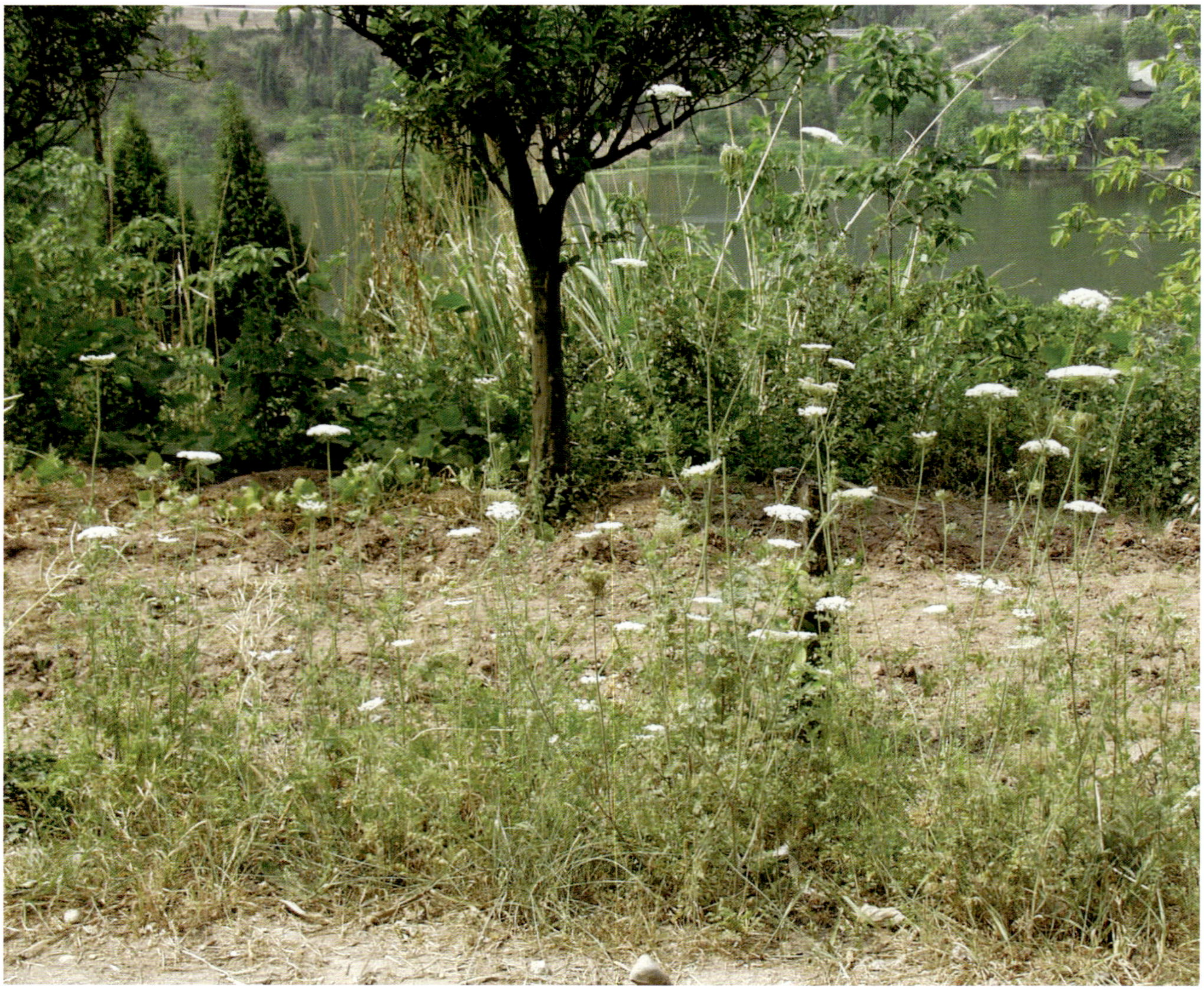

野胡萝卜（续）

对比鉴别

《中国药典》2020 年版收载伞形科植物野胡萝卜的果实为南鹤虱，菊科植物天名精 *Carpesium abrotanoides* L. 的果实为鹤虱，同时紫草科植物鹤虱 *Lappula myosotis* V. Wolf 和伞形科植物小窃衣 *Torilis japonica* (Houtt.) DC. 的果实在部分地区作为药材鹤虱使用，它们因名称相近而易相混淆。

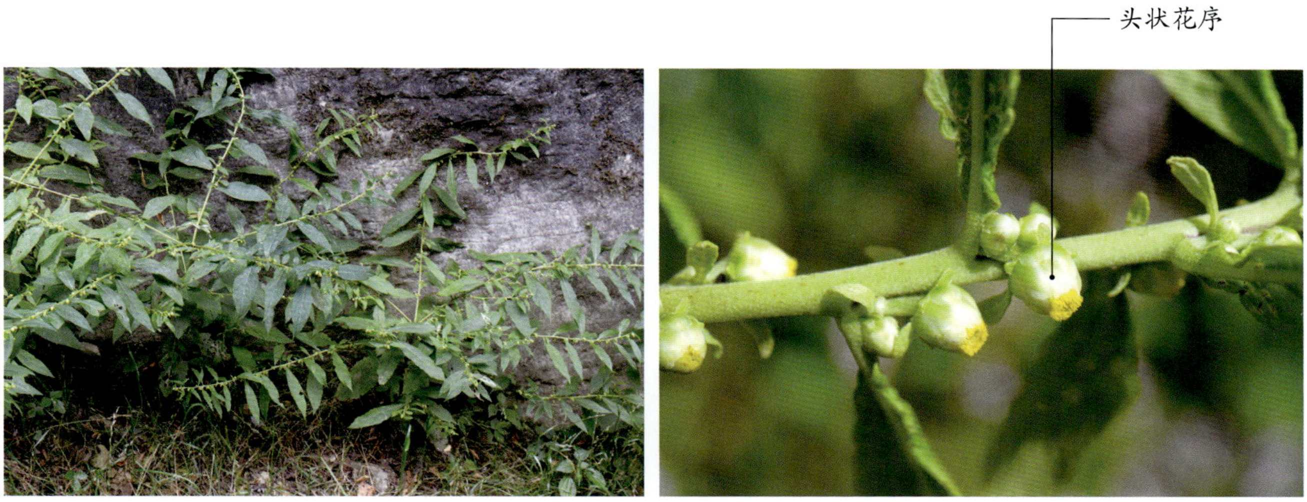

天名精

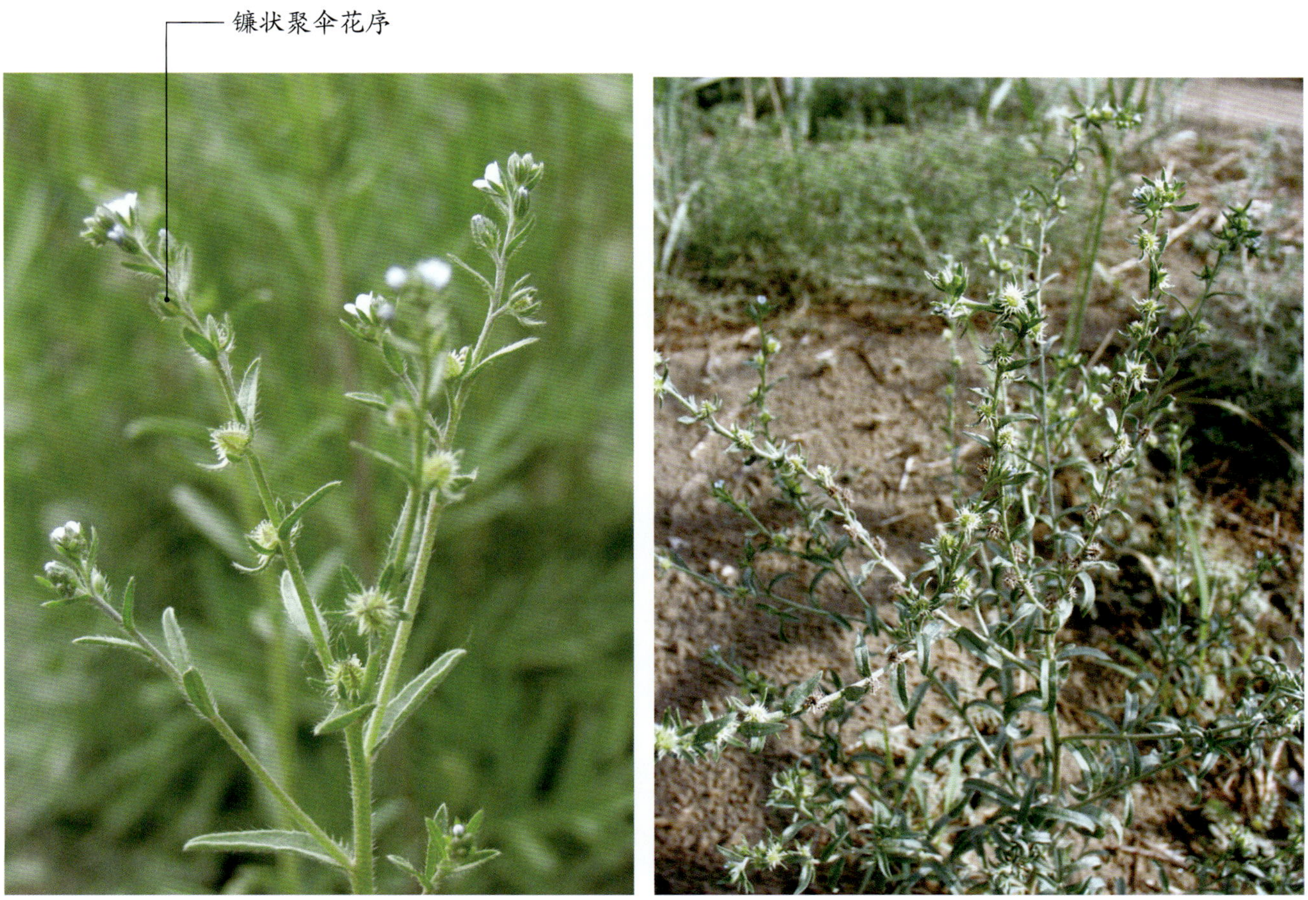

鹤虱

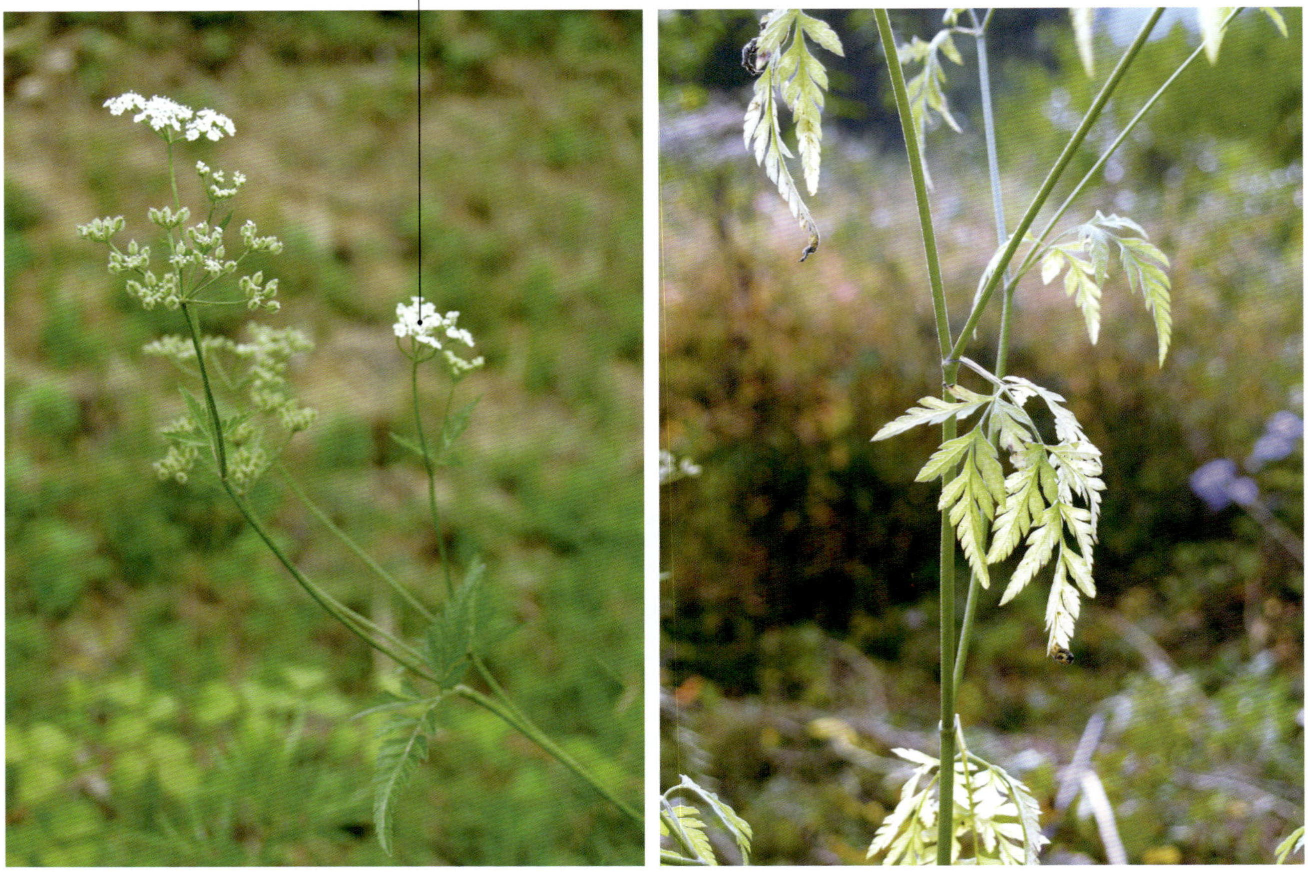

小窃衣

检索表

1. 叶一至三回羽状分裂；伞形花序……………………2
1. 单叶；非伞形花序……………………3
2. 总苞大型，羽状分裂……………………野胡萝卜
2. 总苞小型，不分裂……………………小窃衣
3. 叶宽椭圆形或矩圆形，长 10~15cm；头状花序……………………天名精
3. 叶线形或线状倒披针形，长 1~2cm；镰状聚伞花序……………………鹤虱

枳　壳 Zhiqiao AURANTII FRUCTUS

本品为芸香科植物酸橙 *Citrus aurantium* L. 及其栽培变种的干燥未成熟果实。

基原植物

■ **酸橙** *Citrus aurantium* L.　别名：枸头橙

多栽培于丘陵、低山地带。分布于我国长江流域地区。

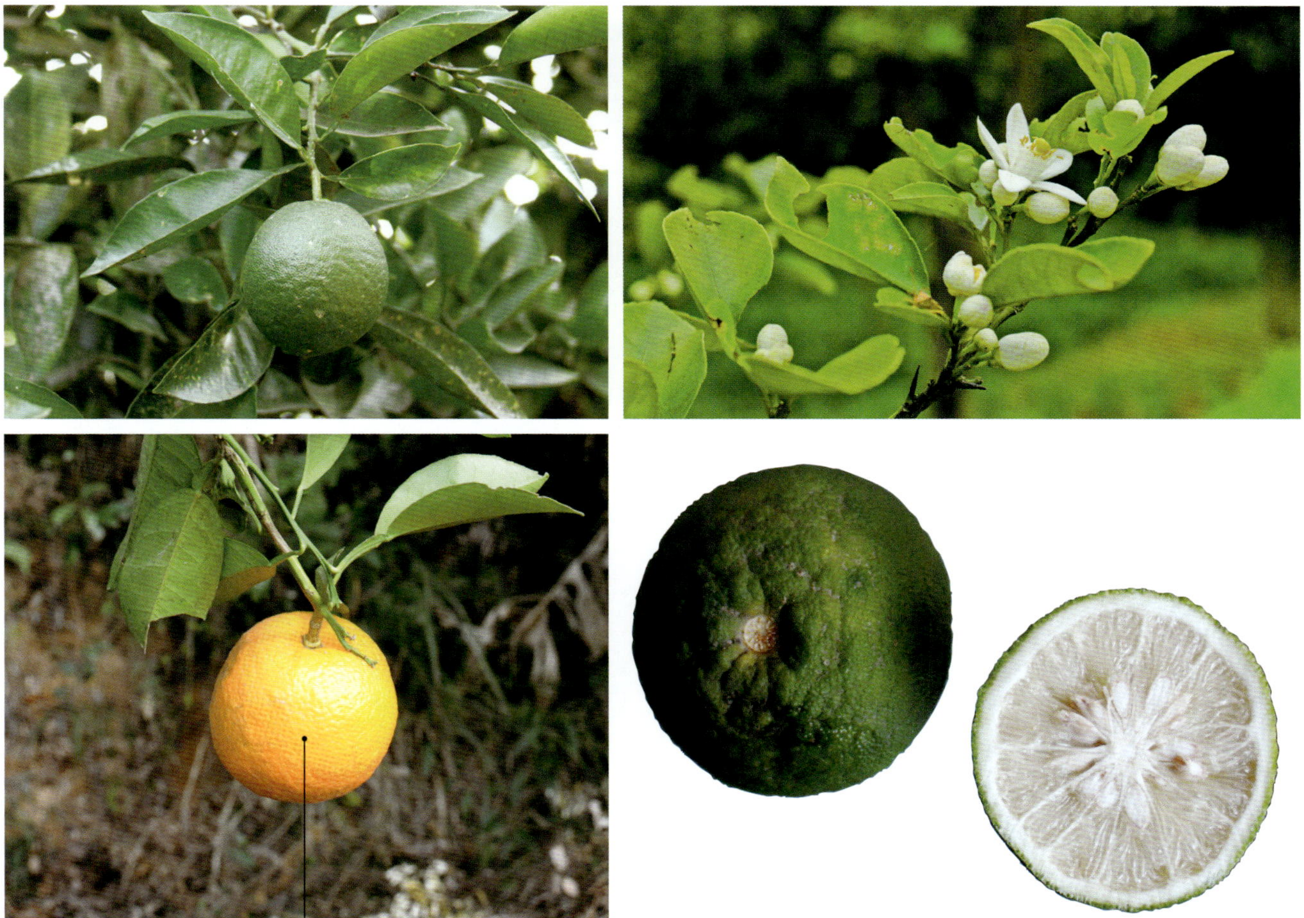

果肉酸带苦味

酸橙

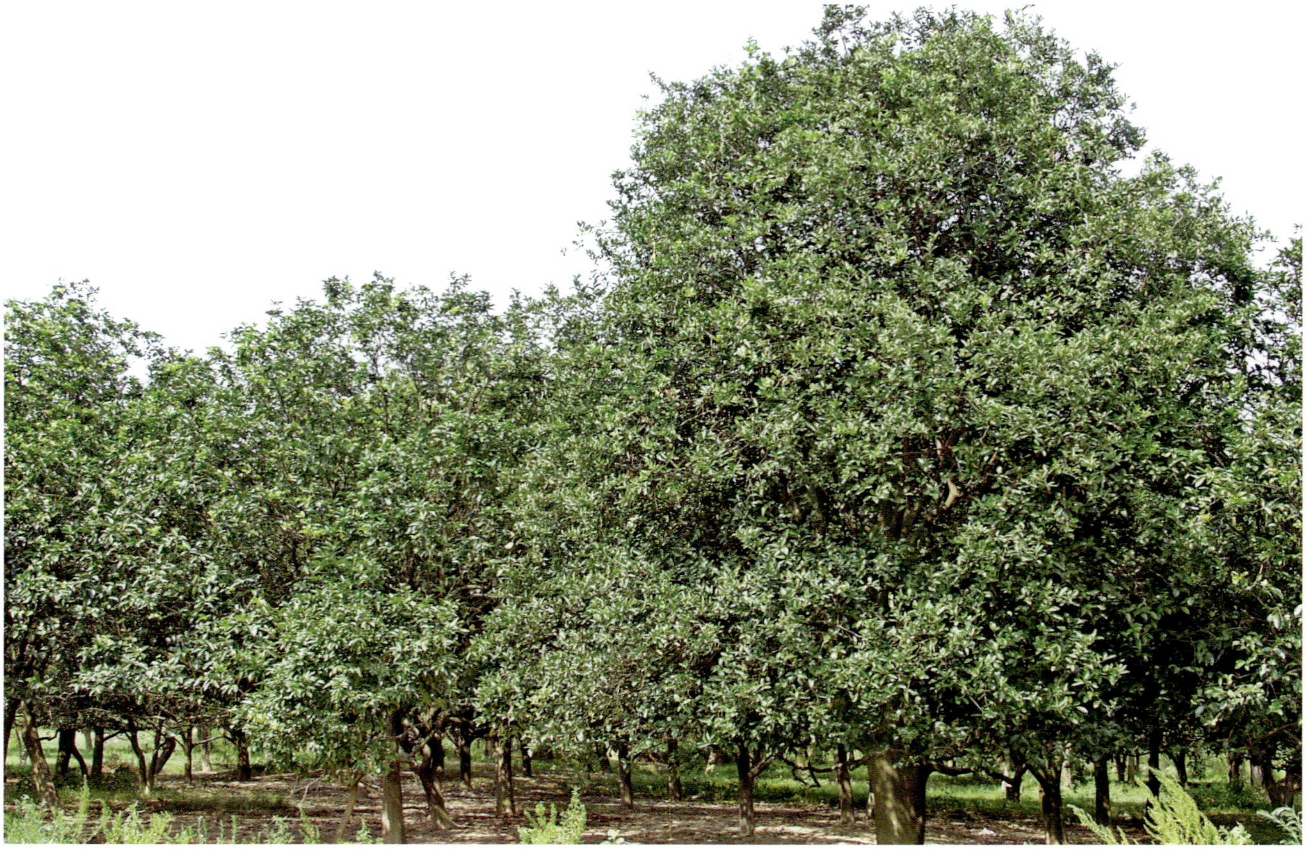

酸橙（续）

对比鉴别

我国柑橘属（*Citrus* L.）连同引进栽培的约有 15 种，其中多数为栽培种。《中国药典》2020 年版共收载 8 种（含变种）植物、10 味药材。

《中国药典》（2020 年版）柑橘属植物与药材列表

植物名	拉丁学名	药材名称（入药部位）
酸橙	*Citrus aurantium* L.	枳壳（未成熟果实）、枳实（幼果）
甜橙	*Citrus sinensis* Osbeck	枳实（幼果）
柚	*Citrus grandis* (L.) Osbeck	化橘红（未成熟或近成熟的外层果皮）
化州柚	*Citrus grandis* ‘Tomentosa’	化橘红（未成熟或近成熟的外层果皮）
枸橼	*Citrus medica* L.	香橼（成熟果实）
佛手	*Citrus medica* L. var. *sarcodactylis* Swingle	佛手（果实）
香圆	*Citrus wilsonii* Tanaka	香橼（成熟果实）
橘	*Citrus reticulata* Blanco	青皮（幼果或未成熟果实的果皮）、陈皮（成熟果皮）、橘红（外层果皮）、橘核（成熟种子）

酸橙的栽培历史悠久，有众多培育品种，如臭橙、勒橙、香橙、鸡子橙、朱栾、黄皮酸橙、塘橙等。《中国药典》2020 年版记载酸橙的幼果和未成熟果实入药，分别称“枳实”和“枳壳”，甜橙与酸橙的幼果作为药材枳实同等入药。《常用中药材品种整理和质量研究》（南方协作组）等文献记载，香圆、甜橙、柚、枸橼、枳（枸橘）*Citrus trifoliata* L. 的未成熟果实混充药材枳壳使用，香圆、柚、枳（枸橘）的幼果混充药材枳实使用。

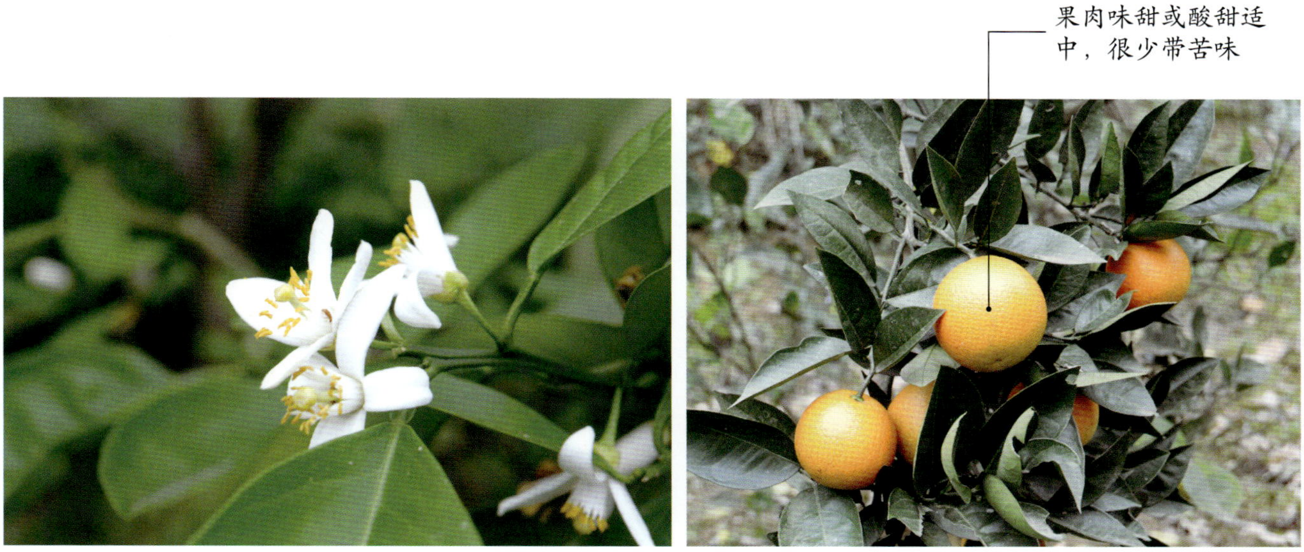
果肉味甜或酸甜适中，很少带苦味

甜橙

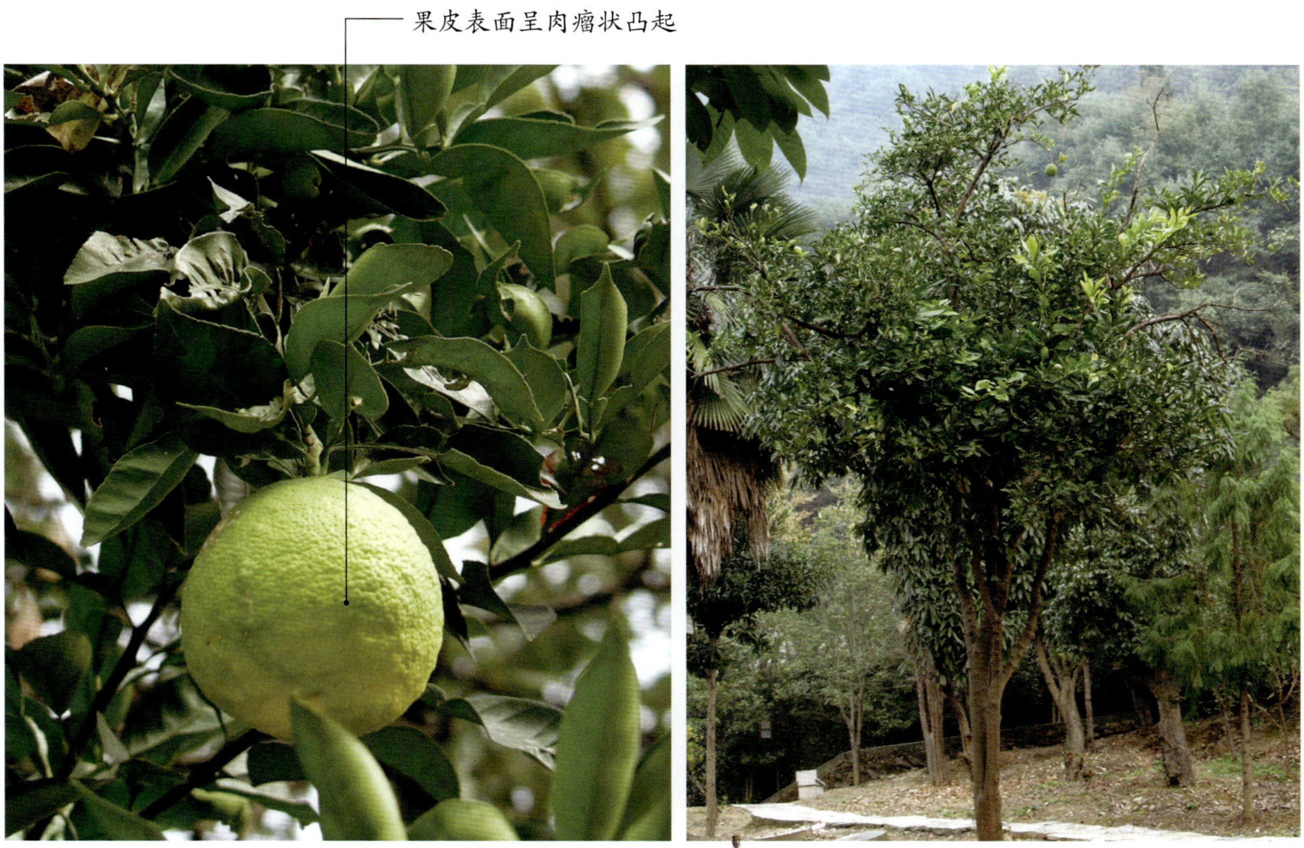
果皮表面呈肉瘤状凸起

香圆

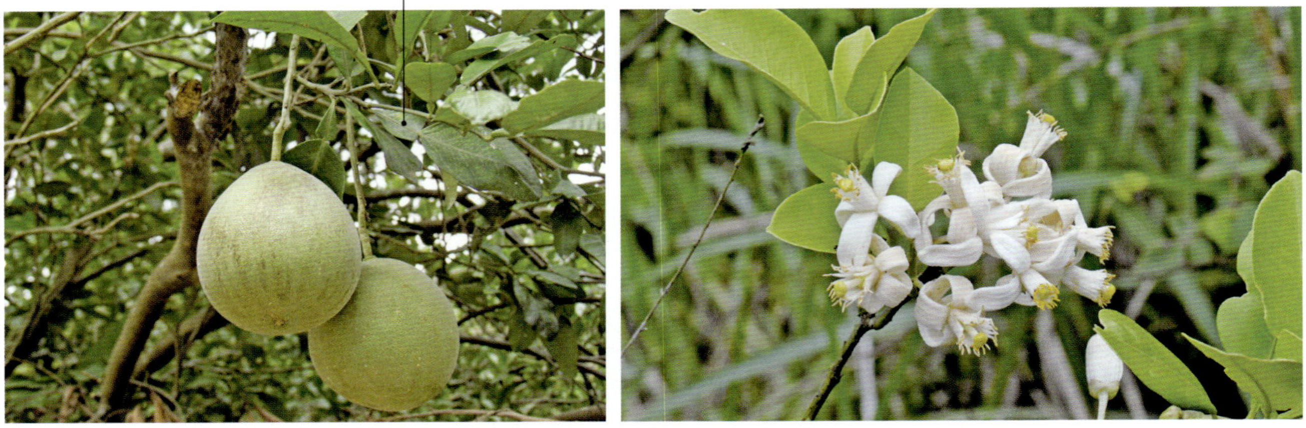

柚

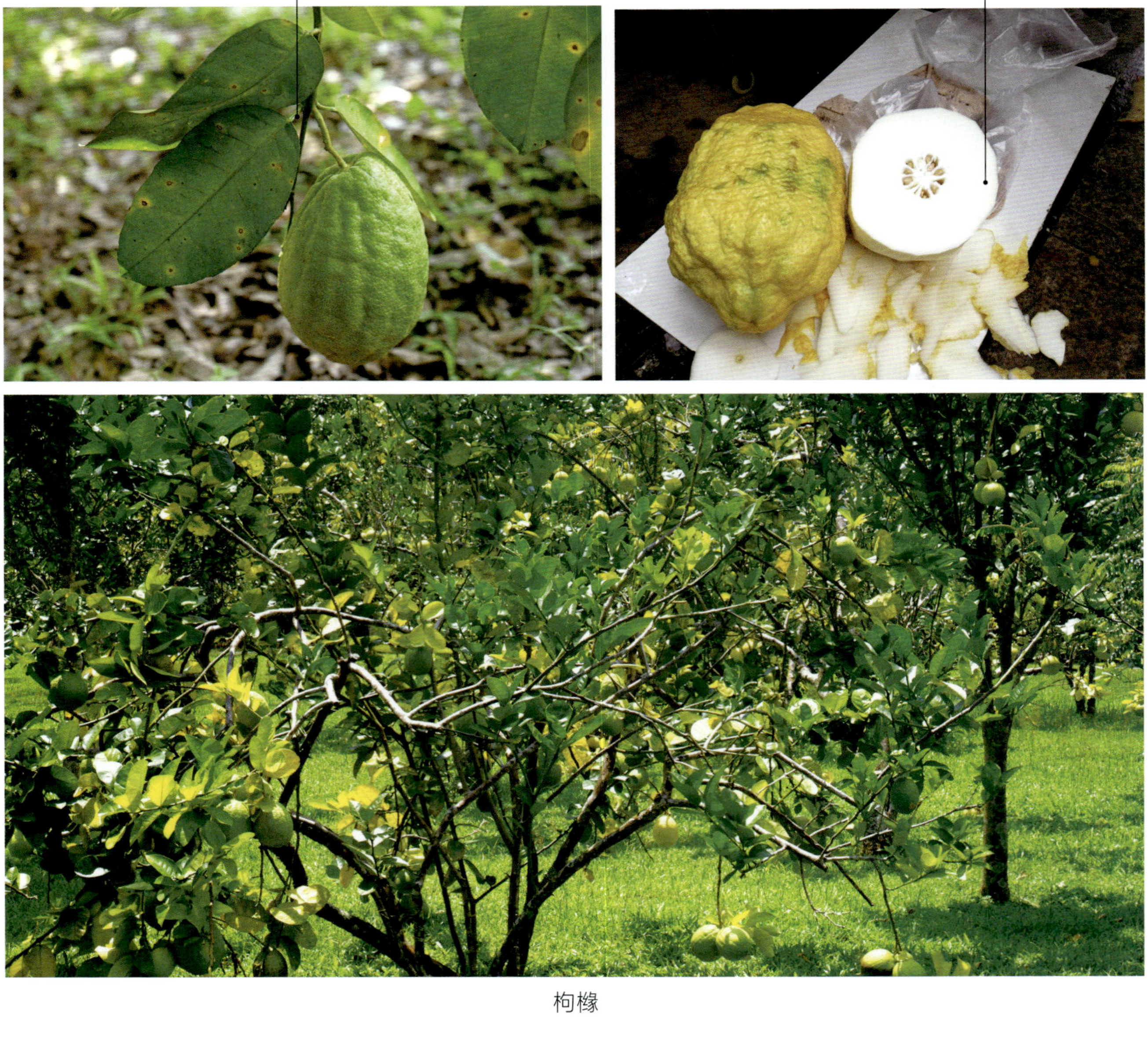

枸橼

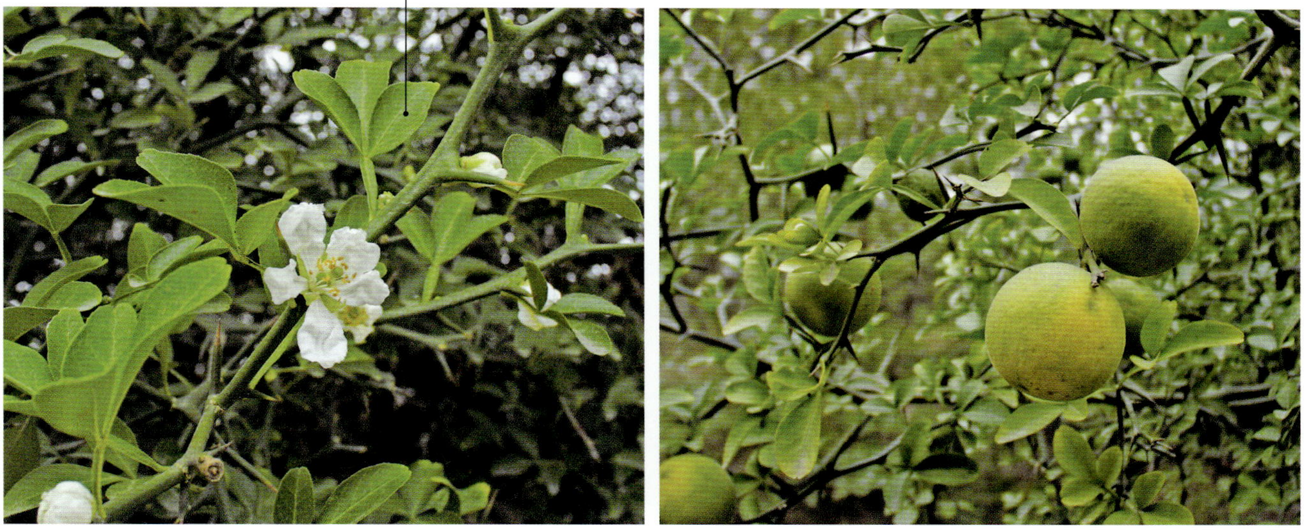

枳

检索表

1. 落叶小乔木；叶具 3 小叶 .... 枳
1. 常绿乔木或灌木；单小叶，稀单叶 2
2. 叶为单叶（杂交种偶具关节），无翼叶；果皮比果肉厚，或横切面果皮的厚度约为果厚度的一半 .... 枸橼
2. 单身复叶，翼叶甚狭窄或宽阔；果肉比果皮厚 3
3. 果径 10cm 以上，可育种子常呈不定形的多面体，顶部扁平而宽阔且截平 .... 柚
3. 果径 10cm 以内，可育种子的种皮圆滑，或有细肋纹，顶端尖或兼有稍宽阔而截平的种子 4
4. 果皮腊黄色或淡绿黄色，果顶端有乳头状突尖，表面呈肉瘤状凸起 .... 香圆
4. 果皮橙红色，果顶通常无乳头状突，果肉味酸或甜 5
5. 果肉味甜或酸甜适中，很少带苦味 .... 甜橙
5. 果肉酸带苦味 .... 酸橙

枳　实

Zhishi

AURANTII FRUCTUS IMMATURUS

本品为芸香科植物酸橙 *Citrus aurantium* L. 及其栽培变种或甜橙 *Citrus sinensis* Osbeck 的干燥幼果。

基原植物

■ 酸橙 *Citrus aurantium* L. 别名：枸头橙

多栽培于丘陵、低山地带。分布于我国长江流域地区。

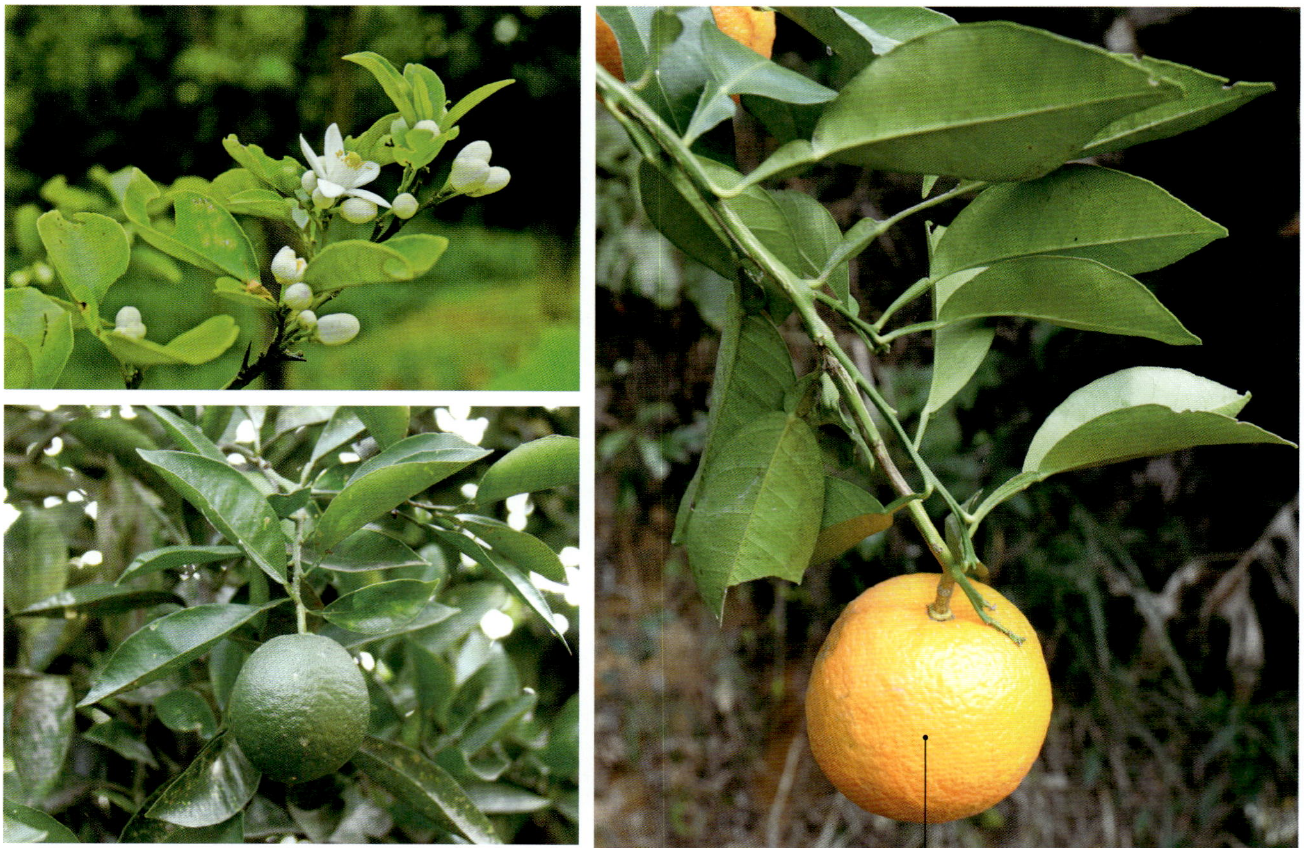

果肉酸带苦味

酸橙

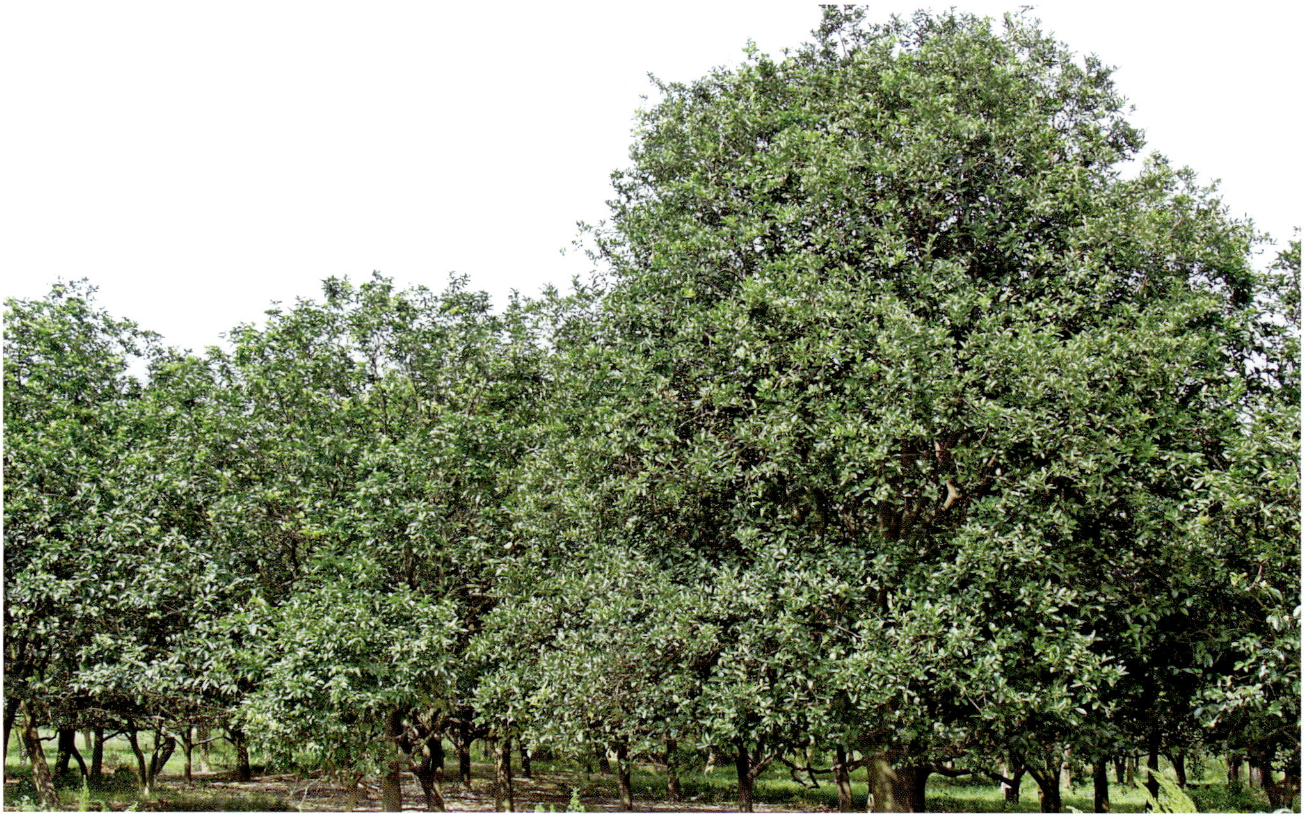

酸橙（续）

■ 甜橙 *Citrus sinensis* Osbeck 别名：脐橙、血橙

与酸橙主要区别点：果肉味甜或酸甜适中，很少带苦味。

栽培于长江以南各地。

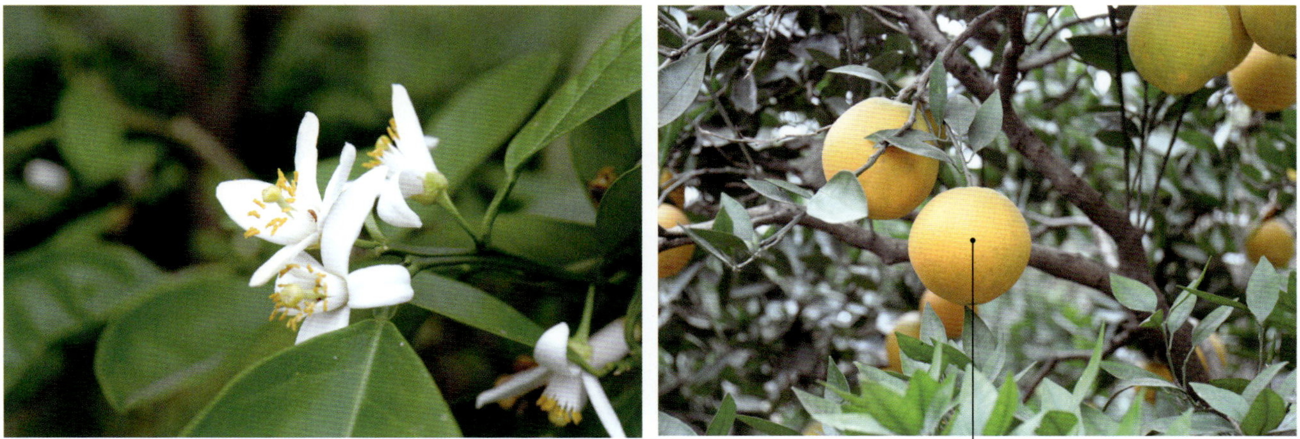

甜橙

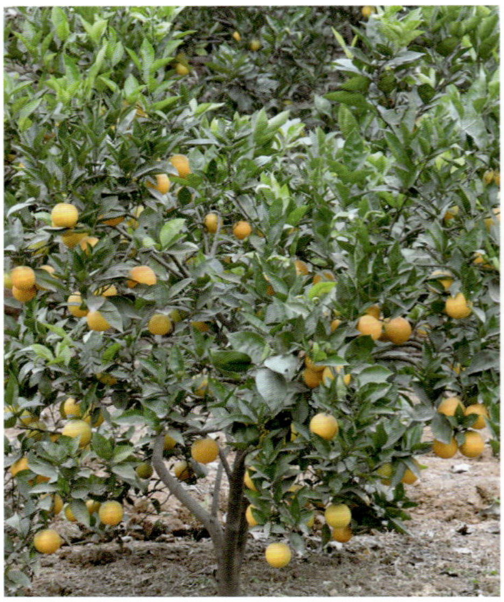
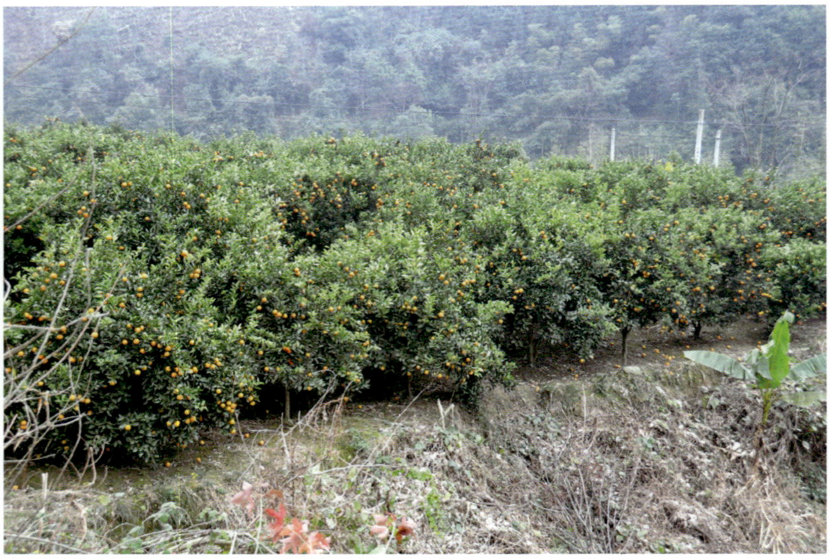

甜橙（续）

对比鉴别

参见“枳壳”项。

检索表

参见“枳壳”项。

柏子仁

Baiziren

PLATYCLADI SEMEN

本品为柏科植物侧柏 *Platycladus orientalis* (L.) Franco 的干燥成熟种仁。

基原植物

■ **侧柏** *Platycladus orientalis* (L.) Franco 别名：扁柏、柏树

1963~1985 年间的几版《中国药典》记载侧柏的拉丁学名为 *Biota orientalis* (L.) Endl.。

生于海拔 300~3300m 的平原、山坡或山崖。分布于除青海、新疆外的全国各地。

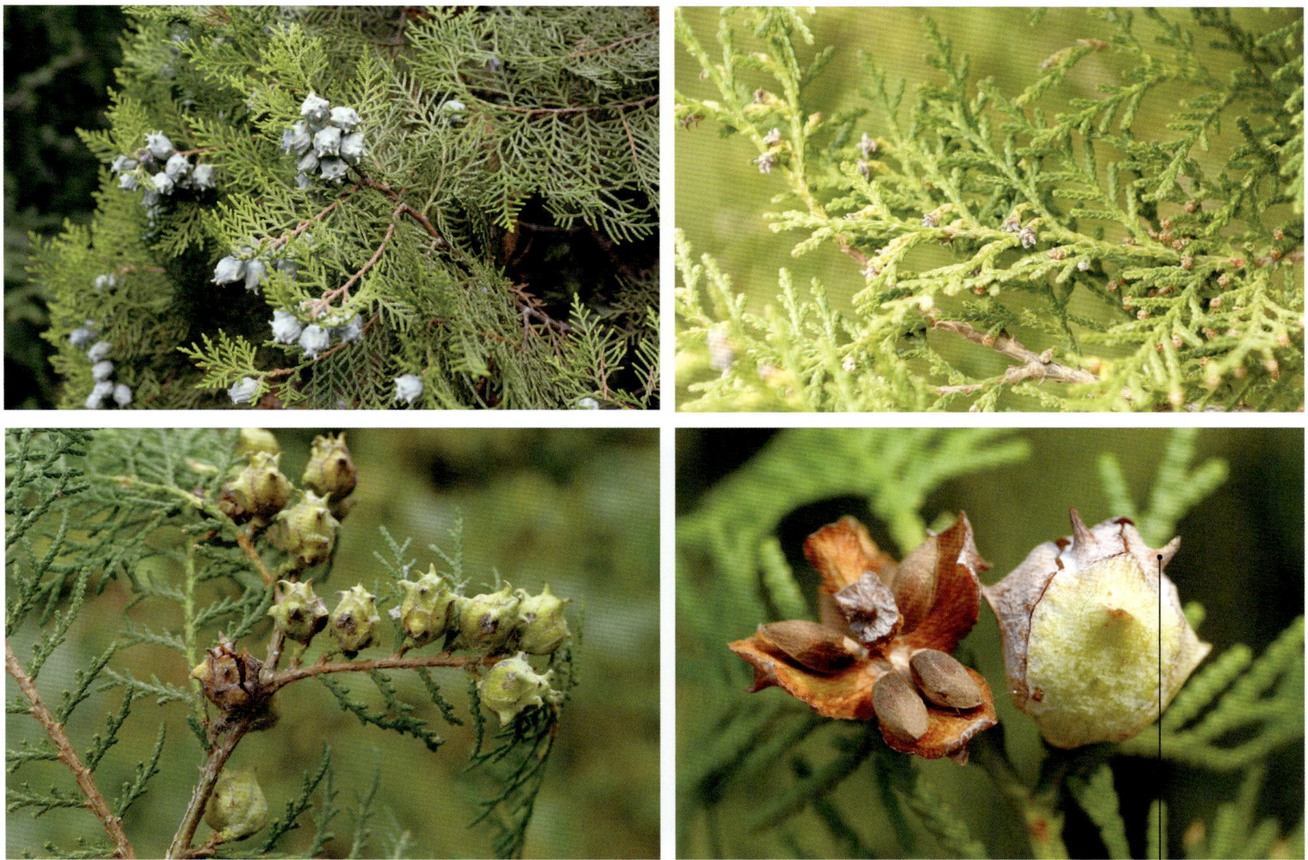

种鳞背部上方有一弯曲的钩状尖头

侧柏

栀　子

Zhizi

GARDENIAE FRUCTUS

焦栀子

Jiaozhizi

GARDENIAE FRUCTUS PRAEPARATUS

栀子为茜草科植物栀子 *Gardenia jasminoides* Ellis 的干燥成熟果实；焦栀子为栀子的炮制加工品。

基原植物

■ **栀子** *Gardenia jasminoides* Ellis　别名：黄栀子、山栀子

生于温暖地区的山坡森林中，多为栽培。分布于我国南部地区。

花冠白色，高脚碟状

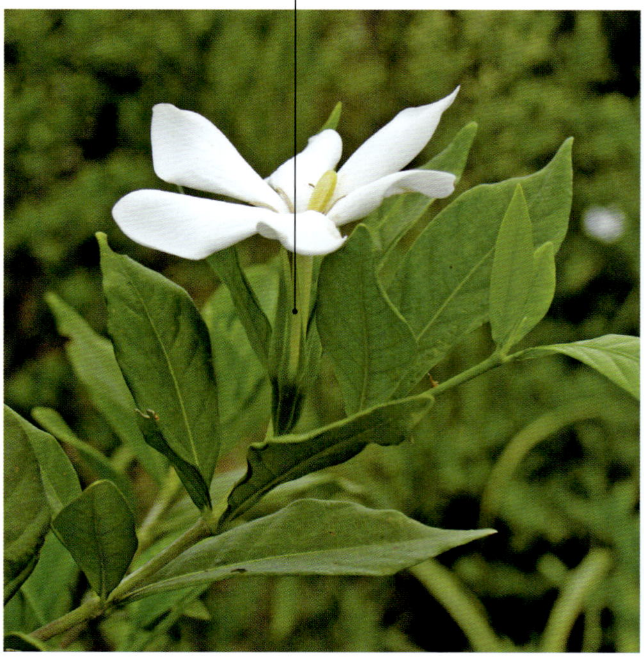

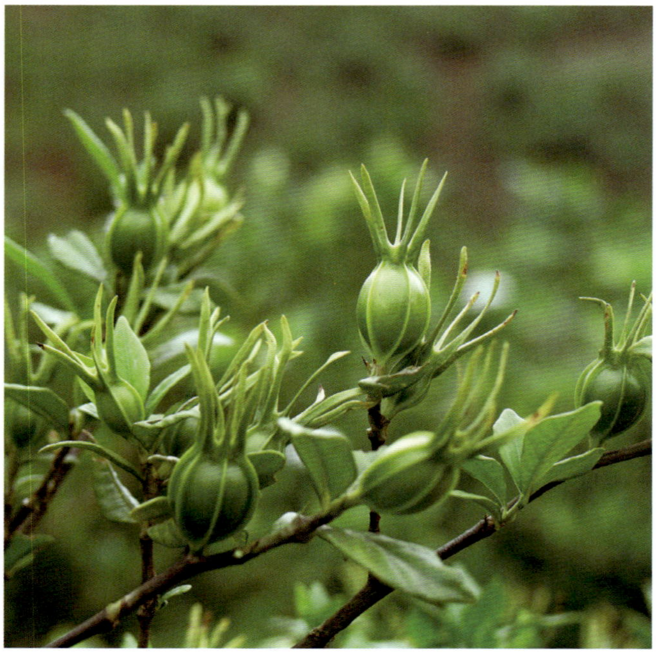

栀子

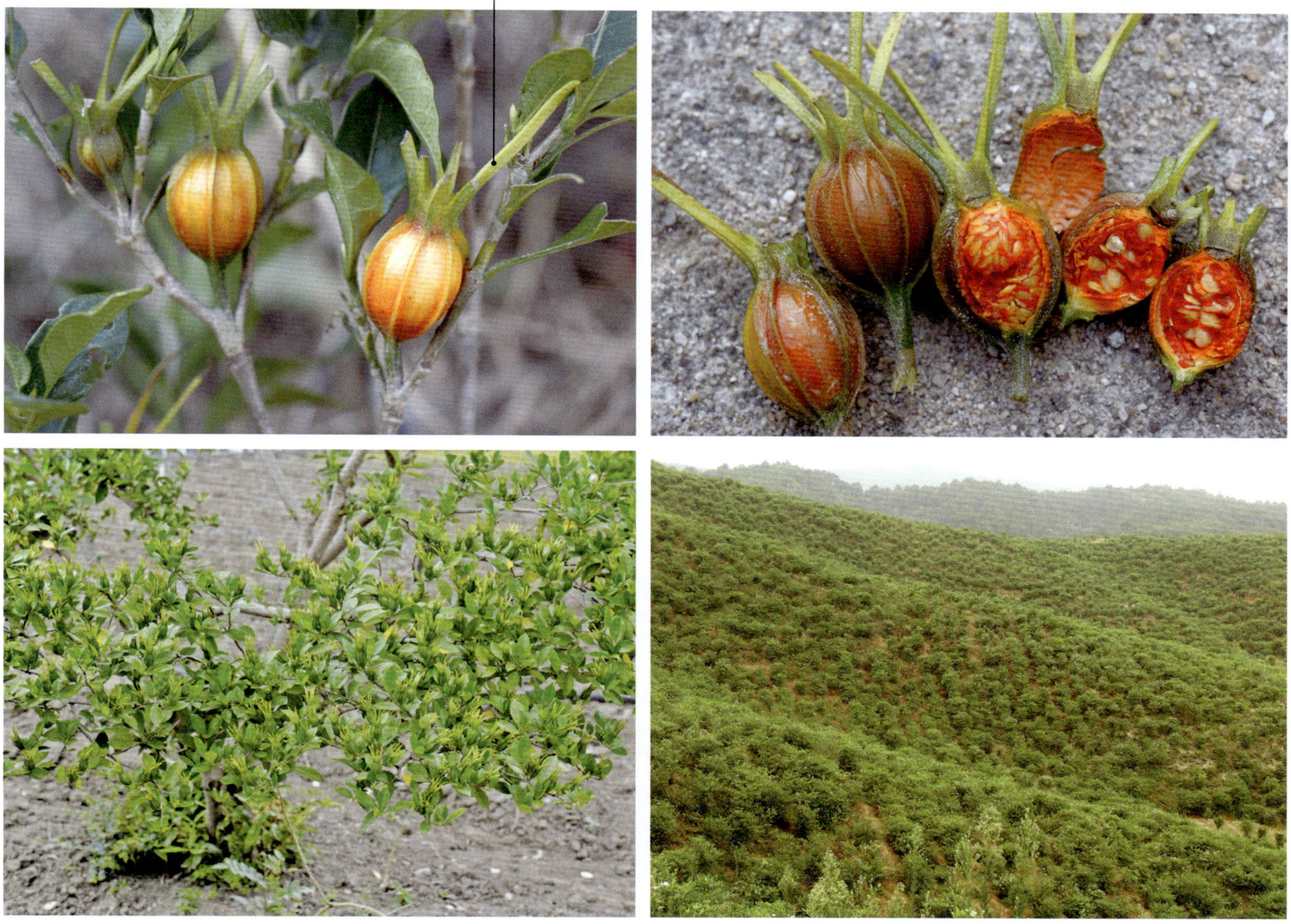
果倒卵形或长椭圆形，外果皮上具 6~8 条肉质翅状纵棱，顶端冠以条状细长之宿萼

栀子（续）

对比鉴别

许多中药学文献记载了栀子的变种水栀 *Gardenia jasminoides* Ellis var. *grandiflora* (Loureiro) Nakai, *Flora of China* 及《中国植物志》记载水栀为栀子原变种 *Gardenia jasminoides* Ellis var. *jasminoides* 的异名。

枸杞子 Gouqizi LYCII FRUCTUS

本品为茄科植物宁夏枸杞 *Lycium barbarum* L. 的干燥成熟果实。

基原植物

■ **宁夏枸杞** *Lycium barbarum* L. 别名：中宁枸杞

生于干山坡、渠畔。分布于河北、内蒙古、山西、陕西、甘肃、宁夏、青海、新疆，宁夏有大量栽培。

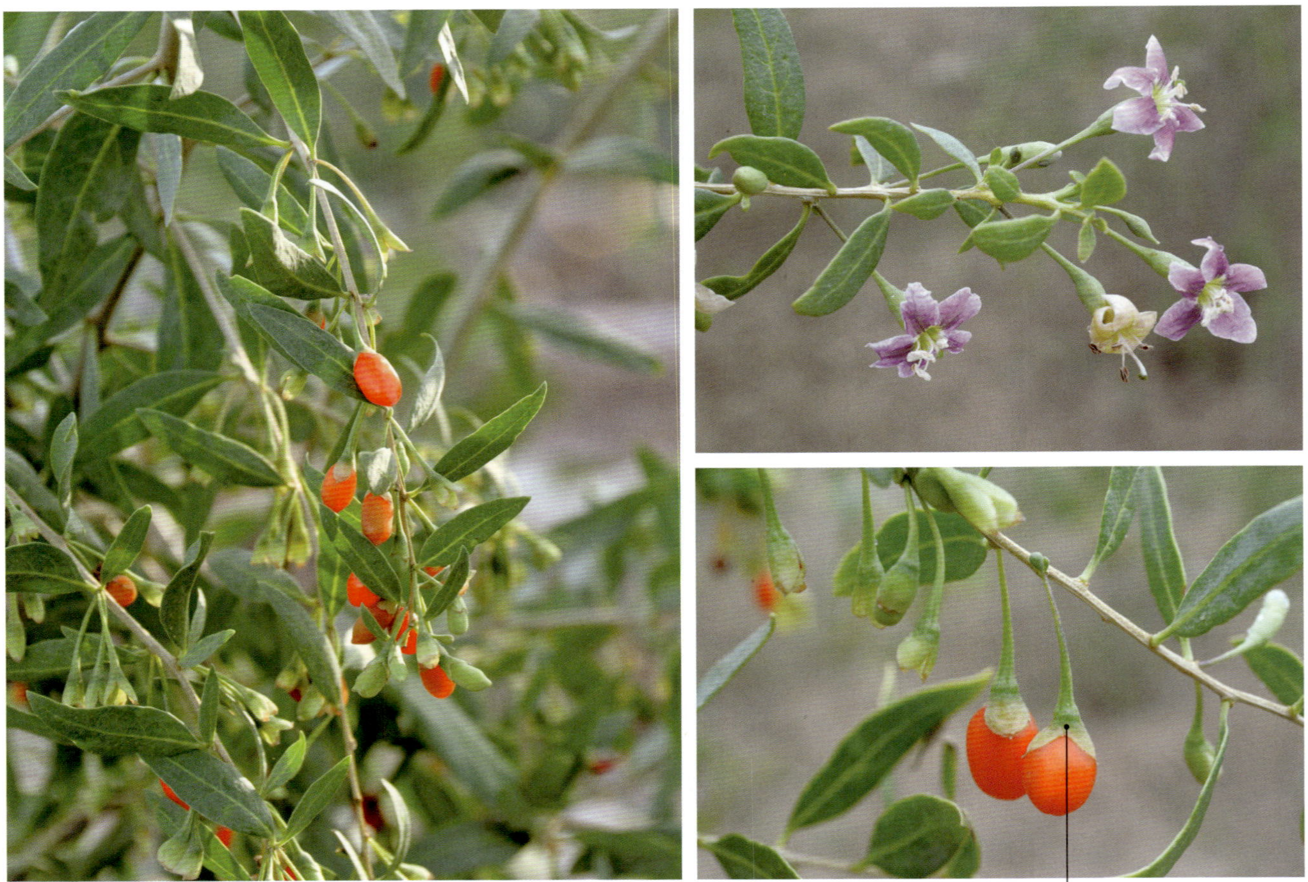

宁夏枸杞

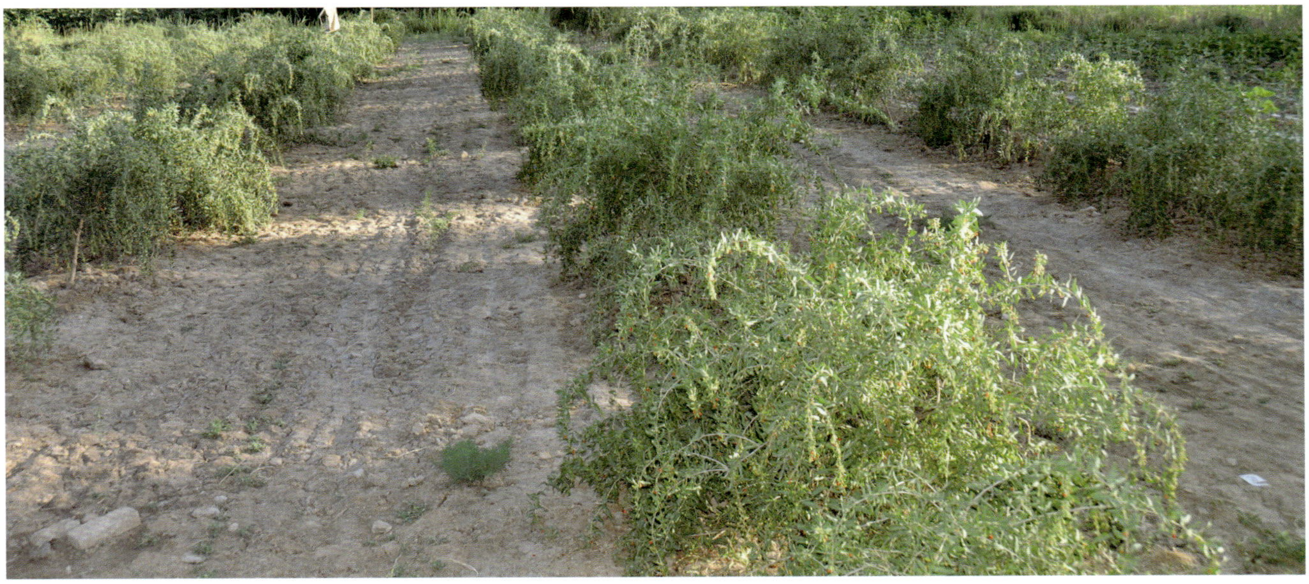

宁夏枸杞（续）

对比鉴别

《中国药典》1963 年版还记载枸杞 *Lycium chinense* Mill. 的干燥成熟果实作为药材枸杞子使用。目前植物宁夏枸杞为药材枸杞子的主流入药品种，植物枸杞仍在部分地区栽培入药使用。

枸杞与宁夏枸杞主要区别点：叶片卵形、卵状菱形或卵状披针形；花萼钟状，通常 3 中裂或 4~5 齿裂。

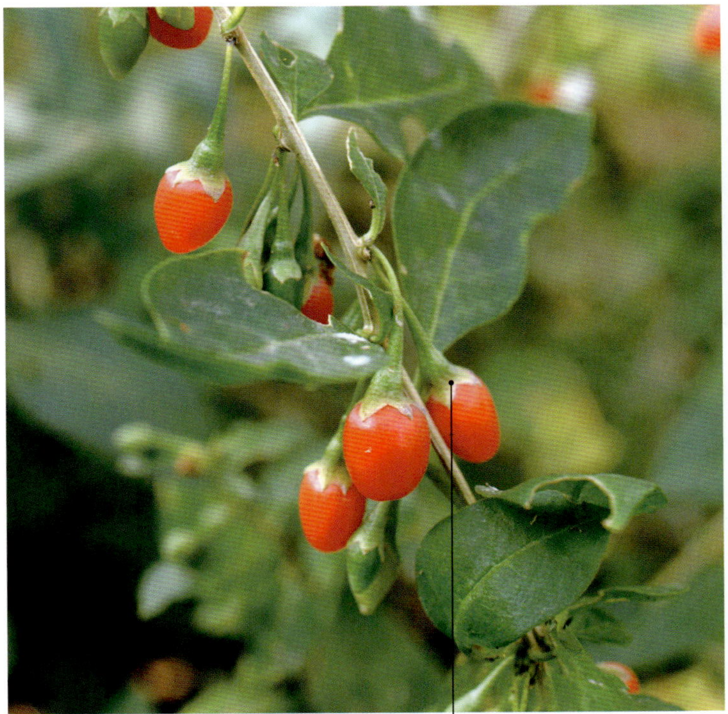

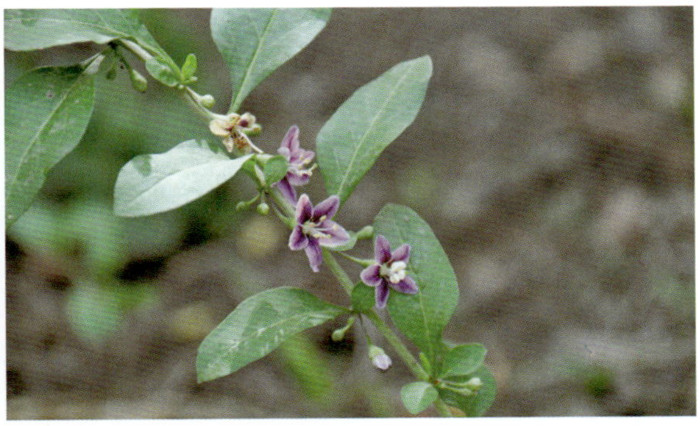

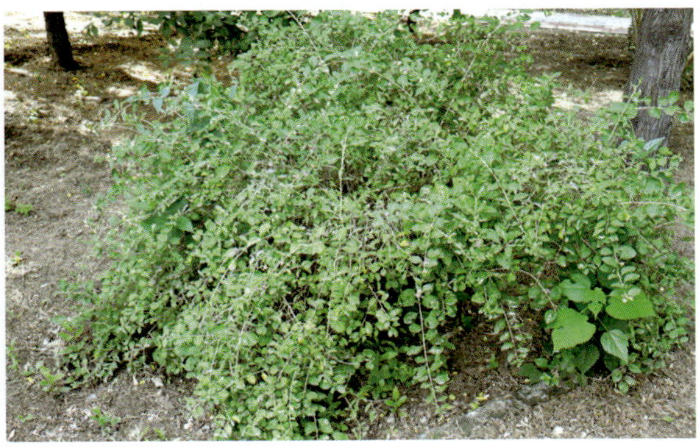

花萼钟状，通常 3 中裂或 4~5 齿裂

枸杞

枸骨叶

Gouguye

ILICIS CORNUTAE FOLIUM

本品为冬青科植物枸骨 *Ilex cornuta* Lindl. ex Paxt. 的干燥叶。

基原植物

■ 枸骨 *Ilex cornuta* Lindl. ex Paxt. 别名：八角刺

生于山坡、山谷、溪旁、杂木林，亦有栽培。主要分布于长江中下游各地。

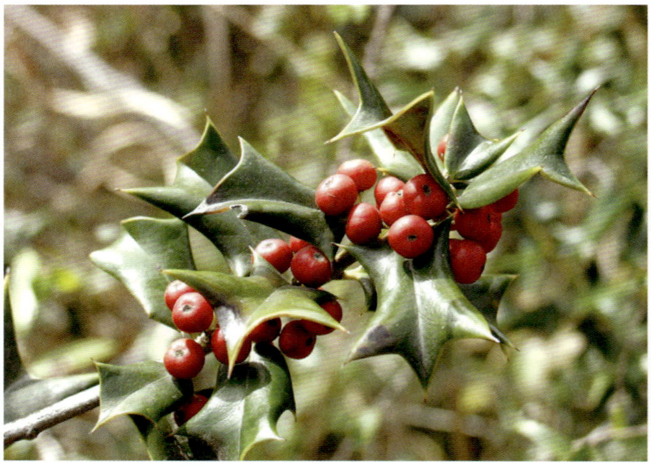

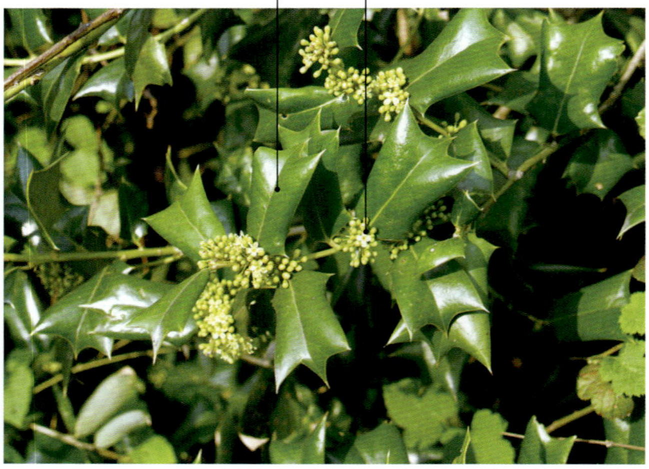

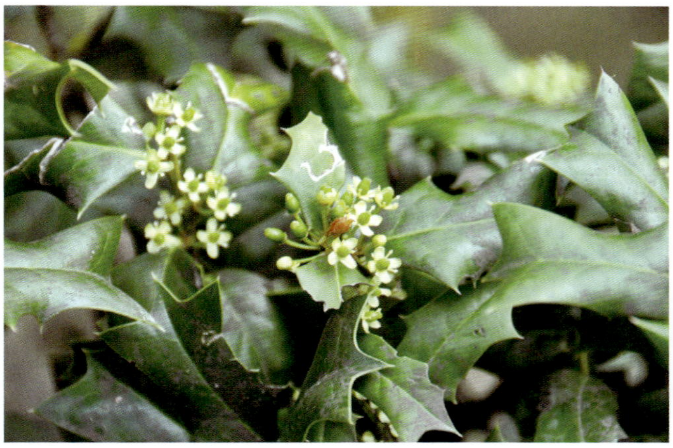

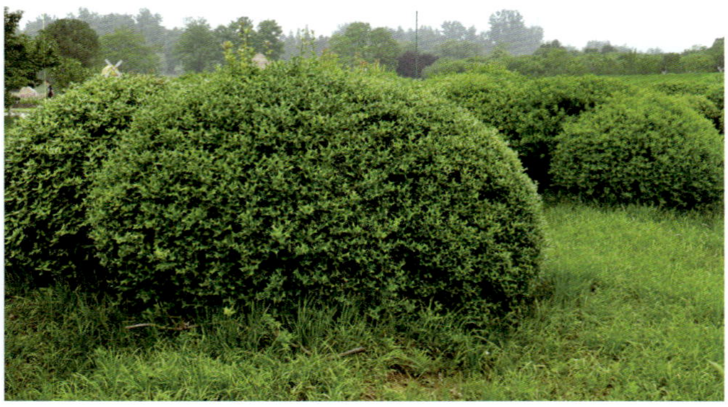

枸骨

对比鉴别

枸骨叶在民间习称“功劳叶”，小檗科十大功劳属植物的叶也称“功劳叶”，常见的有阔叶十大功劳 *Mahonia bealei* (Fort.) Carr. 和十大功劳 *Mahonia fortunei* (Lindl.) Fedde。

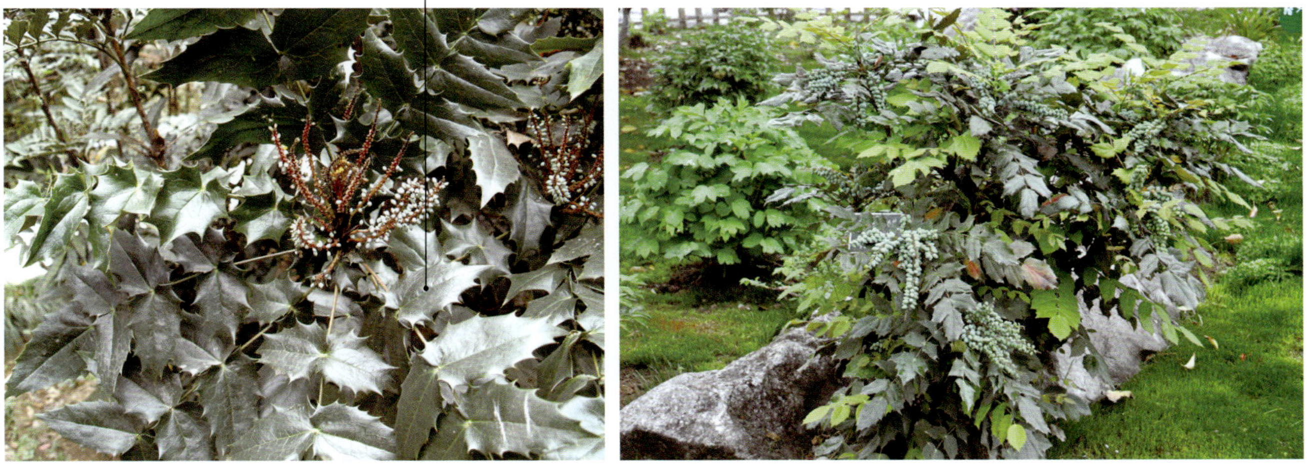

阔叶十大功劳

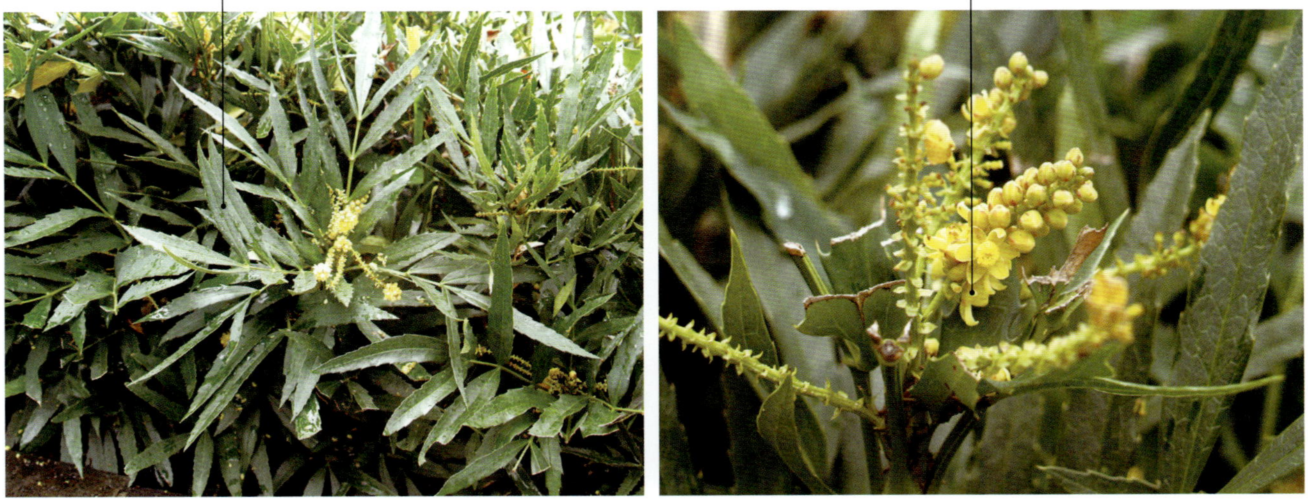

十大功劳

检索表

1. 单叶；花簇生于叶腋……………………………………………………………………………………枸骨
1. 羽状复叶；总状花序顶生……………………………………………………………………………………2
2. 小叶宽卵形或卵状长圆形……………………………………………………………………阔叶十大功劳
2. 小叶长圆状披针形或椭圆状披针形………………………………………………………………十大功劳

柿蒂 Shidi KAKI CALYX

本品为柿树科植物柿 *Diospyros kaki* Thunb. 的干燥宿萼。

基原植物

■ **柿** *Diospyros kaki* Thunb.

全国各地均有栽培。

花萼 4 裂，果熟时增大

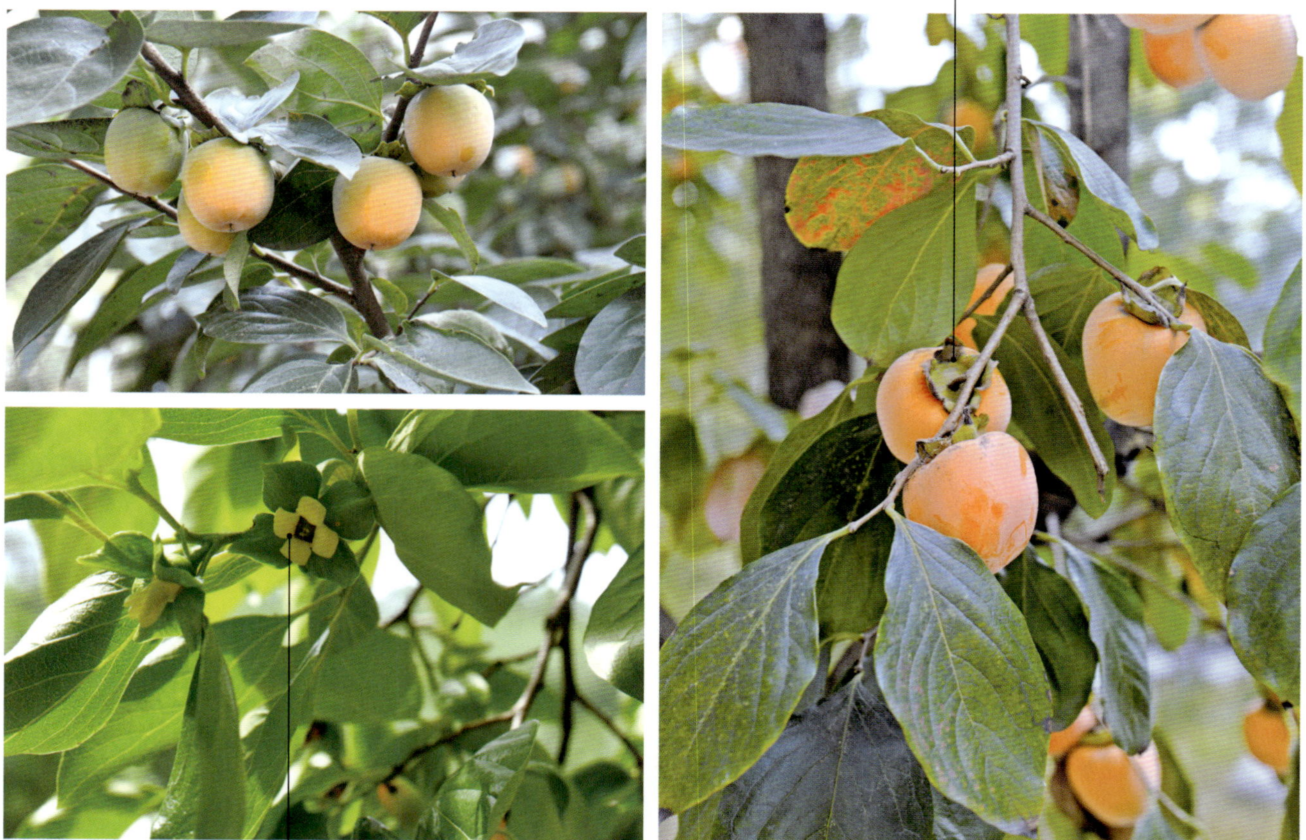

花冠黄白色，4 裂

柿

威灵仙

Weilingxian

CLEMATIDIS RADIX ET RHIZOMA

本品为毛茛科植物威灵仙 *Clematis chinensis* Osbeck、棉团铁线莲 *Clematis hexapetala* Pall. 或东北铁线莲 *Clematis manshurica* Rupr. 的干燥根和根茎。

基原植物

■ 威灵仙 *Clematis chinensis* Osbeck 别名：老虎须

生于山谷、山坡林缘或灌木丛中。分布于江苏、浙江、江西、福建、台湾、湖北、湖南、广东、广西、四川、贵州、云南等地。

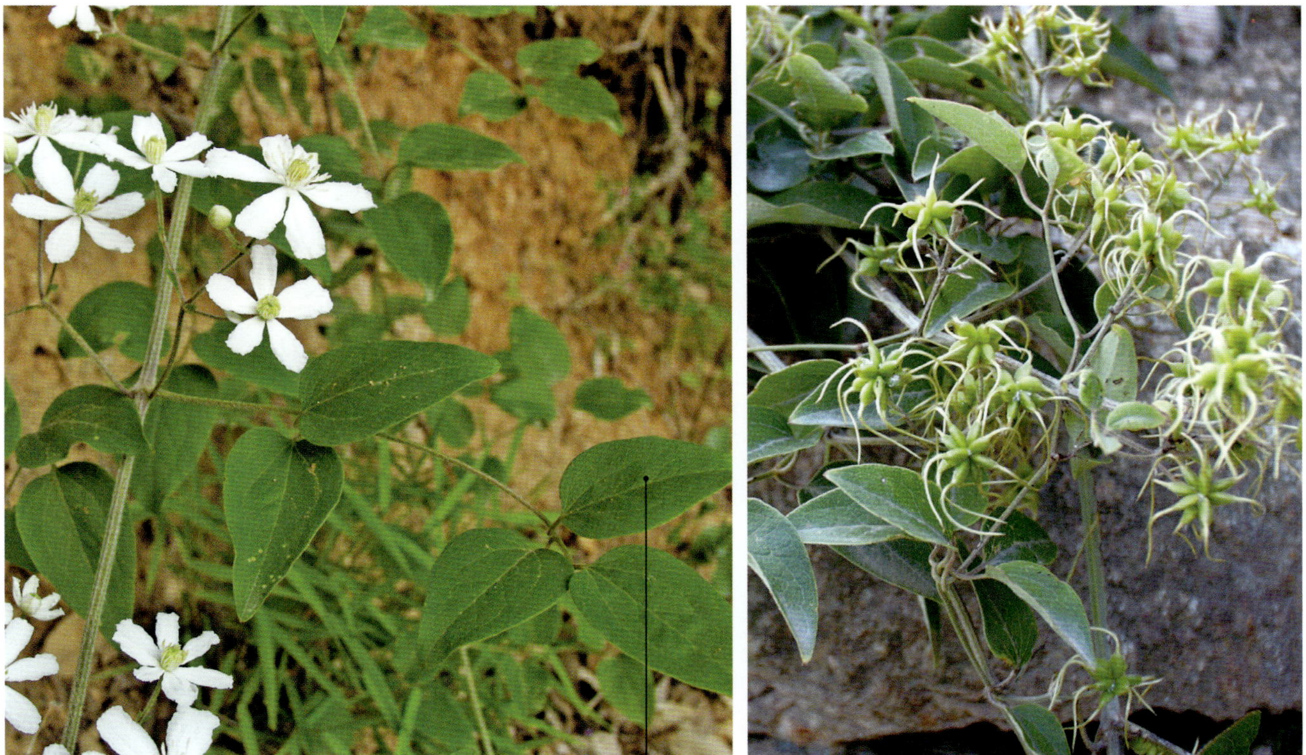

羽状复叶，小叶 5

威灵仙

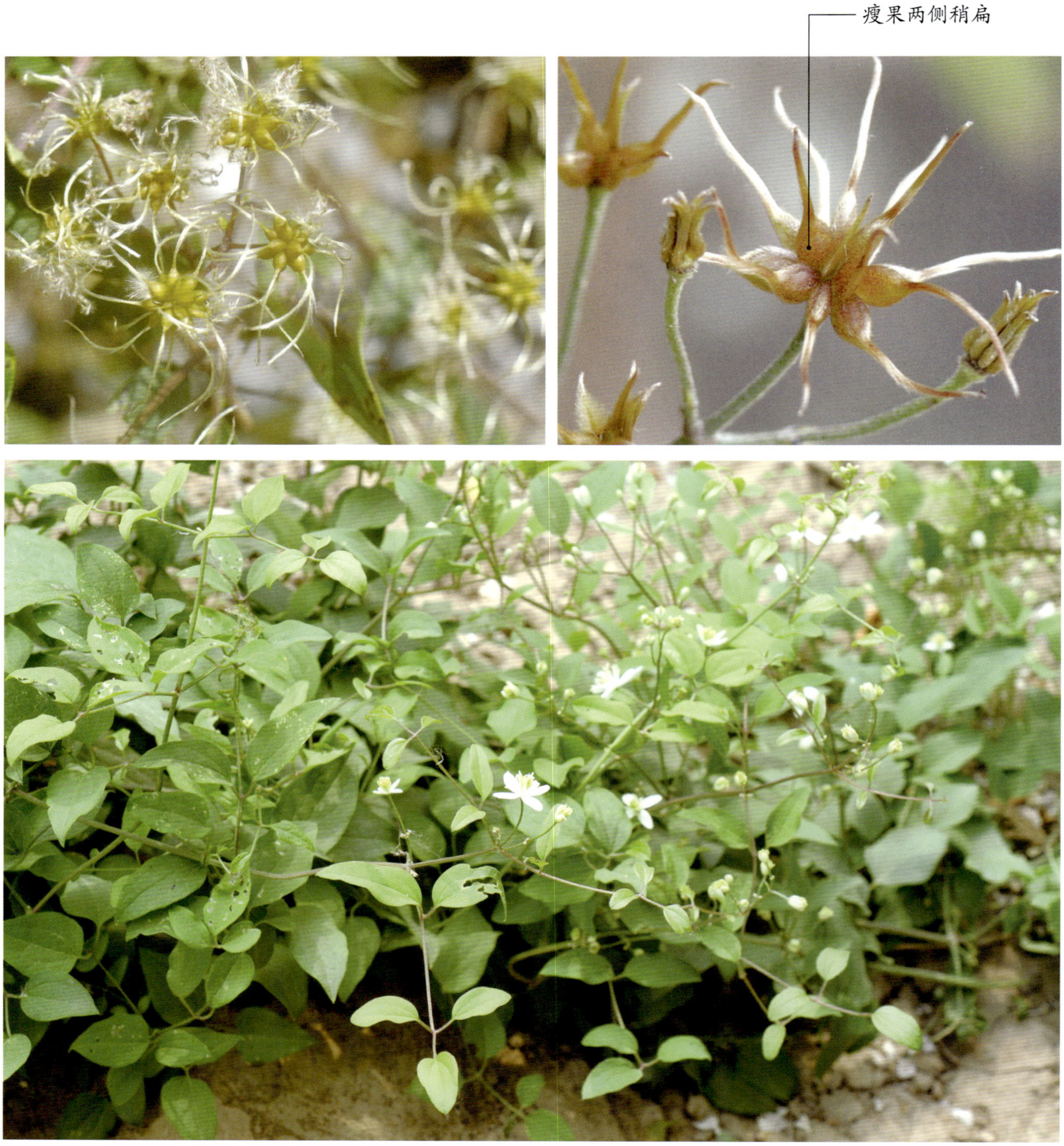

威灵仙（续）

■ 棉团铁线莲 *Clematis hexapetala* Pall. 别名：山蓼

生于草地、林缘、沟谷。分布于黑龙江、吉林、辽宁、内蒙古、河北、山西、陕西、甘肃、山东。

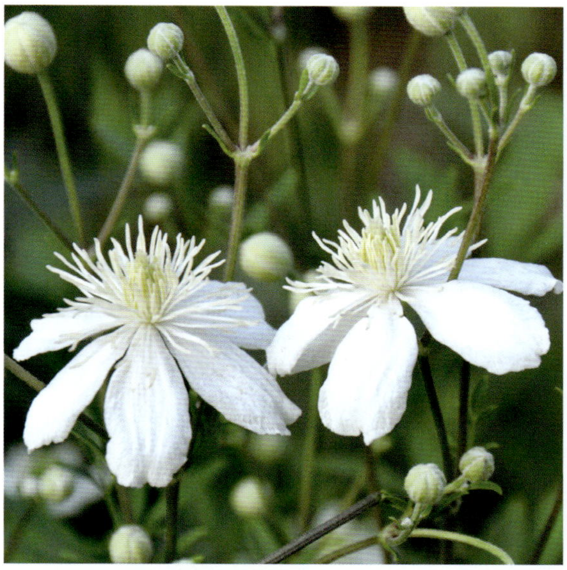

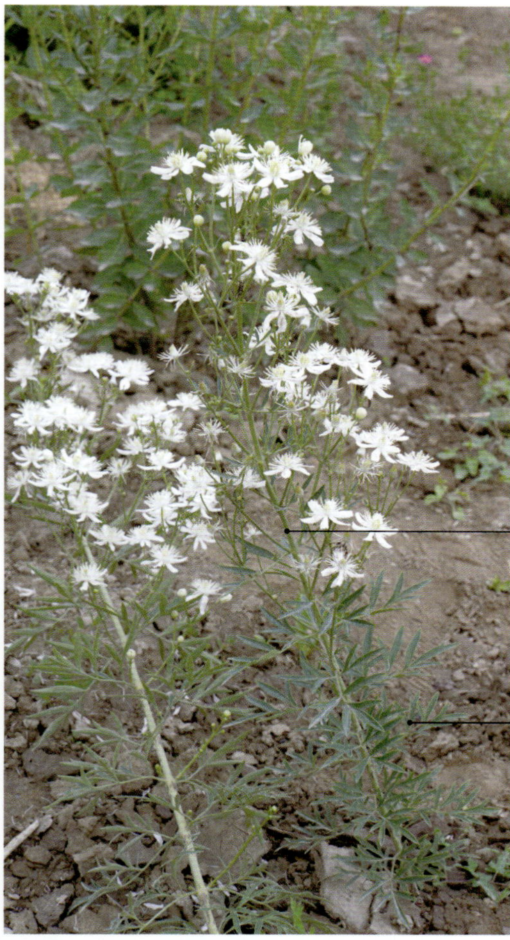

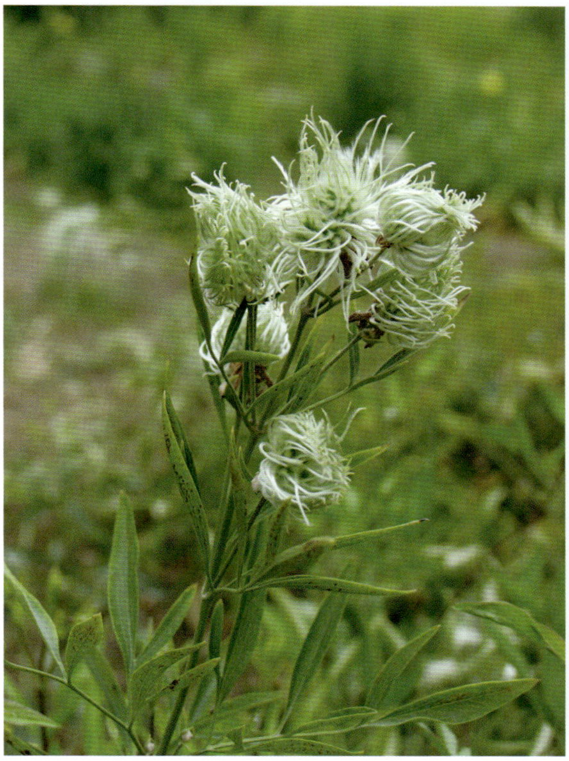

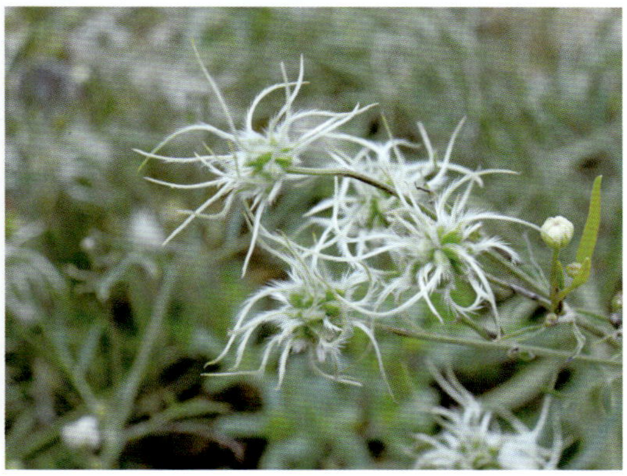

■ 东北铁线莲 *Clematis manshurica* Rupr. 别名：山辣椒秧

Flora of China、《中国植物志》及《中国高等植物》记载东北铁线莲的拉丁学名为 *Clematis terniflora* var. *mandshurica* (Ruprecht) Ohwi。

生于海拔 200~800m 的山坡灌木丛中。分布于东北及内蒙古等地。

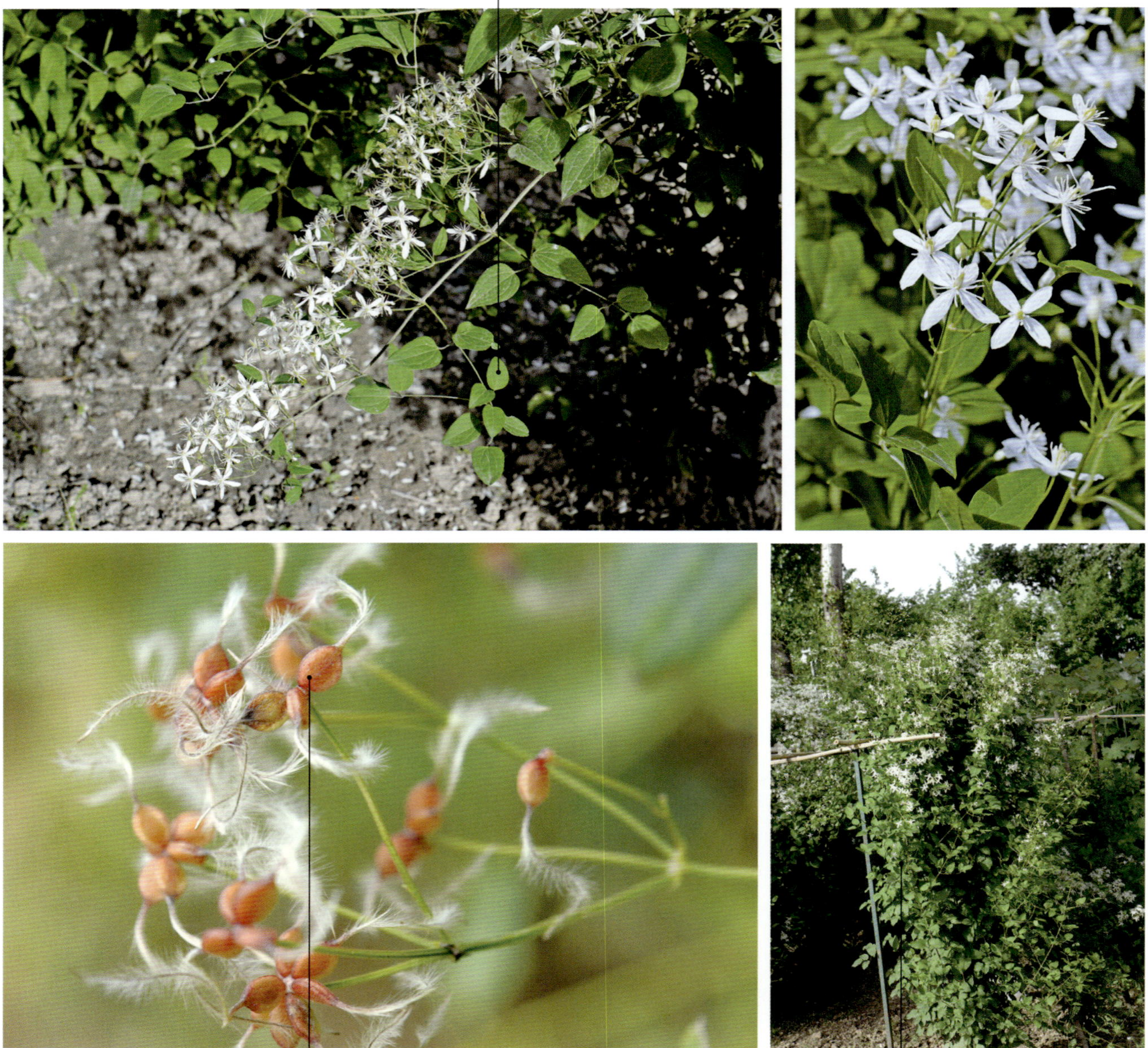

东北铁线莲

检索表

1. 直立草本；叶一至二回羽状全裂……………………………………棉团铁线莲

1. 木质藤本；一回羽状复叶……………………………………………………2

2. 羽状复叶，小叶 5；瘦果两侧稍扁，不扁平，无窄边……………………威灵仙

2. 羽状复叶，小叶 5~7；瘦果扁平，具窄边…………………………东北铁线莲

厚　朴

Houpo

MAGNOLIAE OFFICINALIS CORTEX

厚朴花

Houpohua

MAGNOLIAE OFFICINALIS FLOS

厚朴为木兰科植物厚朴 *Magnolia officinalis* Rehd. et Wils. 或凹叶厚朴 *Magnolia officinalis* Rehd. et Wils. var. *biloba* Rehd. et Wils. 的干燥干皮、根皮及枝皮；厚朴花为厚朴或凹叶厚朴的干燥花蕾。

基原植物

■ 厚朴　*Magnolia officinalis* Rehd. et Wils.　别名：川朴

Flora of China 记载厚朴的拉丁学名为 *Houpoea officinalis* (Rehder & E. H. Wilson) N. H. Xia & C. Y. Wu。多栽培于陕西、甘肃、浙江、江西、湖南、湖北、广西、四川、贵州、云南等地。

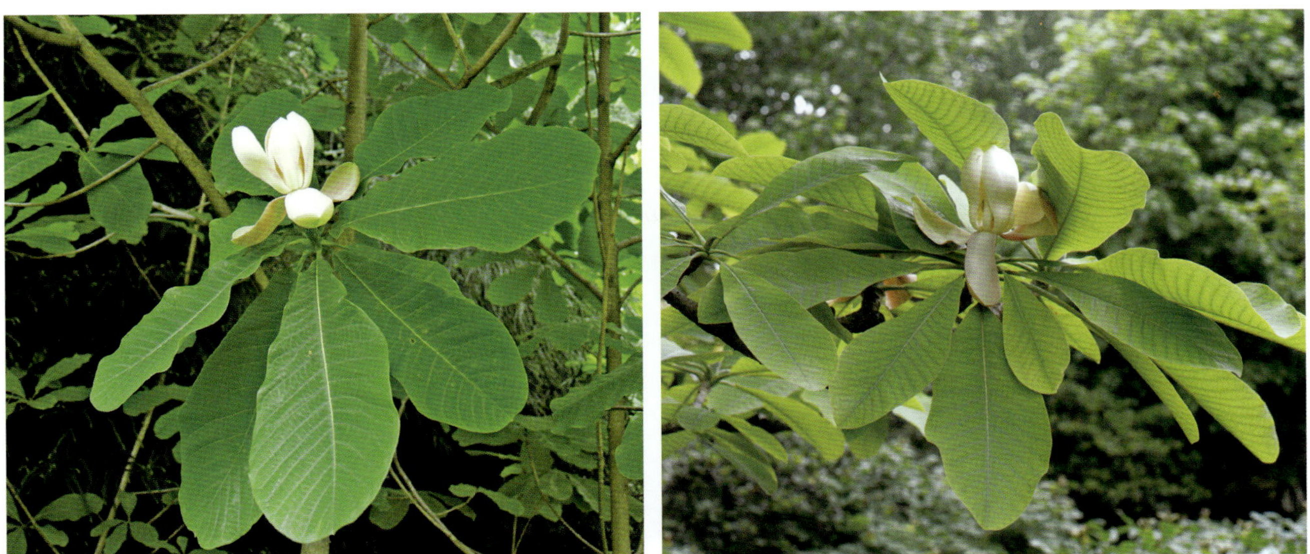

叶片先端钝圆，有短尖

厚朴

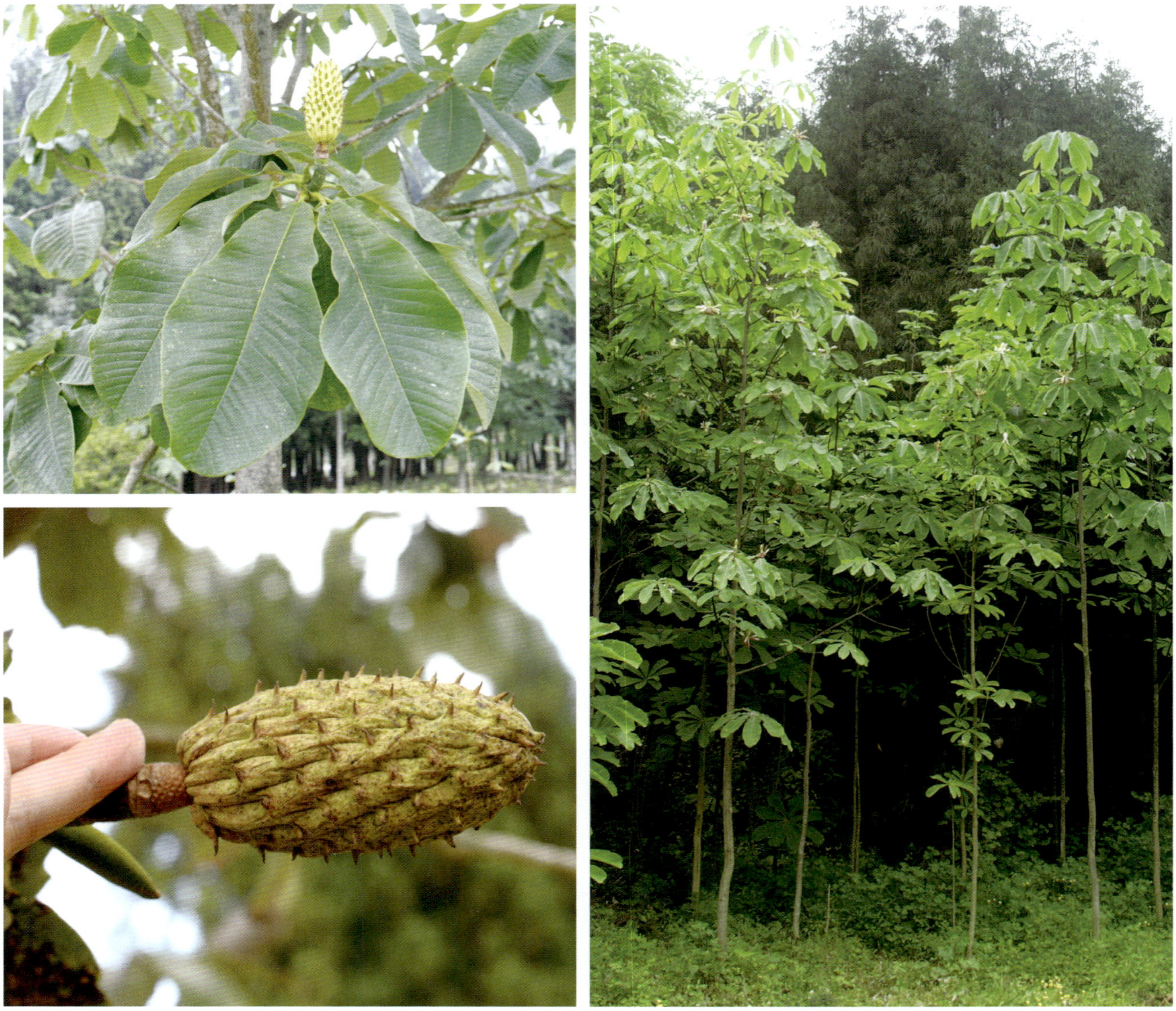

厚朴（续）

■ 凹叶厚朴　*Magnolia officinalis* Rehd. et Wils. var. *biloba* Rehd. et Wils.　别名：庐山厚朴

Flora of China 记载凹叶厚朴的拉丁学名为 *Houpoea officinalis* (Rehder & E. H. Wilson) N. H. Xia & C. Y. Wu,《中国植物志》《中国高等植物》记载其拉丁学名为 *Magnolia officinalis* Rehd. et Wils. subsp. *lobata* Law。

与厚朴主要区别点：叶片顶端凹缺成 2 钝圆浅裂片。

生长或栽培于温暖、湿润、酸性肥沃沙壤。分布于陕西、甘肃及长江流域各地。

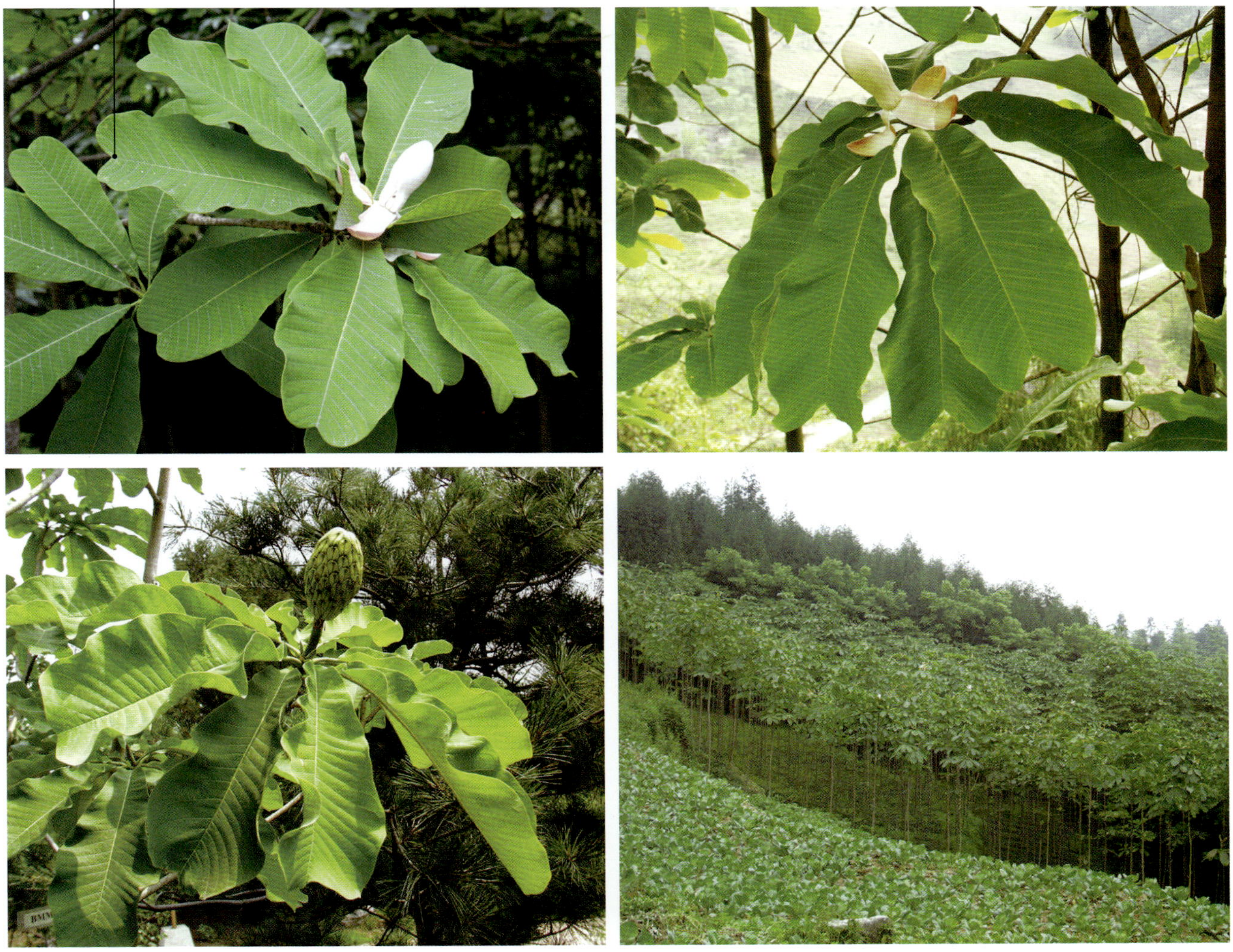

凹叶厚朴

砂　仁

Sharen

AMOMI FRUCTUS

本品为姜科植物阳春砂 *Amomum villosum* Lour.、绿壳砂 *Amomum villosum* Lour. var. *xanthioides* T. L. Wu et Senjen 或海南砂 *Amomum longiligulare* T. L. Wu 的干燥成熟果实。

基原植物

■ 阳春砂　*Amomum villosum* Lour.　别名：春砂仁

生于山沟林下阴湿处。分布于福建、广东、广西、云南等地，现多有栽培。

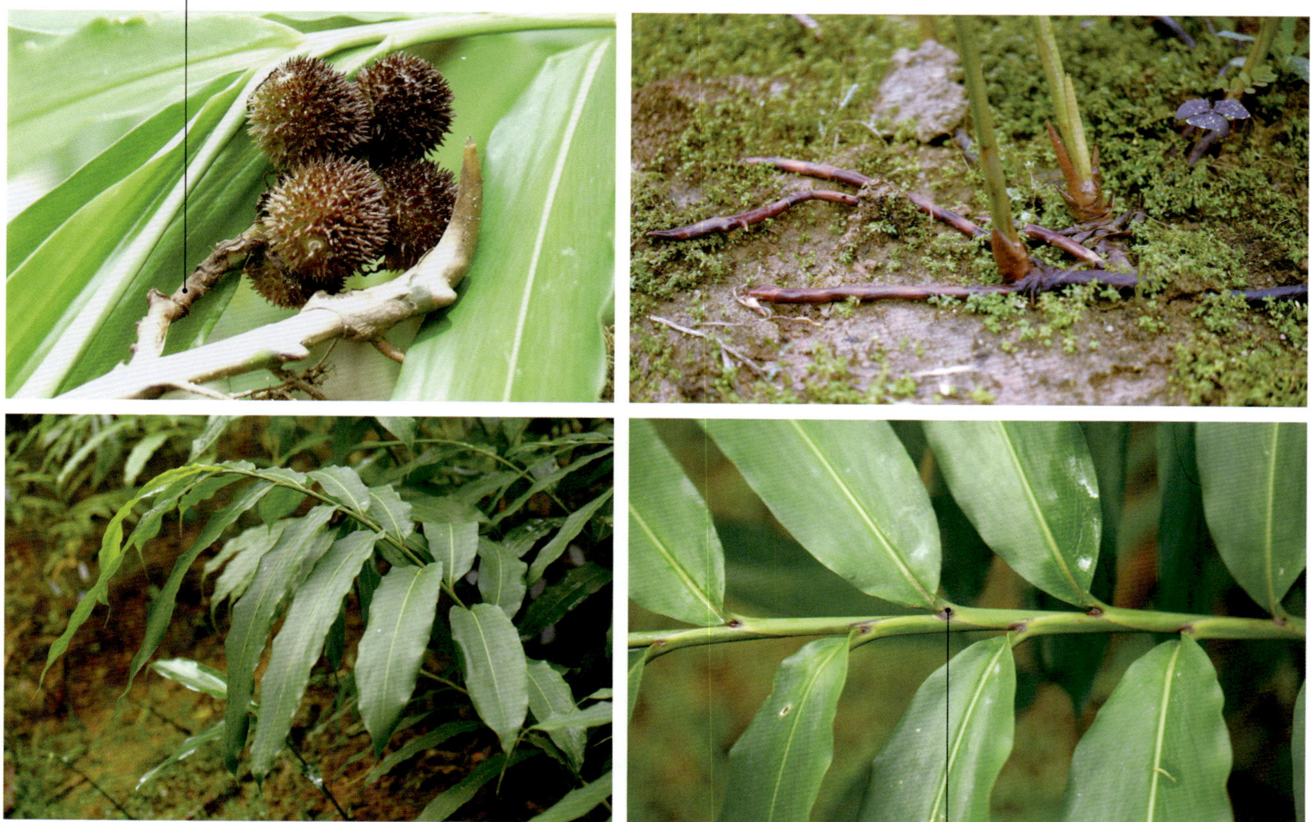

阳春砂

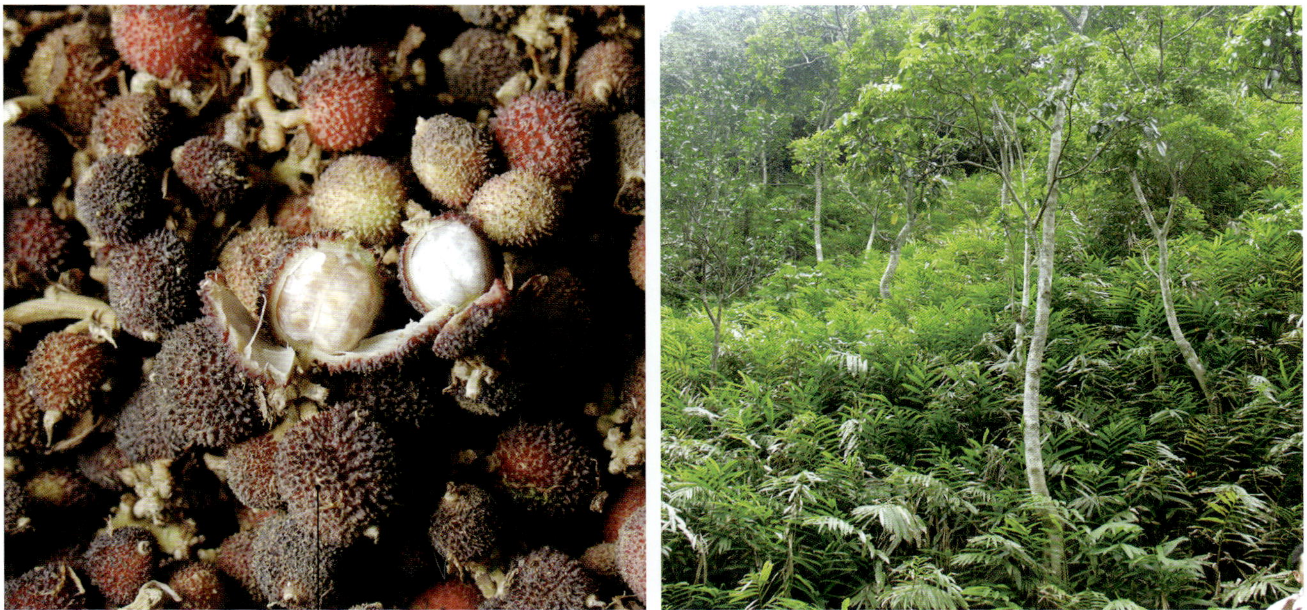
果实熟时紫色

阳春砂（续）

■ 绿壳砂 *Amomum villosum* Lour. var. *xanthioides* T. L. Wu et Senjen 别名：缩砂蜜、绿壳砂仁

《中国药典》1963 年版记载绿壳砂的拉丁学名为 *Amomum xanthioides* Wall.。

生于海拔 600~800m 的山沟林下阴湿处。分布于广西、云南。

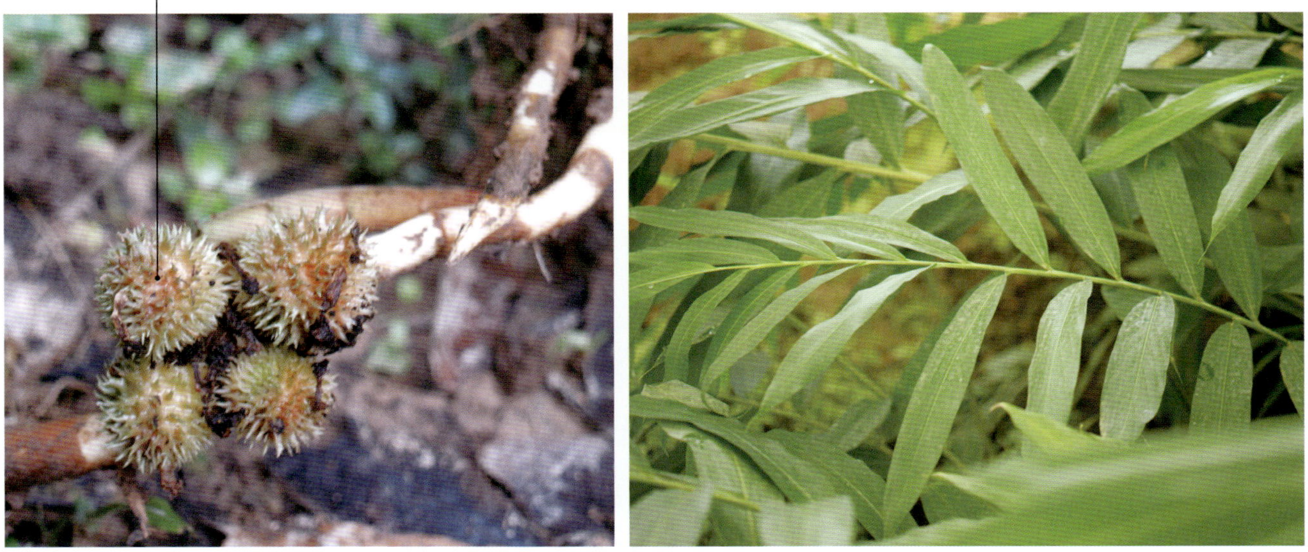
果（花）序单独由根茎发出，
果实熟时绿色或浅棕色

绿壳砂

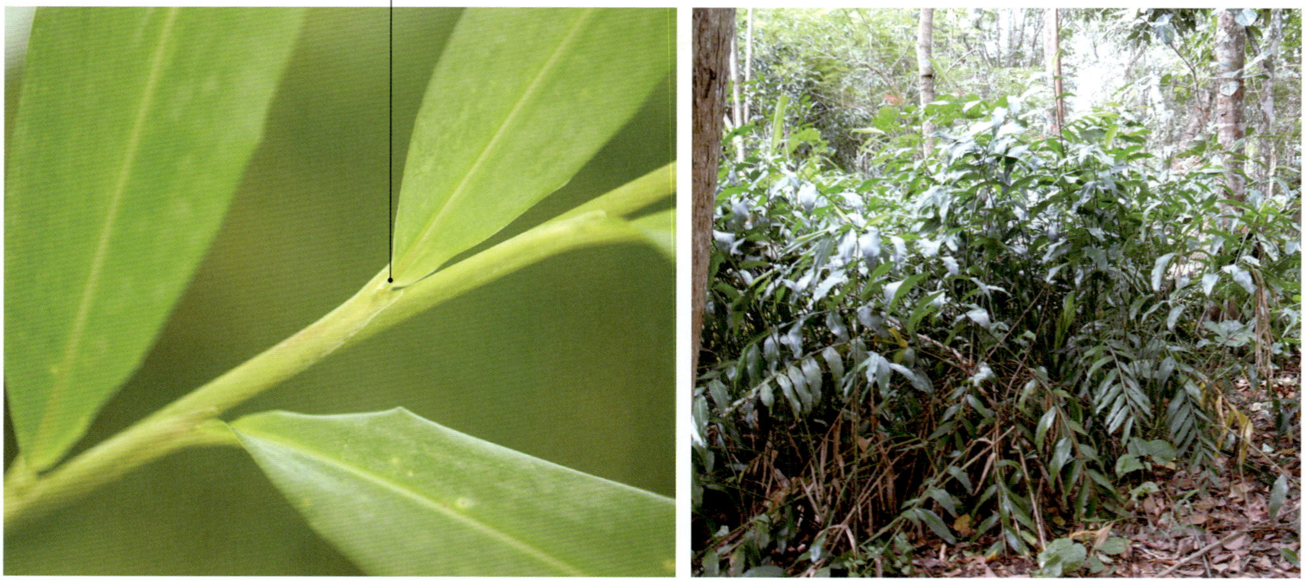

绿壳砂（续）

■ 海南砂 *Amomum longiligulare* T. L. Wu 别名：海南壳砂仁

生于山谷密林中。分布于海南，广东有栽培。

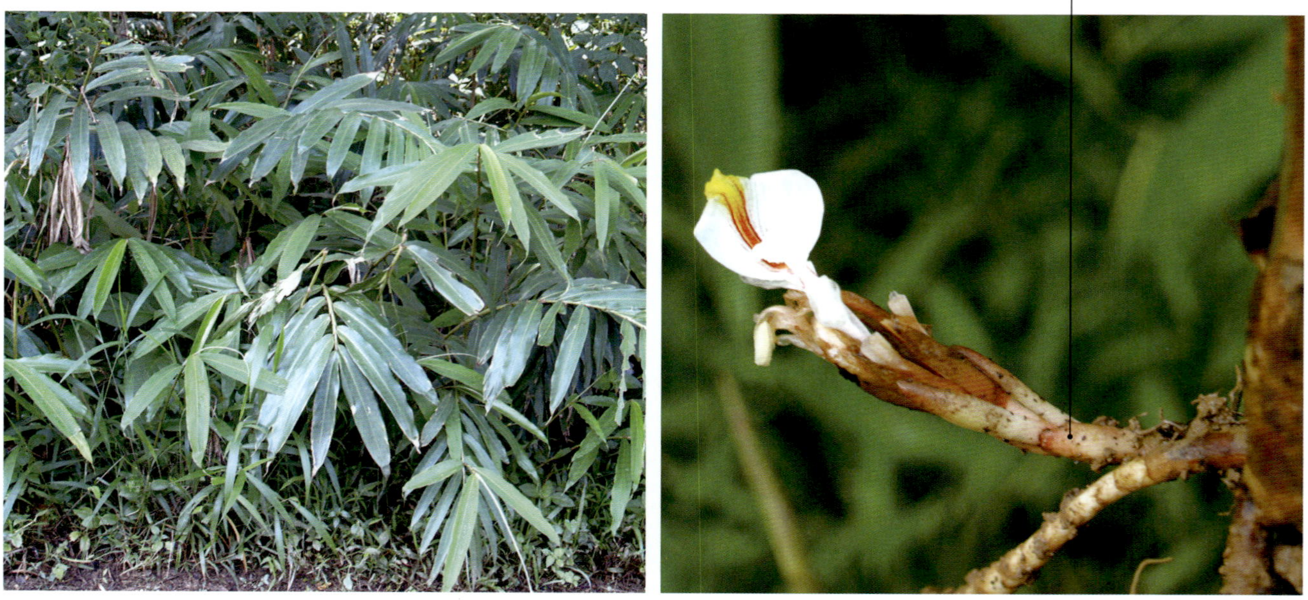

海南砂

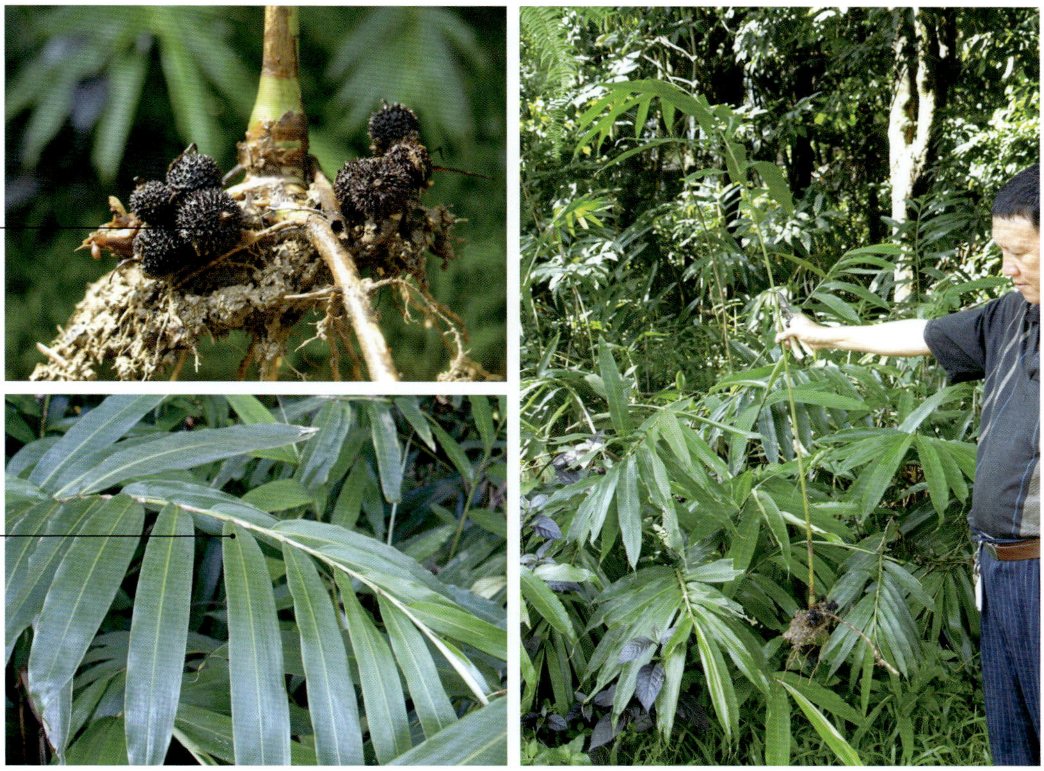
果实成熟时褐黑色
叶舌长 2~4.5cm

海南砂（续）

对比鉴别

民间还见有使用姜科九翅豆蔻 *Amomum maximum* Roxburgh、艳山姜 *Alpinia zerumbet* (Pers.) Burtt. et Smith、山姜 *Alpinia japonica* (Thunberg) Miquel 和华山姜 *Alpinia oblongifolia* Hayata 等植物的果实入药的，习称“土砂仁”。

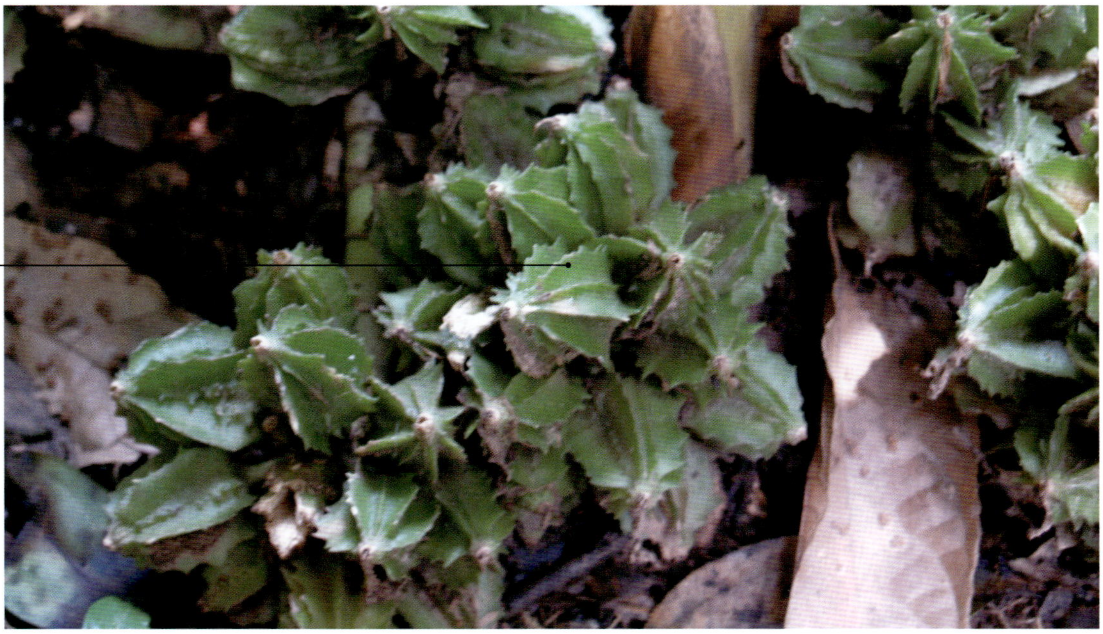
果皮具明显的九翅

九翅豆蔻

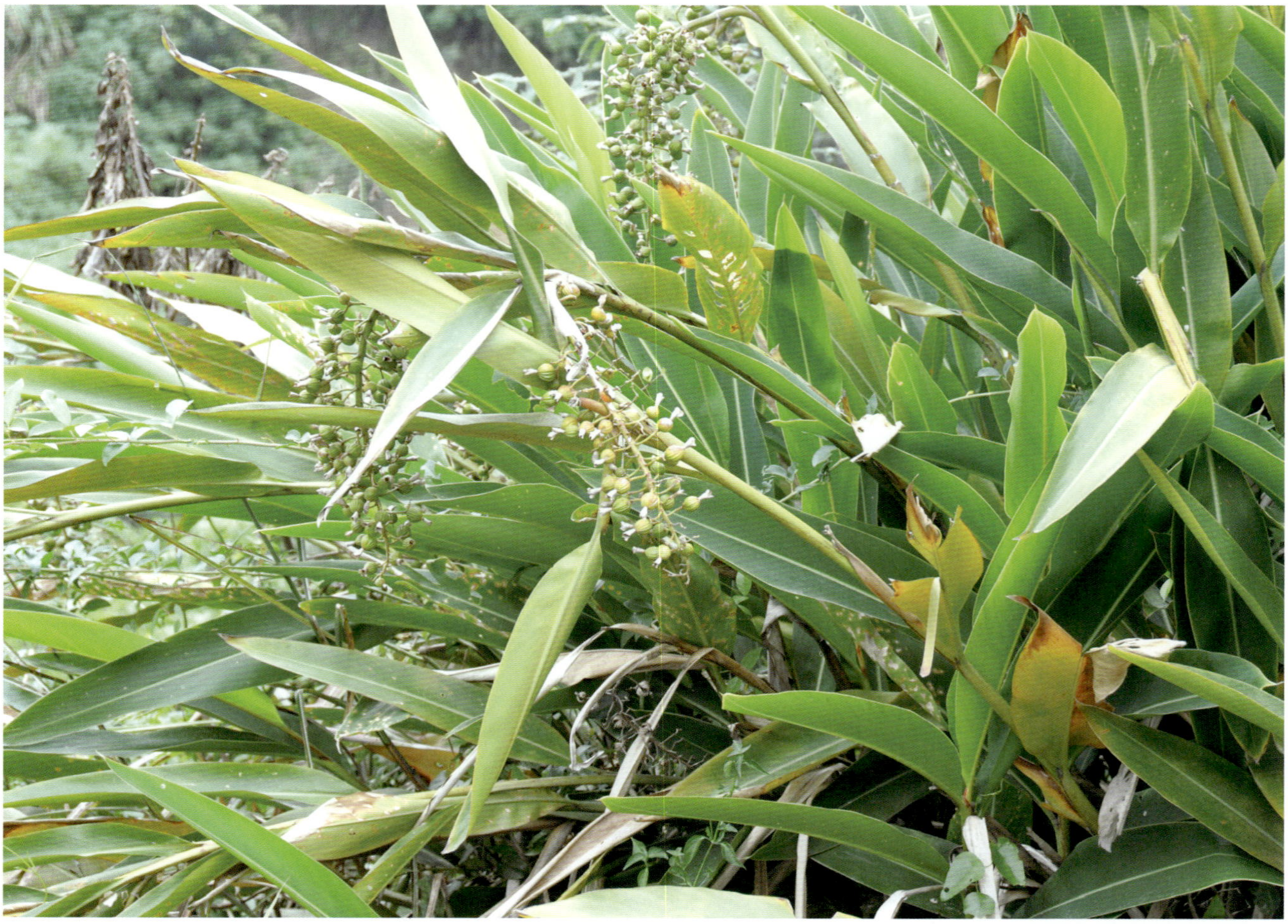

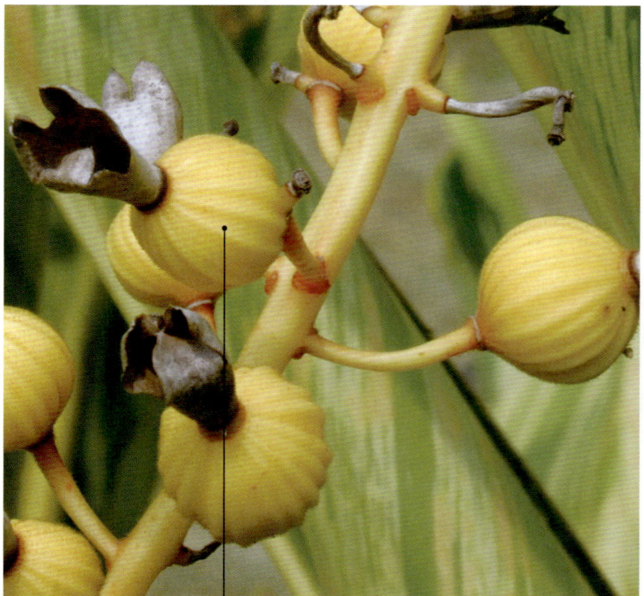

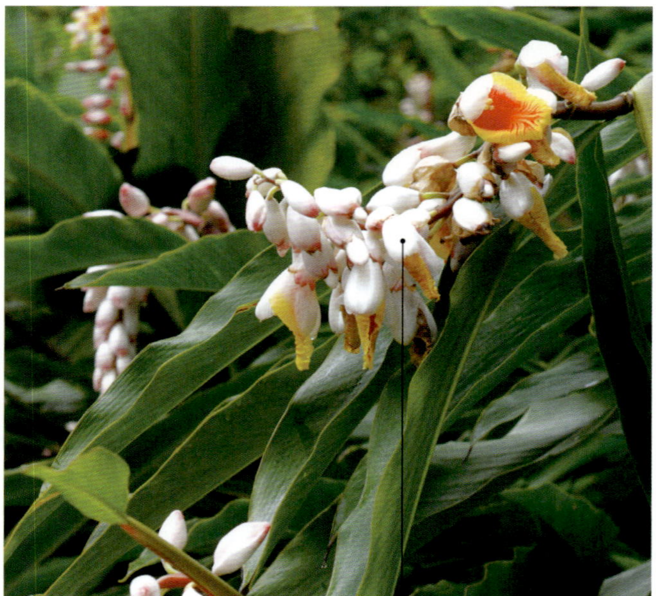

蒴果球形，有条纹

花序顶生

艳山姜

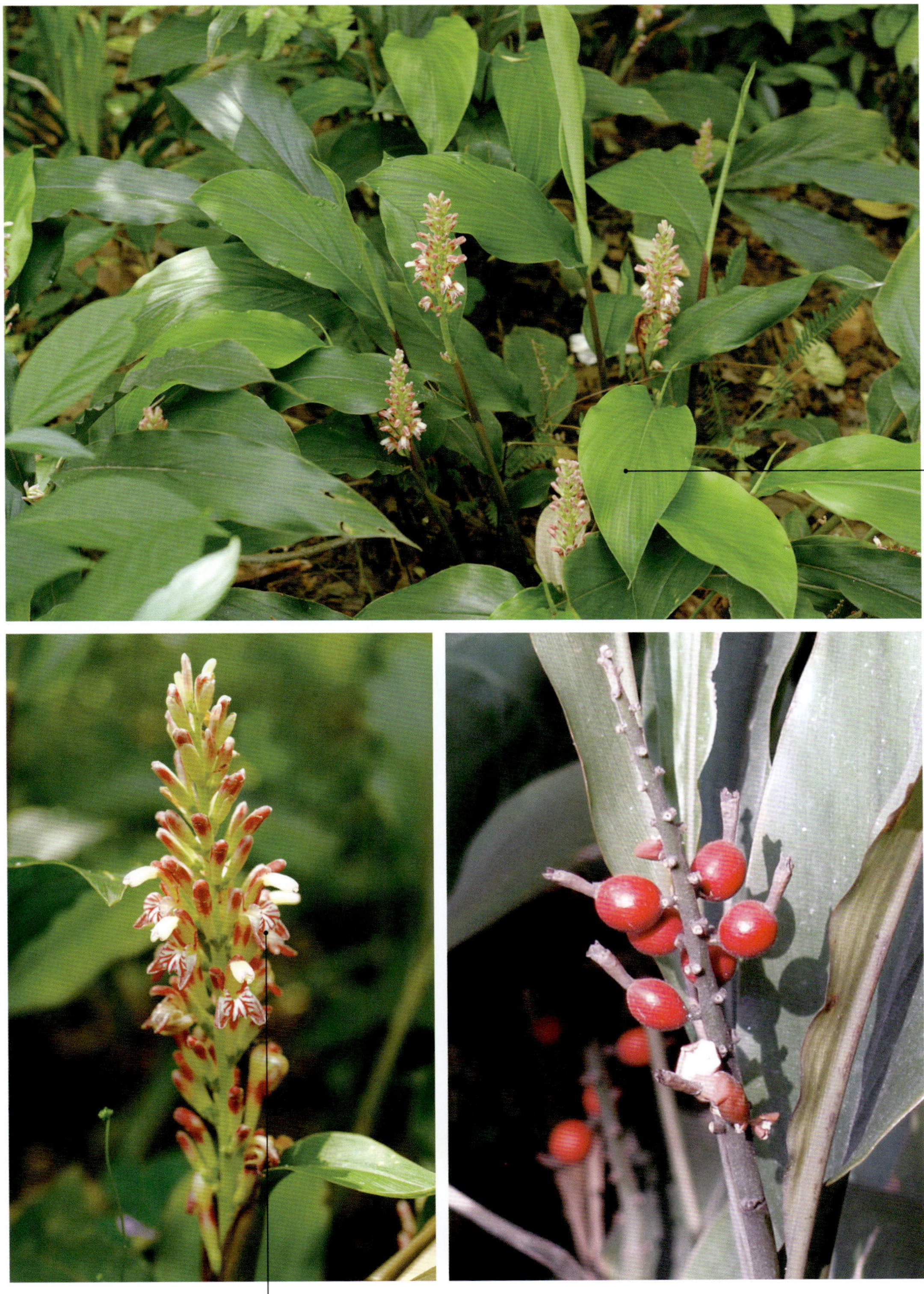

山姜

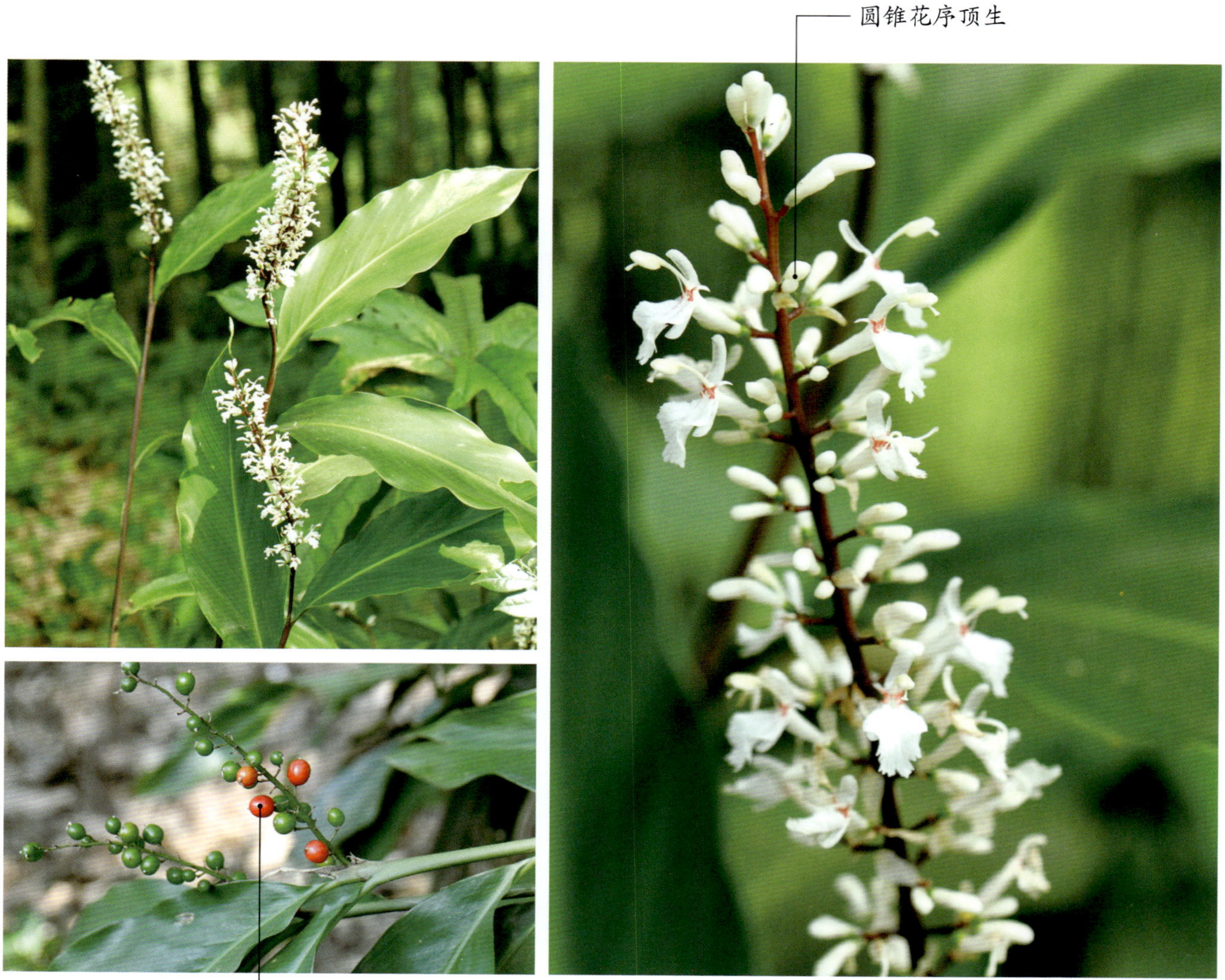

华山姜

检索表

1. 花序生于单独由根茎发出的花葶上……2
1. 花序顶生或侧生……5
2. 果皮具明显的九翅；叶片长椭圆形或长圆形……九翅豆蔻
2. 果皮无明显的翅；叶片线形至矩圆状披针形……3
3. 叶舌长 2~4.5cm……海南砂
3. 叶舌长 3~5mm……4
4. 果实熟时紫色……阳春砂
4. 果实熟时绿色或浅棕色……绿壳砂
5. 总状花序；叶片披针形或倒披针形……山姜
5. 圆锥花序；叶片披针形……6
6. 植株高 2~3m；蒴果球形，有条纹……艳山姜
6. 植株高 1m 左右；蒴果球形，无条纹……华山姜

牵牛子

Qianniuzi

PHARBITIDIS SEMEN

本品为旋花科植物裂叶牵牛 *Pharbitis nil* (L.) Choisy 或圆叶牵牛 *Pharbitis purpurea* (L.) Voigt 的干燥成熟种子。

基原植物

■ 裂叶牵牛 *Pharbitis nil* (L.) Choisy 别名：牵牛

生于灌丛、墙脚、路旁等。分布于黑龙江、辽宁、吉林、河北、河南、山东、山西、江苏、浙江、台湾、广东、广西、贵州、四川等地。

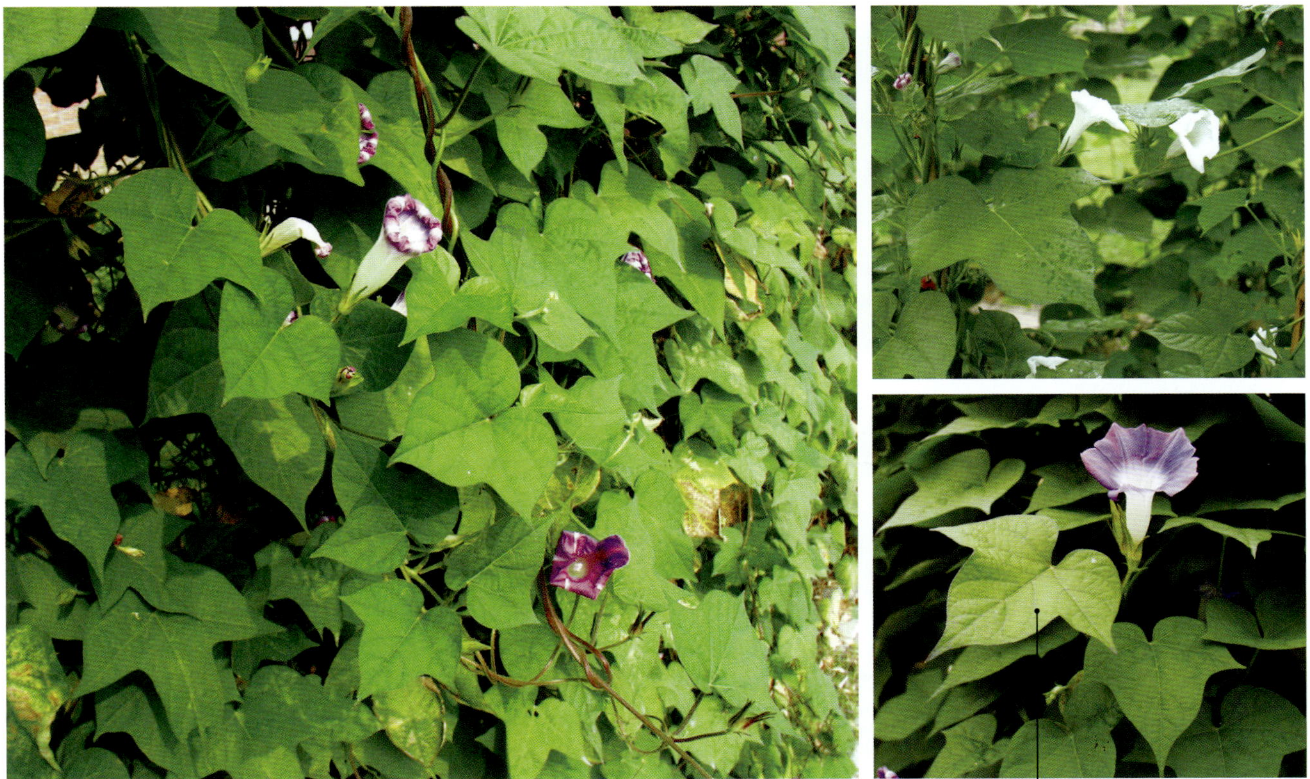

裂叶牵牛

■ 圆叶牵牛 *Pharbitis purpurea* (L.) Voigt 别名：毛牵牛

《中国药典》1963 年版、*Flora of China* 及《中国高等植物》记载圆叶牵牛的拉丁学名为 *Ipomoea purpurea* (L.) Lam。

与裂叶牵牛主要区别点：叶为圆心形，全缘。

野生于灌丛、山路旁等。分布于全国大部分地区。

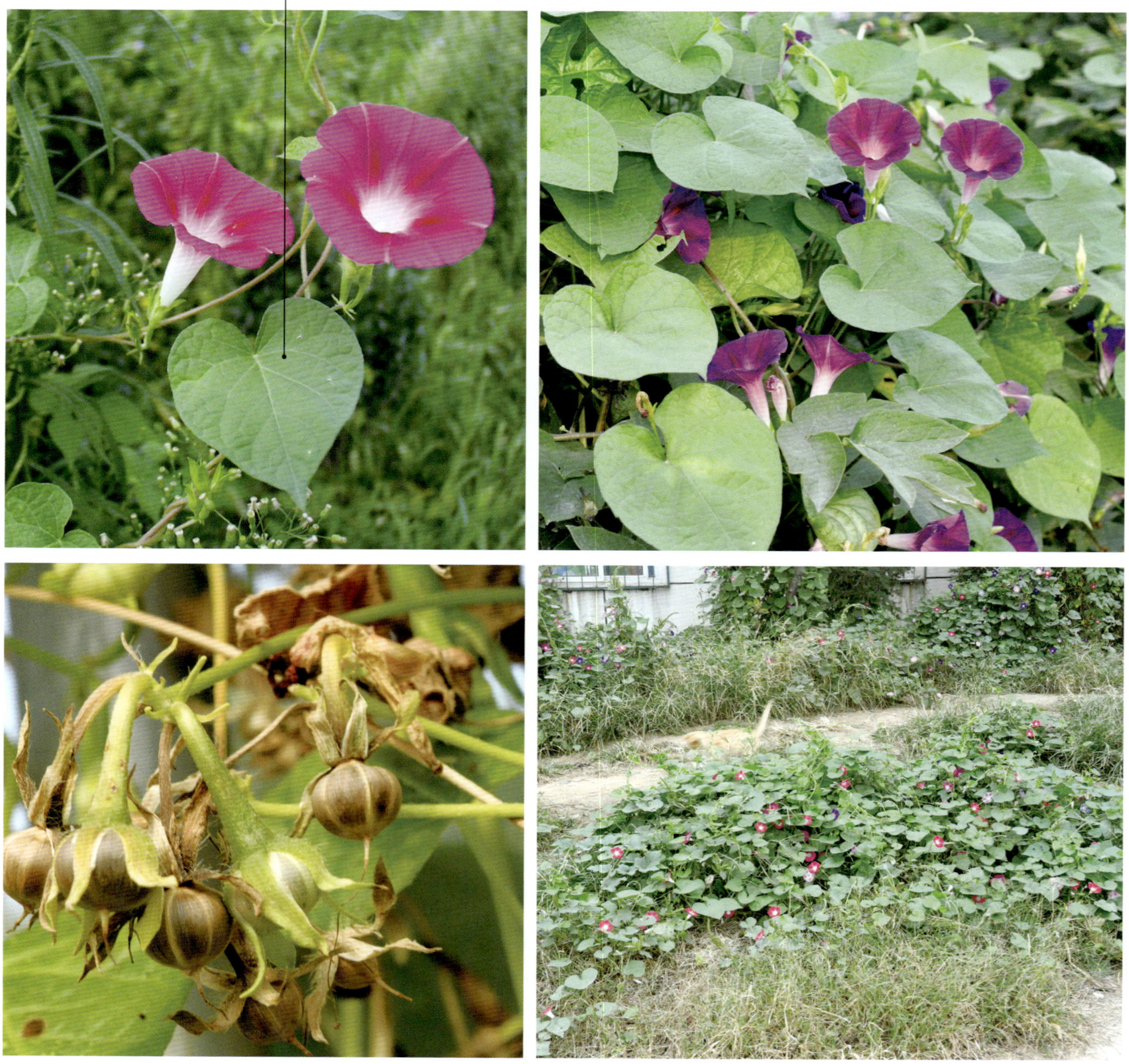

圆叶牵牛

鸦胆子

Yadanzi

BRUCEAE FRUCTUS

本品为苦木科植物鸦胆子 *Brucea javanica* (L.) Merr. 的干燥成熟果实。

基原植物

■ **鸦胆子** *Brucea javanica* (L.) Merr. 别名：苦参子、老鸦胆

生于平原、丘陵地区、灌木林中及沟边、林缘、草地。分布于福建、台湾、海南、广西、云南。

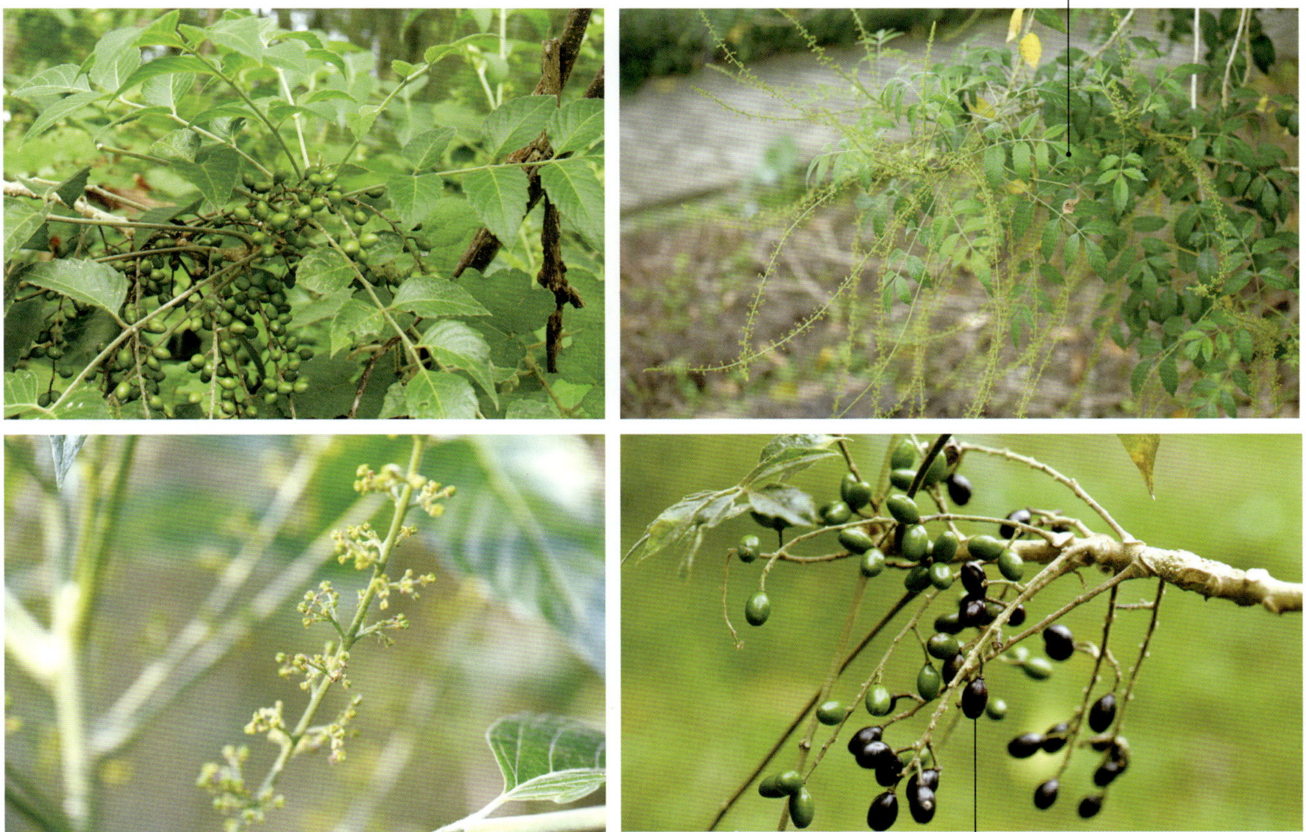
单数羽状复叶，小叶 5~11，通常为 7
核果椭圆形，黑色

鸦胆子

韭菜子 Jiucaizi ALLII TUBEROSI SEMEN

本品为百合科植物韭菜 *Allium tuberosum* Rottl. ex Spreng. 的干燥成熟种子。

基原植物

■ **韭菜** *Allium tuberosum* Rottl. ex Spreng.　别名：韭

生于海拔 1000~1100m 的灌丛中。全国各地均有栽培，作为蔬菜食用；野生于山西。

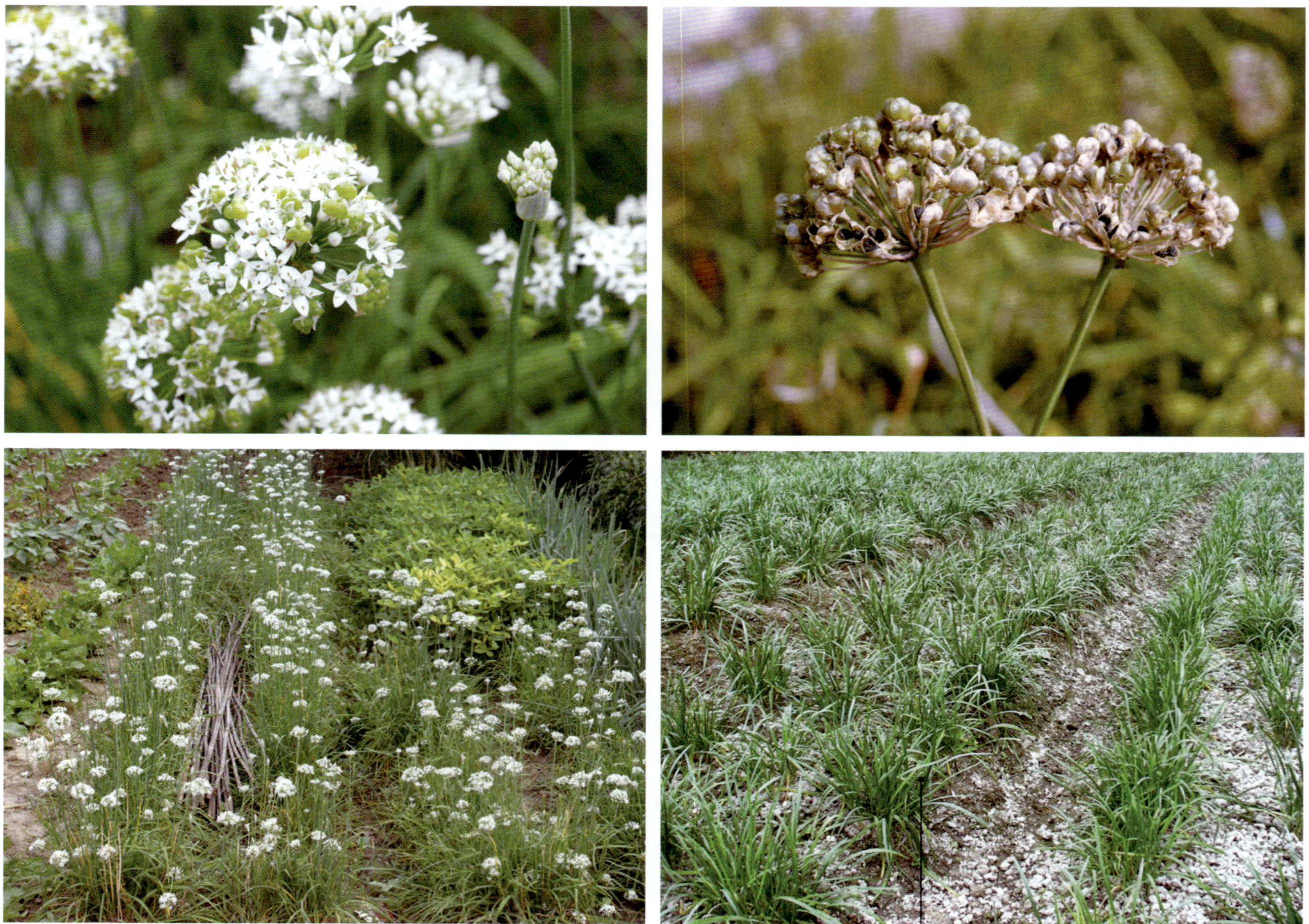

叶线形，扁平，实心

韭菜

对比鉴别

植物韭菜与其同属植物野韭 *Allium ramosum* L. 容易相混淆。

野韭与韭菜主要区别点：叶为三棱状条形，背面具纵棱，中空；花白色，稀淡红色，常具淡红色中脉。

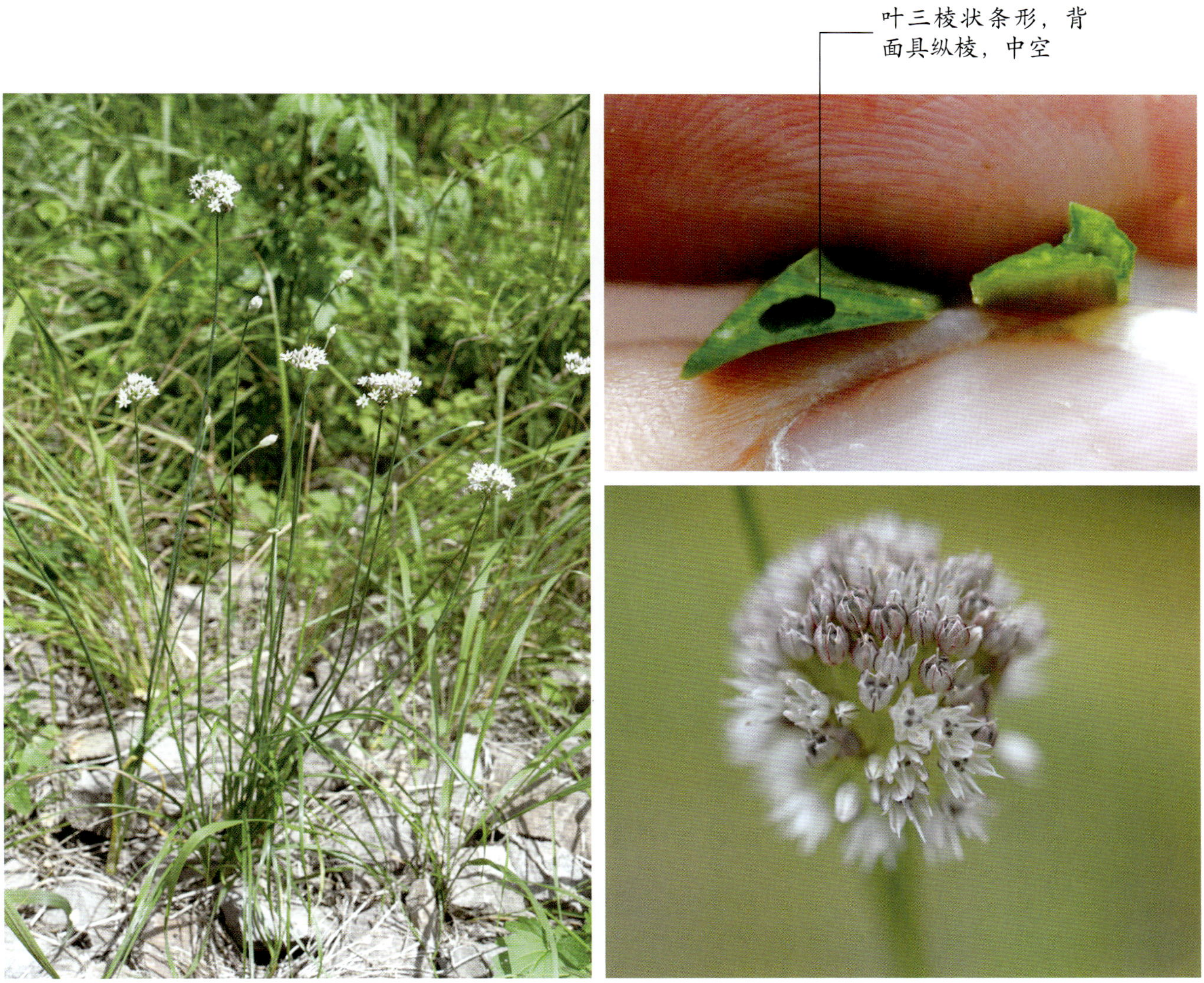

野韭

骨碎补 Gusuibu DRYNARIAE RHIZOMA

本品为水龙骨科植物槲蕨 *Drynaria fortunei* (Kunze) J. Sm. 的干燥根茎。

基原植物

■ 槲蕨 *Drynaria fortunei* (Kunze) J. Sm. 别名：爬岩姜

Flora of China、《中国植物志》及《中国高等植物》记载槲蕨的拉丁学名为 *Drynaria roosii* Nakaike。

附生于海拔 100~1800m 的树干、山林石壁或墙上。分布于湖北、湖南、江西、江苏、安徽、福建、广东、香港、广西、贵州、重庆、四川、云南等地。

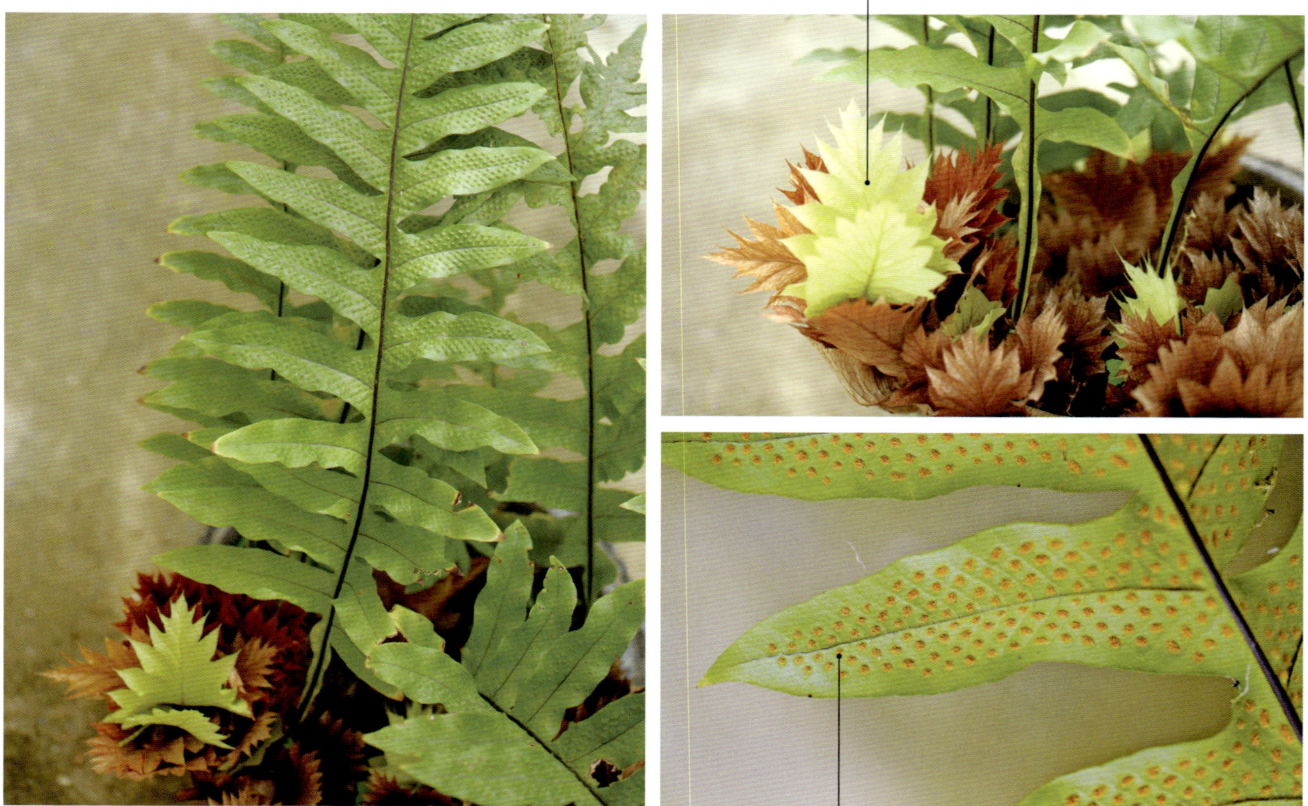
基生的不育叶短小
孢子囊群在侧脉之间排成 1 行

槲蕨

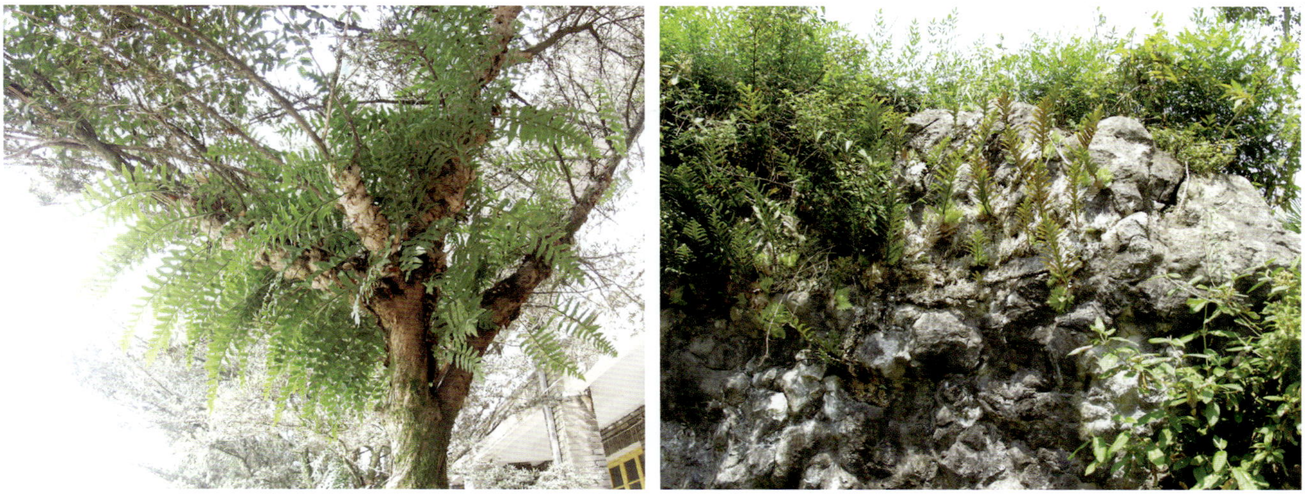

槲蕨（续）

对比鉴别

《中国药典》2020 年版记载槲蕨的根茎为药材骨碎补，《中国药典》1977 年版、1985 年版、1990 年版还记载秦岭槲蕨 *Drynaria sinica* Diels 的根茎同等入药，另外常见水龙骨科团叶槲蕨 *Drynaria bonii* Christ、川滇槲蕨 *Drynaria delavayi* Christ、栎叶槲蕨 *Drynaria quercifolia* (L.) J. Sm.、崖姜 *Aglaomorpha coronans* Copel.、光亮瘤蕨 *Phynatosorus cuspidatus* Pic.，骨碎补科植物大叶骨碎补 *Davallia diraricata* Dutch et Tutch.、圆盖阴石蕨 *Davallia teyermannii* Baker 等植物的肉质根茎作药材骨碎补使用。

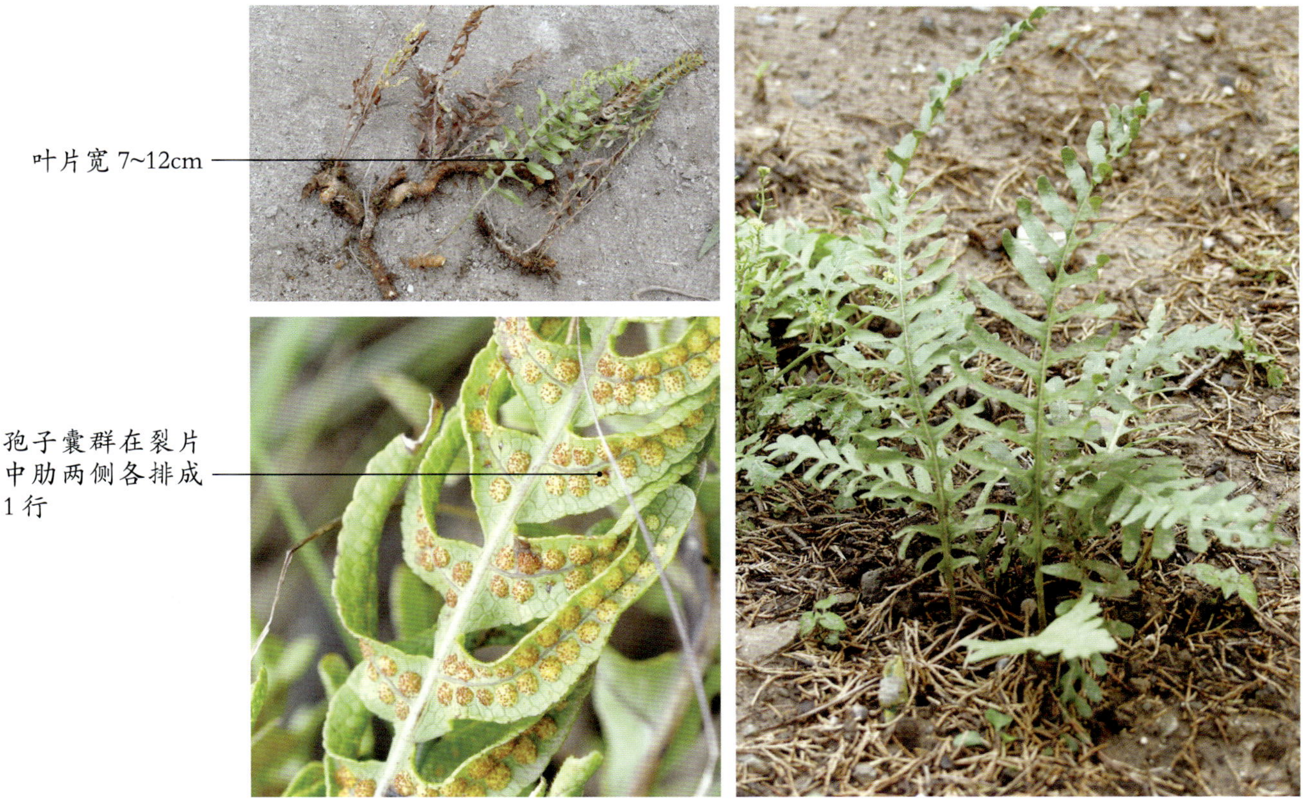
叶片宽 7~12cm
孢子囊群在裂片中肋两侧各排成1行

秦岭槲蕨

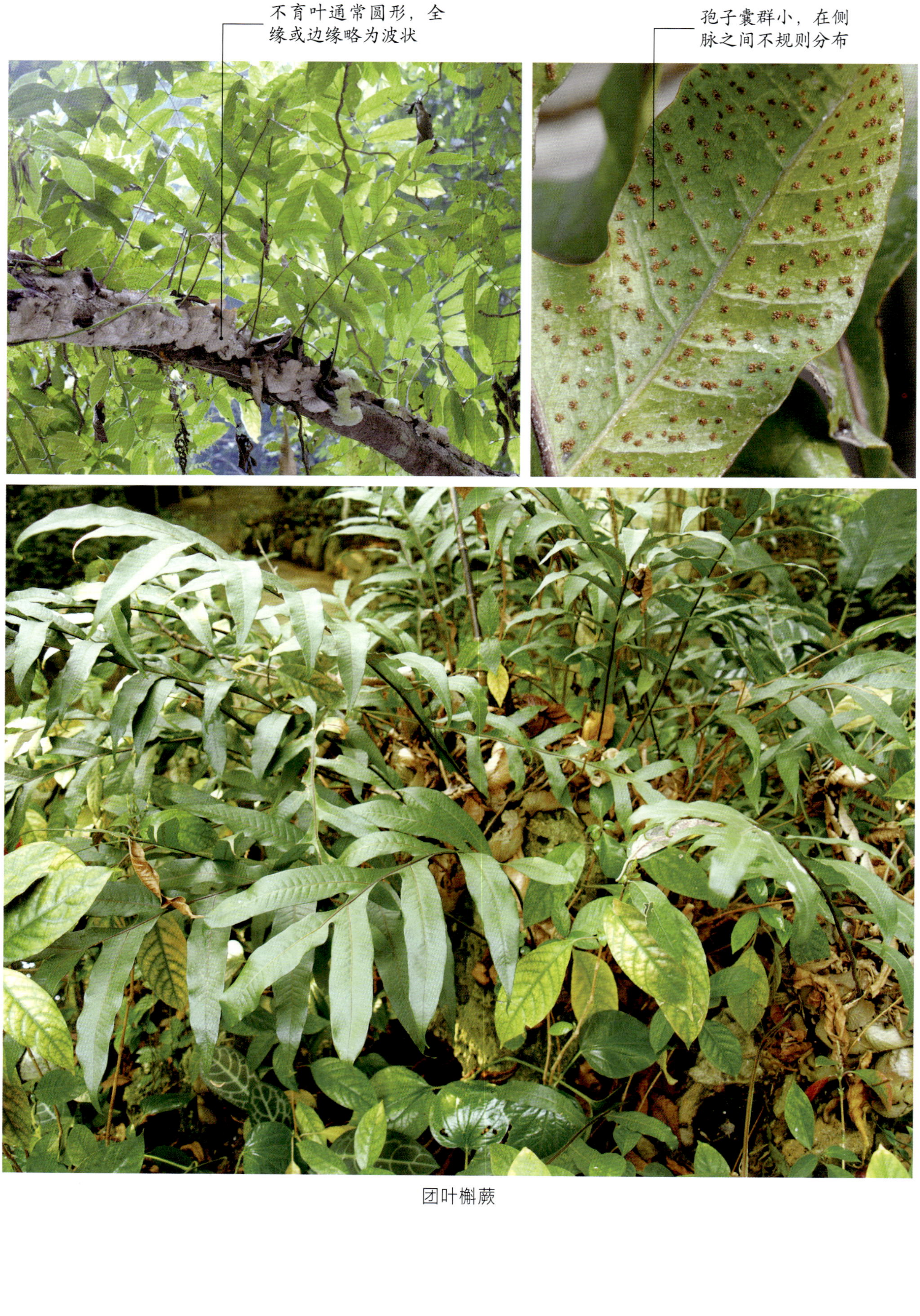
不育叶通常圆形，全缘或边缘略为波状
孢子囊群小，在侧脉之间不规则分布

团叶槲蕨

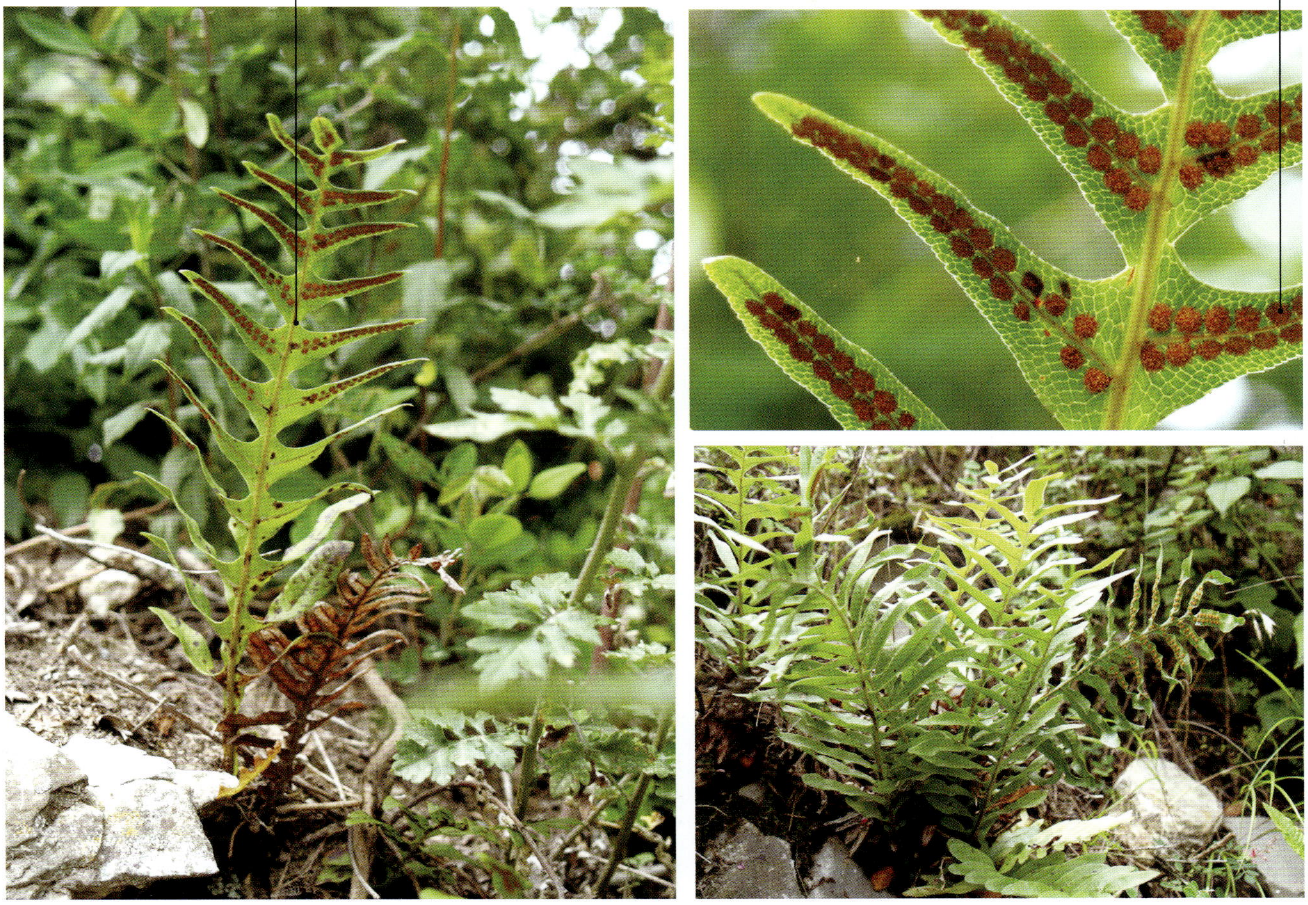
叶片宽 12~20cm
孢子囊群在裂片中肋两侧各排成 1 行

川滇槲蕨

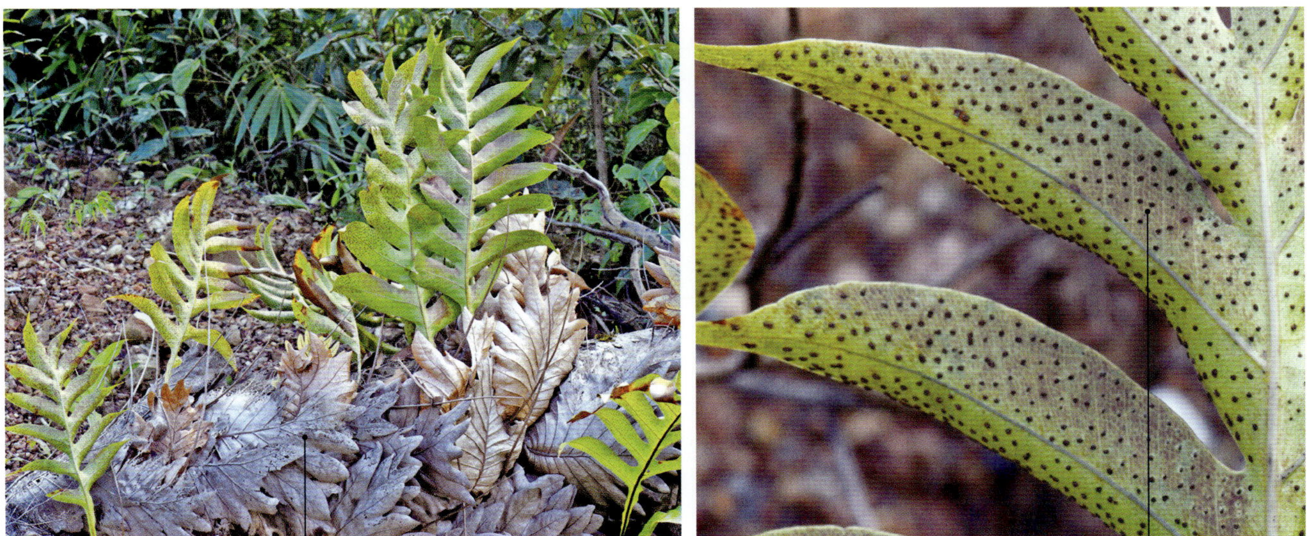
不育叶
孢子囊群在侧脉之间排成 2 行

栎叶槲蕨

叶片基部扩大，呈耳形

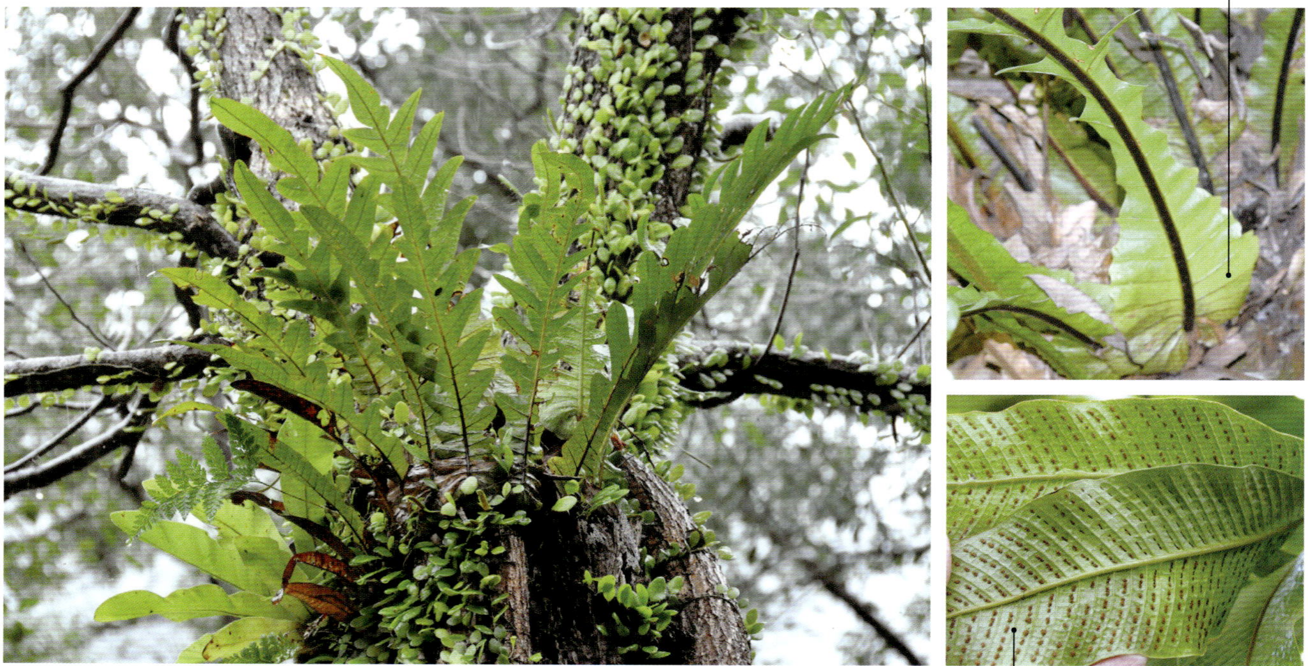

孢子囊群密布于侧脉间，呈断线状

崖姜

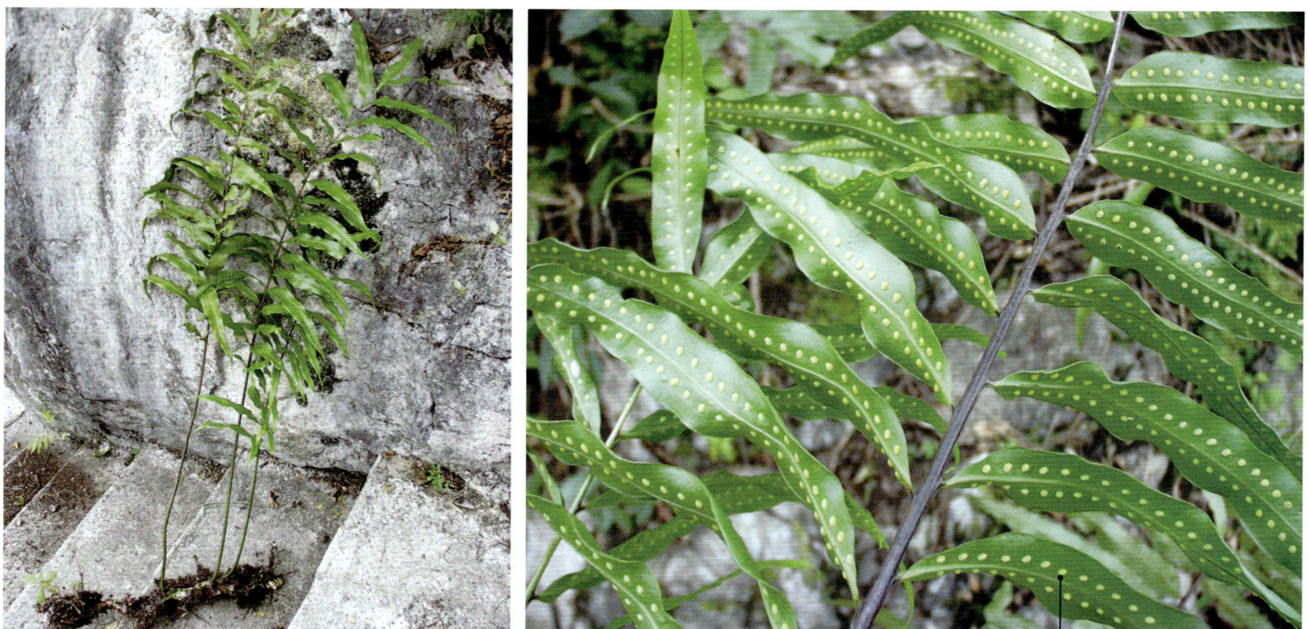

孢子囊群在主脉两侧各排成 1 行

光亮瘤蕨

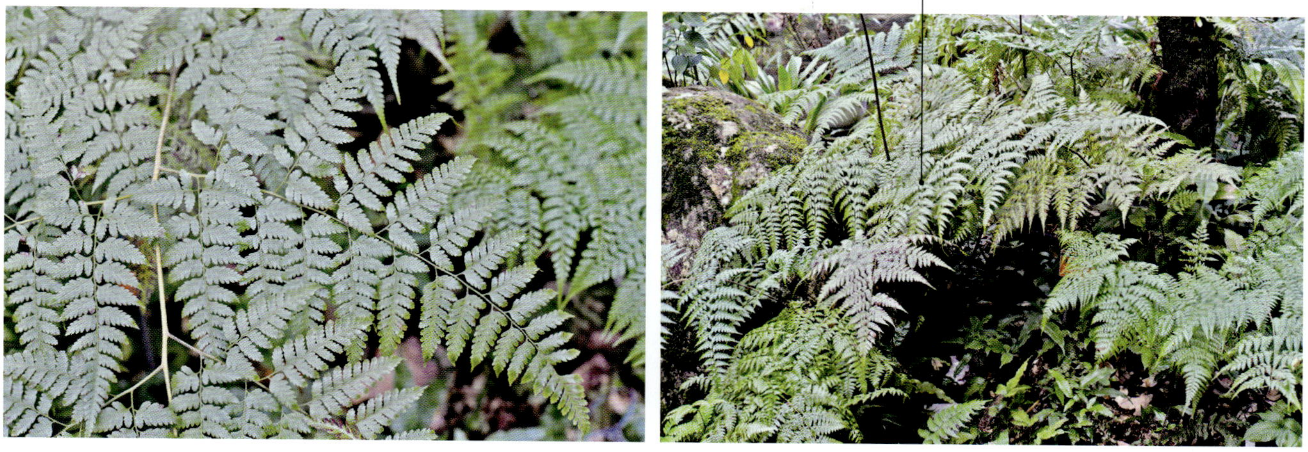

大叶骨碎补

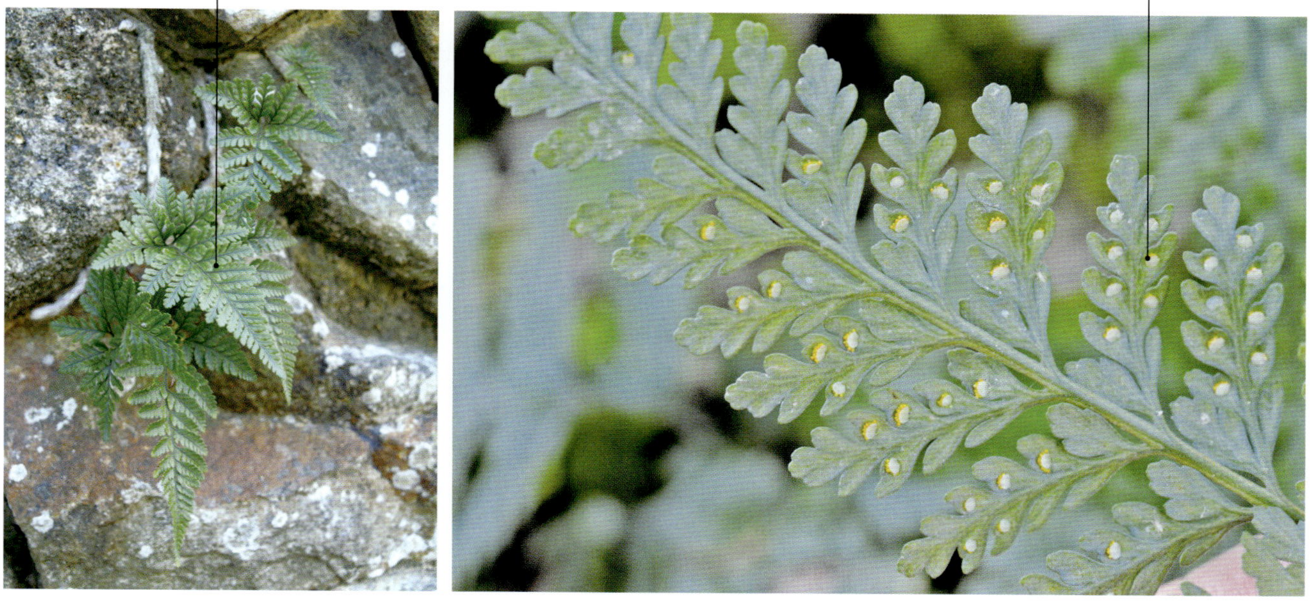

圆盖阴石蕨

检索表

1. 叶具二型，基生的不育叶短小，营养叶和能育叶较大 2
1. 叶一型 6
2. 孢子囊群在裂片中肋两侧排成多行；不育叶厚革质，网眼不透明 3
2. 孢子囊群在裂片中肋两侧各排成 1 行；不育叶质薄，网眼透明 5
3. 孢子囊群小，在侧脉之间不规则分布；不育叶通常圆形，全缘或边缘略为波状 .... 团叶槲蕨
3. 孢子囊群大，在侧脉之间排成 1~2 行；不育叶卵形或心形，边缘锐裂成尖裂片 4
4. 植株高 1m 左右；孢子囊群在侧脉之间排成 2 行；不育叶大，长 20~40cm，宽 16~32cm .... 栎叶槲蕨

4. 植株高 30~40cm；孢子囊群在侧脉之间排成 1 行；不育叶小，长 3~5cm，宽 2~4cm........................槲蕨
5. 叶片宽 7~12cm；裂片宽 0.5~1.2cm；裂片圆头（至少下部的如此），上部的往往急尖头；不育叶长圆状披针形，长为宽的 1~3 倍，长 5~15cm，宽 3~6cm..............................秦岭槲蕨
5. 叶片宽 12~20cm；裂片宽 1.2~2.0cm；裂片渐尖头；不育叶卵圆形，长为宽的 1.5~1.8 倍，长 6~14cm，宽 4~9cm..............................川滇槲蕨
6. 叶片羽状深裂或全裂..............................7
6. 叶片三至五回羽状深裂..............................8
7. 叶片基部扩大，呈耳形，基部以上羽状深裂；孢子囊群密布于侧脉间，呈断线状..............................崖姜
7. 叶片基部不扩大，叶片羽状全裂；孢子囊群在主脉两侧各排成 1 行..............................光亮瘤蕨
8. 植株高达 40cm；囊群盖圆形或近扁圆形，仅以狭基部着生..............................圆盖阴石蕨
8. 植物高大，高达 1m；囊群盖管形或杯形，基部和两侧着生..............................大叶骨碎补

钩　藤 Gouteng UNCARIAE RAMULUS CUM UNCIS

本品为茜草科植物钩藤 *Uncaria rhynchophylla* (Miq.) Miq. ex Havil.、大叶钩藤 *Uncaria macrophylla* Wall.、毛钩藤 *Uncaria hirsuta* Havil.、华钩藤 *Uncaria sinensis* (Oliv.) Havil. 或无柄果钩藤 *Uncaria sessilifructus* Roxb. 的干燥带钩茎枝。

基原植物

■ 钩藤 *Uncaria rhynchophylla* (Miq.) Miq. ex Havil.　别名：双钩藤

生于湿润林下或灌丛。分布于浙江、江西、福建、湖南、广东、广西、四川、贵州。

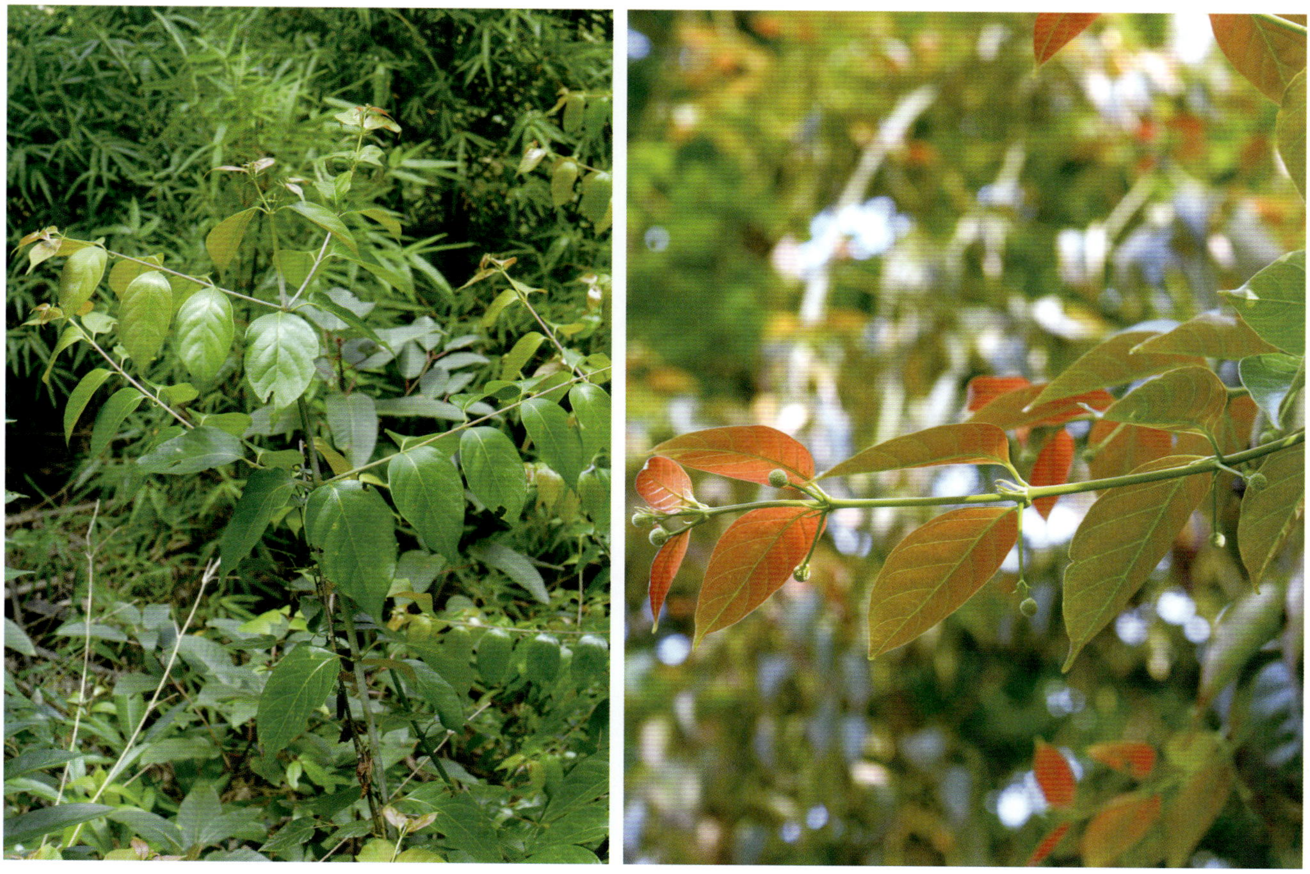

钩藤

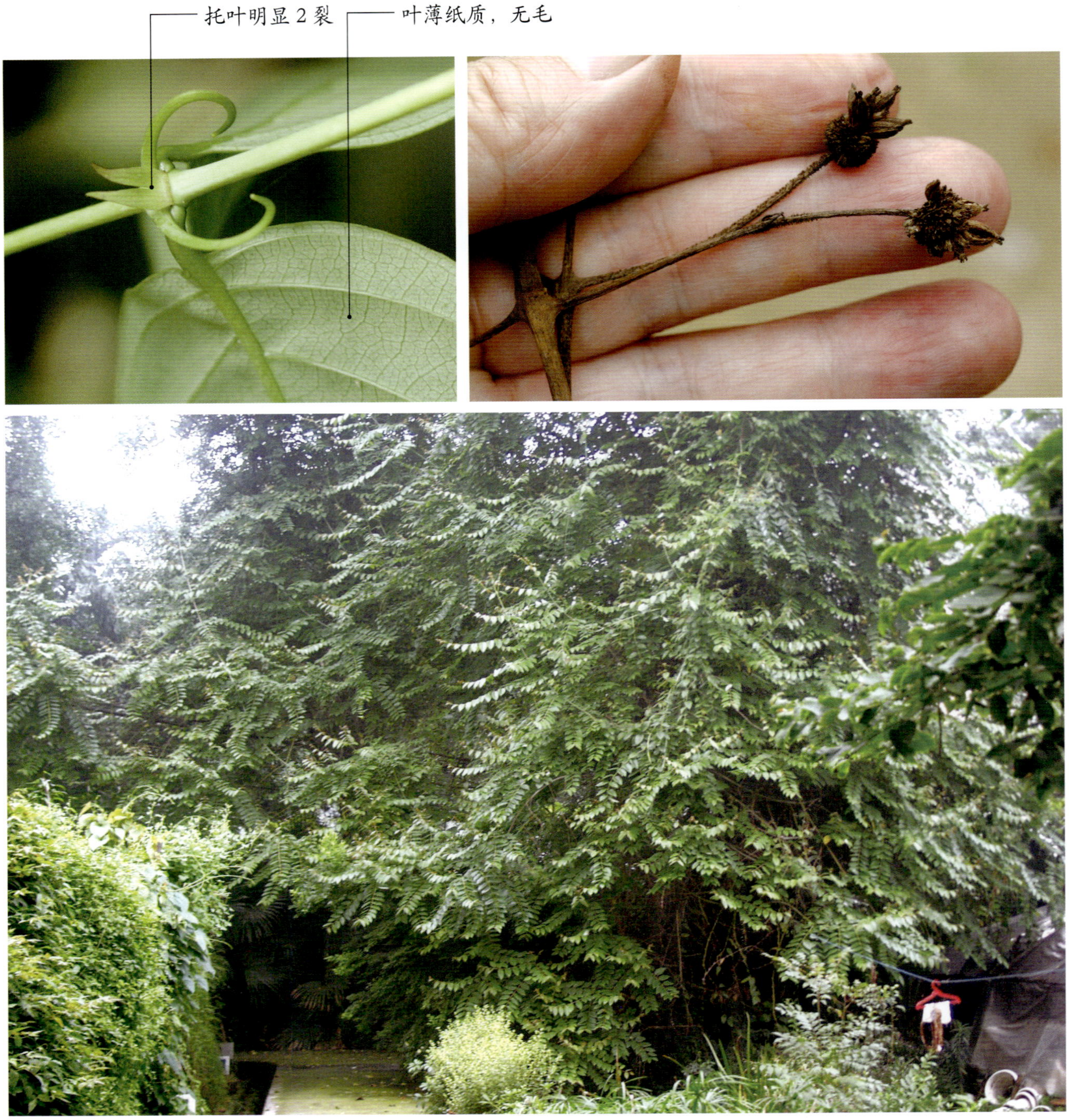

钩藤（续）

■ 大叶钩藤 *Uncaria macrophylla* Wall. 别名：方钩藤

生于潮湿林下或灌丛。分布于福建、广东、广西、云南。

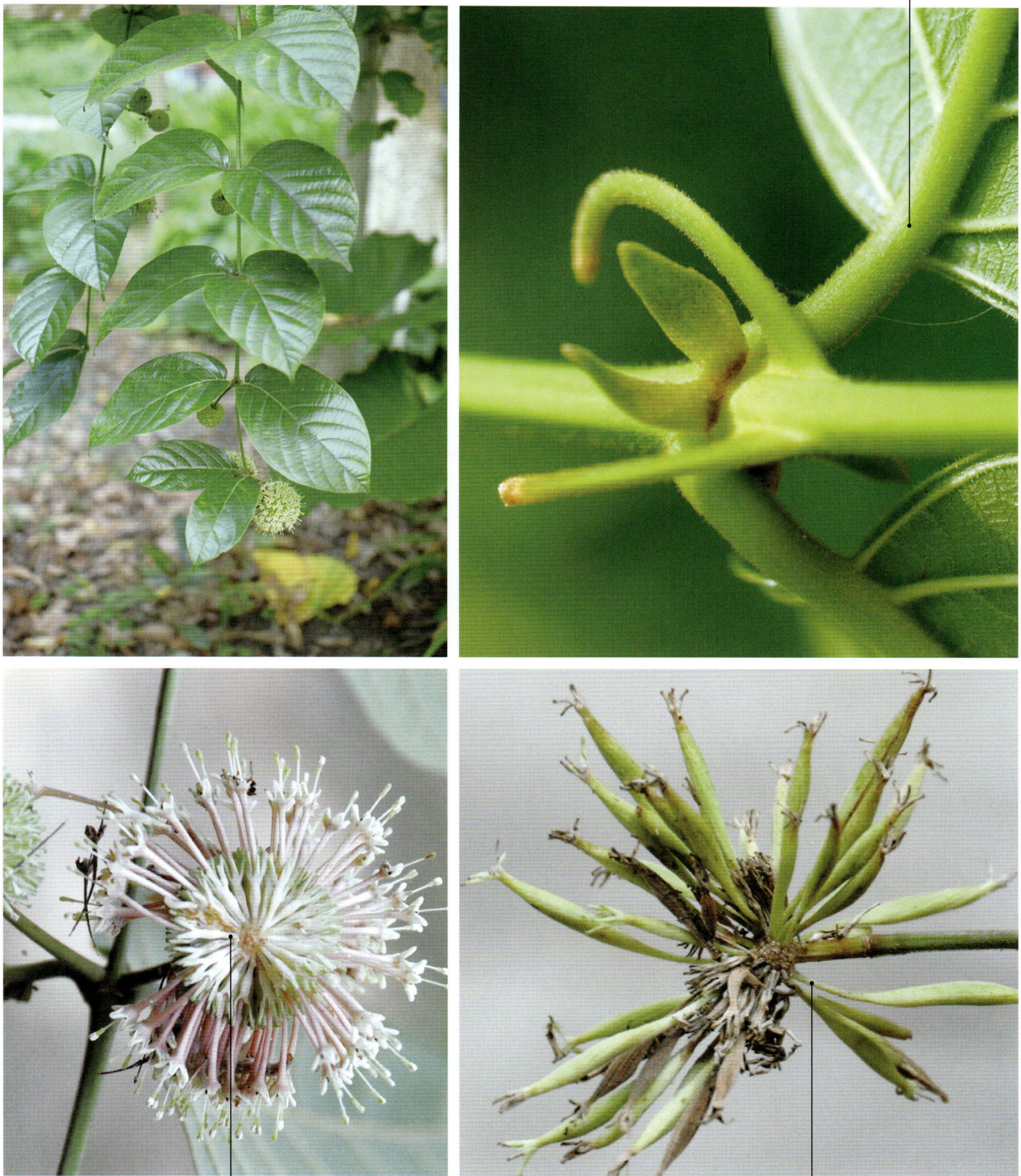

大叶钩藤

■ 毛钩藤 *Uncaria hirsuta* Havil.

生于山谷林下、溪畔或灌丛中。分布于台湾、福建、广东、广西、贵州。

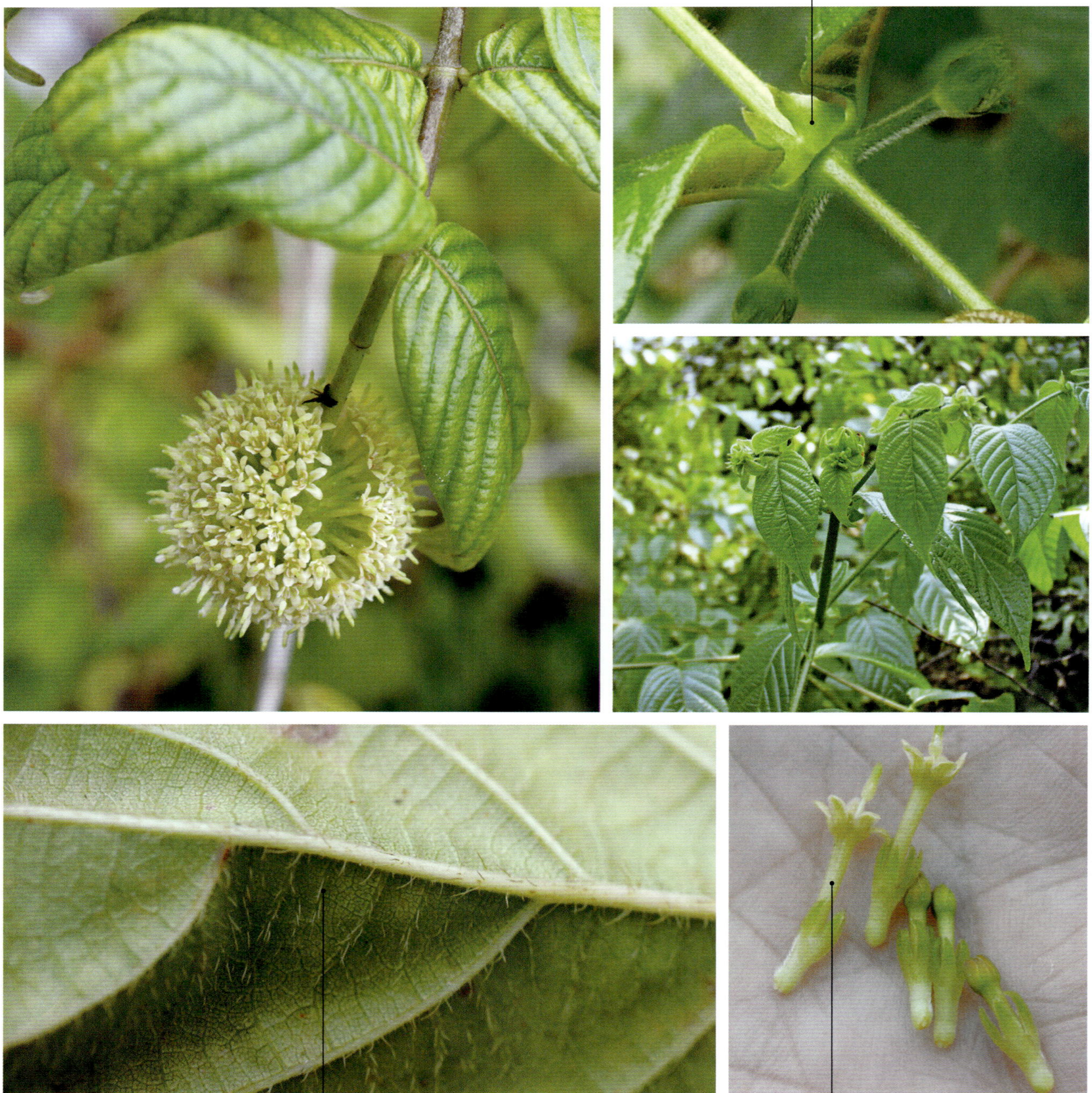

毛钩藤

■ 华钩藤 *Uncaria sinensis* (Oliv.) Havil.

生于山谷疏林中。分布于湖南、湖北、广西、四川、贵州、云南等地。

叶片无毛

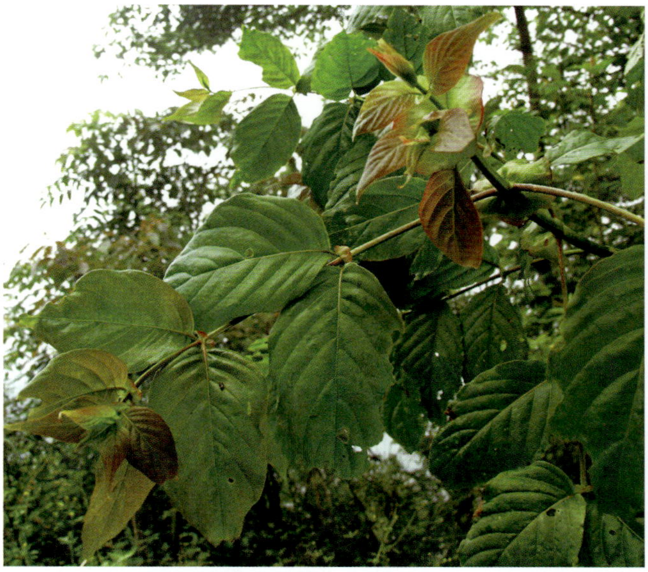

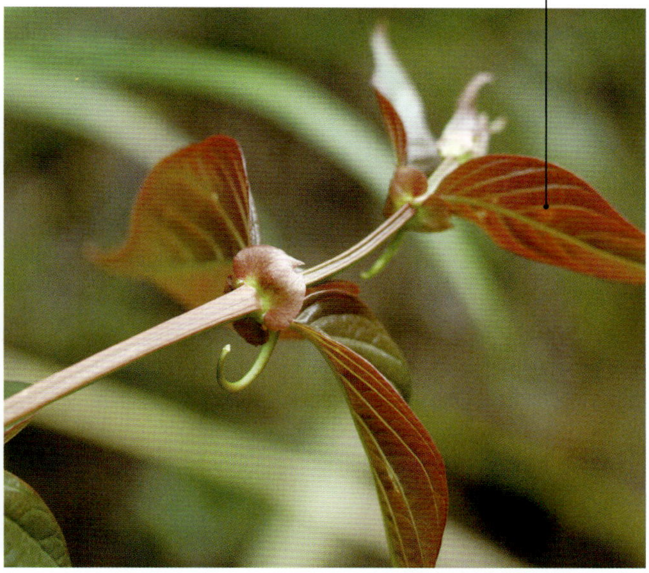

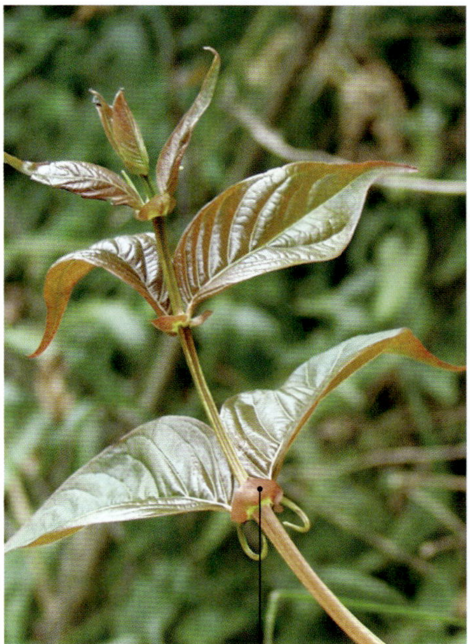

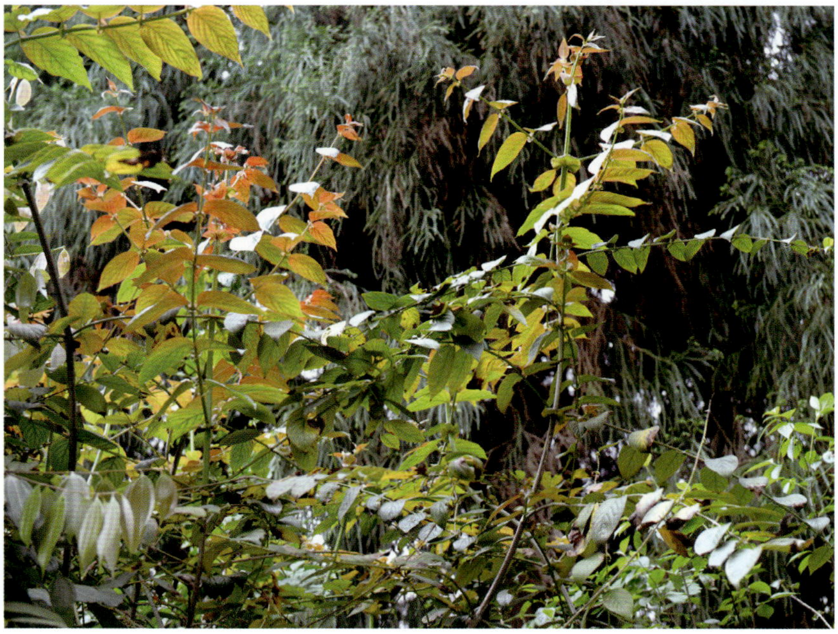

托叶全缘或微缺，
阔三角形或半圆形

华钩藤

■ 无柄果钩藤 *Uncaria sessilifructus* Roxb. 别名：白钩藤

生于密林下或山谷灌丛中。分布于广西、云南。

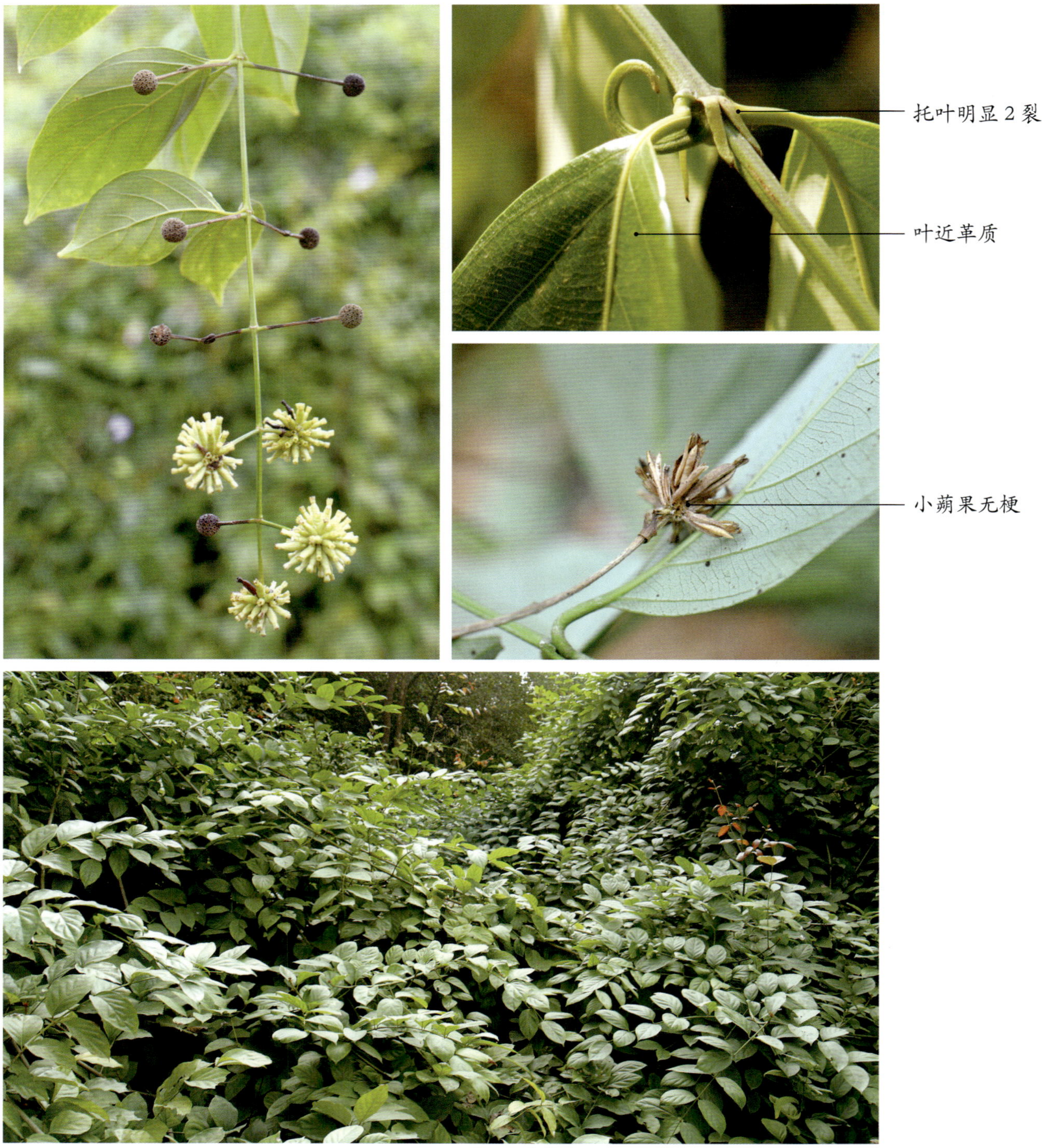

无柄果钩藤

对比鉴别

植物钩藤的同属植物攀茎钩藤 *Uncaria scandens* (Smith) Hutch. 的带钩茎枝常被混作药材钩藤使用。

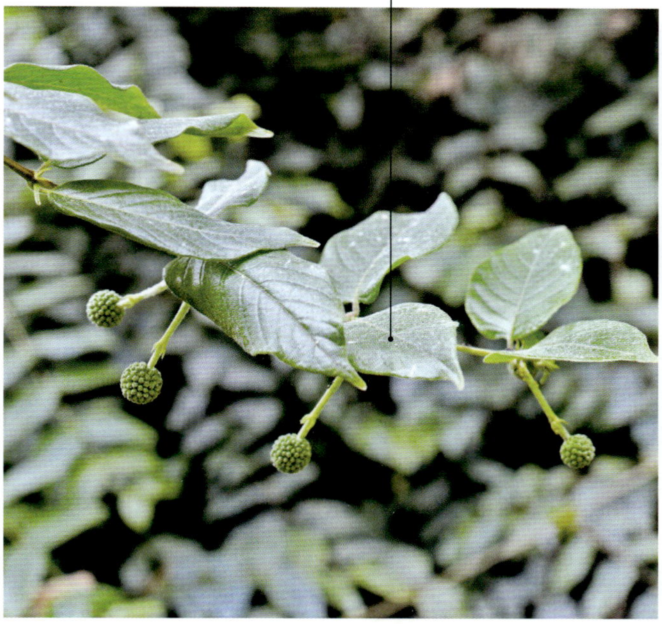

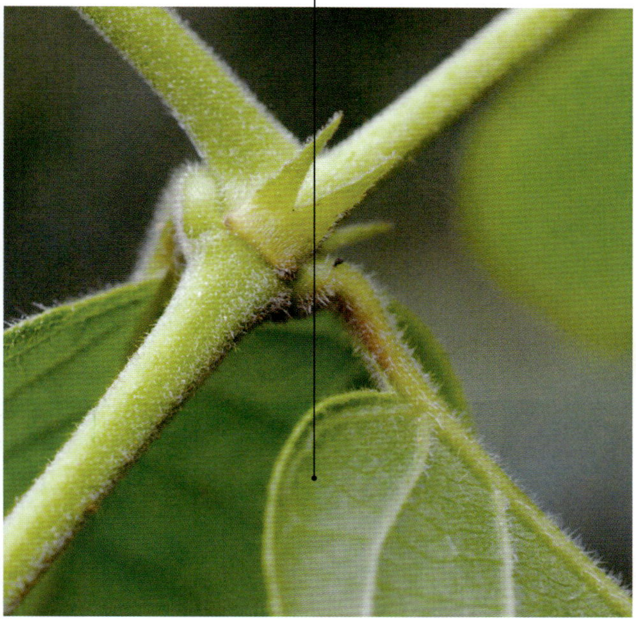

攀茎钩藤

检索表

1. 花和小蒴果有明显的梗 .... 大叶钩藤
1. 花和小蒴果无梗或近无梗 2
2. 叶片无毛 3
2. 叶片密被短柔毛或硬毛 5
3. 托叶全缘或微缺，阔三角形或半圆形 .... 华钩藤
3. 托叶明显 2 裂，裂片狭三角形、狭卵形或三角状卵形 4
4. 叶薄纸质；总花梗长 4~7cm .... 钩藤
4. 叶近革质；总花梗长 8~15cm .... 无柄果钩藤
5. 叶革质，下面密被硬毛；托叶深 2 裂，裂片卵形；花萼裂片线状长圆形，近基部最宽 .... 毛钩藤
5. 叶纸质，下面密被短柔毛；托叶深 2 裂，裂片披针形；花萼裂片线形至线状匙形，近顶部最宽 .... 攀茎钩藤

香加皮

Xiangjiapi

PERIPLOCAE CORTEX

本品为萝藦科植物杠柳 *Periploca sepium* Bge. 的干燥根皮。

基原植物

■ 杠柳 *Periploca sepium* Bge. 别名：北五加皮

生于低山或平原的林缘、山谷。分布于除广东、广西、海南、台湾外的全国各地。

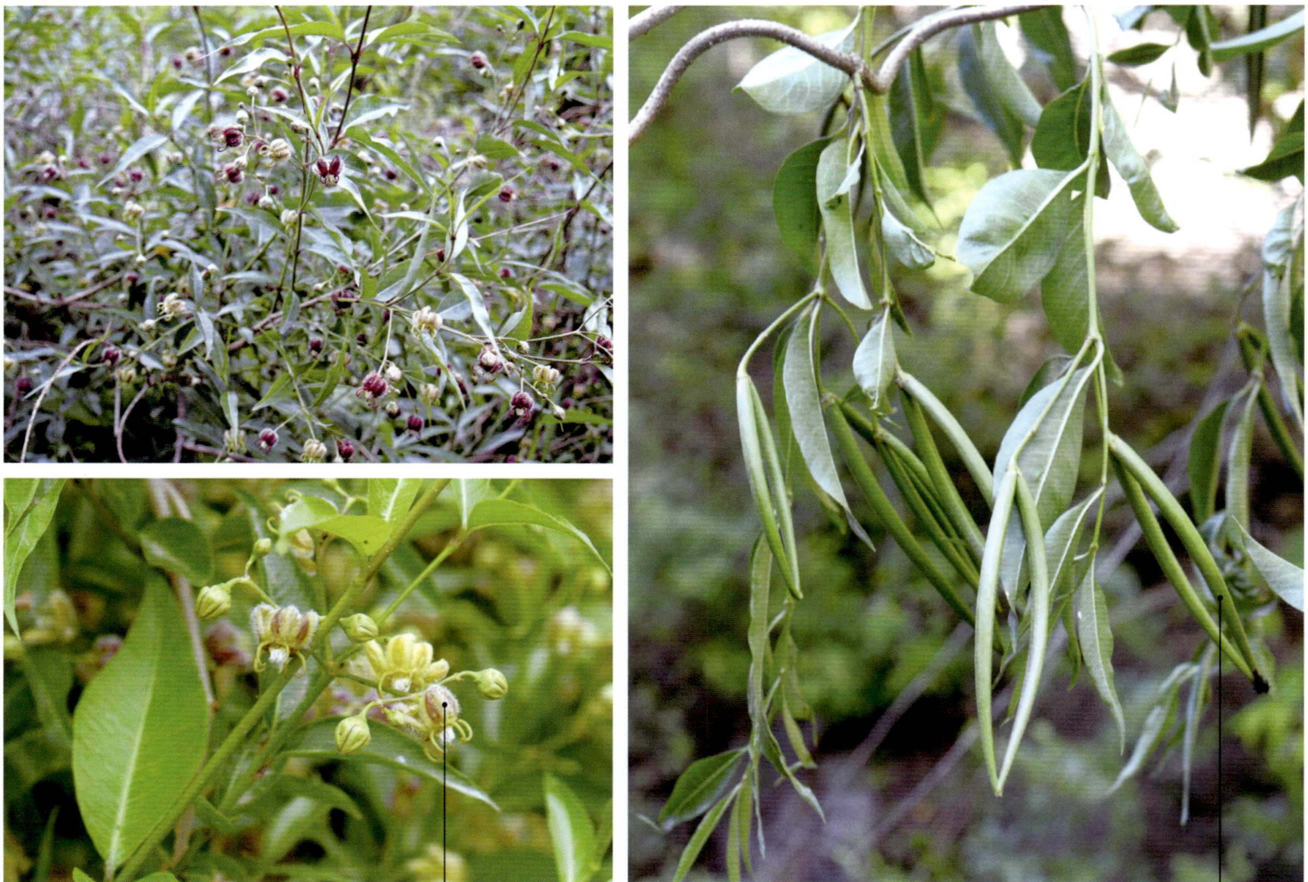

花冠钟形，先端5裂

蓇葖果2，长10~15cm

杠柳

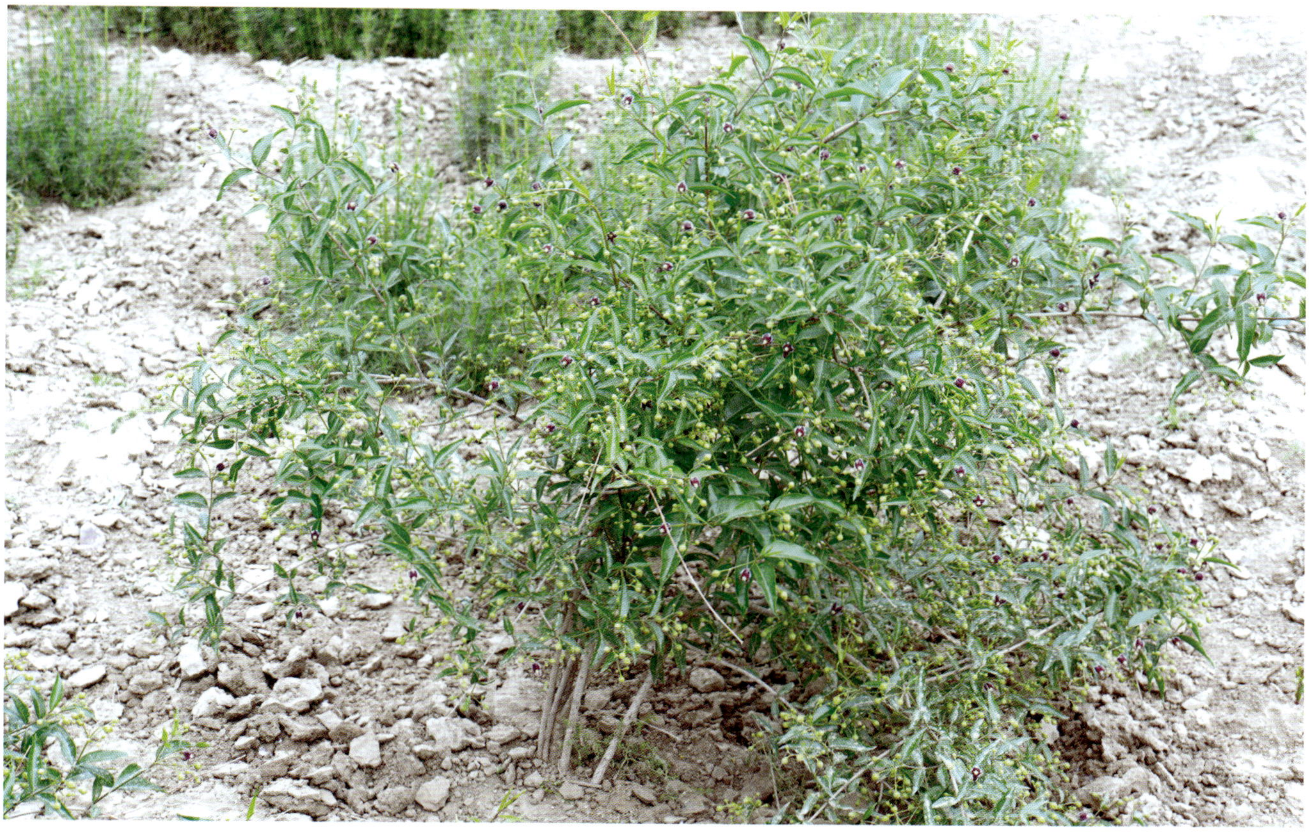

杠柳（续）

对比鉴别

参见“五加皮”项。

检索表

参见“五加皮”项。

香　附

Xiangfu

CYPERI RHIZOMA

本品为莎草科植物莎草 *Cyperus rotundus* L. 的干燥根茎。

基原植物

■ 莎草　*Cyperus rotundus* L.　别名：香附子

生于山坡草地、路边荒地、田间沟边等向阳处。分布于辽宁、河北、河南、山东、山西、江苏、安徽、浙江、江西、福建、台湾、湖北、湖南、广东、广西、陕西、甘肃、四川、贵州、云南等地。

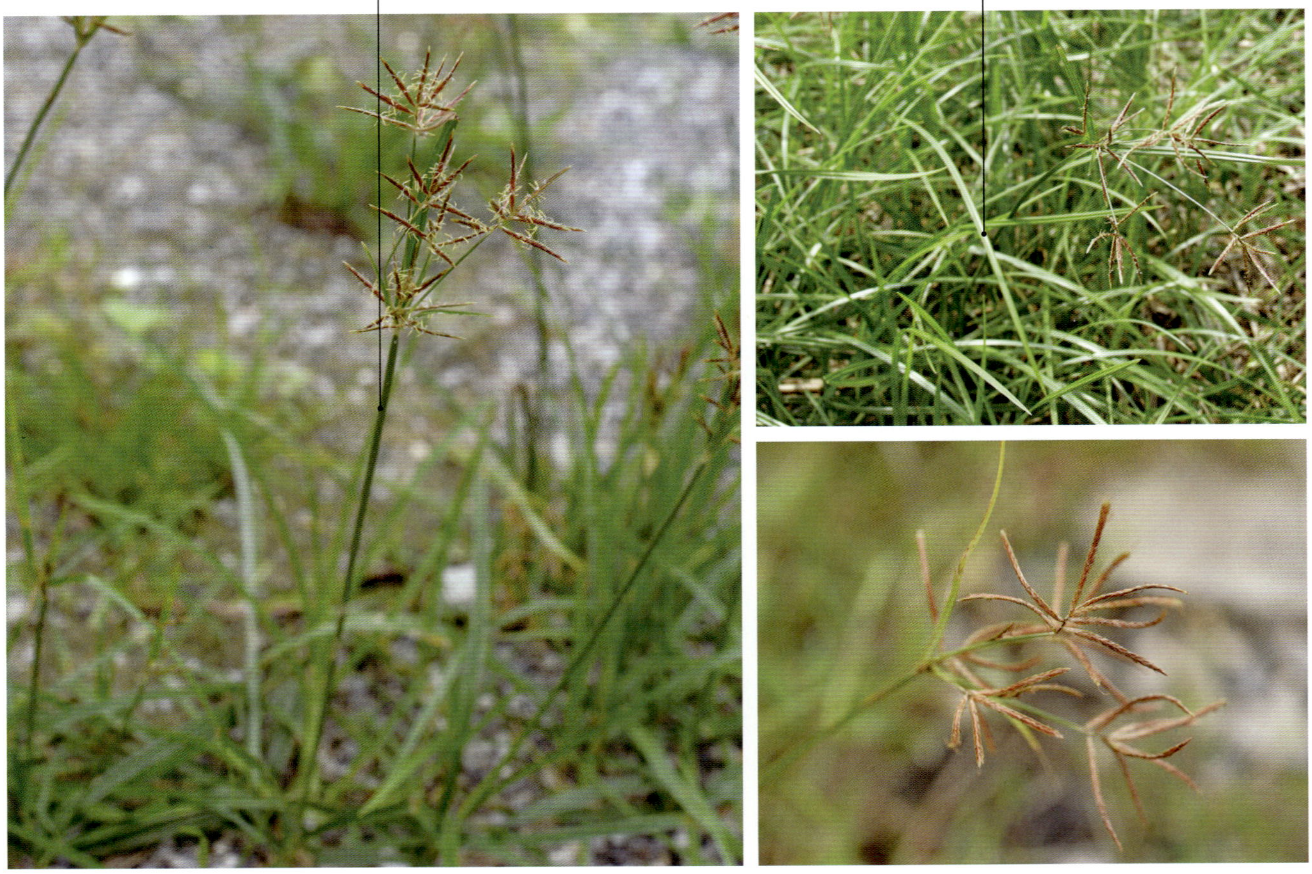

莎草

香　橼 Xiangyuan CITRI FRUCTUS

本品为芸香科植物枸橼 *Citrus medica* L. 或香圆 *Citrus wilsonii* Tanaka 的干燥成熟果实。

基原植物

■ 枸橼　*Citrus medica* L.

栽培于低山带或丘陵。分布于江苏、浙江、福建、台湾、湖北、湖南、广东、广西、四川、云南。

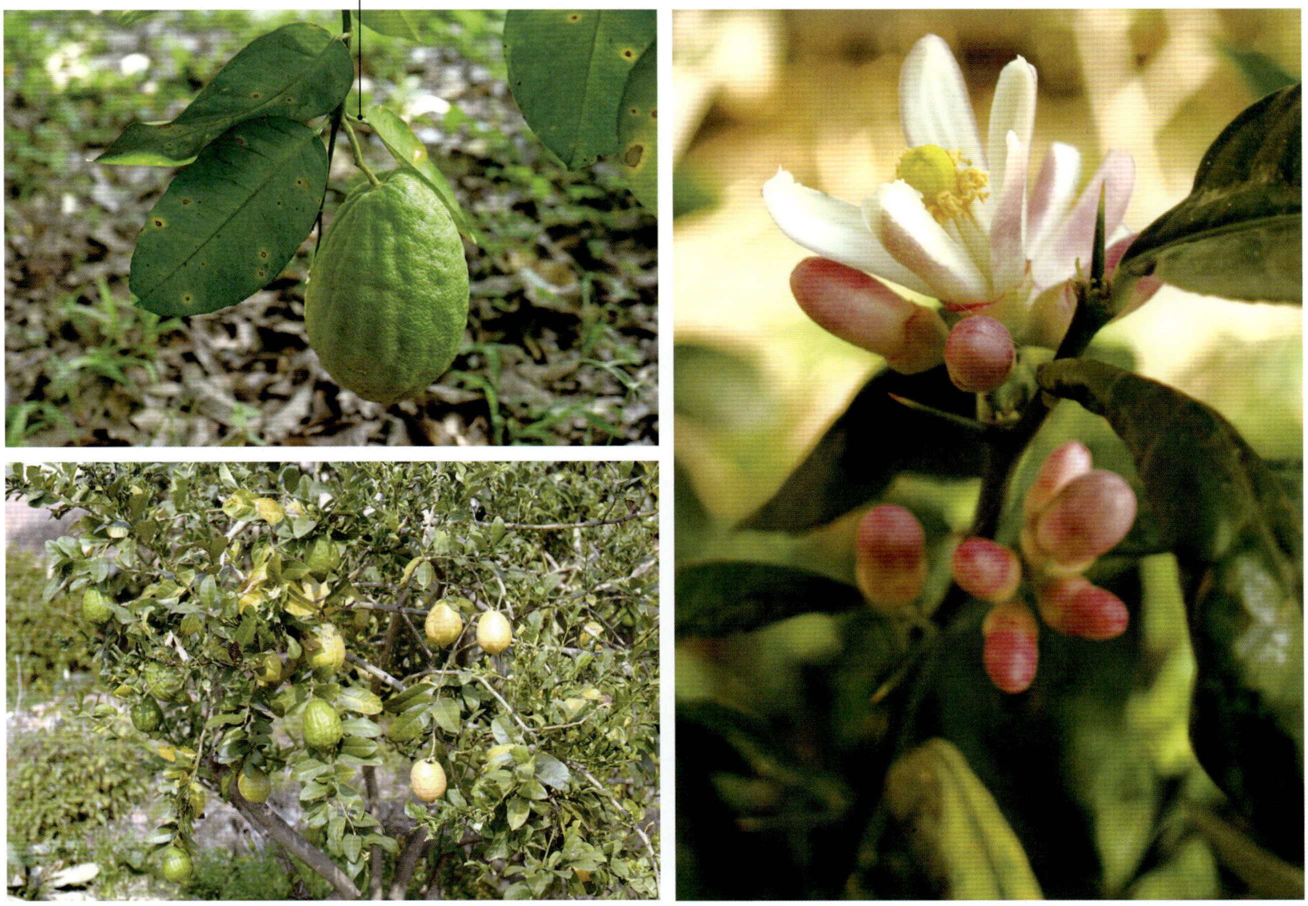

枸橼

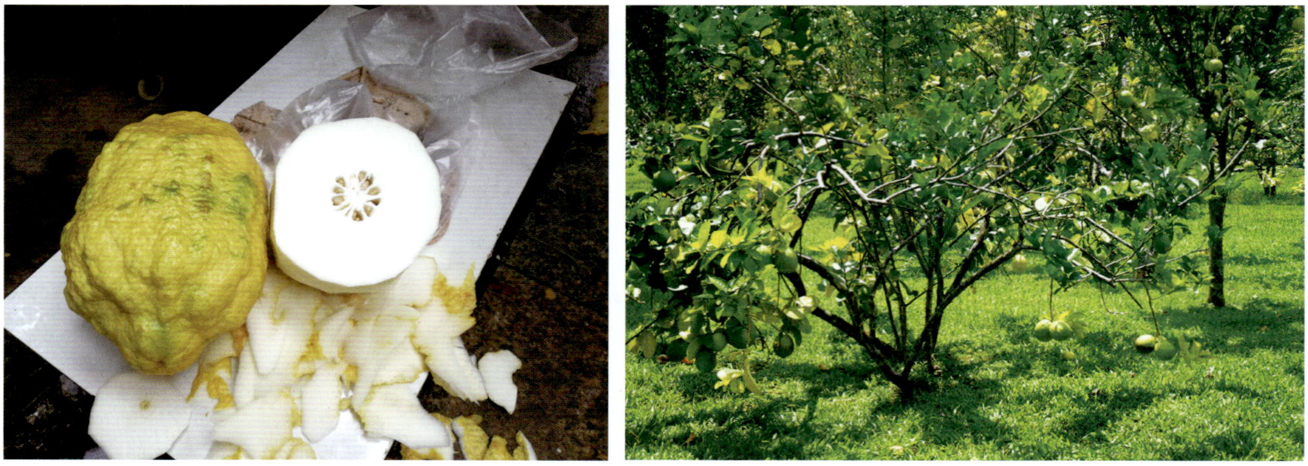

枸橼（续）

■ 香圆 *Citrus wilsonii* Tanaka 别名：陈香圆

《中国植物志》记载香圆的拉丁学名为 *Citrus grandis×junos* 。

与枸橼主要区别点：单身复叶，叶柄有宽翼，呈倒心形。

为栽培果树。分布于陕西、安徽、江苏、浙江、湖北、四川等地。

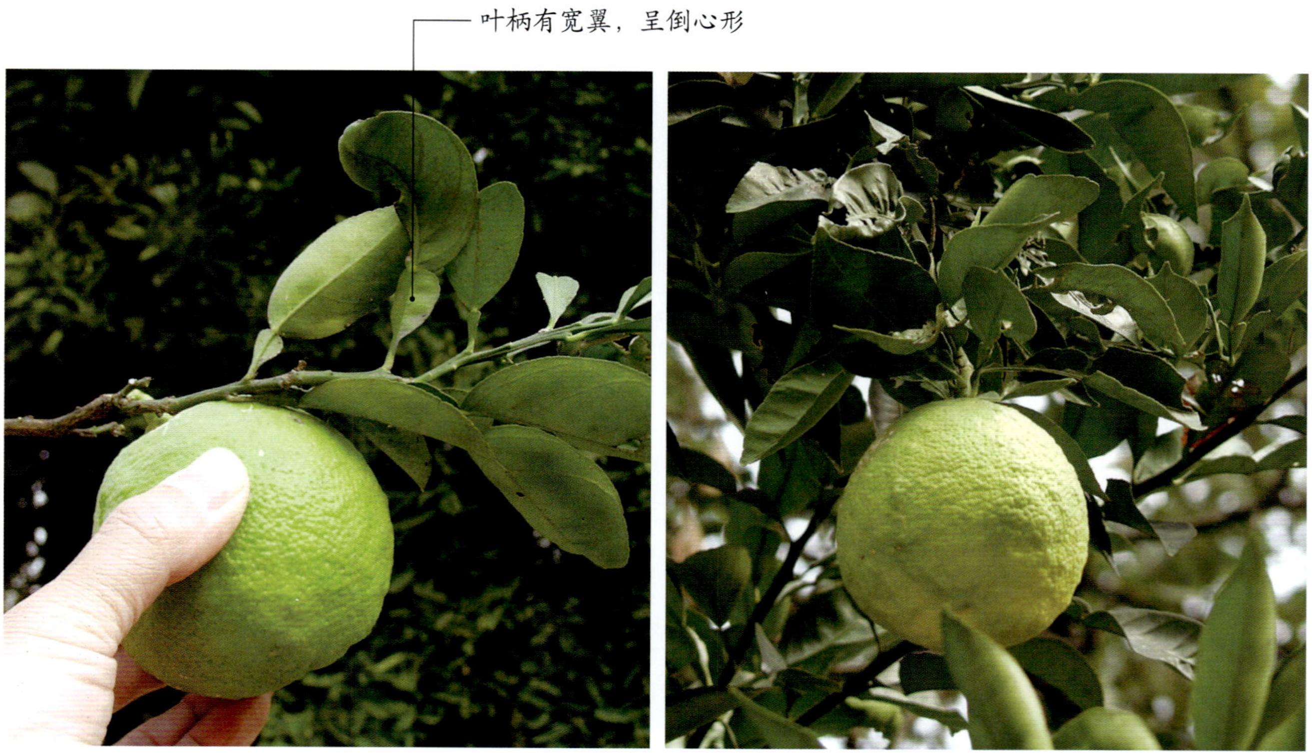

香圆

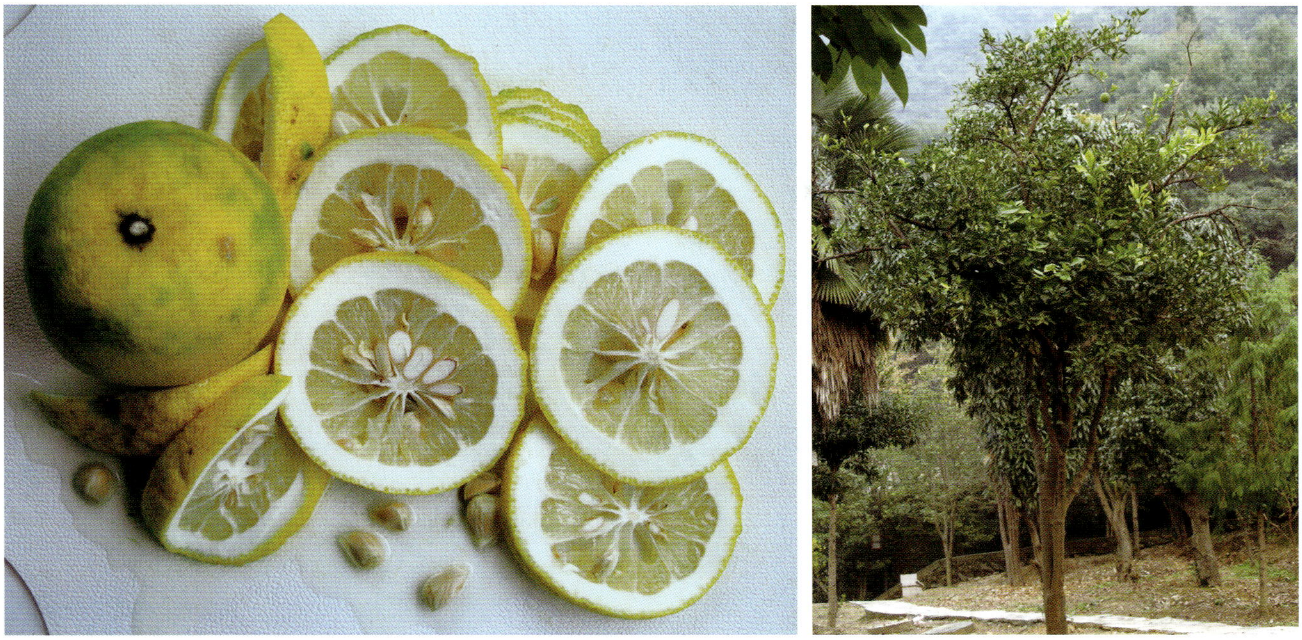

香圆（续）

对比鉴别

参见“枳壳”项。

检索表

参见“枳壳”项。

香　薷 Xiangru MOSLAE HERBA

本品为唇形科植物石香薷 *Mosla chinensis* Maxim. 或江香薷 *Mosla chinensis* 'Jiangxiangru' 的干燥地上部分。前者习称"青香薷"，后者习称"江香薷"。

基原植物

■ 石香薷 *Mosla chinensis* Maxim. 别名：青香薷

生于荒地、田边、山边草丛等地，亦有栽培。分布于长江流域至南部各地。

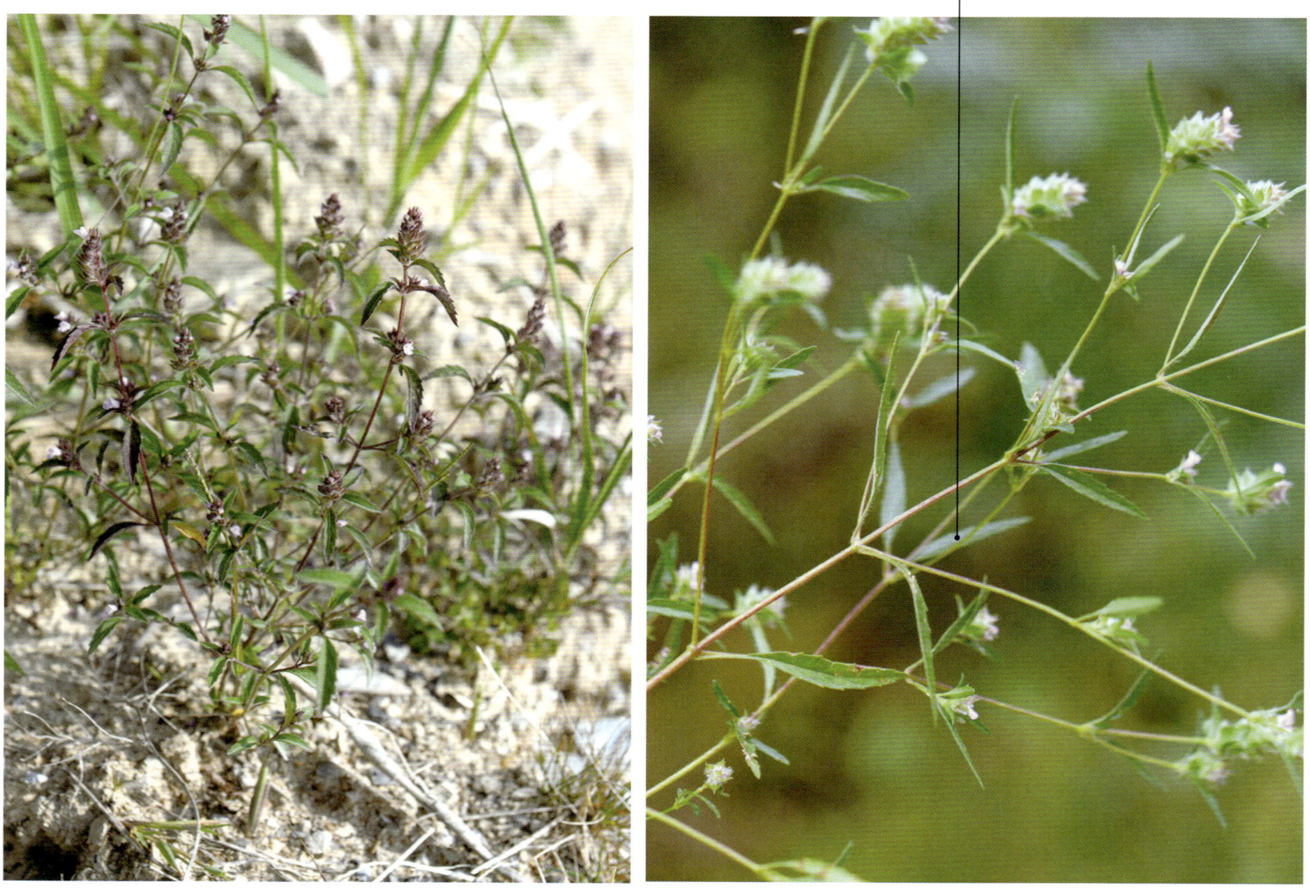

石香薷

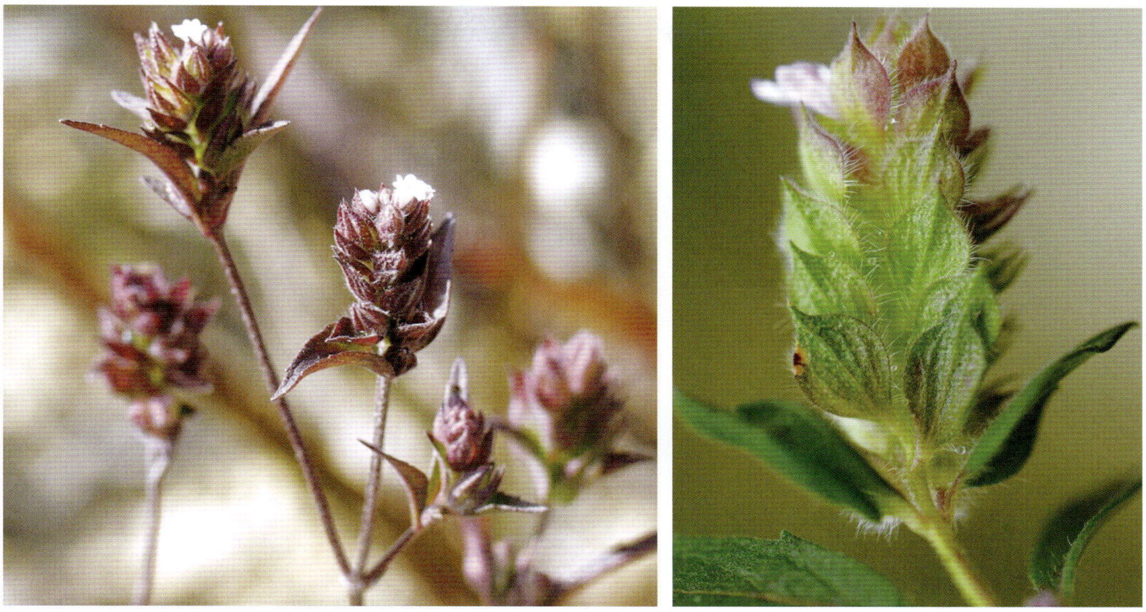

石香薷（续）

■ 江香薷 *Mosla chinensis* ‘Jiangxiangru’

栽培于江西。

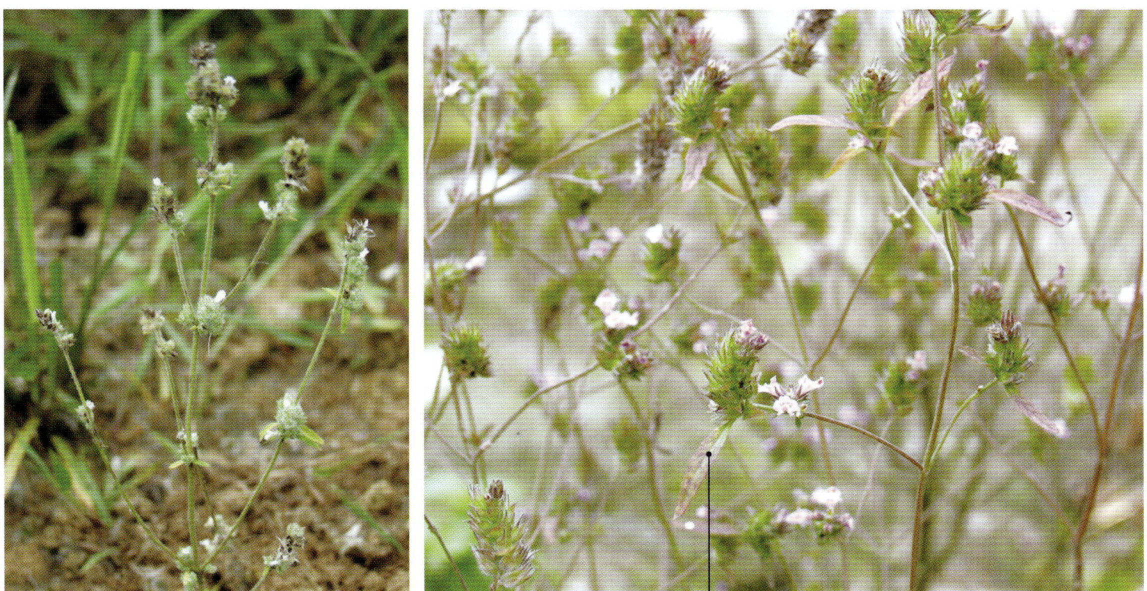

叶长 3.0~6.0cm，宽 0.6~1.0cm

江香薷

对比鉴别

《中国药典》1963 年版、1985 年版及 1990 年版收载的香薷基原植物为海州香薷 *Elsholtzia splendens* Nakai ex F. Maek.；《常用中药材品种整理和质量研究》（南方协作组）记载唇形科植物牛至（土香薷）*Origanum vulgare* L. 仍在部分地区被作为药材香薷使用；另外，唇形科植物香薷 *Elsholtzia ciliata* (Thunb.) Hyland. 也易与植物石香薷和江香薷相混淆。

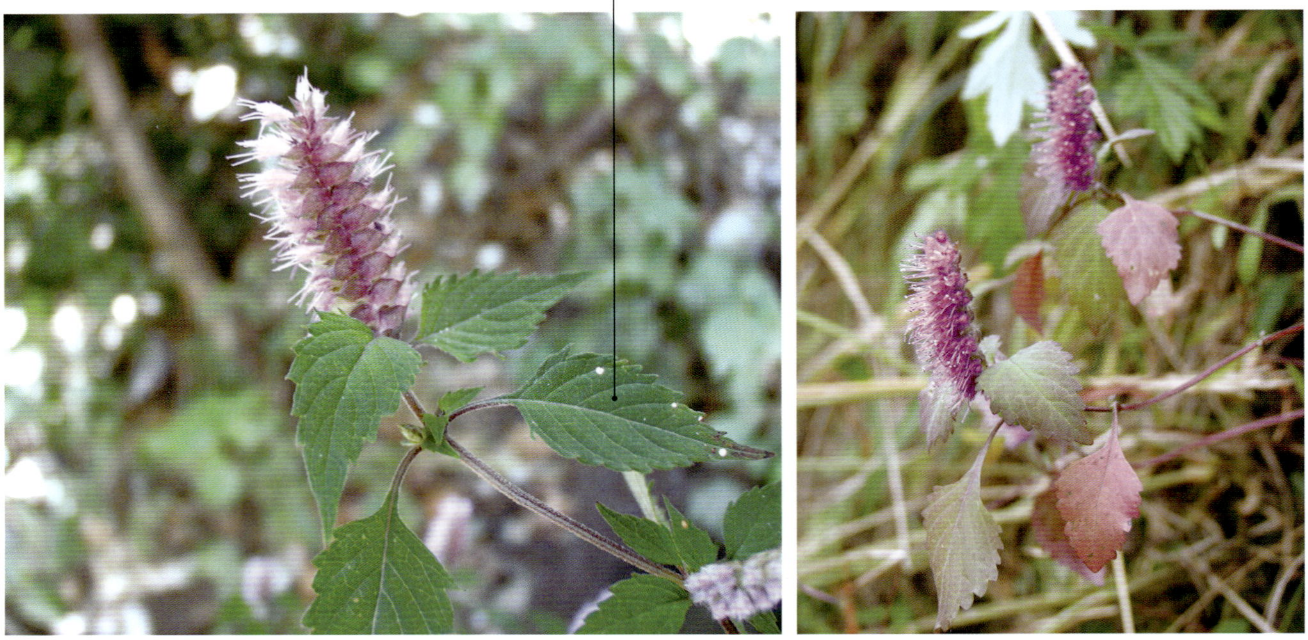

海州香薷

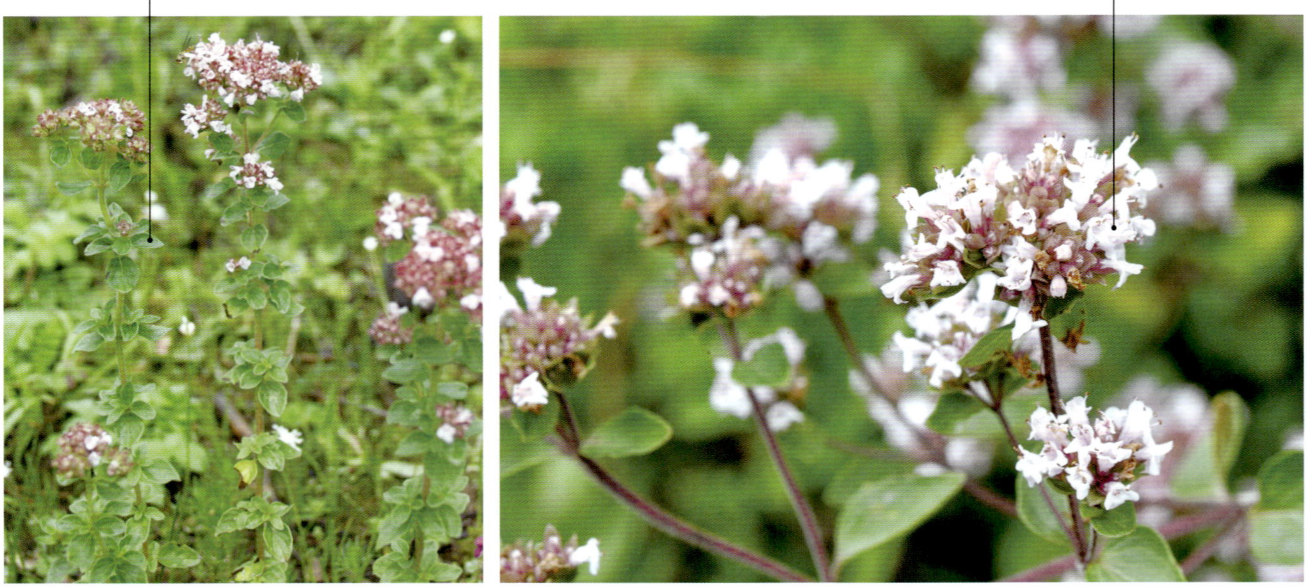

牛至

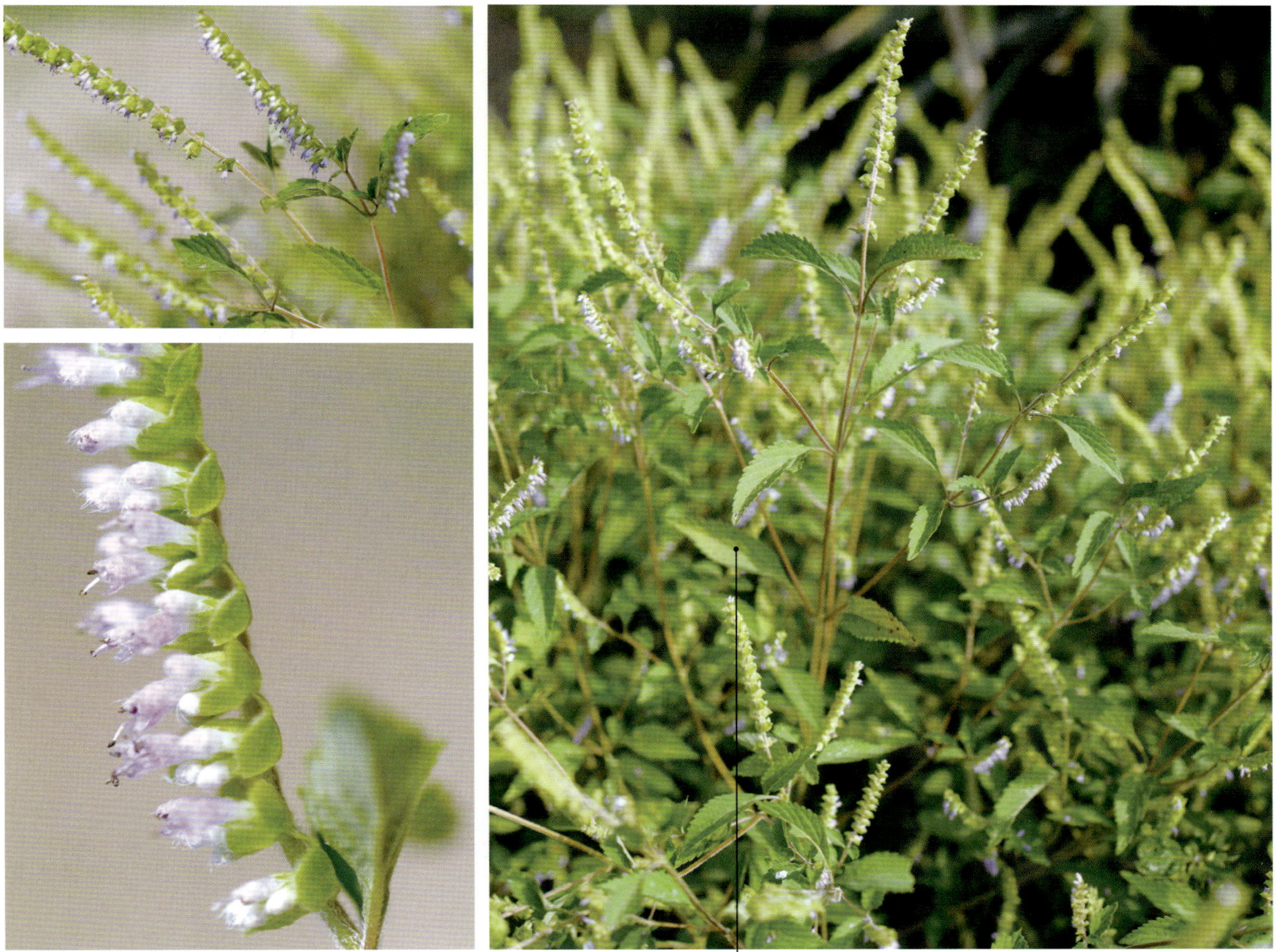

香薷

检索表

1. 总状花序密集成头状……………………………………………………………2
1. 假穗状花序偏向一侧或为伞房状圆锥花序……………………………………3
2. 茎高 9~35cm；叶长 1.3~3.0cm，宽 0.2~0.6cm……………………………石香薷
2. 茎高 55~65cm；叶长 3.0~6.0cm，宽 0.6~1.0cm……………………………江香薷
3. 叶片宽卵圆形；伞房状圆锥花序……………………………………………牛至
3. 叶片矩圆状披针形至披针形；假穗状花序顶生，偏向一侧……………………4
4. 萼前 2 齿较其余 3 齿长；叶卵形或椭圆状披针形，边缘具锯齿；花冠长约 4.5mm……………香薷
4. 萼齿近等长；叶卵状三角形、卵状长圆形至长圆状披针形或披针形，边缘具整齐的锐或稍钝的疏锯齿；花冠长 6~7mm……………………………………………海州香薷

重　楼　Chonglou PARIDIS RHIZOMA

本品为百合科植物云南重楼 *Paris polyphylla* Smith var. *yunnanensis* (Franch.) Hand. –Mazz. 或七叶一枝花 *Paris polyphylla* Smith var. *chinensis* (Franch.) Hara 的干燥根茎。

基原植物

■ 云南重楼　*Paris polyphylla* Smith var. *yunnanensis* (Franch.) Hand. -Mazz.　别名：滇重楼

1977~1985 年间的几版《中国药典》记载云南重楼的拉丁学名为 *Paris yunnanensis* Franch.。

生于海拔 1400~3100m 的阔叶林、针叶林、竹林、灌丛、沟谷旁。分布于贵州、四川、西藏、云南。

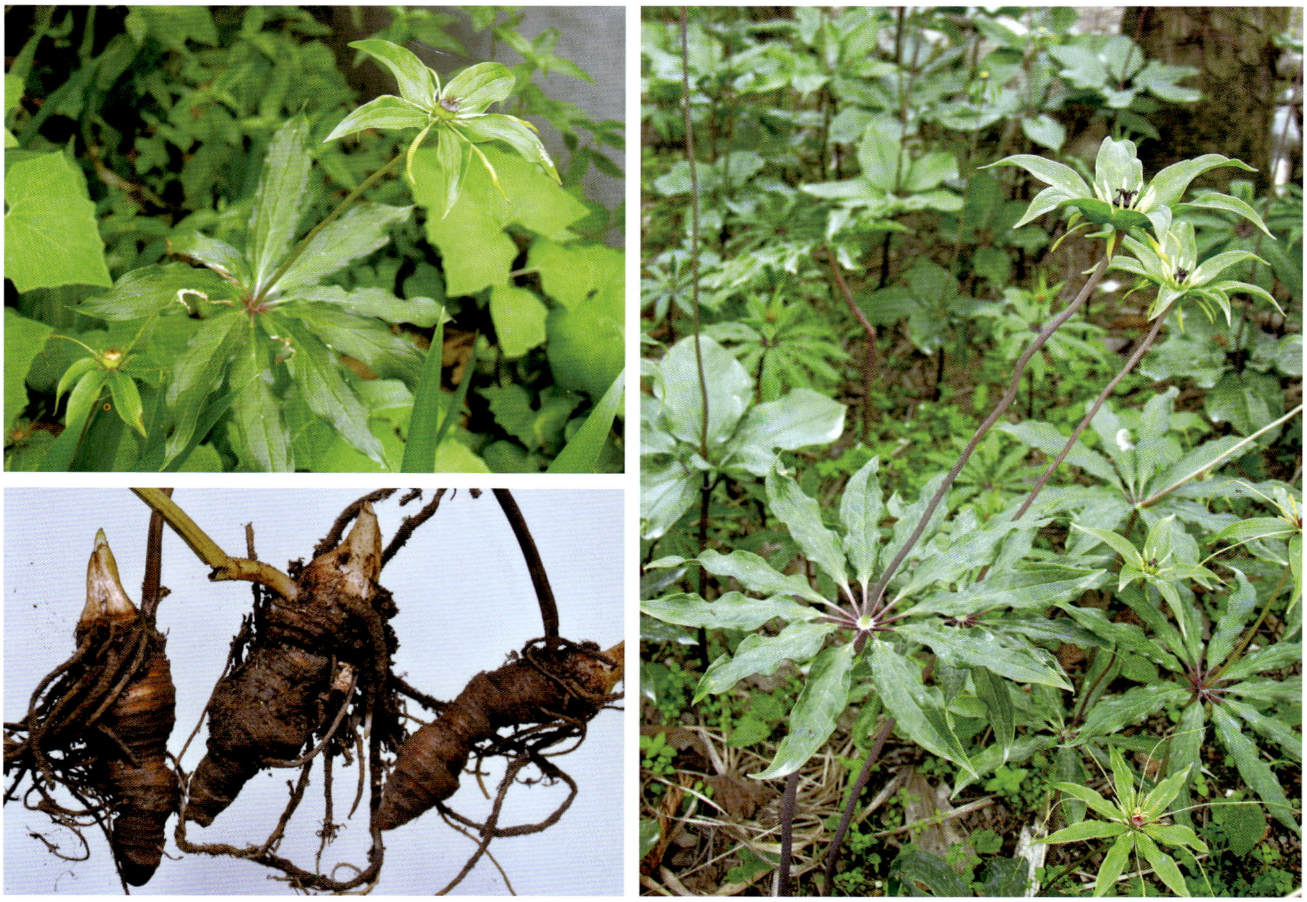

云南重楼

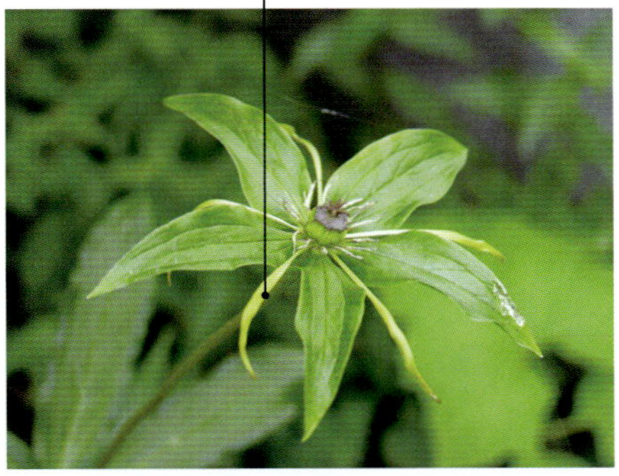
花瓣上部常较宽，窄匙形
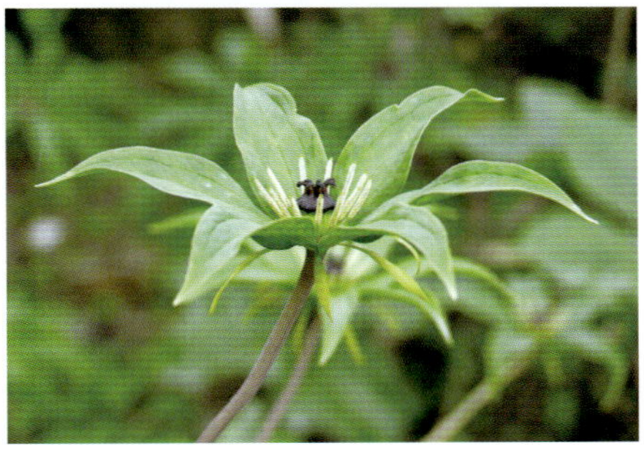
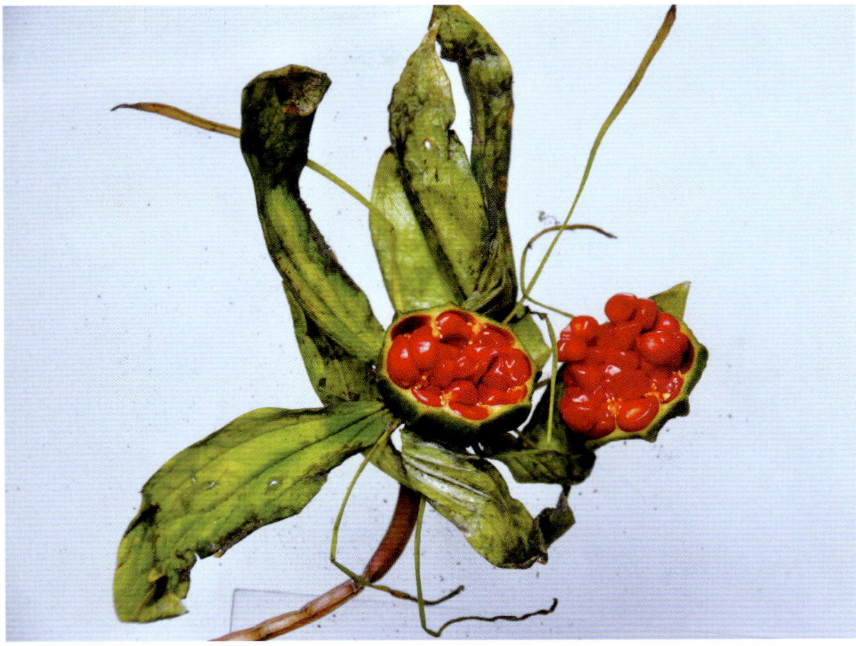

云南重楼（续）

■ 七叶一枝花 *Paris polyphylla* Smith var. *chinensis* (Franch.) Hara 别名：华重楼

1977~1985 年间的几版《中国药典》记载七叶一枝花的拉丁学名为 *Paris chinensis* Franch.。

生于海拔 2800~3000m 的林下、竹林、灌丛中。分布于湖北、湖南、江西、江苏、安徽、福建、台湾、广东、广西、贵州、四川、云南。

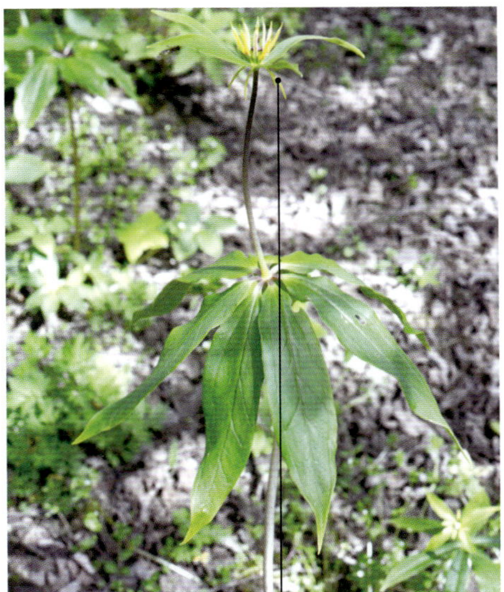
花瓣常短于萼片，长不及萼片的一半，常反折
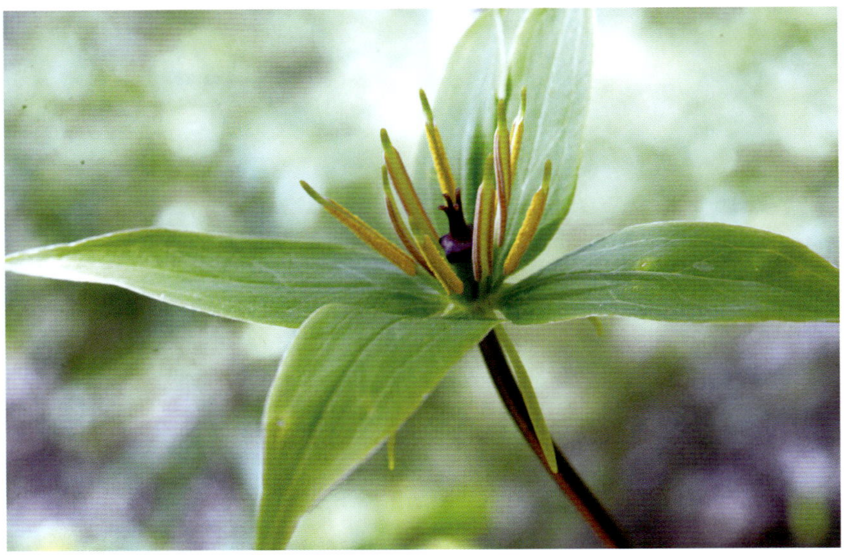

七叶一枝花

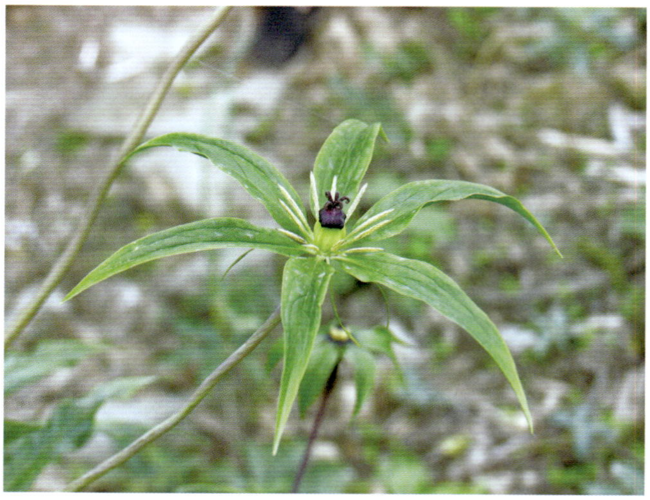
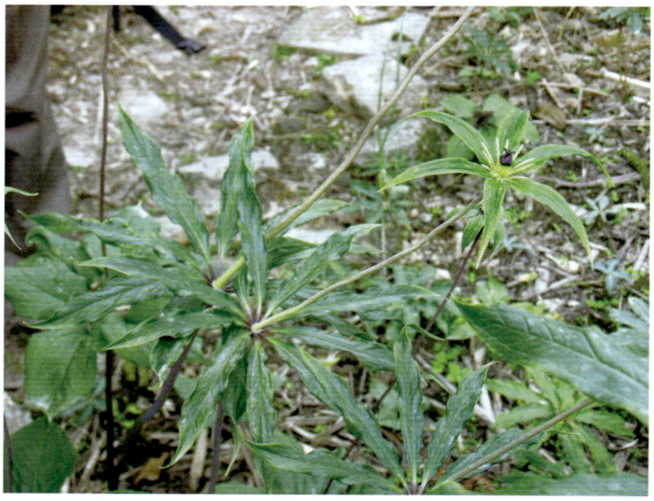

七叶一枝花（续）

对比鉴别

《中国药典》2020年版记载重楼为云南重楼与七叶一枝花（华重楼）的根茎，由于近年重楼产量严重萎缩，药材价格飚升，商品药材几乎包括重楼属中所有具有肥厚根茎的物种，较常见的重楼属种类还有狭叶重楼 *Paris polyphylla* Smith var. *stenophylla* Franch.、多叶重楼（七叶一枝花）*Paris polyphylla* var. *polyphylla*、长药隔重楼 *Paris polyphylla* Smith var. *pseudothibetica* H. Li、短瓣球药隔重楼 *Paris fargesii* Franch. var. *brevipetalata* H. Li、北重楼 *Paris verticillata* M. Bieb.、五指莲重楼 *Paris axialis* H. Li、毛重楼 *Paris mairei* H. Léveillé、禄劝花叶重楼 *Paris luquanensis* H. Li、凌云重楼 *Paris cronquistii* (Takhtajan) H. Li。

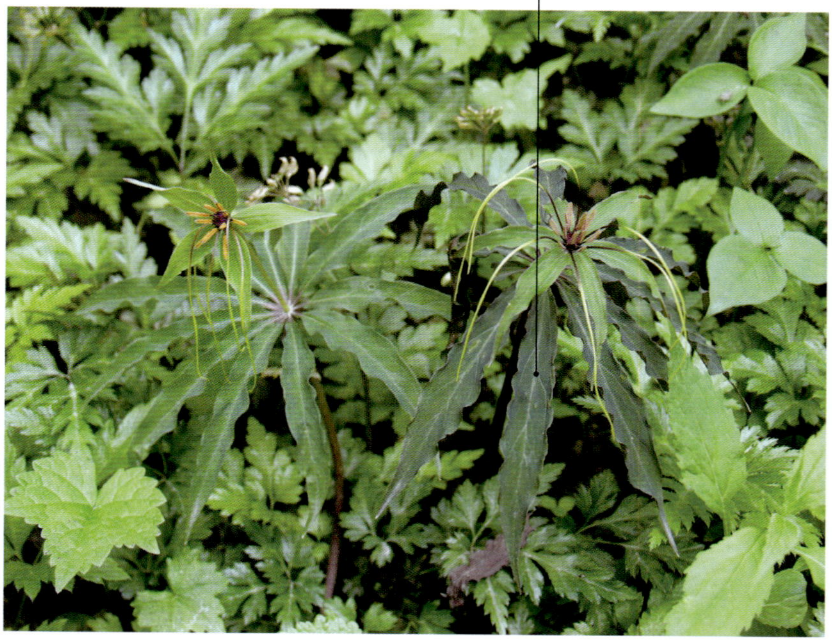

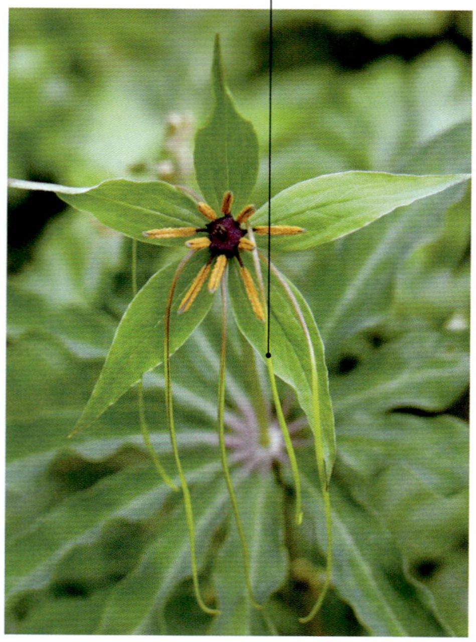

狭叶重楼

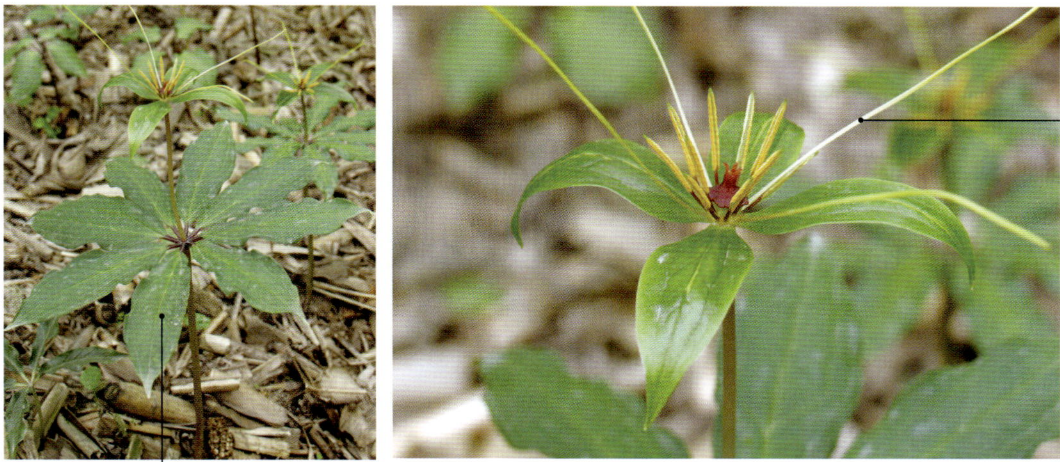
花瓣常等长于或长于萼片，斜伸
叶长圆形或倒卵状披针形

多叶重楼

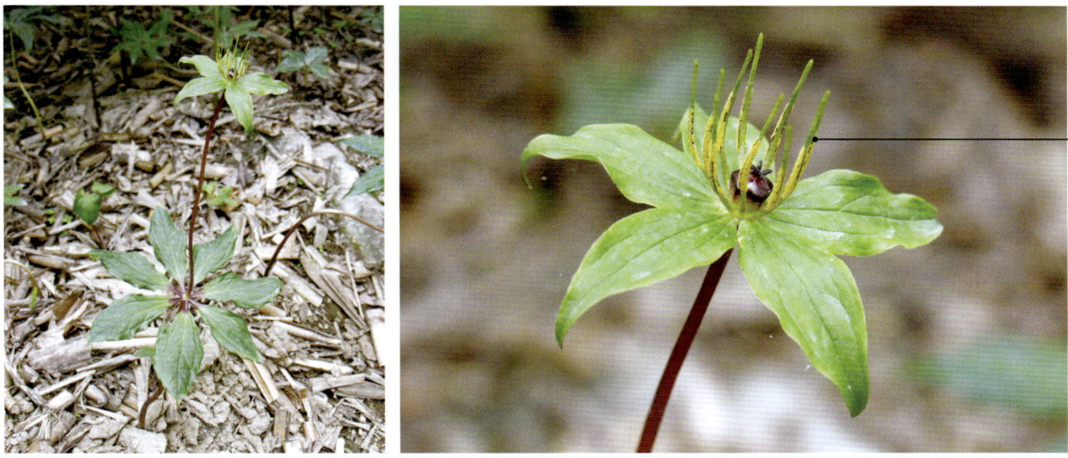
药隔突出部分长0.3~1.5cm

长药隔重楼

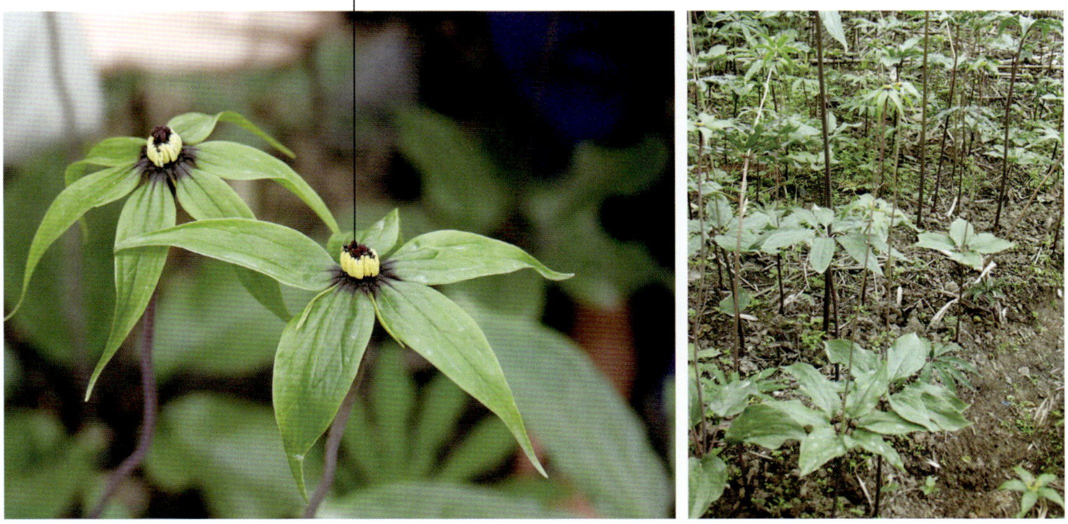
药隔突出部分球形或横肾形

短瓣球药隔重楼

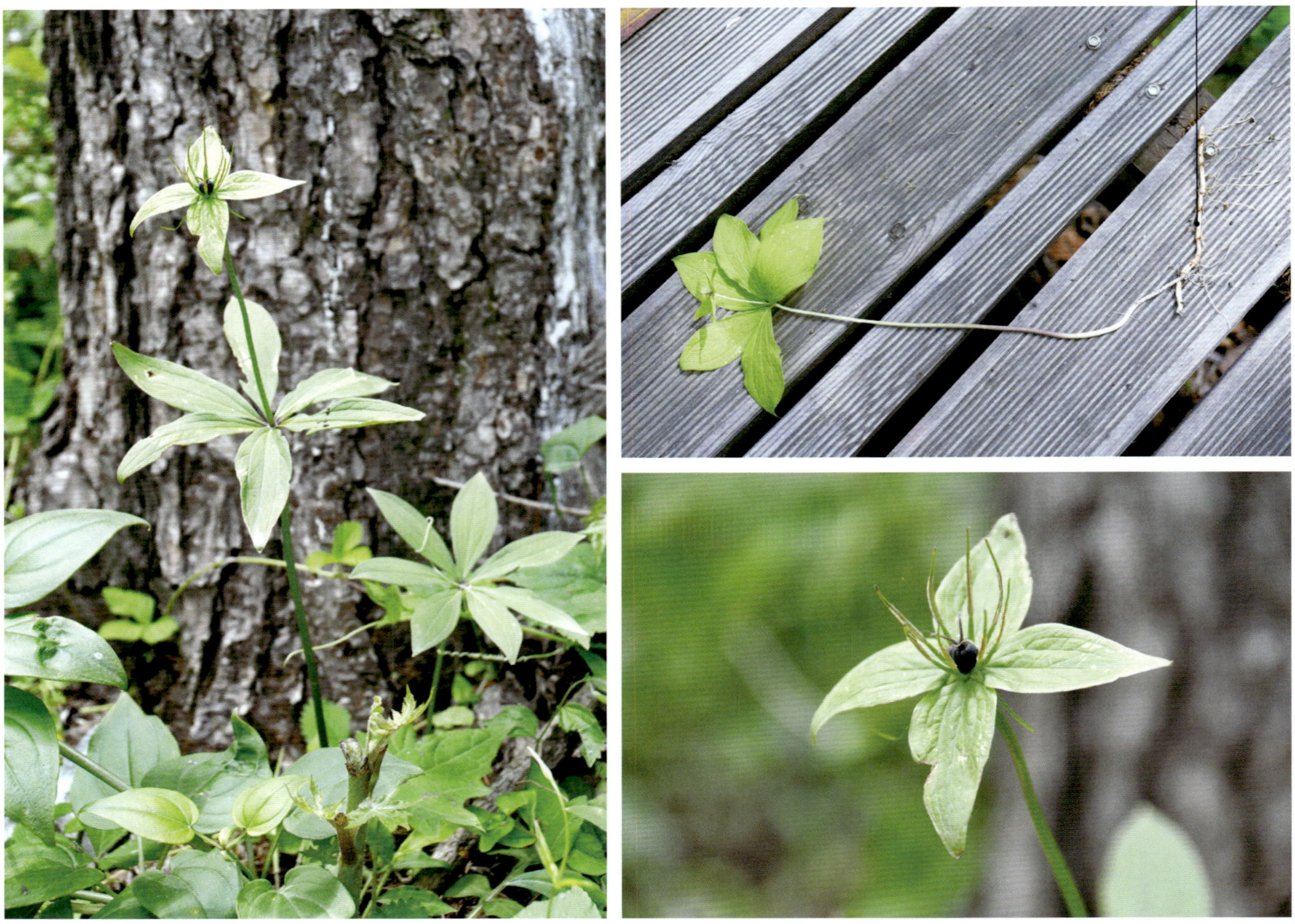
根状茎细长，匍匐状

北重楼

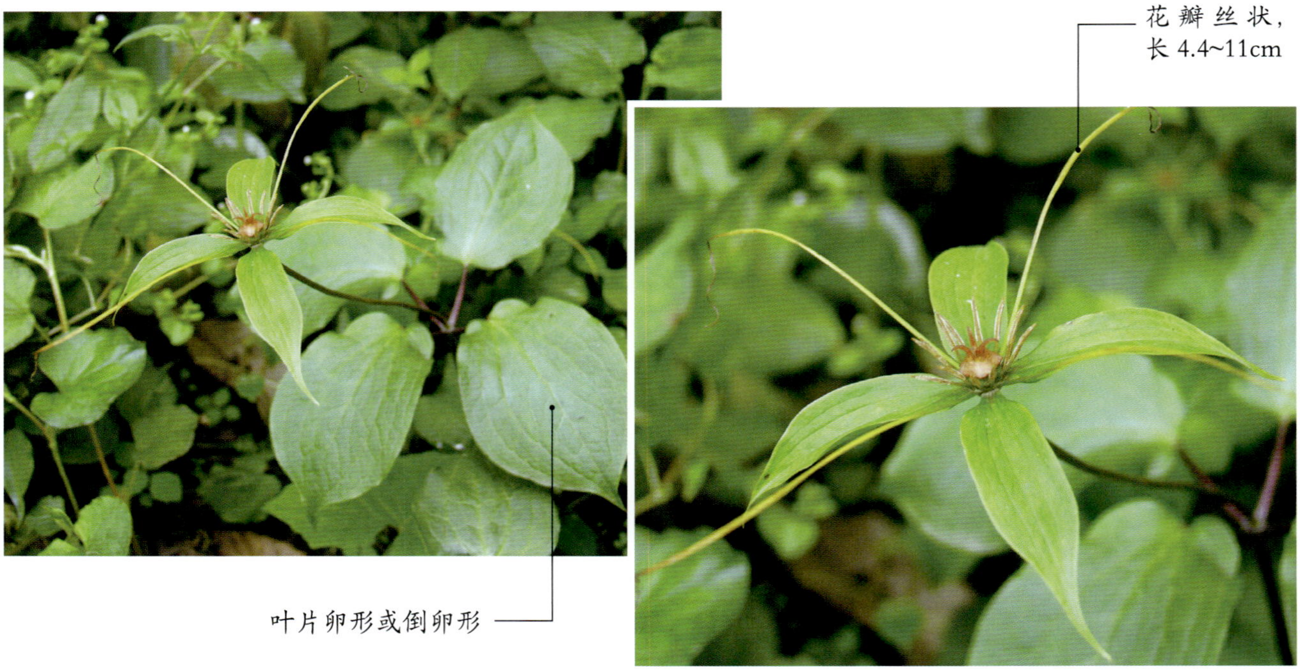
花瓣丝状，
长 4.4~11cm
叶片卵形或倒卵形

五指莲重楼

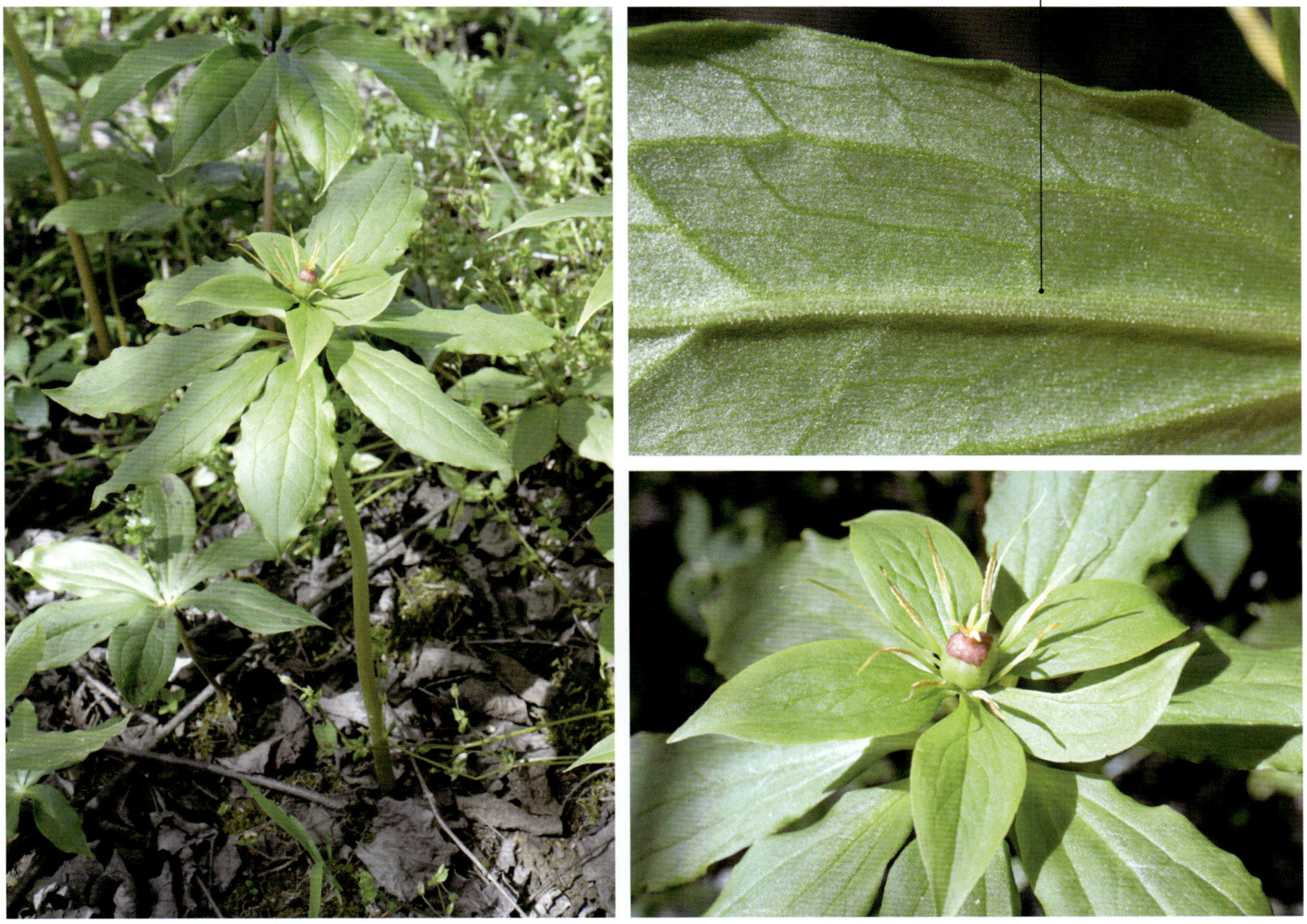

毛重楼

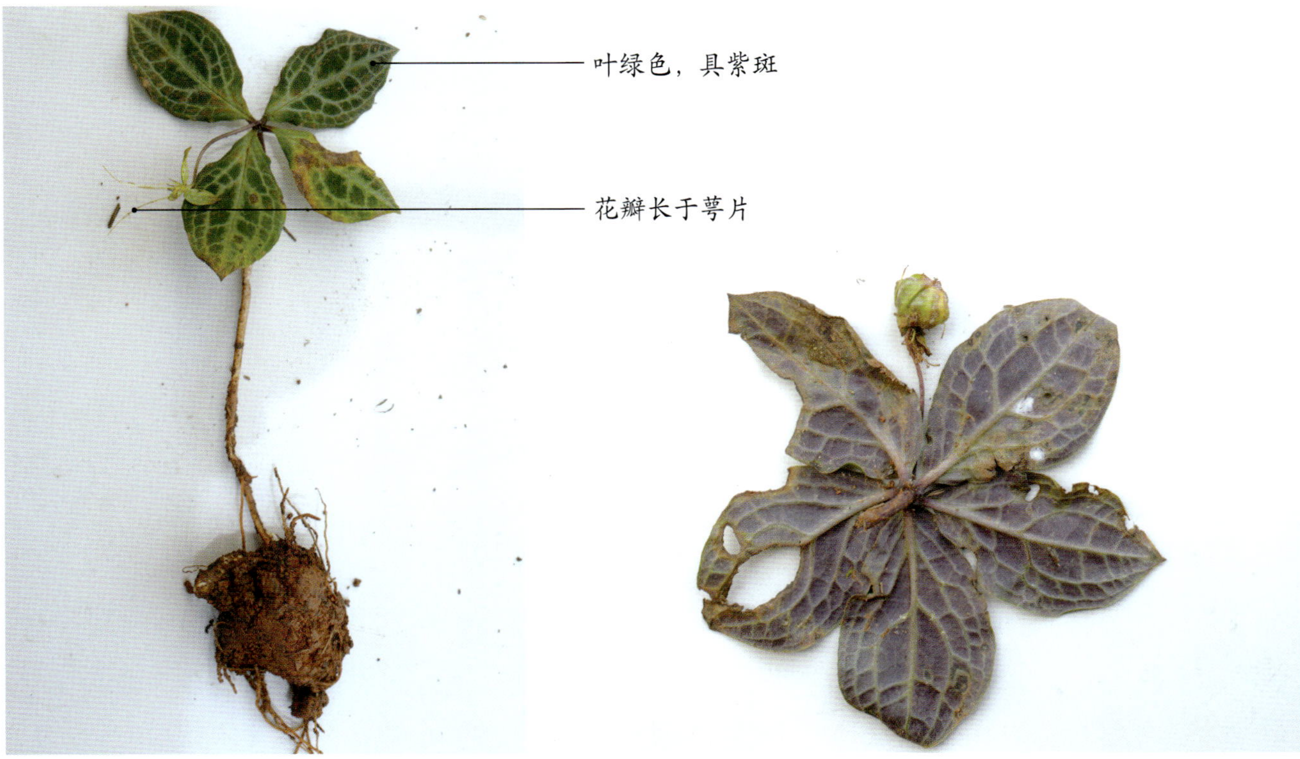

禄劝花叶重楼

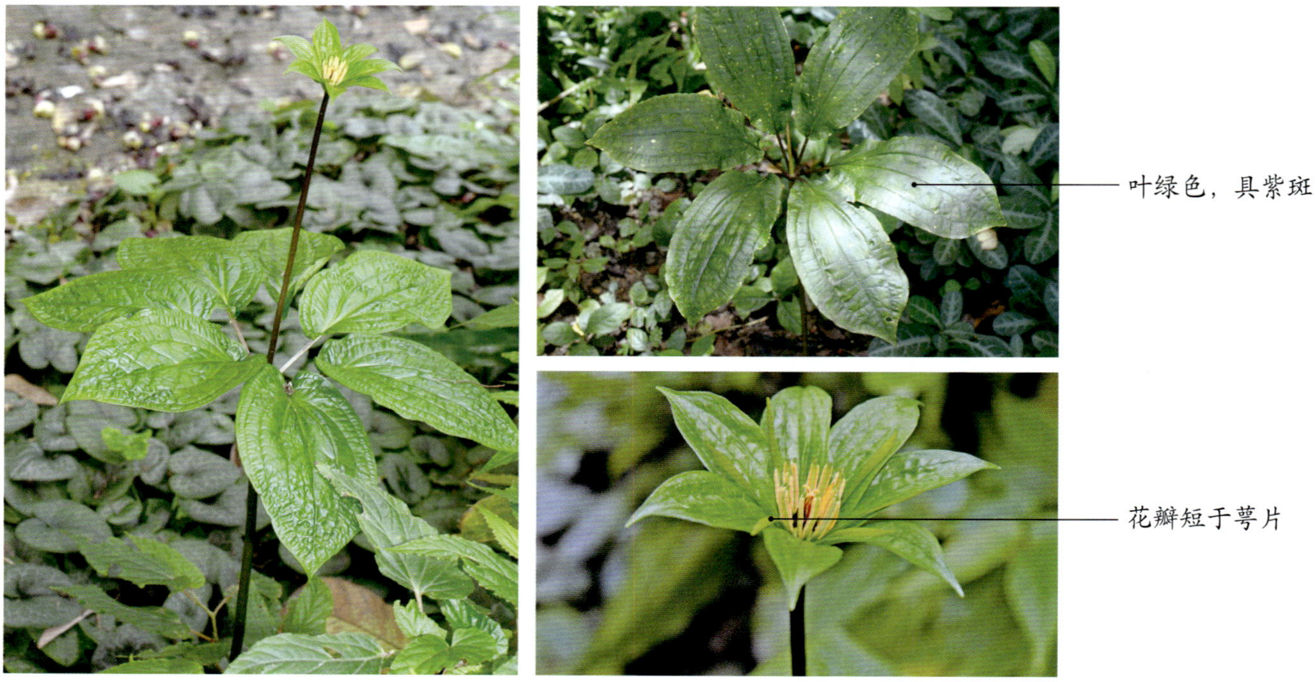

凌云重楼

检索表

1. 根状茎细长，匍匐状，直径 2~5（~8）mm，近等粗，节间很长……北重楼
1. 根状茎粗厚，直径 8~30mm，不等粗，密生有环节……2
2. 子房 4 室以上，中轴胎座；根茎常分叉成指状……五指莲重楼
2. 子房 1 室，侧膜胎座……3
3. 药隔突出部分球形或横肾形……短瓣球药隔重楼
3. 药隔突出部分非球形或横肾形……4
4. 叶绿色，具紫斑……5
4. 叶绿色，无紫斑……6
5. 花瓣短于萼片……凌云重楼
5. 花瓣长于萼片……禄劝花叶重楼
6. 植株被毛……毛重楼
6. 植株无毛……7
7. 叶厚纸质；花瓣上部常较宽，窄匙形……云南重楼
7. 叶膜质；花瓣丝状，上部非窄匙形……8
8. 药隔突出部分长 0.3~1.5cm……长药隔重楼
8. 药隔突出部分不明显……9
9. 花瓣常短于萼片，长不及萼片的一半，常反折……七叶一枝花
9. 花瓣常等长于或长于萼片，斜伸……10
10. 叶长圆形或倒卵状披针形……多叶重楼
10. 叶线形、窄椭圆形……狭叶重楼

禹州漏芦

Yuzhouloulu

ECHINOPSIS RADIX

本品为菊科植物驴欺口 *Echinops latifolius* Tausch. 或华东蓝刺头 *Echinops grijsii* Hance 的干燥根。

基原植物

■ 驴欺口 *Echinops latifolius* Tausch. 别名：驴欺口

Flora of China 记载驴欺口的拉丁学名为 *Echinops davuricus* Fischer ex Hornemann。

生于山坡草丛或山野的向阳处。分布于东北、华北及陕西、甘肃等地。

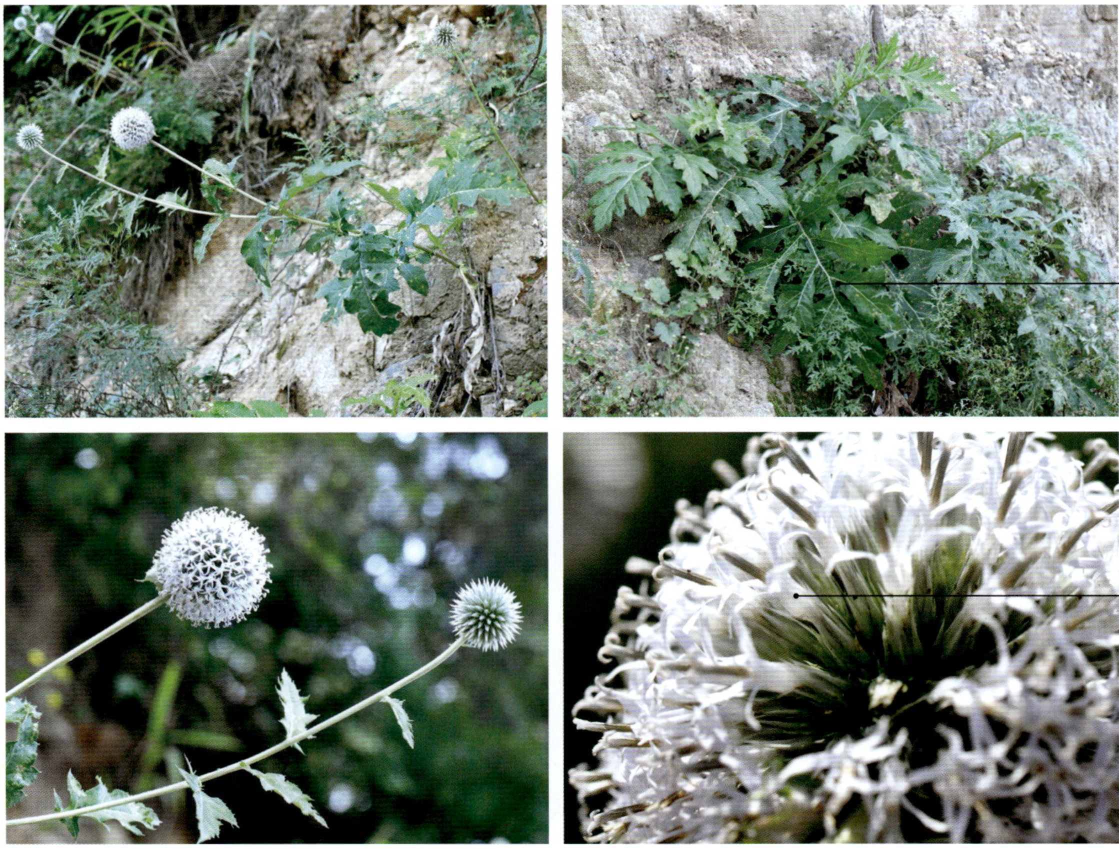
中下部茎叶二回羽状分裂；全部裂片边缘具不规则刺齿或三角形刺齿
花冠淡紫色

驴欺口

■ 华东蓝刺头 *Echinops grijsii* Hance

生于海拔 100~800m 的山坡草丛中。分布于辽宁、山东、江苏、浙江、安徽、河南、福建、台湾、广西、江西等地。

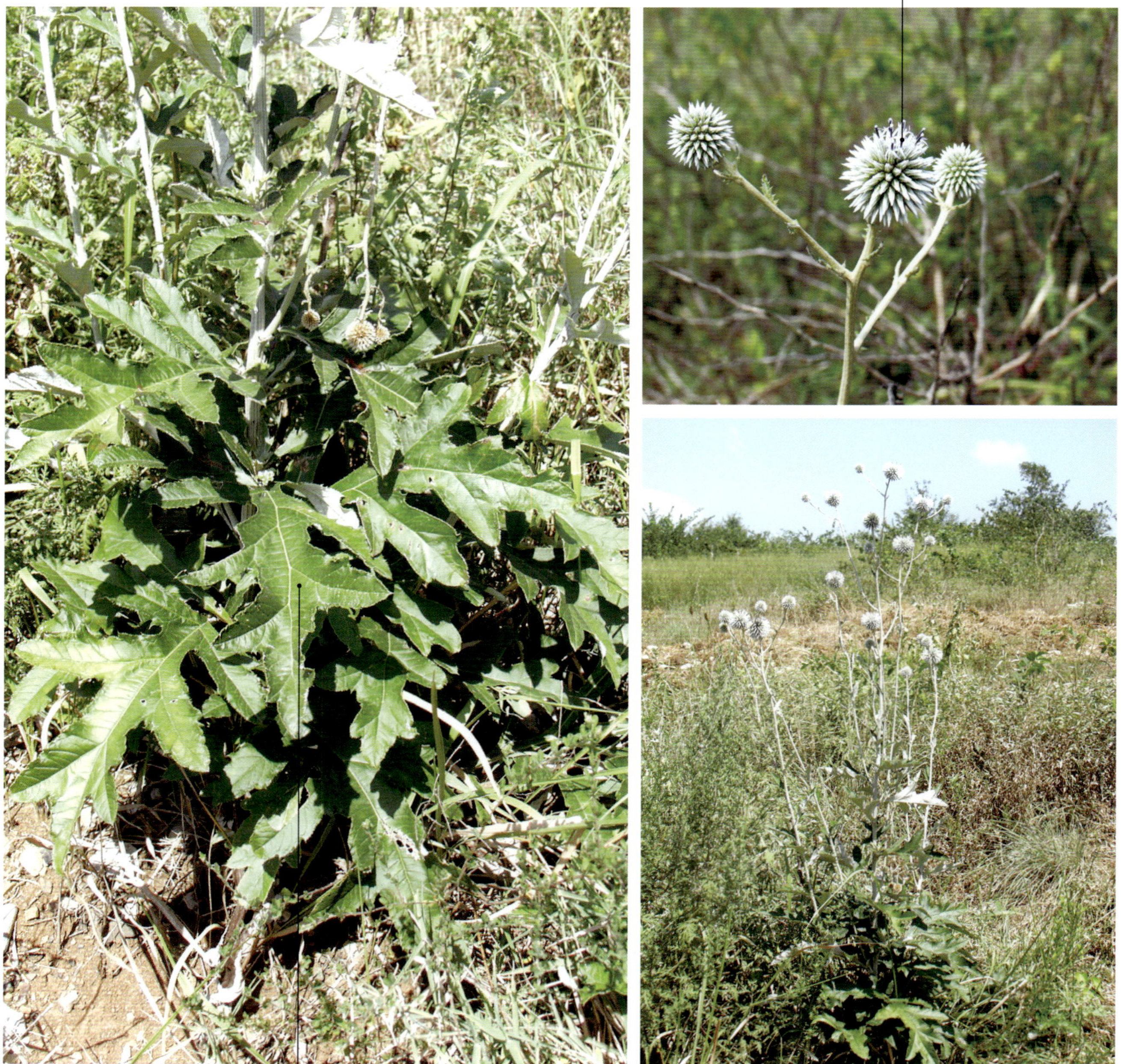

华东蓝刺头

对比鉴别

1963~1990 年间的几版《中国药典》记载漏芦为菊科植物驴欺口或祁州漏芦 *Stemmacantha uniflora* Dittrich 的根；1995~2020 年间的几版记载漏芦为菊科植物祁州漏芦的根，禹州漏芦为驴欺口或华东蓝刺头的根。

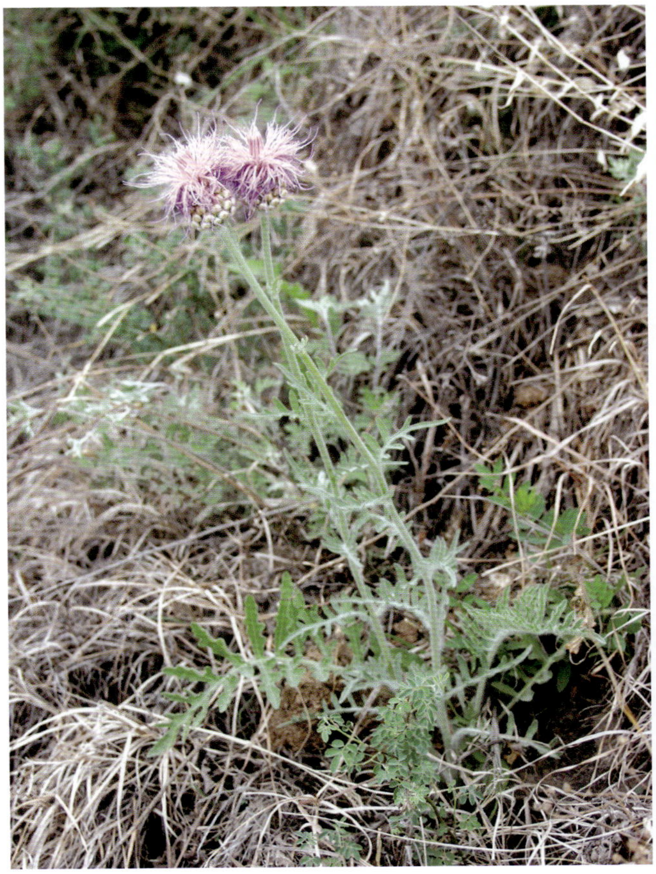

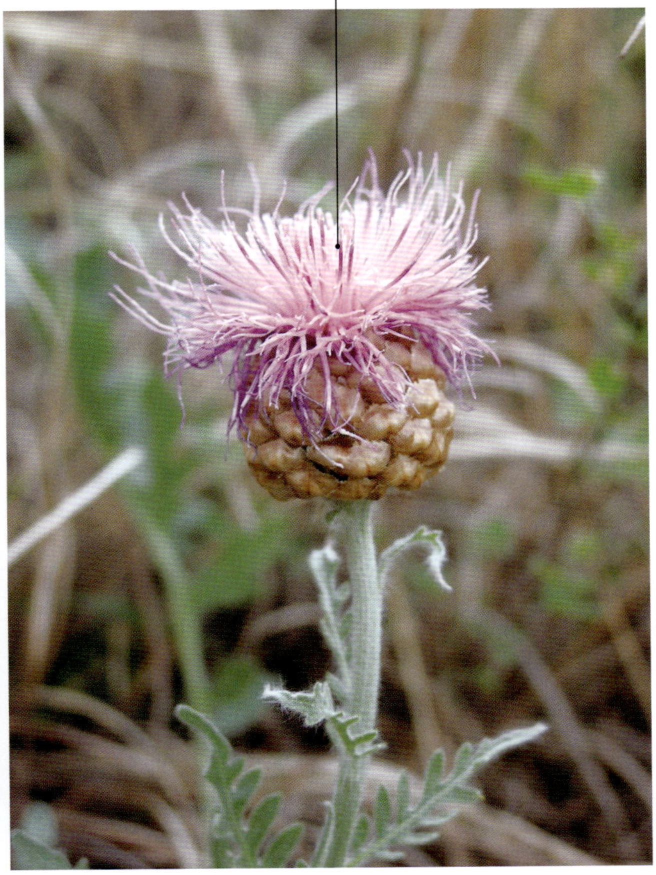

祁州漏芦

检索表

1. 头状花序；花冠淡紫色 ………………………………………… 祁州漏芦
1. 复头状花序单生茎顶或枝端；花冠蓝色 ………………………………………… 2
2. 中下部茎叶羽状分裂；全部裂片边缘有细密均匀的刺状缘毛 ………………… 华东蓝刺头
2. 中下部茎叶二回羽状分裂；全部裂片边缘具不规则刺齿或三角形刺齿 ………… 驴欺口

胖大海

Pangdahai

STERCULIAE LYCHNOPHORAE SEMEN

本品为梧桐科植物胖大海 *Sterculia lychnophora* Hance 的干燥成熟种子。

基原植物

■ 胖大海 *Sterculia lychnophora* Hance 别名：大海、大发

《中国药典》1963 年版记载胖大海的拉丁学名为 *Sterculia scaphigera* Wall.。

生于热带地区。分布于泰国、越南、柬埔寨，我国海南、广西等地有少量引种栽培。

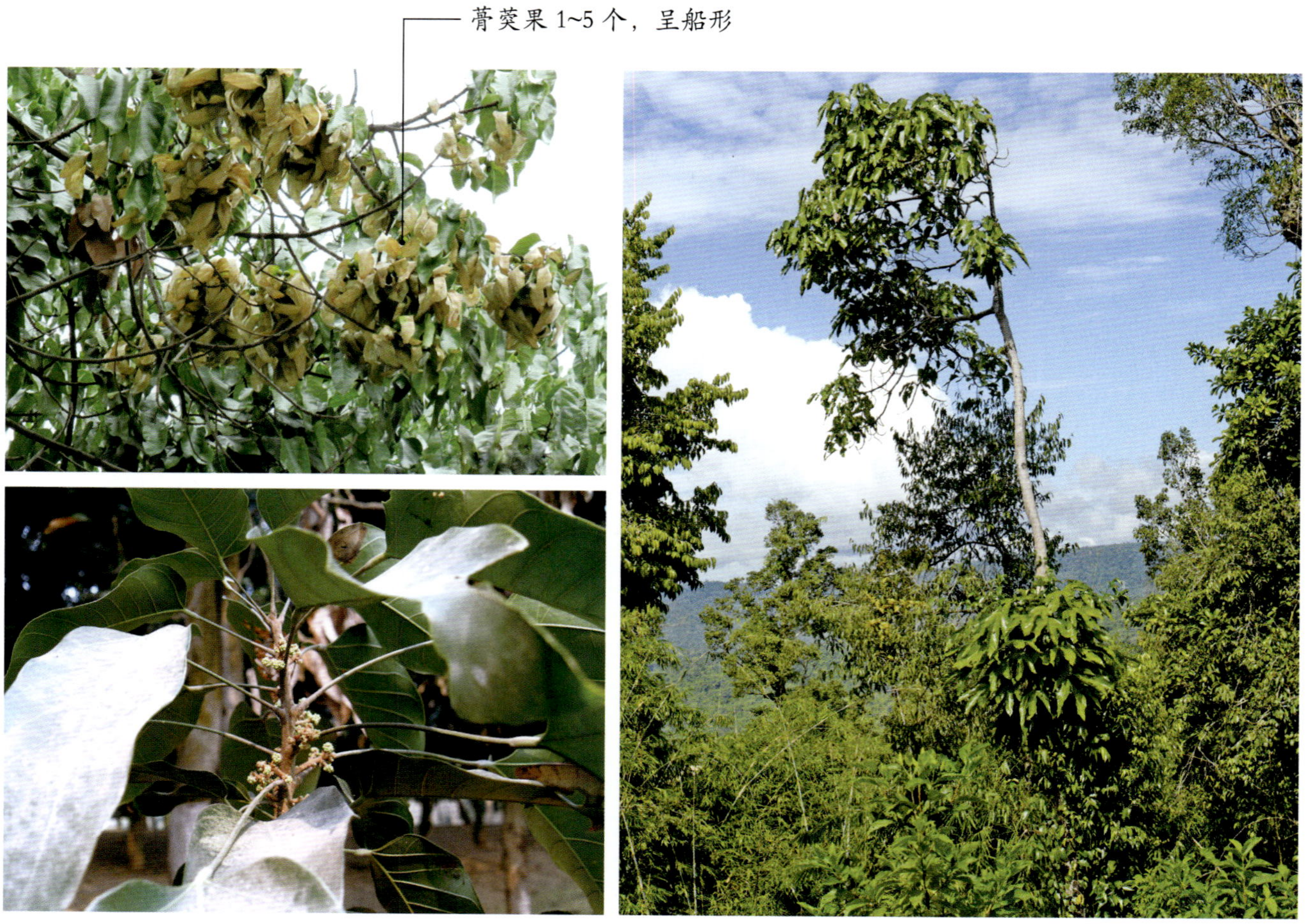

胖大海

独一味

Duyiwei

LAMIOPHLOMIS HERBA

本品系藏族习用药材。为唇形科植物独一味 *Lamiophlomis rotata* (Benth.) Kudo 的干燥地上部分。

基原植物

■ 独一味 *Lamiophlomis rotata* (Benth.) Kudo　别名：大巴

生于海拔 2700~4900m 高山的强度风化的碎石滩或高山草地。分布于甘肃、青海、四川、西藏、云南。

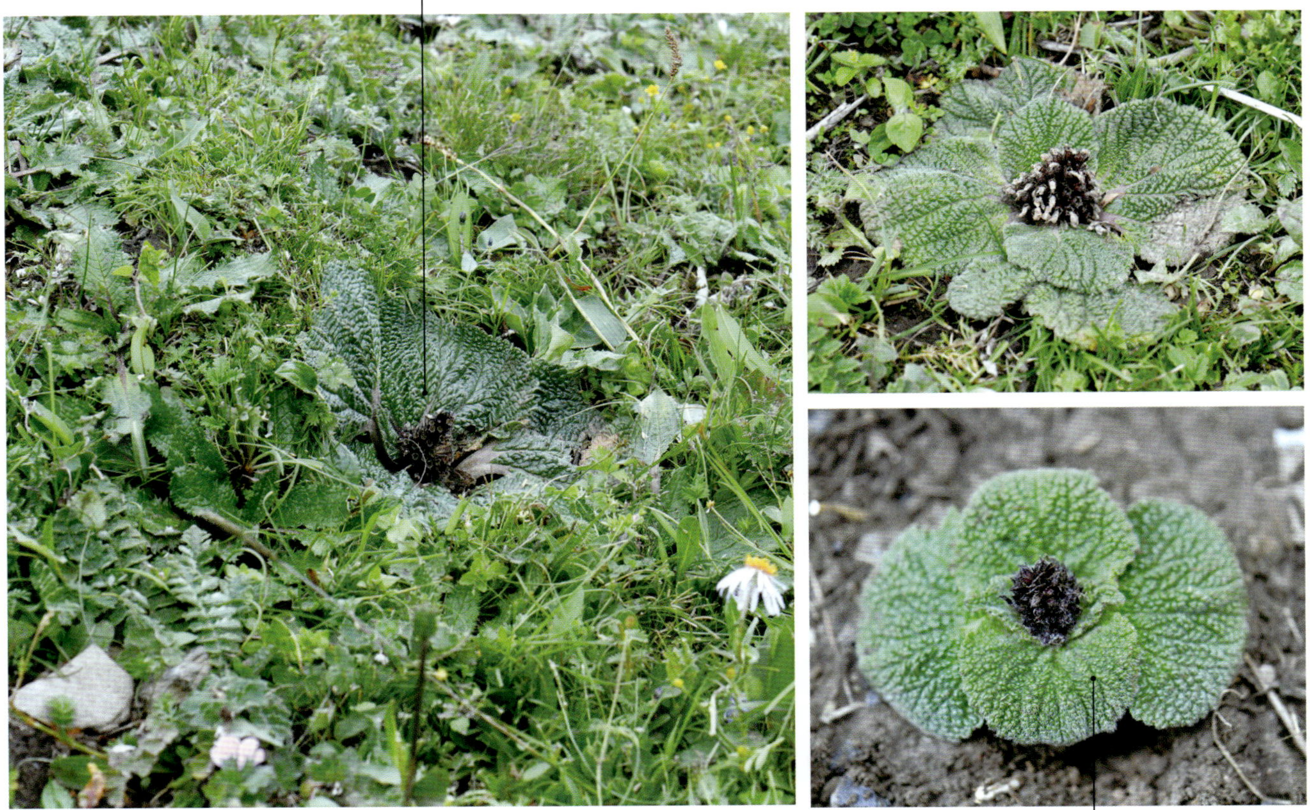
多年生矮小草本，高 2.5~10cm
叶菱状圆形或肾形，质厚，上表面皱

独一味

独　活

Duhuo

ANGELICAE PUBESCENTIS RADIX

本品为伞形科植物重齿毛当归 *Angelica pubescens* Maxim. f. *biserrata* Shan et Yuan 的干燥根。

基原植物

■ 重齿毛当归 *Angelica pubescens* Maxim. f. *biserrata* Shan et Yuan　别名：重齿当归

Flora of China、《中国植物志》及《中国高等植物》记载重齿毛当归的拉丁学名为 *Angelica biserrata* Yuan et Shan。

生于海拔 1000~1700m 的阴湿山坡、林下草丛或稀疏灌丛。主产于湖北、江西、安徽、浙江、四川。

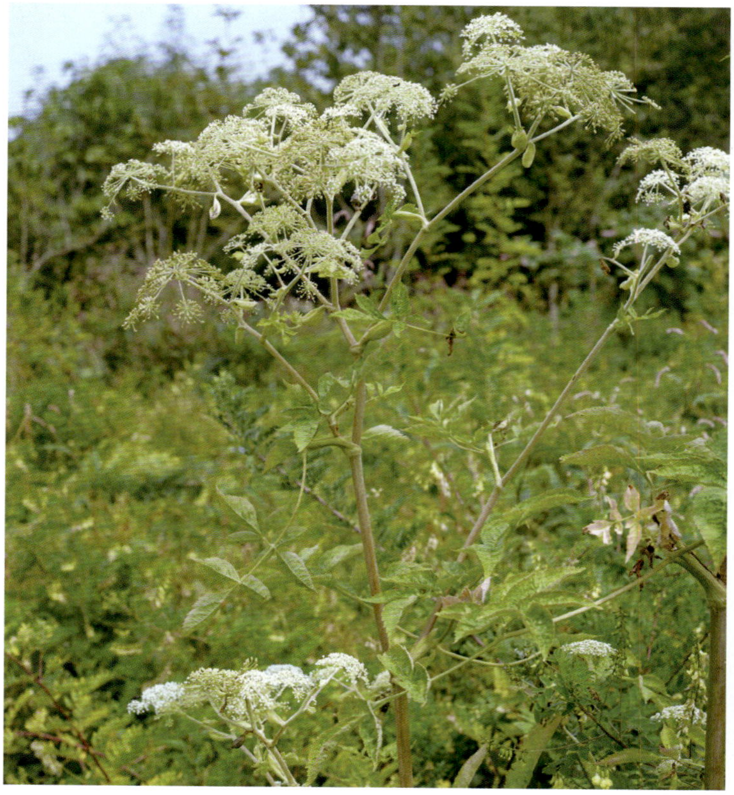

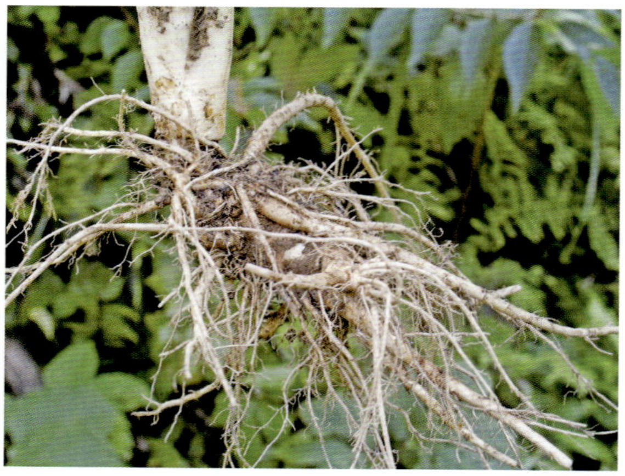

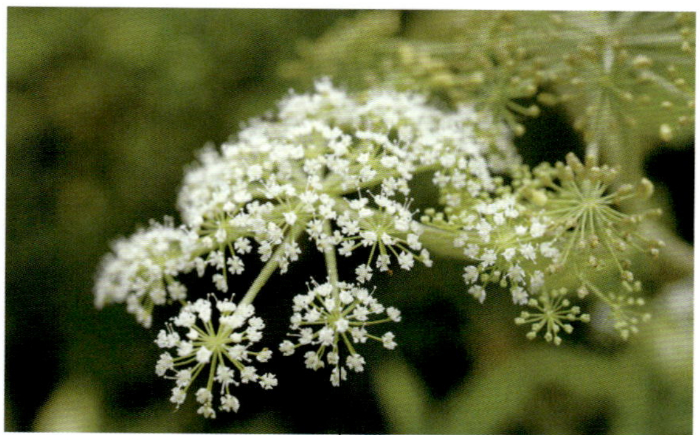

花白色

重齿毛当归

叶二回三出式羽状全裂；末回裂片边缘有不整齐的尖锯齿或重锯齿，两面沿叶脉及边缘有短柔毛

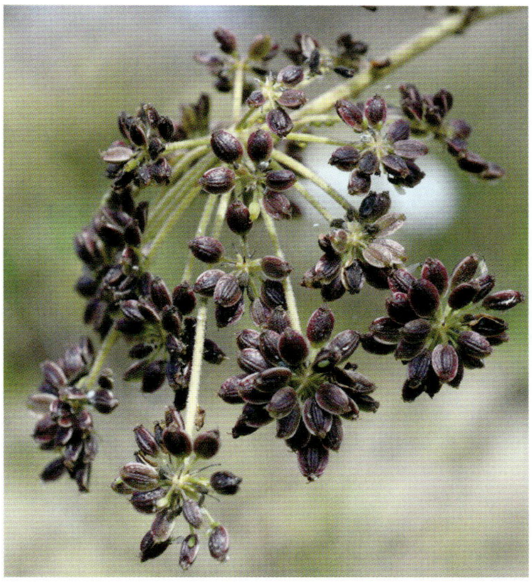

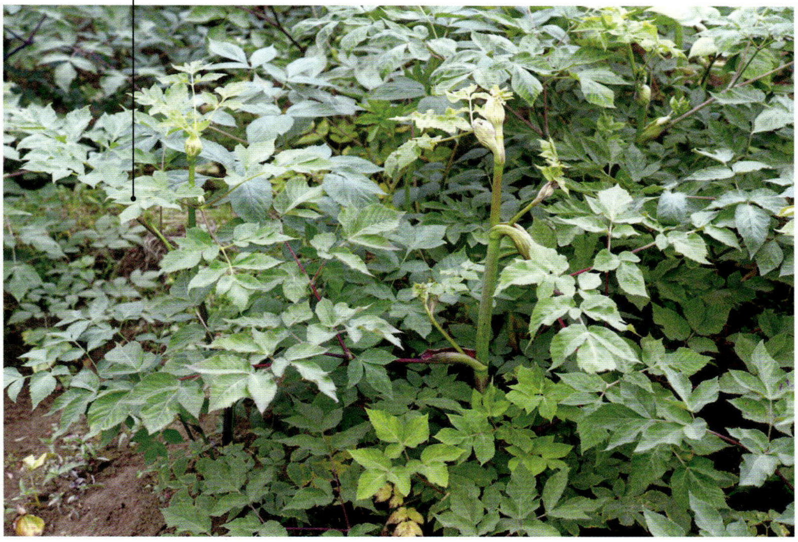

重齿毛当归（续）

对比鉴别

1960 年前后，曾引种伞形科植物欧当归 *Levisticum officinale* Koch 替代当归入药，后经研究认为不能替代使用，然而，近年仍有大量栽培的欧当归的根混充药材独活入药。

欧当归与重齿毛当归主要区别点：茎直立；基生叶和茎下部叶二至三回羽状分裂；末回裂片倒卵形至卵状菱形，近革质，叶缘上部 2~3 裂，有少数不整齐的粗大锯齿，叶缘下部全缘；小伞形花序近圆球形；花黄绿色。

花黄绿色

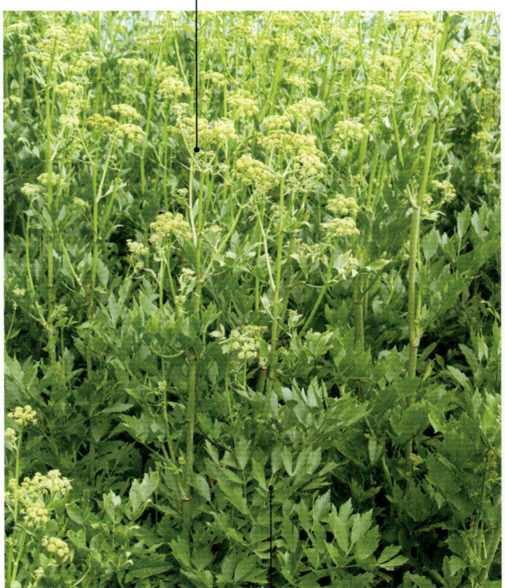

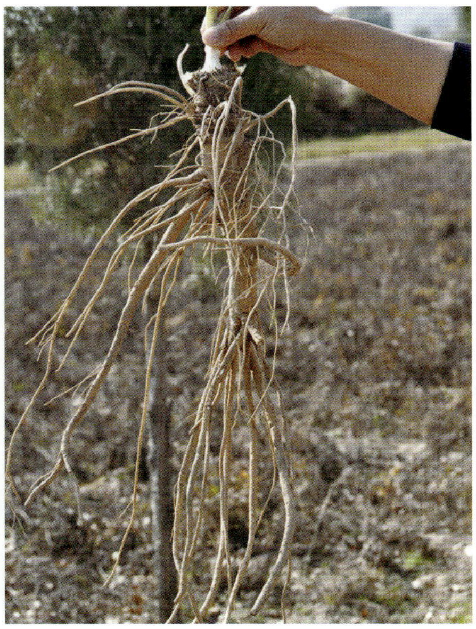

基生叶和茎下部叶二至三回羽状分裂

欧当归

急性子 Jixingzi IMPATIENTIS SEMEN

本品为凤仙花科植物凤仙花 *Impatiens balsamina* L. 的干燥成熟种子。

基原植物

■ 凤仙花 *Impatiens balsamina* L.　别名：指甲花

1　10　20　30　40　50　60　70　80　90　100　110　120　130　140　150

151　160　170　180　190　199

全国各地均有栽培。

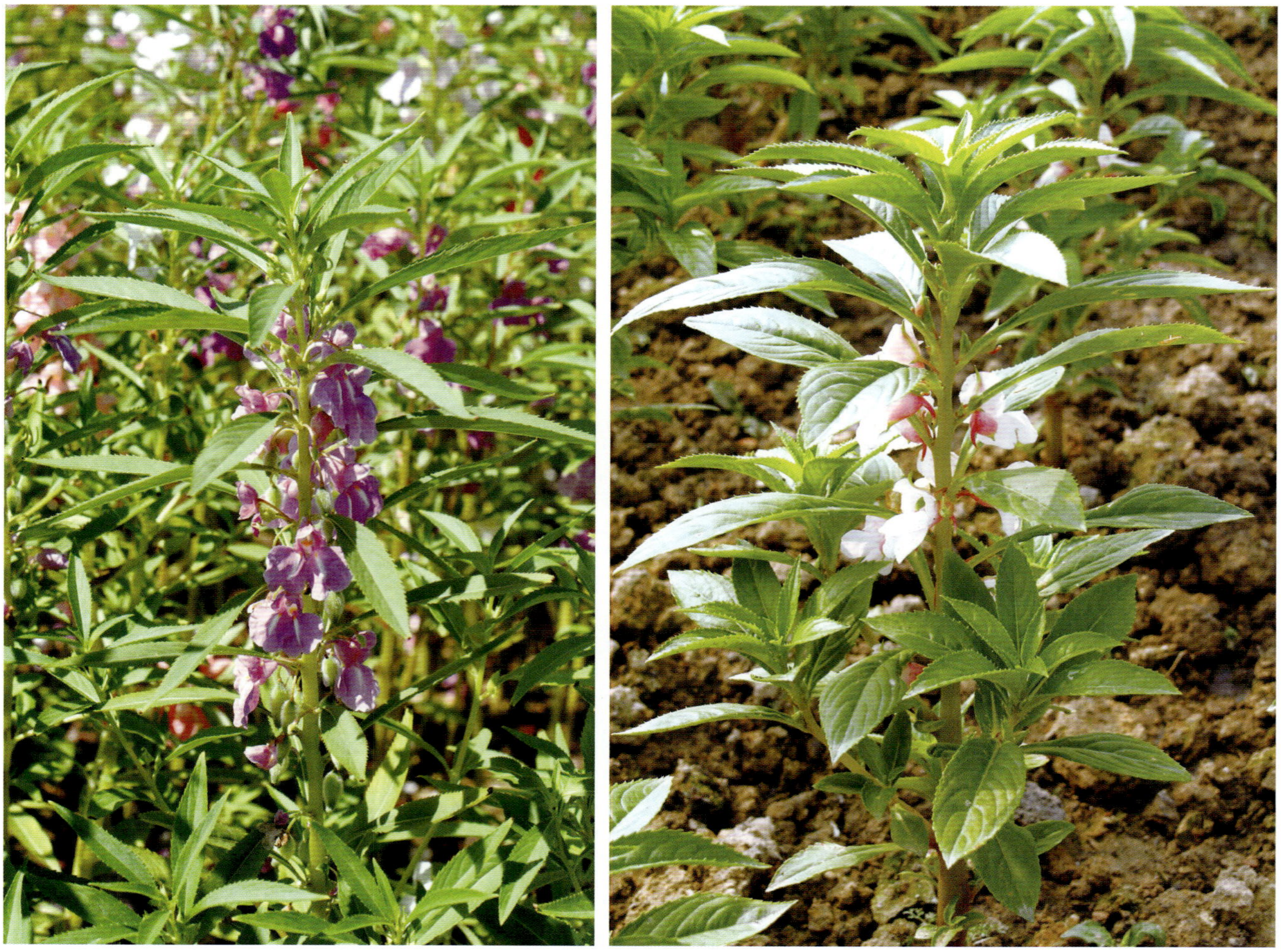

凤仙花

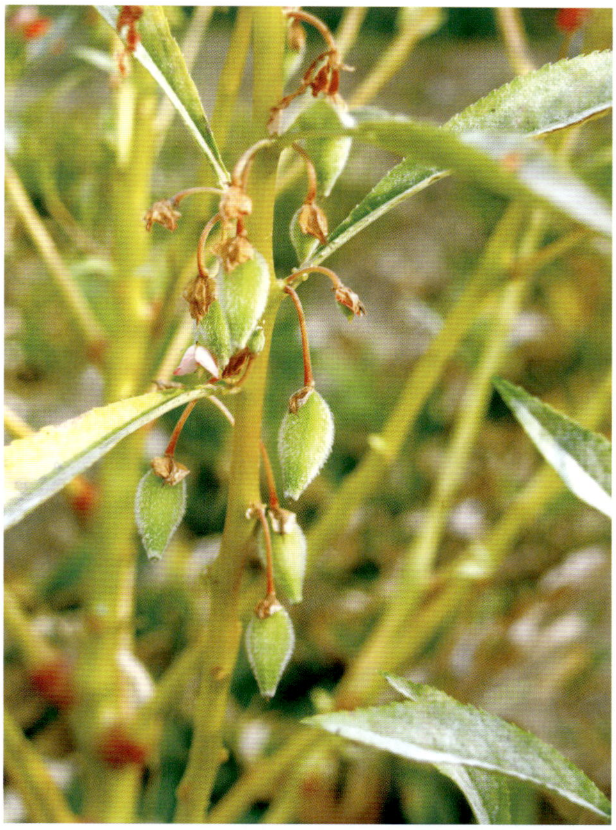

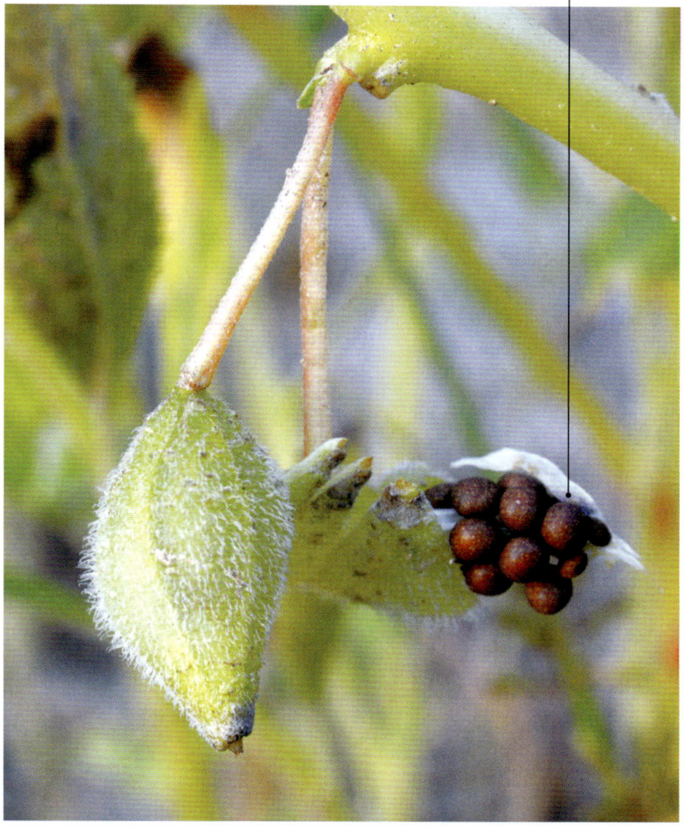

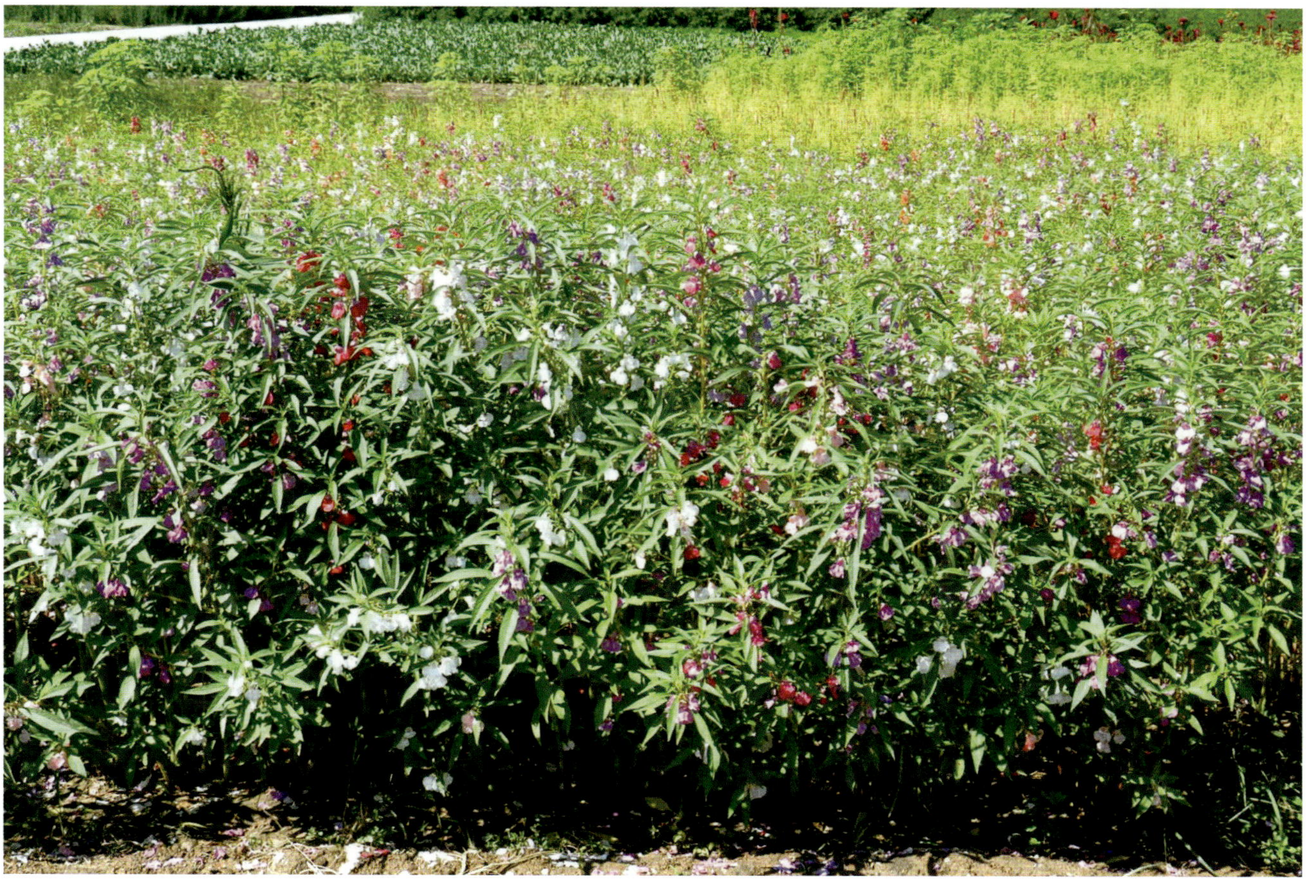

凤仙花（续）

姜　黄

Jianghuang

CURCUMAE LONGAE RHIZOMA

本品为姜科植物姜黄 *Curcuma longa* L. 的干燥根茎。

基原植物

■ **姜黄**　*Curcuma longa* L.　别名：黄姜

栽培于福建、台湾、广东、广西、四川、西藏、云南等地。

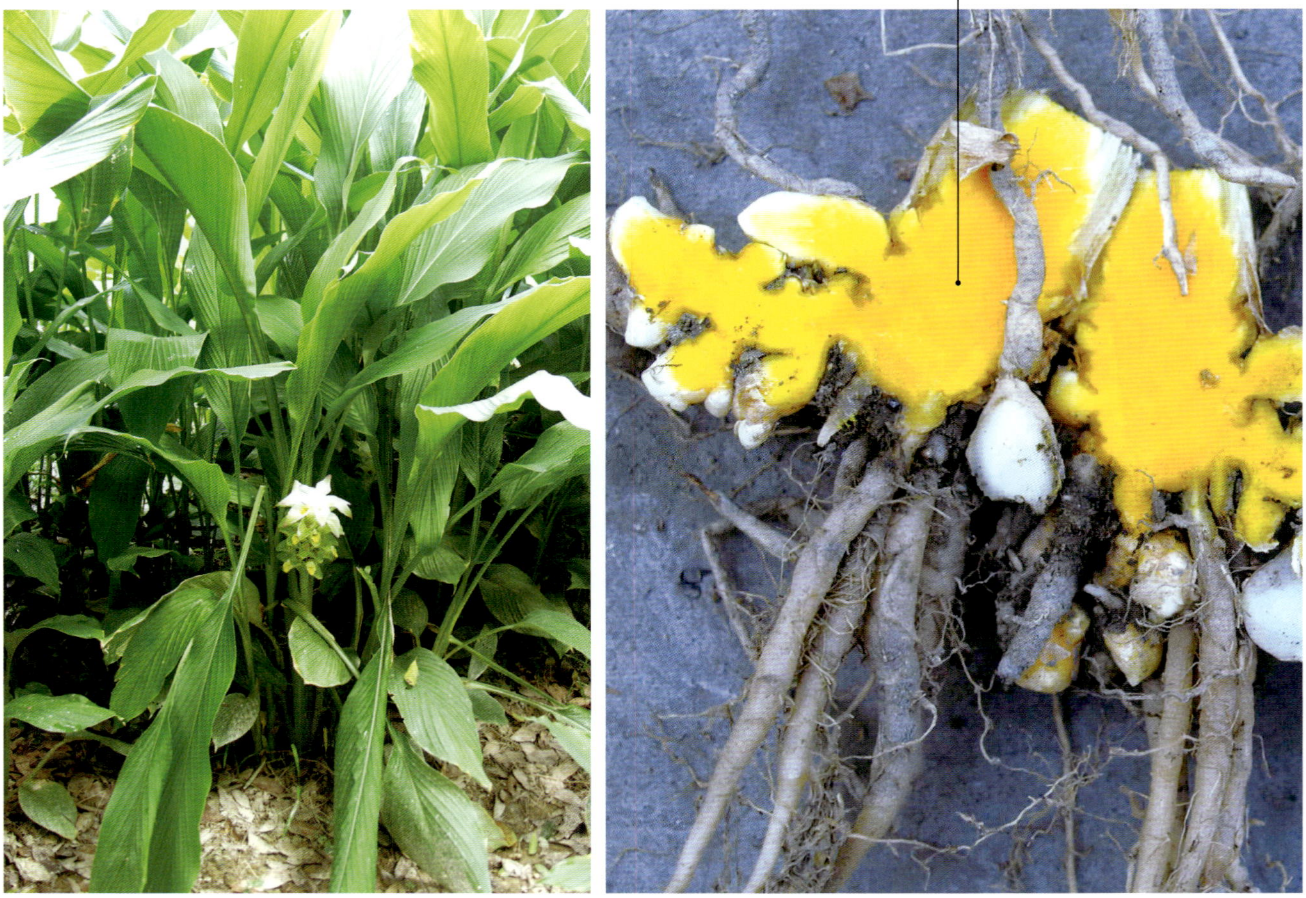

姜黄

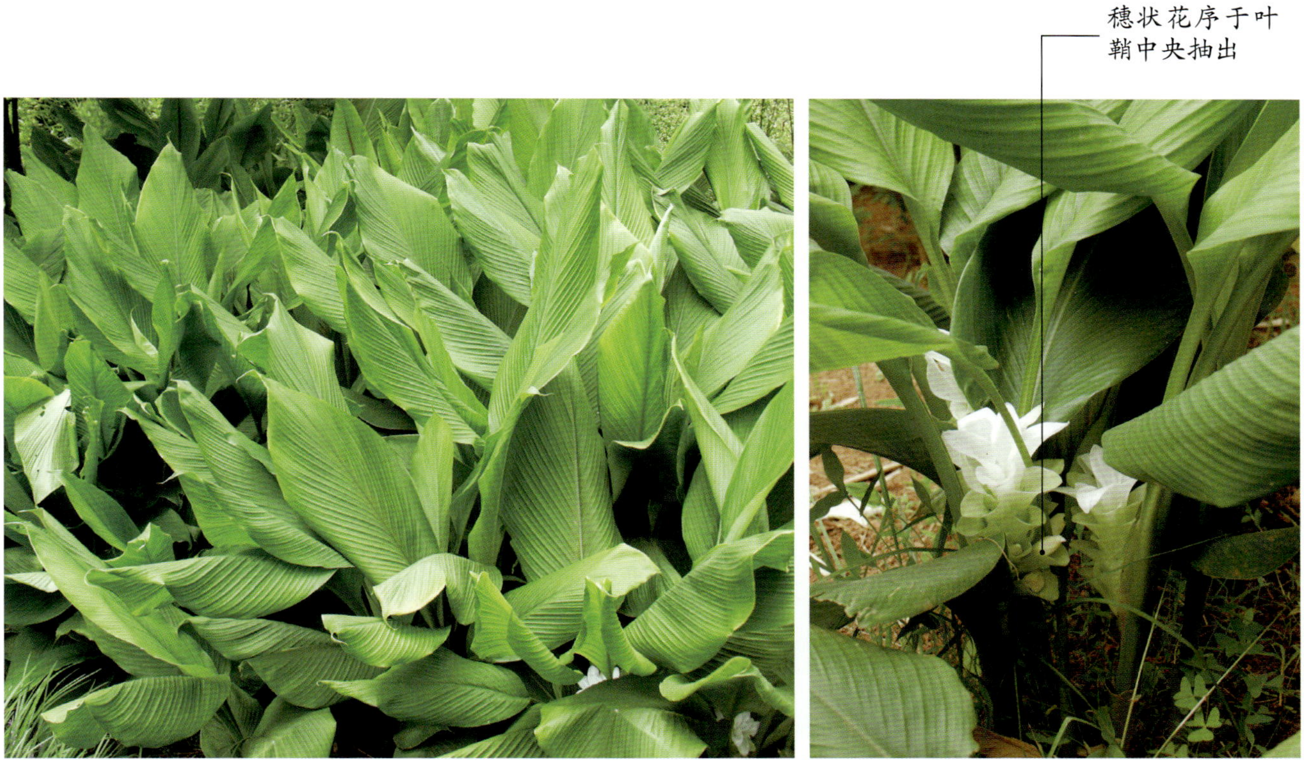

姜黄（续）

对比鉴别

参见“郁金”项。

检索表

参见“郁金”项。

前　胡 Qianhu PEUCEDANI RADIX

本品为伞形科植物白花前胡 *Peucedanum praeruptorum* Dunn 的干燥根。

基原植物

■ 白花前胡 *Peucedanum praeruptorum* Dunn 别名：鸡脚前胡

生于山坡林下及向阳的荒坡草丛。分布于江苏、安徽、江西、福建、台湾、湖北、湖南、四川等地。

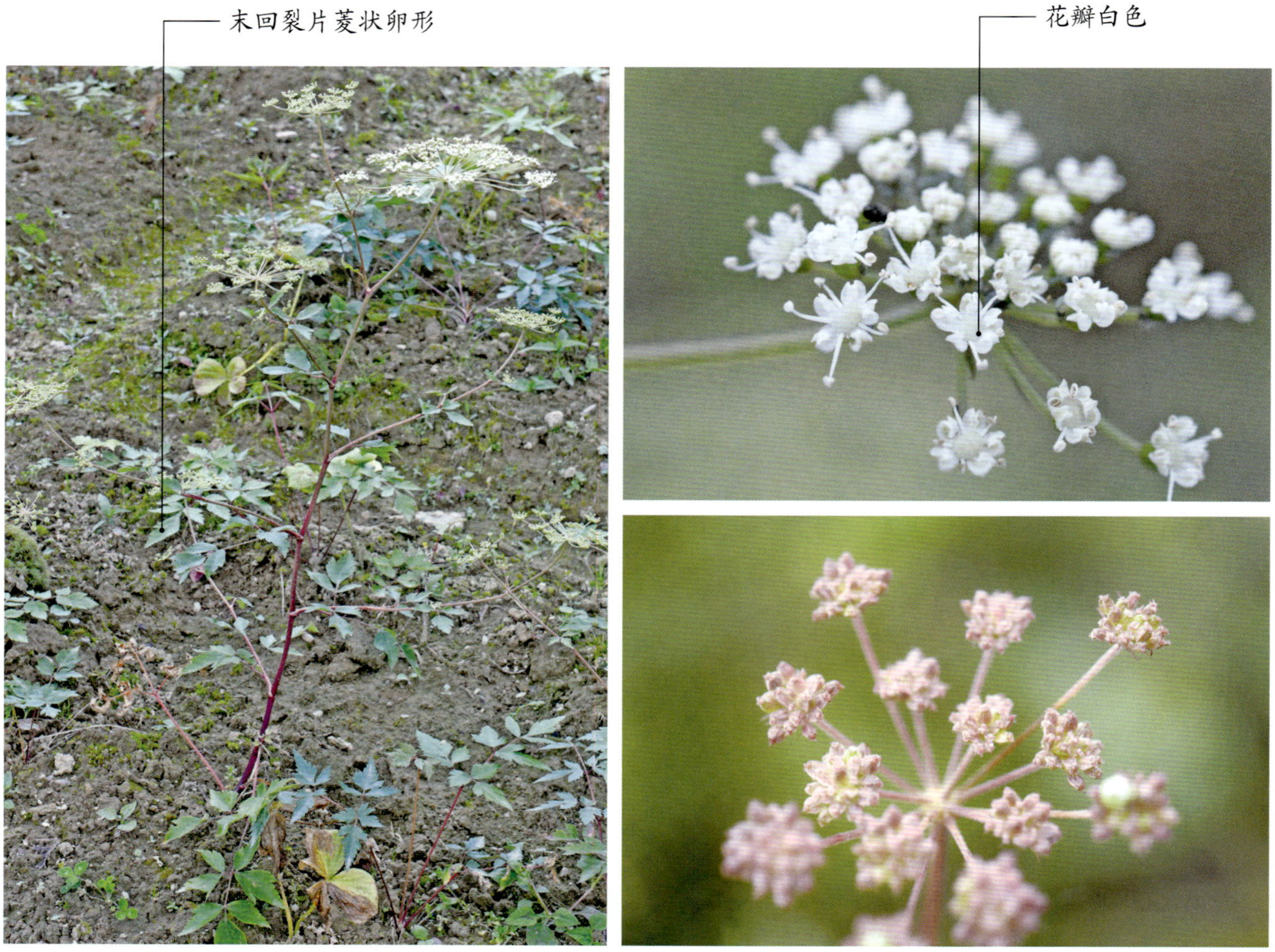

白花前胡

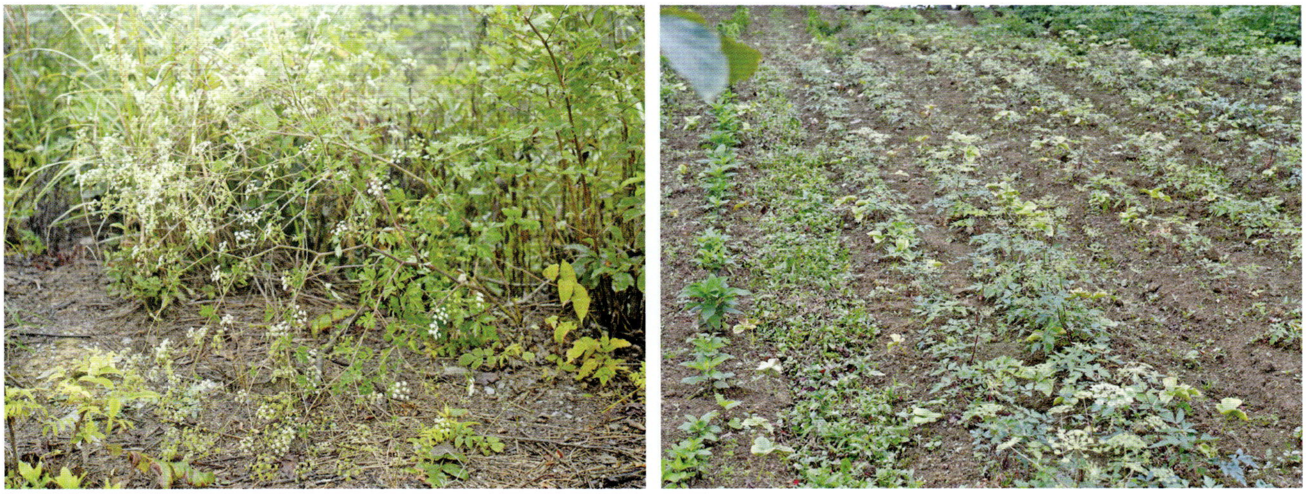

白花前胡（续）

对比鉴别

《中国药典》2000 年版及之前各版记载前胡为伞形科植物白花前胡和紫花前胡 *Angelica decursiva* (Miq.) Franch. et Sav. 的根；2005 年版及 2010 年版记载前胡为伞形科植物白花前胡的根；2015 年版及 2020 年版分别收载前胡及紫花前胡两味药材，其中药材前胡为植物白花前胡的根，药材紫花前胡为植物紫花前胡的根。

紫花前胡与白花前胡主要区别点：茎和花序伞幅紫色；叶片末回裂片椭圆形或长卵形；花瓣紫色。

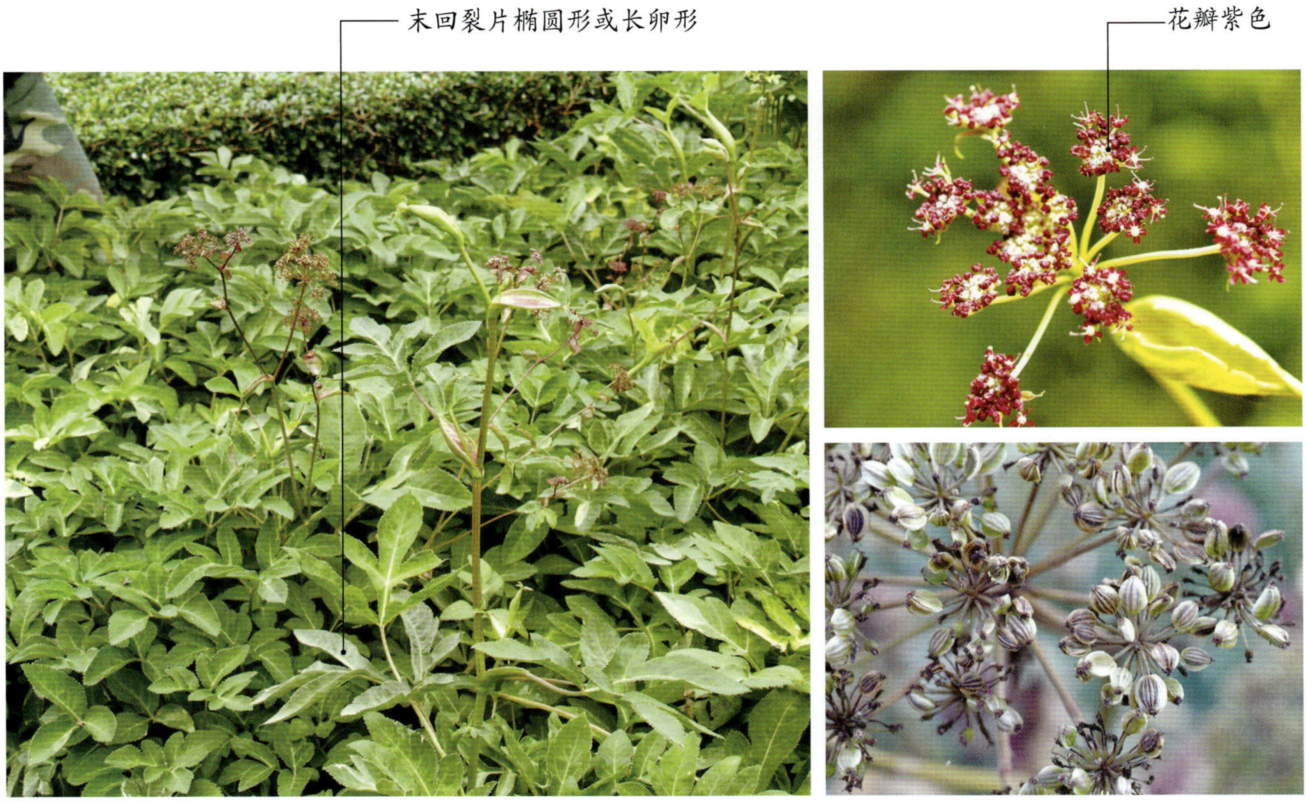

紫花前胡

首乌藤 Shouwuteng POLYGONI MULTIFLORI CAULIS

本品为蓼科植物何首乌 *Polygonum multiflorum* Thunb. 的干燥藤茎。

基原植物

■ 何首乌 *Polygonum multiflorum* Thunb. 别名：首乌

《中国植物志》及 *Flora of China* 记载何首乌的拉丁学名为 *Fallopia multiflora* (Thunberg) Haraldson。生于山坡、石缝、林下。分布于河北、河南、山东及长江以南各地。

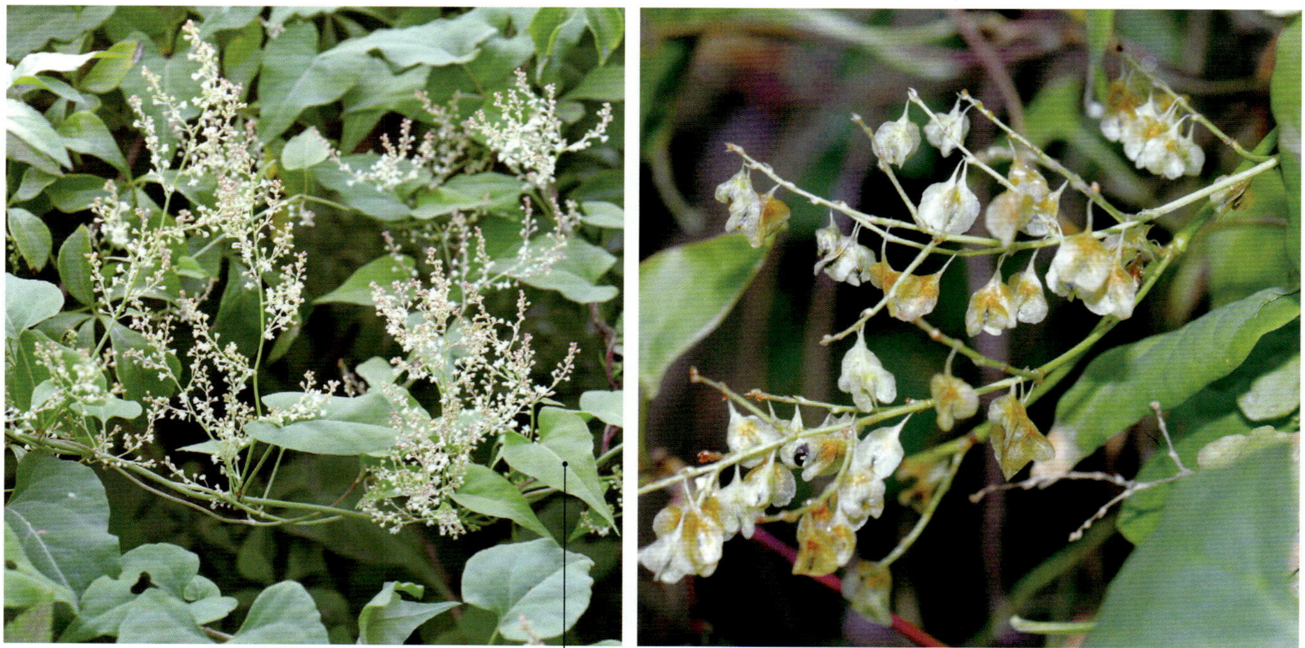

何首乌

洪　连

Honglian

LAGOTIDIS HERBA

本品系藏族习用药材。为玄参科植物短筒兔耳草 *Lagotis brevituba* Maxim. 的干燥全草。

基原植物

■ 短筒兔耳草　*Lagotis brevituba* Maxim.　别名：洪连、兔耳草

生于海拔 3000~4420m 的高山草地及多沙砾的坡地上。分布于甘肃、青海、西藏。

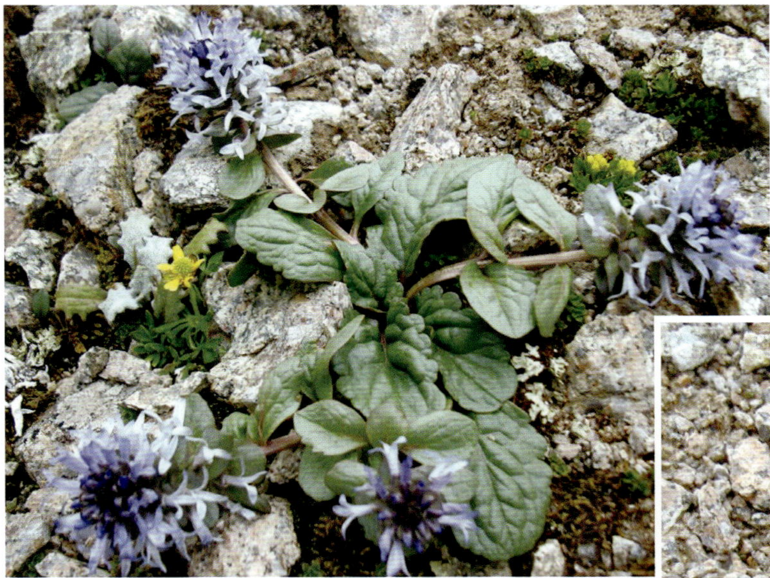

穗状花序头状或长圆形，长 2~3cm，花稠密；花冠浅蓝色或白色带紫色

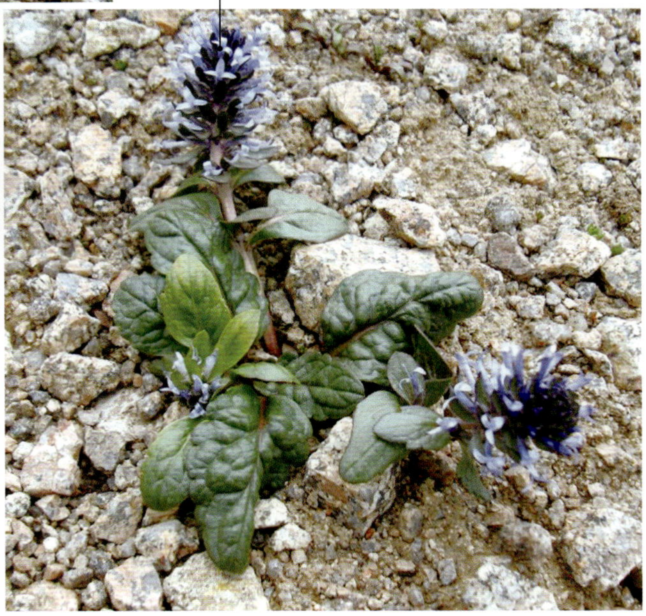

短筒兔耳草
（骆桂法供图）

洋金花　Yangjinhua DATURAE FLOS

本品为茄科植物白花曼陀罗 *Datura metel* L. 的干燥花。

基原植物

■ 白花曼陀罗　*Datura metel* L.

生于山坡、草地、路旁。分布于华东、西南及广东、广西、湖北。

花冠 14cm 以上

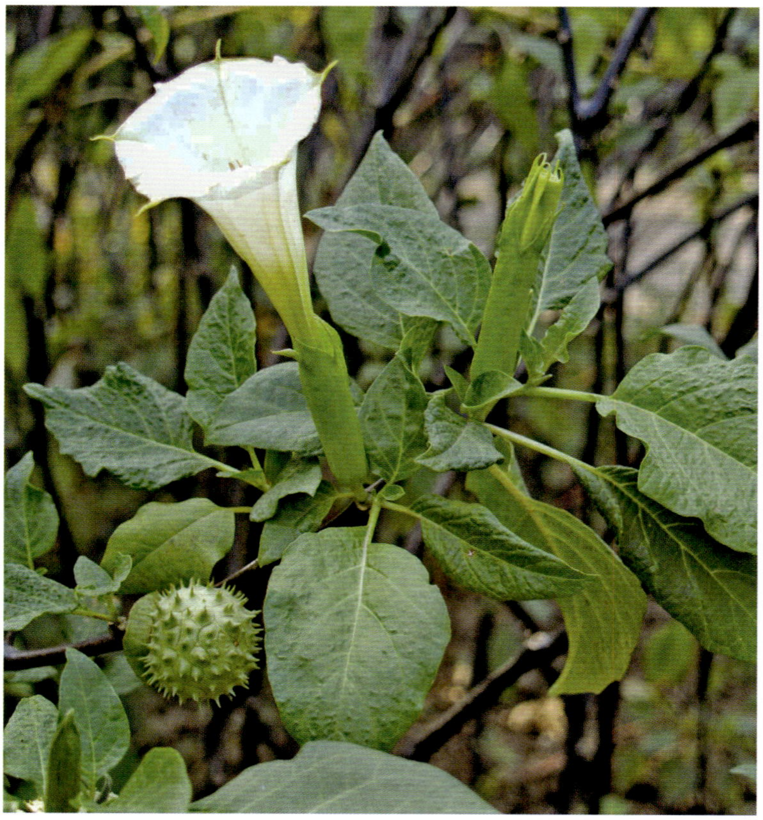

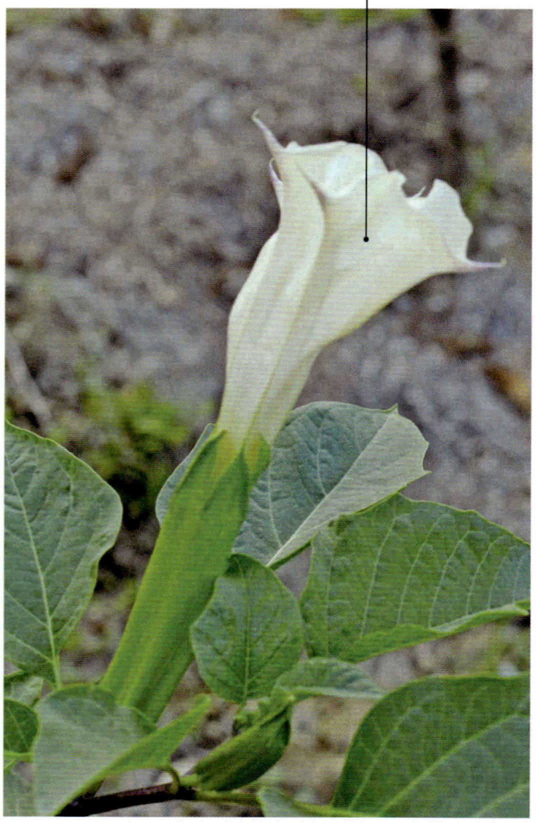

白花曼陀罗

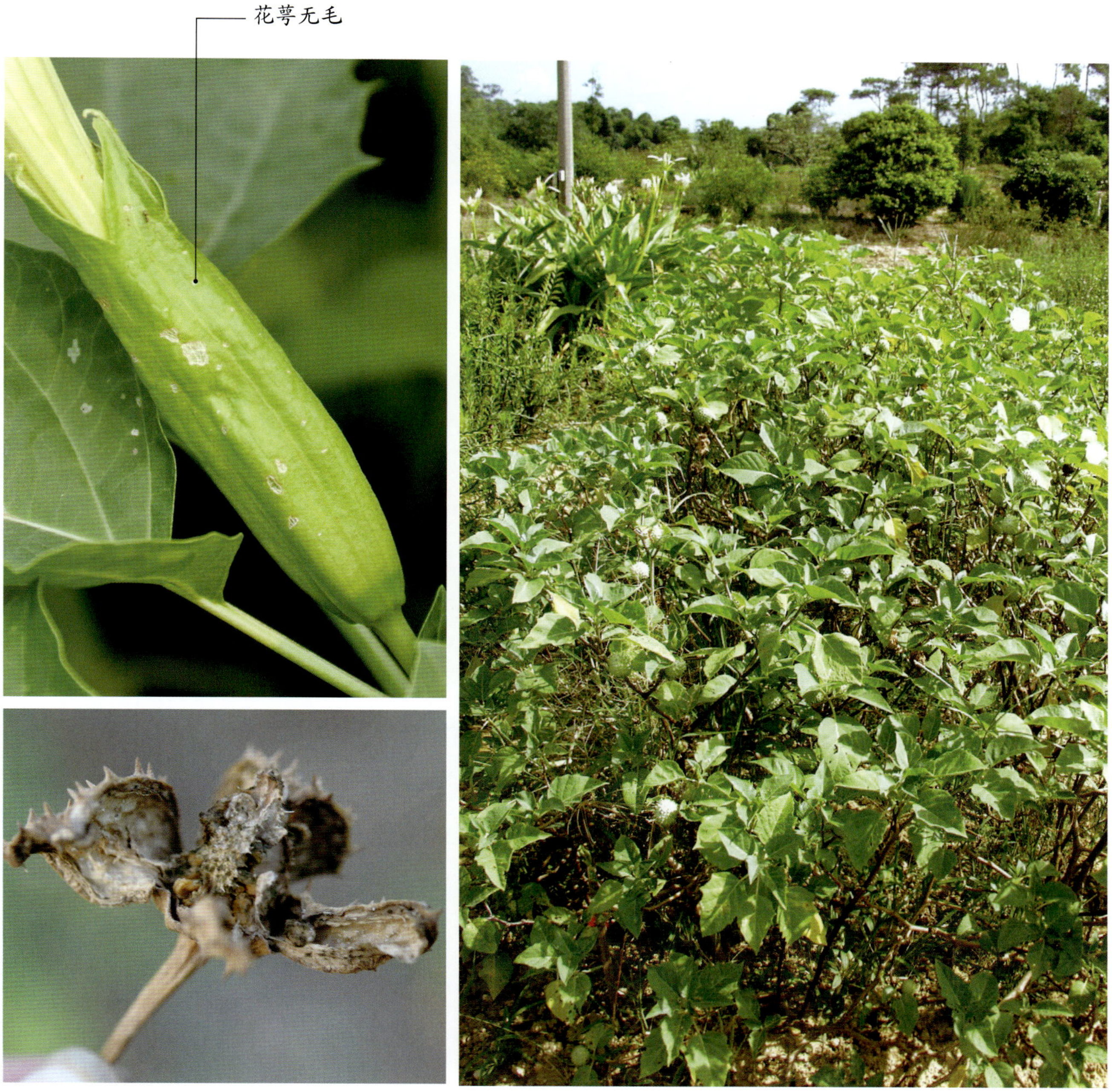

白花曼陀罗（续）

对比鉴别

《常用中药材品种整理和质量研究》（南方协作组）记载，各地使用的药材洋金花为植物白曼陀罗（白花曼陀罗）和毛曼陀罗 *Datura innoxia* Mill. 的花，前者药材称“南洋金花”，后者称“北洋金花”；曼陀罗 *Datura stramonium* L. 及其变种的花，药材称“野洋金花”，在有些地区也作药材洋金花入药。

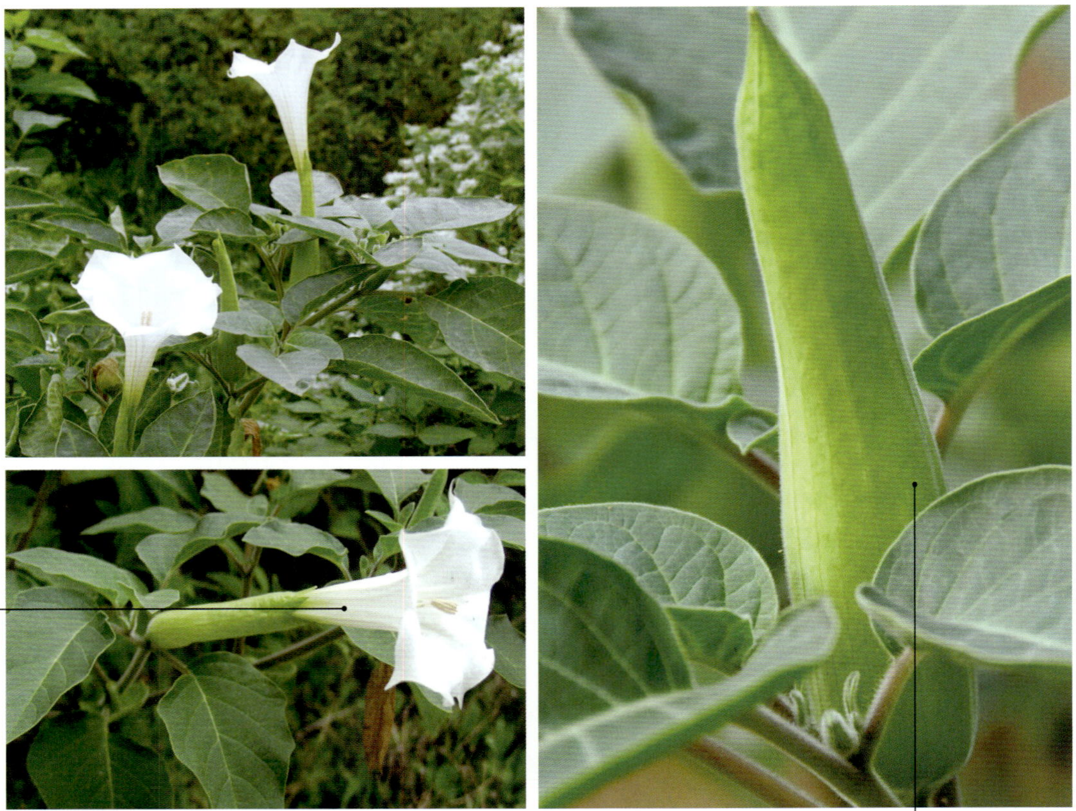

毛曼陀罗

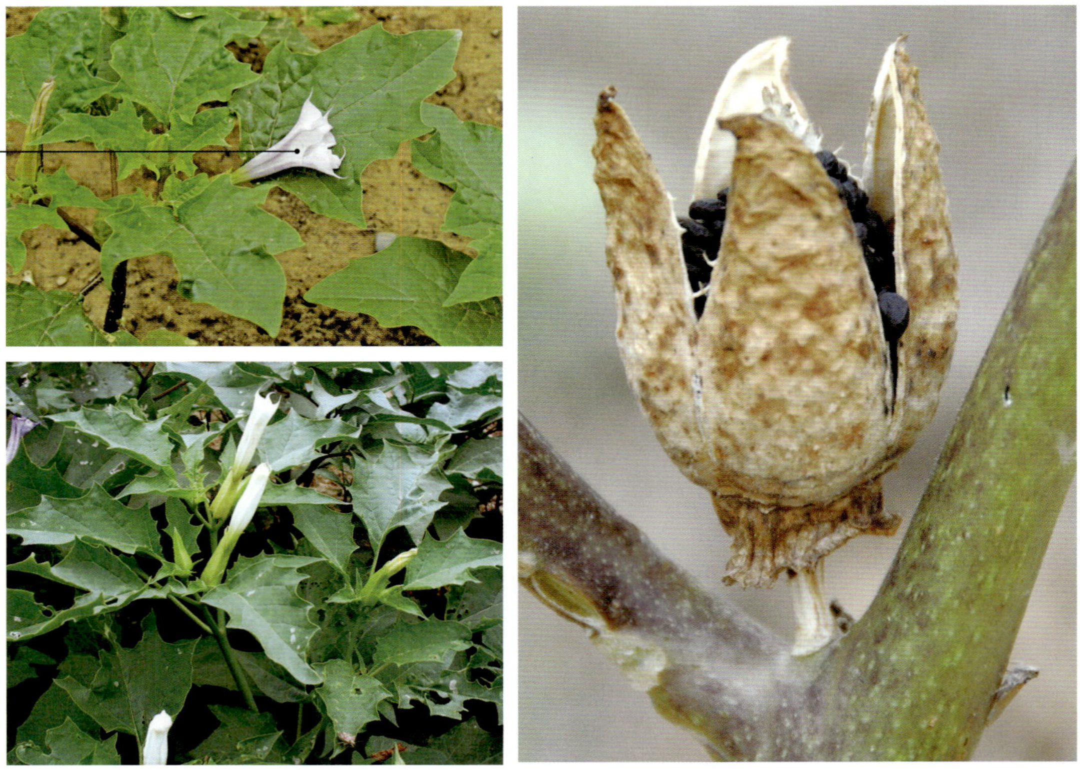

曼陀罗

检索表

1. 花冠长不及 11cm……………………………………………………曼陀罗
1. 花冠 14cm 以上……………………………………………………2
2. 植株密被白色细腺毛及短柔毛……………………………………毛曼陀罗
2. 植株近无毛…………………………………………………………白花曼陀罗

穿山龙

Chuanshanlong

DIOSCOREAE NIPPONICAE RHIZOMA

本品为薯蓣科植物穿龙薯蓣 *Dioscorea nipponica* Makino 的干燥根茎。

基原植物

■ **穿龙薯蓣** *Dioscorea nipponica* Makino 别名：穿地龙

生于海拔 300~2000m 的山坡、林边、沟边或灌木丛中。分布于东北、华北及山东、江苏、安徽、浙江、陕西、宁夏、甘肃、青海、四川等地。

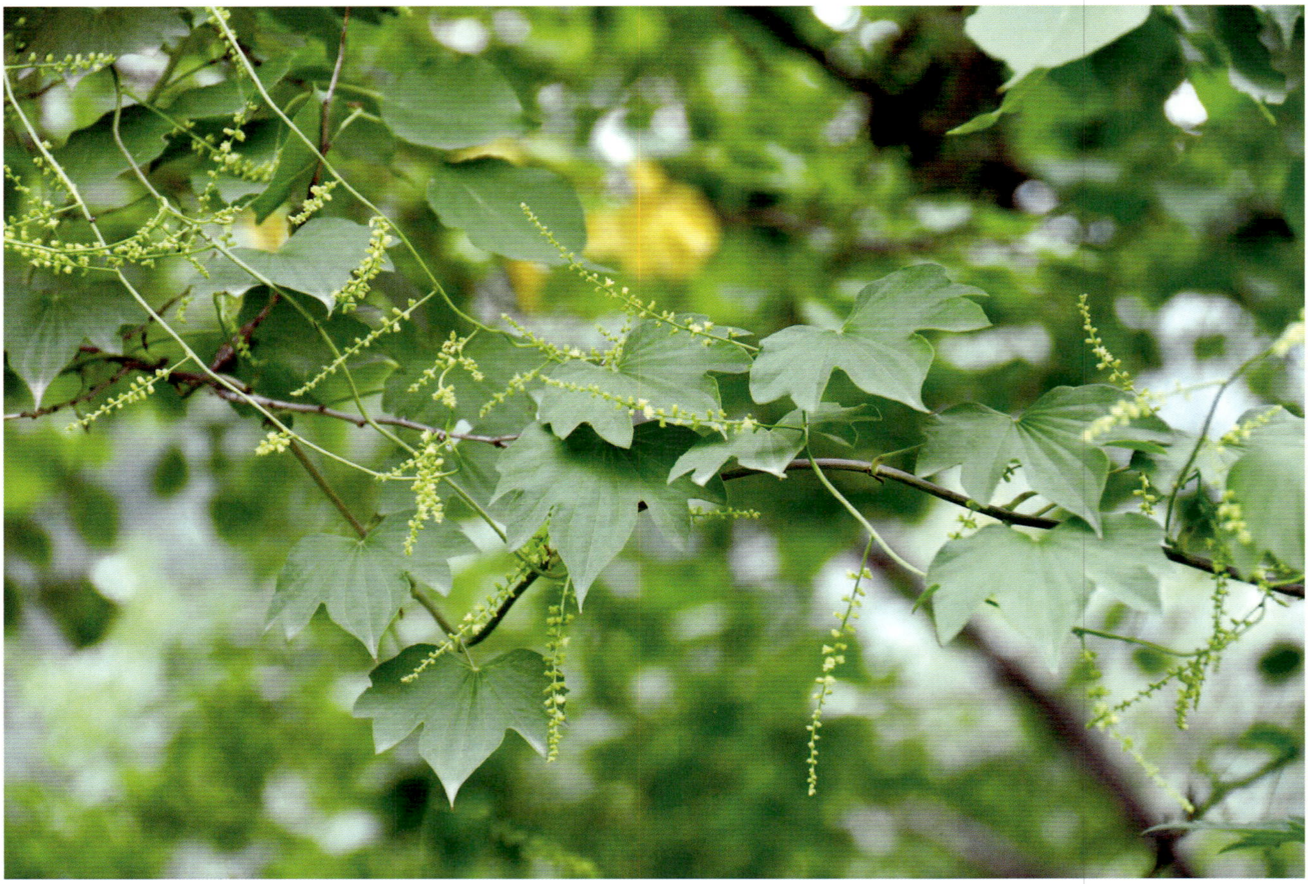

穿龙薯蓣

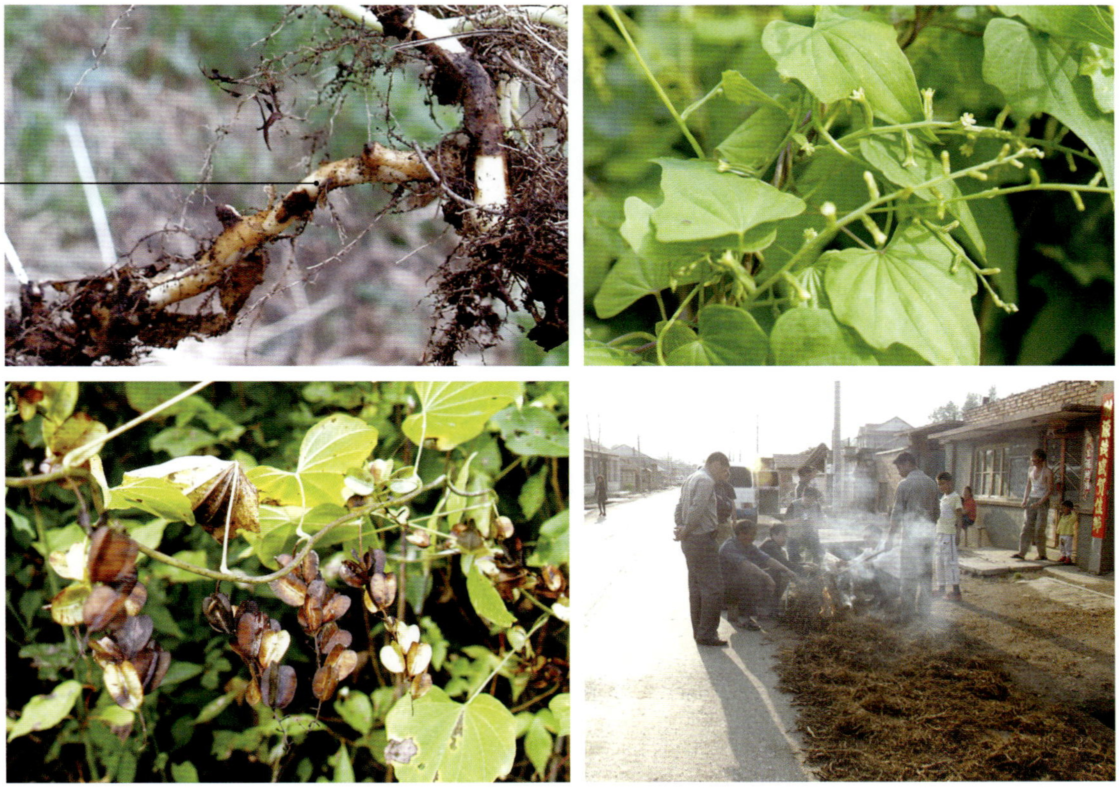

穿龙薯蓣（续）

对比鉴别

《中国植物志》及 *Flora of China* 记载了穿龙薯蓣的亚种柴黄姜（黄姜子）*Dioscorea nipponica* subsp. *rosthornii* (Prain et Burkill) C. T. Ting。

柴黄姜与穿龙薯蓣主要区别点：根状茎没有剥落的栓皮。

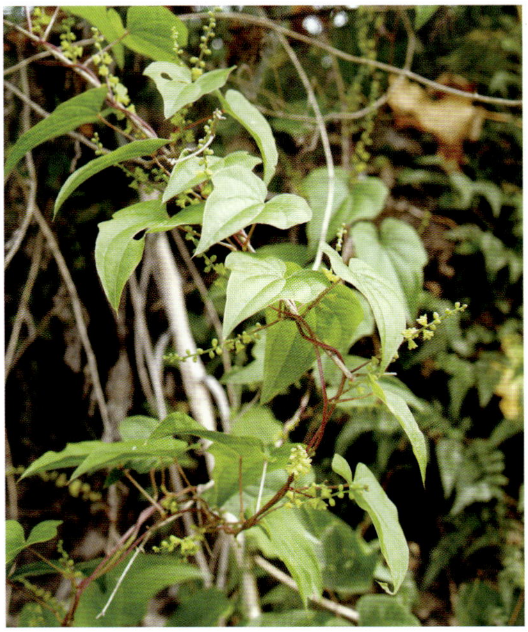

柴黄姜

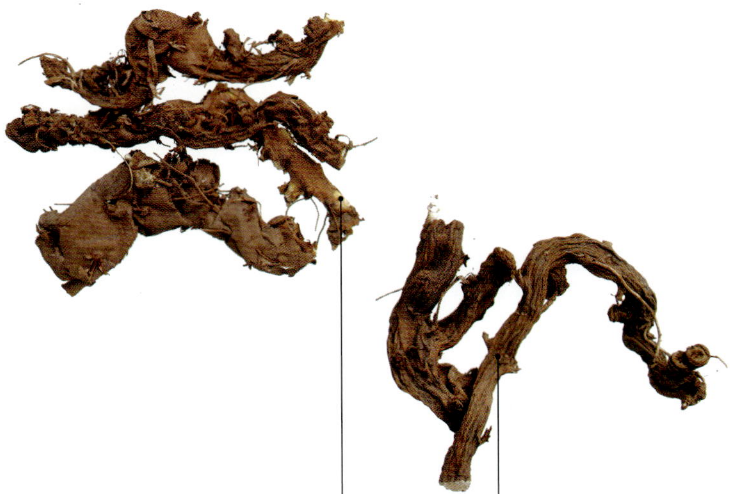

穿龙薯蓣与柴黄姜

穿心莲

Chuanxinlian

ANDROGRAPHIS HERBA

本品为爵床科植物穿心莲 *Andrographis paniculata* (Burm. f.) Nees 的干燥地上部分。

基原植物

■ **穿心莲** *Andrographis paniculata* (Burm. f.) Nees　别名：一见喜

生于湿热的平原、丘陵地区。江西、福建、湖南、广东、广西、四川等地有栽培。

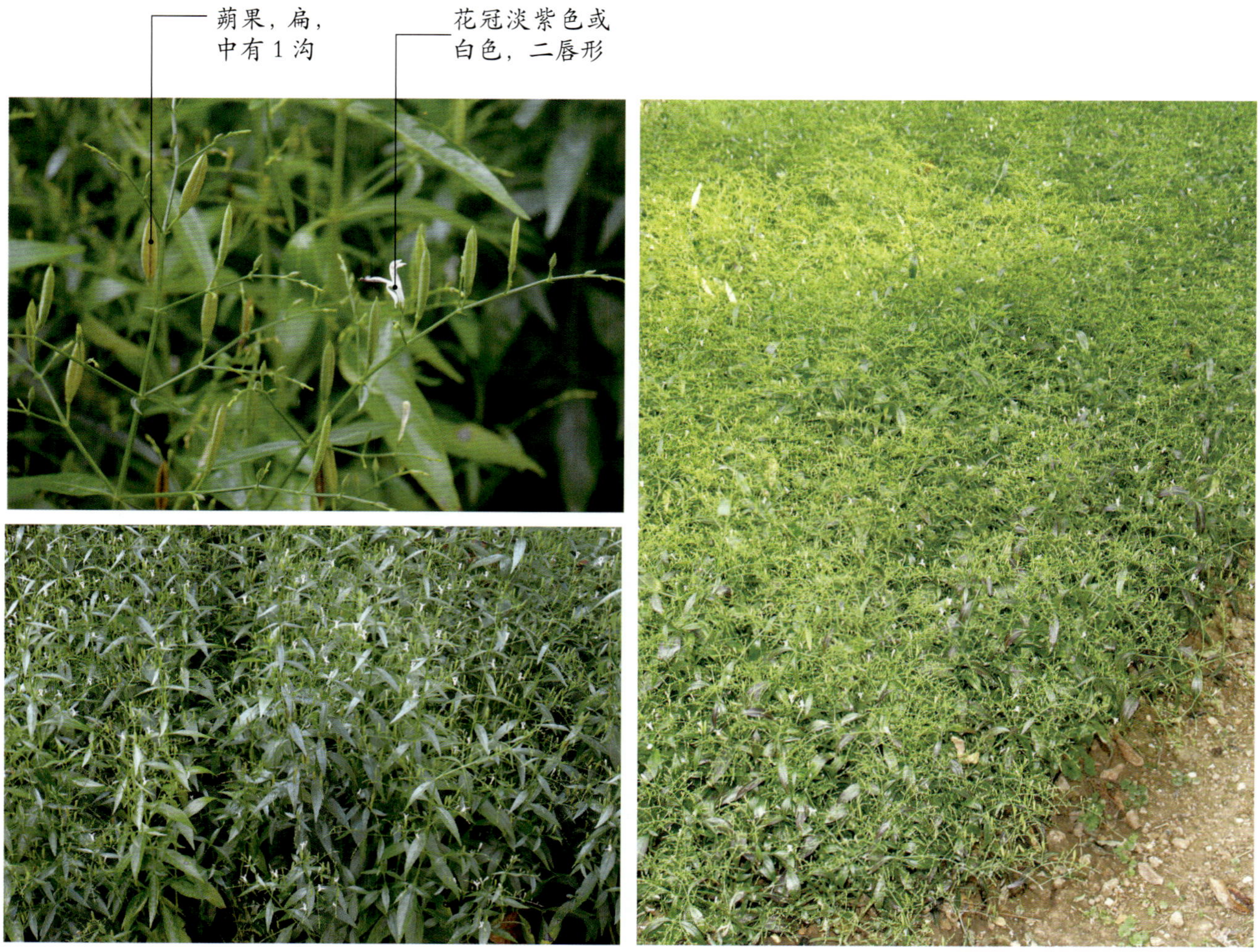

穿心莲

络石藤

Luoshiteng

TRACHELOSPERMI CAULIS ET FOLIUM

本品为夹竹桃科植物络石 *Trachelospermum jasminoides* (Lindl.) Lem. 的干燥带叶藤茎。

基原植物

■ **络石** *Trachelospermum jasminoides* (Lindl.) Lem. 别名：爬墙虎、石龙藤

生于山野、荒地，常攀附在石上、墙上或其他植物上。除新疆、青海、西藏及东北外，其他地区均有分布。

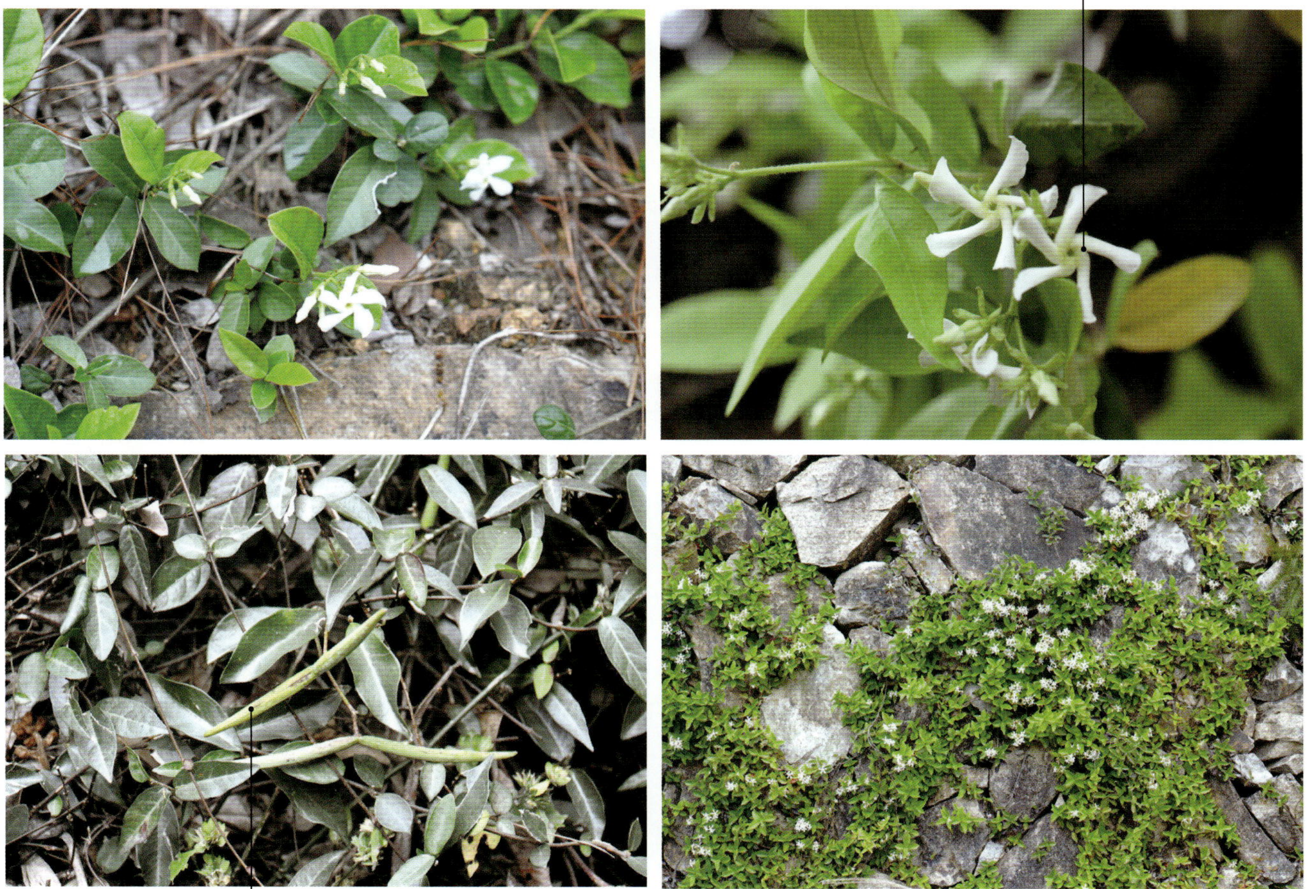

络石

对比鉴别

桑科植物薜荔 *Ficus pumila* L. 不育枝的枝叶与络石相近，容易相混淆。

薜荔与络石主要区别点：能育枝的叶革质椭圆形，互生；植株有乳汁；隐头花序。

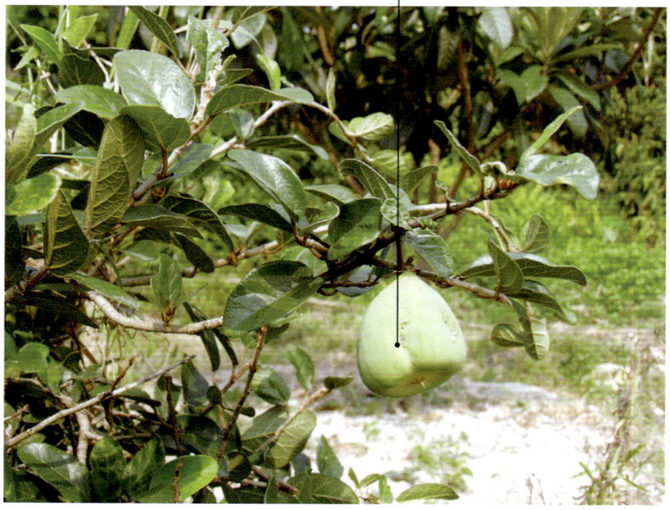

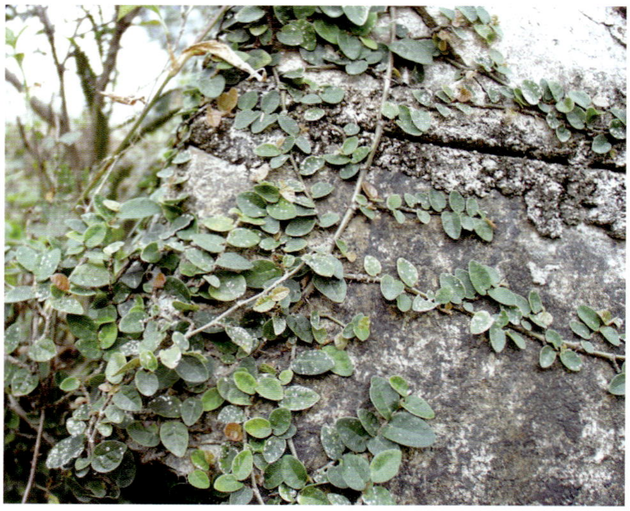

薜荔

十画

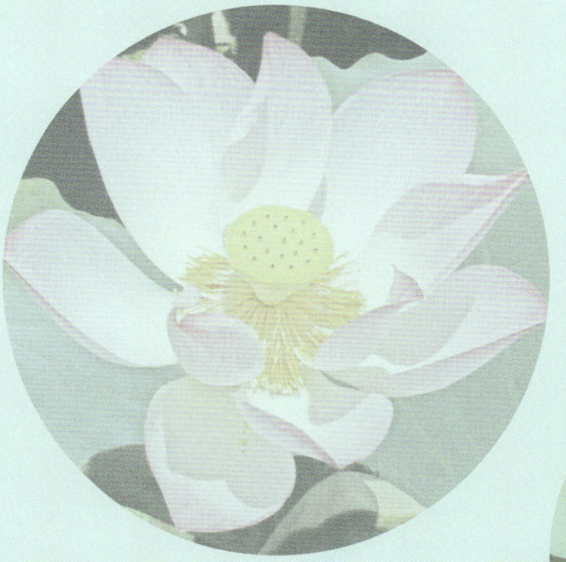

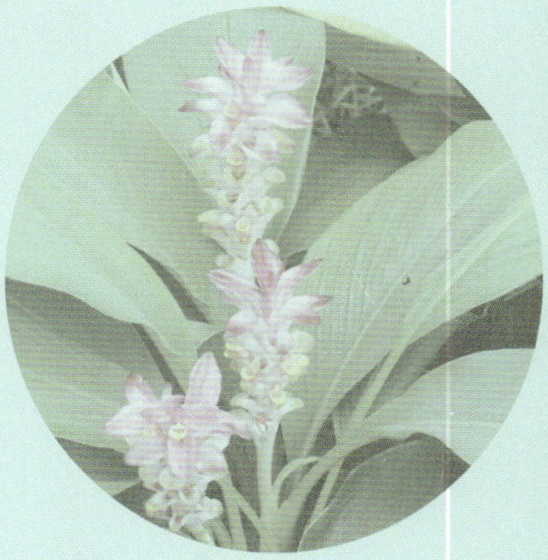

秦　艽 Qinjiao GENTIANAE MACROPHYLLAE RADIX

本品为龙胆科植物秦艽 *Gentiana macrophylla* Pall.、麻花秦艽 *Gentiana straminea* Maxim.、粗茎秦艽 *Gentiana crassicaulis* Duthie ex Burk. 或小秦艽 *Gentiana dahurica* Fisch. 的干燥根。前三种按性状不同分别习称“秦艽”和“麻花艽”，后一种习称“小秦艽”。

基原植物

■ 秦艽 *Gentiana macrophylla* Pall.　别名：大叶龙胆

生于海拔 400~3700m 的山谷中或山坡上。分布于河北、内蒙古、宁夏、陕西、山东、山西。

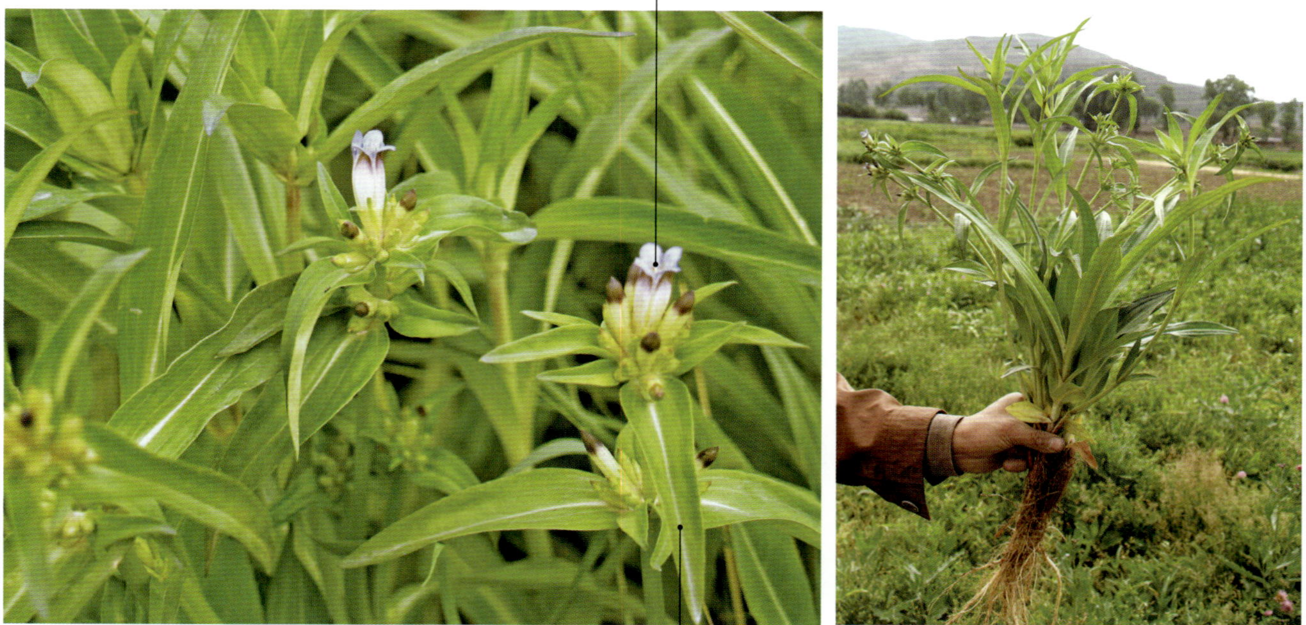
花多数，无梗，簇生枝顶呈头状或腋生呈轮状，花冠蓝色或冠檐蓝色或蓝紫色
最上部叶小，不包被头状花序

秦艽

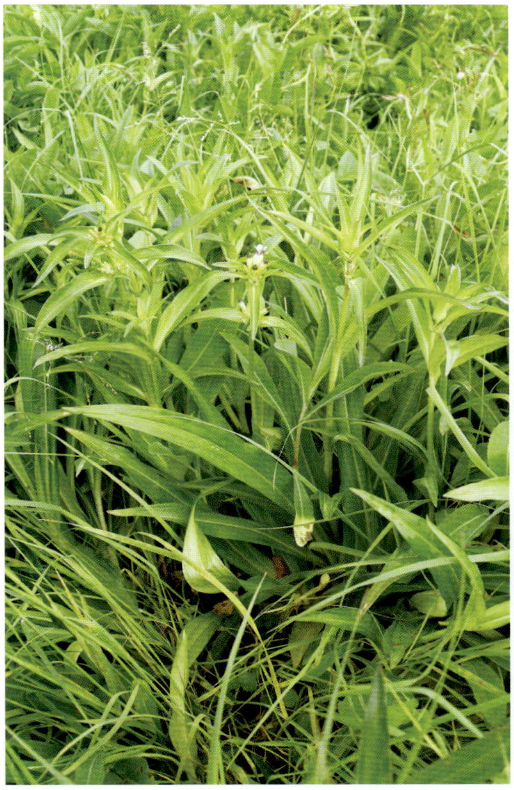

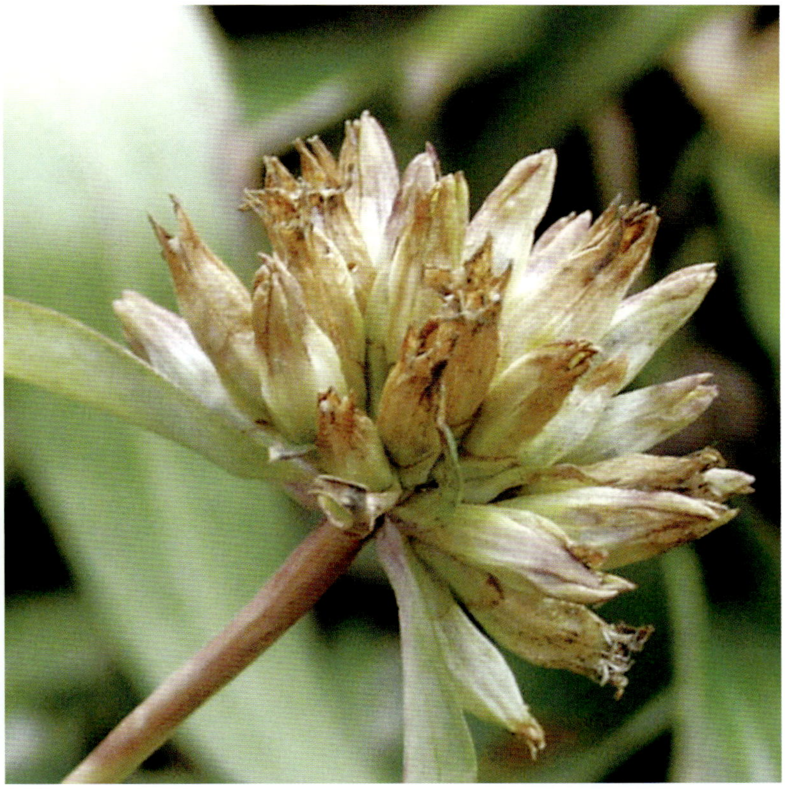

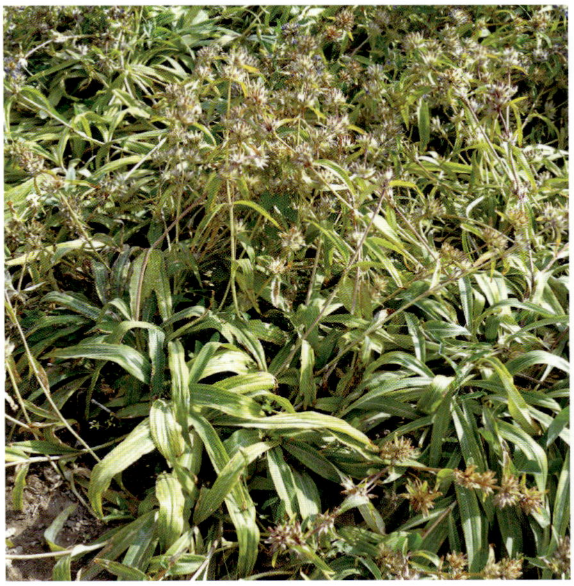

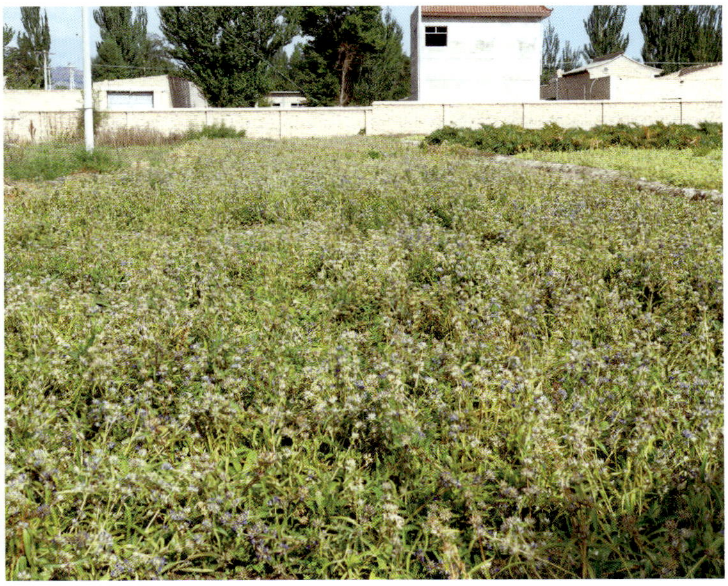

秦艽（续）

■ 麻花秦艽 *Gentiana straminea* Maxim. 别名：大秦艽、麻花艽

生于海拔 2000~5000m 的高山、草地和溪边。分布于甘肃、青海、宁夏、西藏、湖北等地。

花冠白色带淡绿或浅黄绿色，排列成疏松的花序

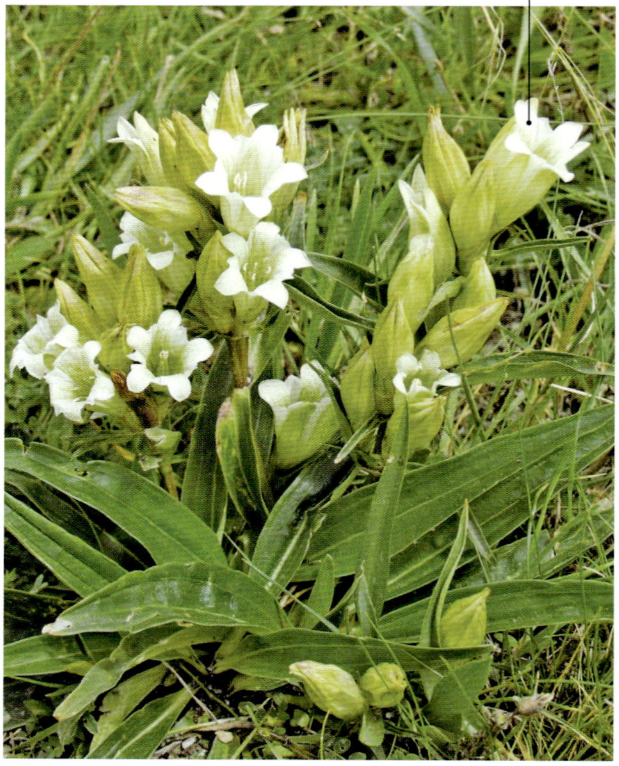

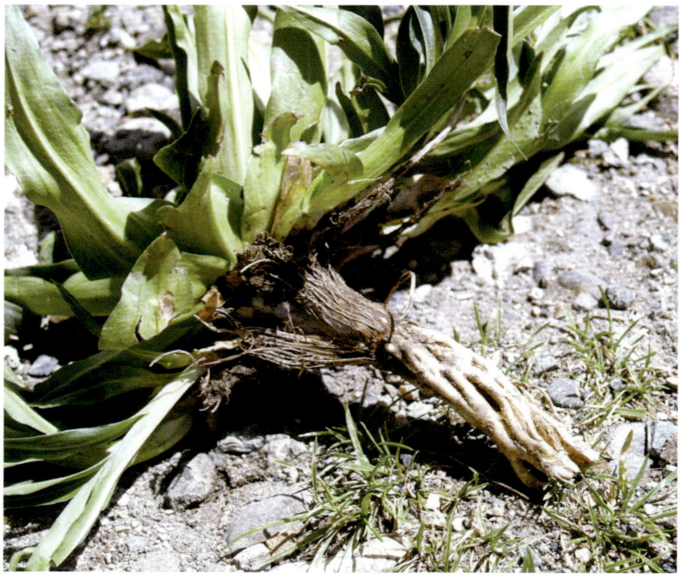

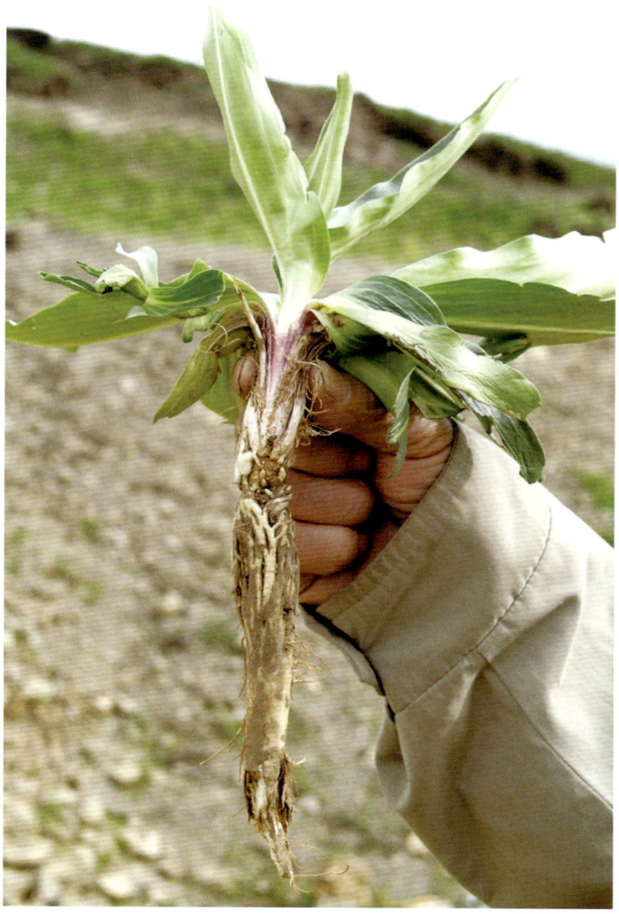

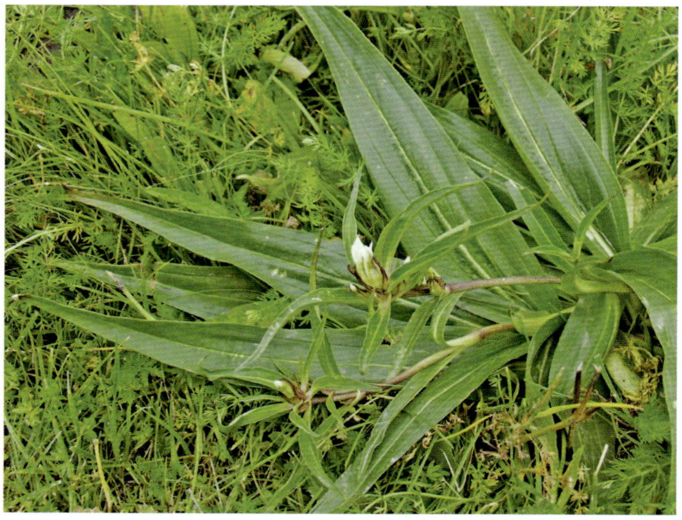

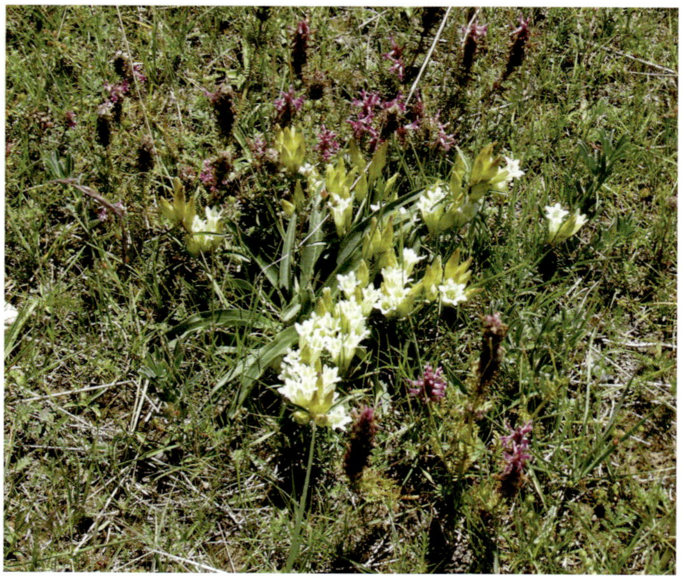

麻花秦艽

■ 粗茎秦艽 *Gentiana crassicaulis* Duthie ex Burk. 别名：萝卜艽、牛尾艽

生于海拔 2100~4500m 的高山草甸、山坡草地、路旁或林缘。分布于贵州、四川、云南、西藏等地。

花多数，无梗，簇生枝顶呈头状或腋生呈轮状

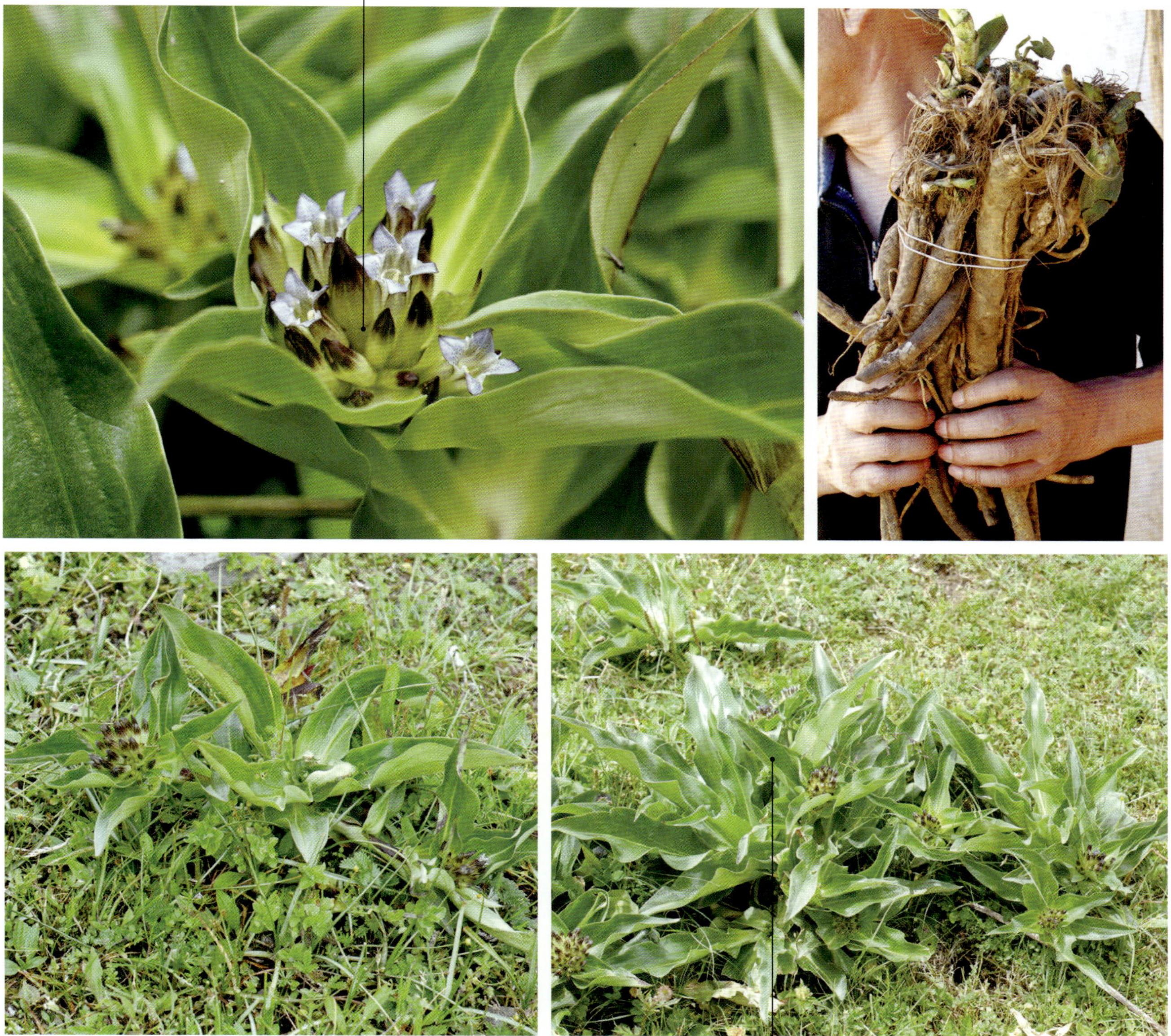

最上部叶大，呈苞叶状，包被头状花序

粗茎秦艽

■ 小秦艽 *Gentiana dahurica* Fisch. 别名：兴安龙胆

生于海拔 800~4500m 的高山草丛、山区荒地。分布于河北、山西、内蒙古、陕西、宁夏、甘肃、青海、新疆、四川、西藏等地。

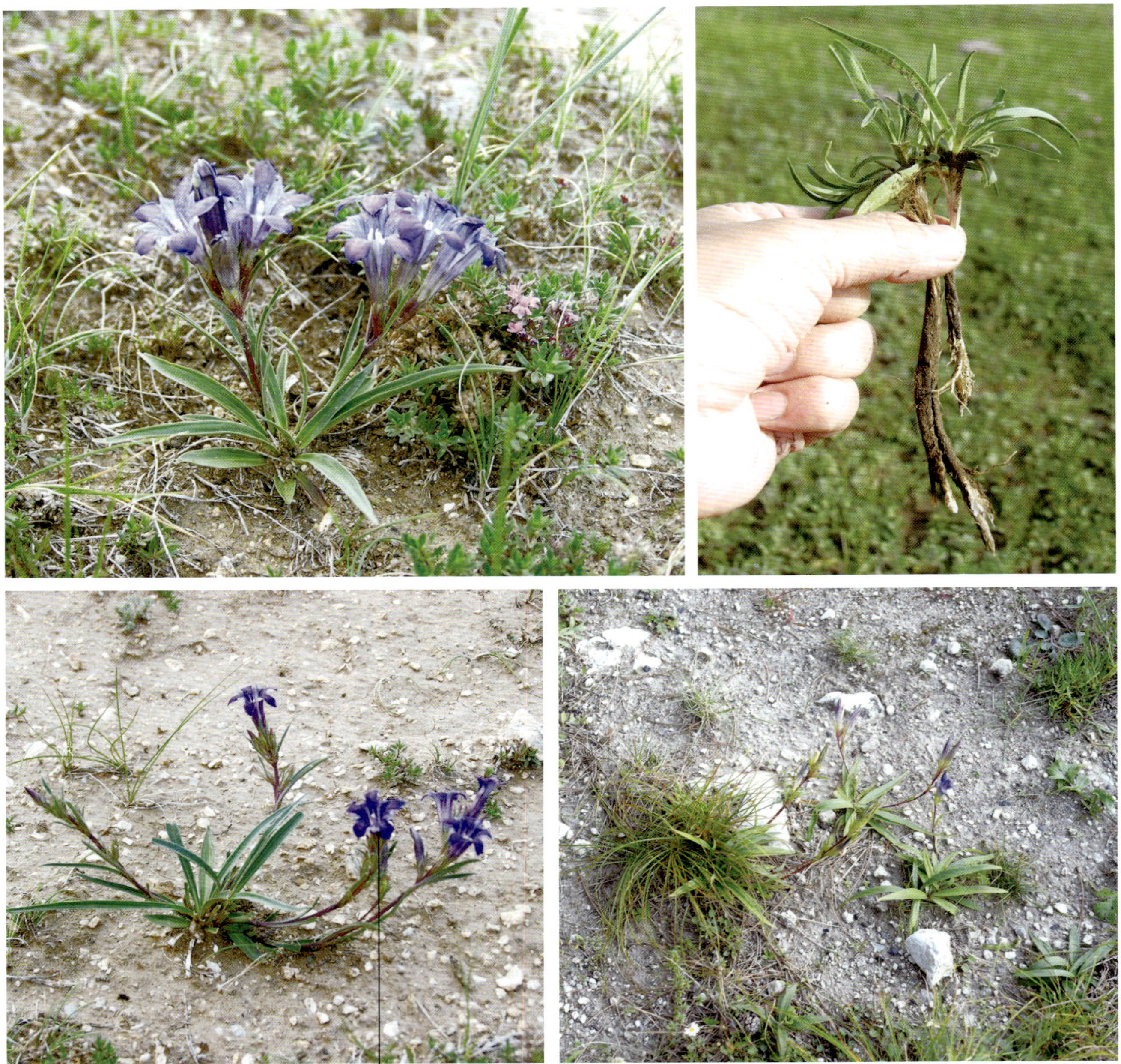

花冠深蓝色，有花梗，排列成疏松的花序，稀为单花

小秦艽

对比鉴别

《常用中药材品种整理和质量研究》（北方编）记载，秦艽药材的主要来源共 5 种，除了《中国药典》2020 年版记载的 4 种外，还有黄管秦艽 *Gentiana officinalis* H. Smith。

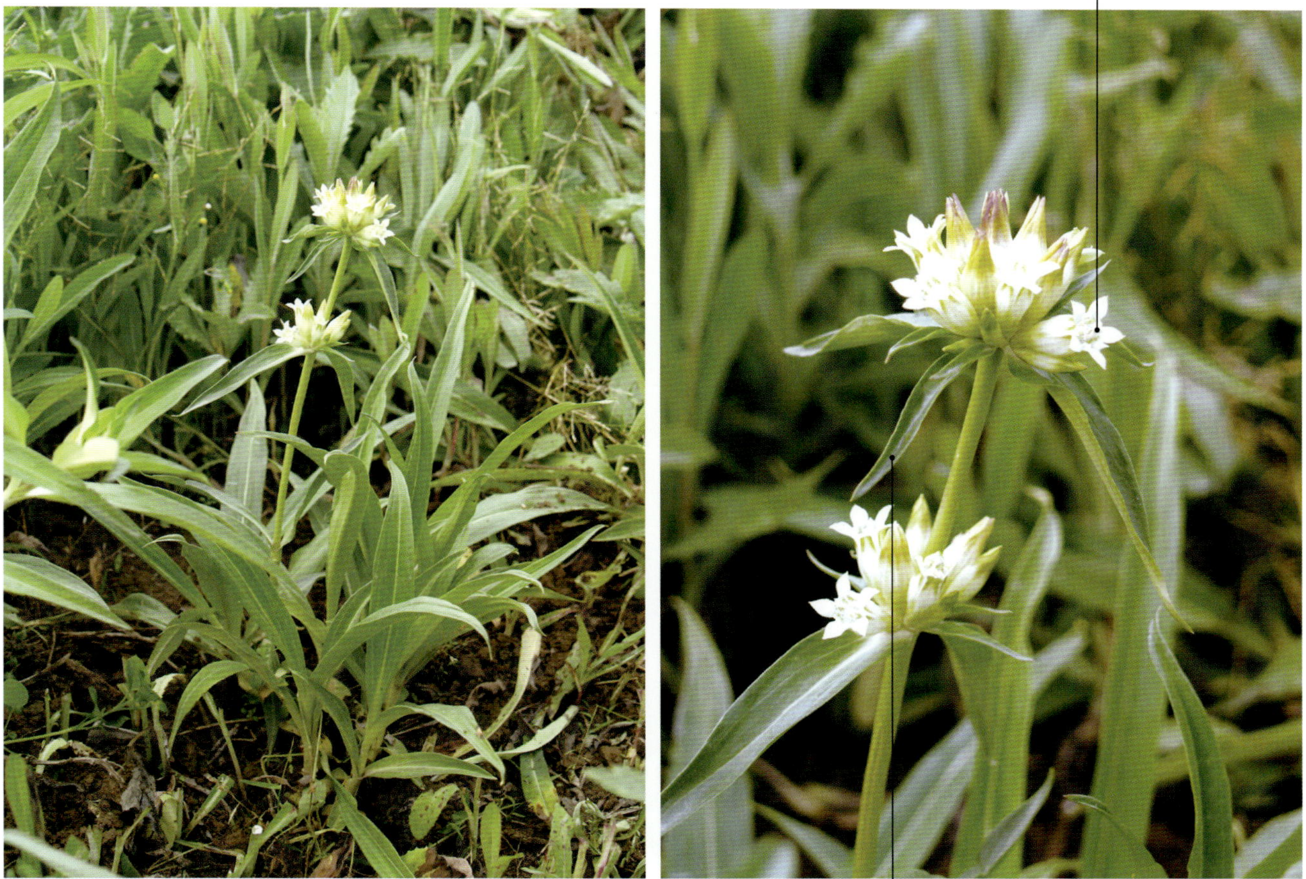

黄管秦艽

检索表

1. 聚伞花序顶生及腋生，排列成疏松的花序，稀为单花，花多少有花梗……2
1. 花多数，无梗，簇生枝顶呈头状或腋生呈轮状……3
2. 花冠白色带淡绿色或浅黄绿色，有时带灰蓝色，喉部有绿色斑点……麻花秦艽
2. 花冠深蓝色，喉部有黄色斑点……小秦艽
3. 茎生叶并不比莲座状叶小，最上部叶大，呈苞叶状，包被头状花序……粗茎秦艽
3. 茎生叶明显比莲座状叶小，最上部叶小，不呈苞叶状，不包被头状花序……4
4. 花冠黄绿色或淡黄色……黄管秦艽
4. 花冠或冠檐蓝色或蓝紫色……秦艽

秦　皮　Qinpi FRAXINI CORTEX

本品为木犀科植物苦枥白蜡树 *Fraxinus rhynchophylla* Hance、白蜡树 *Fraxinus chinensis* Roxb.、尖叶白蜡树 *Fraxinus szaboana* Lingelsh. 或宿柱白蜡树 *Fraxinus stylosa* Lingelsh. 的干燥枝皮或干皮。

基原植物

■ 苦枥白蜡树　*Fraxinus rhynchophylla* Hance　别名：花曲柳、大叶芩

生于山坡、山沟和丛林中。分布于东北及河北、内蒙古、河南等地。

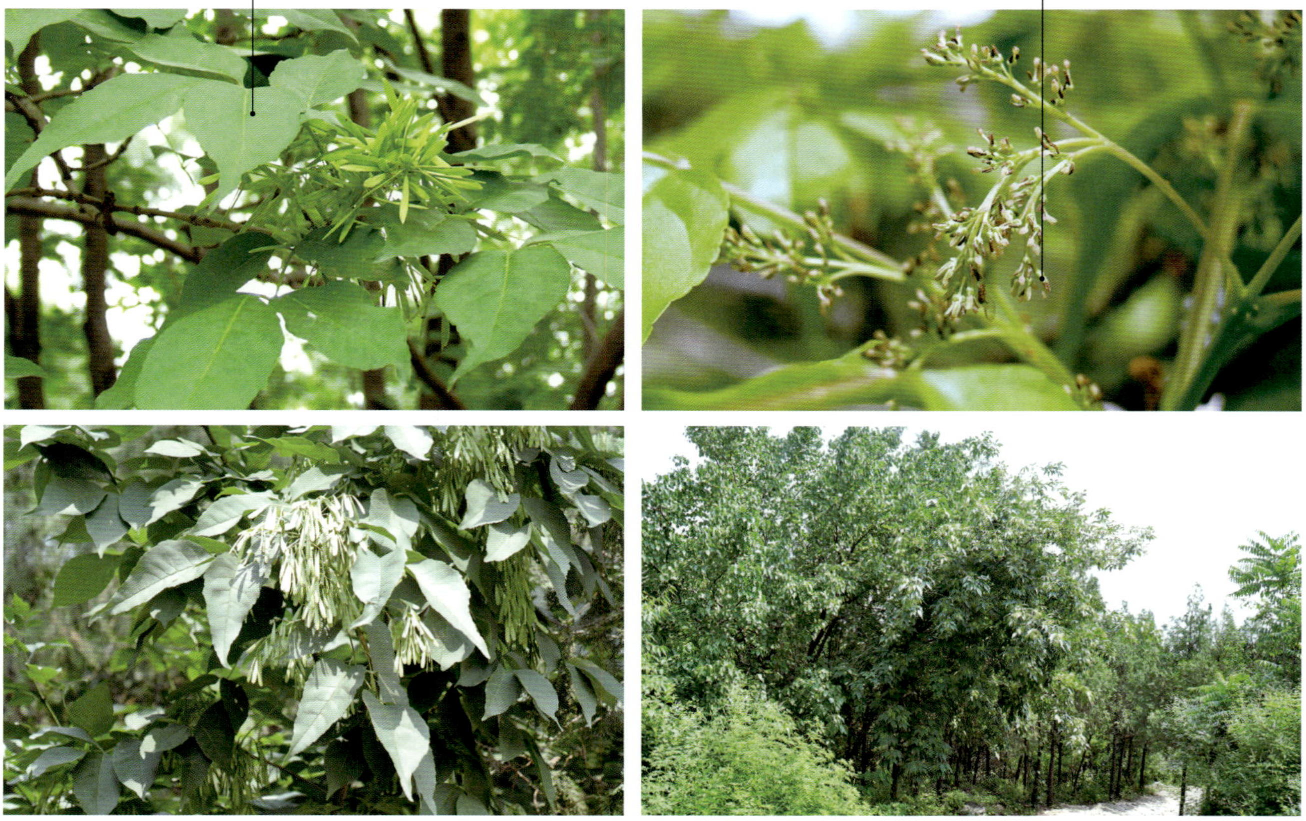
小叶阔卵形、倒卵形或卵状披针形，呈粗锯齿或波状
花无花冠

苦枥白蜡树

■ 白蜡树 *Fraxinus chinensis* Roxb.

生于山间向阳路旁、坡地阴湿处，或为栽培。分布于河北、陕西、宁夏、河南、山东、江苏、安徽、浙江、湖北、广东、四川、贵州、云南等地。

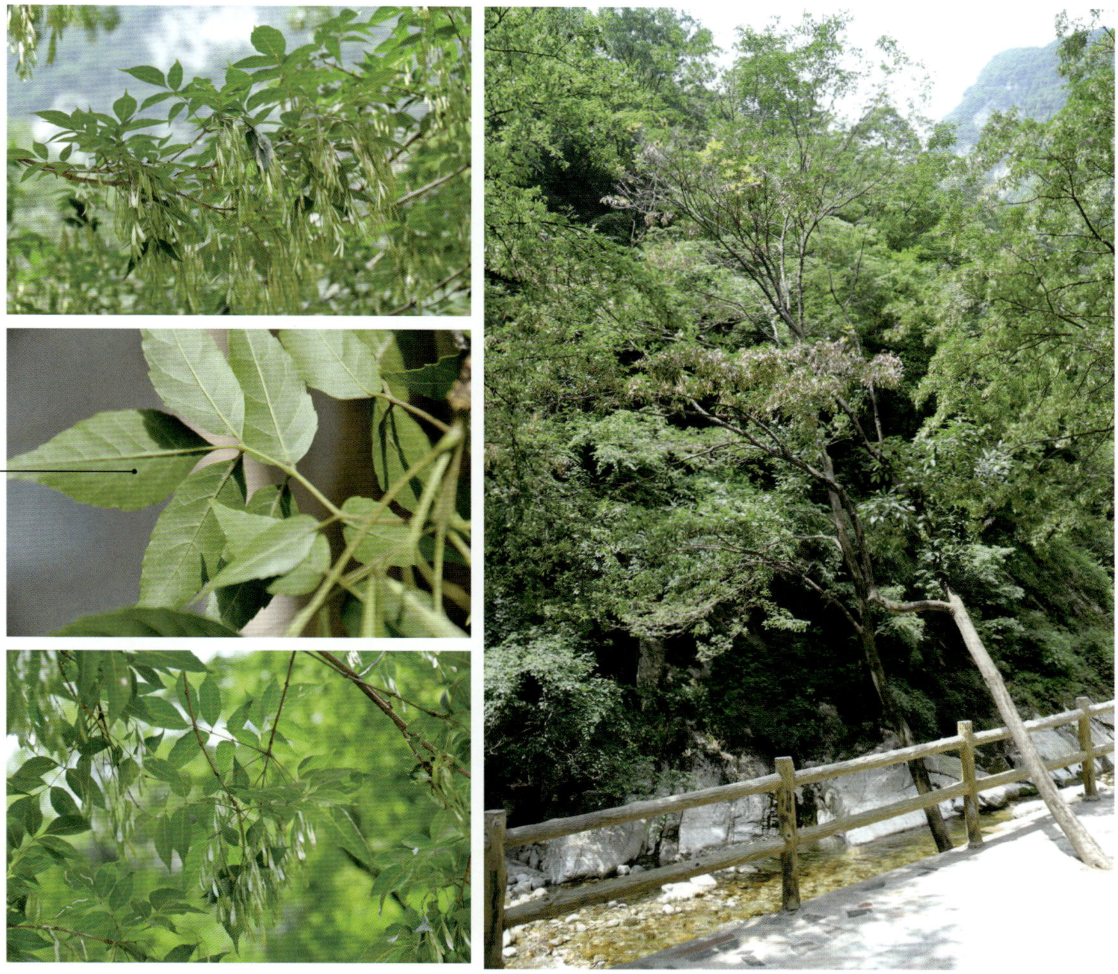

白蜡树

■ 尖叶白蜡树 *Fraxinus szaboana* Lingelsh.

1985~1995 年间的几版《中国药典》记载尖叶白蜡树的拉丁学名为 *Fraxinus chinensis* Roxb. var. *acuminate* Lingelsh.，*Flora of China* 记载其拉丁学名为 *Fraxinus chinensis* Roxb. subsp. *chinensis*，《中国高等植物》记载其拉丁学名为 *Fraxinus chinensis* Roxb.。

根据 *Flora of China* 记载，《中国药典》2020 年版记载的尖叶白蜡树 *Fraxinus szaboana* Lingelsh. 及《中国药典》1985~1995 年间的几版记载的尖叶白蜡树 *Fraxinus chinensis* Roxb. var. *acuminate* Lingelsh. 均为白蜡树 *Fraxinus chinensis* Roxb. 的异名，即为同一物种。

■ 宿柱白蜡树　*Fraxinus stylosa* Lingelsh.　别名：宿柱秦、柳叶秦

生于海拔 1300~3200m 的杂木林中。分布于河南、陕西、甘肃、四川。

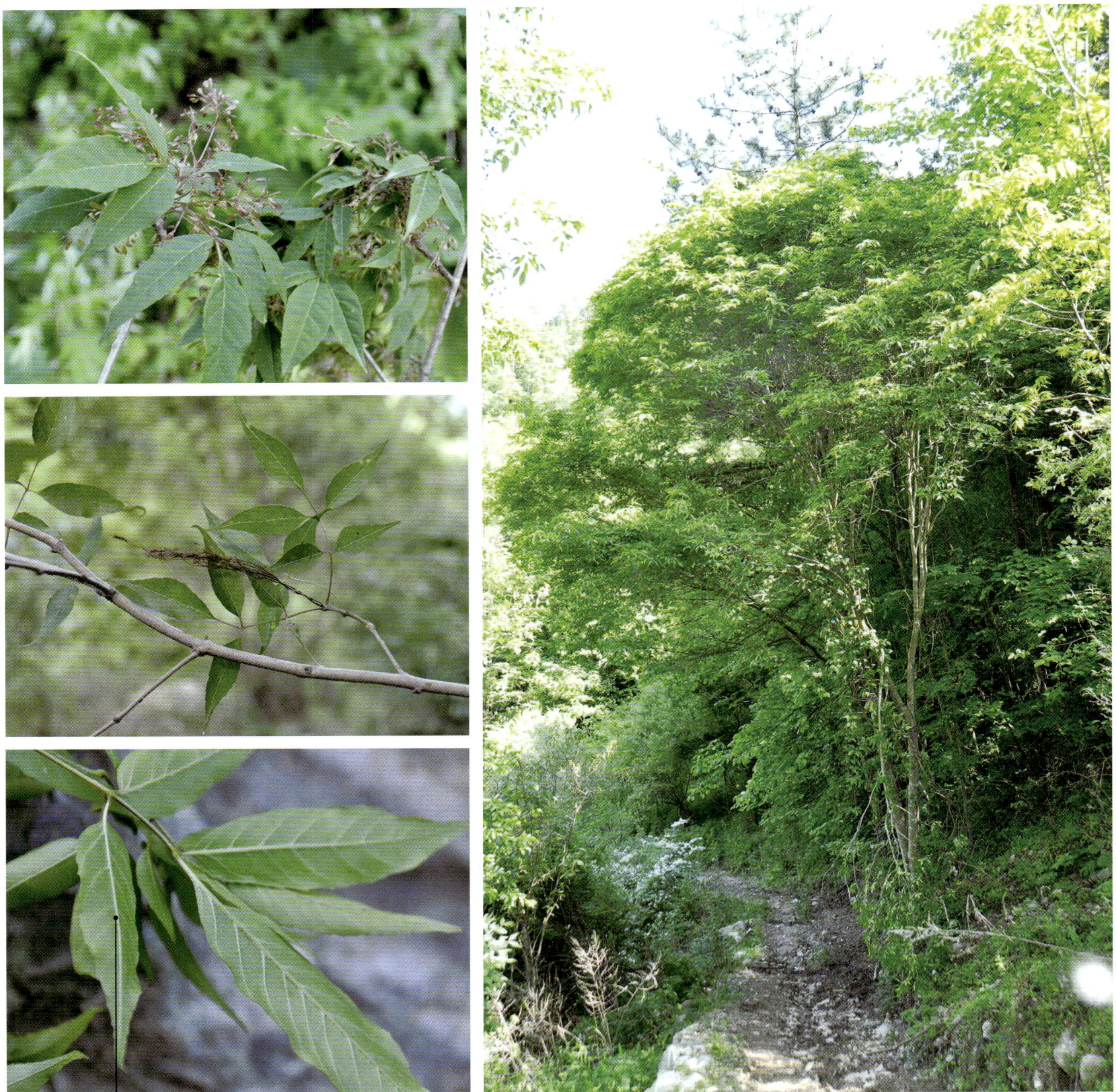

小叶较长，长 3.5~8cm，卵状披针形至阔披针形；先端长渐尖

宿柱白蜡树

对比鉴别

《中国药典》1963 年版记载秦皮为木犀科植物苦枥白蜡树或小叶白蜡树（小叶梣）*Fraxinus bungeana* DC. 的干燥树皮。

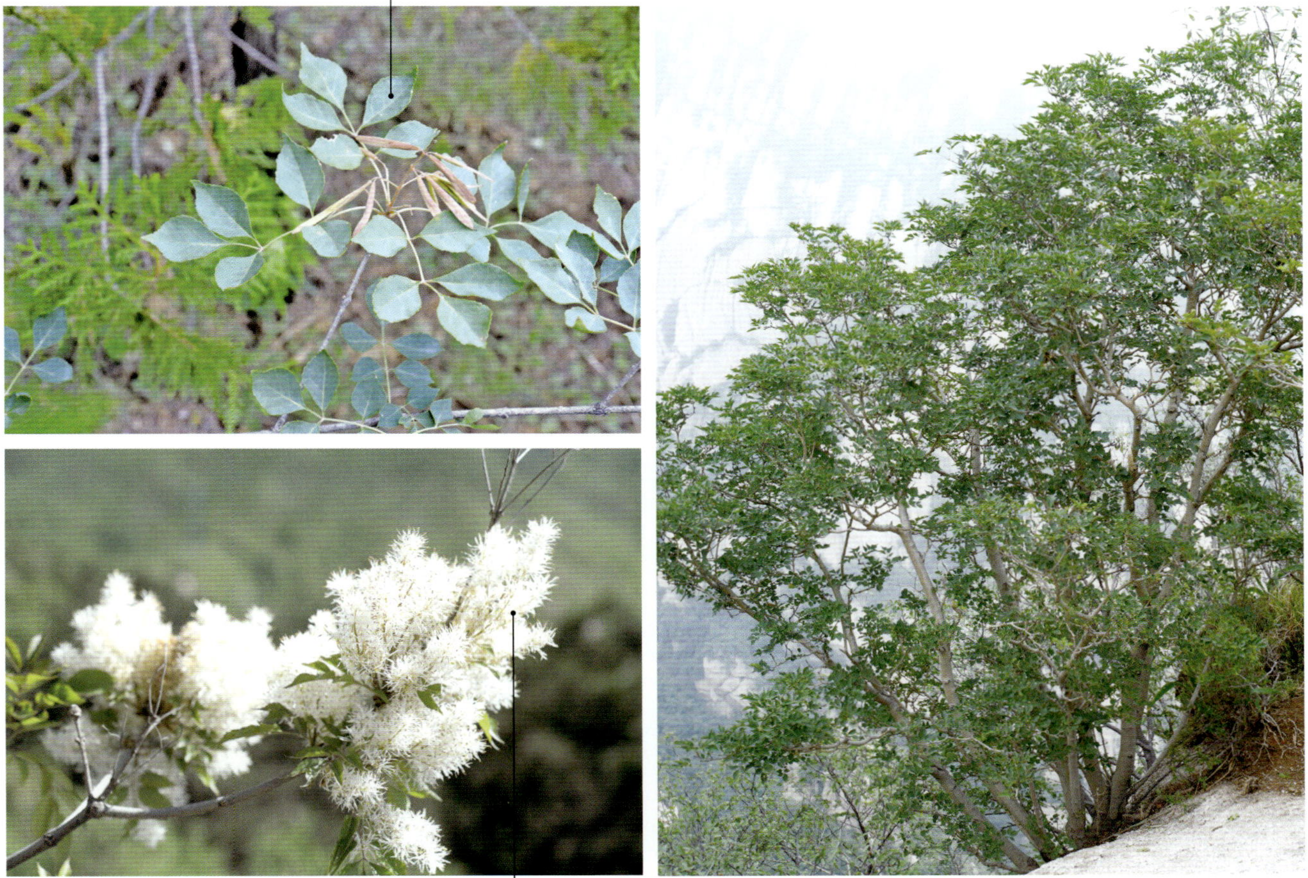

小叶白蜡树

检索表

1. 花具花冠，先叶后花……2
1. 花无花冠，与叶同时开放……3
2. 小叶较短，长 2~5cm，阔卵形、菱形至卵状披针形，先端尾尖……小叶白蜡树
2. 小叶较长，长 3.5~8cm，卵状披针形至阔披针形，先端长渐尖……宿柱白蜡树
3. 小叶卵形至披针形，具整齐锯齿……白蜡树
3. 小叶阔卵形、倒卵形或卵状披针形，呈粗锯齿或波状……苦枥白蜡树

珠子参

Zhuzishen

PANACIS MAJORIS RHIZOMA

本品为五加科植物珠子参 *Panax japonicus* C. A. Mey. var. *major* (Burk.) C. Y. Wu et K. M. Feng 或羽叶三七 *Panax japonicus* C. A. Mey. var. *bipinnatifidus* (Seem.) C. Y. Wu et K. M. Feng 的干燥根茎。

基原植物

■ **珠子参** *Panax japonicus* C. A. Mey. var. *major* (Burk.) C. Y. Wu et K. M. Feng　别名：疙瘩七、钮子七

《中国植物志》记载珠子参的拉丁学名为 *Panax pseudo-ginseng* Wall. var. *elegantior* Hoo et Teng。生于海拔 1700~3600m 的山坡林下。分布于山西、甘肃、河南、湖北、贵州、四川、西藏、云南。

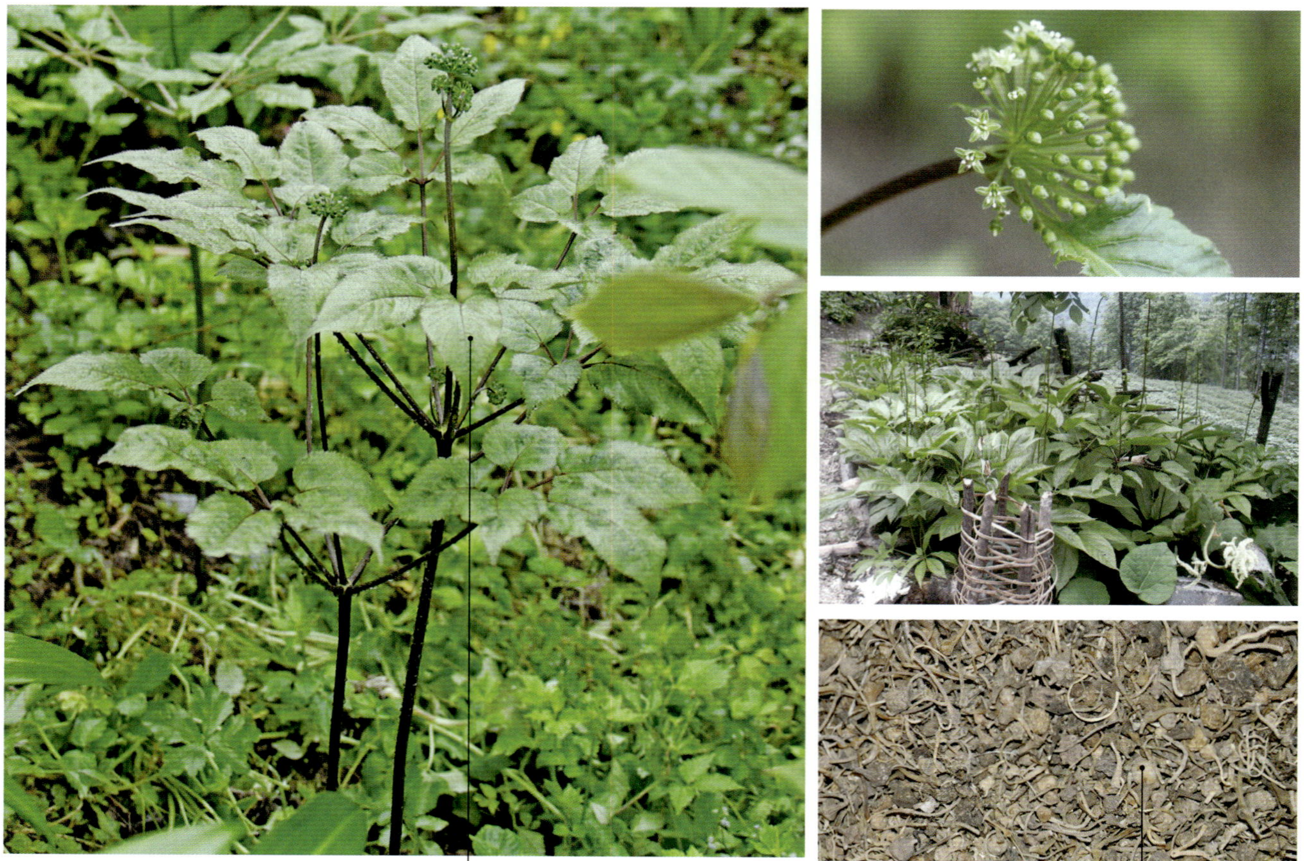

叶椭圆形或椭圆状卵形　　根茎节膨大成珠状

珠子参

■ 羽叶三七 *Panax japonicus* C. A. Mey. var. *bipinnatifidus* (Seem.) C. Y. Wu et K. M. Feng

别名：疙瘩七、羽叶七

《中国植物志》记载羽叶三七的拉丁学名为 *Panax pseudo-ginseng* Wall. var. *bipinnatifidus* Li。

与珠子参主要区别点：根状茎多为串珠疙瘩状，稀竹节状；小叶二回羽状分裂。

生于海拔 1800~3400m 山谷林中。分布于甘肃、陕西、湖北、四川、西藏、云南。

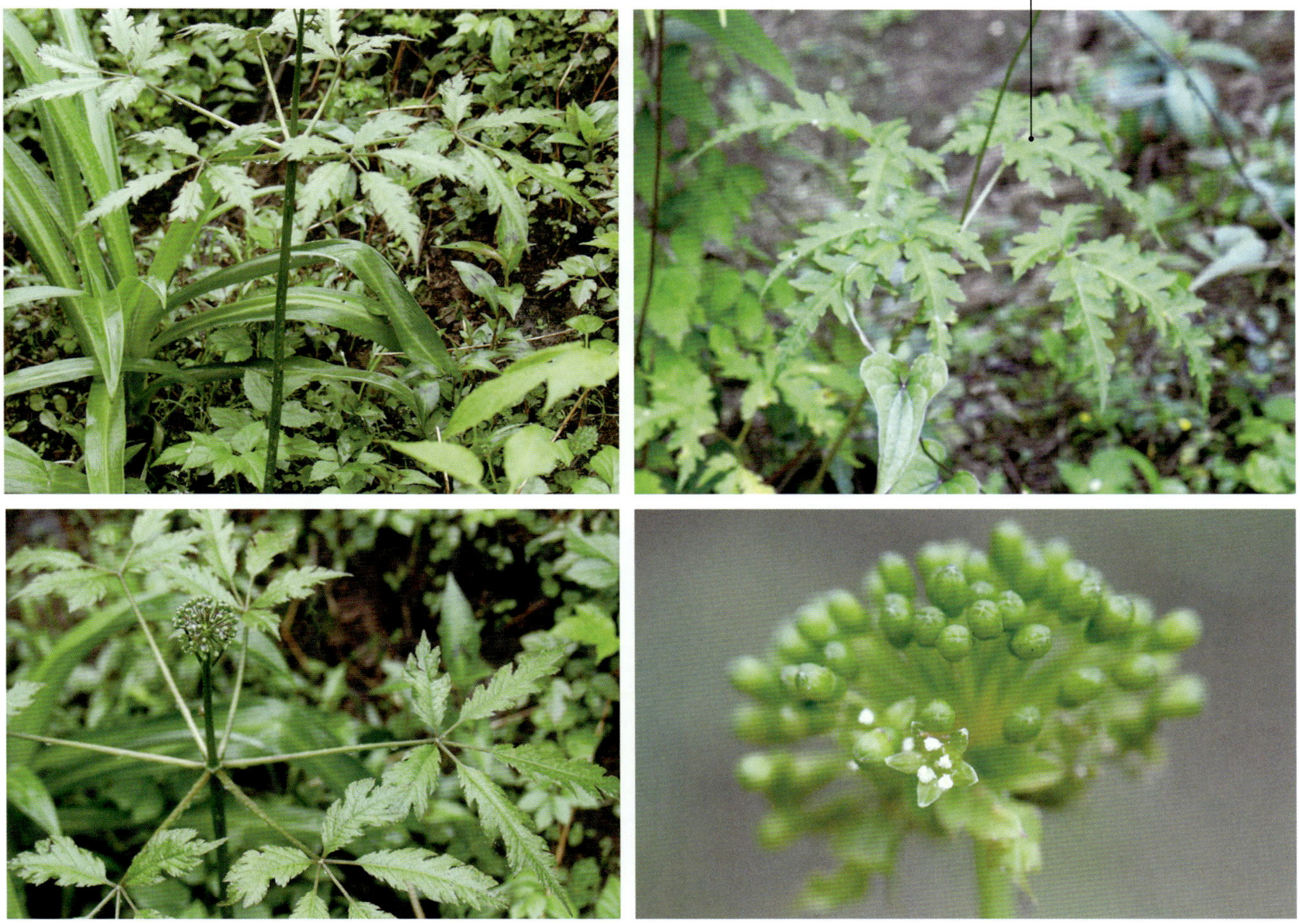

羽叶三七

对比鉴别

参见“竹节参”项。

检索表

参见“竹节参”项。

莱菔子

Laifuzi

RAPHANI SEMEN

本品为十字花科植物萝卜 *Raphanus sativus* L. 的干燥成熟种子。

基原植物

■ **萝卜** *Raphanus sativus* L. 别名：莱菔

全国各地普遍栽培。

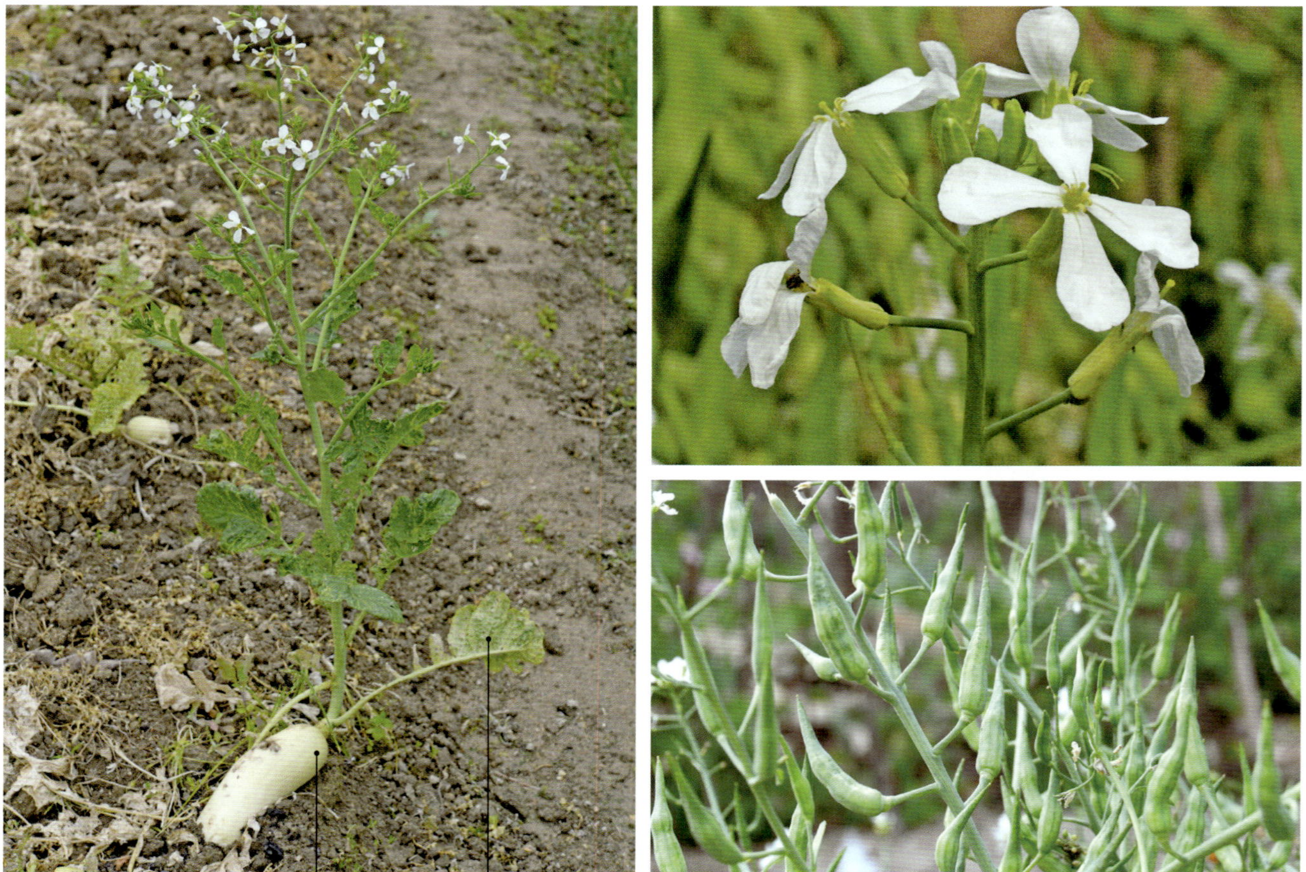

根肉质 基生叶大头羽状分裂

萝卜

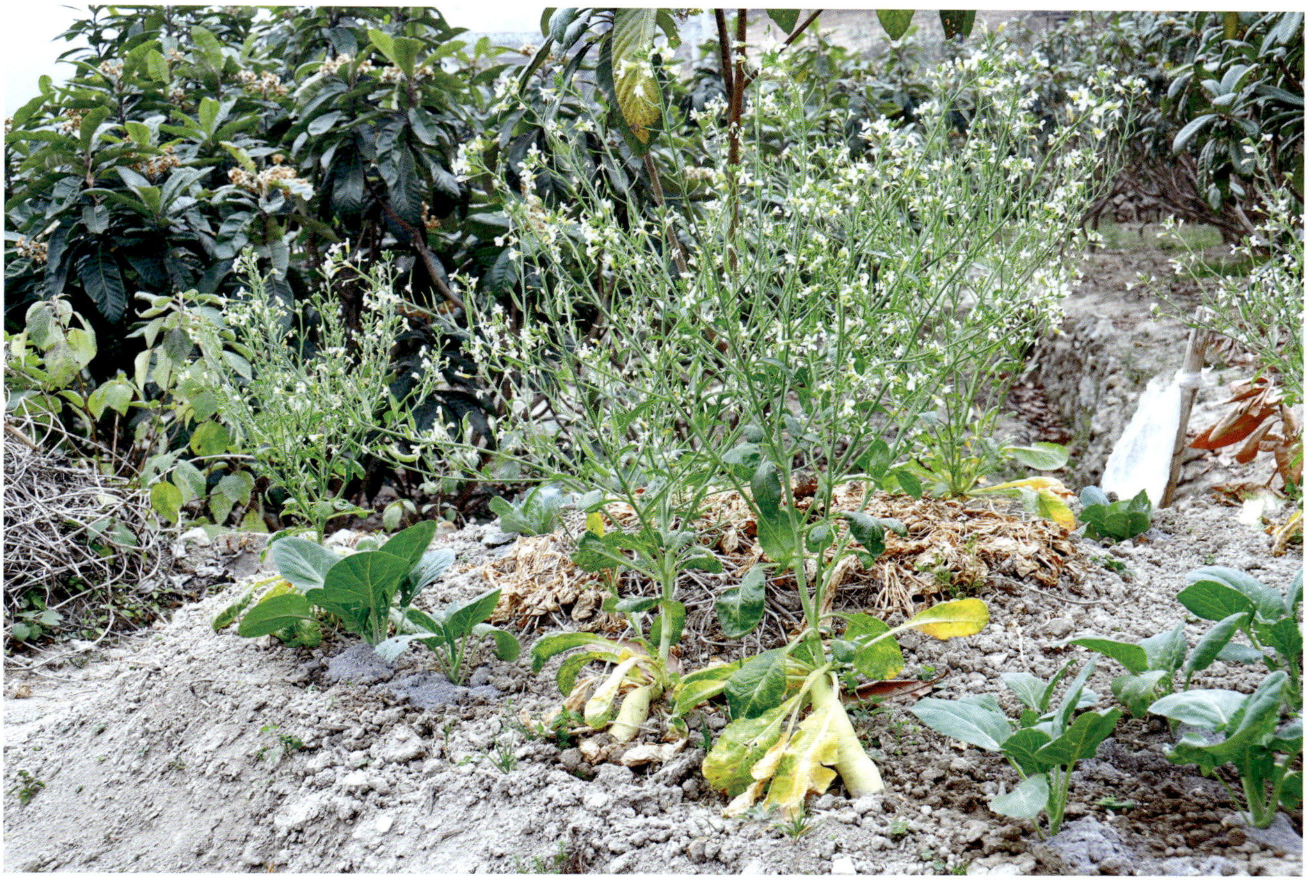

萝卜（续）

莲 子
Lianzi
NELUMBINIS SEMEN

莲子心
Lianzixin
NELUMBINIS PLUMULA

莲 房
Lianfang
NELUMEINIS RECEPTACULUM

莲 须
Lianxu
NELUMBINIS STAMEN

莲子为睡莲科植物莲 *Nelumbo nucifera* Gaertn. 的干燥成熟种子；莲子心为莲的成熟种子中的干燥幼叶及胚根；莲房为莲的干燥花托；莲须为莲的干燥雄蕊。

基原植物

■ **莲** *Nelumbo nucifera* Gaertn. 别名：荷花

生于水田或池塘中。分布于辽宁、河北、河南、陕西、甘肃、山西、山东及长江以南各地。

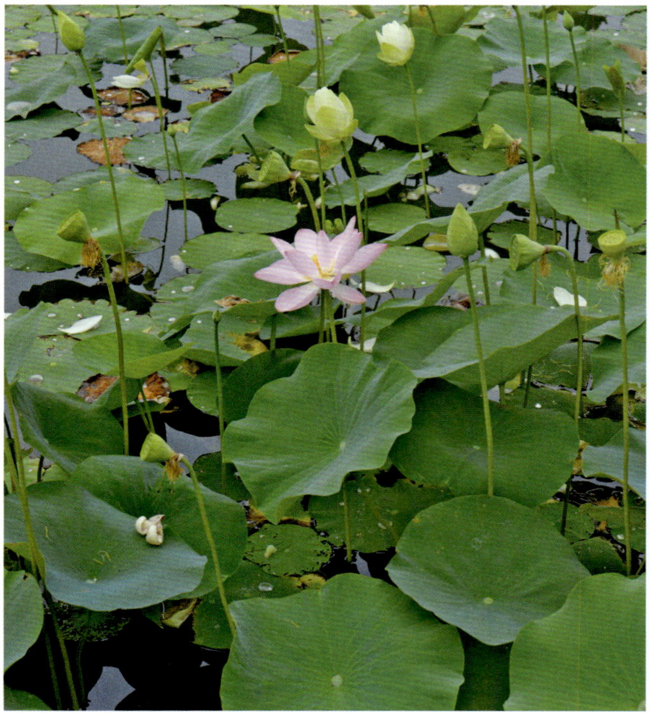
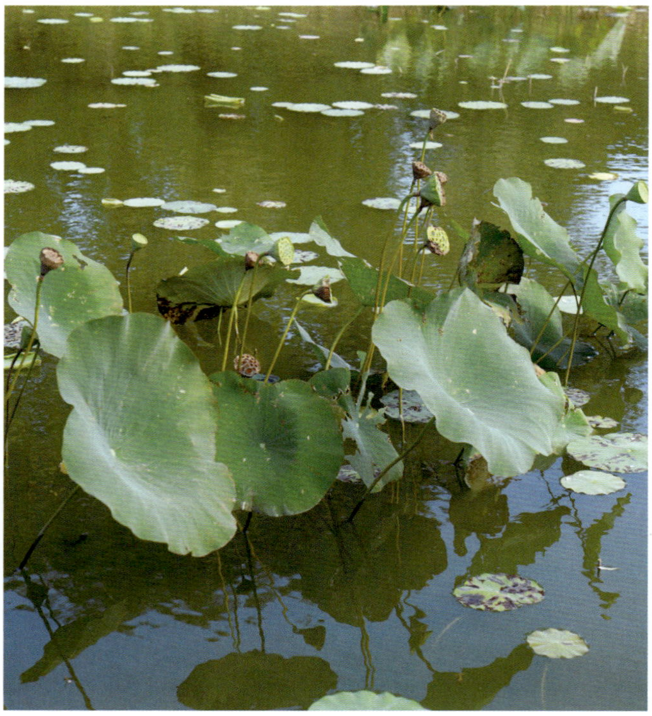

莲

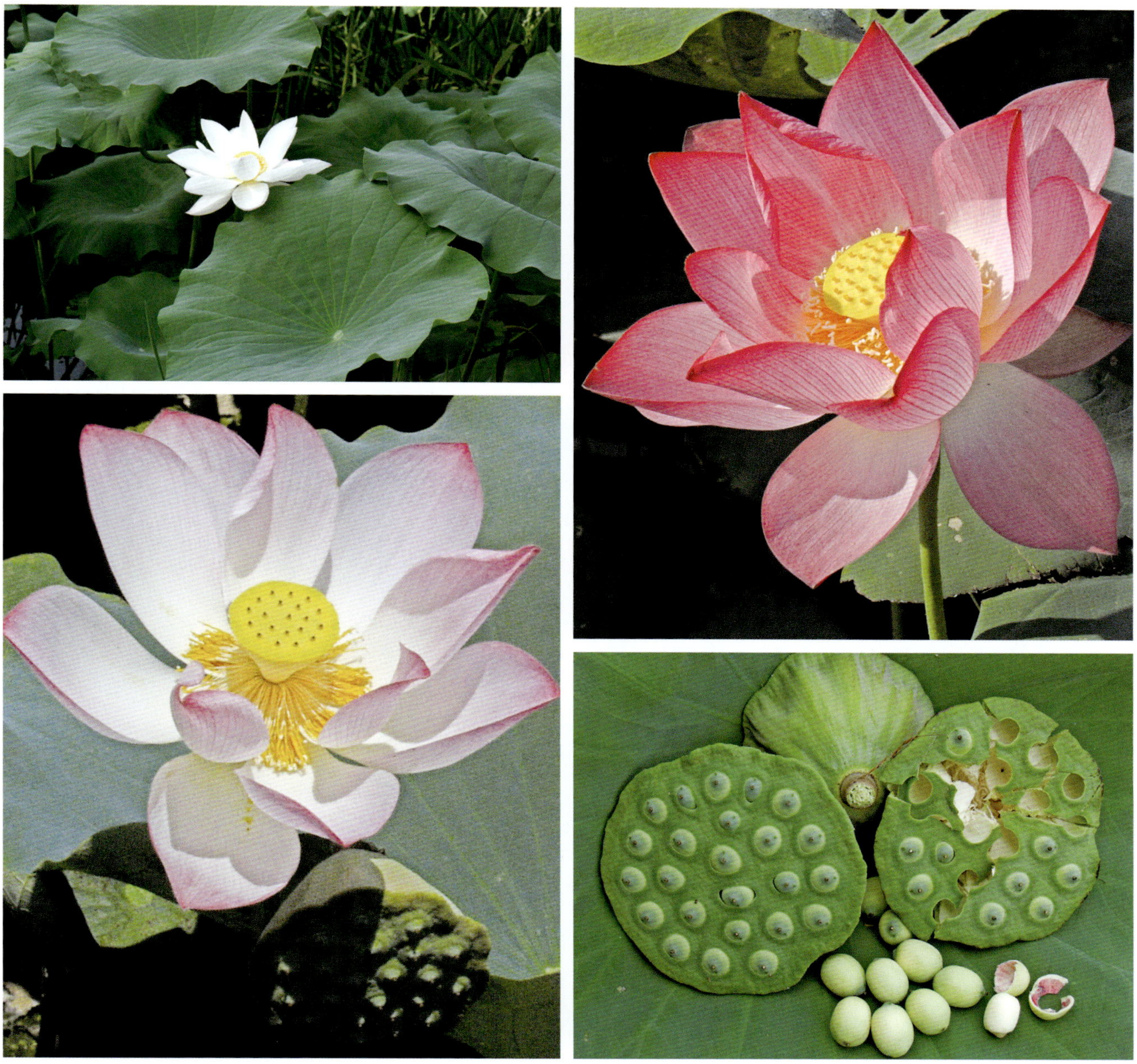

莲（续）

莪 术 Ezhu CURCUMAE RHIZOMA

本品为姜科植物蓬莪术 *Curcuma phaeocaulis* Val.、广西莪术 *Curcuma kwangsiensis* S. G. Lee et C. F. Liang 或温郁金 *Curcuma wenyujin* Y. H. Chen et C. Ling 的干燥根茎。后者习称“温莪术”。

基原植物

■ 蓬莪术 *Curcuma phaeocaulis* Val. 别名：黑心姜、蓝心姜

分布于云南。栽培于福建、广东、广西、四川等地。

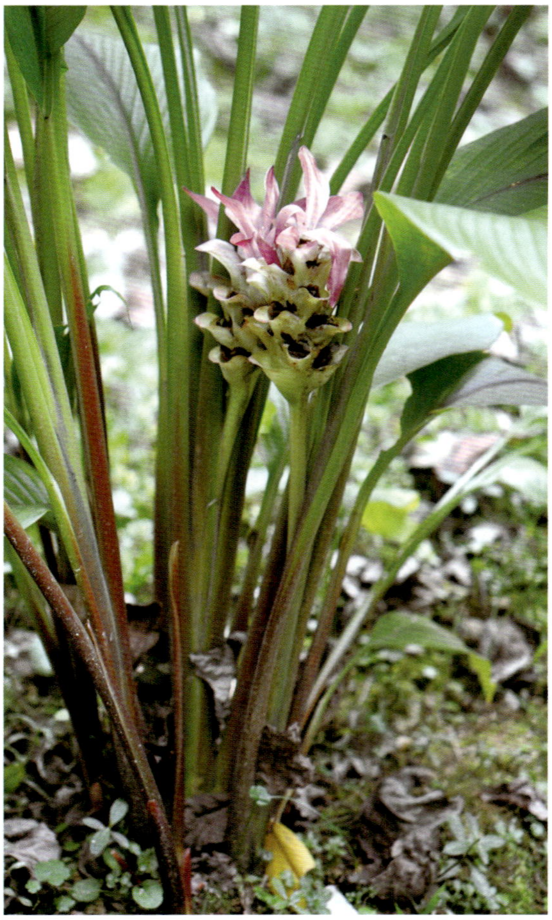

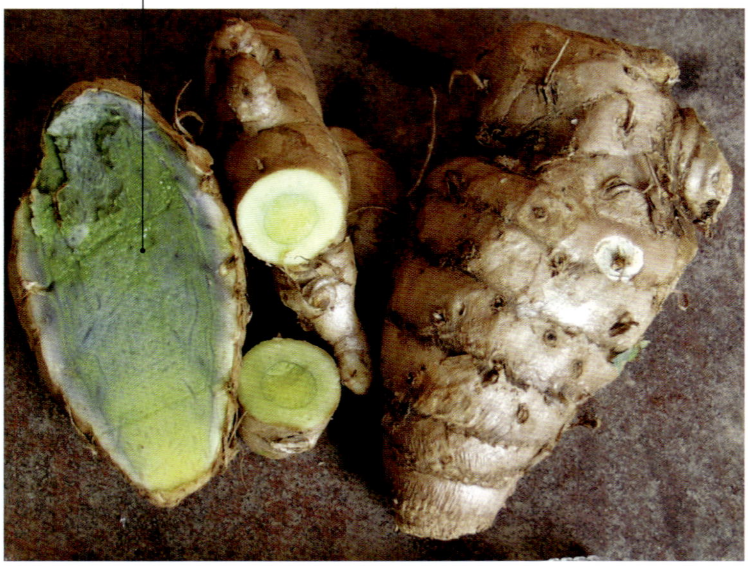

蓬莪术

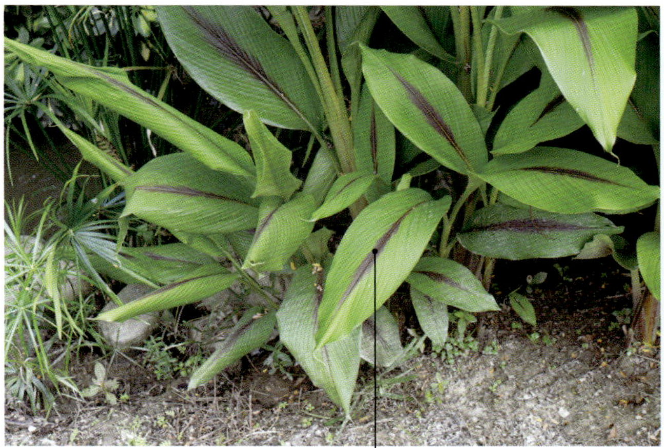
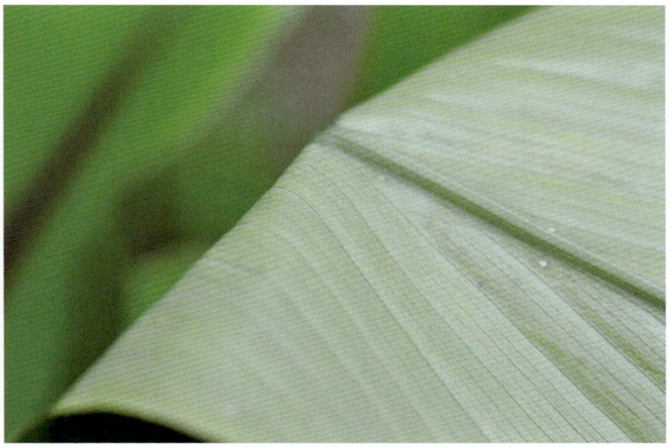

叶片上面沿绿色中脉两侧有紫色带

蓬莪术（续）

■ 广西莪术 *Curcuma kwangsiensis* S. G. Lee et C. F. Liang 别名：桂莪术、毛莪术

生于山坡草地或灌丛中。分布于广东、广西、云南、四川，广西有大量栽培。

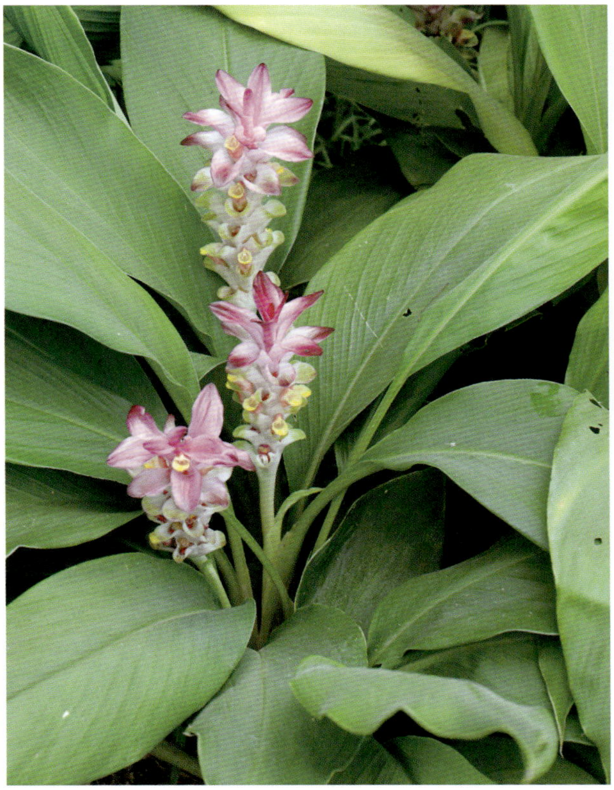
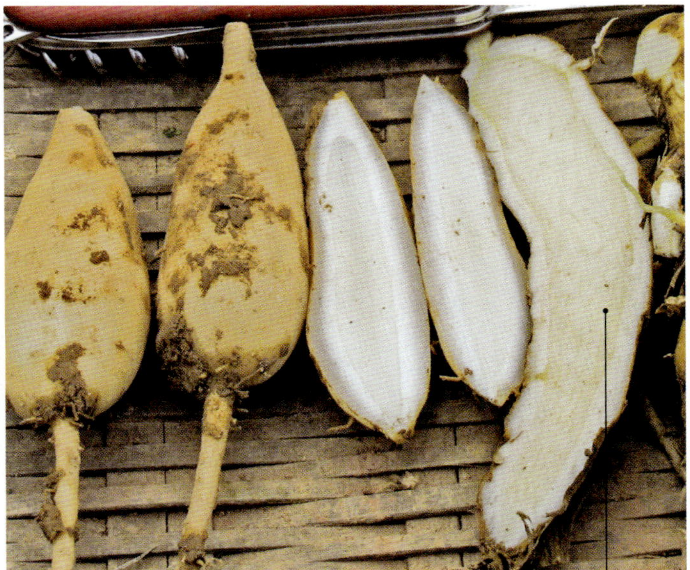

根茎切面白色或浅乳白色

广西莪术

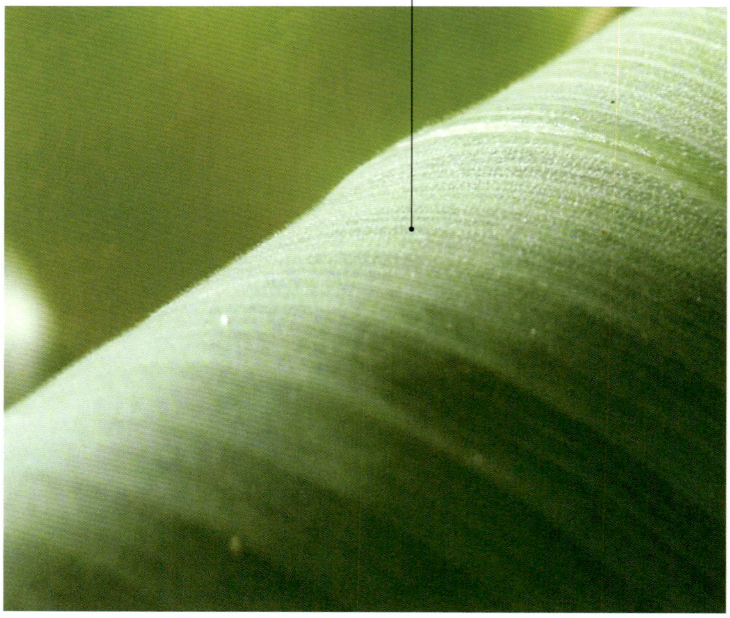

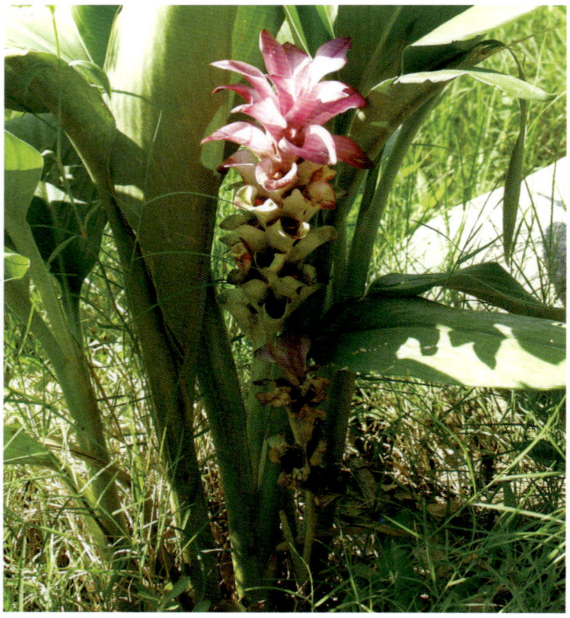

广西莪术（续）

■ 温郁金 *Curcuma wenyujin* Y. H. Chen et C. Ling 别名：姜黄子

《中国植物志》《中国高等植物》记载温郁金的拉丁学名为 *Curcuma aromatic* Salisb. cv. *wenyujin*。栽培或野生于广东、广西、浙江，浙江有大量栽培。

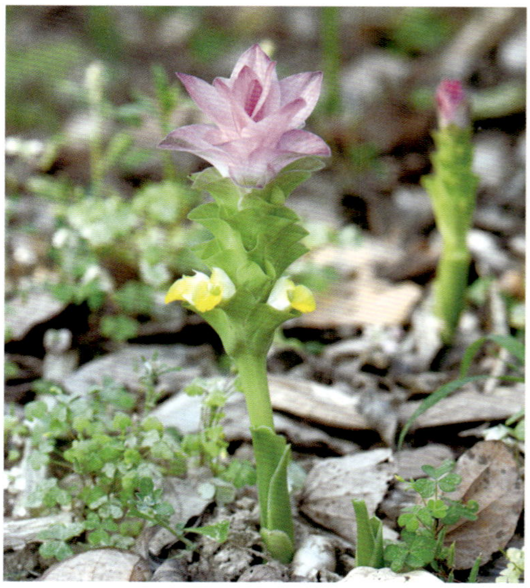

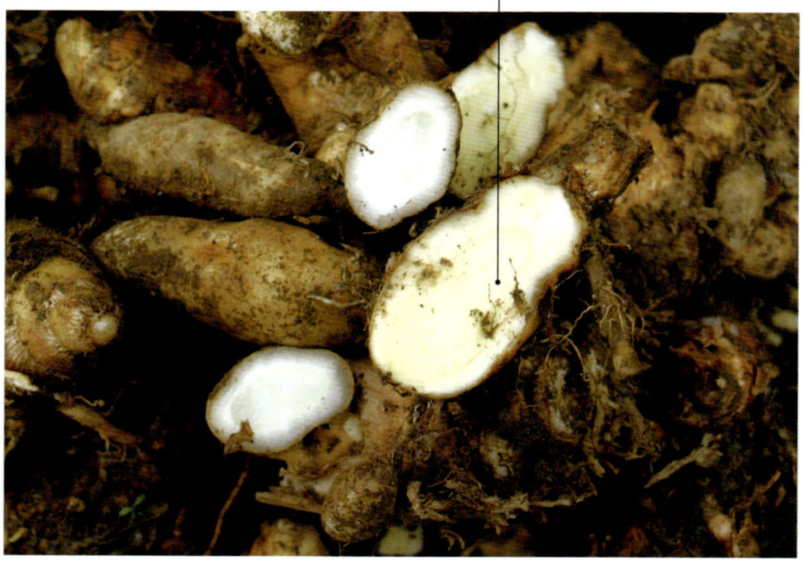

温郁金

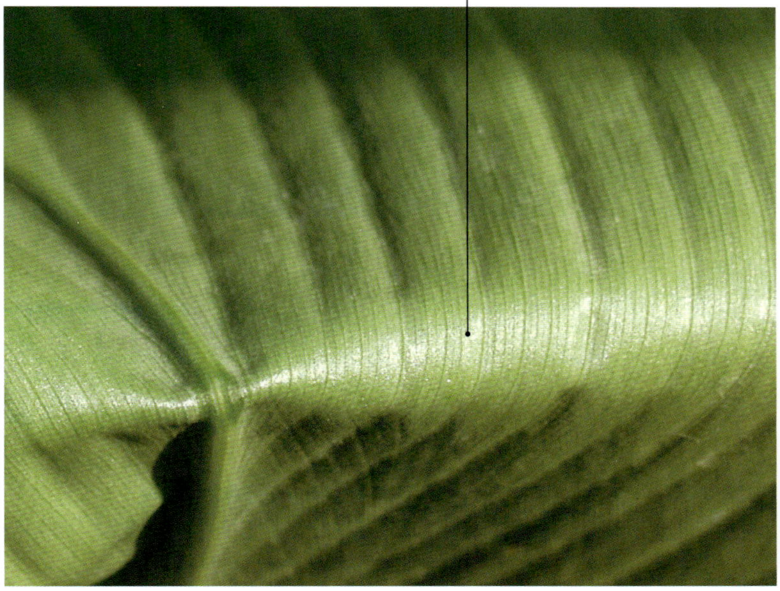

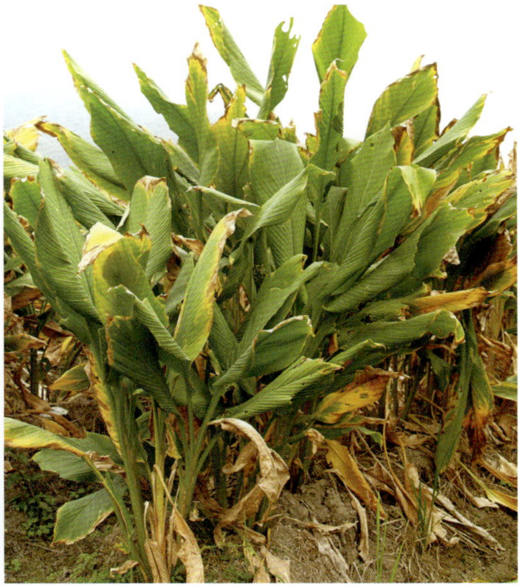

温郁金（续）

对比鉴别

参见“郁金”项。

检索表

参见“郁金”项。

荷　叶

Heye

NELUMBINIS FOLIUM

本品为睡莲科植物莲 *Nelumbo nucifera* Gaertn. 的干燥叶。

基原植物

■ **莲** *Nelumbo nucifera* Gaertn. 别名：荷花

生于水田或池塘。分布于辽宁、河北、河南、陕西、甘肃、山西、山东及长江以南各地。

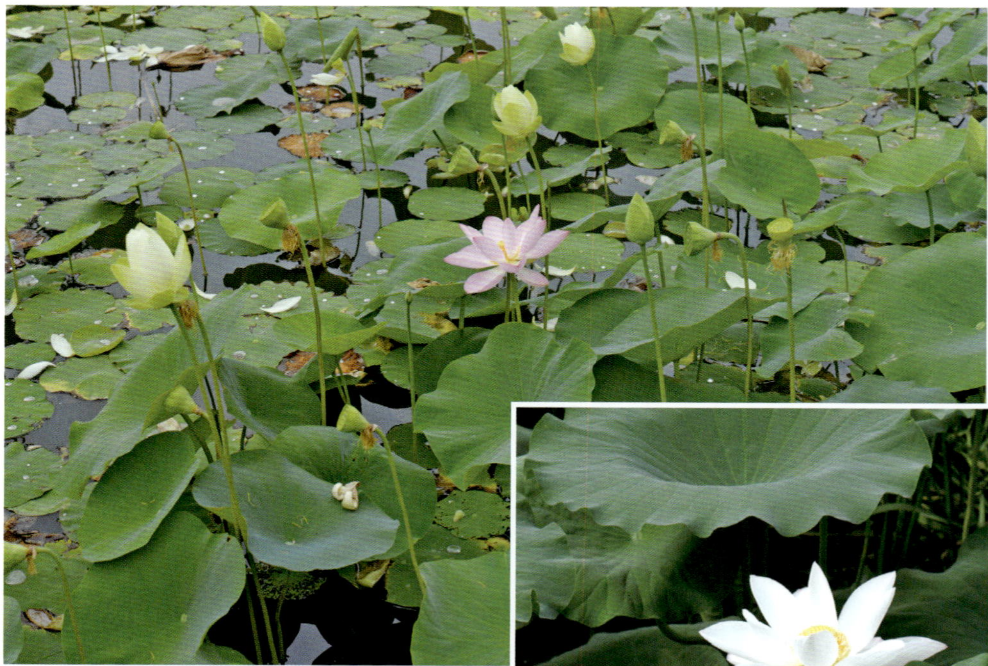

叶片盾状圆形，直径 25~90cm，波状全缘

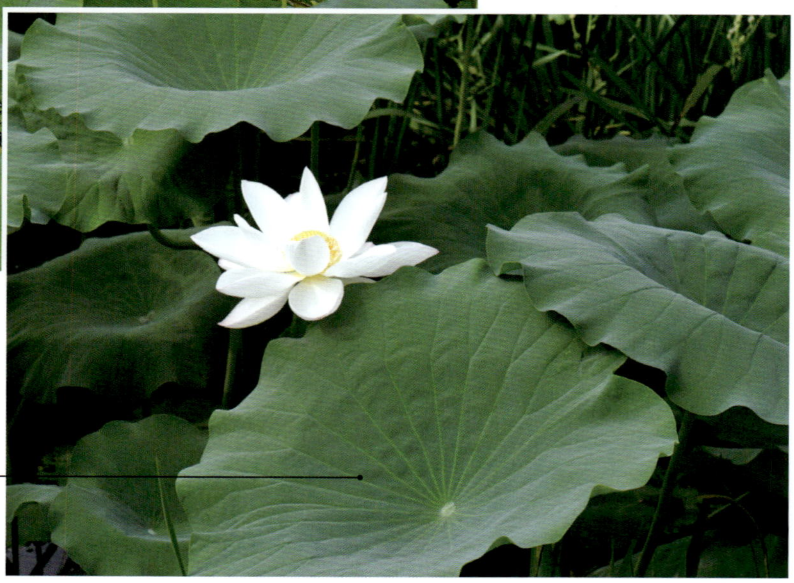

莲

桂 枝 Guizhi Cinnamomi Ramulus

本品为樟科植物肉桂 *Cinnamomum cassia* Presl 的干燥嫩枝。

基原植物

■ **肉桂** *Cinnamomum cassia* Presl 别名：桂树、桂皮树

栽培于沙土或山地。分布于云南、广西、广东、福建。

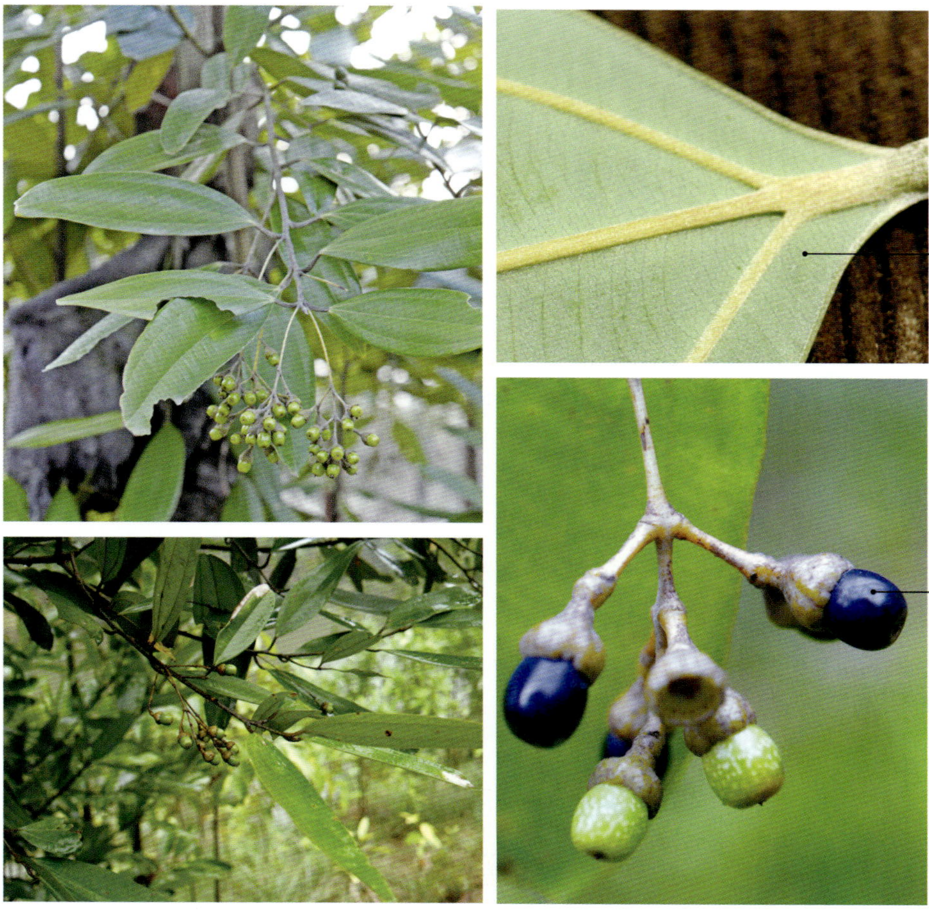
叶下面疏被黄色绒毛
果实椭圆形，长 1cm，黑紫色

肉桂

桔梗 Jiegeng PLATYCODONIS RADIX

本品为桔梗科植物桔梗 *Platycodon grandiflorum* (Jacq.) A. DC. 的干燥根。

基原植物

■ **桔梗** *Platycodon grandiflorum* (Jacq.) A. DC. 别名：铃铛花、和尚头花

《中国植物志》、*Flora of China* 及《中国高等植物》记载桔梗的拉丁学名为 *Platycodon grandiflorus* (Jacq.) A. DC.。

生于山坡、草地、林缘，或为栽培。分布于全国各地。

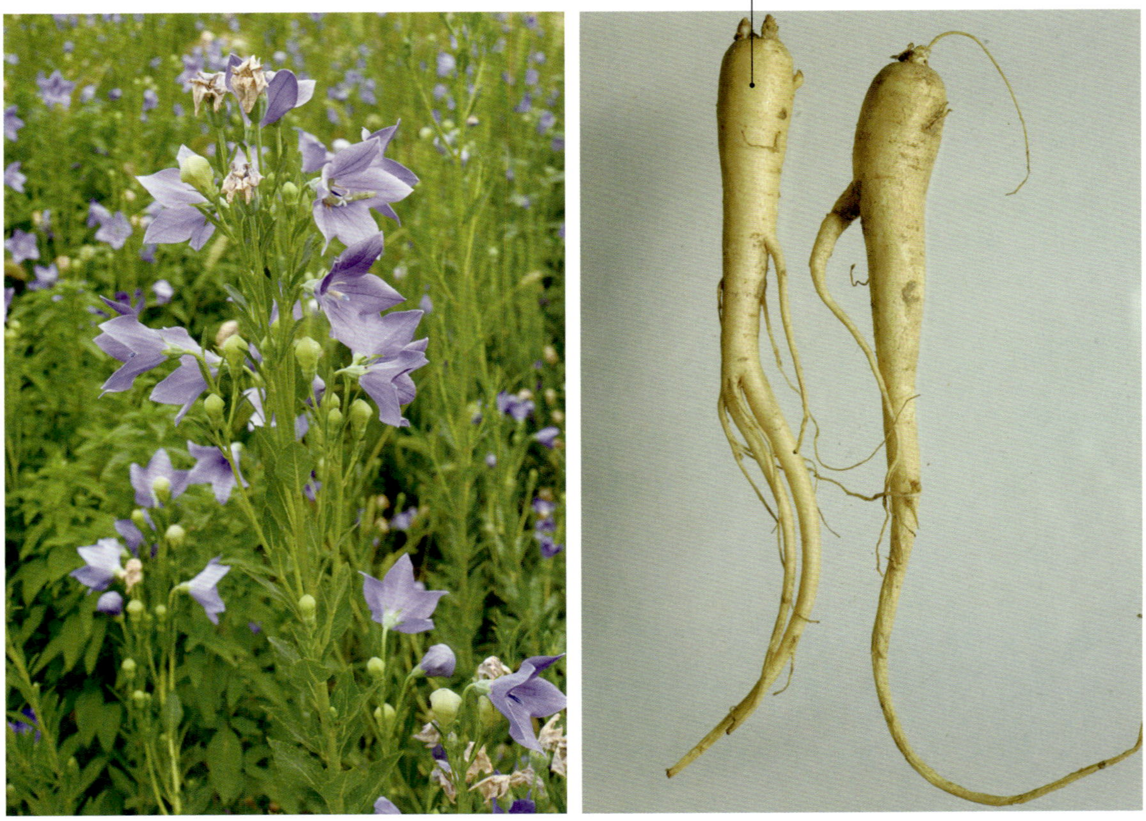

桔梗

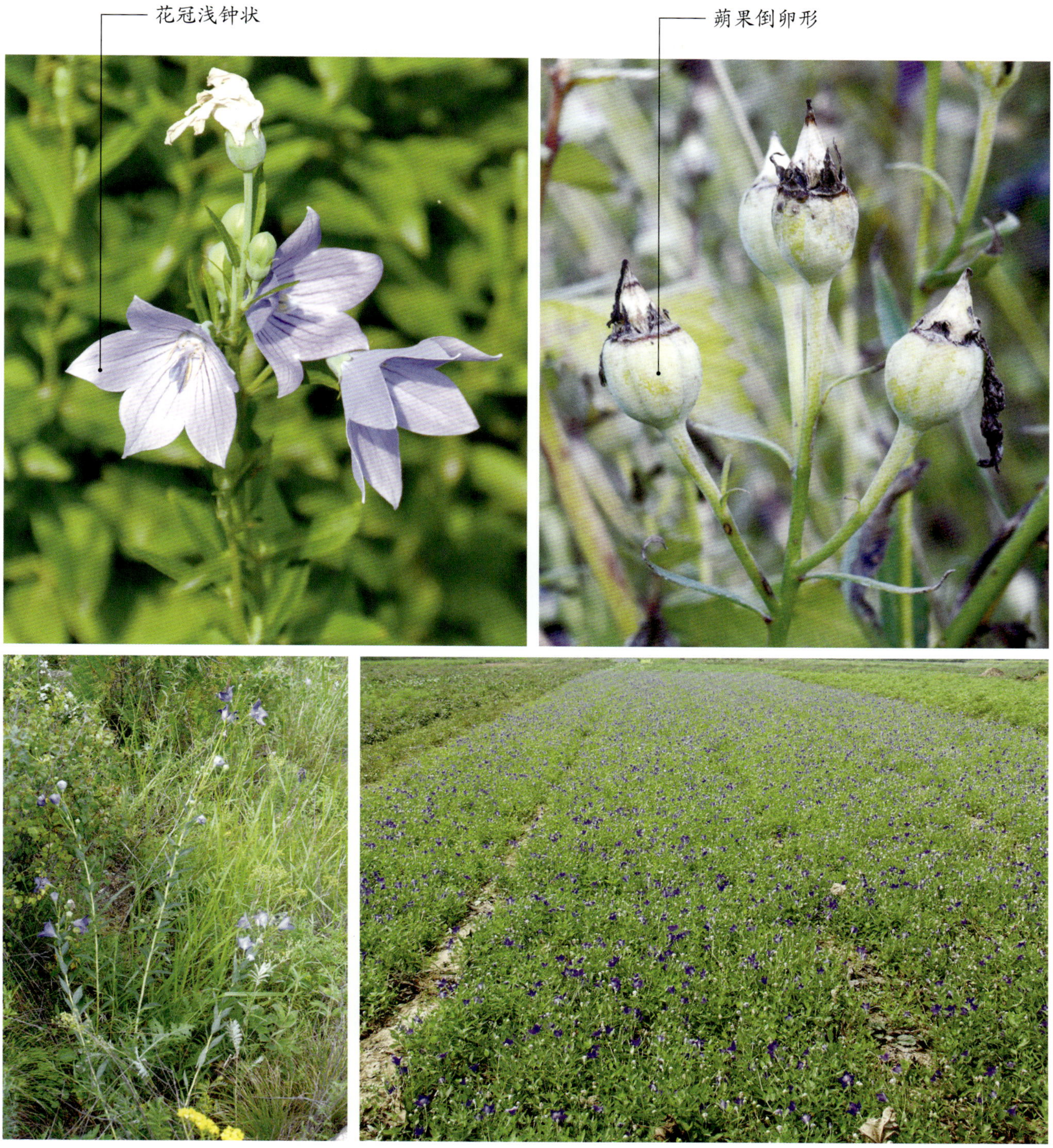

桔梗（续）

对比鉴别

参见“南沙参”项。

检索表

参见“南沙参”项。

桃　仁　Taoren PERSICAE SEMEN

本品为蔷薇科植物桃 *Prunus persica* (L.) Batsch 或山桃 *Prunus davidiana* (Carr.) Franch. 的干燥成熟种子。

基原植物

■ 桃　*Prunus persica* (L.) Batsch　别名：红桃

Flora of China、《中国植物志》及《中国高等植物》记载桃的拉丁学名为 *Amygdalus persica* Linn.。全国各地多有栽培。

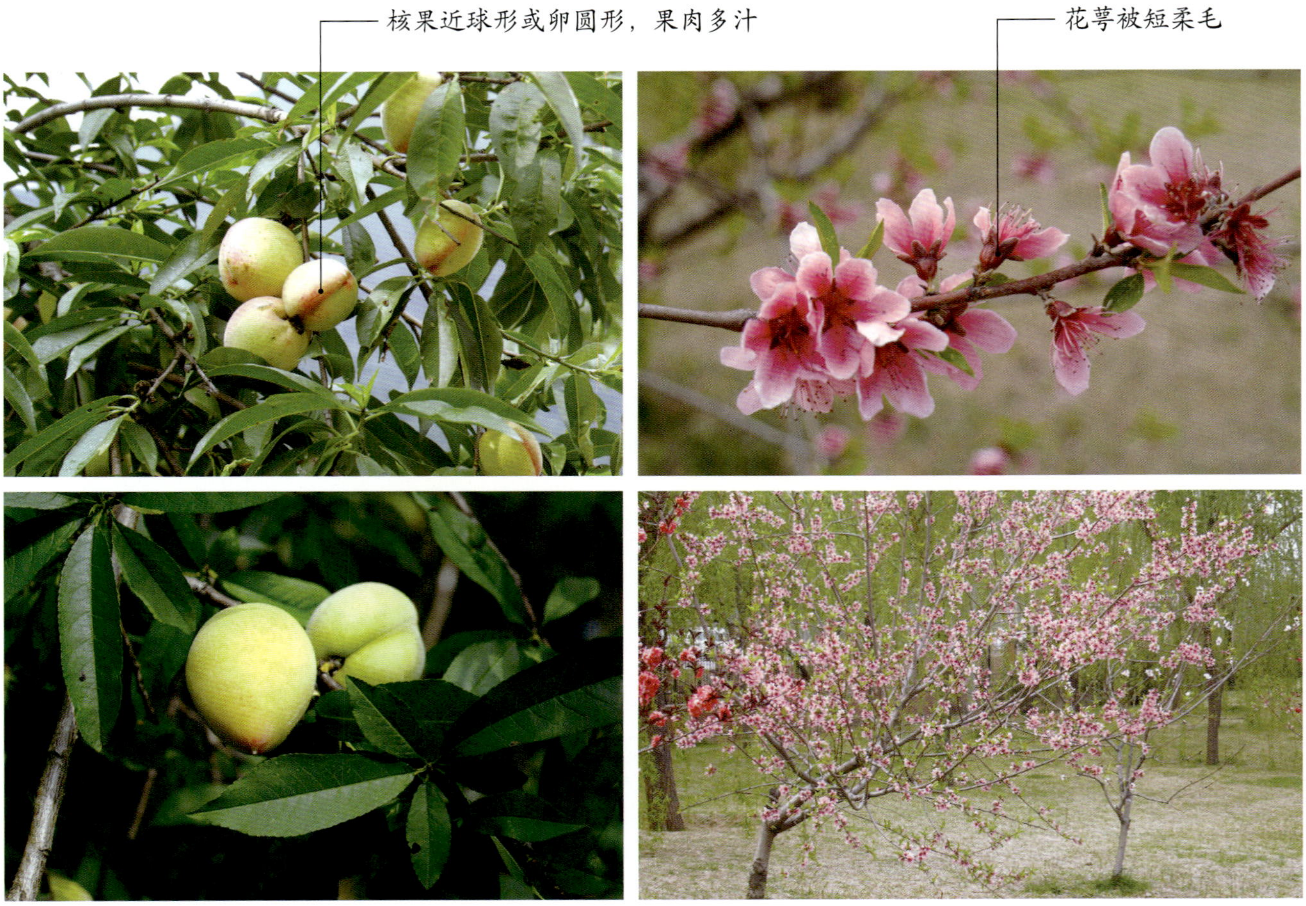

桃

■ 山桃 *Prunus davidiana* (Carr.) Franch. 别名：山毛桃

Flora of China、《中国植物志》及《中国高等植物》记载山桃的拉丁学名为 *Amygdalus davidiana* C. de Vos ex Henry。

与桃主要区别点：花萼无毛；核果球形，直径约 2cm；果肉干燥，离核。

生于海拔 800~3200m 的林中、山谷或山坡。分布于辽宁、河北、山西、内蒙古、陕西、甘肃、宁夏、青海、河南、山东、四川、云南。

花萼无毛

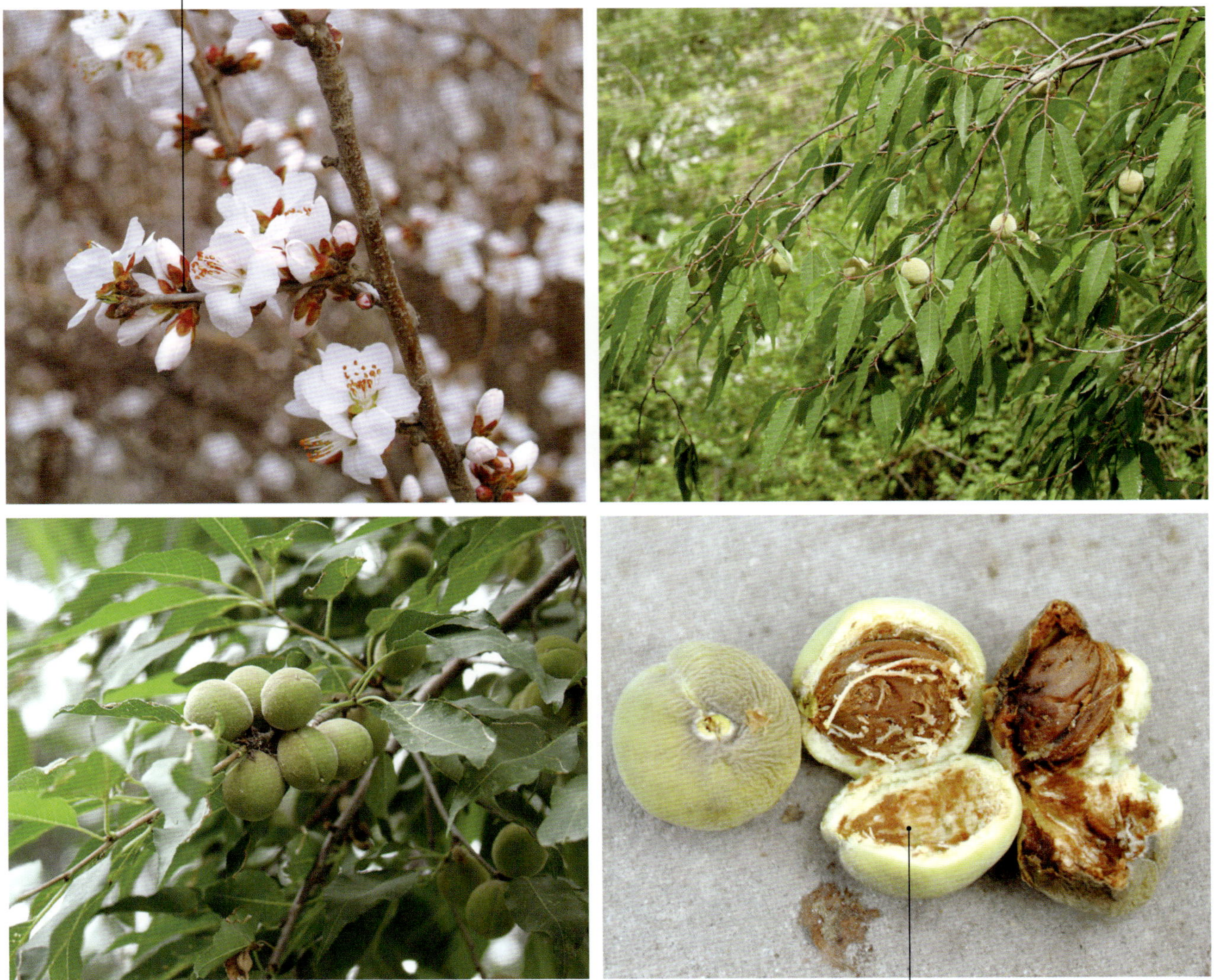

核果球形，直径约 2cm；果肉干燥，离核

山桃

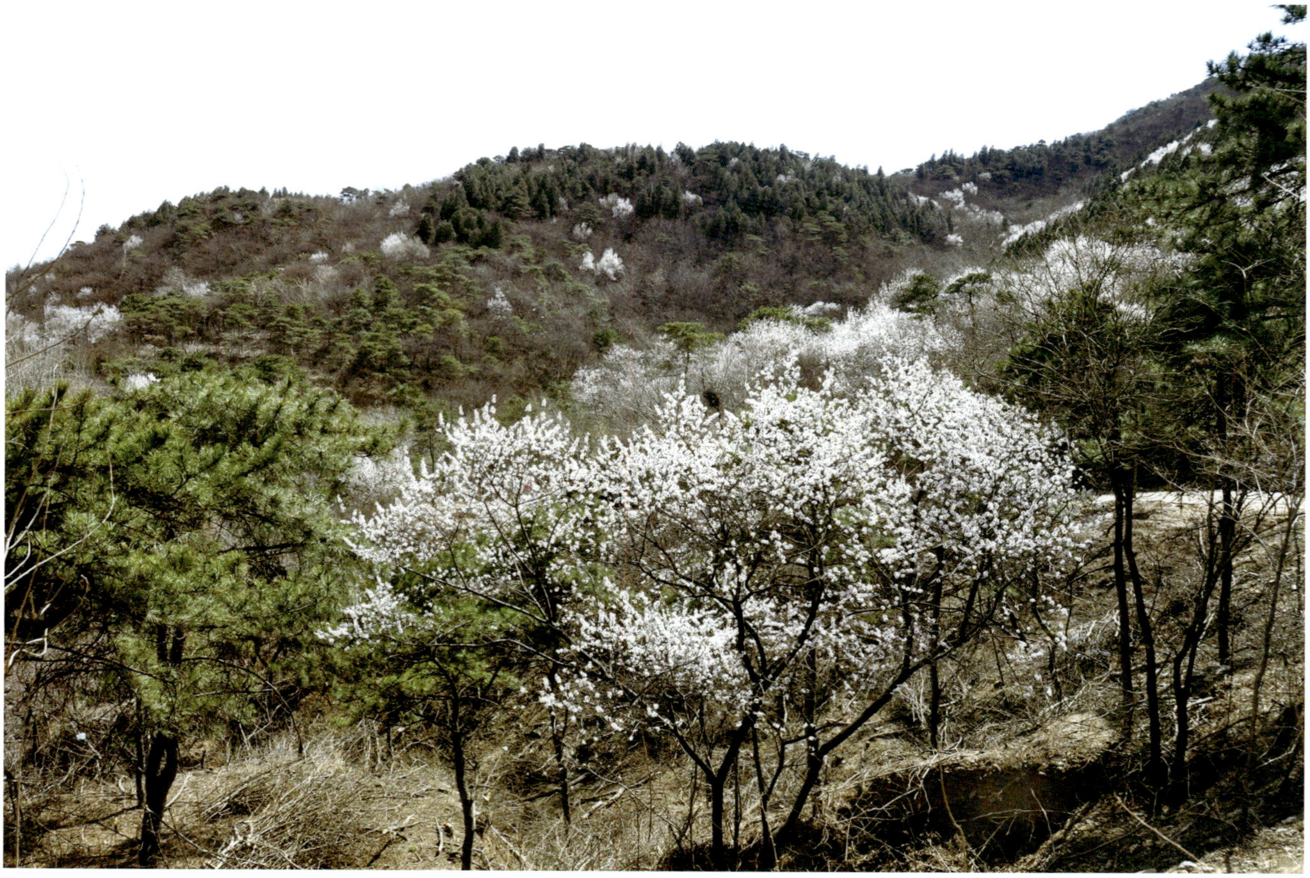

山桃（续）

对比鉴别

桃的栽培品种水蜜桃和黄蜜桃的种子，因外观形态干瘪，市场上难以销售，一般不入药。

桃　枝 Taozhi PERSICAE RAMULUS

本品为蔷薇科植物桃 *Prunus persica* (L.) Batsch. 的干燥枝条。

基原植物

■ **桃** *Prunus persica* (L.) Batsch　别名：红桃

Flora of China、《中国植物志》及《中国高等植物》记载桃的拉丁学名为 *Amygdalus persica* Linn.。全国各地多有栽培。

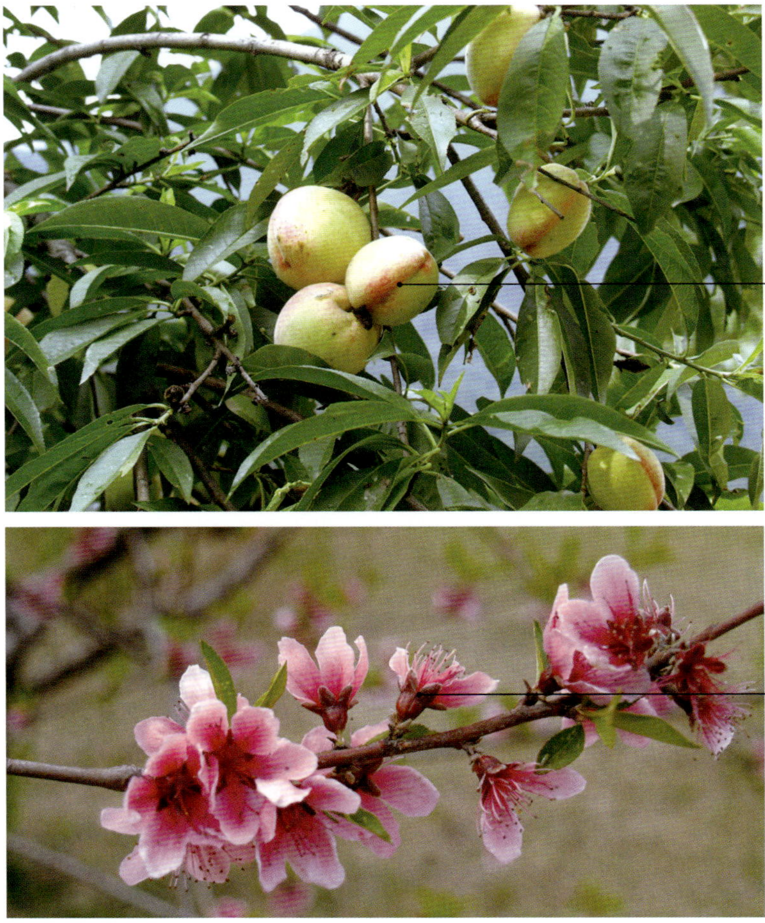

桃

核桃仁　Hetaoren JUGLANDIS SEMEN

本品为胡桃科植物胡桃 *Juglans regia* L. 的干燥成熟种子。

基原植物

■ 胡桃　*Juglans regia* L.　别名：核桃

多栽培于平地或丘陵地带。分布于全国大部分地区。

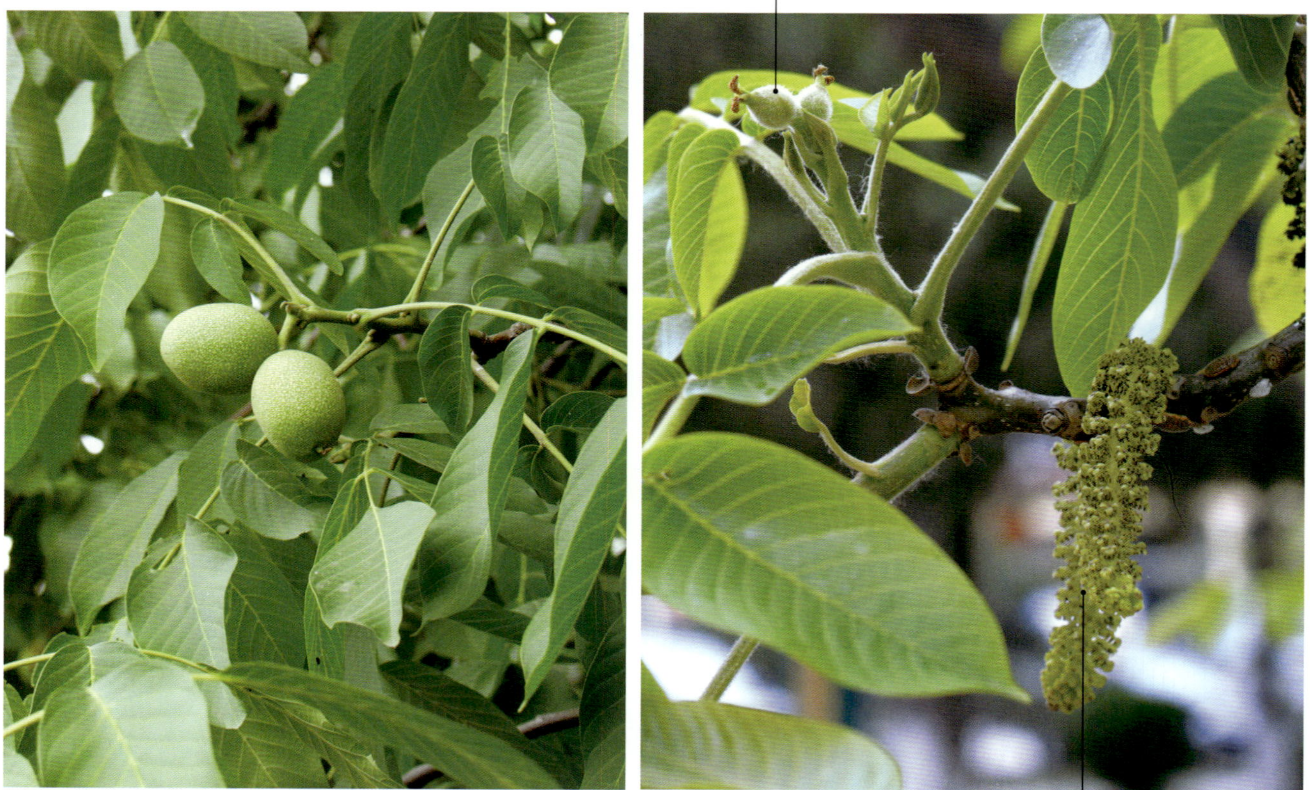
雌性穗状花序，通常具花 1~3
雄性柔荑花序，下垂

胡桃

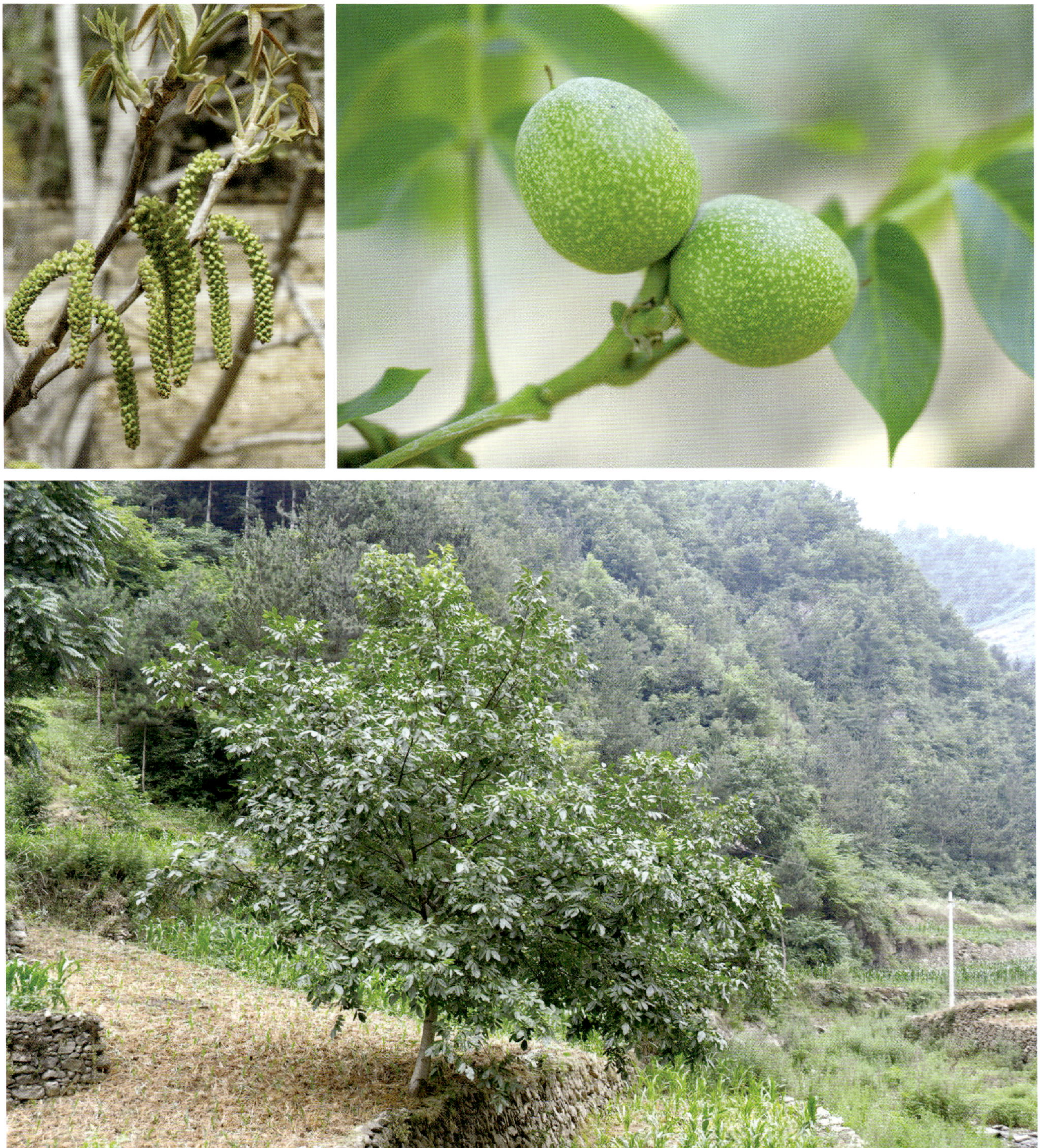

胡桃（续）

夏天无

Xiatianwu

CORYDALIS DECUMBENTIS RHIZOMA

本品为罂粟科植物伏生紫堇 *Corydalis decumbens* (Thunb.) Pers. 的干燥块茎。

基原植物

■ 伏生紫堇 *Corydalis decumbens* (Thunb.) Pers. 别名：土元胡、无柄紫堇

生于海拔 100~300m 的丘陵地、低山坡、路旁、荒地。分布于陕西、湖北、湖南、江西、江苏、浙江、安徽、福建、台湾。

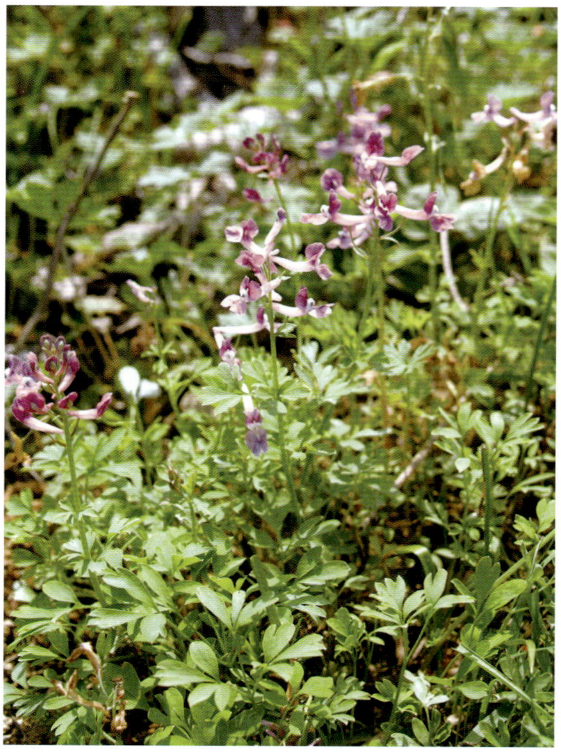

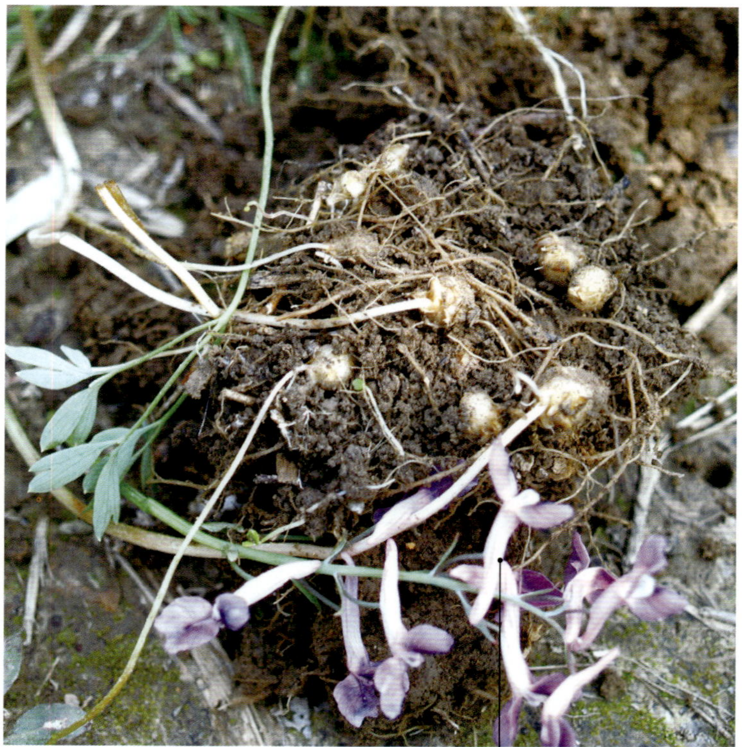

伏生紫堇

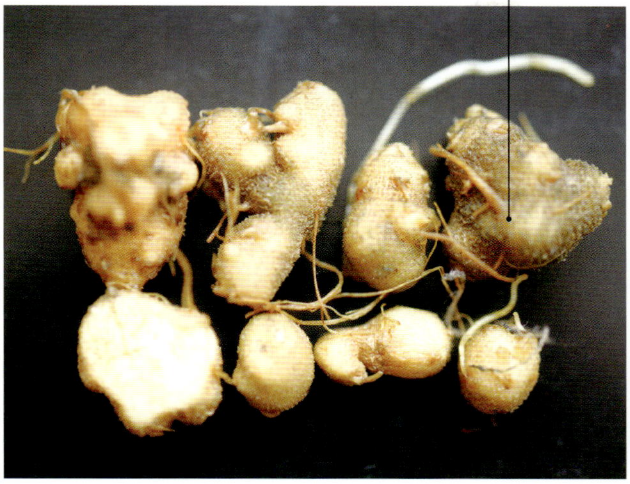

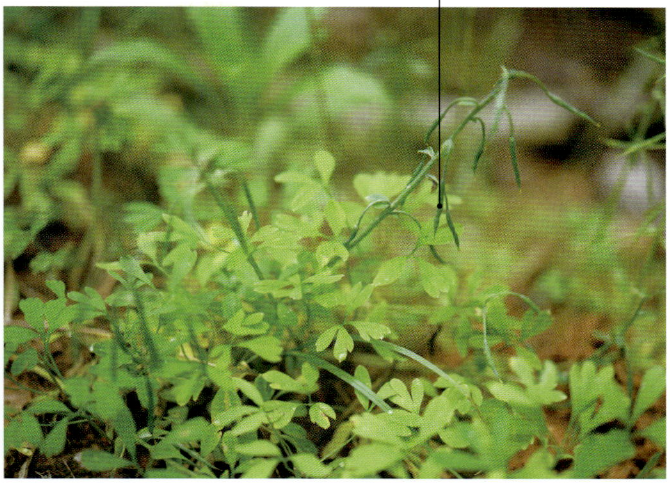

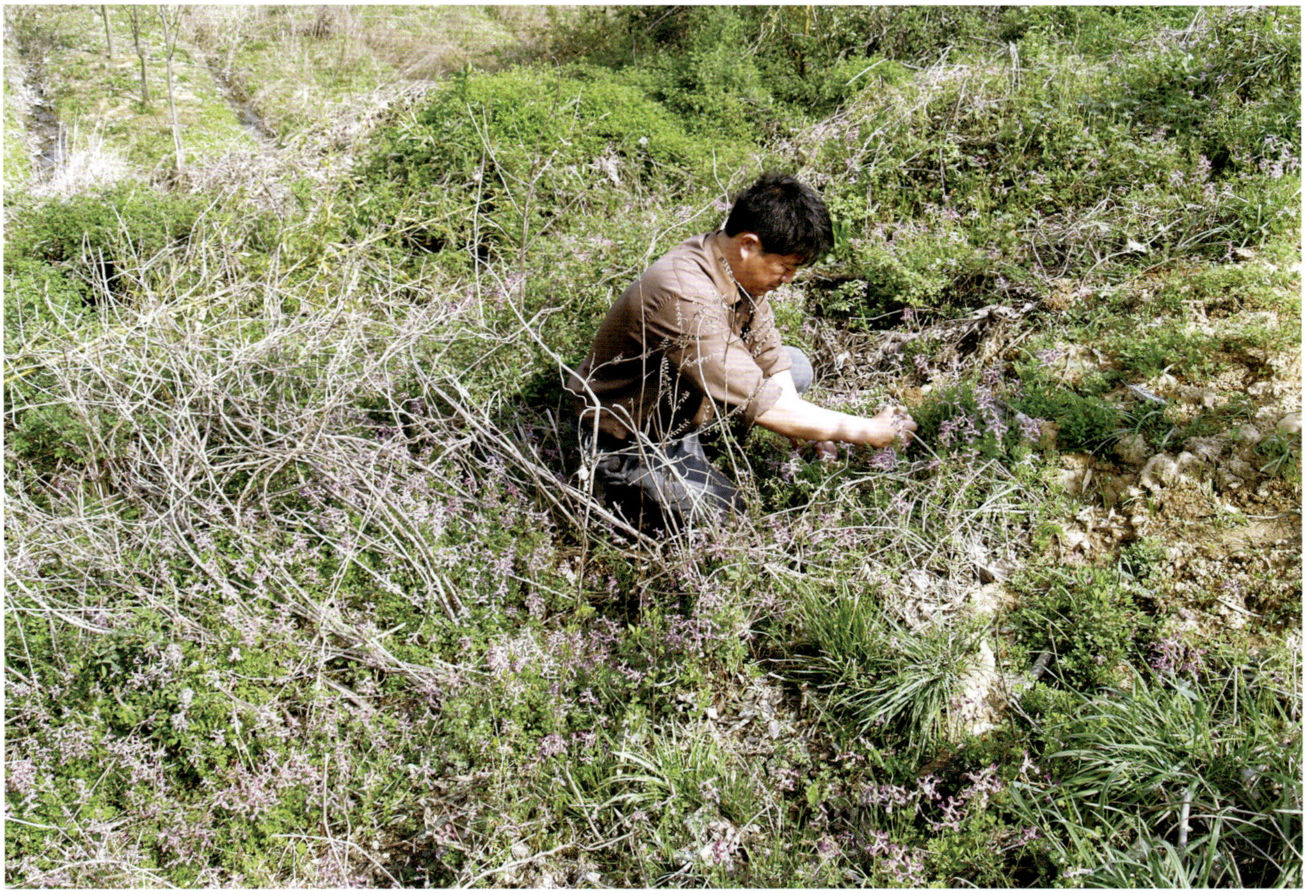

伏生紫堇（续）

对比鉴别

参见“延胡索（元胡）”项。

检索表

参见“延胡索”项。

夏枯草

Xiakucao

PRUNELLAE SPICA

本品为唇形科植物夏枯草 *Prunella vulgaris* L. 的干燥果穗。

基原形态

■ **夏枯草** *Prunella vulgaris* L. 别名：棒槌草、棒头花

生于荒地、路旁及山坡草丛。分布于全国大部分地区。

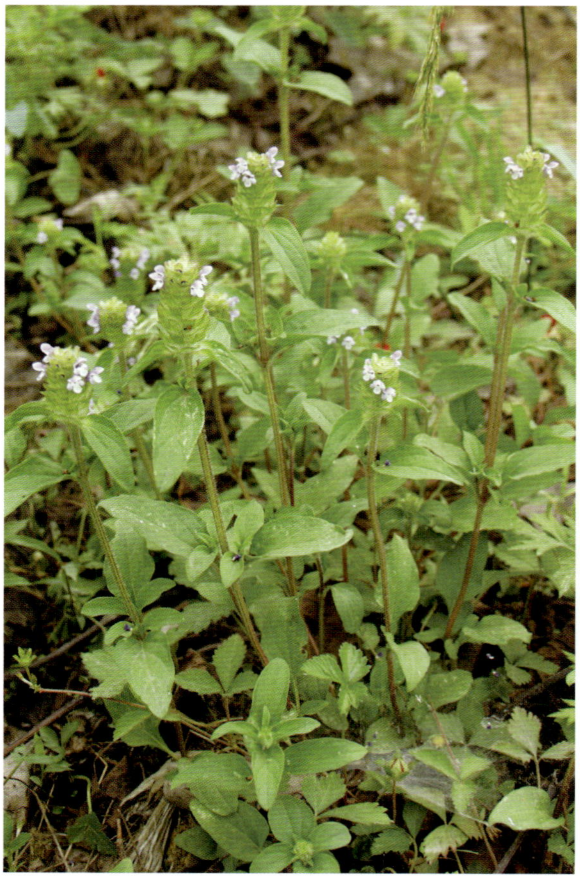

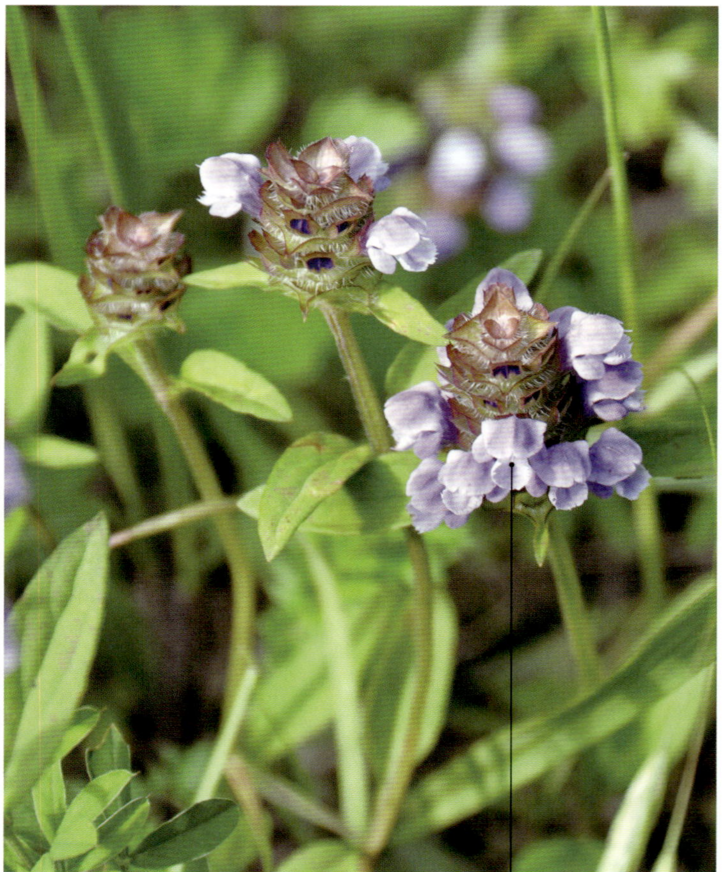

花冠长约 13mm

夏枯草

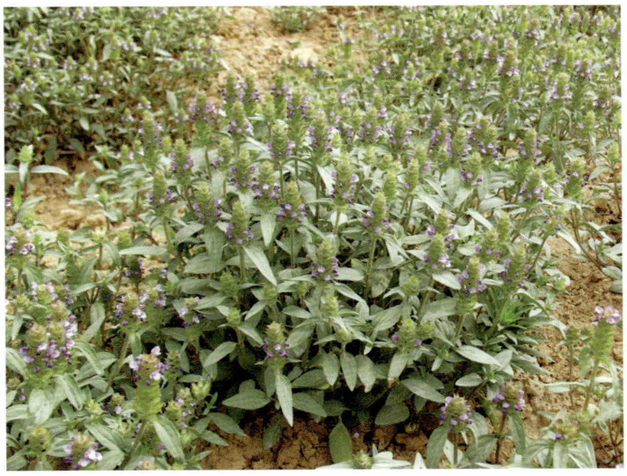

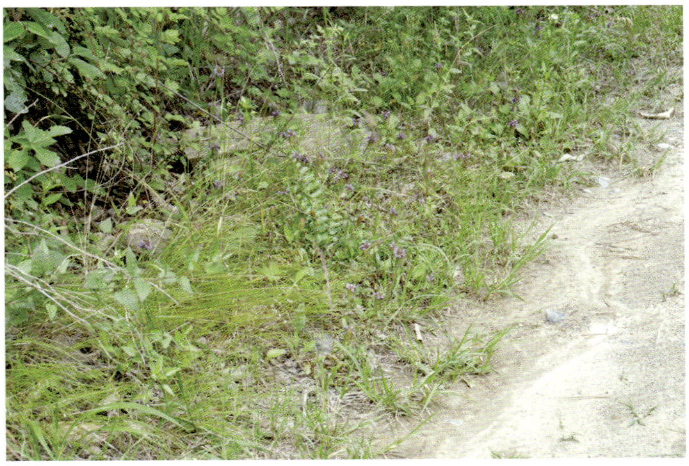

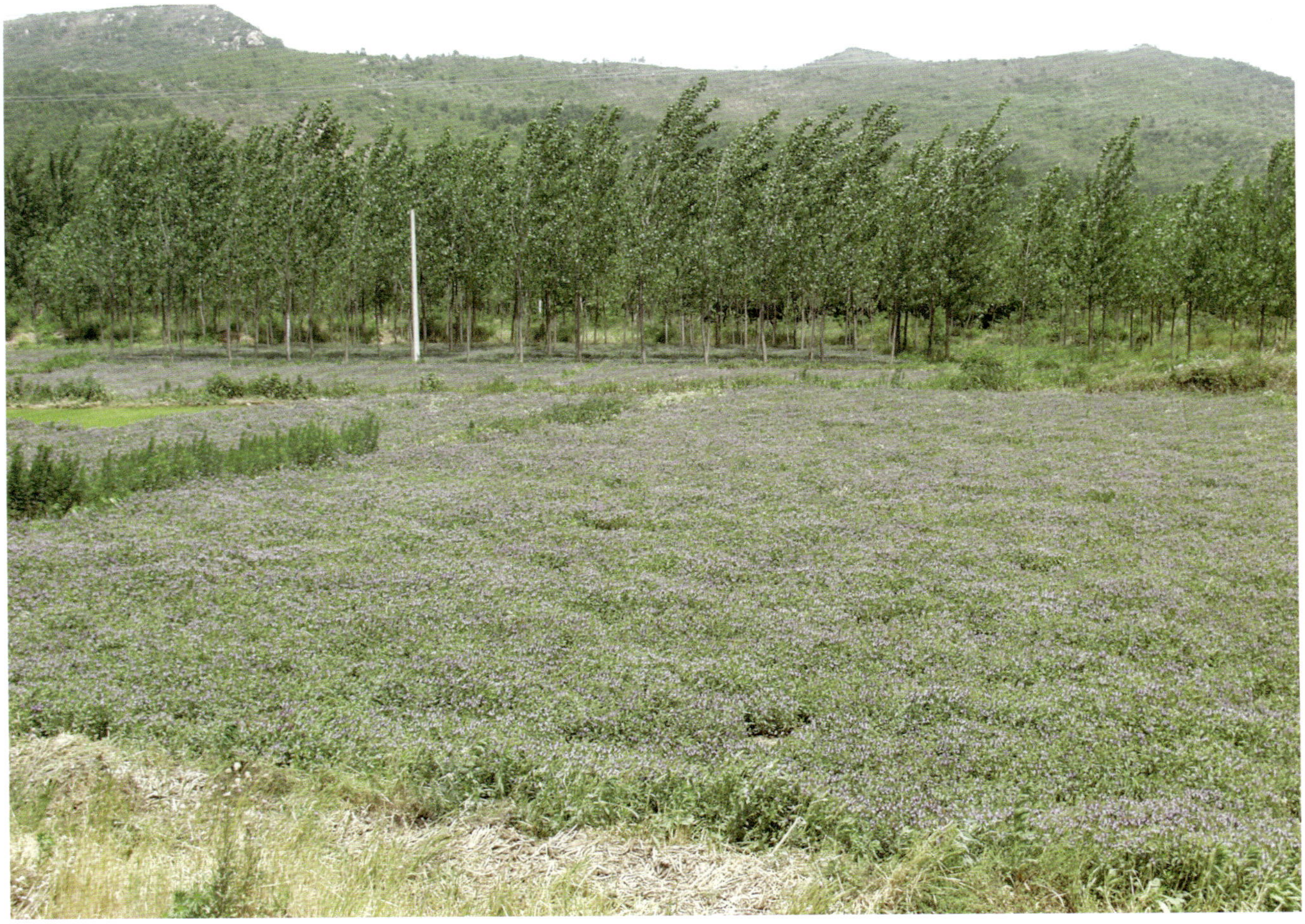

夏枯草（续）

对比鉴别

植物夏枯草的同属植物山菠菜（长冠夏枯草）*Prunella asiatica* Nakai 在东北地区作药材夏枯草使用。山菠菜与夏枯草主要区别点：植株粗壮；花冠明显超出萼很多，长约为萼长之 2 倍，长 18~21mm。

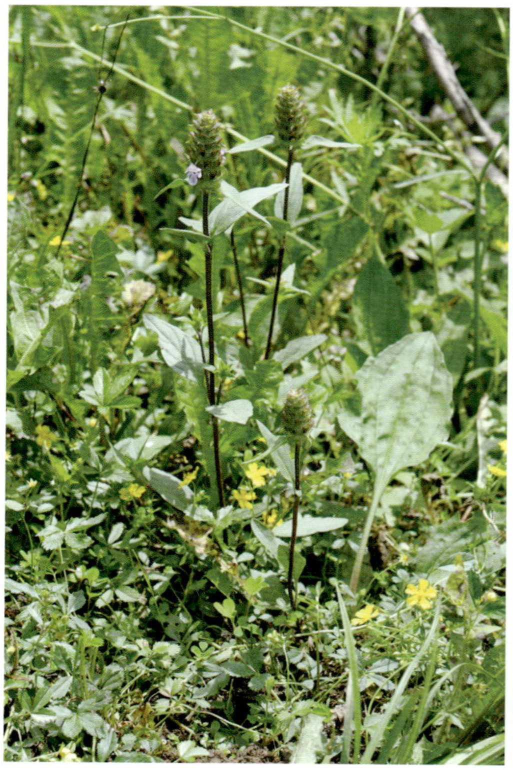

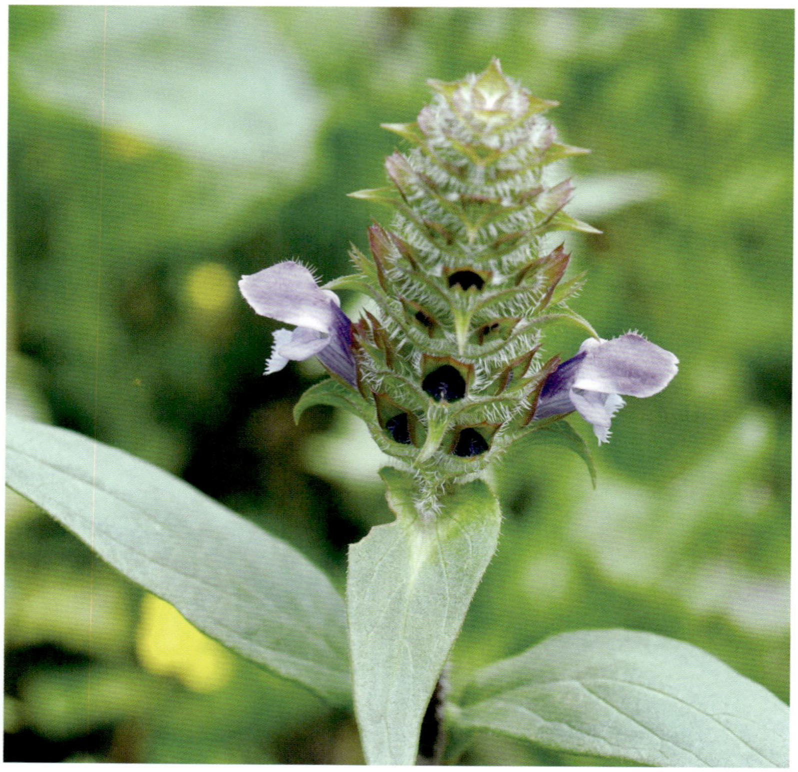

山菠菜

柴 胡 Chaihu BUPLEURI RADIX

本品为伞形科植物柴胡 *Bupleurum chinense* DC. 或狭叶柴胡 *Bupleurum scorzonerifolium* Willd. 的干燥根。按性状不同，分别习称“北柴胡”和“南柴胡”。

基原植物

■ 柴胡 *Bupleurum chinense* DC. 别名：北柴胡

生于干旱荒山坡、林缘、灌丛。分布于除广东、广西、海南外的大部分地区。

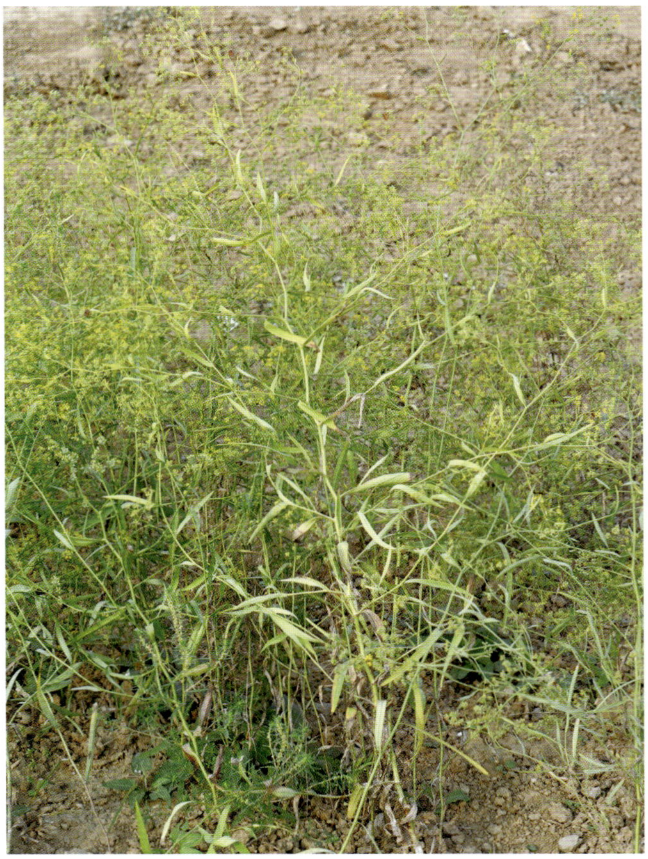

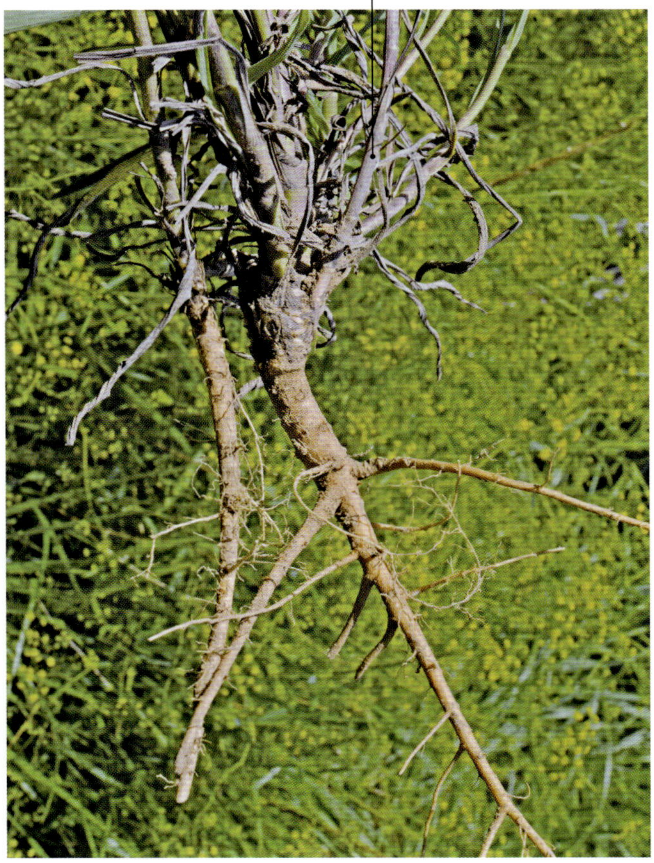

柴胡

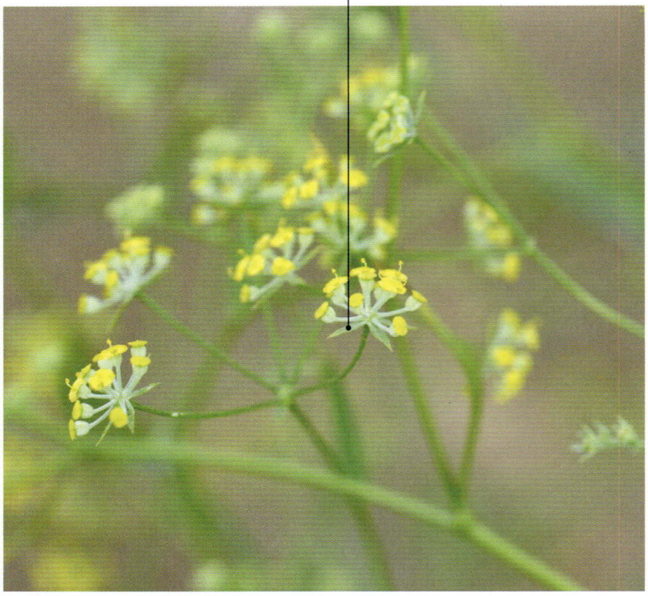

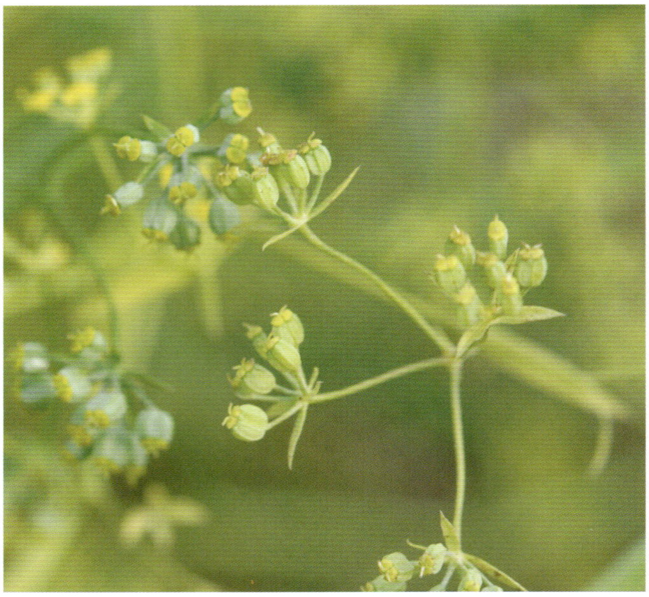

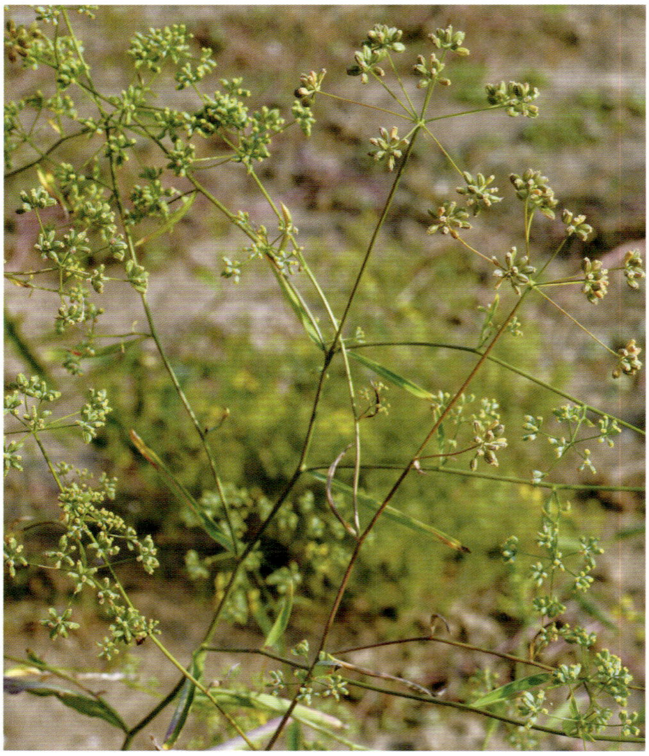

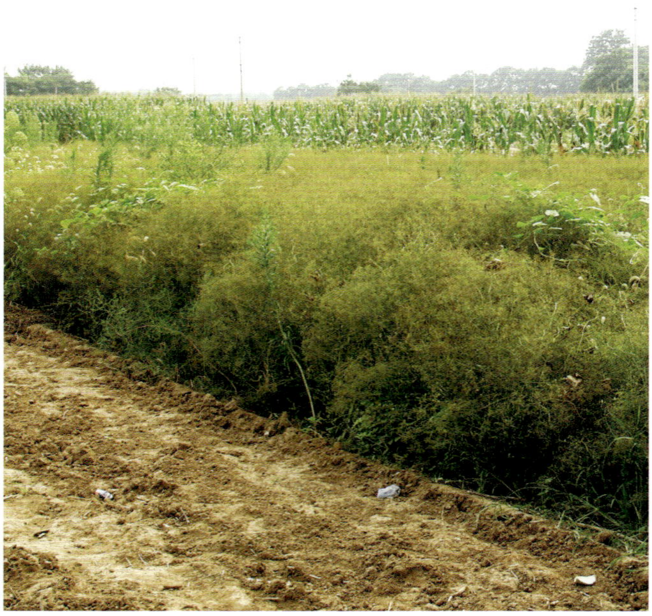

柴胡（续）

■ 狭叶柴胡 *Bupleurum scorzonerifolium* Willd. 别名：红柴胡

生于海拔100~2300m的山坡、草原。分布于东北及河北、山西、甘肃、陕西、山东、江苏、安徽、广西。

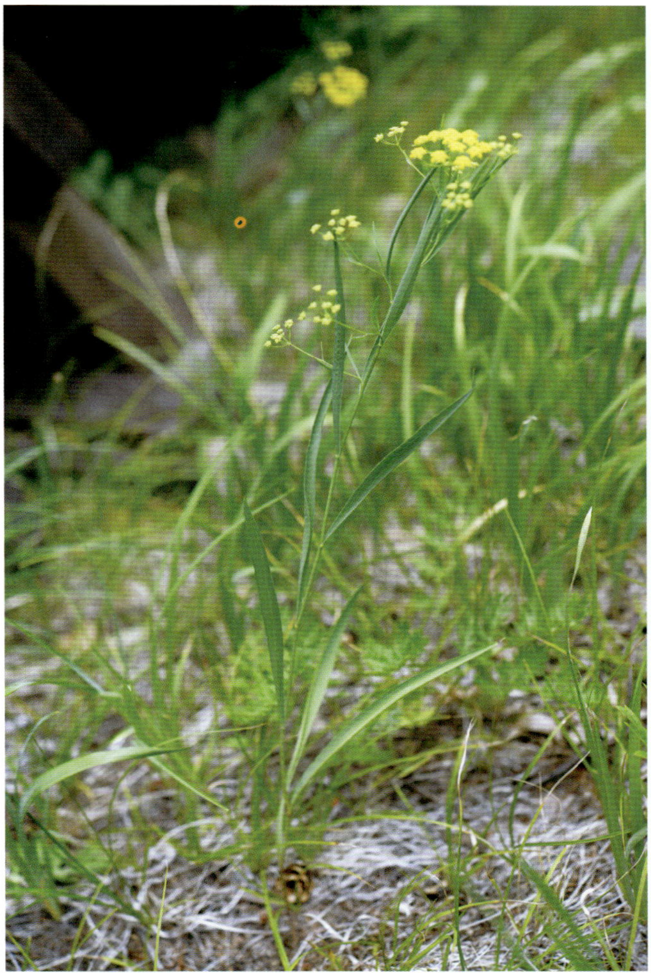

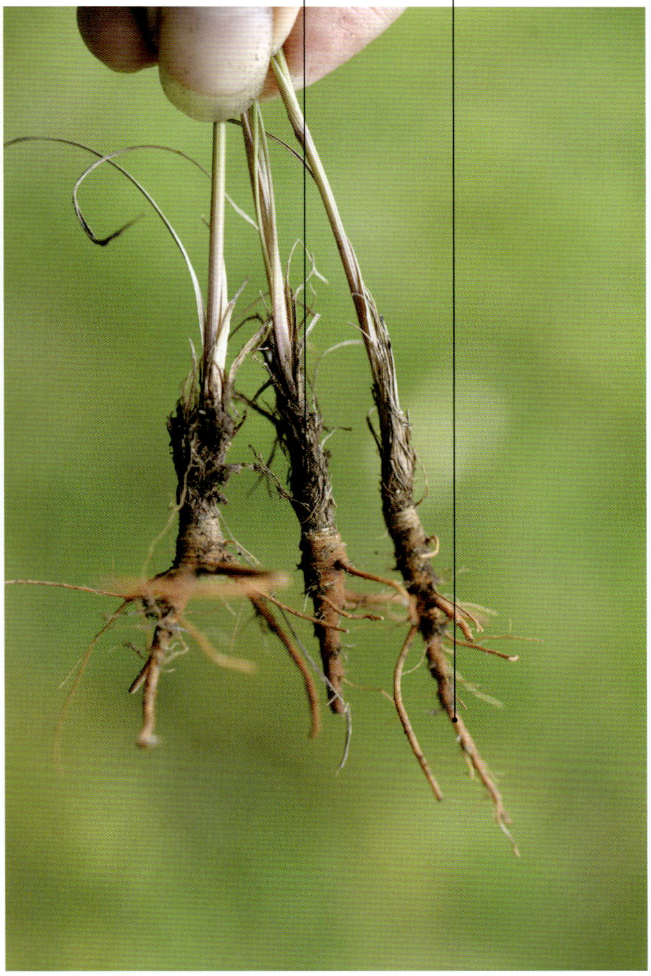

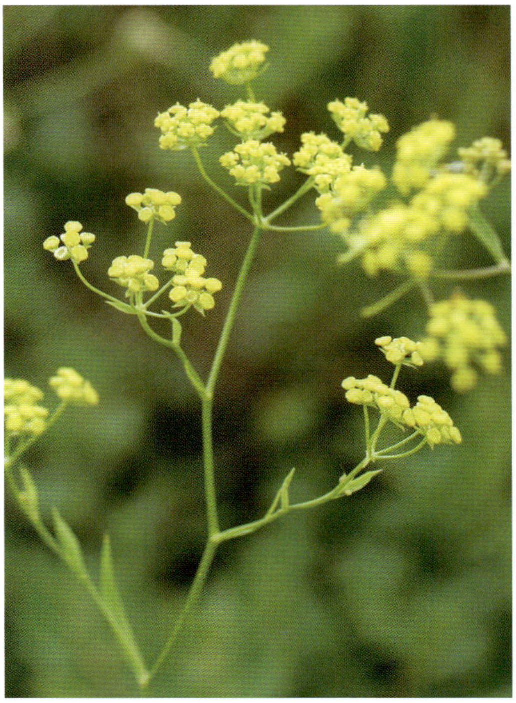

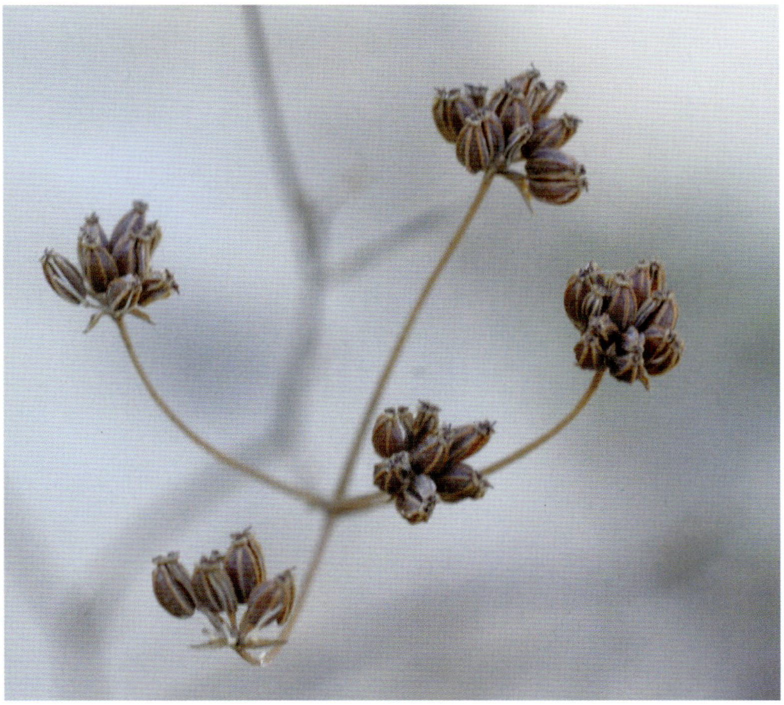

狭叶柴胡

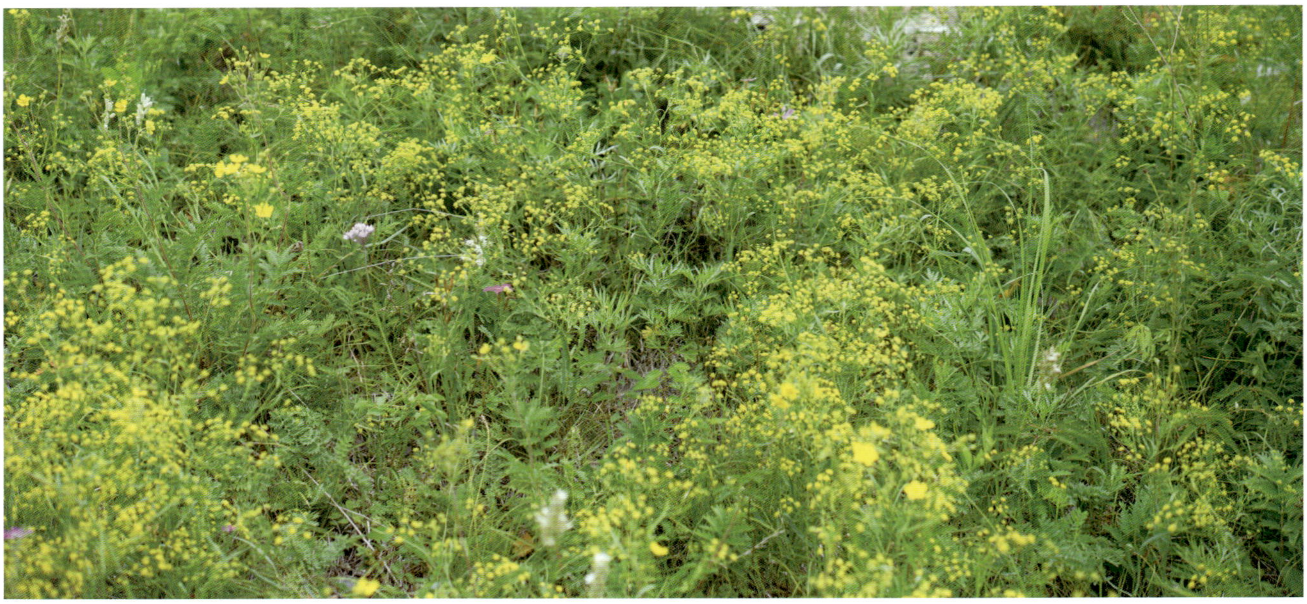

狭叶柴胡（续）

对比鉴别

《中国药典》2020年版记载伞形科植物柴胡与狭叶柴胡的根同等入药，大叶柴胡 *Bupleurum longiradiatum* Turcz. 的根茎有毒，不可入药；还见有记载药材滇柴胡为竹叶柴胡 *Bupleurum marginatum* Wall. ex DC. 的全草。生长地常常有数种柴胡属植物混杂生长，造成了柴胡商品药材的混杂。柴胡属中有多数物种在民间使用，除了上面提到的物种，常见的还有黑柴胡 *Bupleurum smithi* Wolff、锥叶柴胡 *Bupleurum bicaule* Helm、兴安柴胡 *Bupleurum sibiricum* Vest、马尾柴胡 *Bupleurum microcephalum* Diels 等。

叶大形，基部宽，心形抱茎

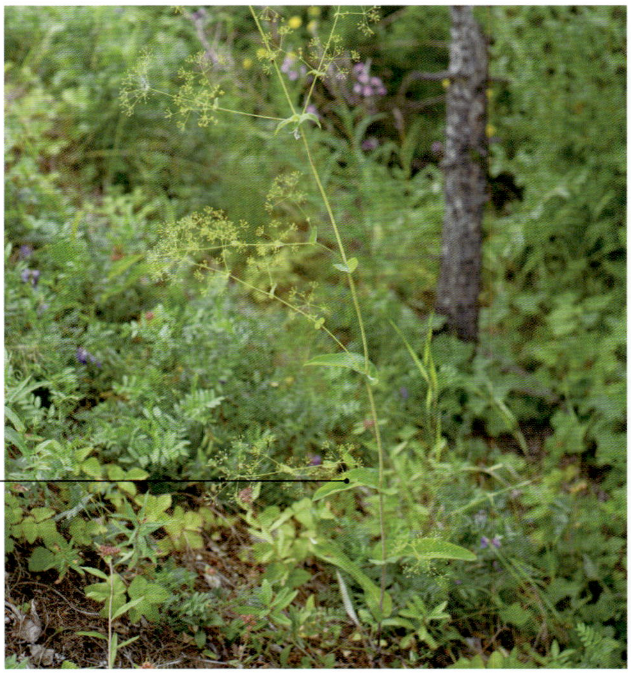

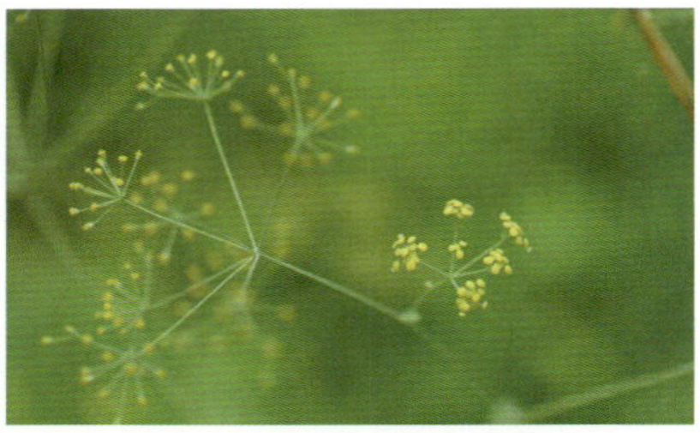

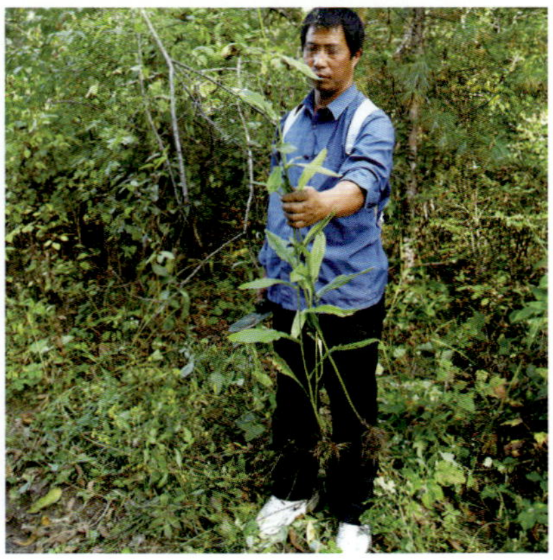

大叶柴胡

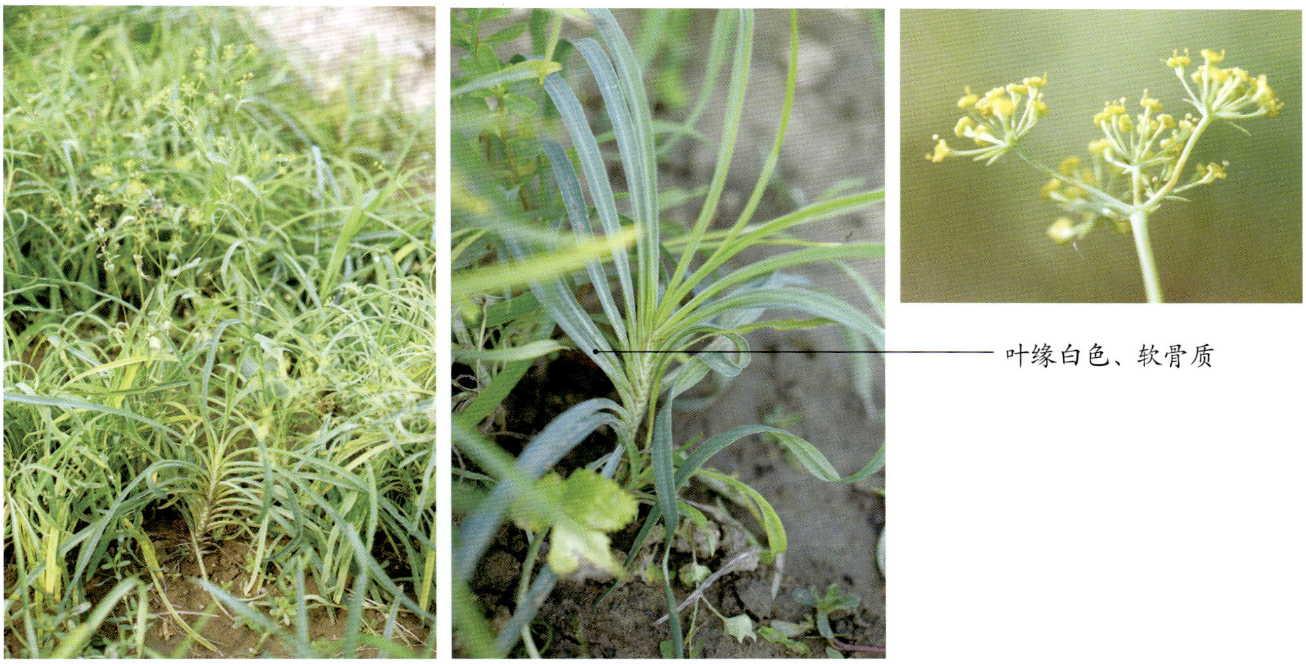
叶缘白色、软骨质

竹叶柴胡

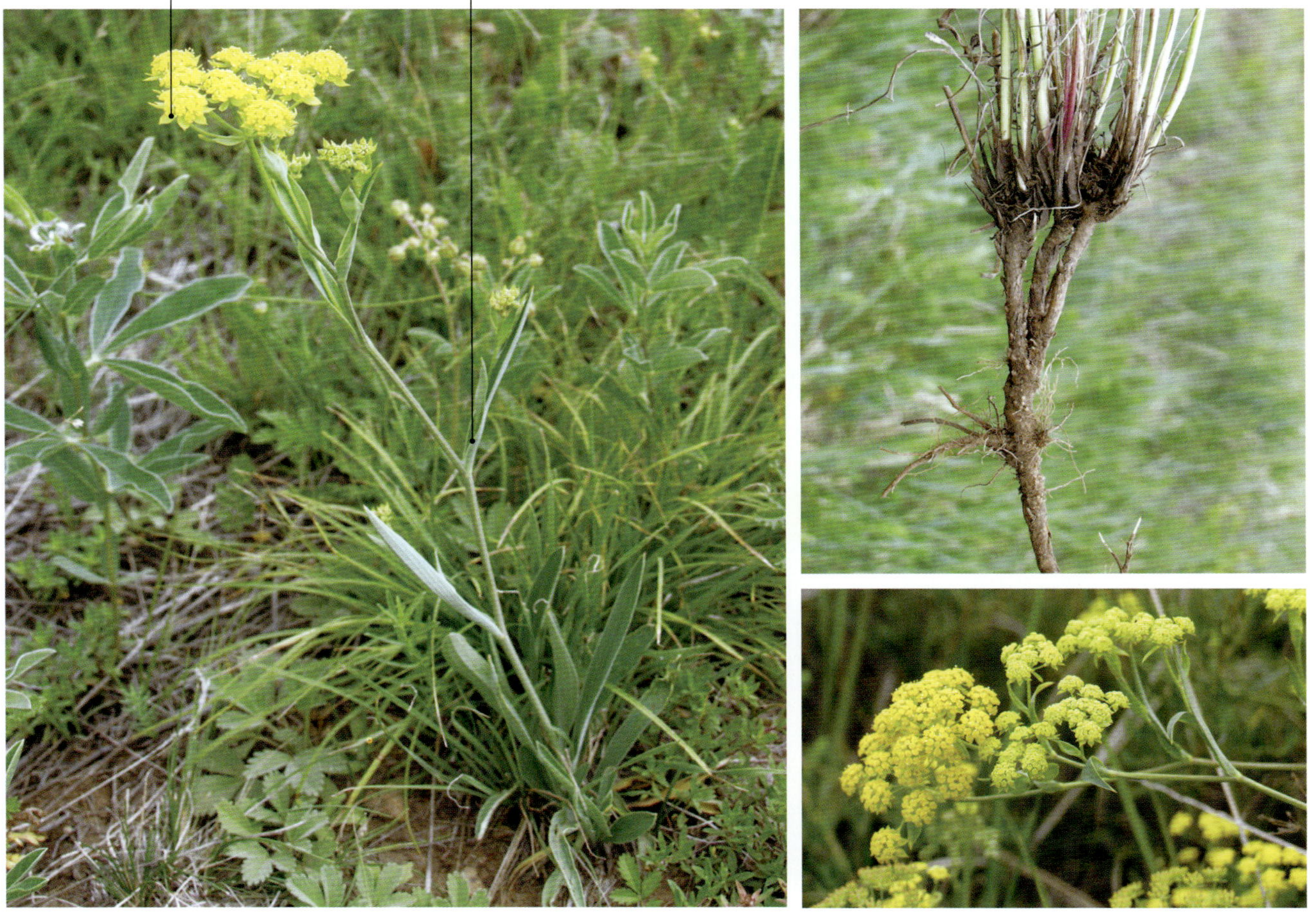
小总苞片大而阔，似花瓣
茎中部叶基部宽，心形抱茎

黑柴胡

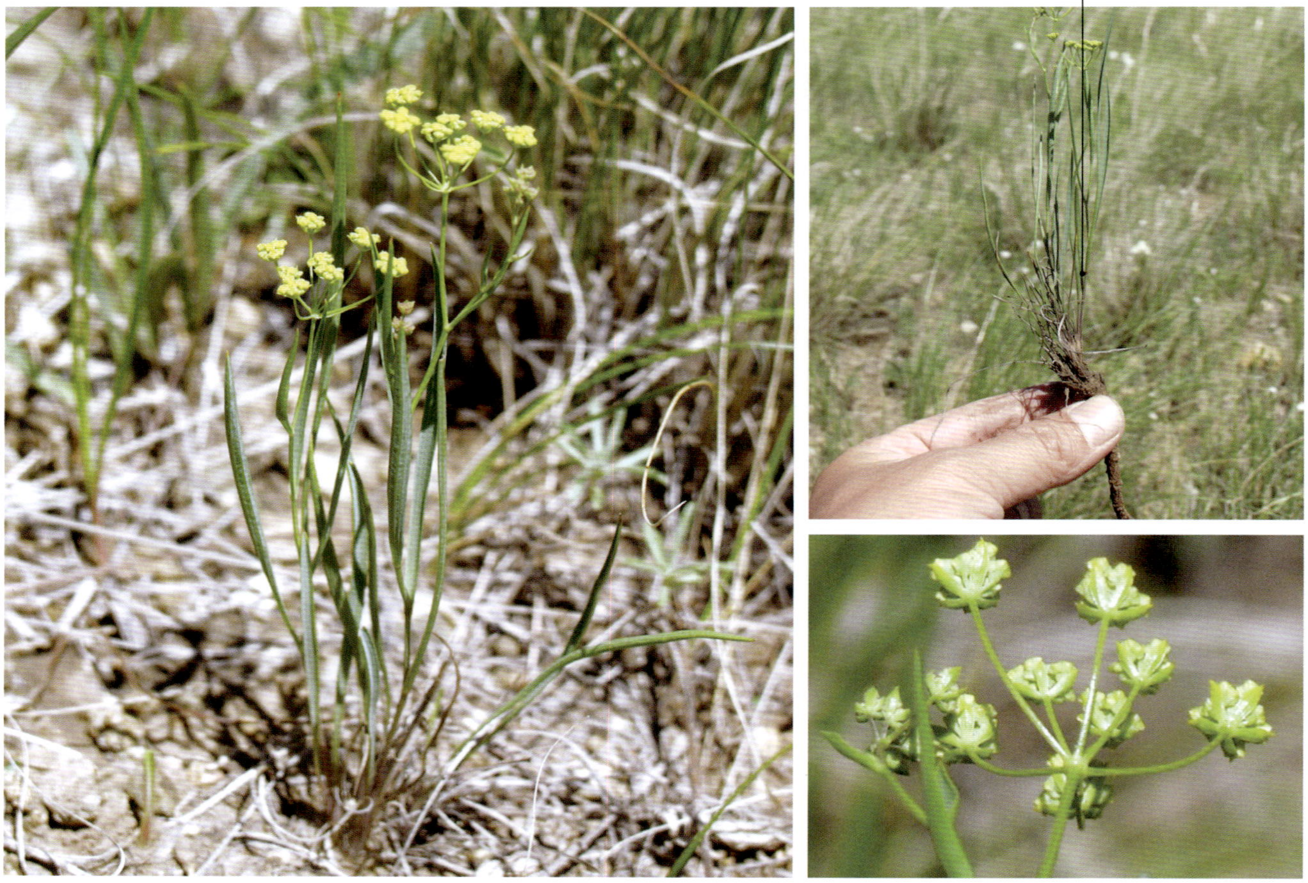
植株小，株高不及 20cm

锥叶柴胡

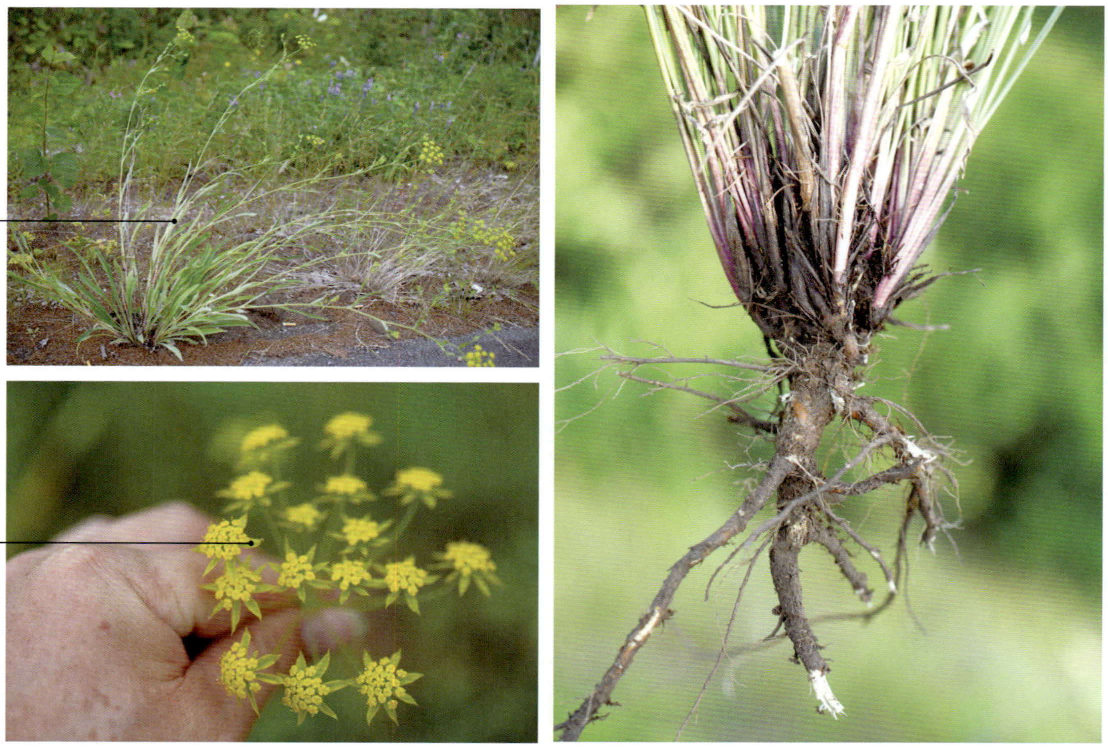
茎中部叶基部稍窄，非心形
小总苞片大而阔，似花瓣

兴安柴胡

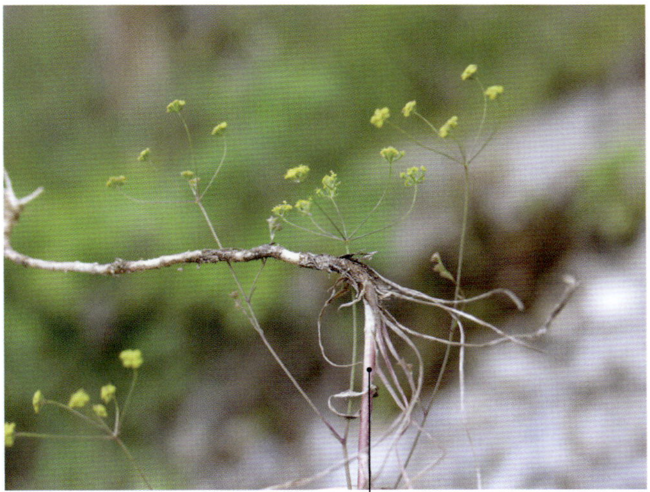

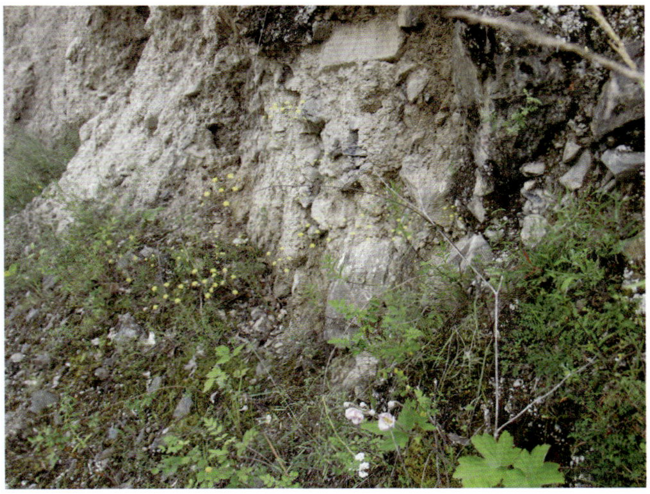

马尾柴胡

检索表

1. 小总苞片大而阔，似花瓣，卵形、广卵形至近圆形，绿色或带黄色、蓝紫色或紫红色 2
1. 小总苞片小而狭窄，大多为披针形，较少卵状披针形，绿色 3
2. 基生叶和茎中部叶基部稍窄，非心形 .... 兴安柴胡
2. 基生叶和茎中部叶基部宽，心形抱茎 .... 黑柴胡
3. 叶大形，基部宽，心形抱茎 .... 大叶柴胡
3. 叶非大形，基部不扩大，非心形 4
4. 株高不及 20cm .... 锥叶柴胡
4. 株高 30cm 以上 5
5. 根红褐色；茎基部密被红色纤维状叶基残留物 .... 狭叶柴胡
5. 根非红褐色 6
6. 茎多数，丛生状 .... 柴胡
6. 茎单生 7
7. 叶缘白色、软骨质 .... 竹叶柴胡
7. 叶缘非白色、软骨质 .... 马尾柴胡

党　参 Dangshen CODONOPSIS RADIX

本品为桔梗科植物党参 *Codonopsis pilosula* (Franch.) Nannf.、素花党参 *Codonopsis pilosula* Nannf. var. *modesta* (Nannf.) L. T. Shen 或川党参 *Codonopsis tangshen* Oliv. 的干燥根。

基原植物

■ 党参 *Codonopsis pilosula* (Franch.) Nannf. 别名：西党、东党

生于海拔 900~2900m 的山地灌丛或林缘。分布于辽宁、吉林、黑龙江、内蒙古、河北、河南、山东、山西、陕西、甘肃、宁夏、青海、四川，其中甘肃、山西有大量栽培。

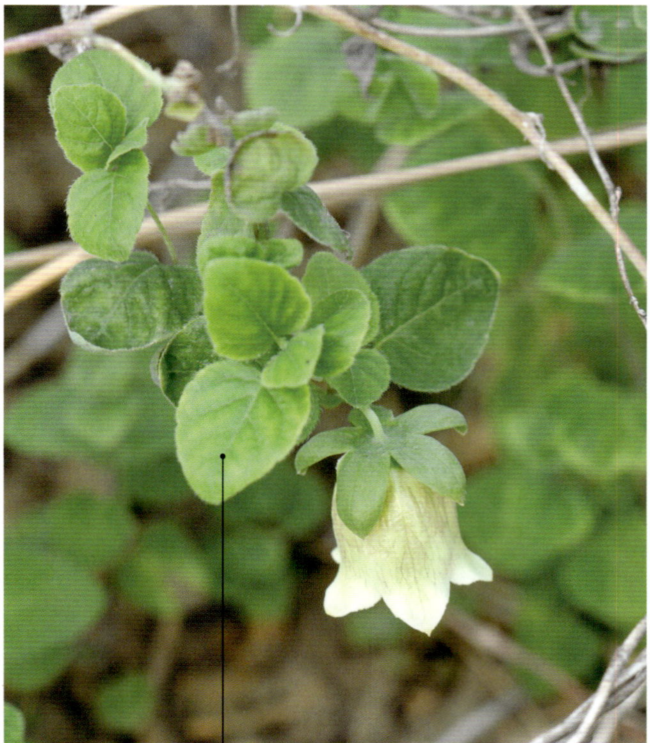

茎下部的叶基部深心形至浅心形

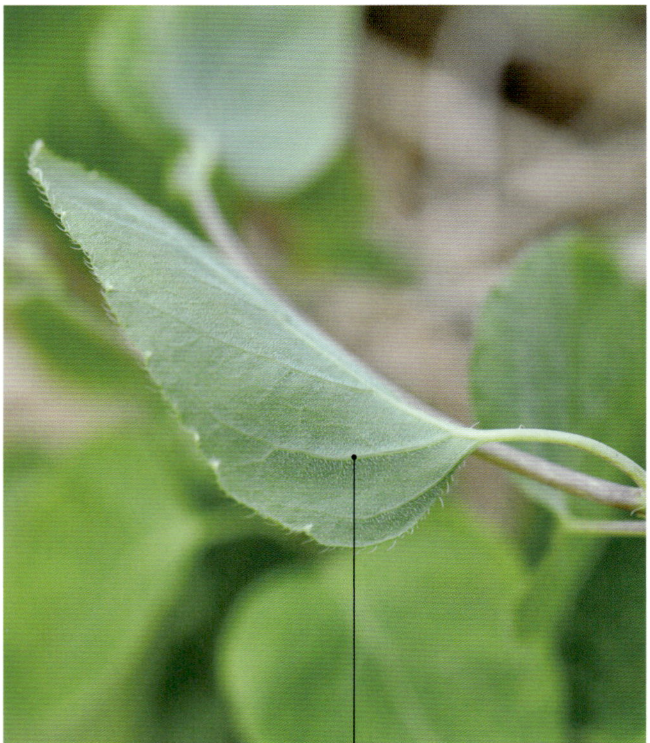

叶片明显被毛

党参

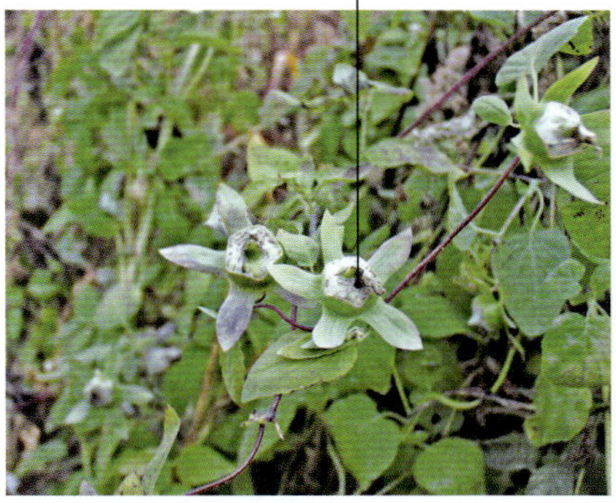
蒴果圆锥形

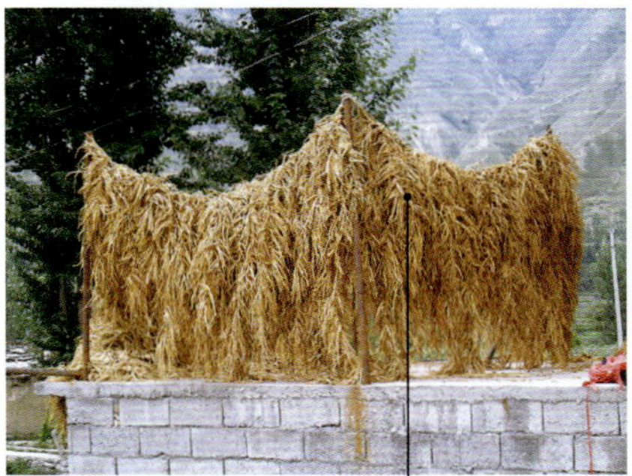
晾晒的根

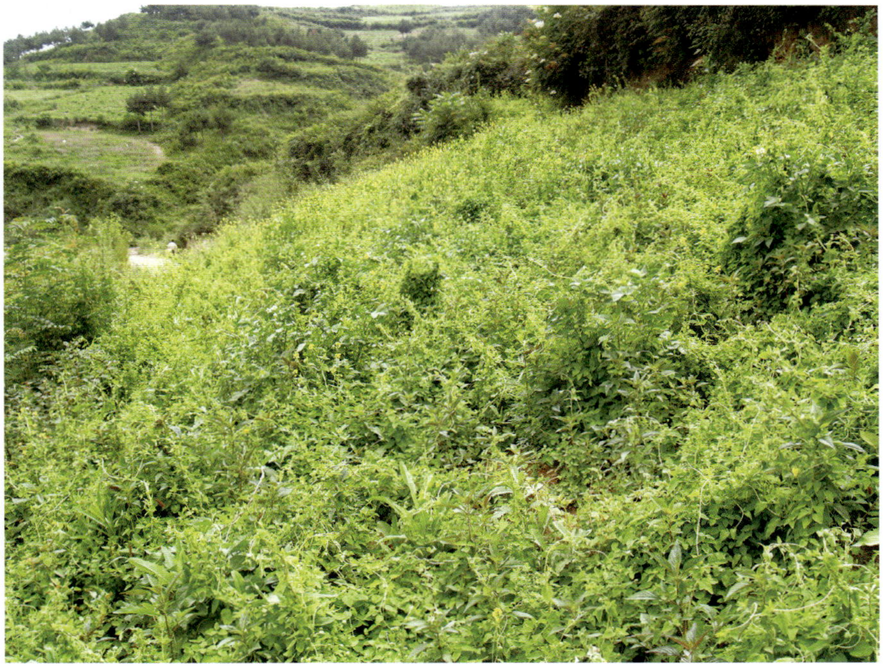

党参（续）

■ 素花党参 *Codonopsis pilosula* Nannf. var. *modesta* (Nannf.) L. T. Shen 别名：无毛党参

Flora of China 记载素花党参的拉丁学名为 *Codonopsis pilosula* (Franch.) Nannf. subsp. *pilosula*。生于海拔 1500~3200m 的山地林下、林边及灌丛。分布于甘肃、青海及四川等地。

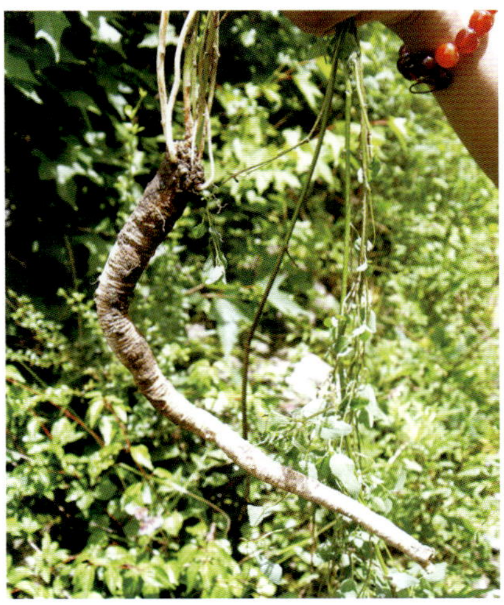

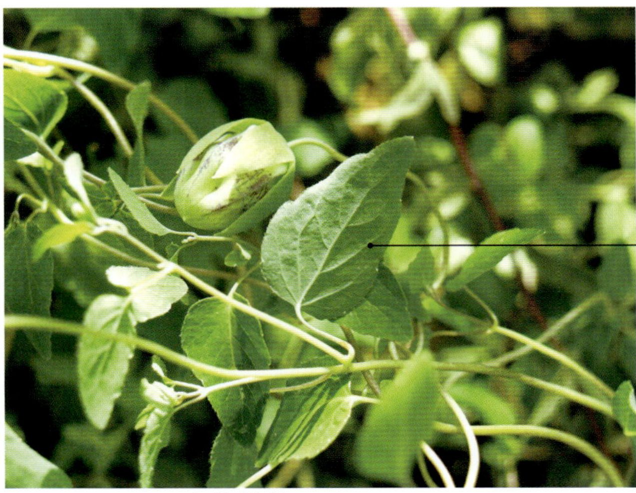
叶片长成时近于
光滑无毛

素花党参

■ 川党参 *Codonopsis tangshen* Oliv.

Flora of China 记载川党参的拉丁学名为 *Codonopsis pilosula* subsp. *tangshen* (Oliver) D. Y. Hong。

生于海拔 900~2300m 的山地林边灌丛，现已大量栽培。分布于湖北、湖南、陕西、贵州、重庆、四川。

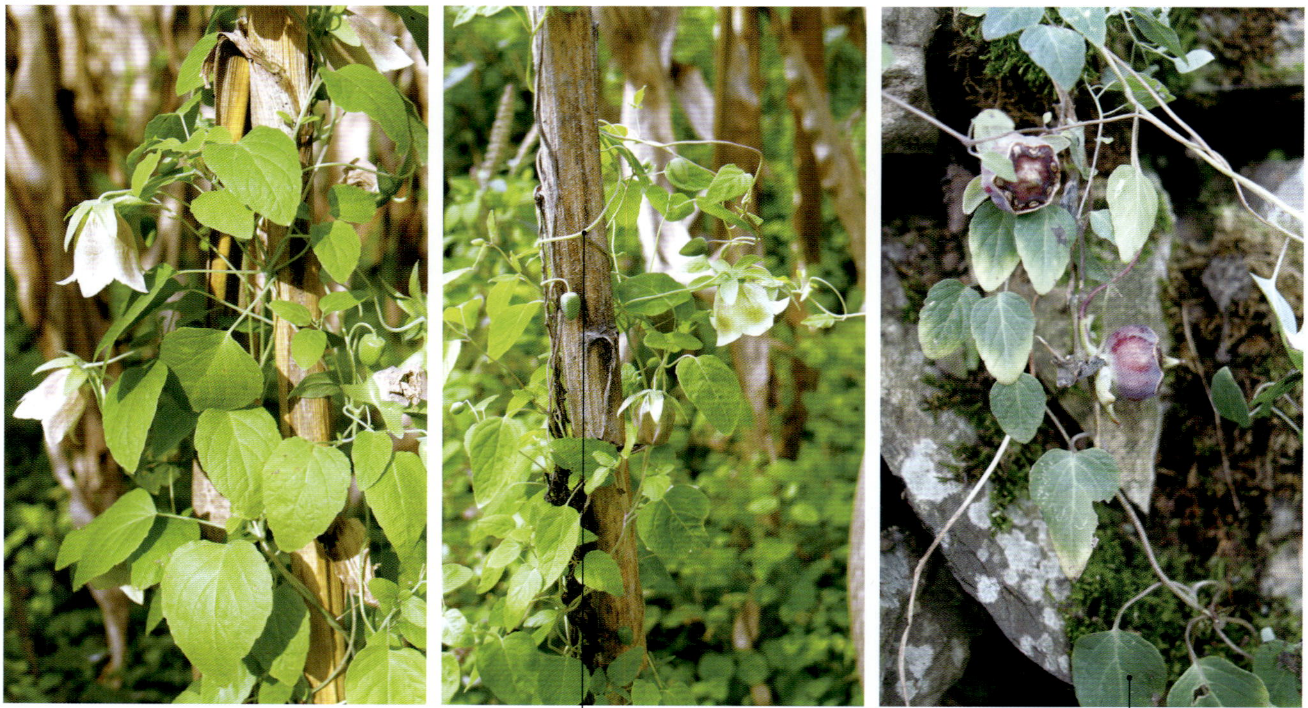

茎缠绕

茎下部的叶基部楔形或较圆钝

川党参

对比鉴别

《常用中药材品种整理和质量研究》（南方协作组）记载的药源调查结果表明，植物党参广泛分布于全国各地，是药材党参最主要的植物来源，其他同属植物，如新疆党参 *Codonopsis clematidea* Clarke、羊乳 *Codonopsis lanceolata* (Sieb. et Zucc.) Trautv.、灰毛党参 *Codonopsis canescens* Nannfeldt、抽莛党参 *Codonopsis subscaposa* Komarov、脉花党参 *Codonopsis foetens* subsp. *nervosa* (Chipp) D. Y. Hong 的根在不同地区亦作药材党参或作为补药使用，偶见金钱豹属植物金钱豹 *Campanumoea javanica* Bl.、小花金钱豹 *Campanumoea javanica* subsp. *japonica* (Makino) Hong 的根混入药材党参中。

主茎上常具多花

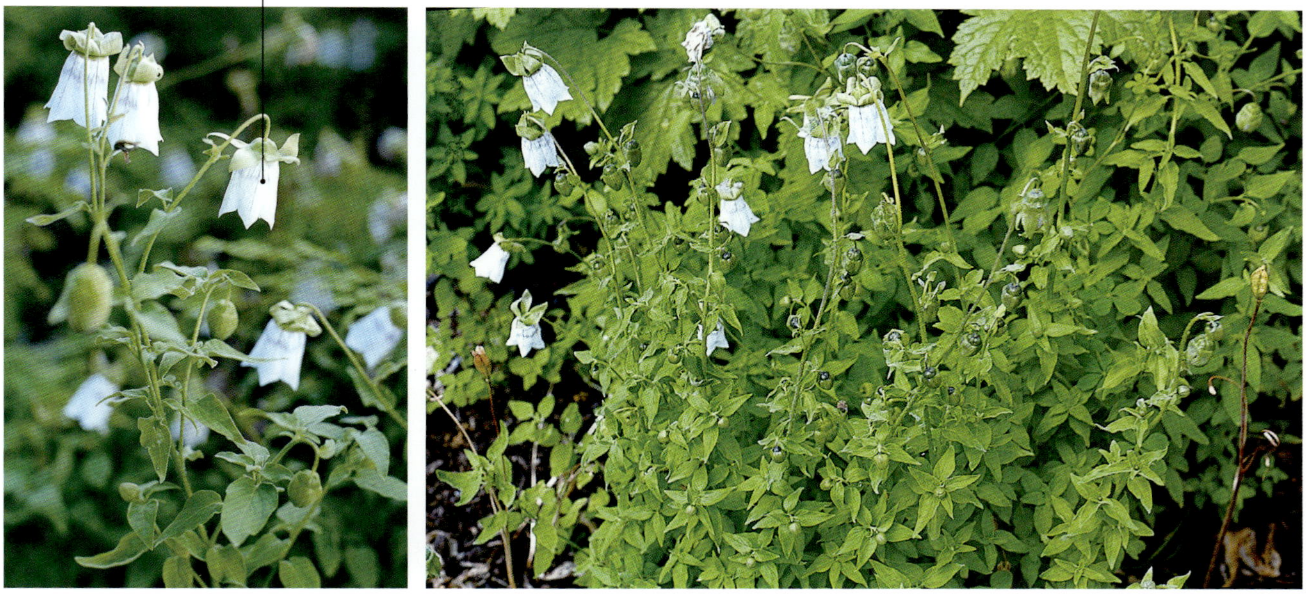

新疆党参

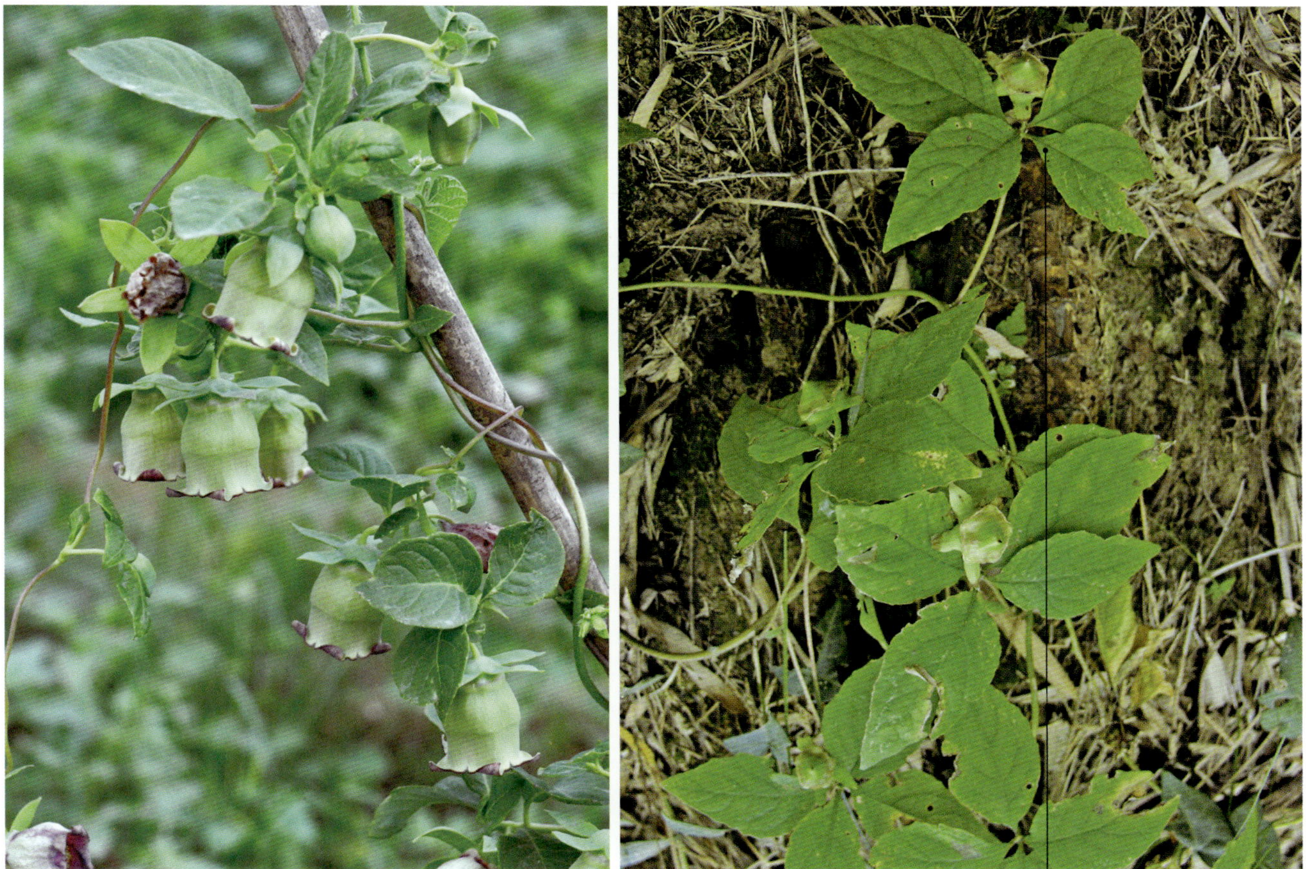

叶 3~4 片簇生于短侧枝末端，呈假轮生状

羊乳

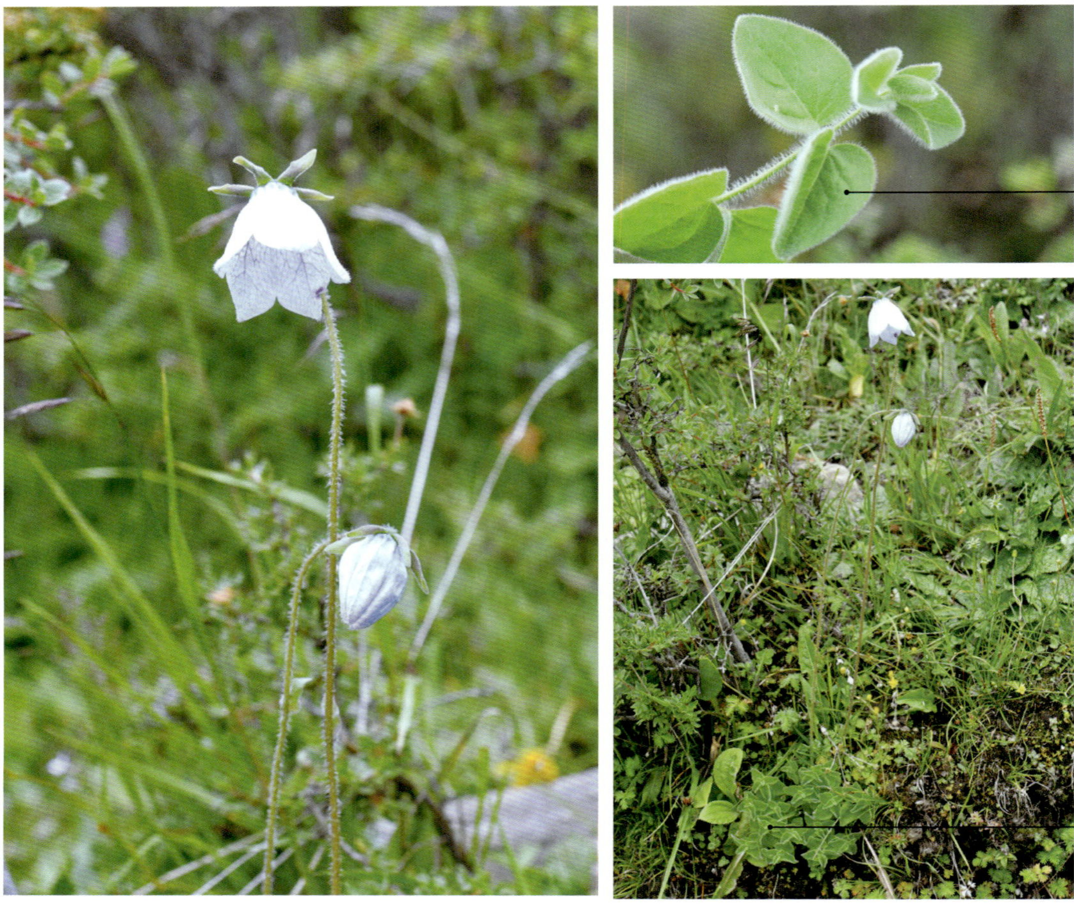
植株密被白色短糙毛而成灰色；叶较小，长 1.5cm 以下
自基部分枝为只具叶的短枝

灰毛党参

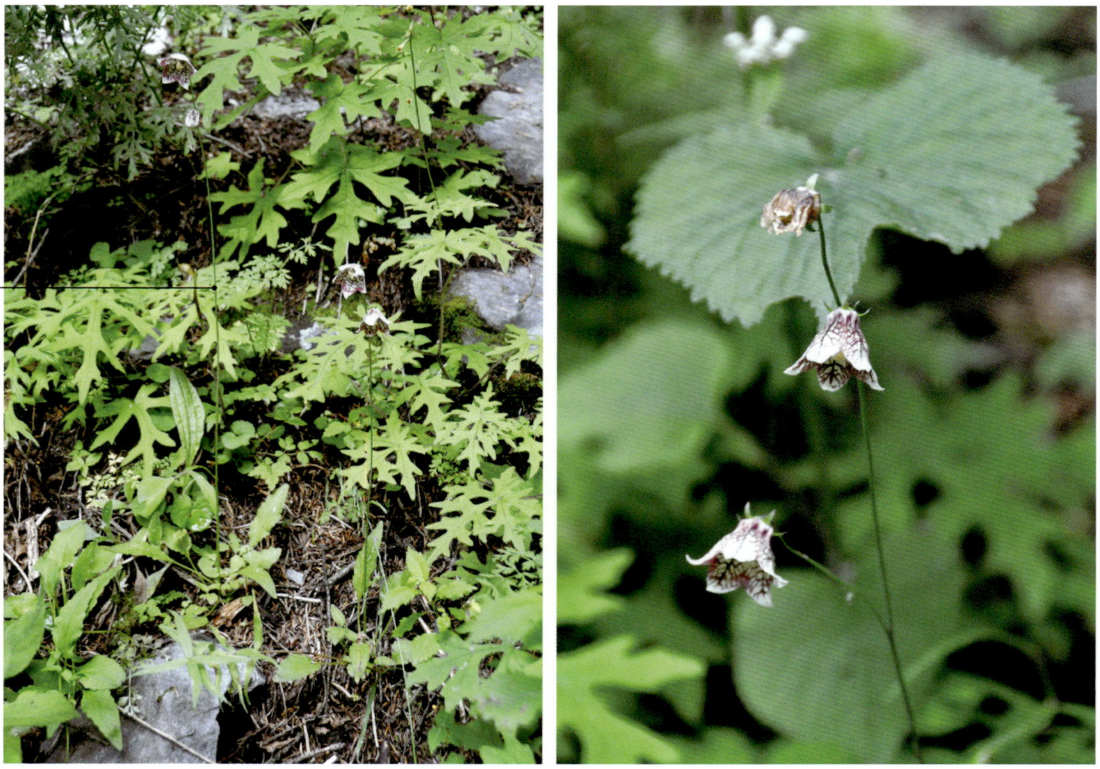
主茎不分枝，呈花葶状，叶多集生于茎下部

抽葶党参

主茎上仅单花，稀具多花

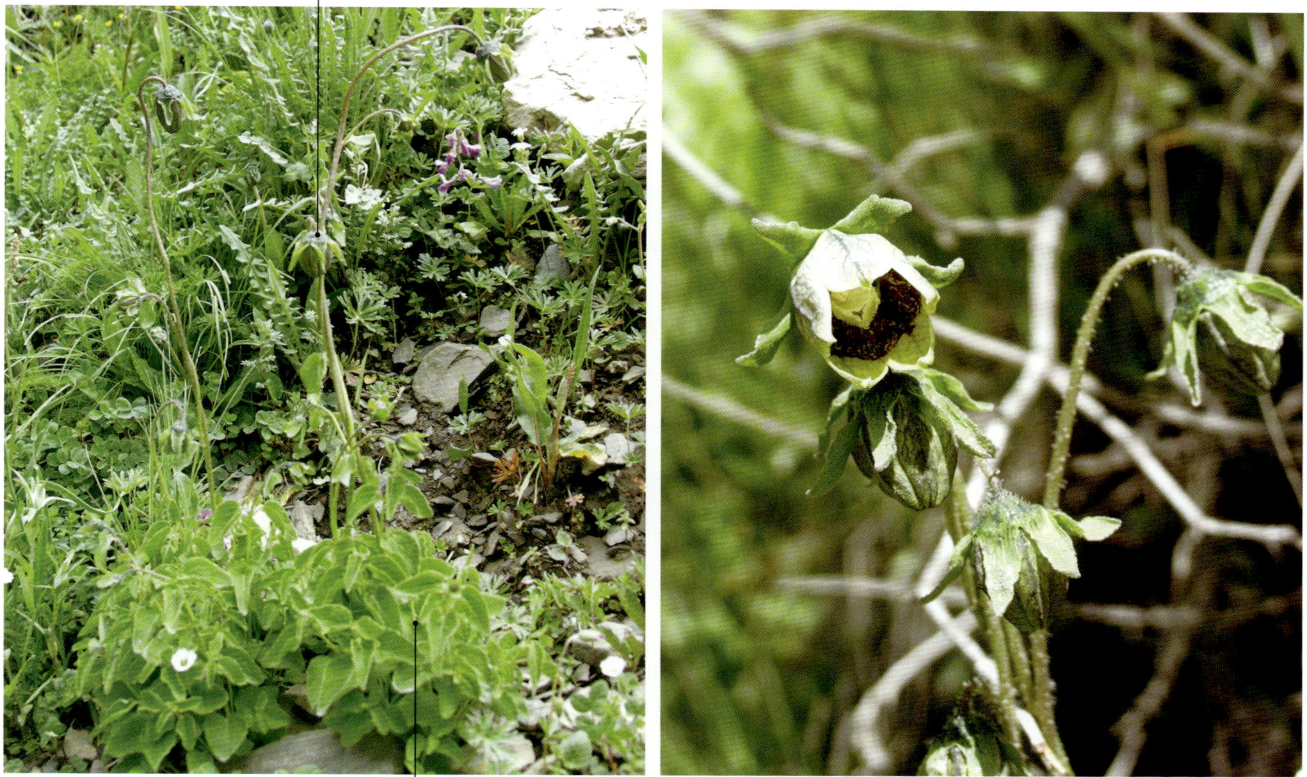

自基部分枝为只具叶的短枝

脉花党参

花冠较大，长 (1.8~) 2~3cm

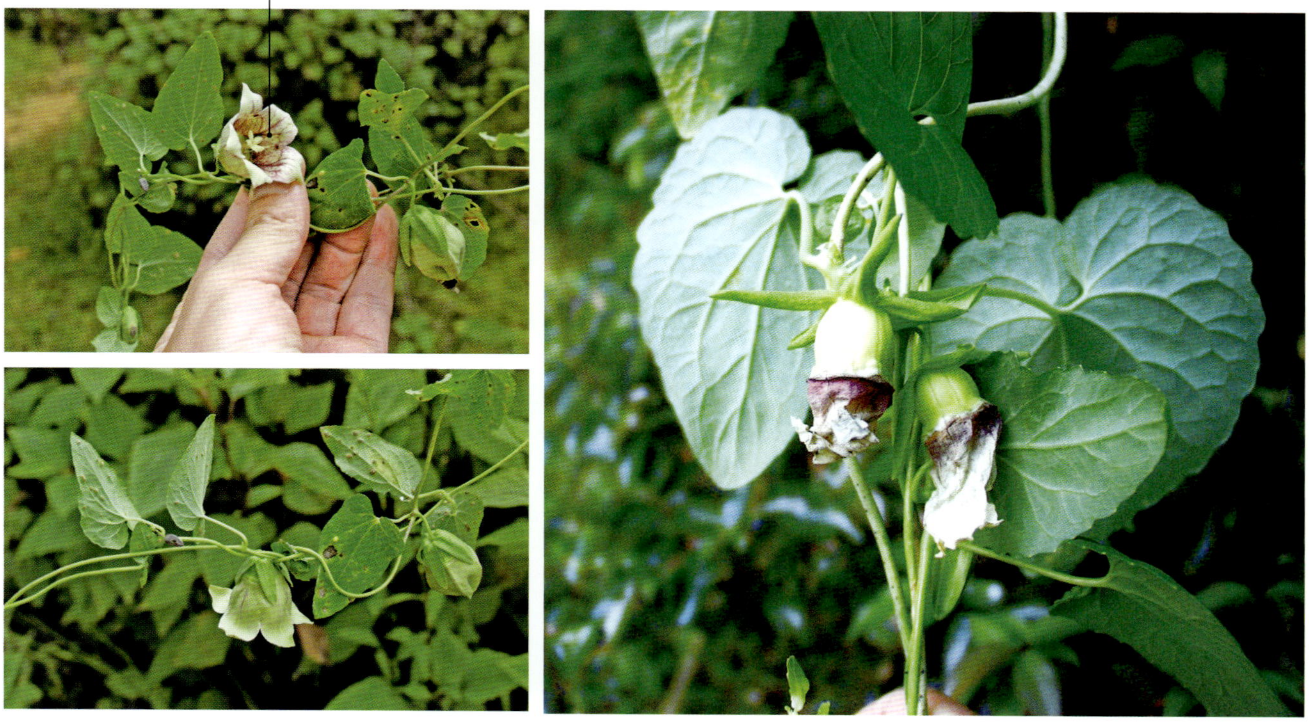

金钱豹

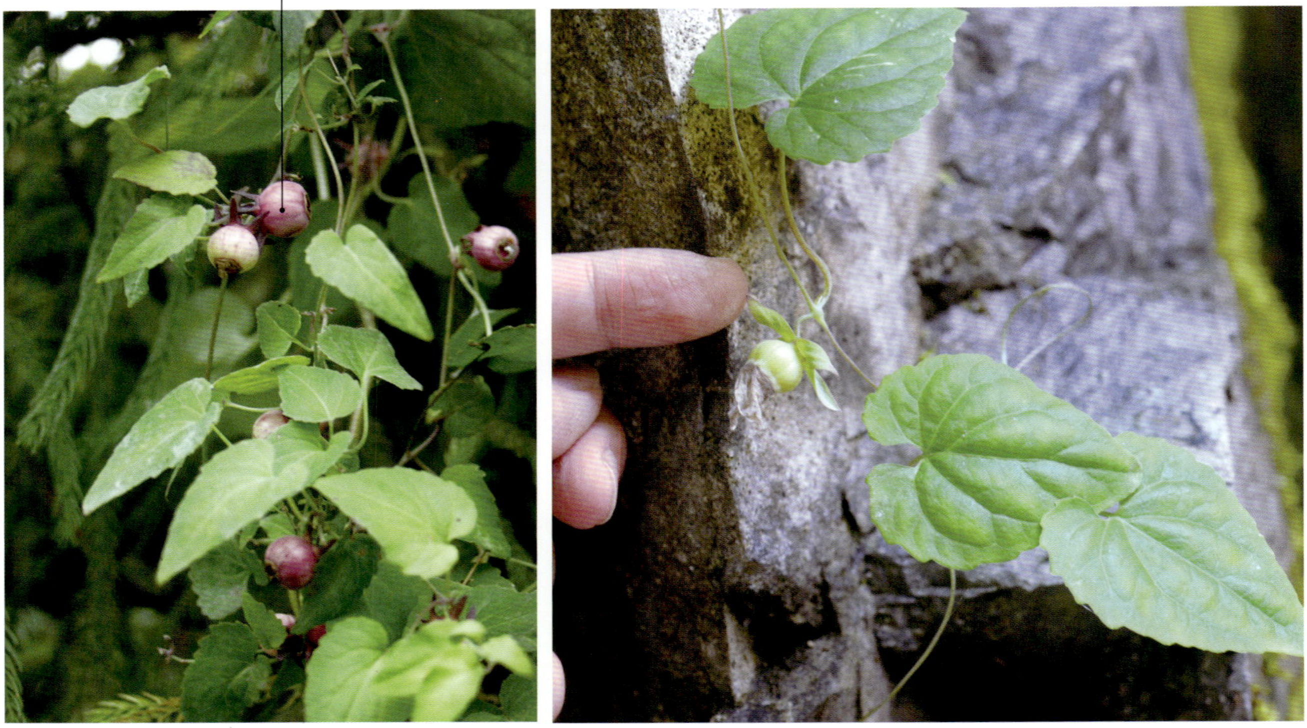

小花金钱豹

检索表

1. 果为浆果；子房和果实顶端近于平截形，或仅子房顶端有小而短的突尖，延成花柱……2
1. 果为蒴果；子房和果实顶端圆锥状渐尖……3
2. 花冠较大，长（1.8~）2~3cm；浆果较大，直径（12~）15~20mm……金钱豹
2. 花冠较小，长仅10~13mm；浆果较小，直径10~12（~15）mm……小花金钱豹
3. 茎缠绕……4
3. 茎直立或多少蔓生……7
4. 叶3~4片簇生于短侧枝末端，呈假轮生状……羊乳
4. 叶互生或对生……5
5. 茎下部的叶基部楔形或较圆钝，稀心形……川党参
5. 茎下部的叶基部深心形至浅心形，稀平截或圆钝……6
6. 叶片明显被毛，幼嫩时上面被毛更多……党参
6. 叶片长成时近光滑无毛……素花党参
7. 主茎不分枝，呈花葶状，叶多集生于茎下部……抽葶党参
7. 主茎直立或上升，自基部分枝为只具叶的短枝……8
8. 植株密被白色短糙毛而成灰色；叶较小，长1.5cm以下……灰毛党参
8. 植株疏被毛；叶较大，长1~2.8（~5.2）cm……9
9. 主茎上仅单花，稀具多花……脉花党参
9. 主茎上常具多花……新疆党参

鸭跖草

Yazhicao

COMMELINAE HERBA

本品为鸭跖草科植物鸭跖草 *Commelina communis* L. 的干燥地上部分。

基原植物

■ **鸭跖草** *Commelina communis* L. 别名：鸭舌草

生于路旁、田埂、宅旁、山坡及林缘。分布于全国大部分地区。

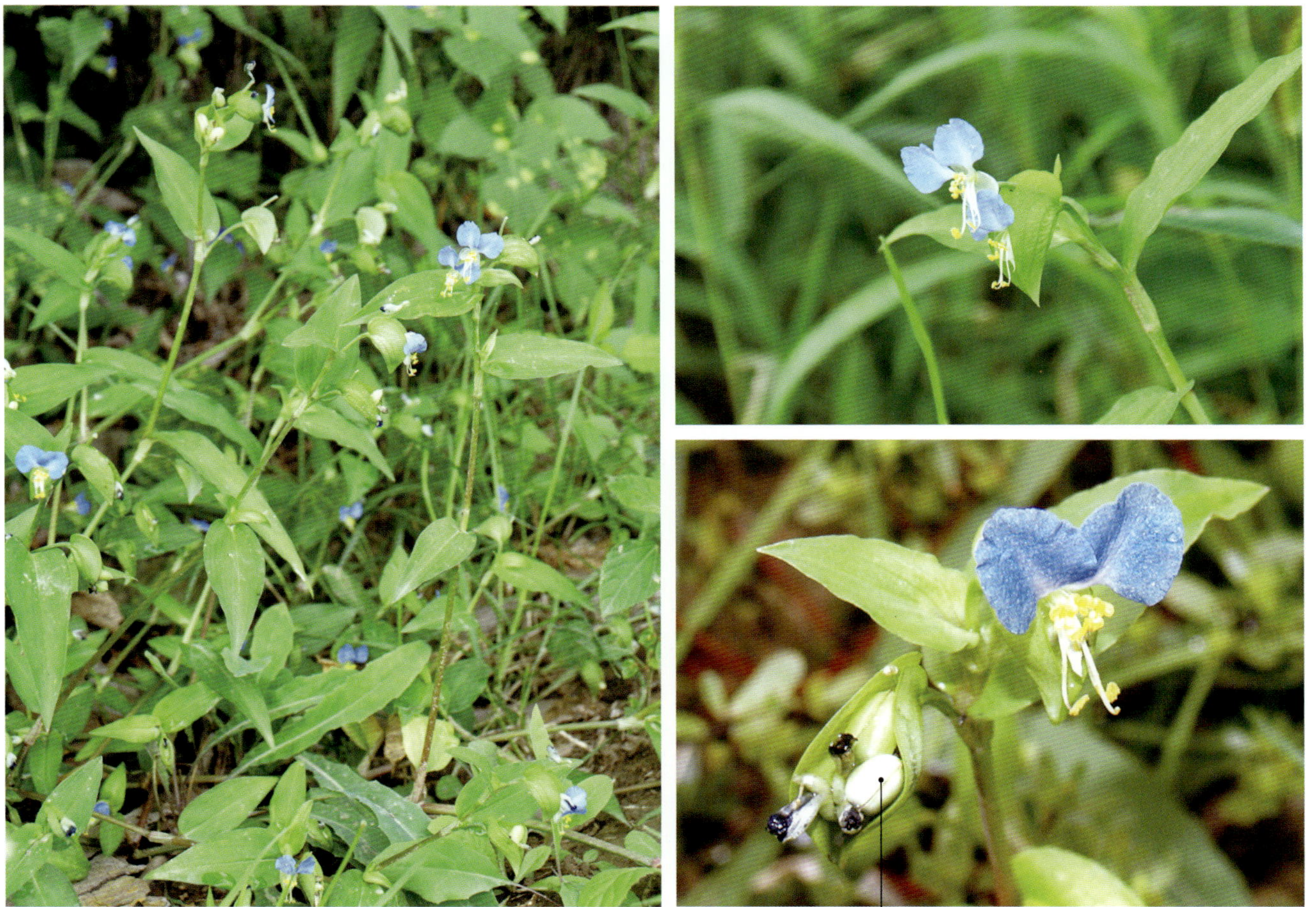

鸭跖草

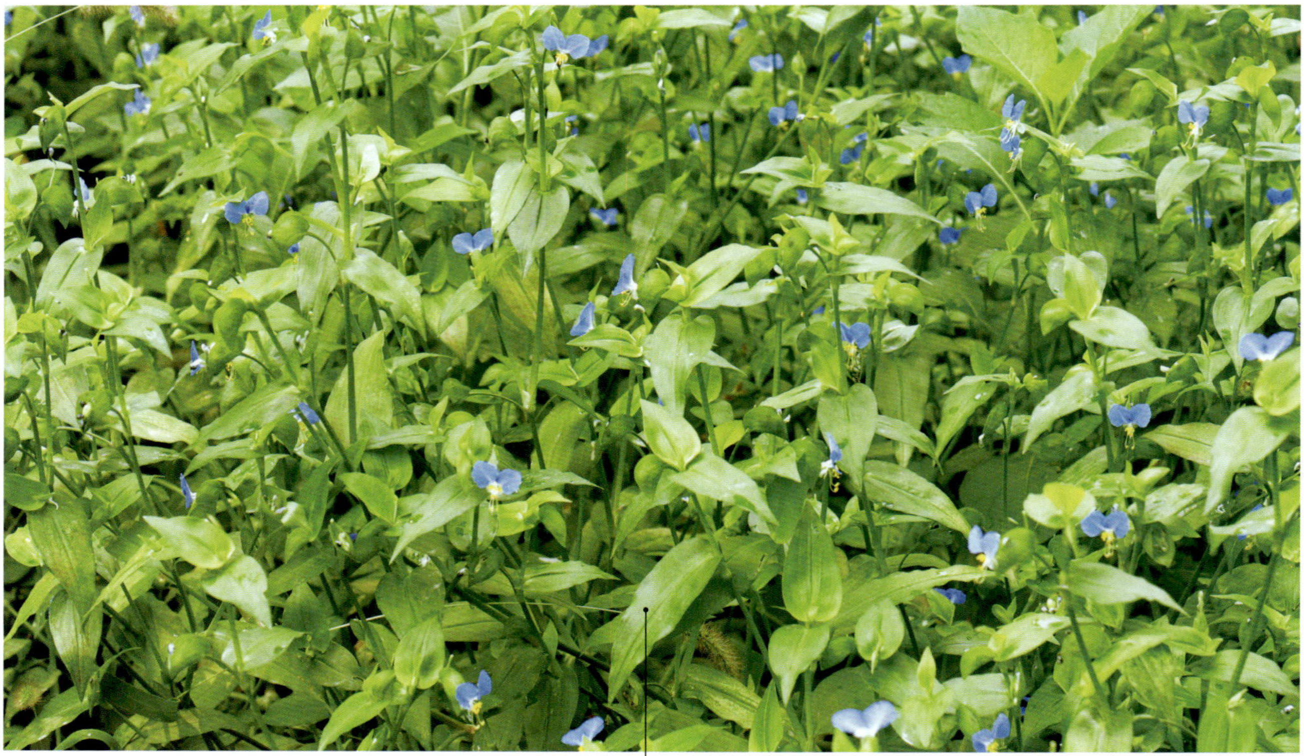

鸭跖草（续）

对比鉴别

植物鸭跖草与其同属植物饭包草（火柴头）*Commelina benghalensis* Linn. 容易相混淆。

饭包草与鸭跖草主要区别点：叶有明显的柄，叶片卵形至宽卵形。

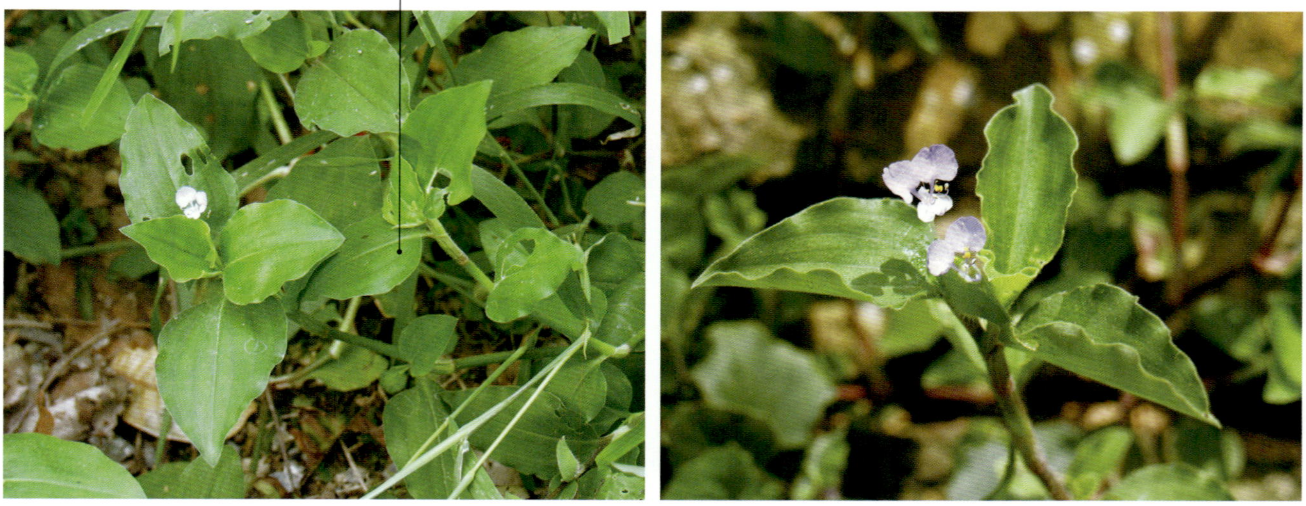

饭包草

铁皮石斛 Tiepishihu DENDROBII OFFICINALIS CAULIS

本品为兰科植物铁皮石斛 *Dendrobium officinale* Kimura et Migo 的干燥茎。

基原植物

■ **铁皮石斛** *Dendrobium officinale* Kimura et Migo 别名：耳环石斛、黑节草

1977~2005 年间的几版《中国药典》记载铁皮石斛的拉丁学名为 *Dendrobium candidum* Wall. ex Lindl.，*Flora* of *China* 记载其拉丁学名为 *Dendrobium catenatum* Lindley。

附生于山中潮湿岩石上。分布于安徽、浙江、福建、广西、四川、云南。

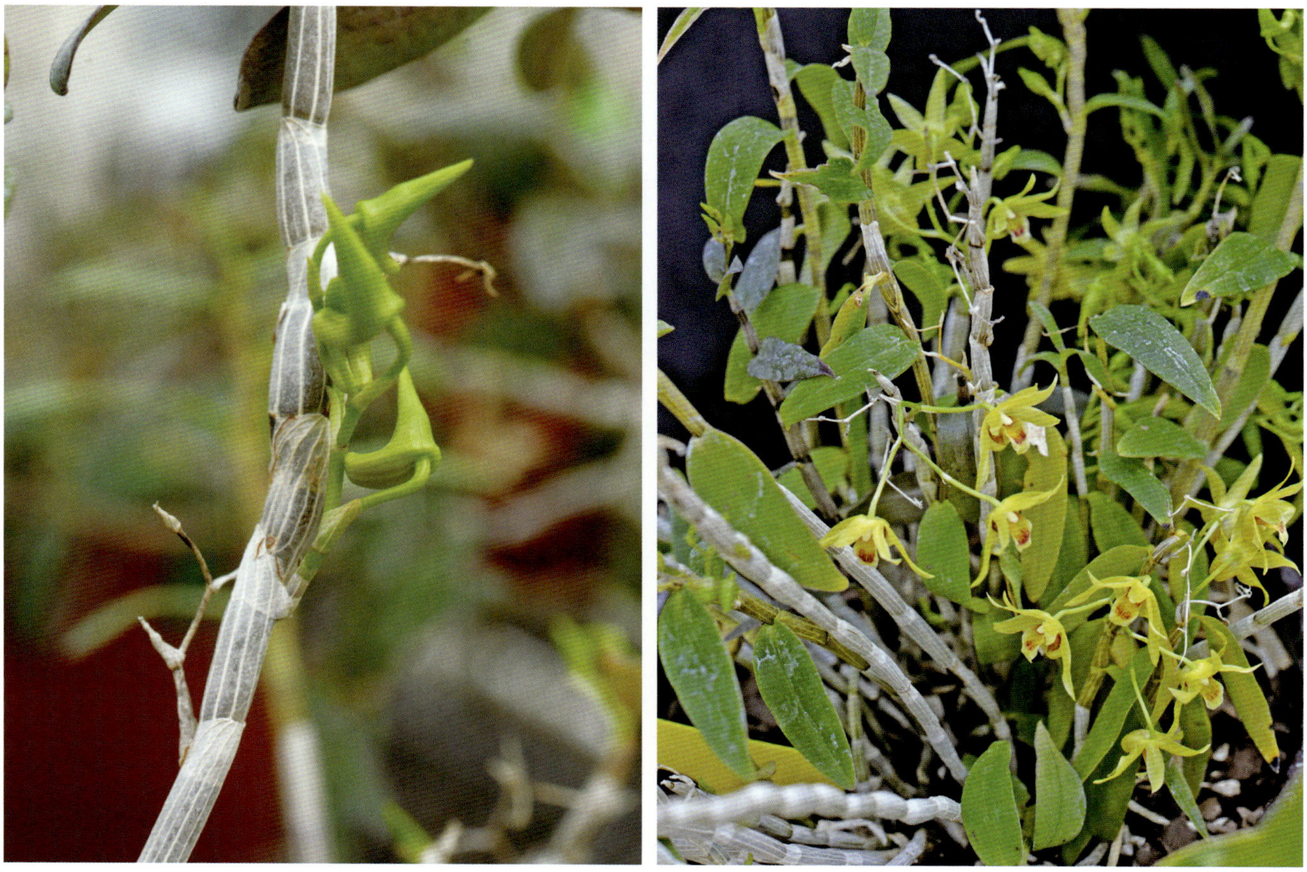

铁皮石斛

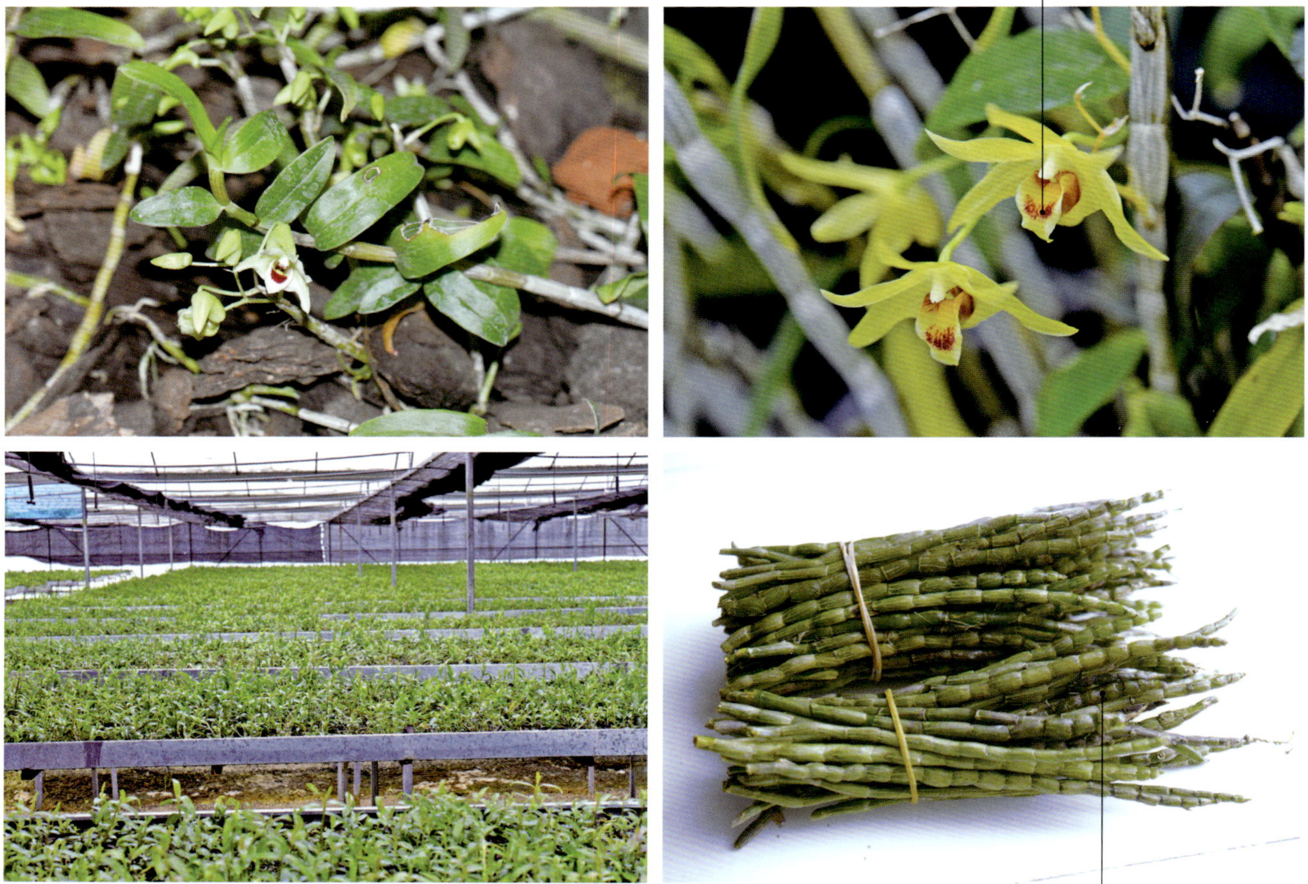
唇瓣中部或中部以下具横向紫色或紫褐色斑块
鲜品药材

铁皮石斛（续）

对比鉴别

参见“石斛”项。

检索表

参见“石斛”项。

积雪草

Jixuecao

CENTELLAE HERBA

本品为伞形科植物积雪草 *Centella asiatica* (L.) Urb. 的干燥全草。

基原植物

■ **积雪草** *Centella asiatica* (L.) Urb. 别名：铜钱草、半边碗

生于路旁、田边、山坡等阴湿处。分布于江苏、安徽、浙江、江西、湖南、湖北、福建、台湾、广东、广西、陕西、四川、云南等地。

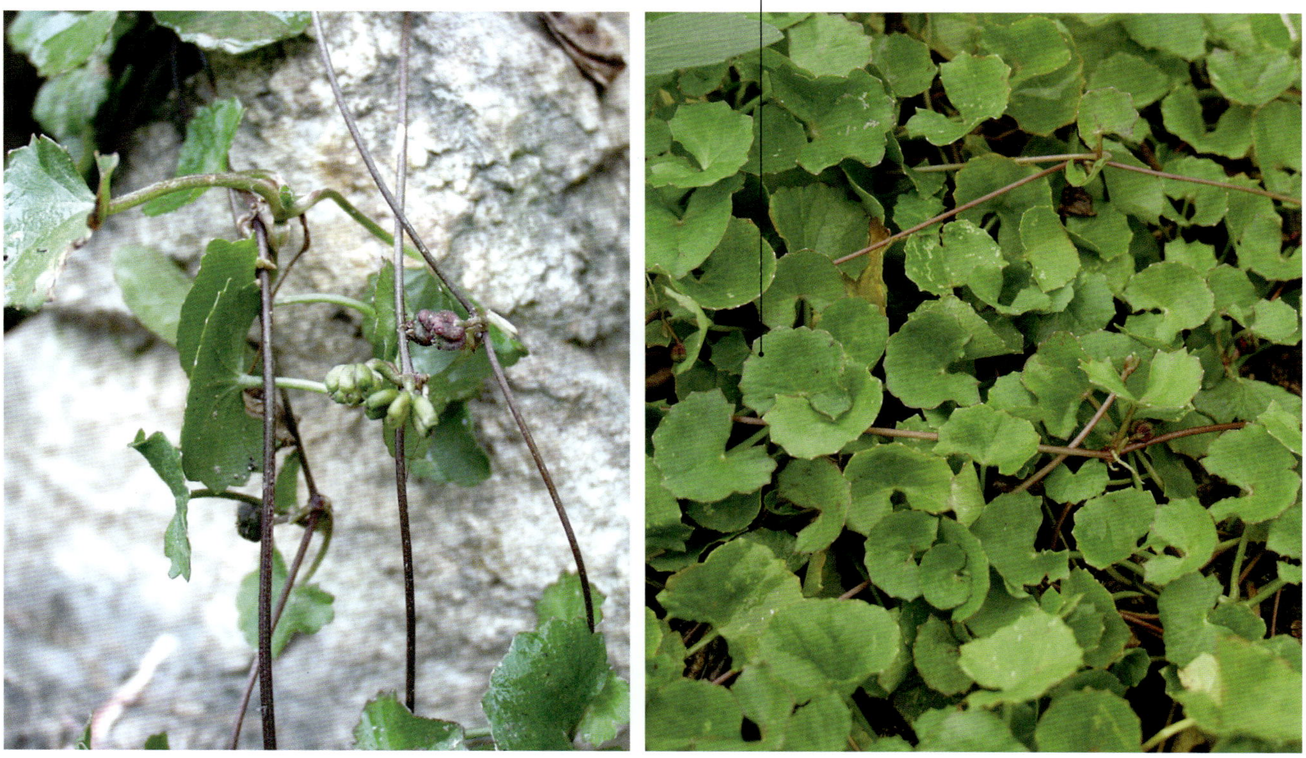

积雪草

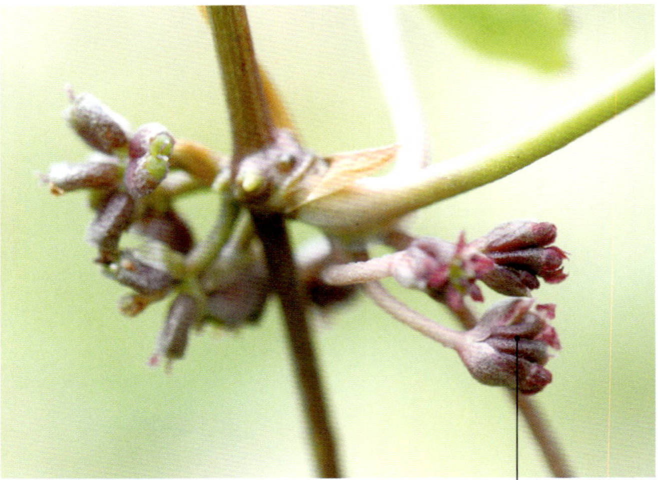

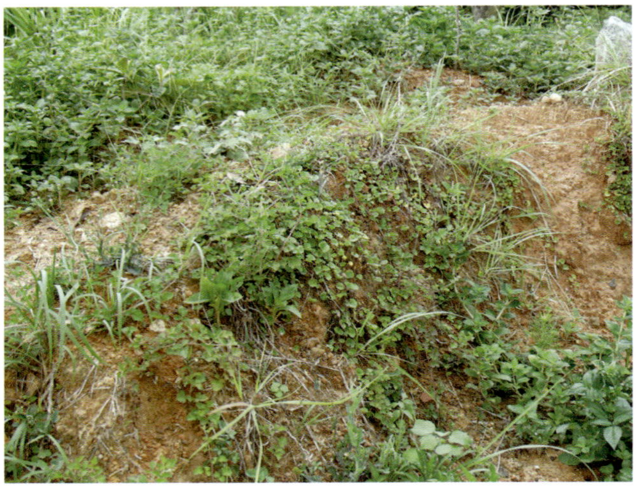

积雪草（续）

臭灵丹草

Choulingdancao
LAGGERAE HERBA

本品为菊科植物翼齿六棱菊 *Laggera pterodonta* (DC.) Benth. 的干燥地上部分。

基原植物

■ **翼齿六棱菊** *Laggera pterodonta* (DC.) Benth.　别名：狮子草、臭叶子

生于旷野草地或山谷疏林中。分布于广西、贵州南部、云南、西藏东南部及四川南部。

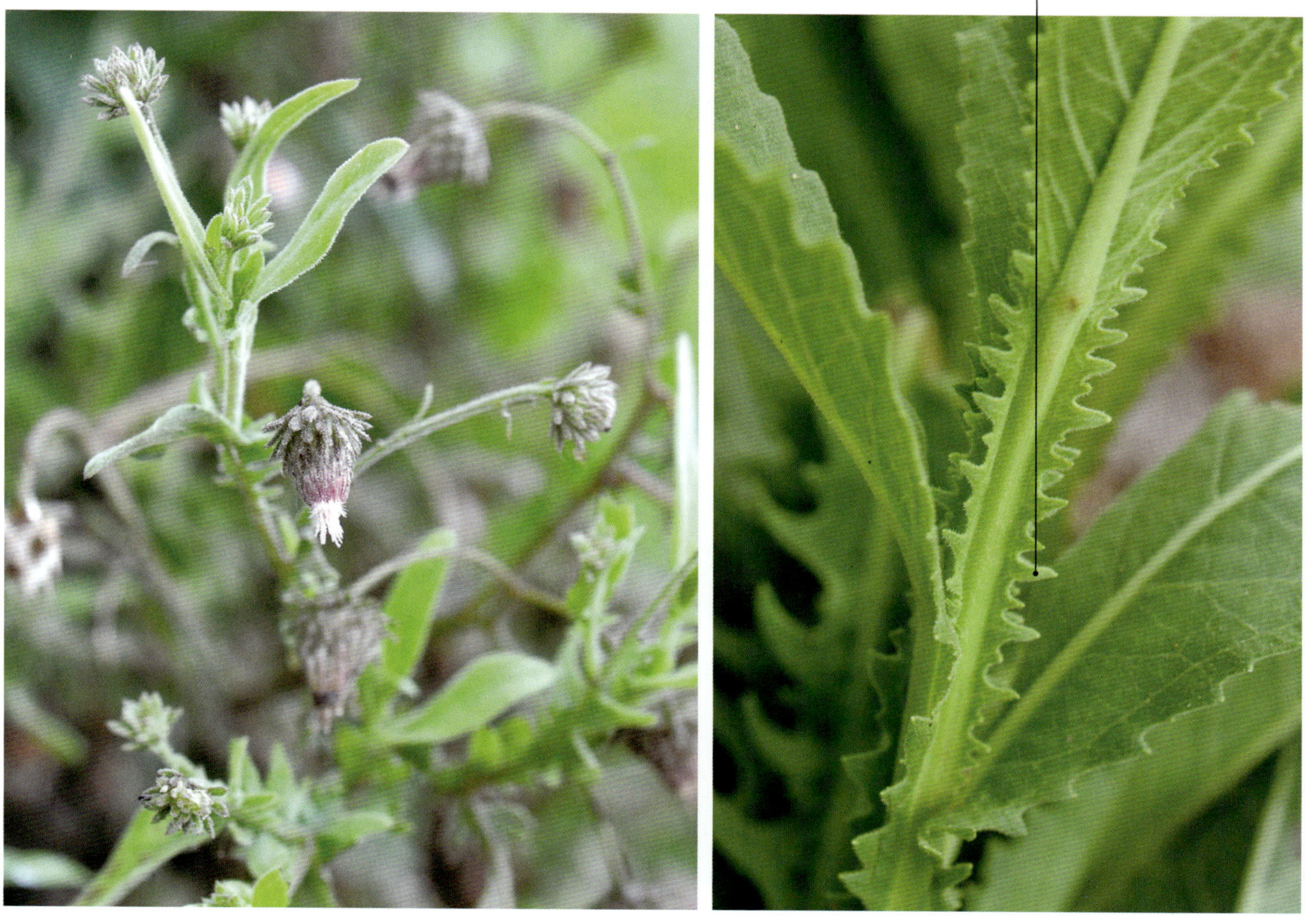

翼齿六棱菊

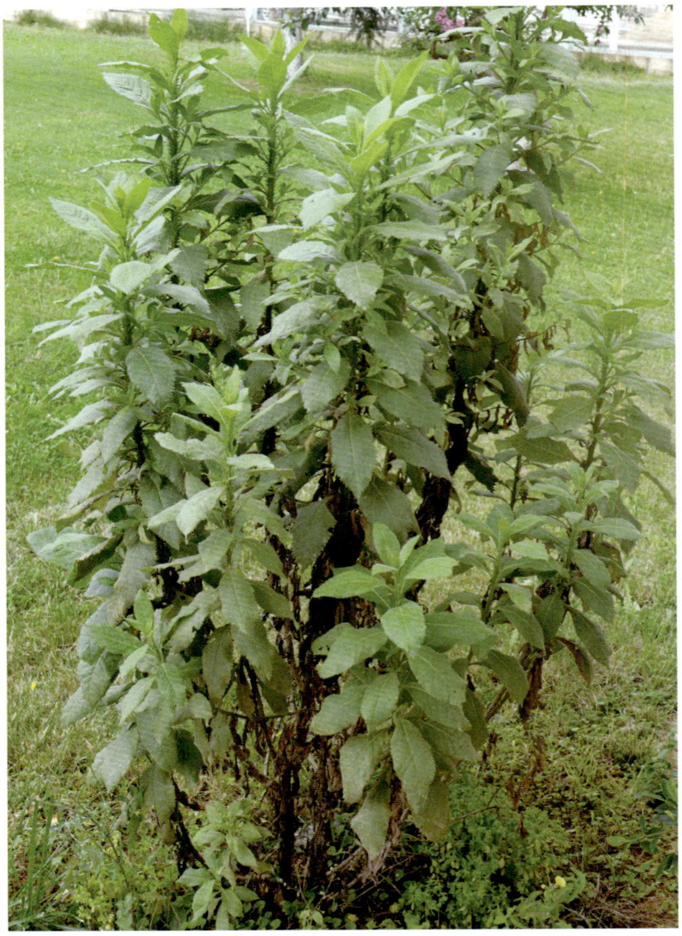
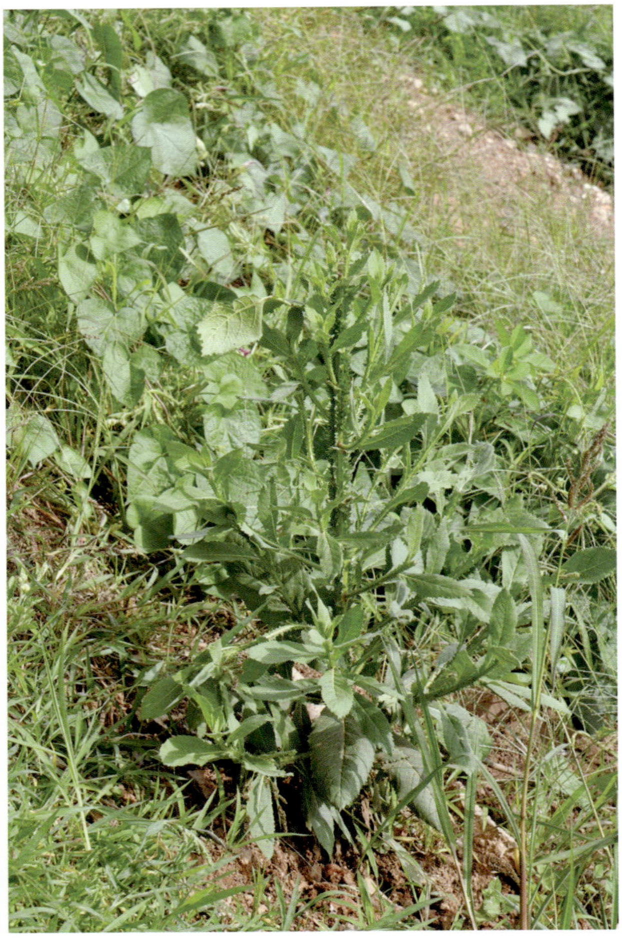

翼齿六棱菊（续）

射　干

Shegan

BELAMCANDAE RHIZOMA

本品为鸢尾科植物射干 *Belamcanda chinensis* (L.) DC. 的干燥根茎。

基原植物

■ **射干** *Belamcanda chinensis* (L.) DC.　别名：乌扇、蝴蝶花

生于山地、干草地、沟谷、河滩，或为栽培。分布于山西、河南、山东、甘肃及长江以南等地。

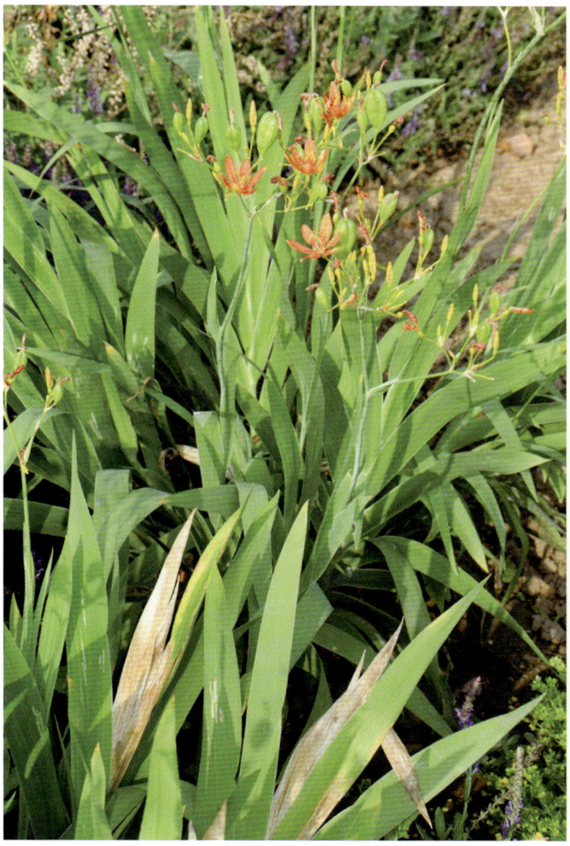

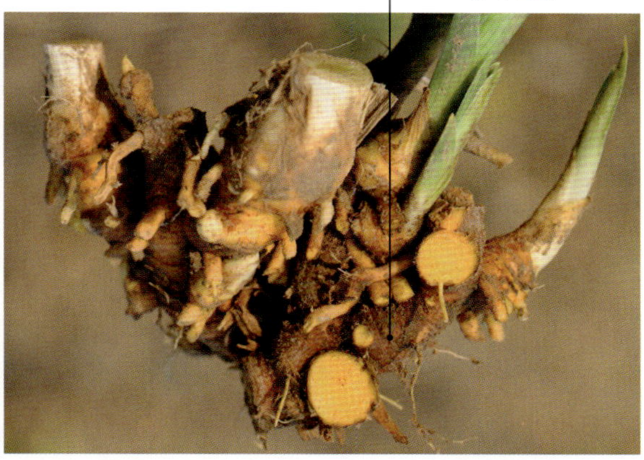

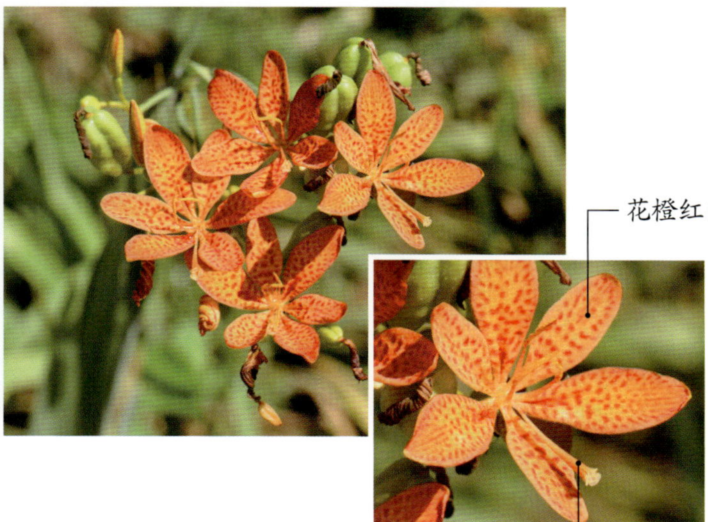

射干

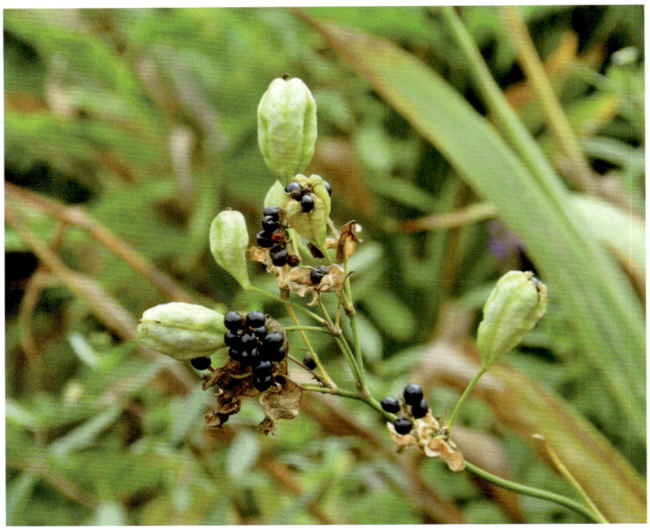

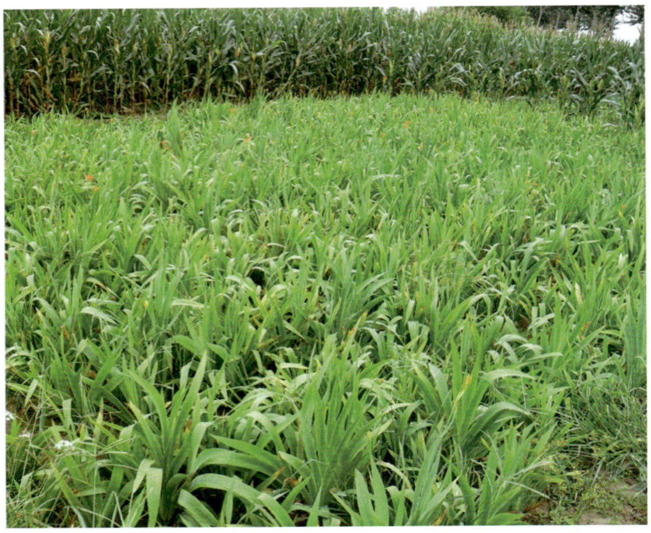

射干（续）

对比鉴别

《常用中药材品种整理和质量研究》（北方编）记载，射干的混伪品有鸢尾科植物鸢尾（药材名为川射干）*Iris tectorum* Maxim.、野鸢尾（药材名为白花射干）*Iris dichotoma* Pall. 和蝴蝶花 *Iris japonica* Thunb. 的干燥根茎。

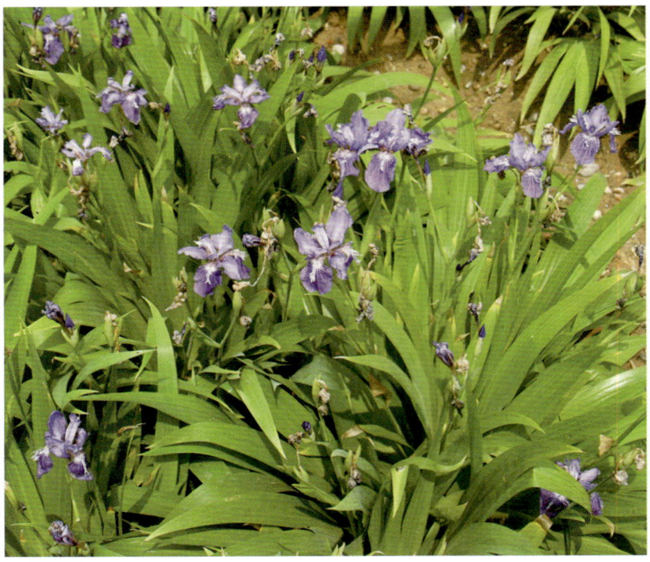

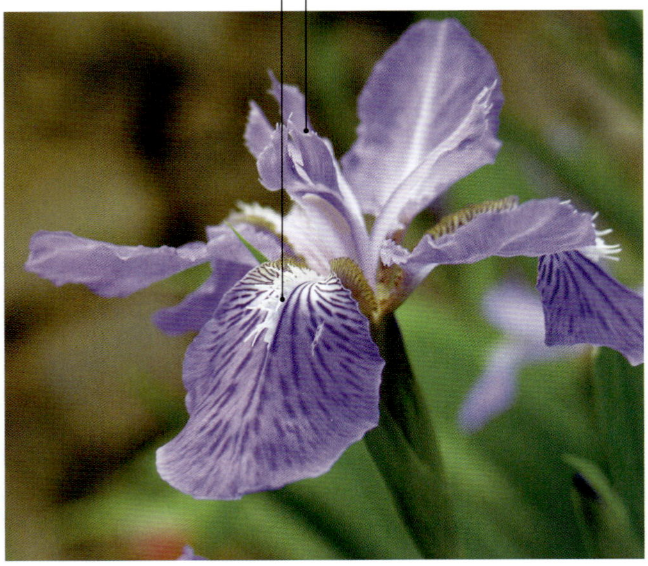
外花被裂片中脉上有不规则的鸡冠状附属物
花柱分枝扁平，花瓣状

鸢尾

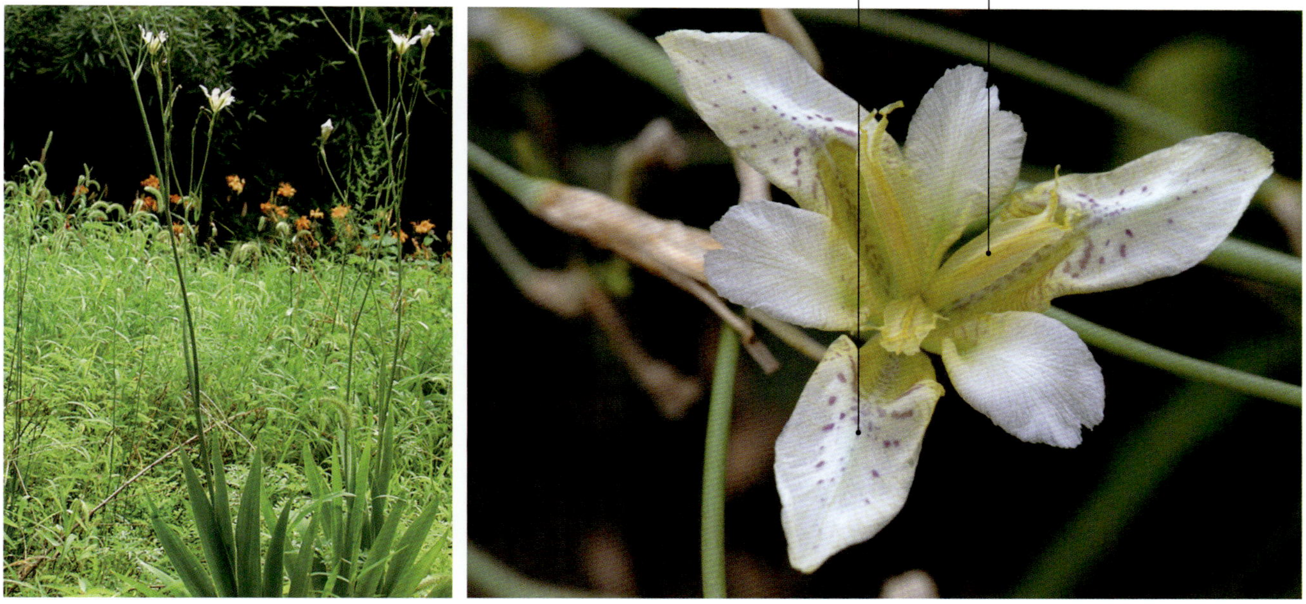

野鸢尾

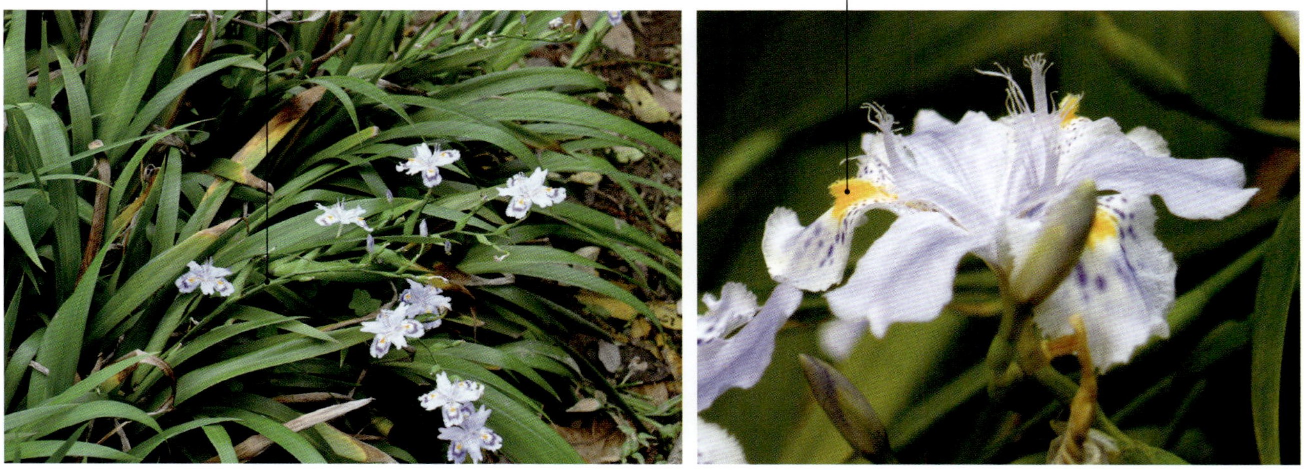

蝴蝶花

检索表

1. 花橙红色，花柱圆柱形，柱头 3 浅裂，不为花瓣状 ………… 射干
1. 花紫色、蓝紫色、黄色或白色，花柱分枝扁平，花瓣状 ………… 2
2. 外花被裂片无附属物 ………… 野鸢尾
2. 外花被裂片中脉上有不规则的鸡冠状附属物 ………… 3
3. 花茎不分枝或有 1~2 侧枝 ………… 鸢尾
3. 花茎分枝总状排列，有 5~12 分枝 ………… 蝴蝶花

徐长卿

Xuchangqing

CYNANCHI PANICULATI RADIX ET RHIZOMA

本品为萝藦科植物徐长卿 *Cynanchum paniculatum* (Bge.) Kitag. 的干燥根和根茎。

基原植物

■ 徐长卿 *Cynanchum paniculatum* (Bge.) Kitag.　别名：寥子竹

生于阳坡草丛中。分布于黑龙江、吉林、辽宁、河北、河南、山东、内蒙古、江西、江苏、浙江、福建、湖北、湖南、广东、广西、陕西、甘肃、四川、贵州、云南等地。

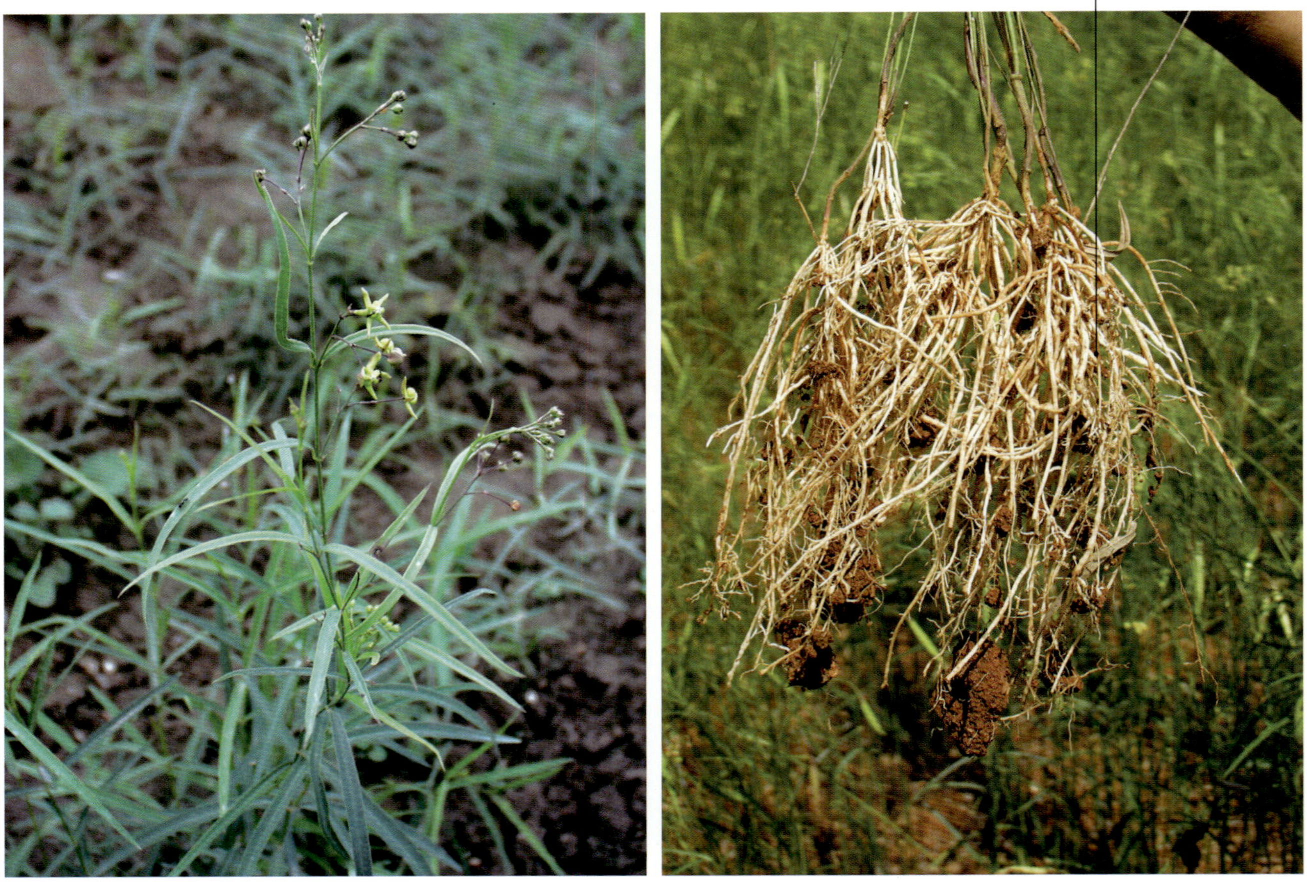

徐长卿

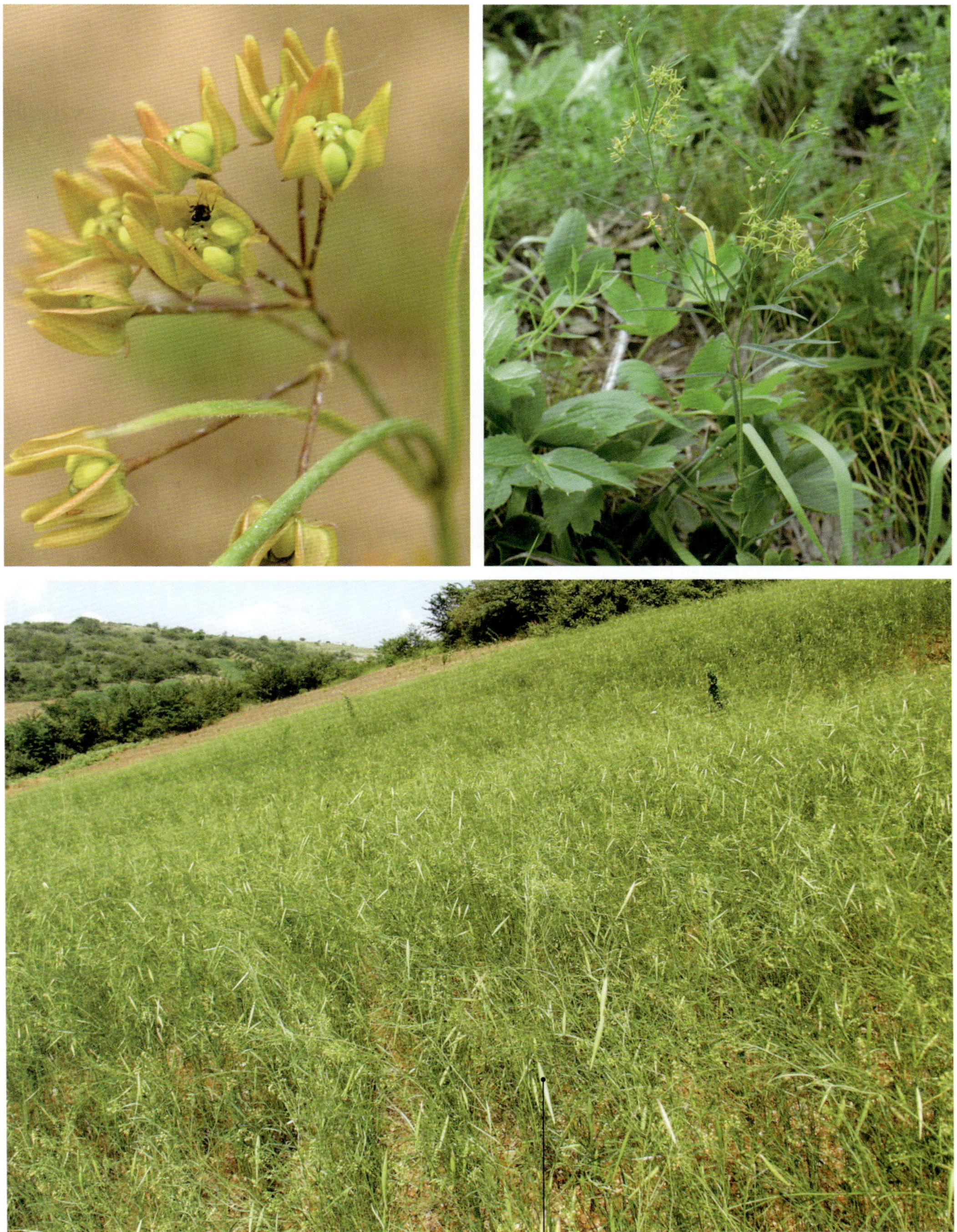

徐长卿（续）

对比鉴别

参见“白薇”项。

检索表

参见“白薇”项。

狼　毒

Langdu

EUPHORBIAE EBRACTEOLATAE RADIX

本品为大戟科植物月腺大戟 *Euphorbia ebracteolata* Hayata 或狼毒大戟 *Euphorbia fischeriana* Steud. 的干燥根。

基原植物

■ 月腺大戟 *Euphorbia ebracteolata* Hayata

生于山坡、草地或林下。分布于河南、山东、江苏、安徽、浙江、福建、湖北、湖南、陕西、四川等地。

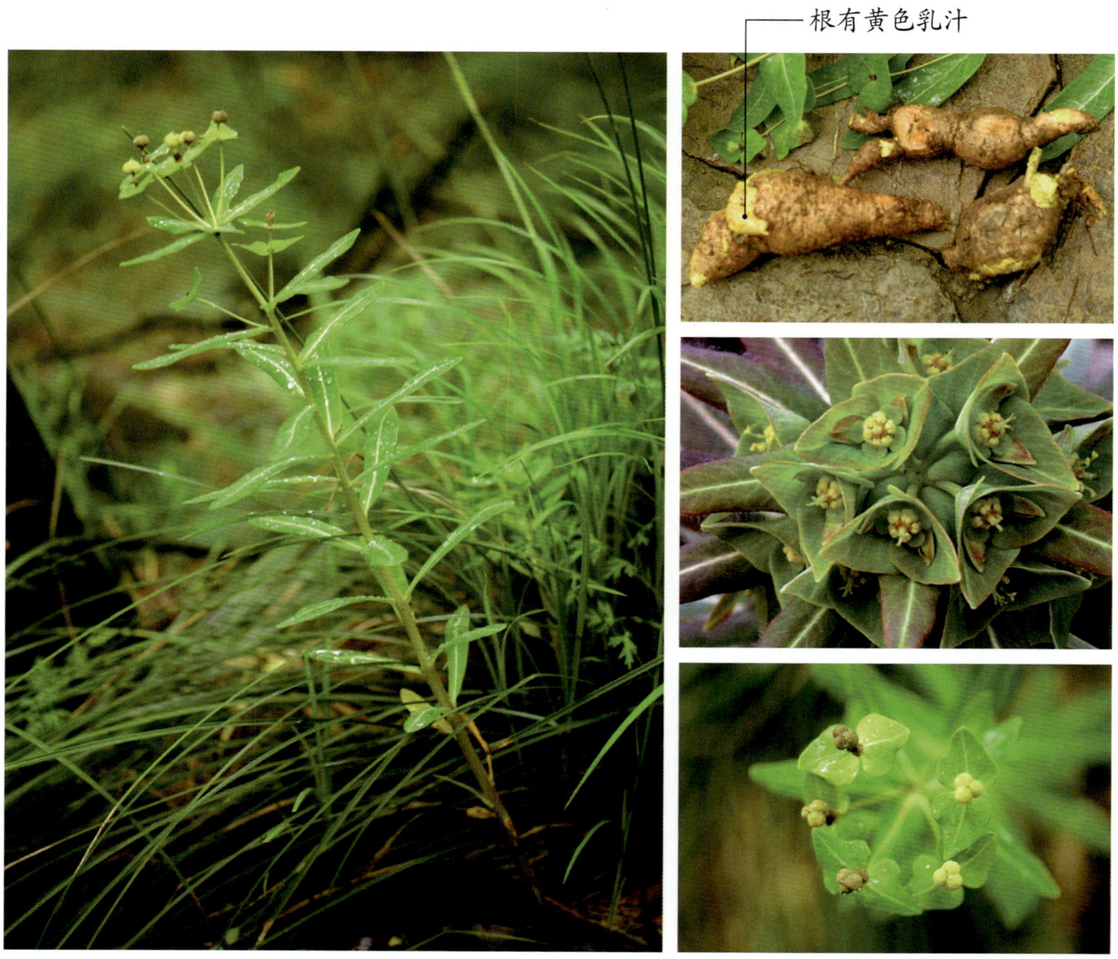

月腺大戟

■ 狼毒大戟 *Euphorbia fischeriana* Steud. 别名：狼毒

与月腺大戟主要区别点：根圆柱状，肉质，常分枝，有白色乳汁。

多生于海拔 100~600m 的林下草原及向阳石质山坡草地。分布于黑龙江、吉林、辽宁、内蒙古、河北、河南、山东。

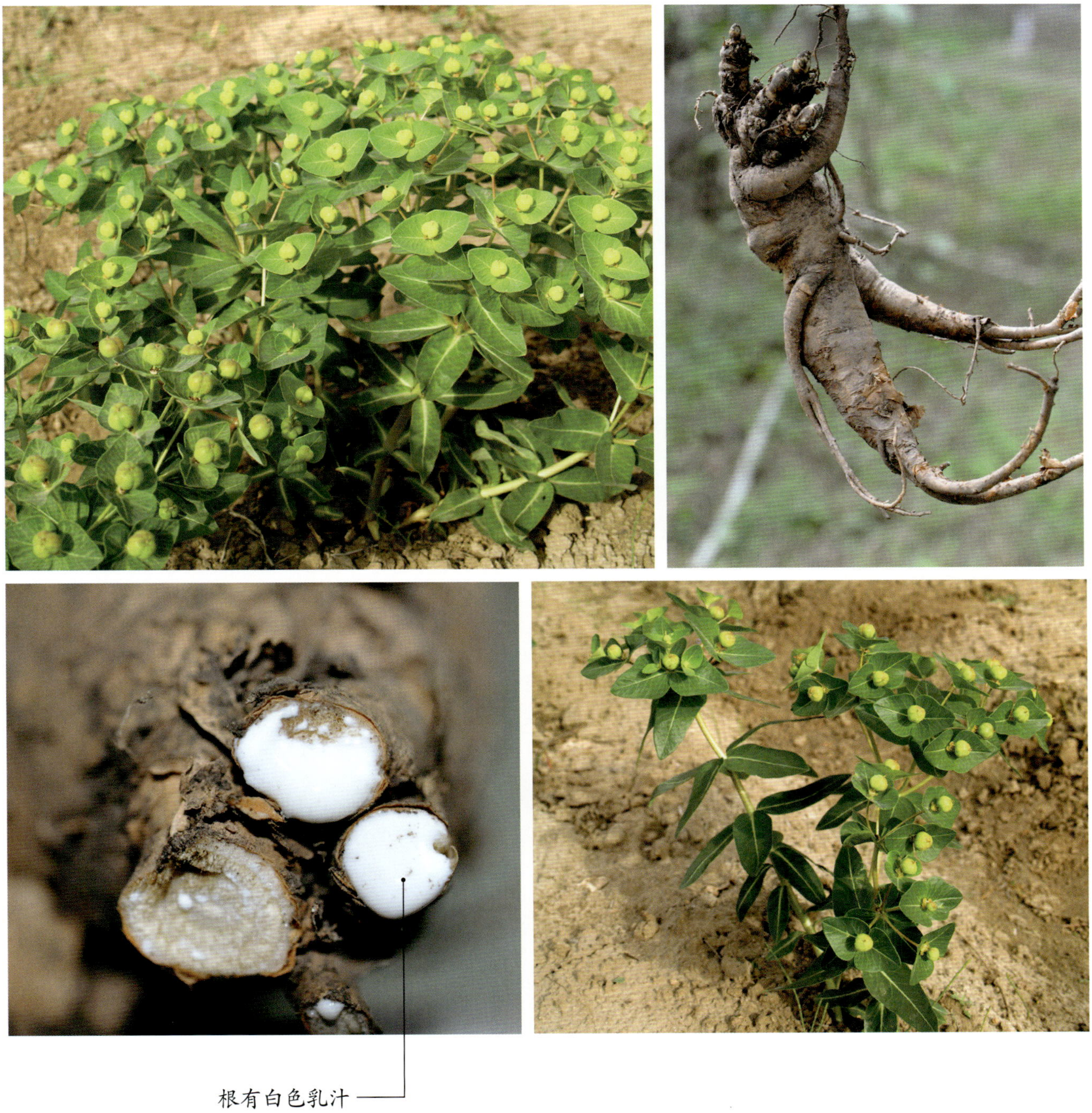

狼毒大戟

凌霄花

Lingxiaohua

CAMPSIS FLOS

本品为紫葳科植物凌霄 *Campsis grandiflora* (Thunb.) K. Schum. 或美洲凌霄 *Campsis radicans* (L.) Seem. 的干燥花。

基原植物

■ 凌霄 *Campsis grandiflora* (Thunb.) K. Schum. 别名：紫葳花

生于山谷、河边、疏林下，或栽培于庭院。分布于华东、中南、西南及河北等地。

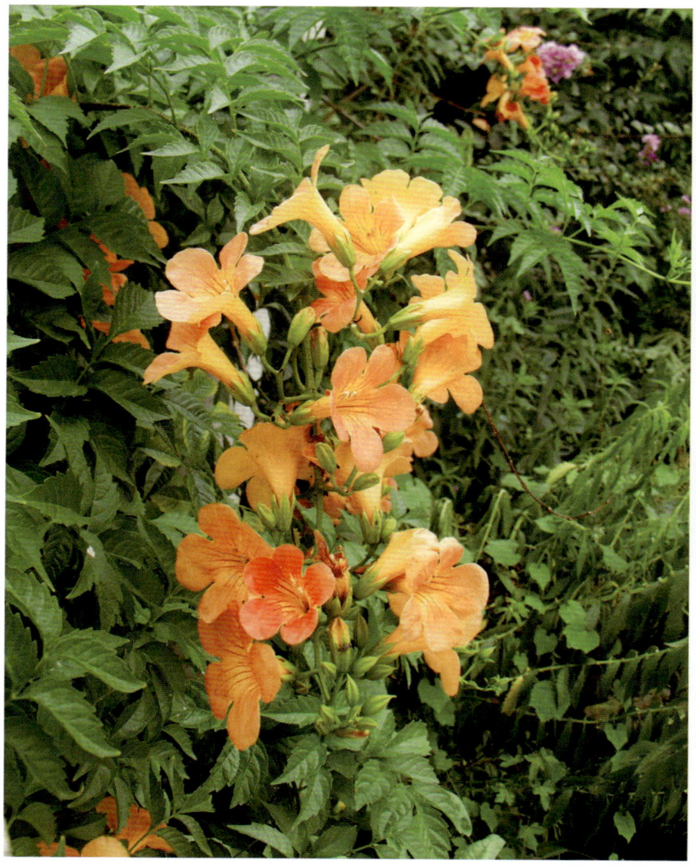

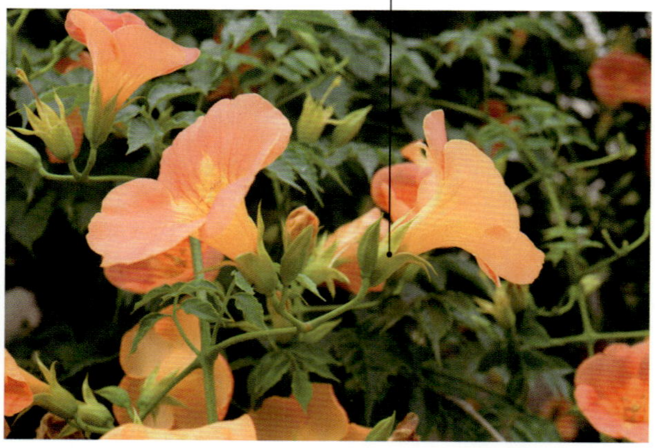

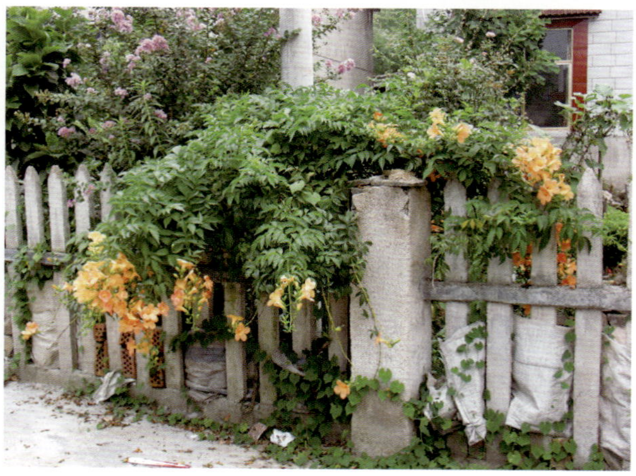

凌霄

■ 美洲凌霄 *Campsis radicans* (L.) Seem. 别名：美洲凌霄花、厚萼凌霄

与凌霄主要区别点：小叶 9~11 枚；花萼 5 裂，分裂至 1/3 处，裂片短，卵状三角形，无凸起的纵肋。栽培于庭院。分布于北京、江苏、湖南、广东等地。

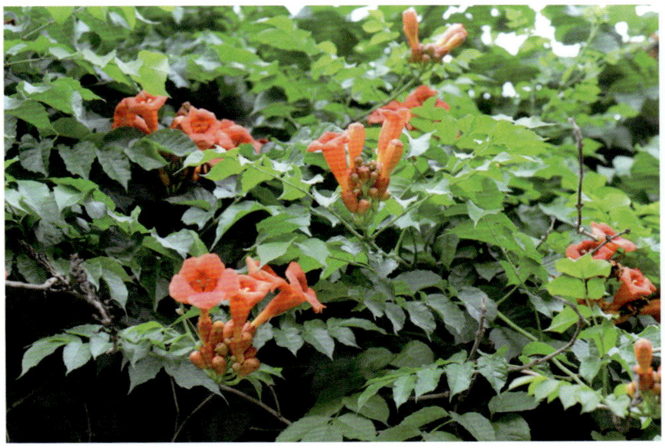

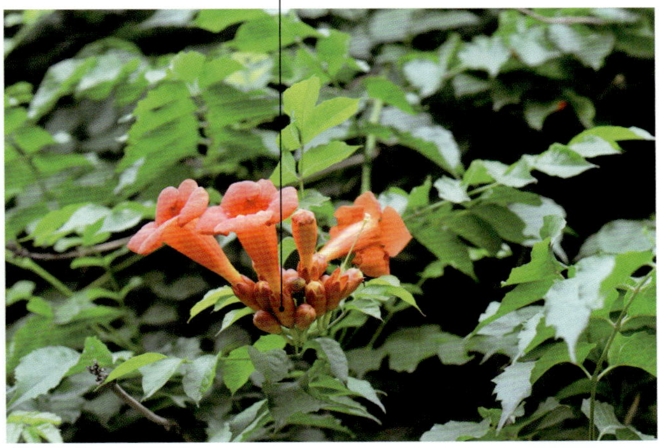

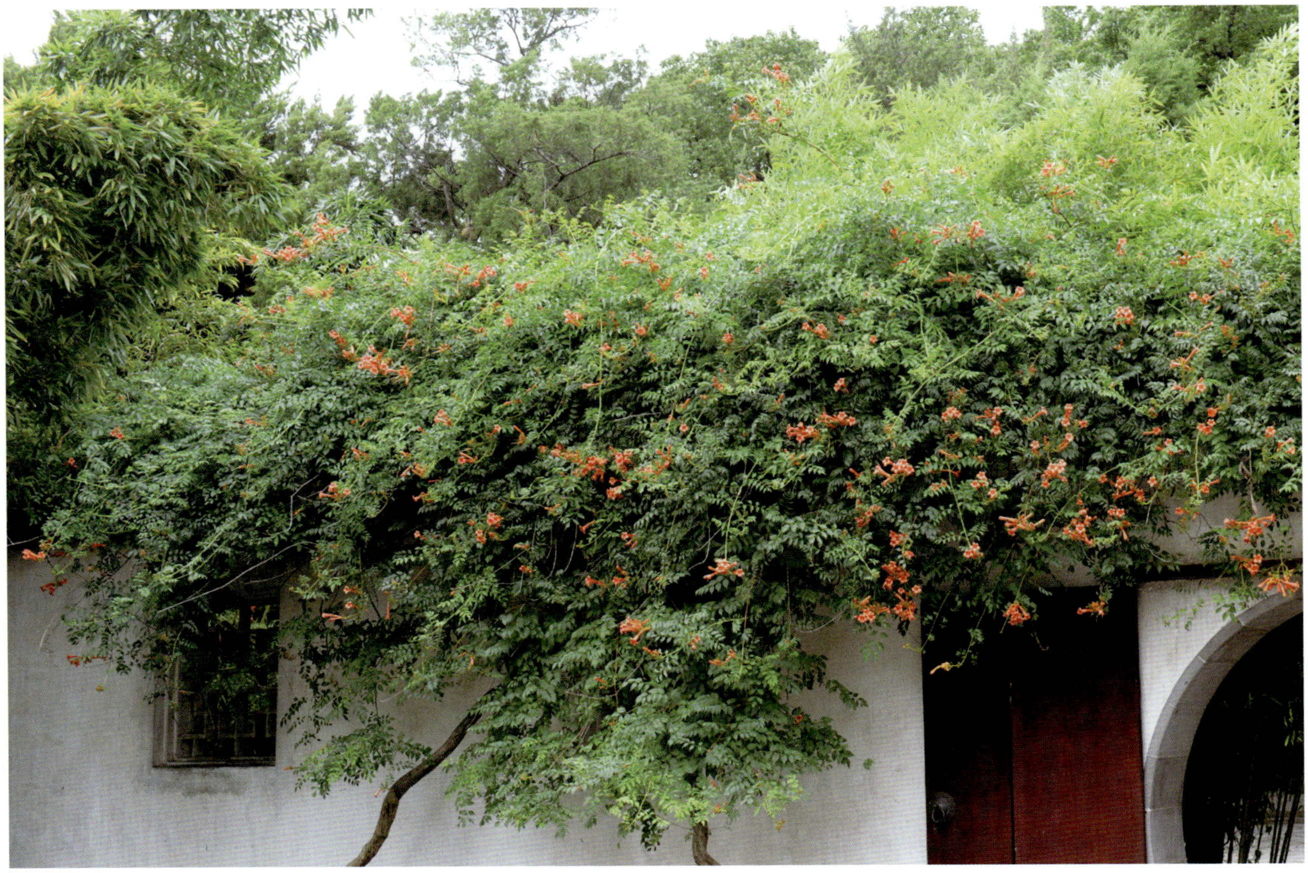

美洲凌霄

高山辣根菜

Gaoshanlagencai

PEGAEOPHYTI RADIX ET RHIZOMA

本品为十字花科植物无茎荠 *Pegaeophyton scapiflorum* (Hook. f. et Thoms.) Marq. et Shaw 的干燥根和根茎。

基原植物

■ **无茎荠** *Pegaeophyton scapiflorum* (Hook. f. et Thoms.) Marq. et Shaw 别名：单花芥、高山辣根菜

生于海拔 3500~5400m 的山坡潮湿地、高山草地、林内水沟边及流水滩。分布于青海、四川西南部、云南西北部、西藏。

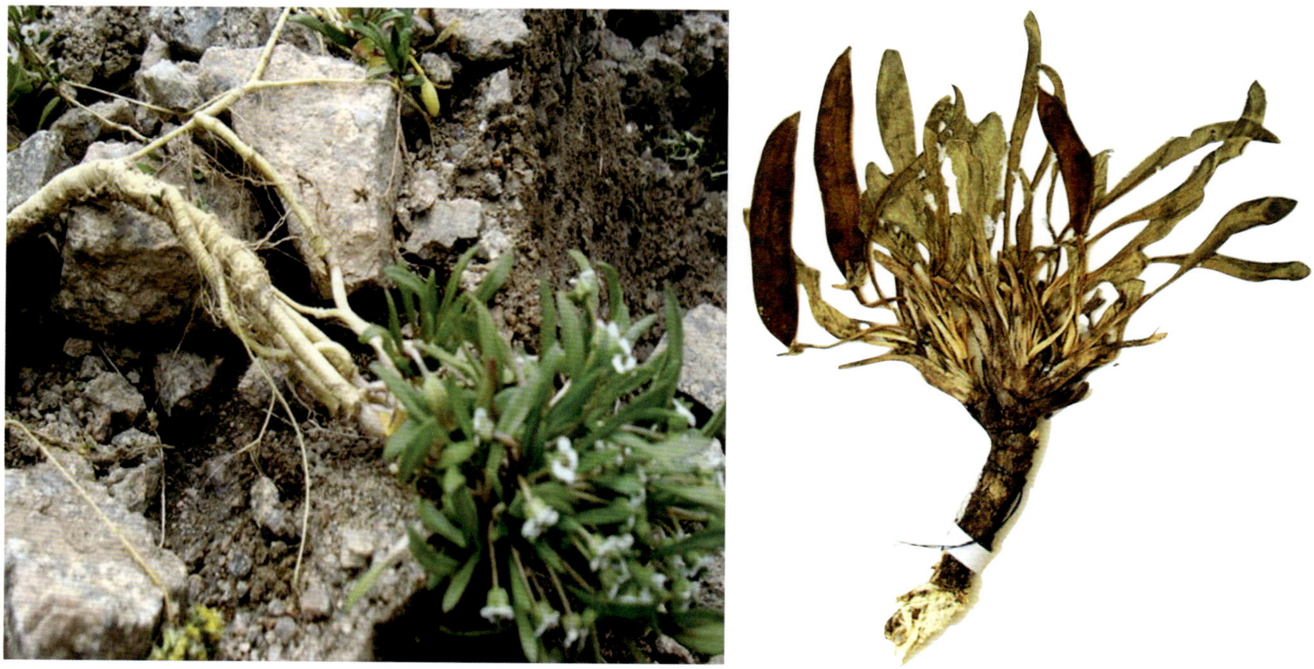

无茎荠

（左图由骆桂法提供）

高良姜

Gaoliangjiang

ALPINIAE OFFICINARUM RHIZOMA

本品为姜科植物高良姜 *Alpinia officinarum* Hance 的干燥根茎。

基原植物

■ **高良姜** *Alpinia officinarum* Hance 别名：良姜、小良姜

生于路旁、山坡草地。分布于广东、广西、海南、云南、台湾等地，广东有大量栽培。

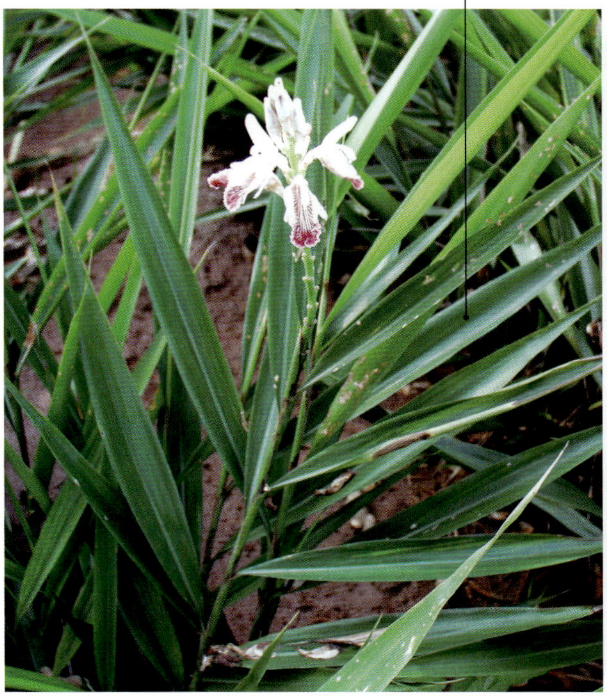

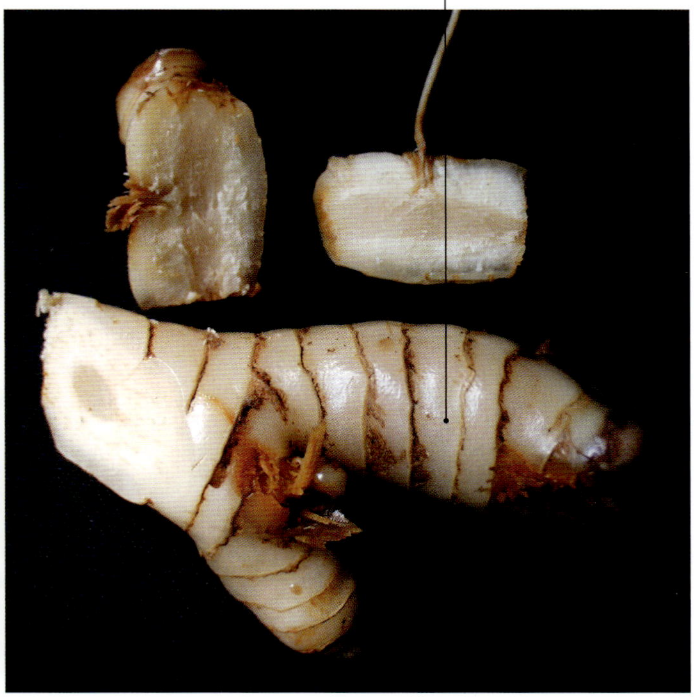

高良姜

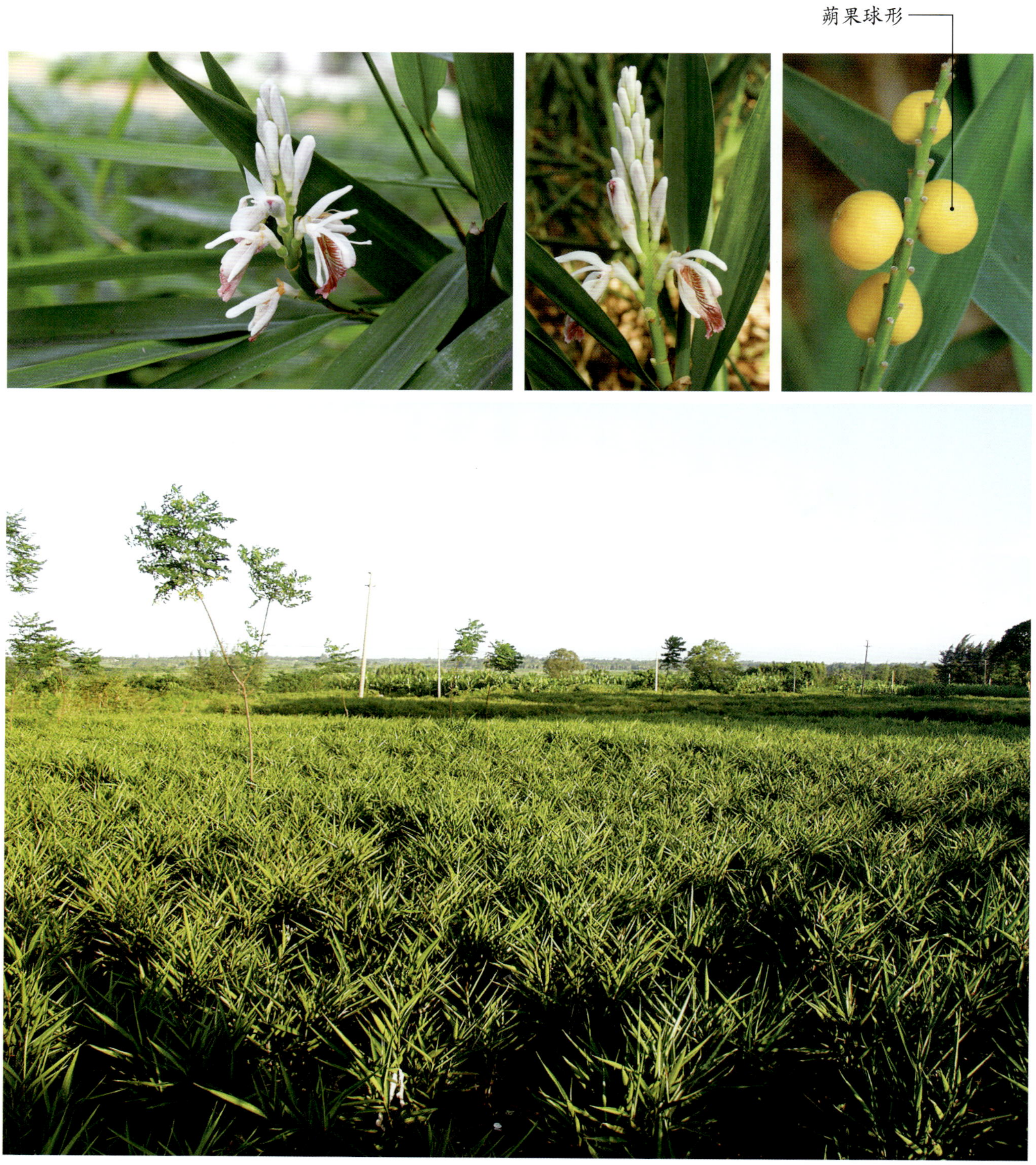

高良姜（续）

对比鉴别

姜科植物大高良姜 *Alpinia galanga* Willd. 的根茎在云南等地也作高良姜药用，因根茎较高良姜粗大而被称为“大高良姜”。

大高良姜与高良姜主要区别点：叶片较大，长圆形至长披针形，长 30~60cm，宽 7~15cm；蒴果短圆形。

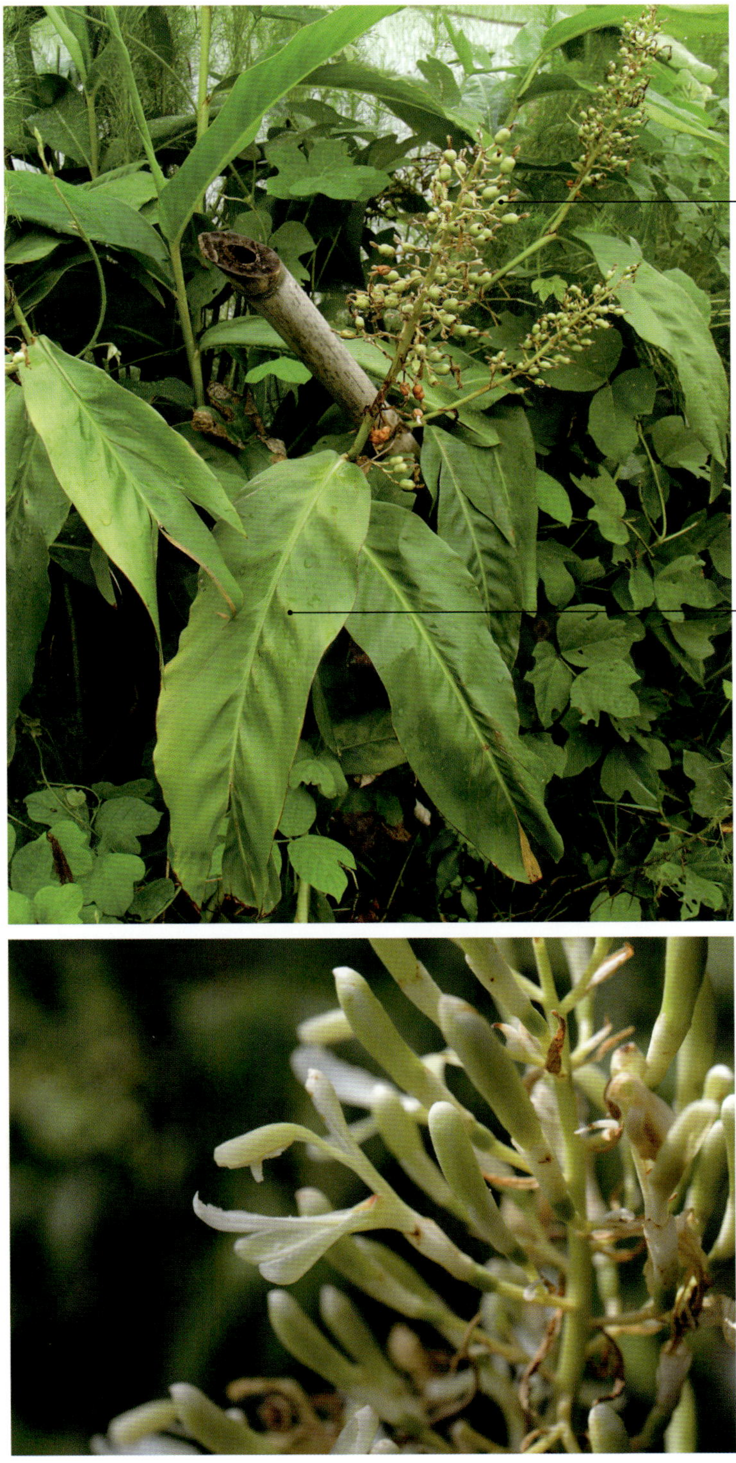

大高良姜

拳　参 Quanshen BISTORTAE RHIZOMA

本品为蓼科植物拳参 *Polygonum bistorta* L. 的干燥根茎。

基原植物

■ **拳参** *Polygonum bistorta* L.　别名：倒根草、虾参

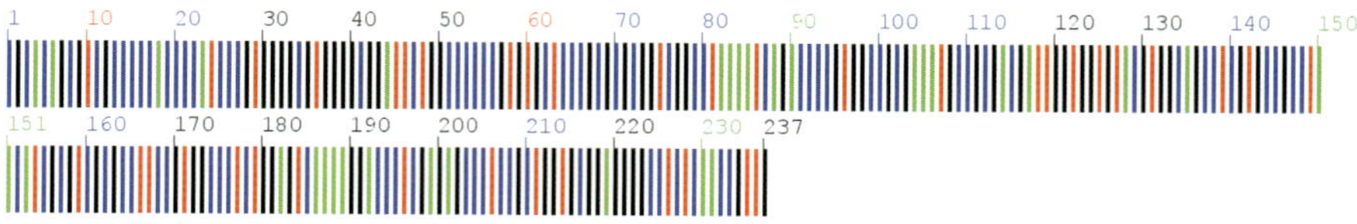

生于较高的山坡、草丛、林间。分布于辽宁、河北、山西、内蒙古、陕西、甘肃、新疆、山东、江苏、安徽、浙江、河南、湖北、湖南。

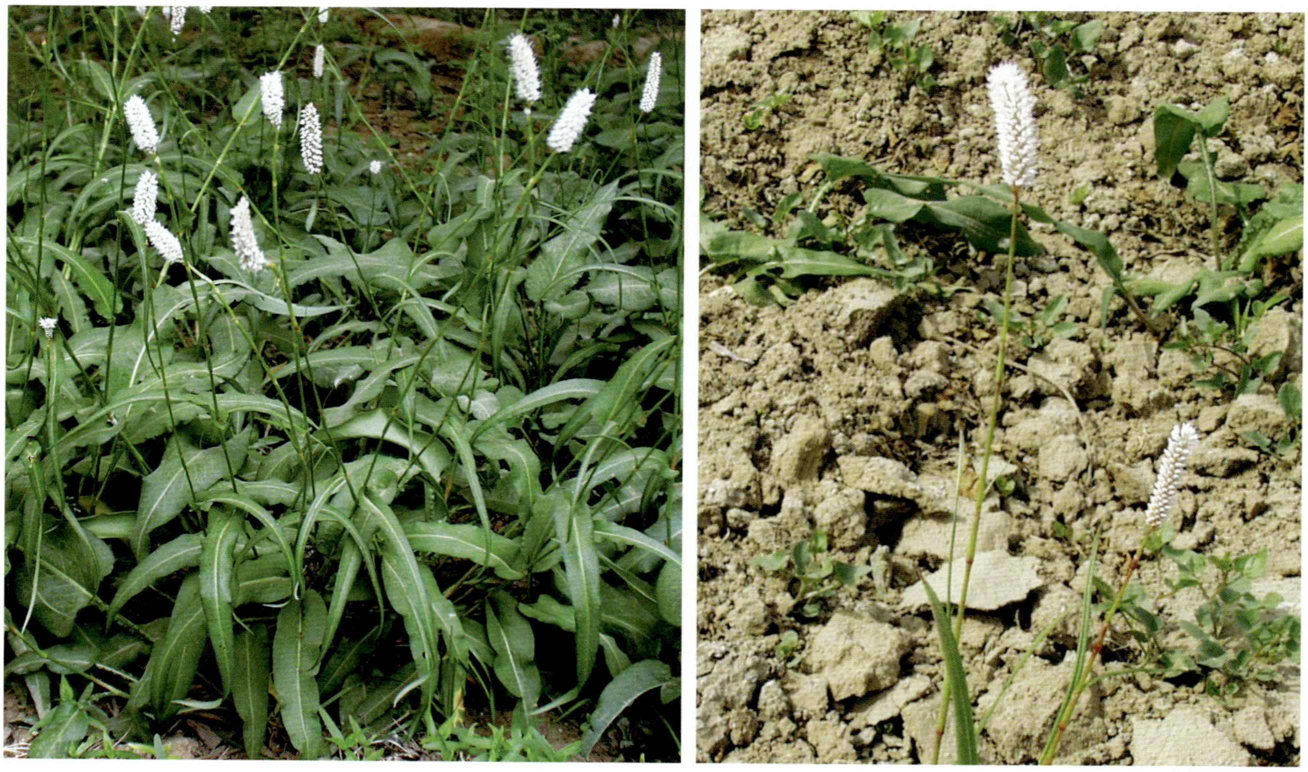

拳参

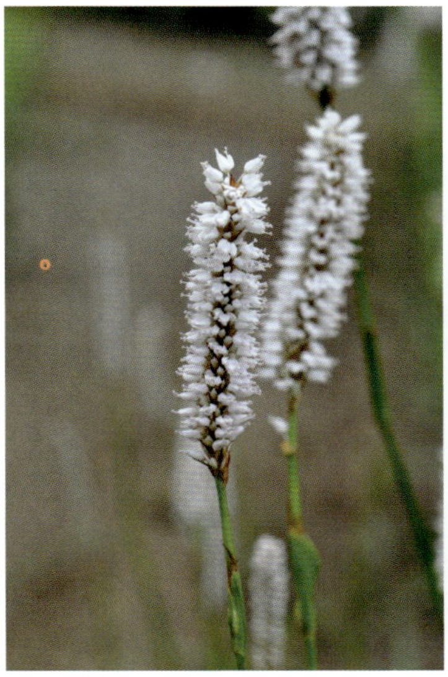

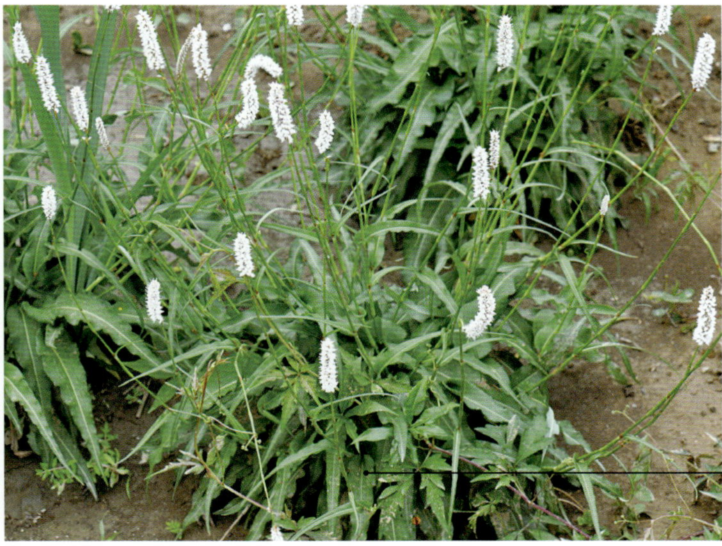

拳参（续）

对比鉴别

拳参以根茎入药，同属多种植物的根茎与其相似，如珠芽蓼 *Polygonum viviparum* L.、圆穗蓼 *Polygonum macrophyllum* D. Don、草血竭 *Polygonum paleaceum* Wall. ex Hook. f.、支柱蓼 *Polygonum suffultum* Maxim. 等。

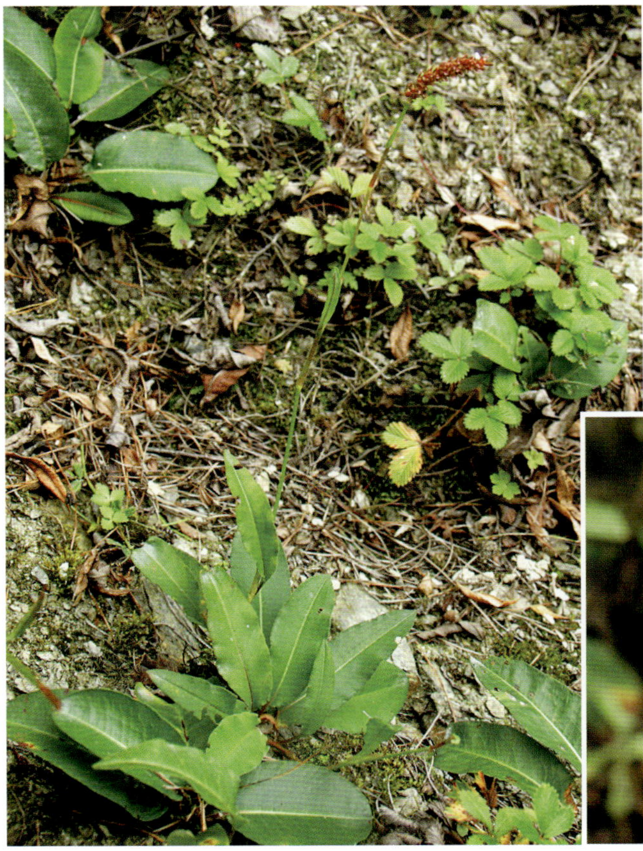

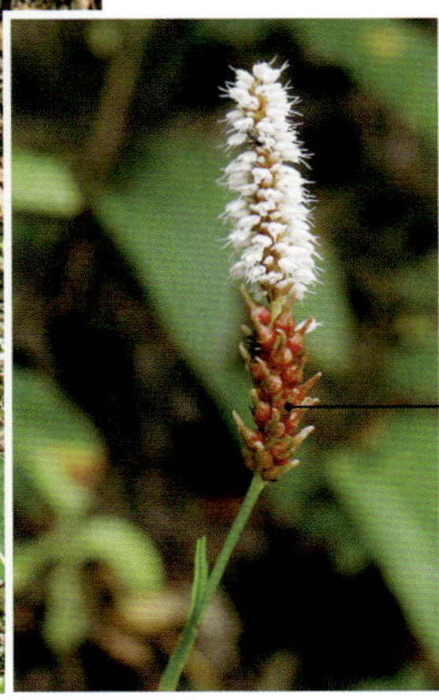

珠芽蓼

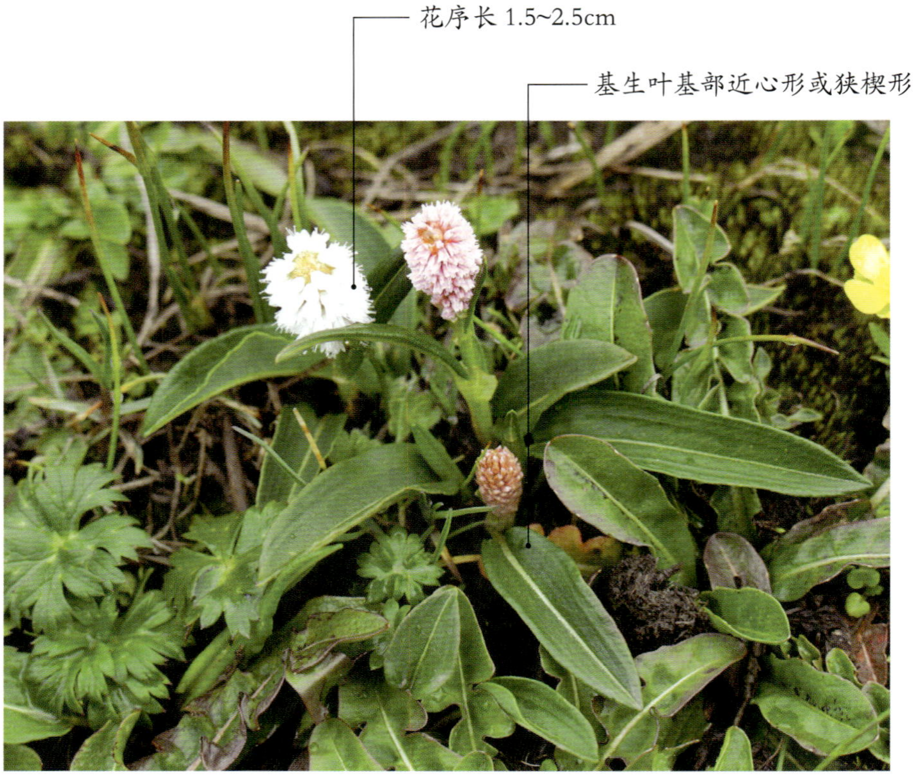

圆穗蓼

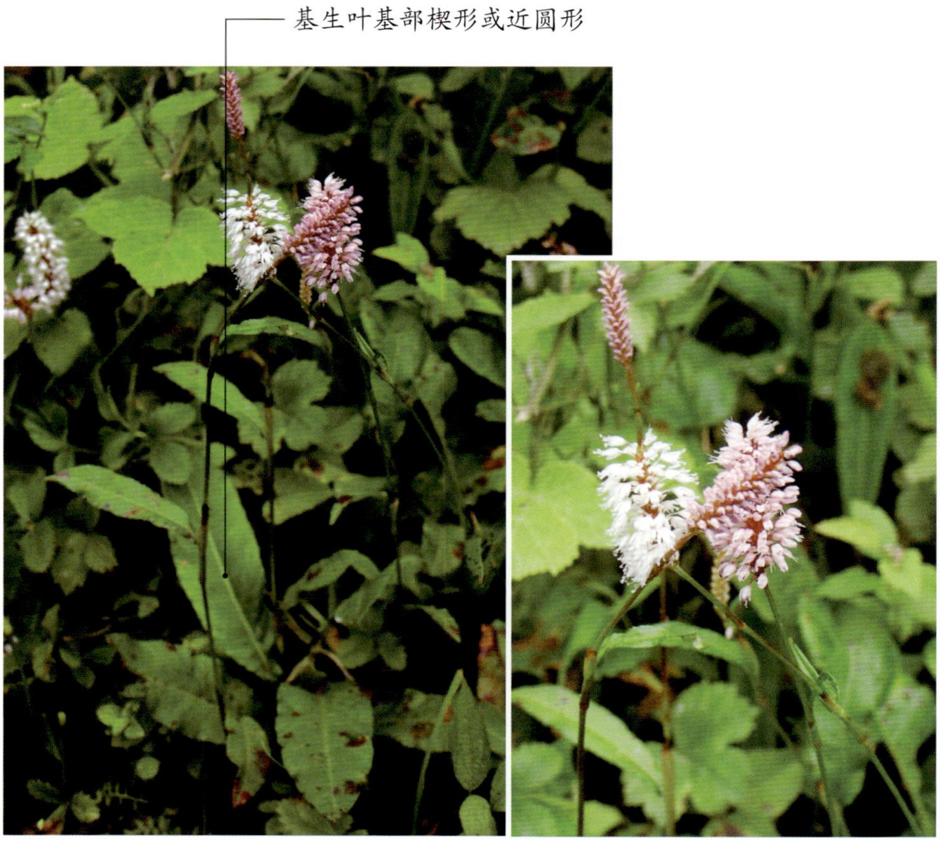

草血竭

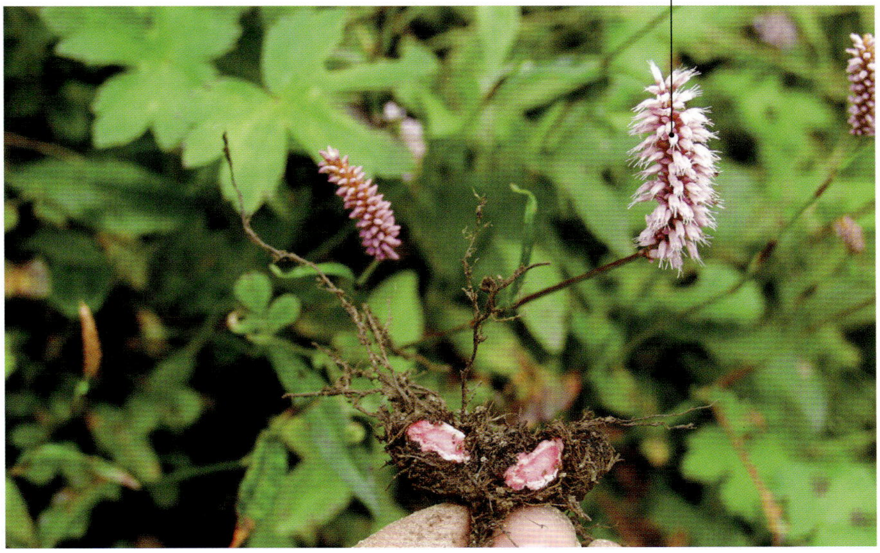

草血竭（续）

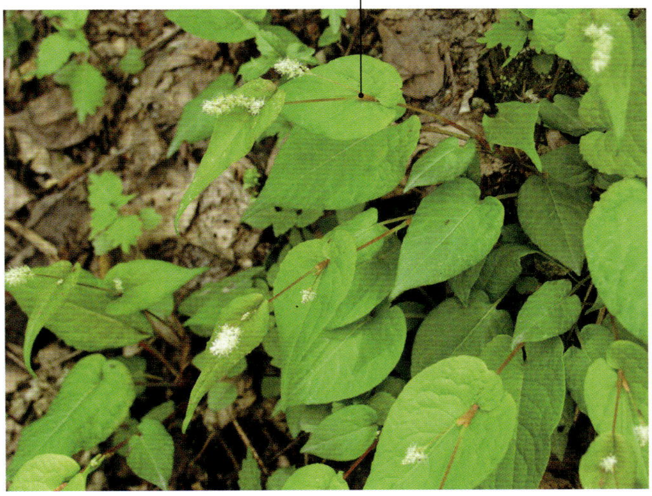

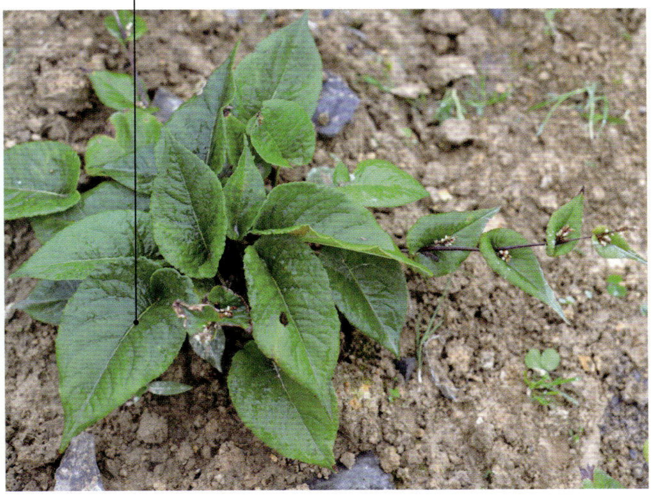

支柱蓼

检索表

1. 花序中下部有珠芽……珠芽蓼
1. 花序无珠芽……2
2. 基生叶沿叶柄下延成翅……拳参
2. 基生叶基部不下延……3
3. 茎分枝或不分枝；基生叶卵形……支柱蓼
3. 茎不分枝；基生叶不为卵形……4
4. 花序长 1.5~2.5cm，直径 1~1.5cm；基生叶基部近心形或狭楔形……圆穗蓼
4. 花序长 4~6cm，直径 0.8~1.2cm；基生叶基部楔形或近圆形……草血竭

粉萆薢

Fenbixie

DIOSCOREAE HYPOGLAUCAE RHIZOMA

本品为薯蓣科植物粉背薯蓣 *Dioscorea hypoglauca* Palibin 的干燥根茎。

基原植物

■ **粉背薯蓣** *Dioscorea hypoglauca* Palibin 别名：粉萆薢、黄萆薢

《中国植物志》、*Flora of China* 及《中国高等植物》记载粉萆薢的拉丁学名为 *Dioscorea collettii* var. *hypoglauca*（Palibin）C. T. Ting et al.。

生于海拔 200~1300m 的山坡、沟边、石山灌丛中。分布于河南、湖北、湖南、江西、安徽、浙江、福建、台湾、广东、广西。

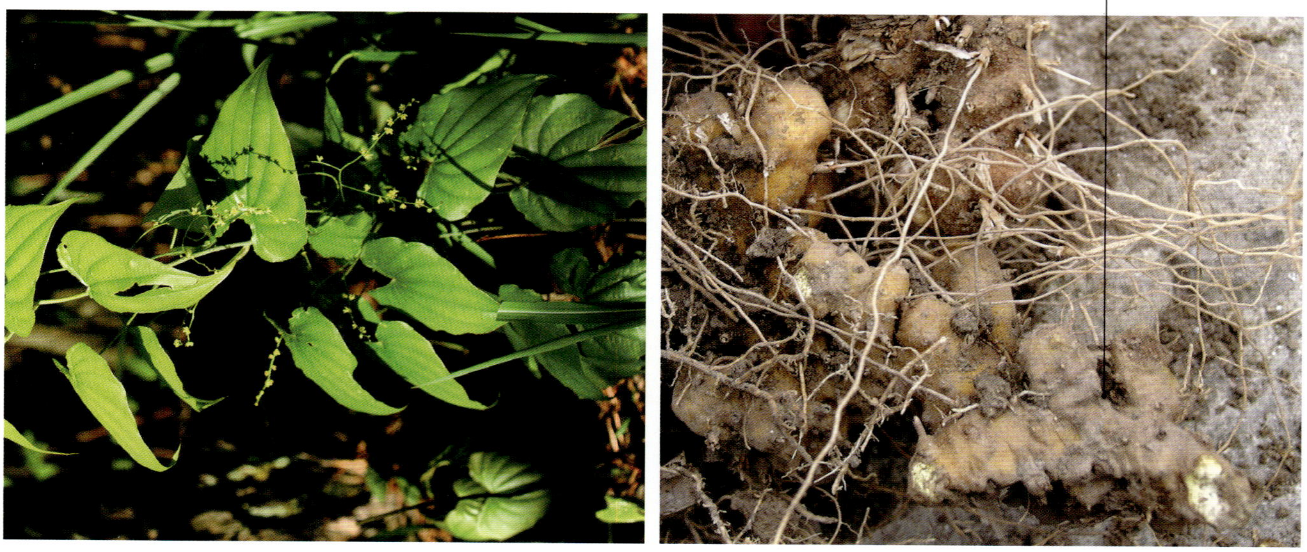

粉背薯蓣

雄花

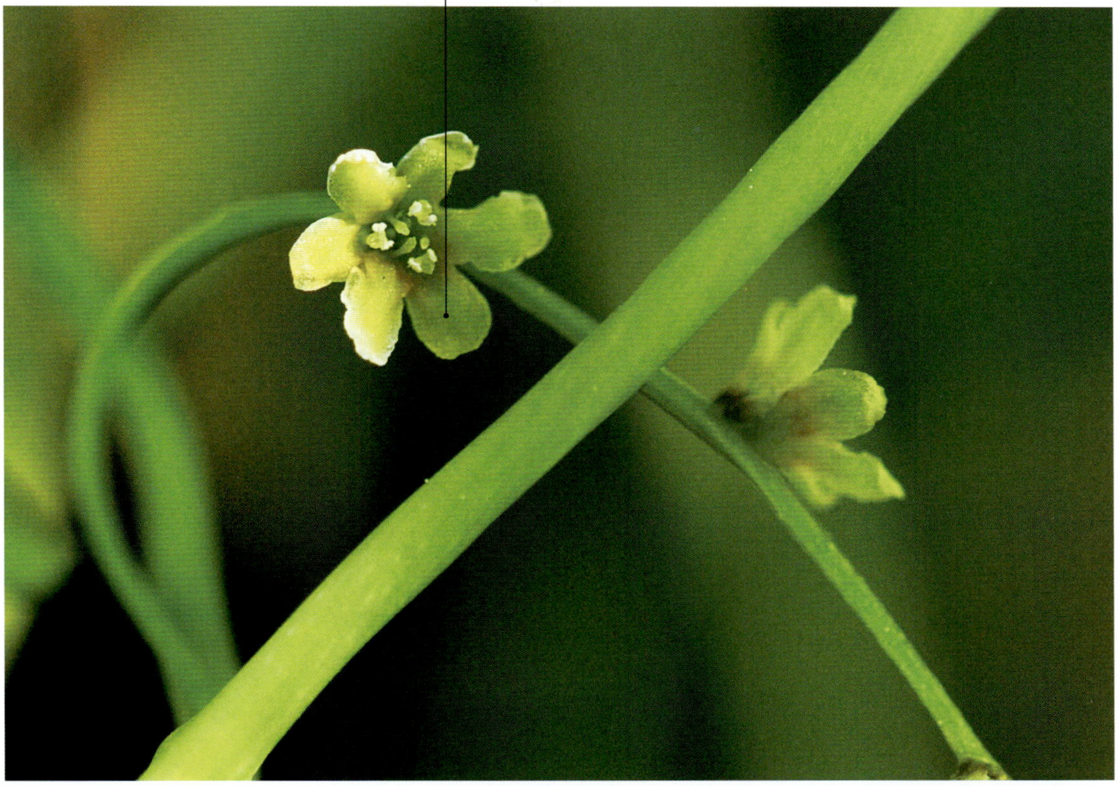

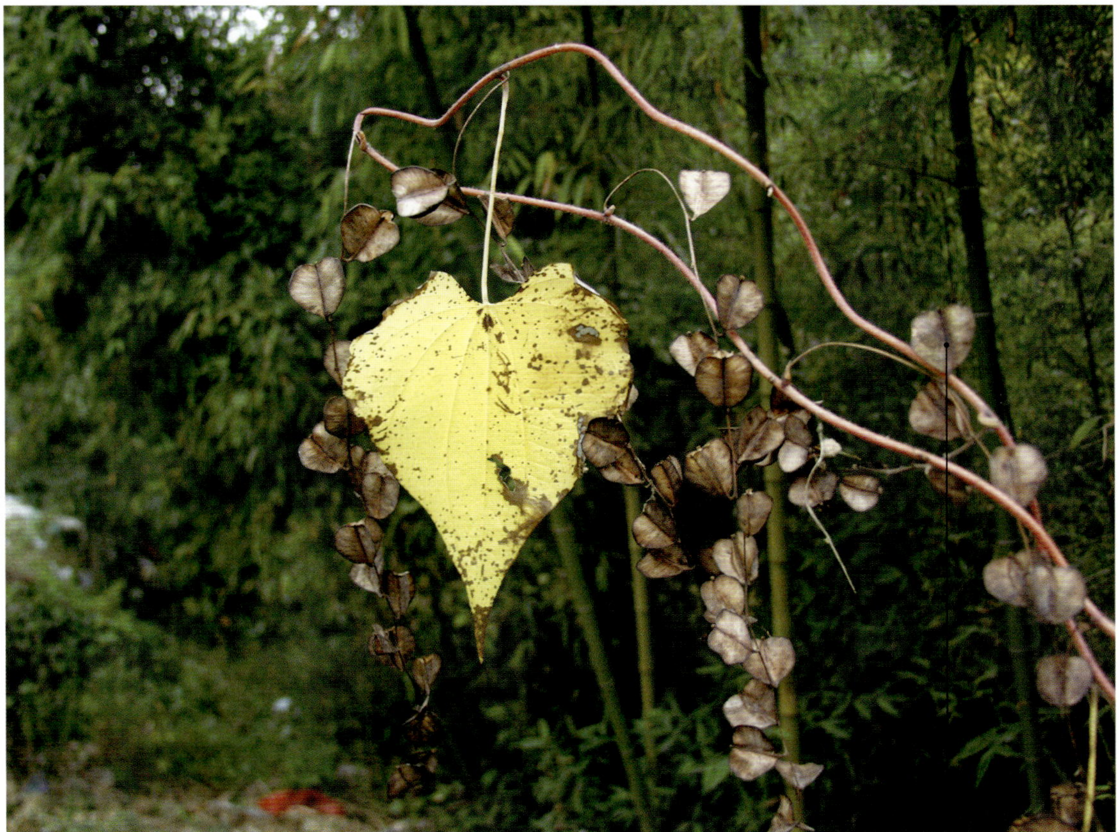

蒴果近椭圆形，有 3 翅

粉背薯蓣（续）

粉　葛 Fenge PUERARIAE THOMSONII RADIX

本品为豆科植物甘葛藤 *Pueraria thomsonii* Benth. 的干燥根。

基原植物

■ 甘葛藤 *Pueraria thomsonii* Benth.

《中国植物志》记载甘葛藤的拉丁学名为 *Pueraria lobata* (Willd.) Ohwi var. *thomsonii* (Benth.) Vaniot der Maesen，*Flora of China* 记载其拉丁学名为 *Pueraria montana* var. *thomsonii* (Bentham) M. R. Al-meida。

栽培或野生于山野灌丛或疏林中。分布于广东、广西、四川、云南等地。

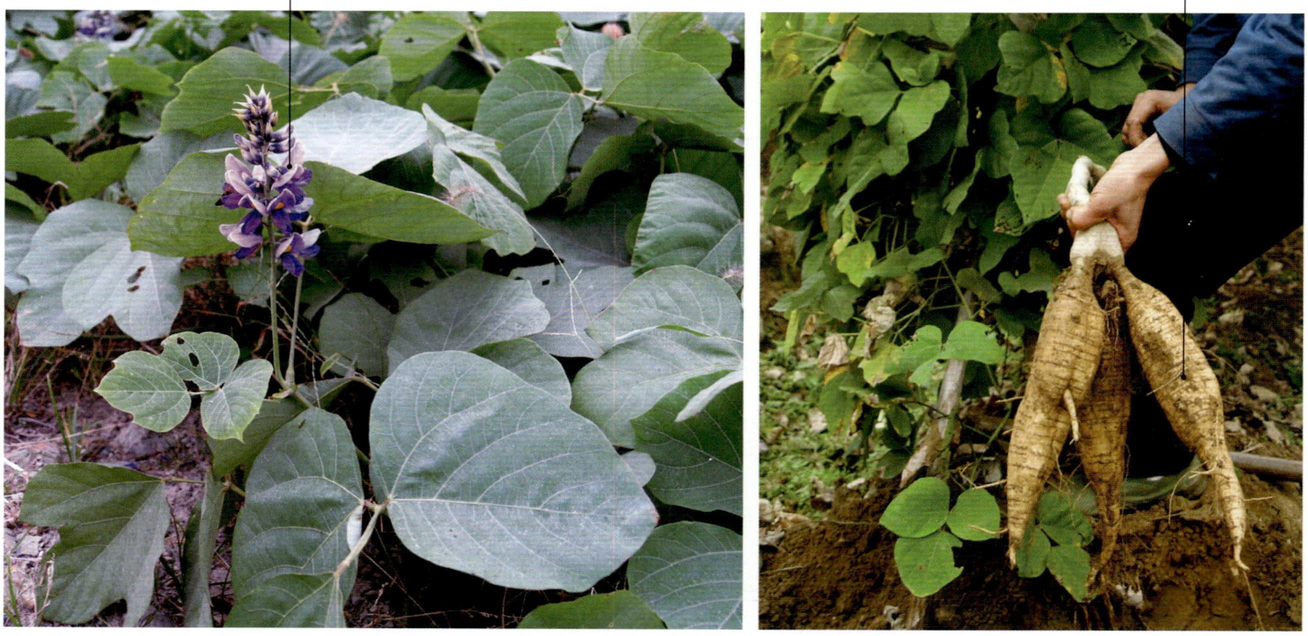

甘葛藤

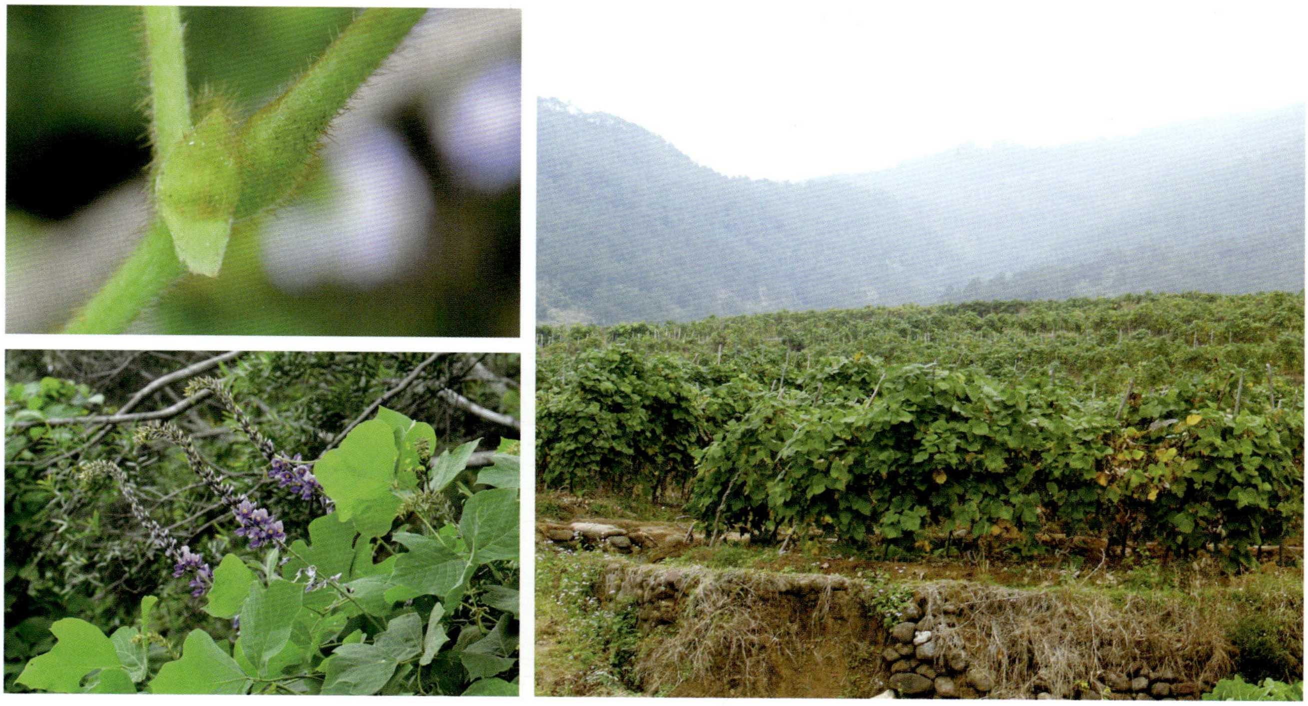

甘葛藤（续）

对比鉴别

历版《中国药典》记载葛根为野葛 *Pueraria lobata* (Willd.) Ohwi 或甘葛藤的干燥根，2005 年之后的各版《中国药典》分别收载葛根和粉葛两味药材，葛根为野葛的根，粉葛为甘葛藤的根。

野葛与甘葛藤主要区别点：花较小，花萼长 8~10mm，旗瓣倒卵形，长 10~12mm。

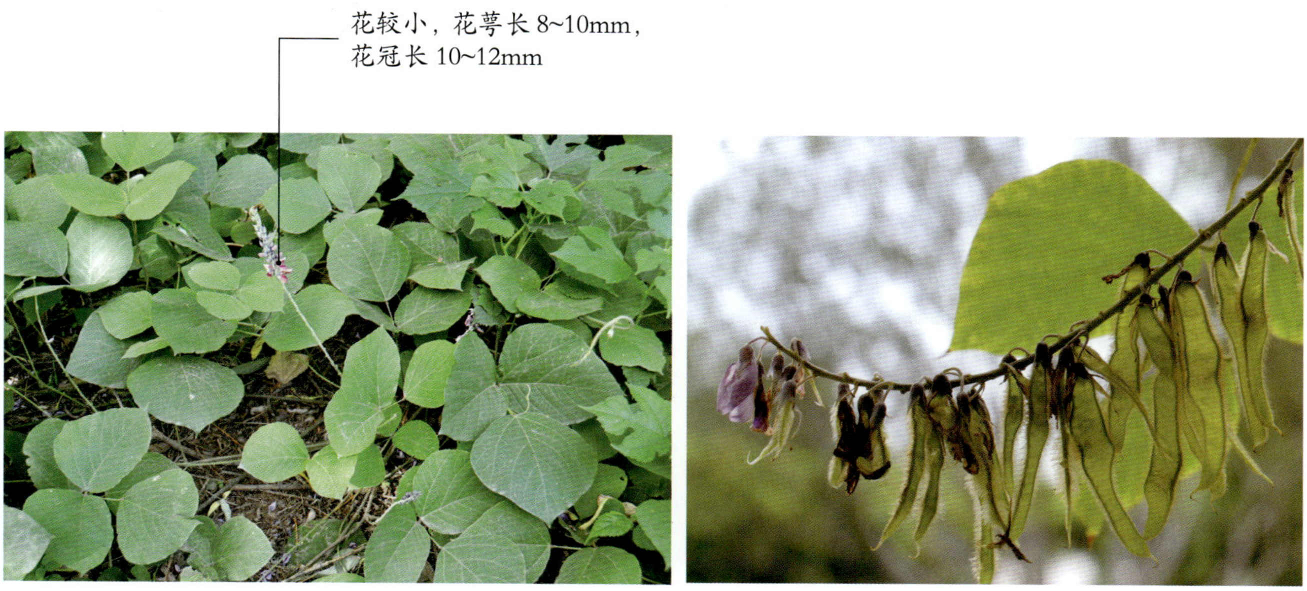

野葛

益母草

Yimucao

LEONURI HERBA

本品为唇形科植物益母草 *Leonurus japonicus* Houtt. 的新鲜或干燥地上部分。

基原植物

■ 益母草 *Leonurus japonicus* Houtt. 别名：益母蒿

1977~1995 年间的几版《中国药典》记载益母草的拉丁学名为 *Leonurus heterophyllus* Sweet，《中国植物志》记载其拉丁学名为 *Leonurus artemisia* (Lour.) S. Y. Hu。

生于山坡草地、田埂、路旁、溪边等处，尤以阳处为多。分布于全国各地。

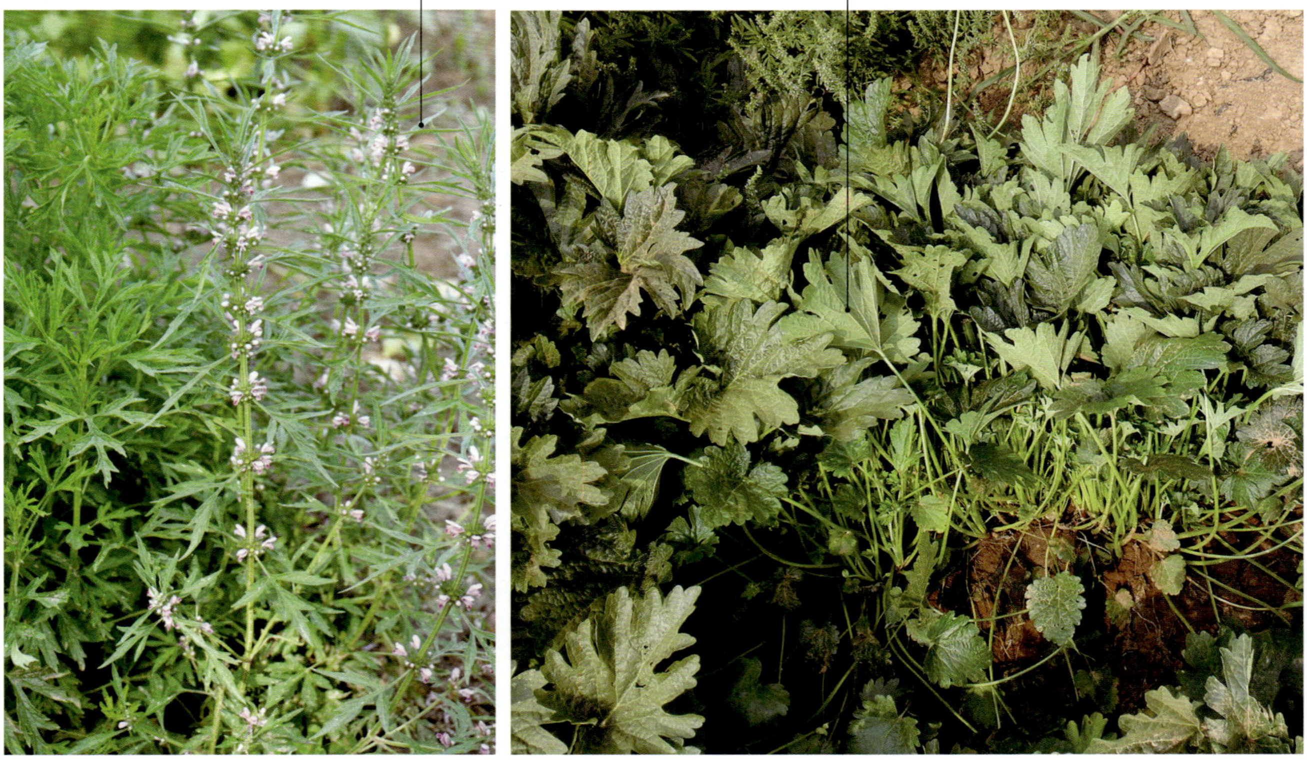

益母草

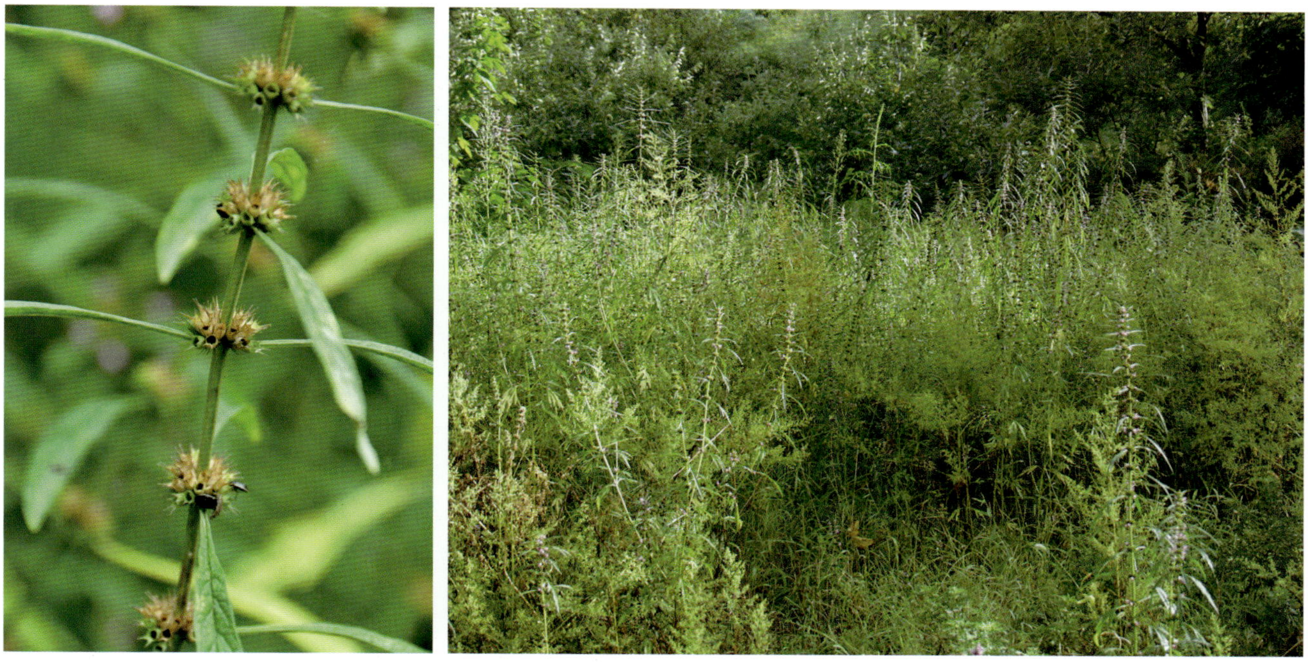

益母草（续）

对比鉴别

《中国药典》1963 年版记载，益母草为唇形科植物细叶益母草（益母草）*Leonurus sibiricus* L. 的干燥地上部分。《常用中药材品种整理和质量研究》（北方编）记载药材益母草中常有唇形科植物錾菜 *Leonurus pseudomacranthus* Kitagawa、大花益母草 *Leonurus macranthus* Maxim.、细叶益母草 *Leonurus sibiricus* L.、夏至草 *Lagopsis supina* (Steph. ex Willd.) Lk.-Gal. ex Knorr. 等植物的地上部分混入。

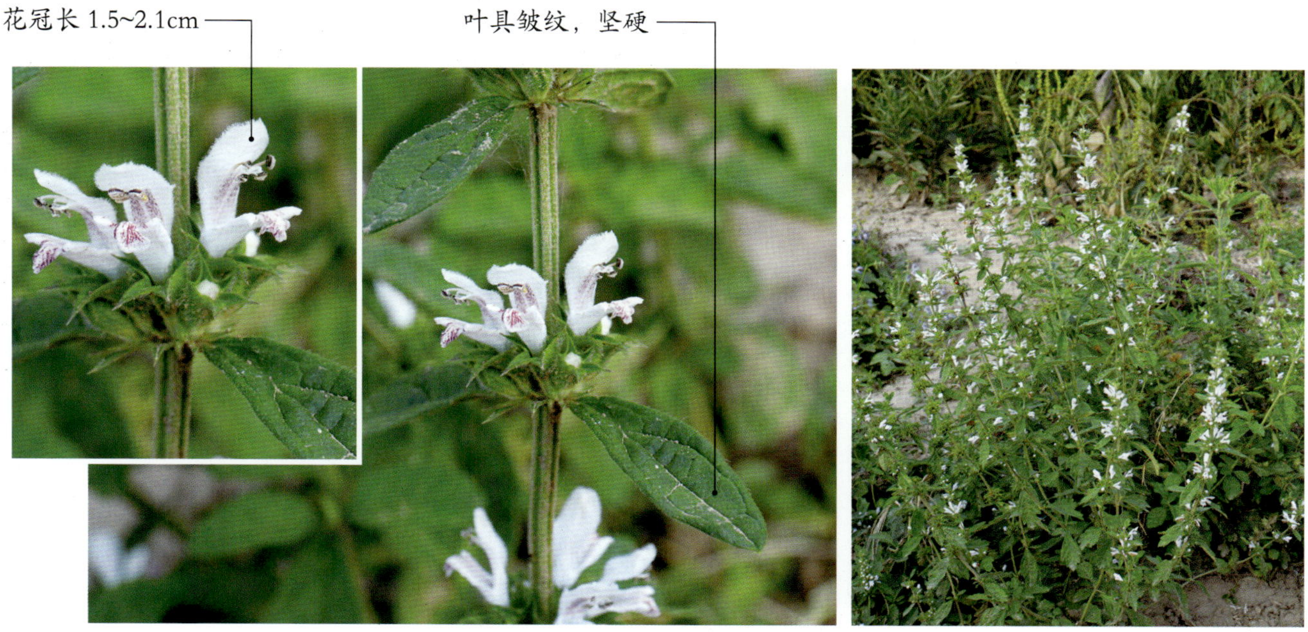

錾菜

花冠长 2.5~2.8cm

叶不具皱纹，草质

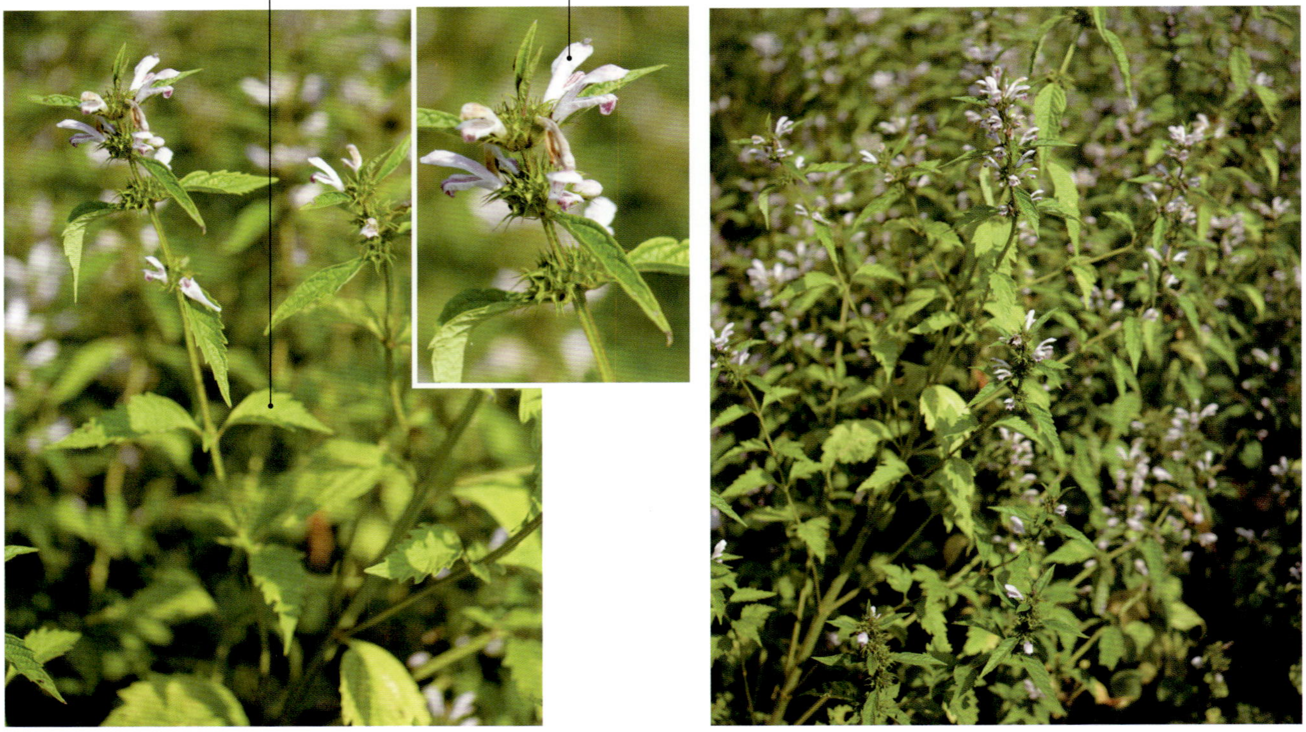

大花益母草

花序上的苞叶明显3深裂，小裂片呈线形

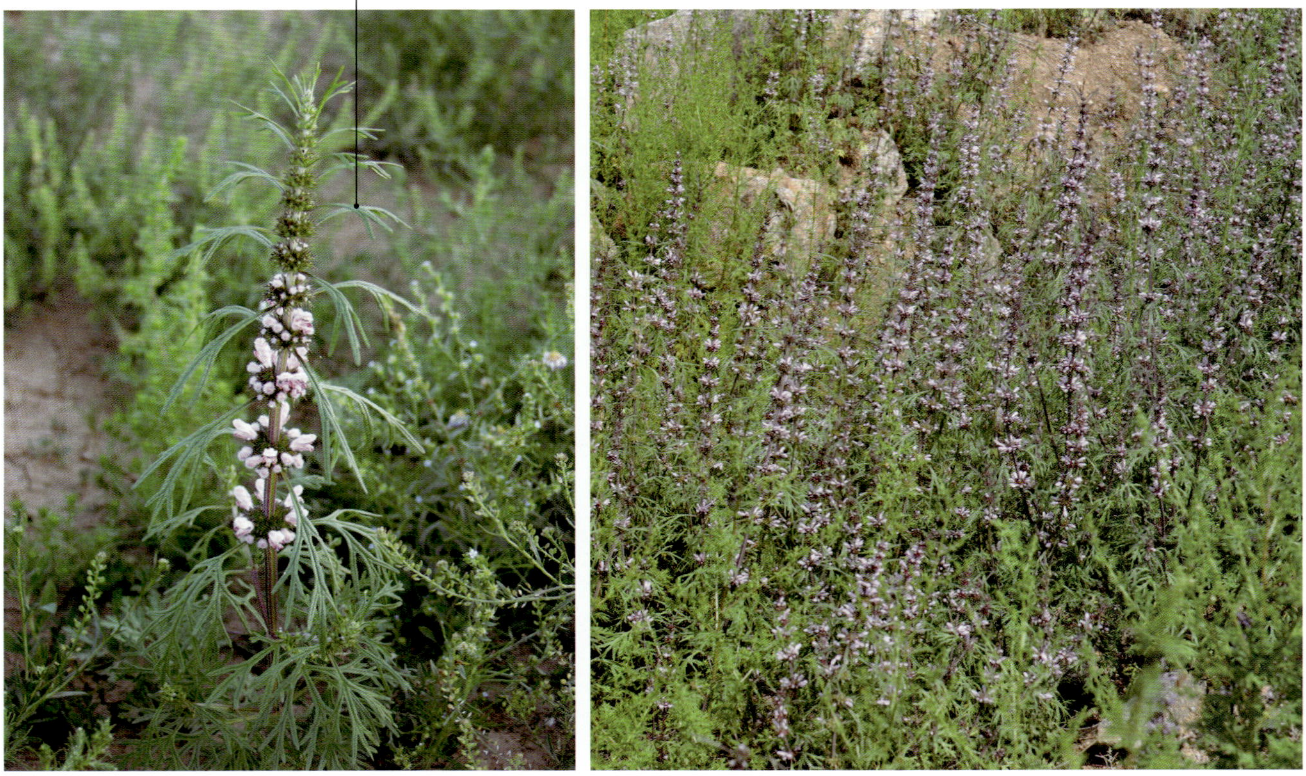

细叶益母草

花冠筒藏于花萼内，花冠白色；花期 3~4 月

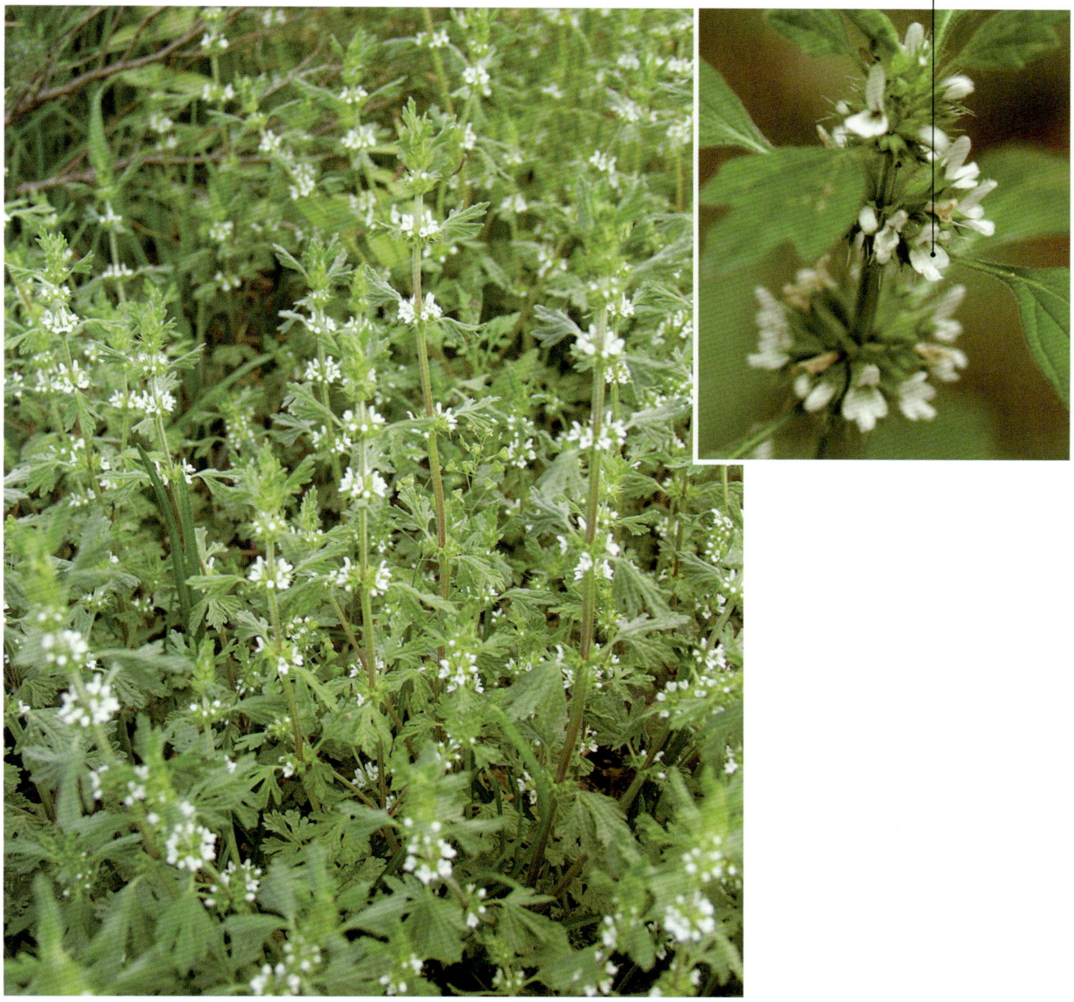

夏至草

检索表

1. 花冠筒藏于花萼内，花冠白色；花期 3~4 月……夏至草

1. 花冠筒伸出花萼外；花期 7~9 月……2

2. 叶深裂达基部而成三个窄裂片，其上再羽状分裂成小裂片……3

2. 叶裂片宽大，其上有缺刻或粗锯齿状牙齿，不呈小裂片状……4

3. 花序上的苞叶全缘或具稀少牙齿……益母草

3. 花序上的苞叶明显 3 深裂，小裂片呈线形……细叶益母草

4. 花冠长 2.5~2.8cm，通常淡红色或淡红紫色；叶不具皱纹，草质……大花益母草

4. 花冠长 1.5~2.1cm，通常白色，略具紫纹；叶具皱纹，坚硬……錾菜

益　智　Yizhi ALPINIAE OXYPHYLLAE FRUCTUS

本品为姜科植物益智 *Alpinia oxyphylla* Miq. 的干燥成熟果实。

基原植物

■ **益智** *Alpinia oxyphylla* Miq.　别名：益智仁

生于林下阴处。分布于广东和海南，福建、广西、云南有栽培。

总状花序顶生，在花蕾时包藏于鞘状的苞片内

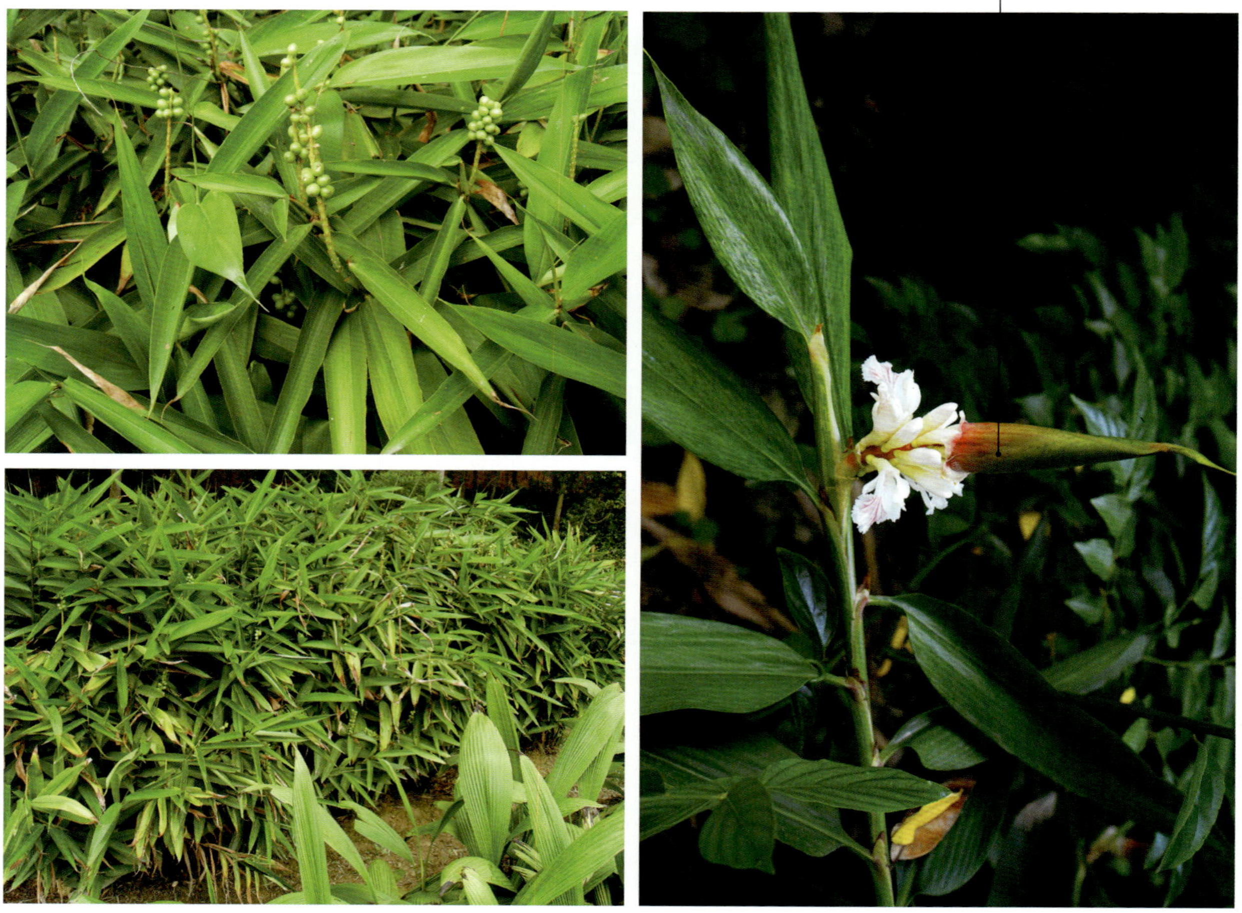

益智

浙贝母

Zhebeimu

FRITILLARIAE THUNBERGII BULBUS

本品为百合科植物浙贝母 *Fritillaria thunbergii* Miq. 的干燥鳞茎。

基原植物

■ **浙贝母** *Fritillaria thunbergii* Miq. 别名：浙贝、大贝

生于山坡草丛、林中。分布于江苏、安徽、浙江、湖南等地，浙江、安徽有大量栽培。

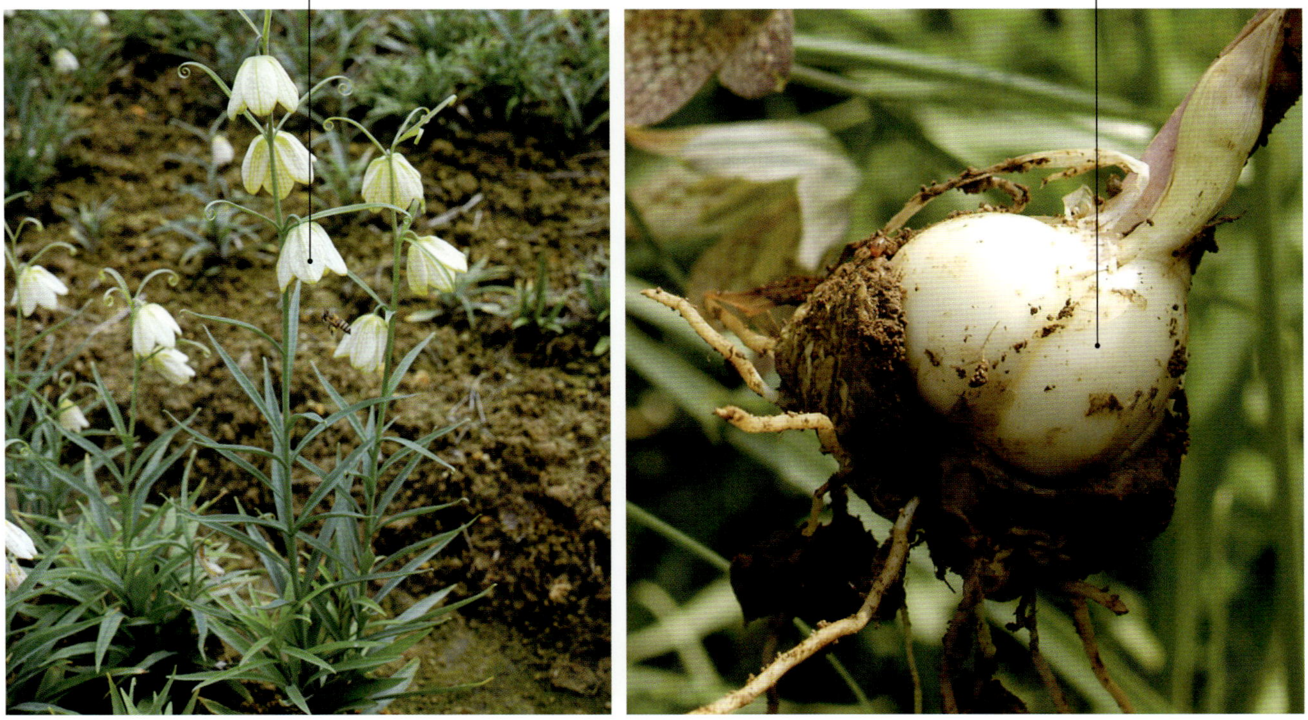

浙贝母

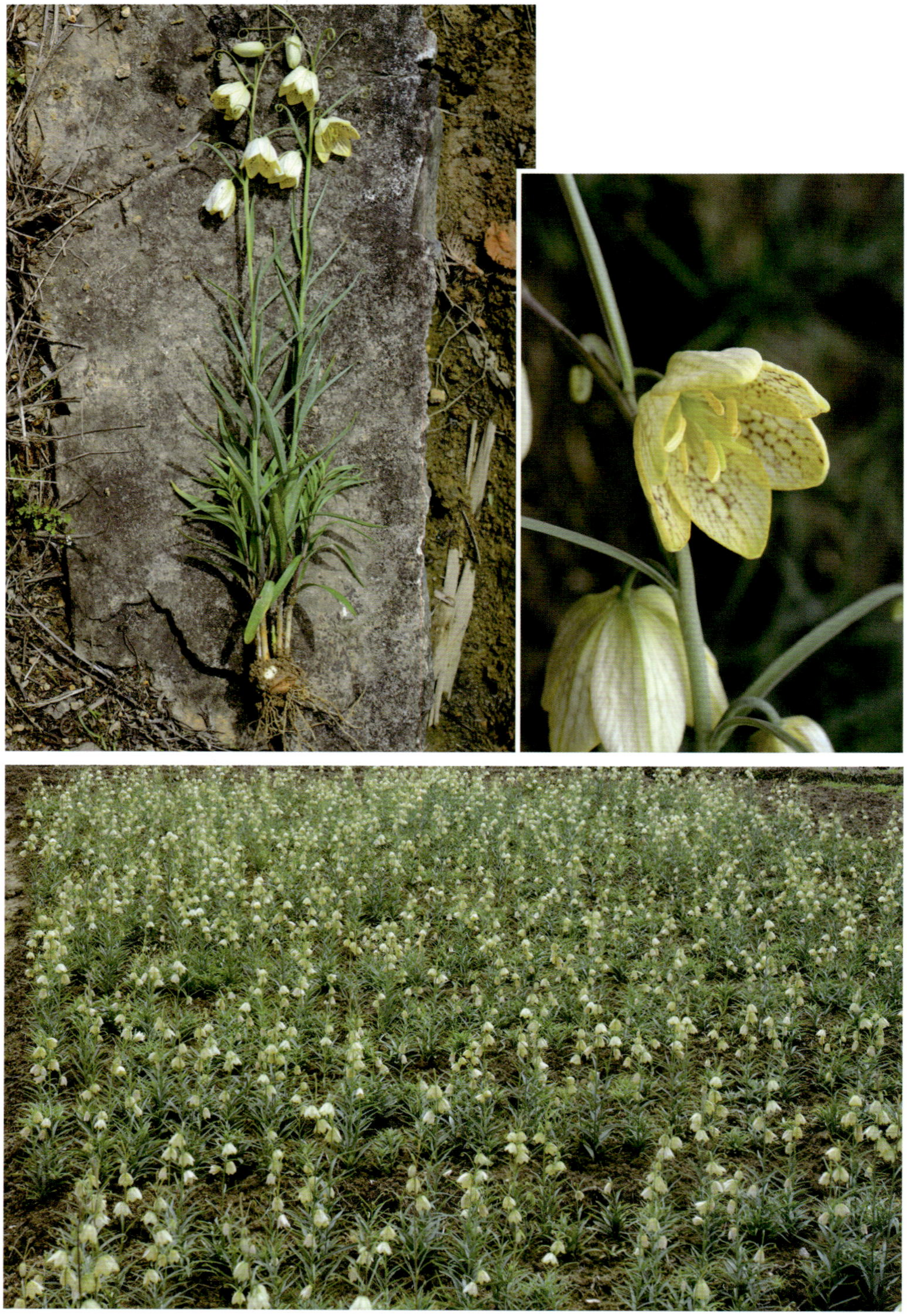

浙贝母（续）

对比鉴别

参见“川贝母”项。

检索表

参见“川贝母”项。

娑罗子 Suoluozi AESCULI SEMEN

本品为七叶树科植物七叶树 *Aesculus chinensis* Bge.、浙江七叶树 *Aesculus chinensis* Bge. var. *chekiangensis* (Hu et Fang) Fang 或天师栗 *Aesculus wilsonii* Rehd. 的干燥成熟种子。

基原植物

■ 七叶树 *Aesculus chinensis* Bge. 别名：杪椤树

生于低海拔的丛林中，多为栽培。分布于河北、河南、山西、陕西。

圆锥花序，长 21~25cm，基部直径 3~5cm

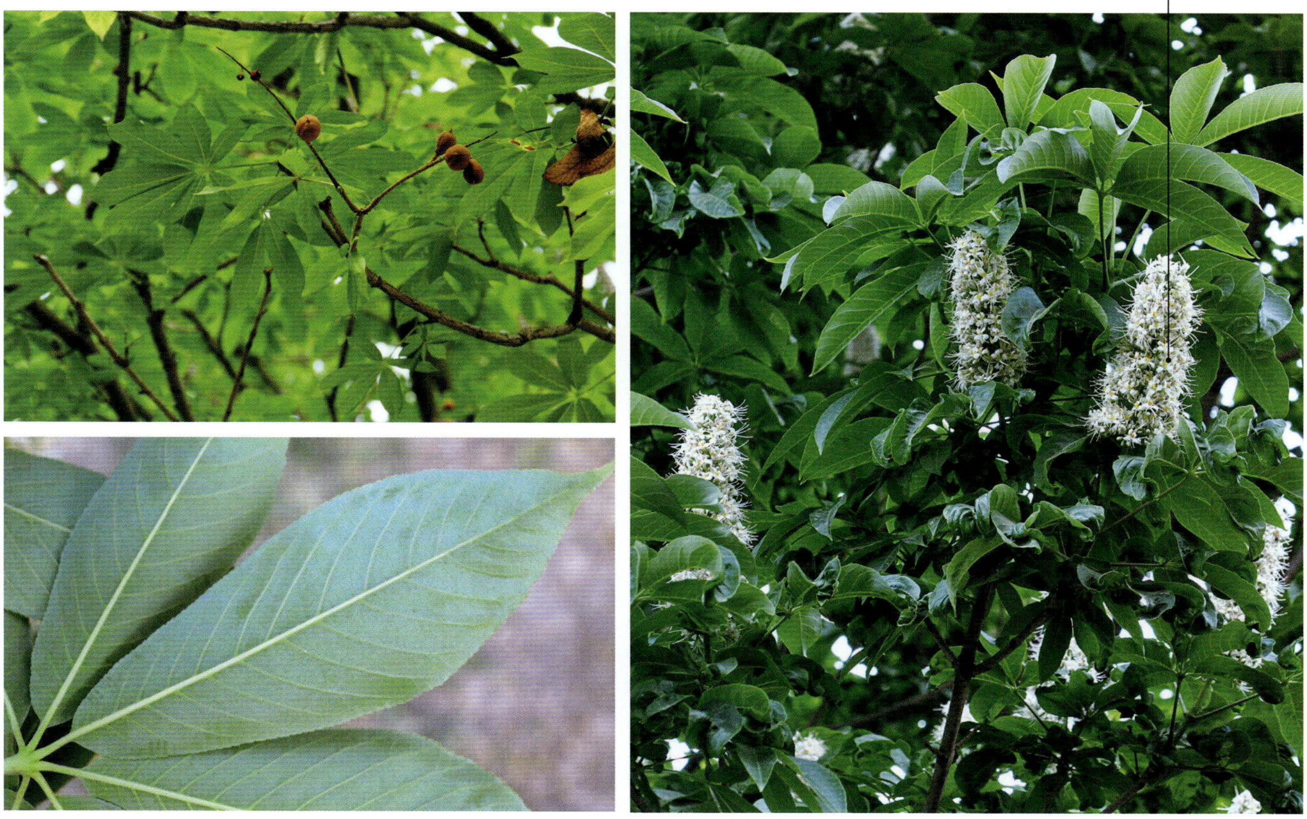

七叶树

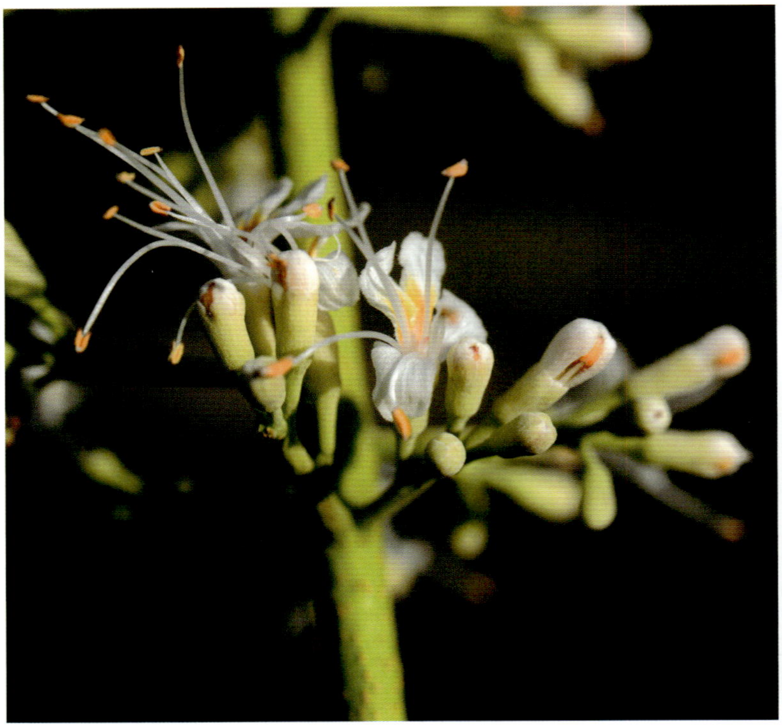

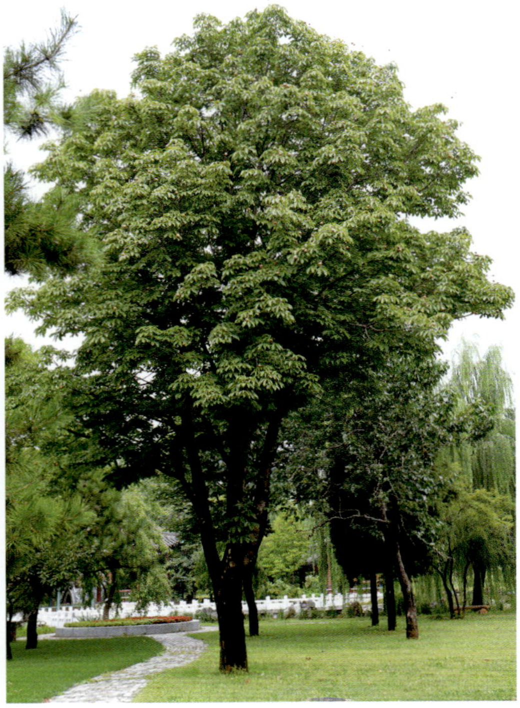

七叶树（续）

■ 浙江七叶树 *Aesculus chinensis* Bge. var. *chekiangensis* (Hu et Fang) Fang 别名：苏罗子

生于低海拔丛林中。分布于江苏、浙江。

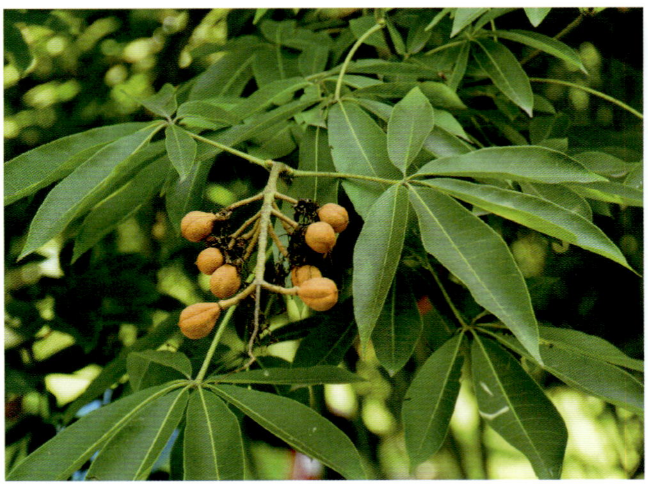

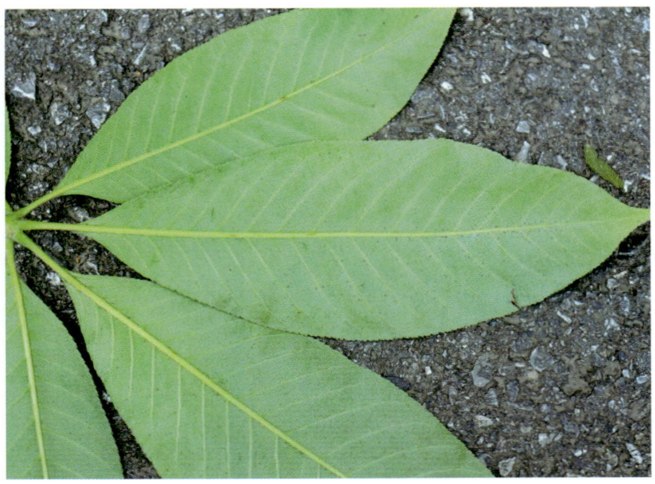

浙江七叶树

圆锥花序较长而狭窄，通常长30~36cm，基部直径2.4~3cm

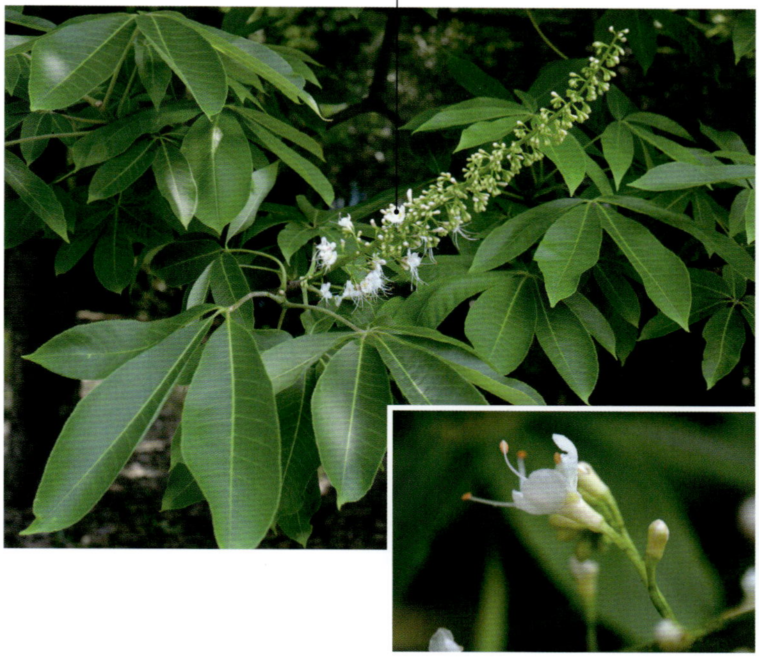

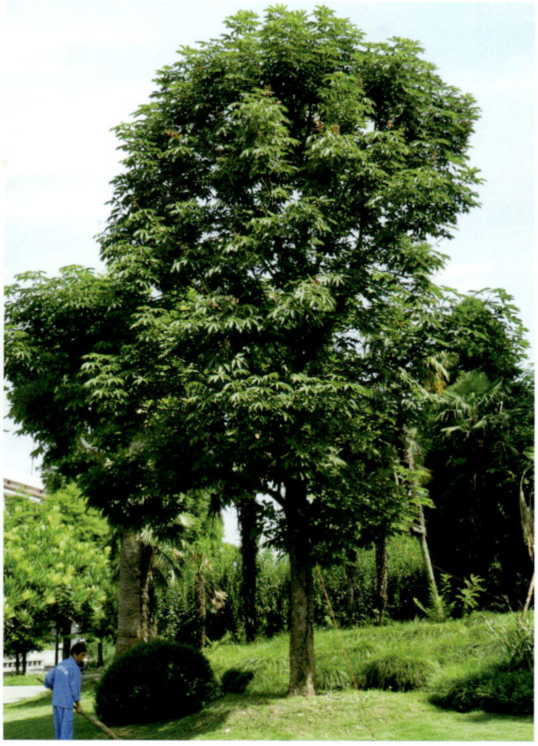

浙江七叶树（续）

■ 天师栗 *Aesculus wilsonii* Rehd. 别名：猴板栗

Flora of China 记载天师栗的拉丁学名为 *Aesculus chinensis* var. *wilsonii* (Rehder) Turland& N. H. Xia。生于海拔 1000~1800m 的阔叶林中。分布于河南、湖北、江西、云南、贵州、四川。

聚伞圆锥花序比较粗大，基部直径 8~10cm，稀达 12cm

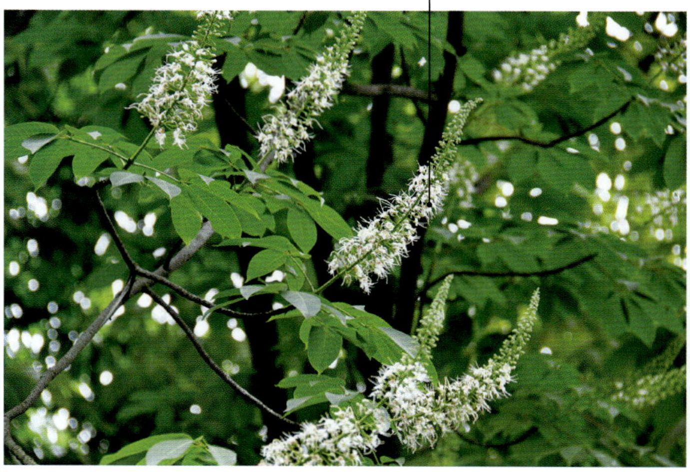

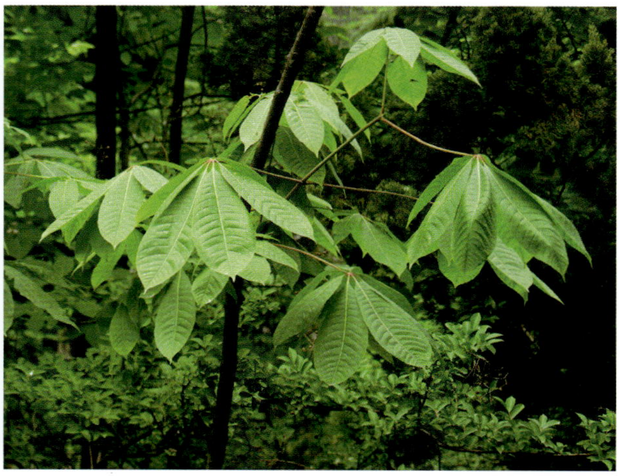

天师栗

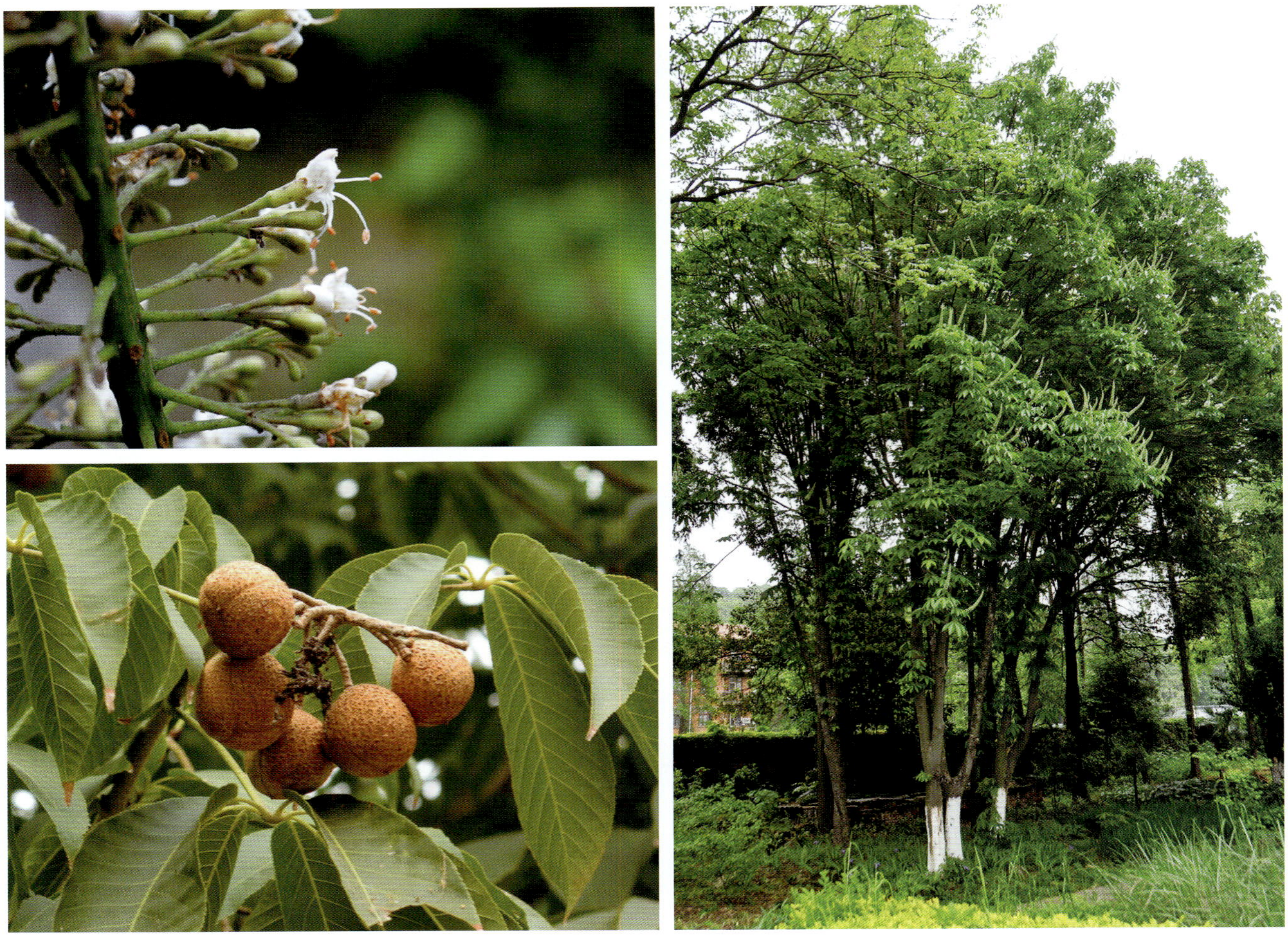

天师栗（续）

检索表

1. 聚伞圆锥花序比较窄小，基部的直径通常 4~5cm，稀 3cm 或 6cm；小花序较短，生于花序基部的仅长 2~3cm 2
1. 聚伞圆锥花序比较粗大，基部直径 8~10cm，稀达 12cm；小花序较长，生于花序基部的长 4~5cm，稀达 6cm 或 7cm .... 天师栗
2. 小叶侧脉 13~17 对；圆锥花序，长 21~25cm，基部直径 3~5cm .... 七叶树
2. 小叶侧脉 18~22 对；圆锥花序较长而狭窄，通常长 30~36cm，基部直径 2.4~3cm........................ 浙江七叶树

海风藤

Haifengteng
PIPERIS KADSURAE CAULIS

本品为胡椒科植物风藤 *Piper kadsura* (Choisy) Ohwi 的干燥藤茎。

基原植物

■ **风藤** *Piper kadsura* (Choisy) Ohwi 别名：海风藤、青蒌

1977~1985 年间的几版《中国药典》记载风藤的拉丁学名为 *Piper futokadsura* Sieb. et Zucc.。生于低海拔林中，攀缘于树上或石上。分布于台湾、福建、海南等沿海地区。

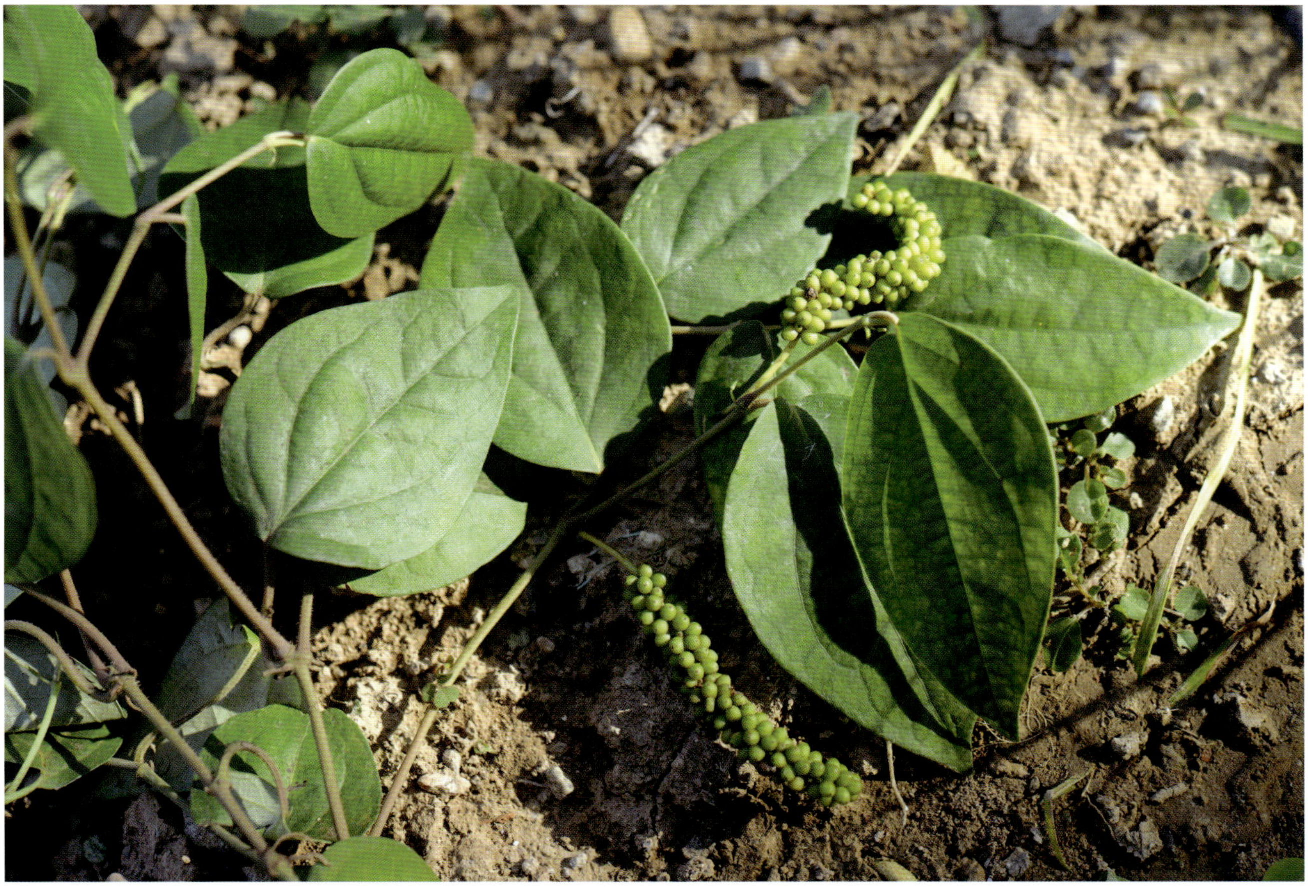

风藤

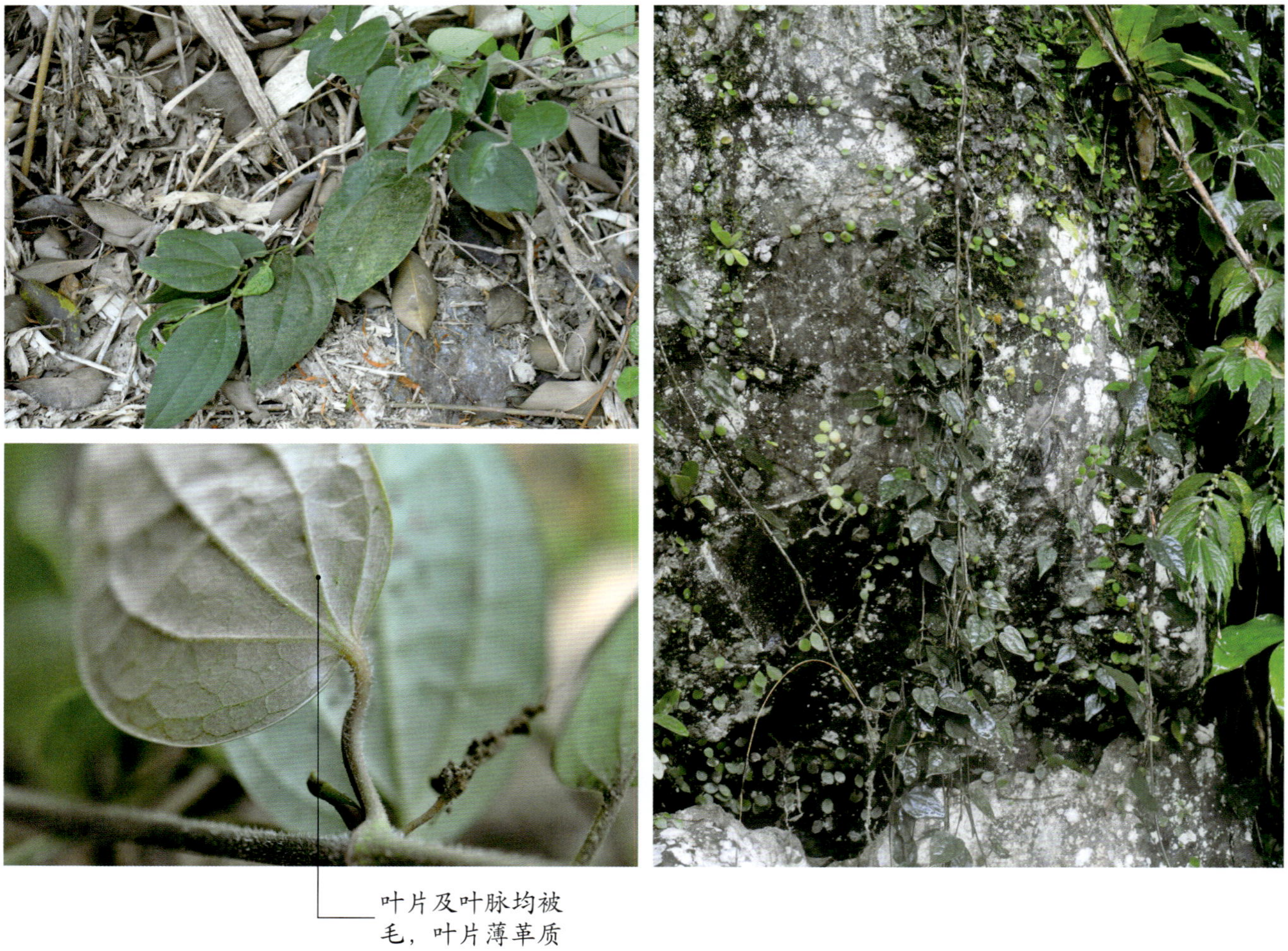

风藤（续）

对比鉴别

海风藤的基原植物长期以来极为混乱，正品基原植物风藤的同属植物石南藤（毛山蒟）*Piper wallichii*（Miq.）Hand-Mazz. 和山蒟 *Piper hancei* Maxim. 易与植物风藤相混淆。

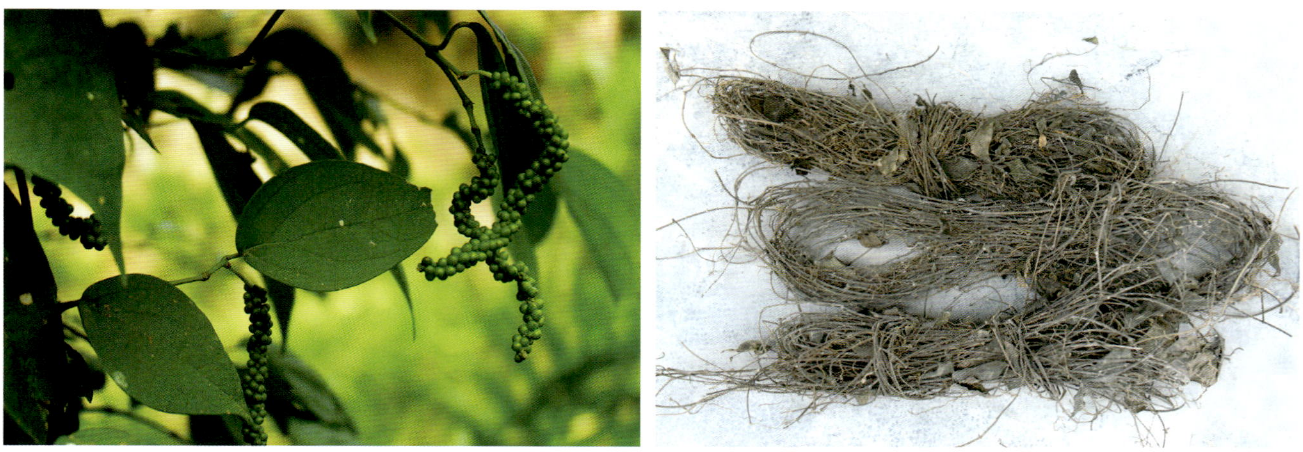

石南藤

叶片及叶脉均被毛，
叶片纸质

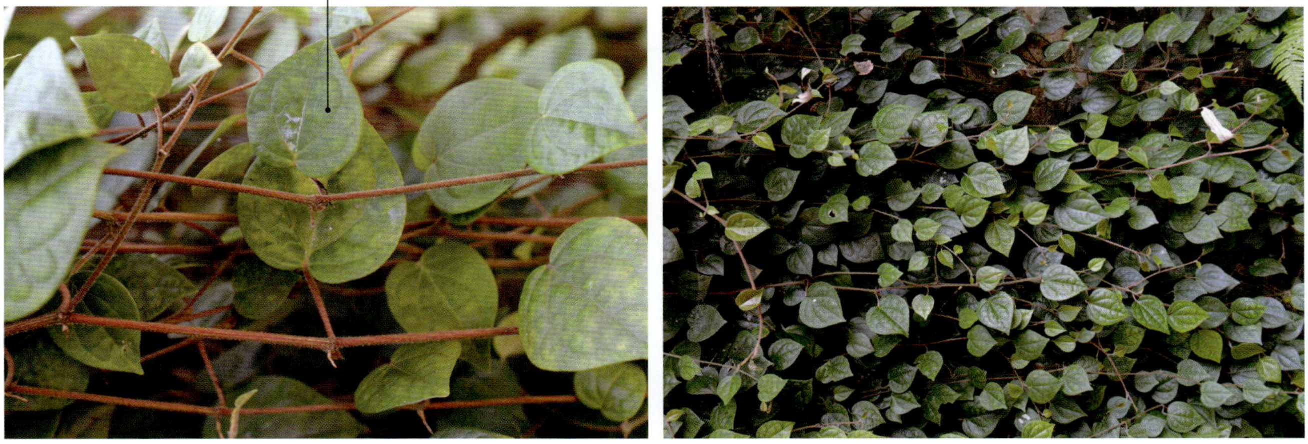

石南藤（续）

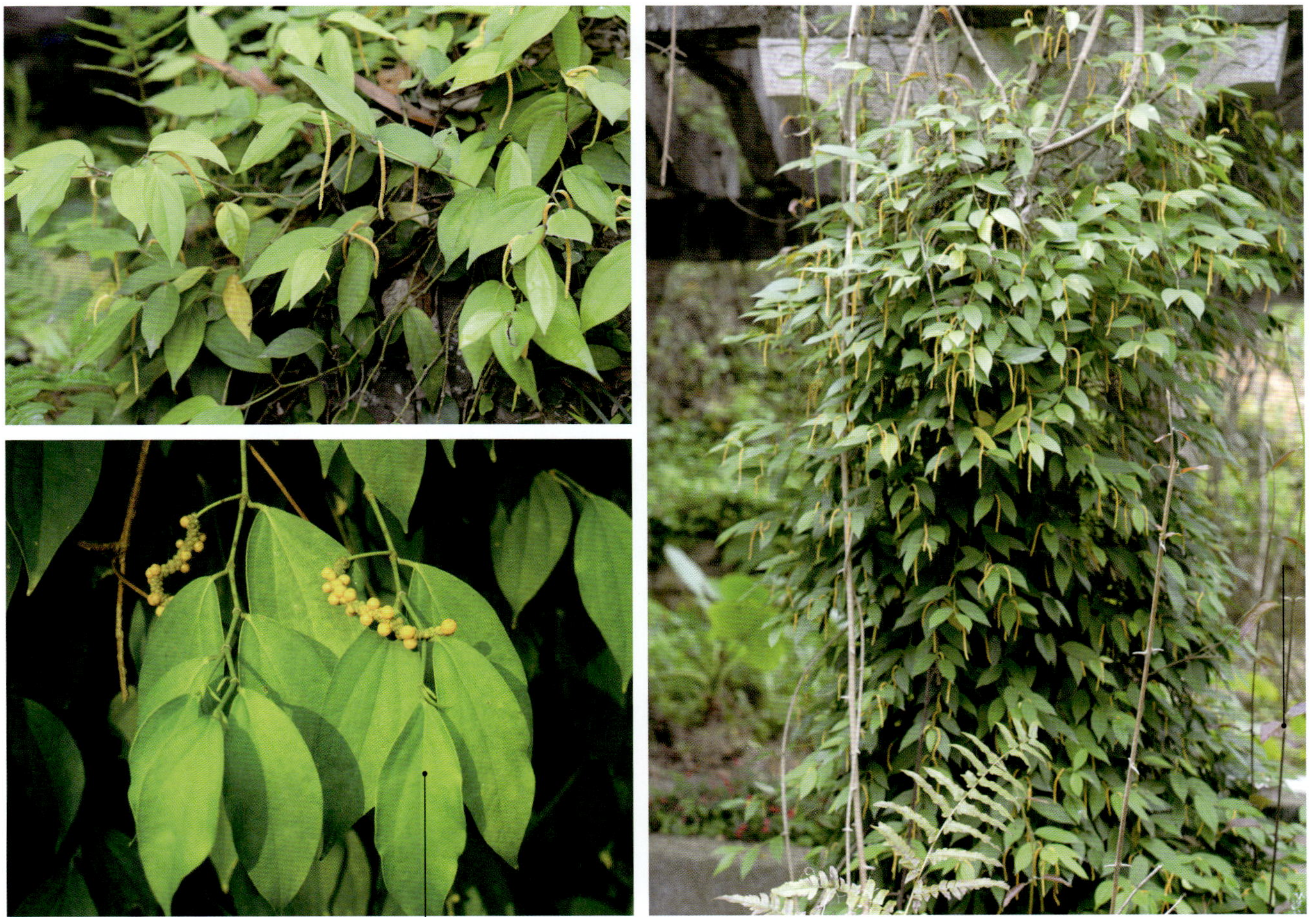

叶片及叶
脉均无毛

山蒟

检索表

1. 叶片及叶脉均无毛……山蒟
1. 叶片及叶脉均被毛……2
2. 叶片薄革质……风藤
2. 叶片纸质……石南藤

海金沙

Haijinsha
LYGODII SPORA

本品为海金沙科植物海金沙 *Lygodium japonicum* (Thunb.) Sw. 的干燥成熟孢子。

基原植物

■ 海金沙　*Lygodium japonicum* (Thunb.) Sw.　别名：竹芫荽

攀缘于其他植物上，野生于山坡草丛中。分布于长江以南各地及陕西、甘肃。

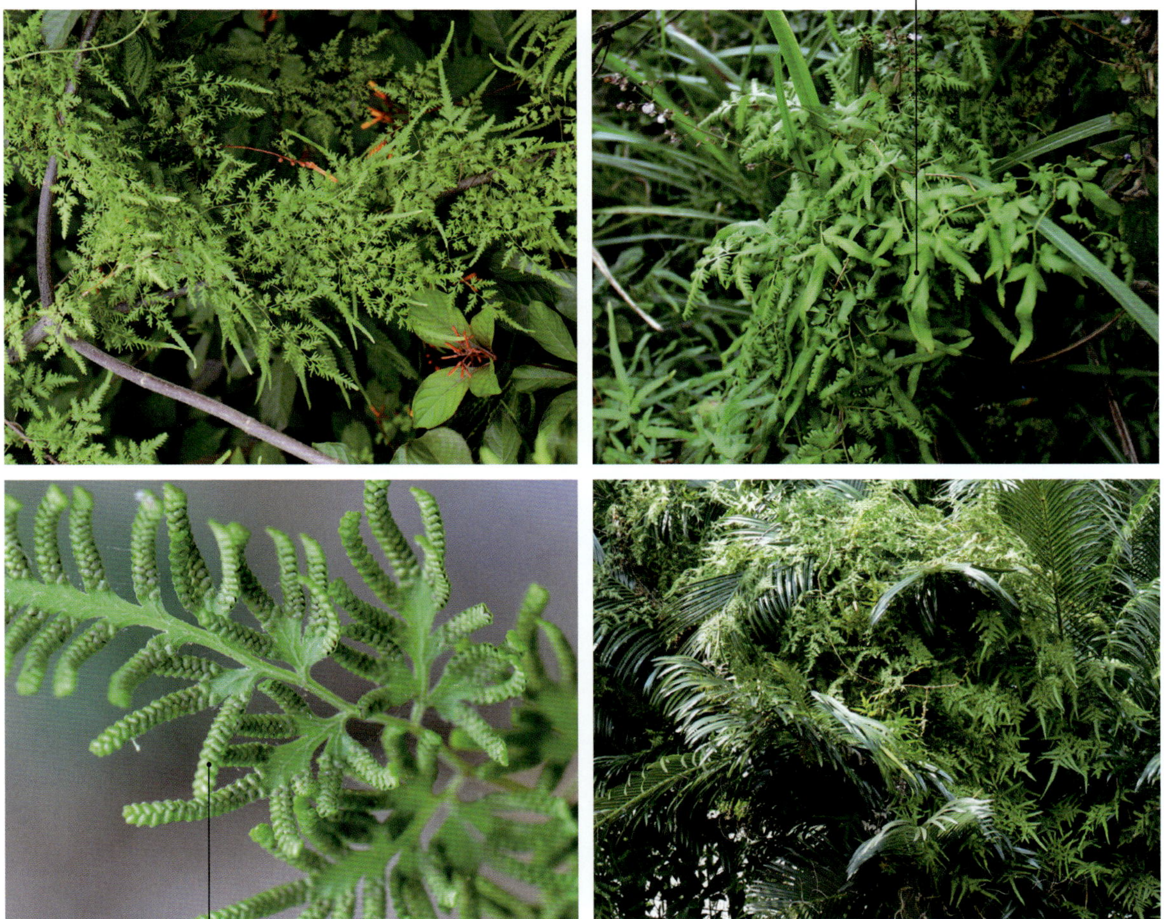

海金沙

海　藻 Haizao SARGASSUM

本品为马尾藻科植物海蒿子 *Sargassum pallidum* (Turn.) C. Ag. 或羊栖菜 *Sargassum fusiforme* (Harv.) Setch. 的干燥藻体。前者习称“大叶海藻”，后者习称“小叶海藻”。

基原植物

■ 海蒿子 *Sargassum pallidum* (Turn.) C. Ag.　别名：大叶海藻、大蒿子

生于大干潮线下 1~4m 深海水激荡处的岩石上。本种为北太平洋西部特有的暖温性海藻，我国黄海、渤海沿岸甚为常见。

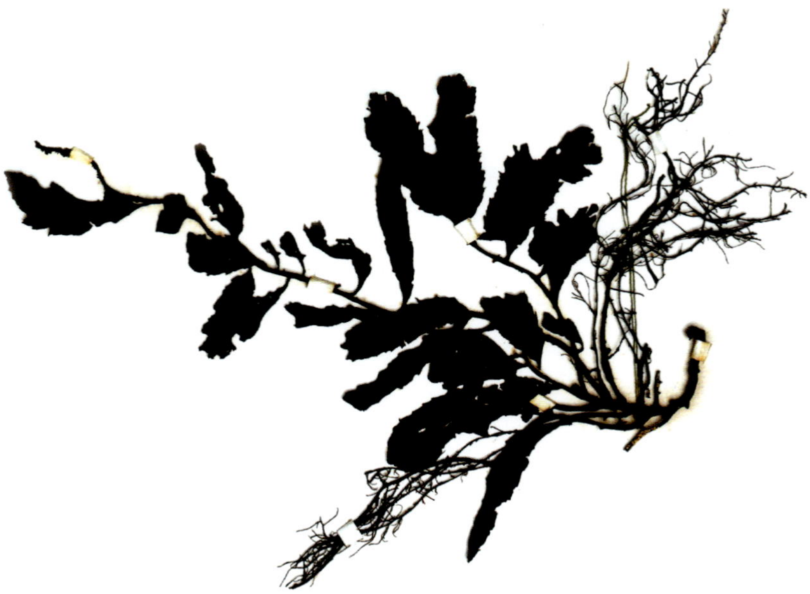

海蒿子

■ 羊栖菜　*Sargassum fusiforme* (Harv.) Setch.　别名：小叶海藻、鹿角尖

生于低潮带和大干潮线下海水激荡处的岩石上。我国辽宁至海南均有分布，长江口以南为多。

与海蒿子主要区别点：叶形多变，后生叶多为狭倒披针形。气囊腋生，纺锤形，囊柄最长可达2mm。

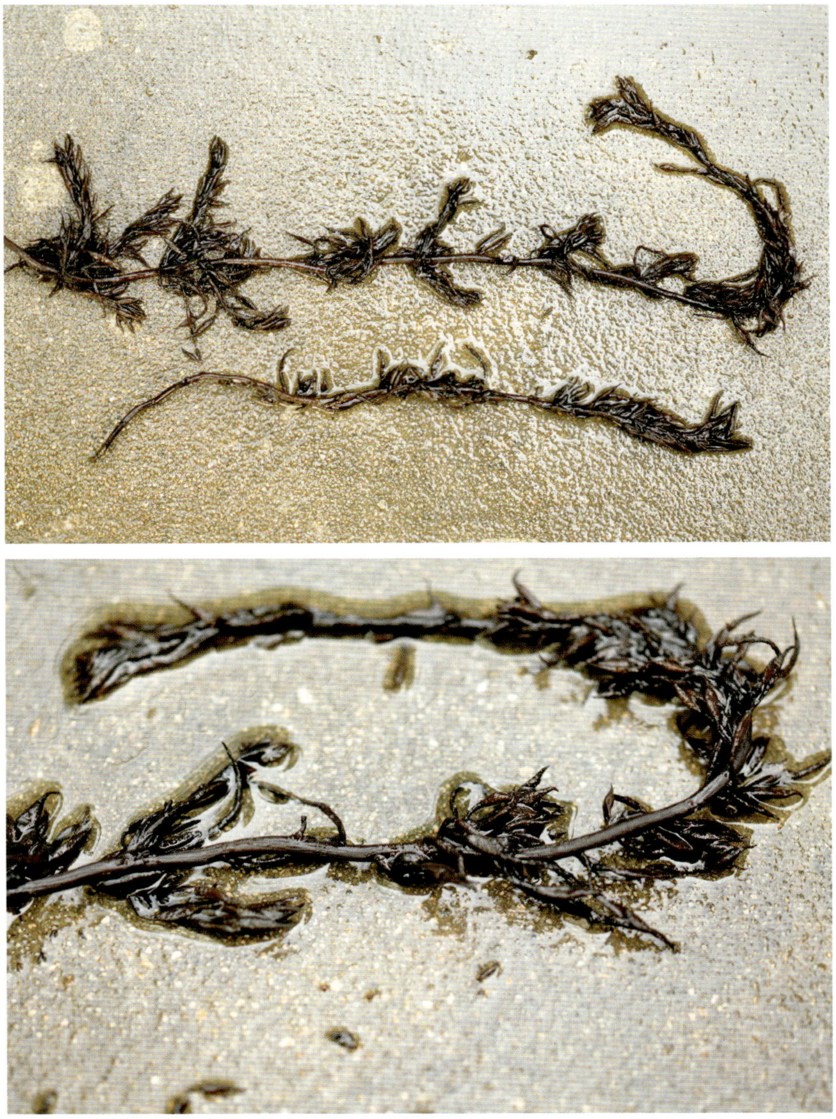

羊栖菜

浮　萍

Fuping

SPIRODELAE HERBA

本品为浮萍科植物紫萍 *Spirodela polyrrhiza* (L.) Schleid. 的干燥全草。

基原植物

■ **紫萍** *Spirodela polyrrhiza* (L.) Schleid.　别名：水萍、浮萍草

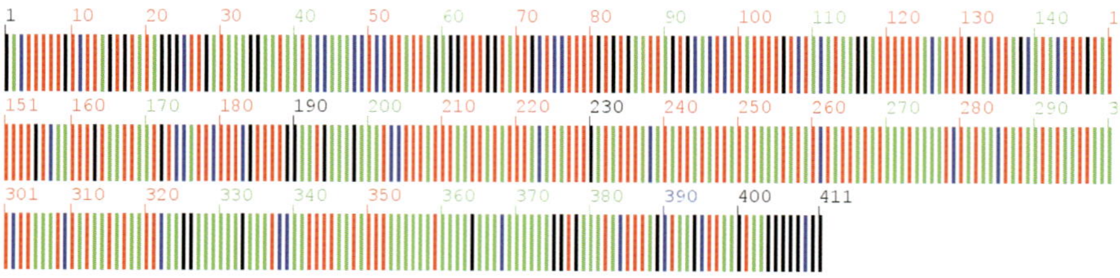

Flora of China 记载紫萍的拉丁学名为 *Spirodela polyrhiza* (Linnaeus) Schleiden,《中国药典》1963 年版记载其拉丁学名为 *Lemna polyrrhiza* Schleid.。

生于池沼、湖泊或静水中。分布于全国各地。

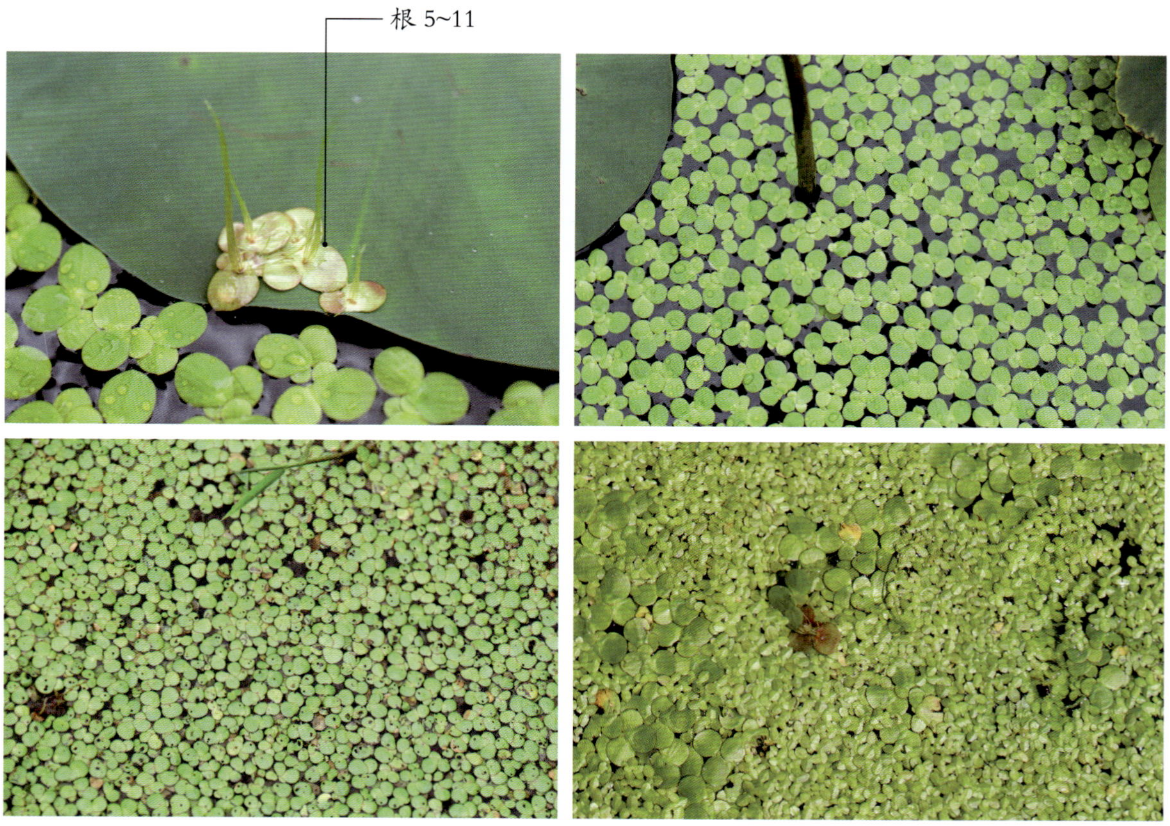

紫萍

对比鉴别

植物浮萍与其同科植物青萍 *Lemna minor* Linn. 易相混淆。天南星科植物大薸 *Pistia stratiotes* L. 在广东、广西作为浮萍使用。

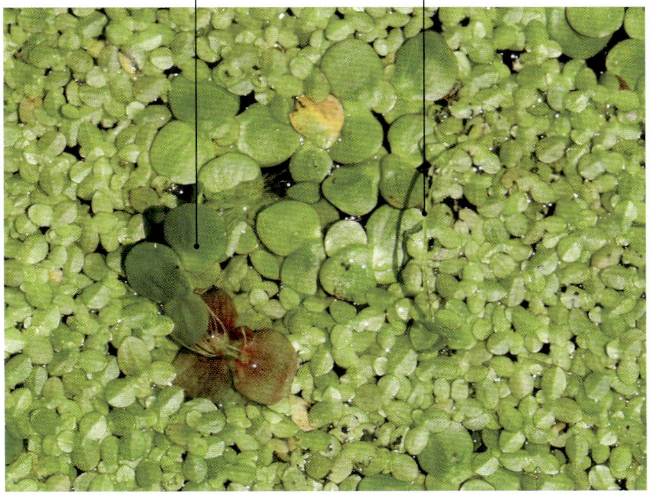

紫萍与青萍

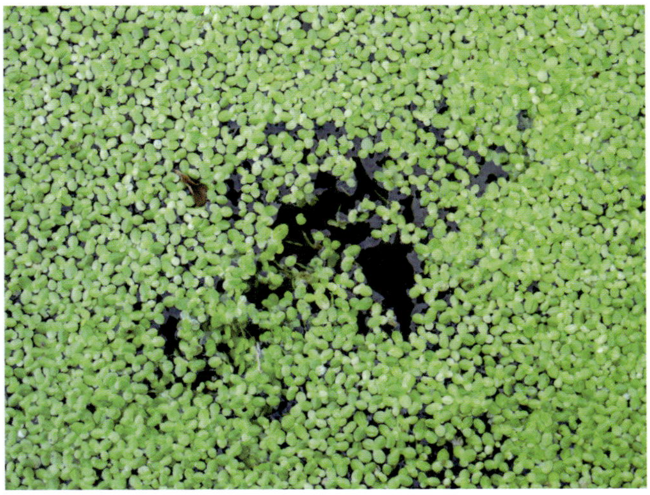

青萍

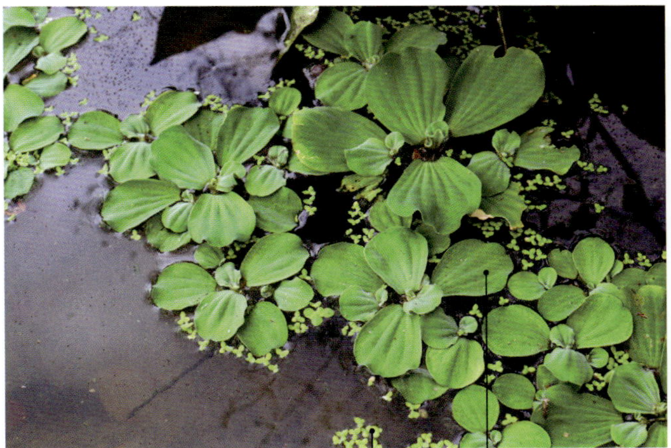

青萍和大薸

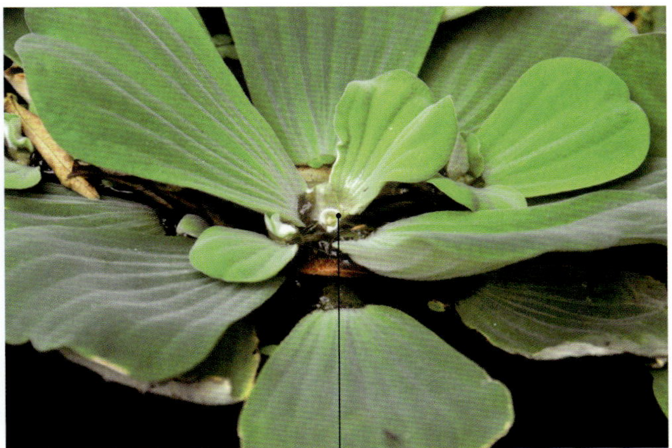

大薸

检索表

1. 叶丛生，呈莲座状 ………………………………………………………… 大薸
1. 漂浮植物；植株微小，无茎，呈叶状体 ……………………………………… 2
2. 根单一；叶状体上、下两面均为绿色 ………………………………………… 青萍
2. 根 5~11；叶状体上面绿色，下面紫色 ……………………………………… 紫萍

通关藤

Tongguanteng

MARSDENIAE TENACISSIMAE CAULIS

本品为萝藦科植物通关藤 *Marsdenia tenacissima* (Roxb.) Wight et Arn. 的干燥藤茎。

基原植物

■ **通关藤** *Marsdenia tenacissima* (Roxb.) Wight et Arn.　别名：通光散、乌骨藤

生于海拔 2000m 以下的疏林中。分布于广西、云南、贵州南部、四川。

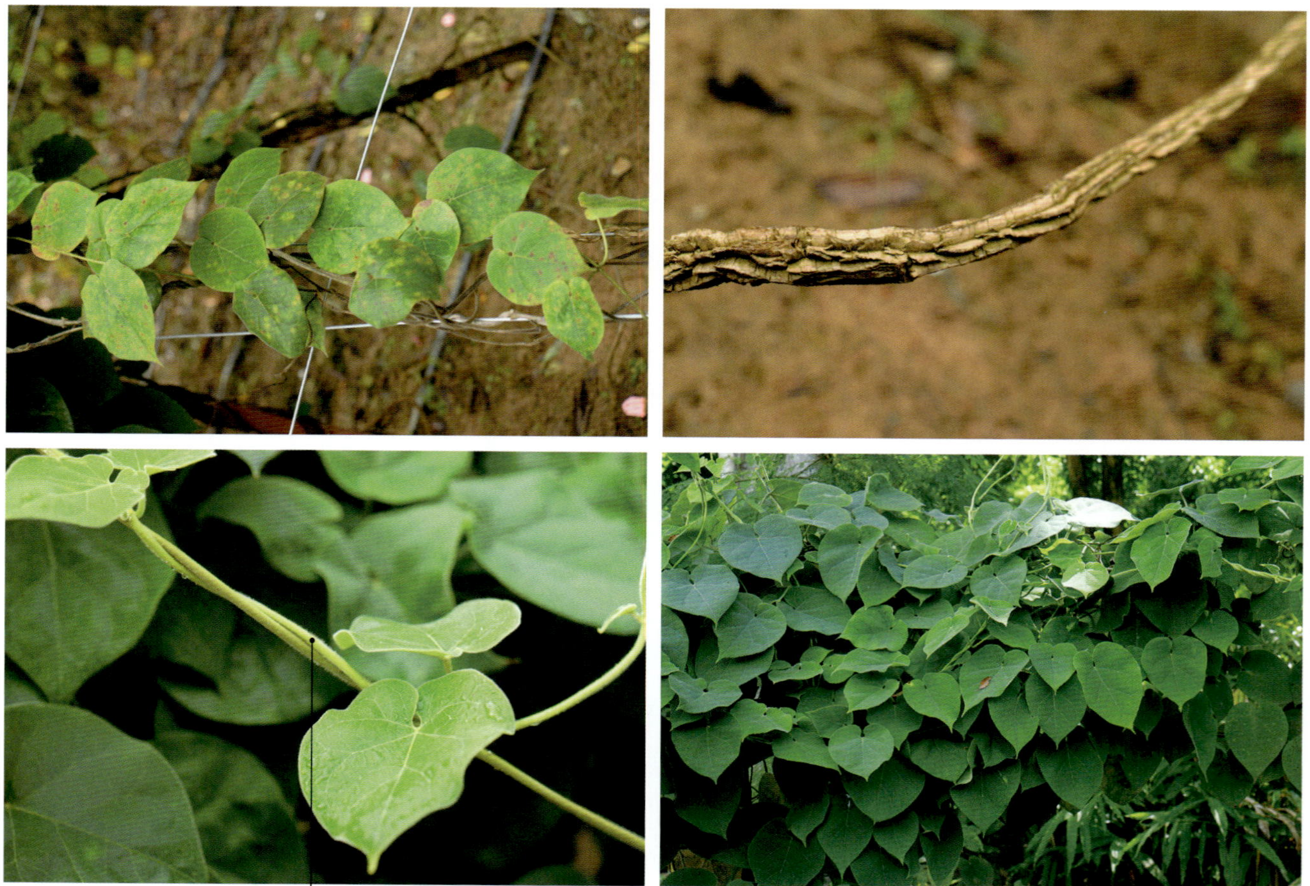

茎枝密被毛

通关藤

通　草　Tongcao TETRAPANACIS MEDULLA

本品为五加科植物通脱木 *Tetrapanax papyrifer* (Hook.) K. Koch 的干燥茎髓。

基原植物

■ 通脱木　*Tetrapanax papyrifer* (Hook.) K. Koch　别名：大通草、通花五加

生于向阳肥厚的土壤上，偶有栽培。分布于我国黄河以南各地。

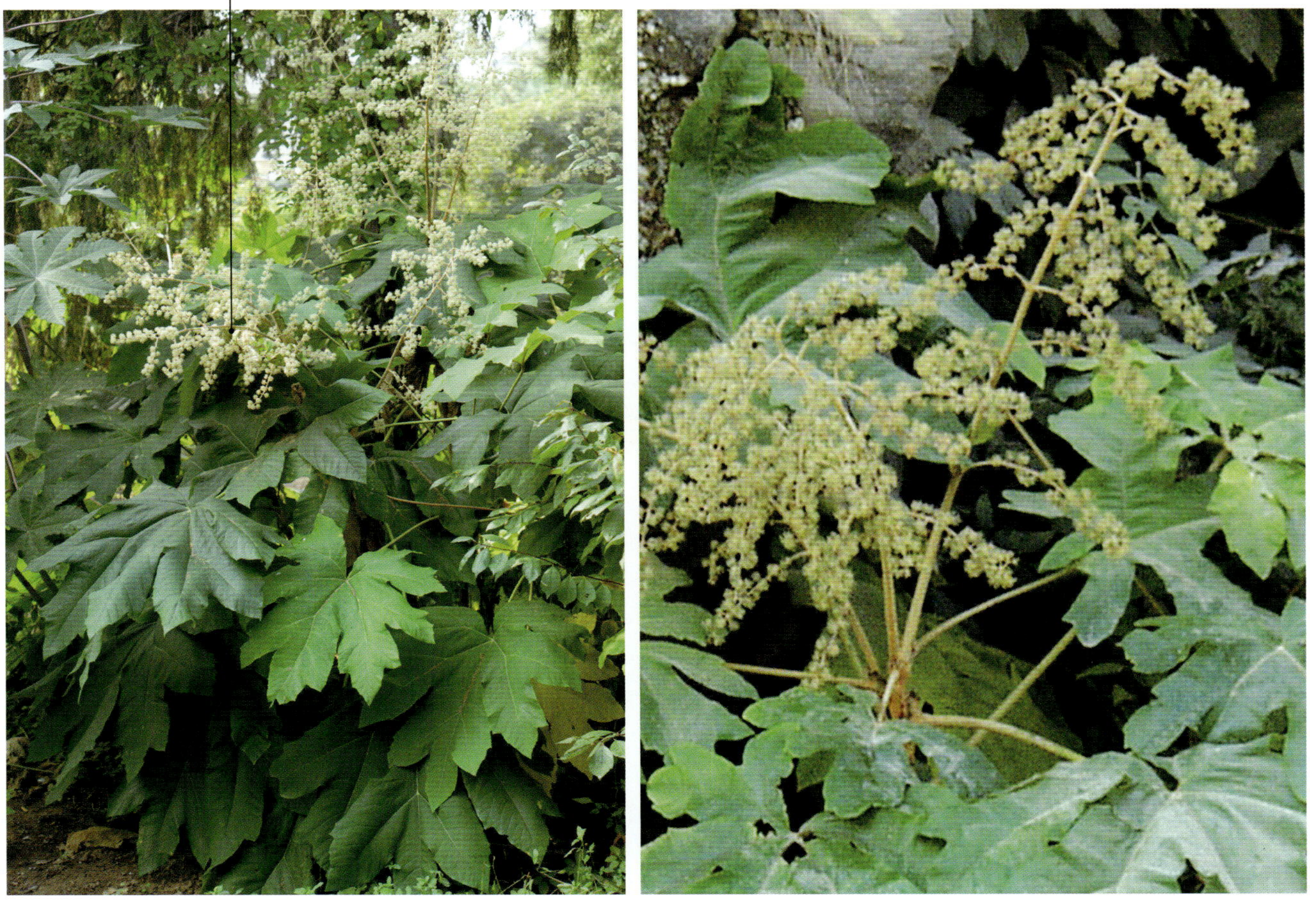

通脱木

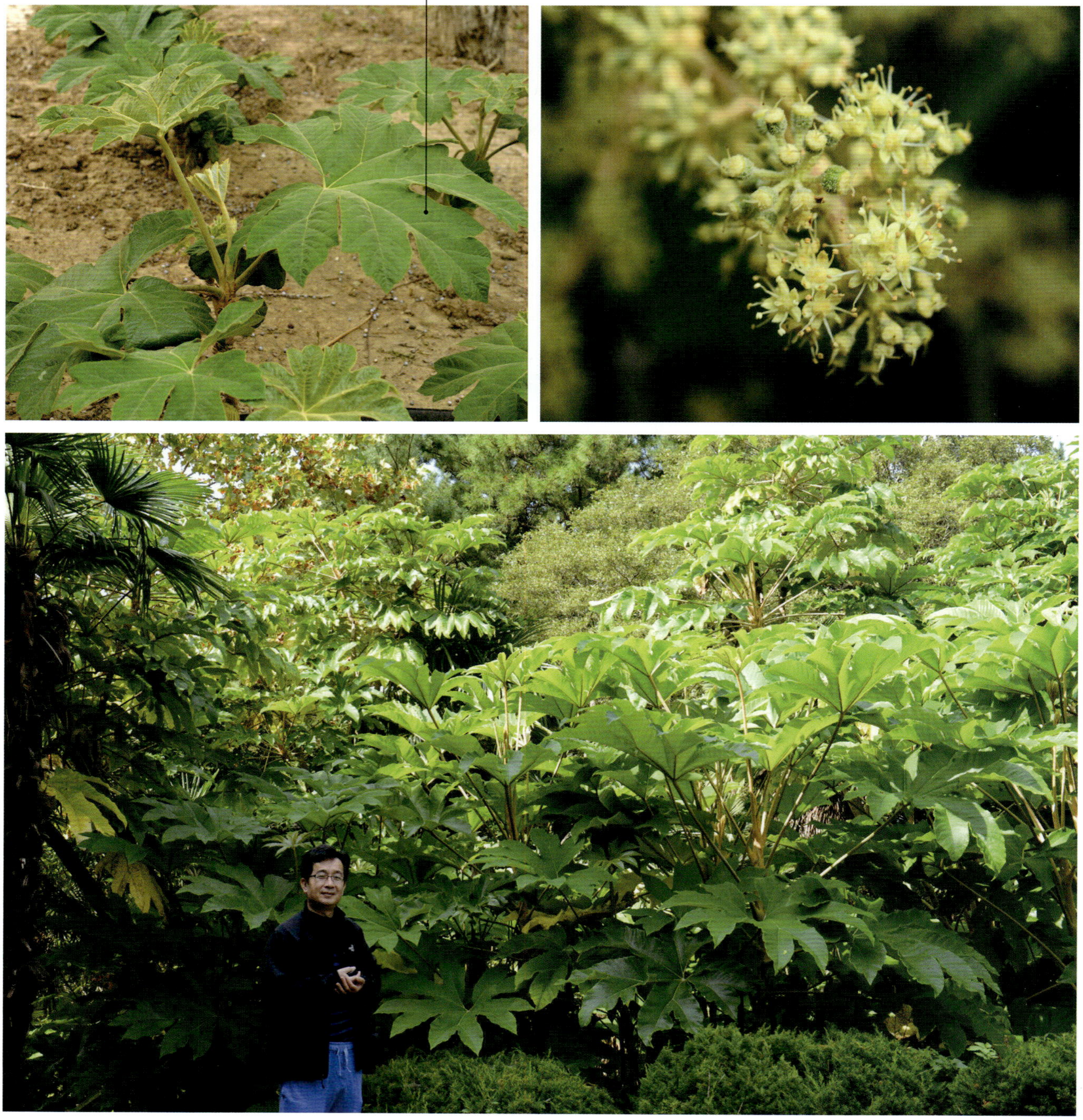

通脱木（续）

对比鉴别

参见“小通草”项。

检索表

参见“小通草”项。

预知子

Yuzhizi

AKEBIAE FRUCTUS

本品为木通科植物木通 *Akebia quinata* (Thunb.) Decne.、三叶木通 *Akebia trifoliata* (Thunb.) Koidz. 或白木通 *Akebia trifoliata* (Thunb.) Koidz. var. *australis* (Diels) Rehd. 的干燥近成熟果实。

基原植物

■ 木通 *Akebia quinata* (Thunb.) Decne. 别名：五叶木通

生于山坡、山沟、溪旁等处。分布于陕西、河南、山东、安徽、江苏、江西、湖北、湖南、广东、广西、四川等地。

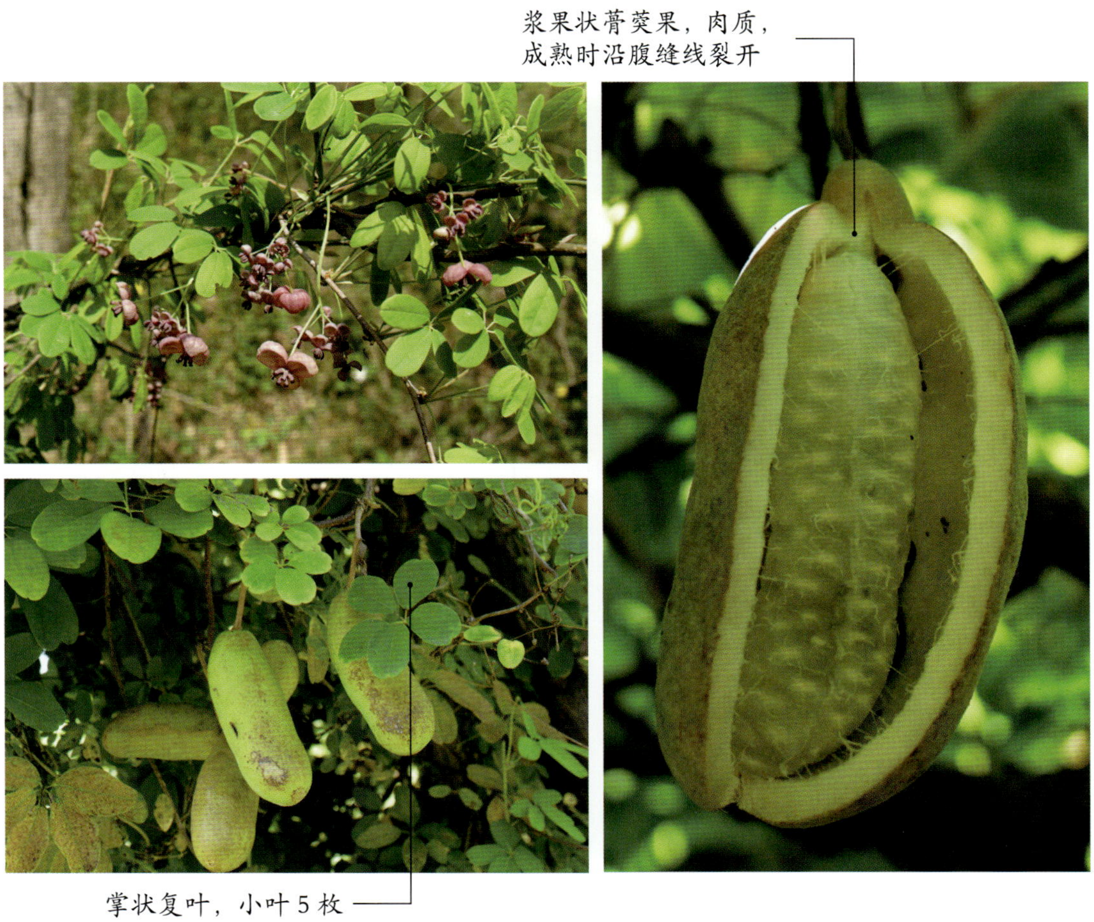

木通

■ 三叶木通 *Akebia trifoliata* (Thunb.) Koidz. 别名：八月扎

生于山谷、山坡灌丛、沟缘或疏林半阴湿处。分布于河南、江苏、江西、湖北、湖南、广东、海南、陕西、四川、河北、山西、山东、安徽、甘肃、云南、贵州。

三出复叶，小叶片纸质或薄革质，波状或不规则浅裂

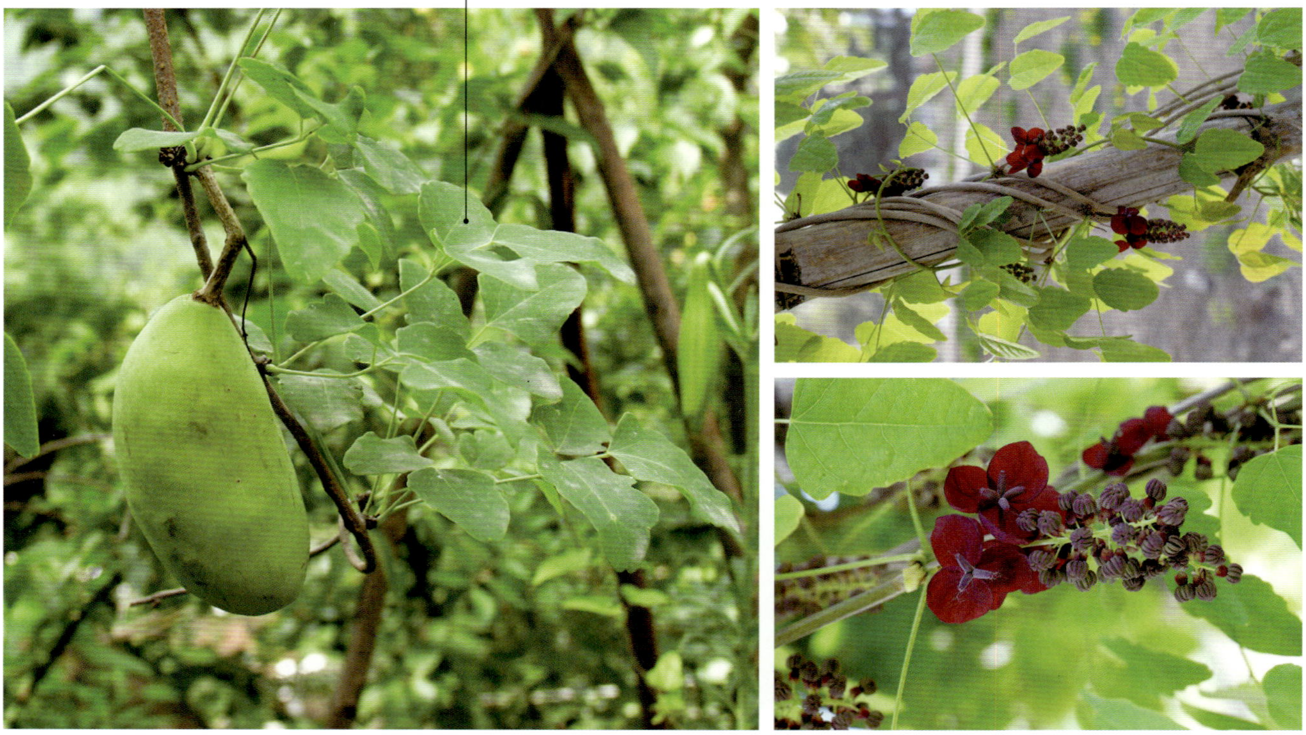

三叶木通

■ 白木通 *Akebia trifoliata* (Thunb.) Koidz. var. *australis* (Diels) Rehd. 别名：八月瓜藤

《中国植物志》、《中国高等植物》及 *Flora of China* 记载白木通的拉丁学名为 *Akebia trifoliata* subsp. *australis*（Diels）T. Shimizu。

生于山谷、山坡灌丛、沟缘或疏林半阴湿处。分布于河南、山西、陕西、江苏、浙江、江西、福建、湖北、湖南、贵州、四川、云南、广东、海南。

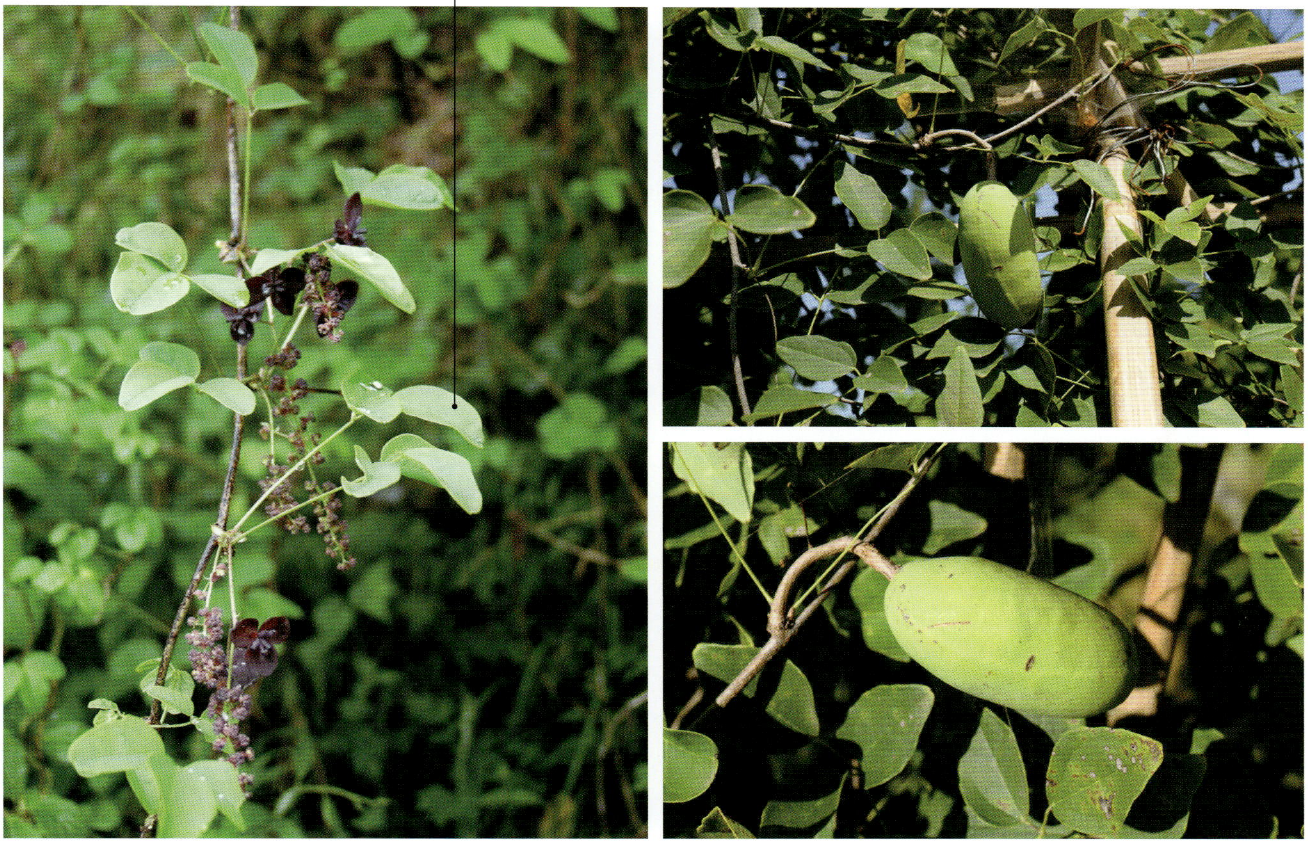

白木通

对比鉴别

参见“木通”项。

检索表

参见“木通”项。

桑 叶

Sangye
MORI FOLIUM

桑白皮

Sangbaipi
MORI CORTEX

桑 枝

Sangzhi
MORI RAMULUS

桑 椹

Sangshen
MORI FRUCTUS

桑叶为桑科植物桑 *Morus alba* L. 的干燥叶；桑白皮为桑的干燥根皮；桑枝为桑的干燥嫩枝；桑椹为桑的干燥果穗。

基原植物

■ **桑** *Morus alba* L. 别名：桑树、家桑

多栽培于村旁、田间。分布于全国各地。

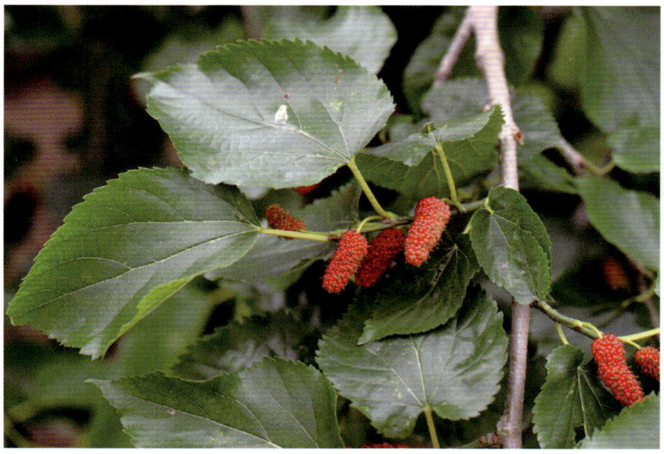

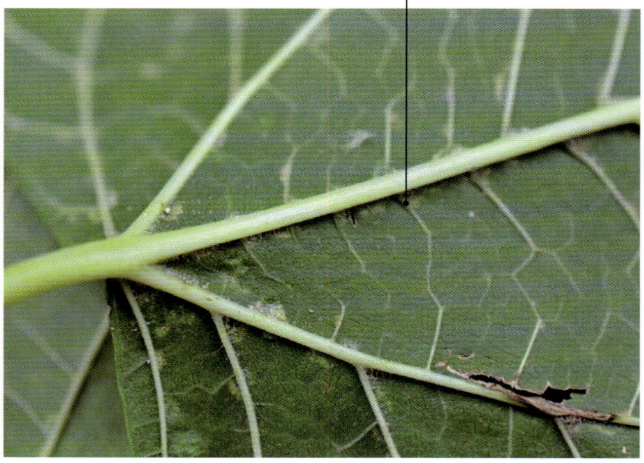

桑

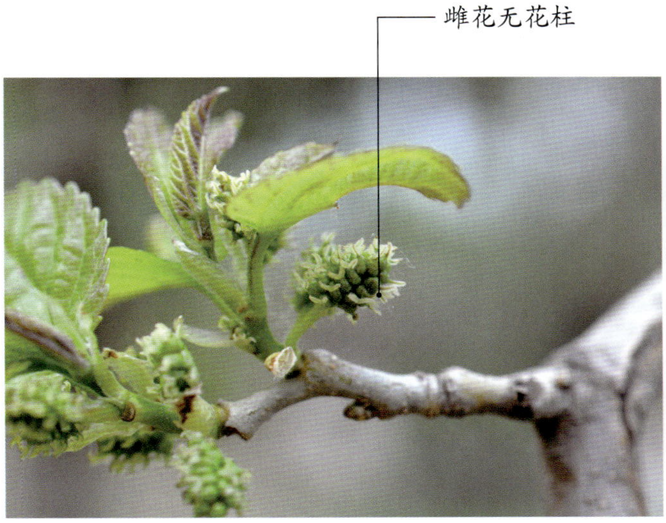

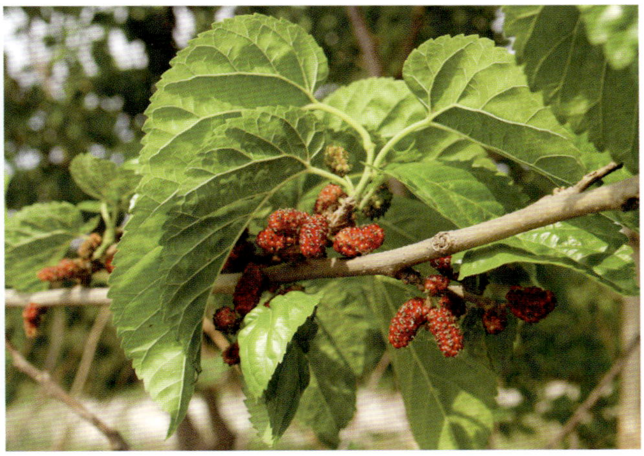

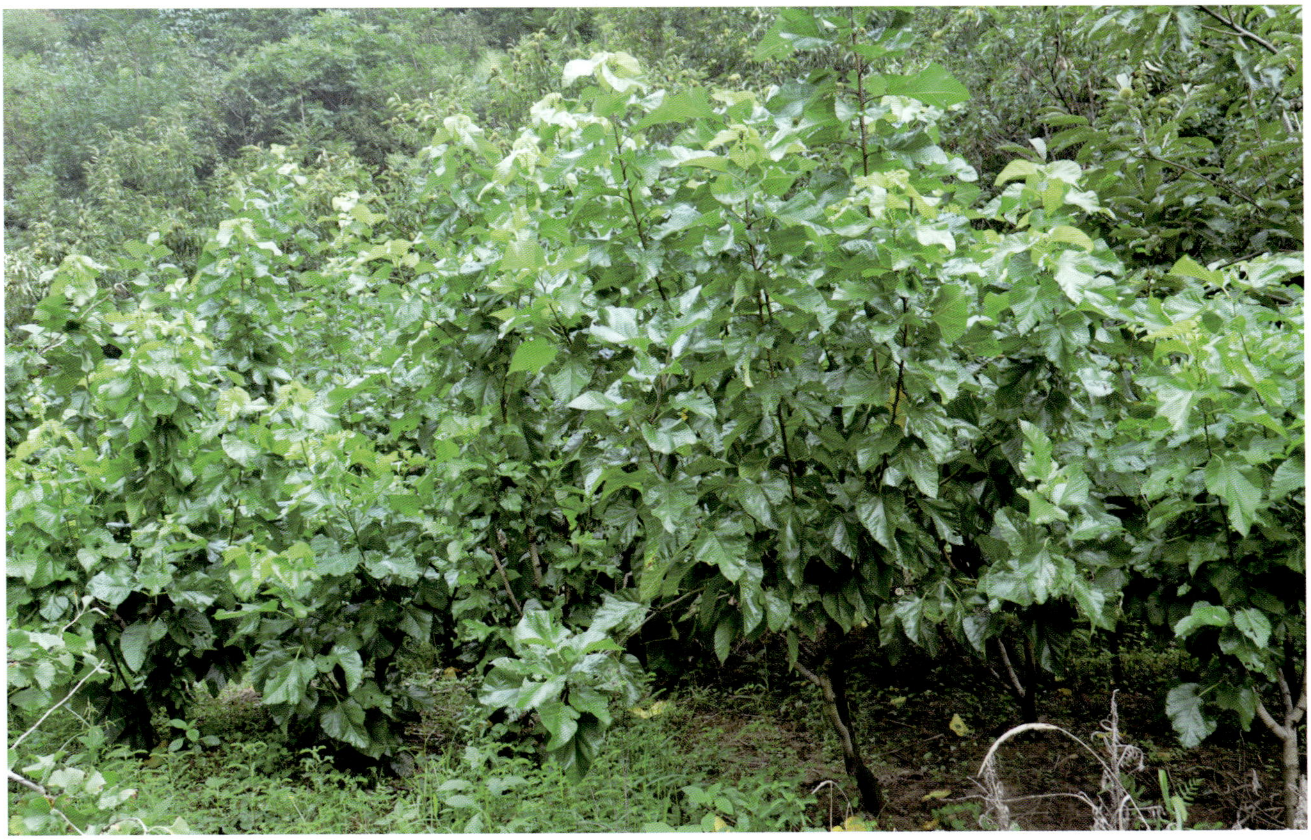

桑（续）

对比鉴别

《中国药典》2020 年版分列桑科植物桑的叶（桑叶）、根皮（桑白皮）、嫩枝（桑枝）、果穗（桑椹）。商品药材桑白皮的混淆品最多，《常用中药材品种整理和质量研究》（北方编）记载有 6 种桑科植物的根皮被混用，它们是蒙桑 *Morus mongolica* (Bur.) Schneid.、鸡桑 *Morus australis* Poir.、华桑 *Morus cathayana* Hemsl.、构树 *Broussonetia papyrifera* (L.) Vent.、柘 *Maclura tricuspidata* Carriere、构棘 *Maclura cochinchinensis* (Loureiro) Corner。

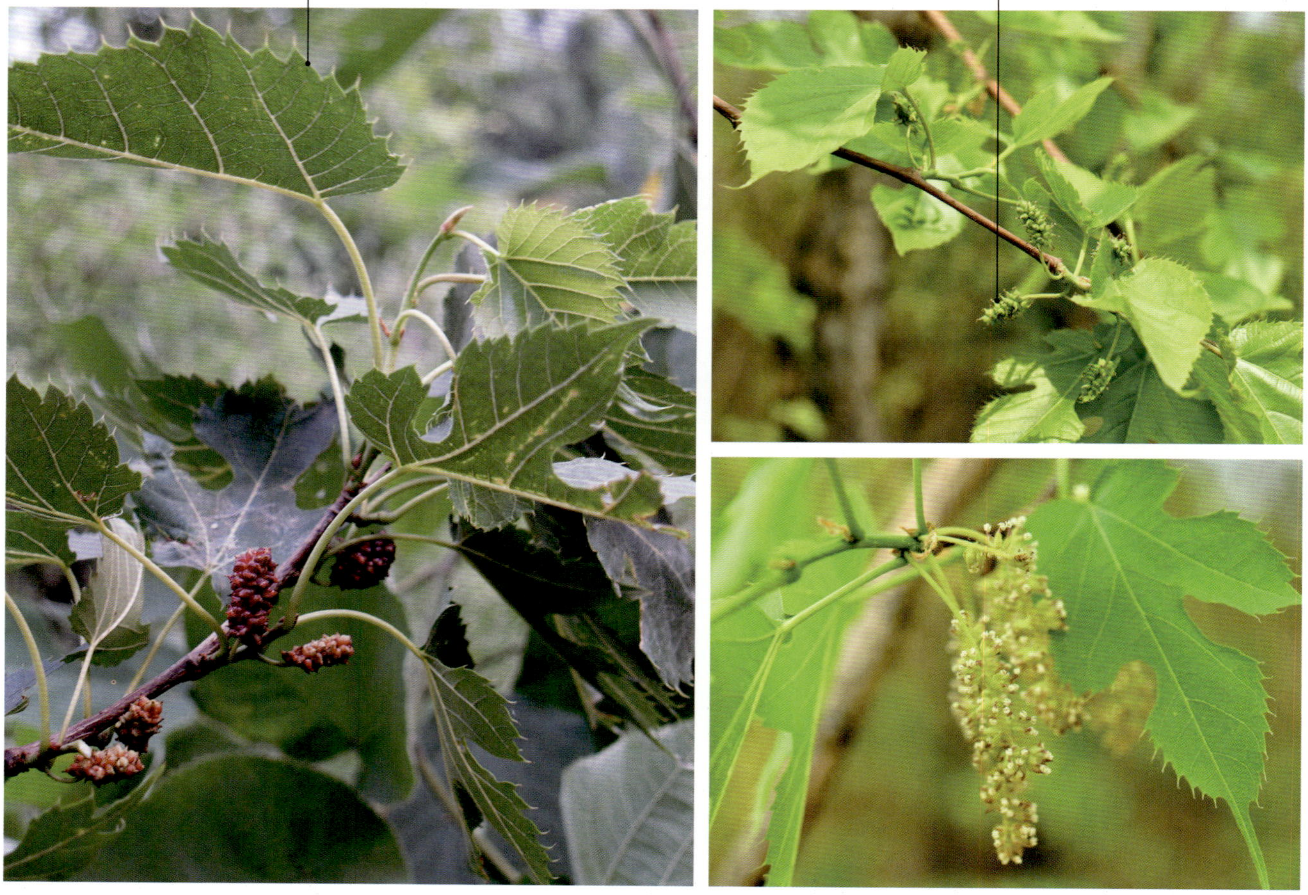
叶缘锯齿齿端具刺芒
雌花具明显的花柱

蒙桑

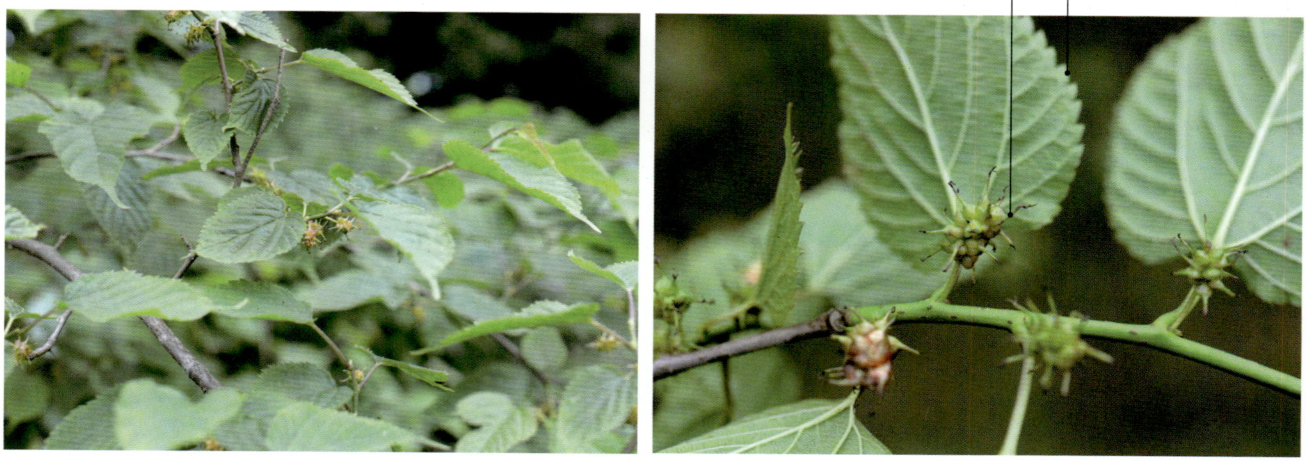
雌花具明显的花柱
叶缘锯齿齿端
不具刺芒

鸡桑

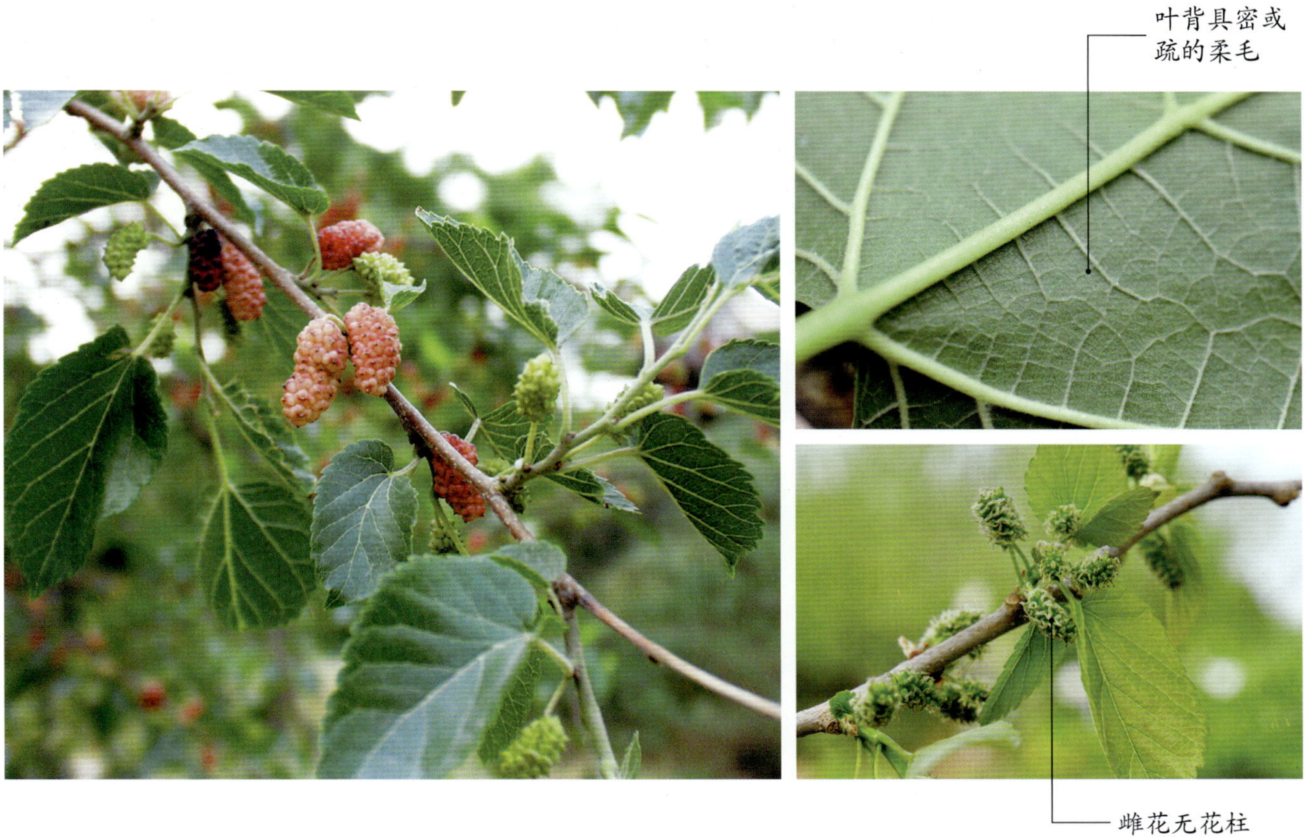

华桑

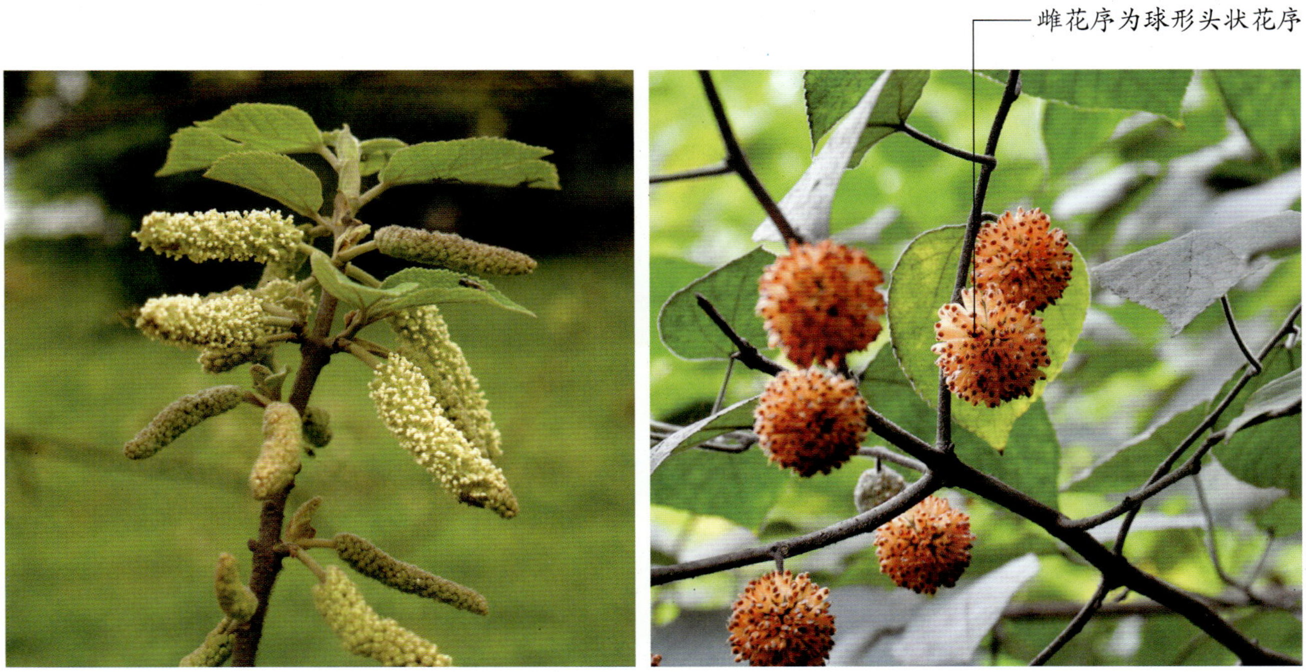

构树

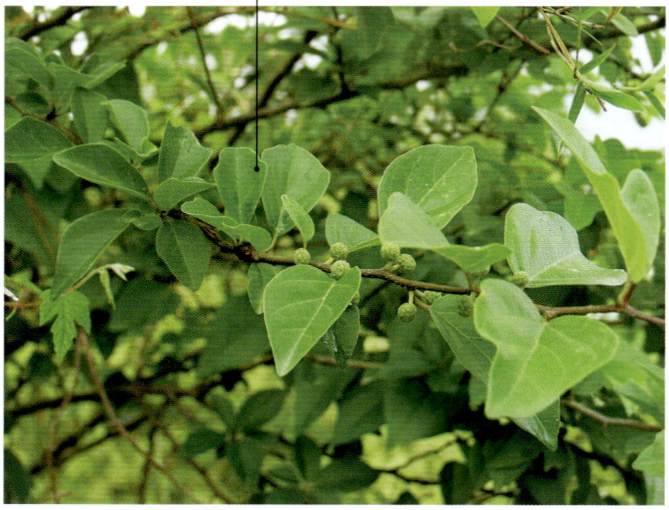

柘

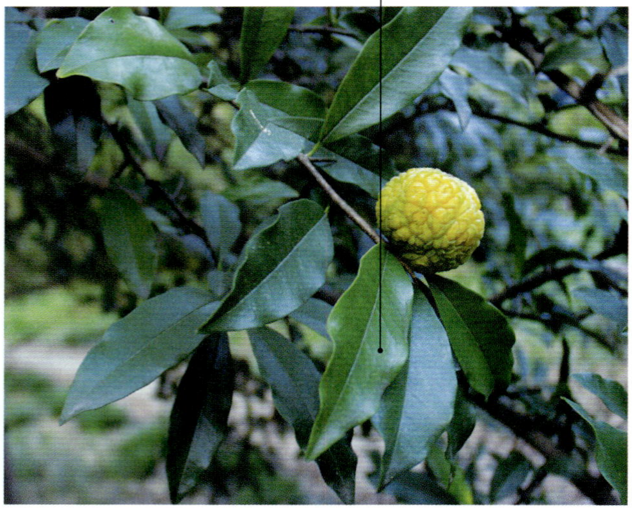

构棘

检索表

1. 常具枝刺；叶具羽状脉 2
1. 无刺；叶具掌状脉 3
2. 直立小乔木或为灌木状；叶全缘或为三裂，卵形或为菱卵形；聚花果直径 2~2.5cm 或更大 .... 柘
2. 攀缘藤状灌木；叶全缘，倒卵状椭圆形或椭圆形；聚花果直径 2~5cm .... 构棘
3. 雄花序假穗状或总状，雌花序为球形头状花序 .... 构树
3. 雌雄花序均为假穗状或柔荑花序 4
4. 雌花无花柱，或具极短的花柱 5
4. 雌花具明显的花柱 6
5. 柱头内侧具乳头状突起，叶背脉腋具毛 .... 桑
5. 柱头内侧明显具毛，叶背具密或疏的柔毛 .... 华桑
6. 叶缘锯齿齿端不具刺芒，柱头内侧具毛；叶形变化很大 .... 鸡桑
6. 叶缘锯齿齿端具刺芒，柱头内侧具乳头状突起 .... 蒙桑

桑寄生

Sangjisheng

TAXILLI HERBA

本品为桑寄生科植物桑寄生 *Taxillus chinensis* (DC.) Danser 的干燥带叶茎枝。

基原植物

■ 桑寄生 *Taxillus chinensis* (DC.) Danser 别名：广寄生、寄生茶

《中国药典》1963 年版记载桑寄生的拉丁学名为 *Loranthus parasiticus* (L.) Merr.。

寄生于多种树上。分布于福建、台湾、广东、广西等地。

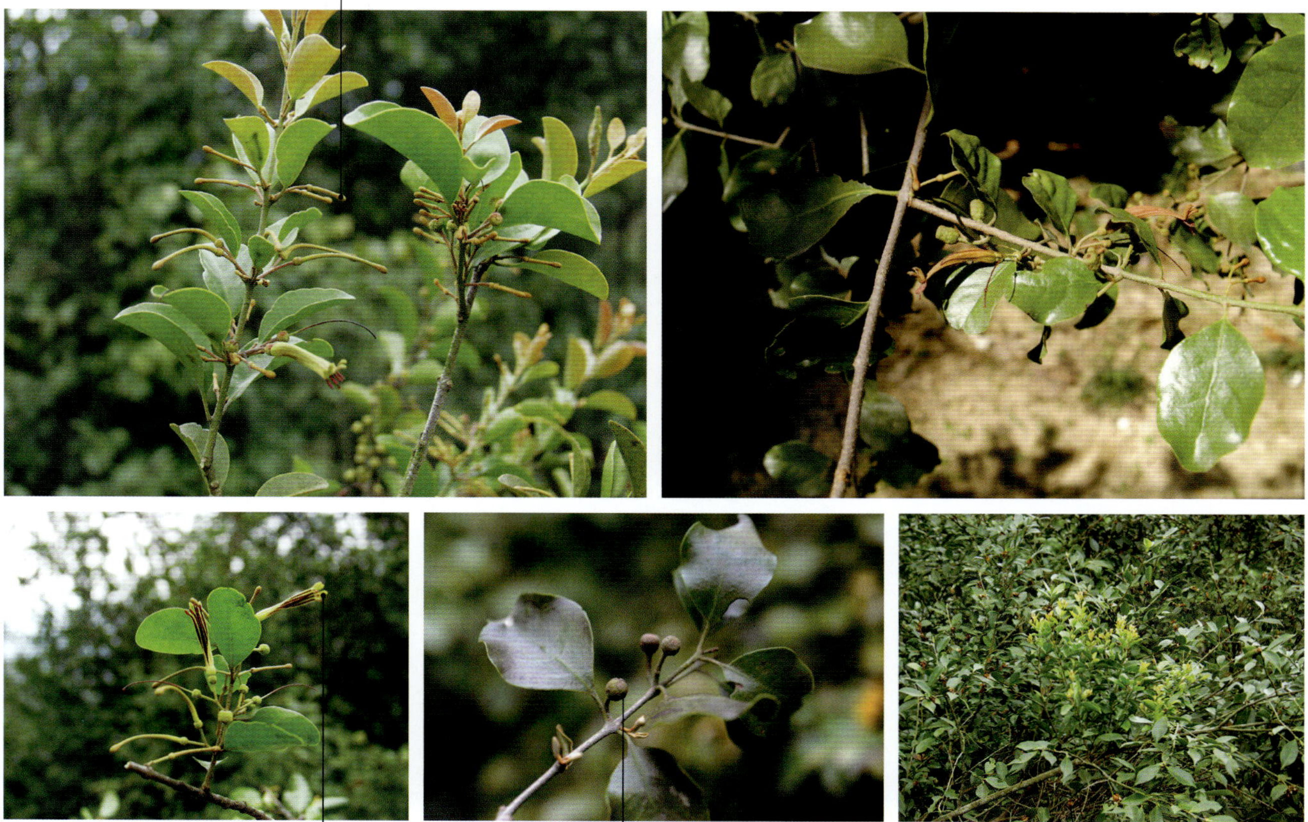

桑寄生

对比鉴别

《中国药典》2020 年版收载寄生类药材基原植物有桑寄生和槲寄生 *Viscum coloratum* (Komar.) Nakai，商品药材有时混称桑寄生或寄生。《常用中药材品种整理和质量研究》（北方编）记载，除正品外，还有桑寄生科植物红花寄生 *Scurrula parasitica* Linnaeus、四川寄生（桑寄生）*Taxillus sutchuenensis* Danser、枫香寄生 *Viscum liquidambaricolum* Hayata 等的干燥带叶茎枝入药混用。

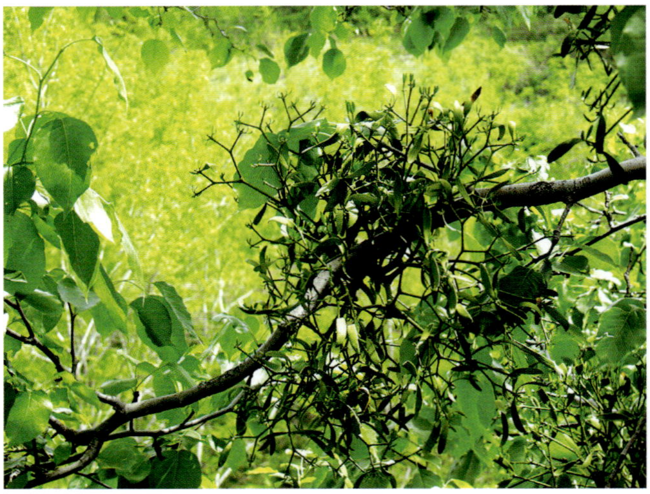

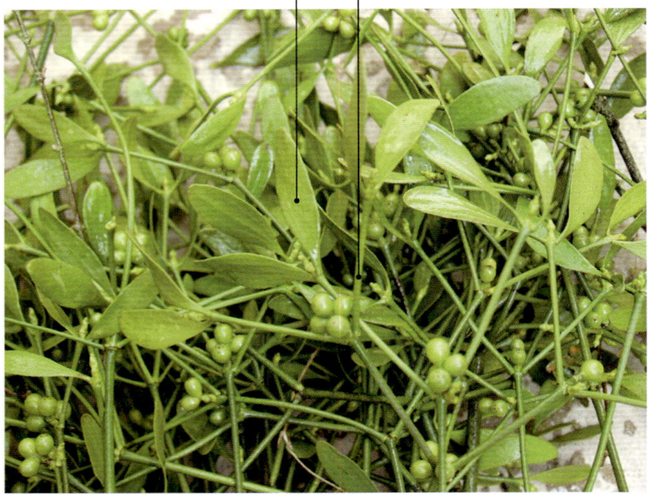
叶长椭圆形至
椭圆状披针形
茎、枝均圆柱形；
枝对生或二歧分枝

槲寄生

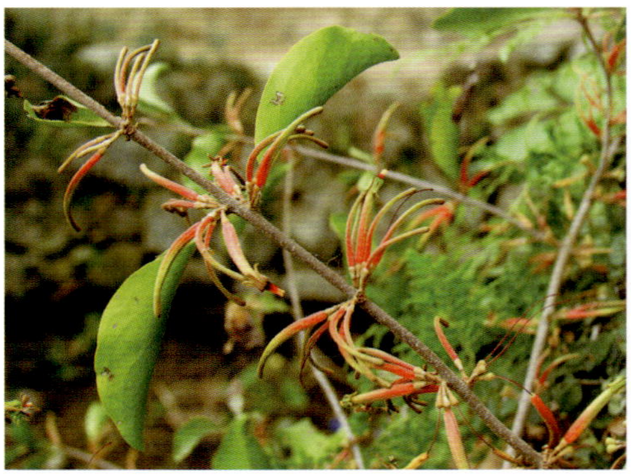

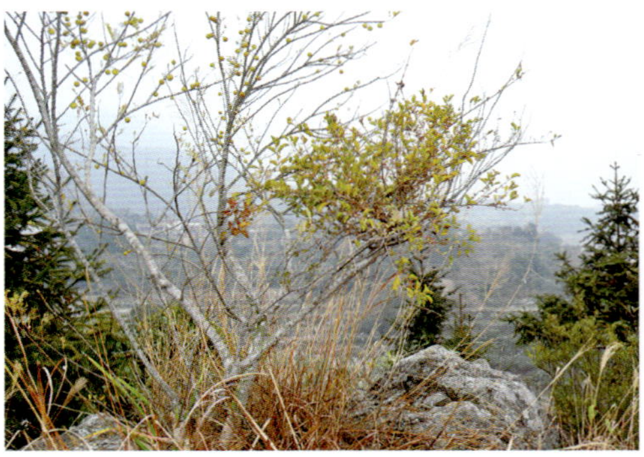

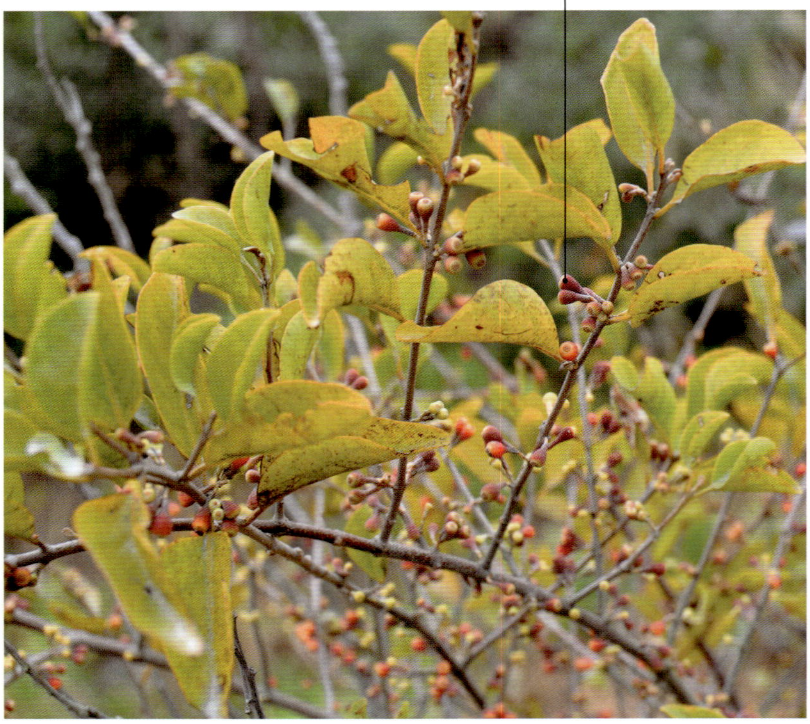
花托或浆果的下半部或基部明显
地变狭，果棒状、陀螺状或梨形

红花寄生

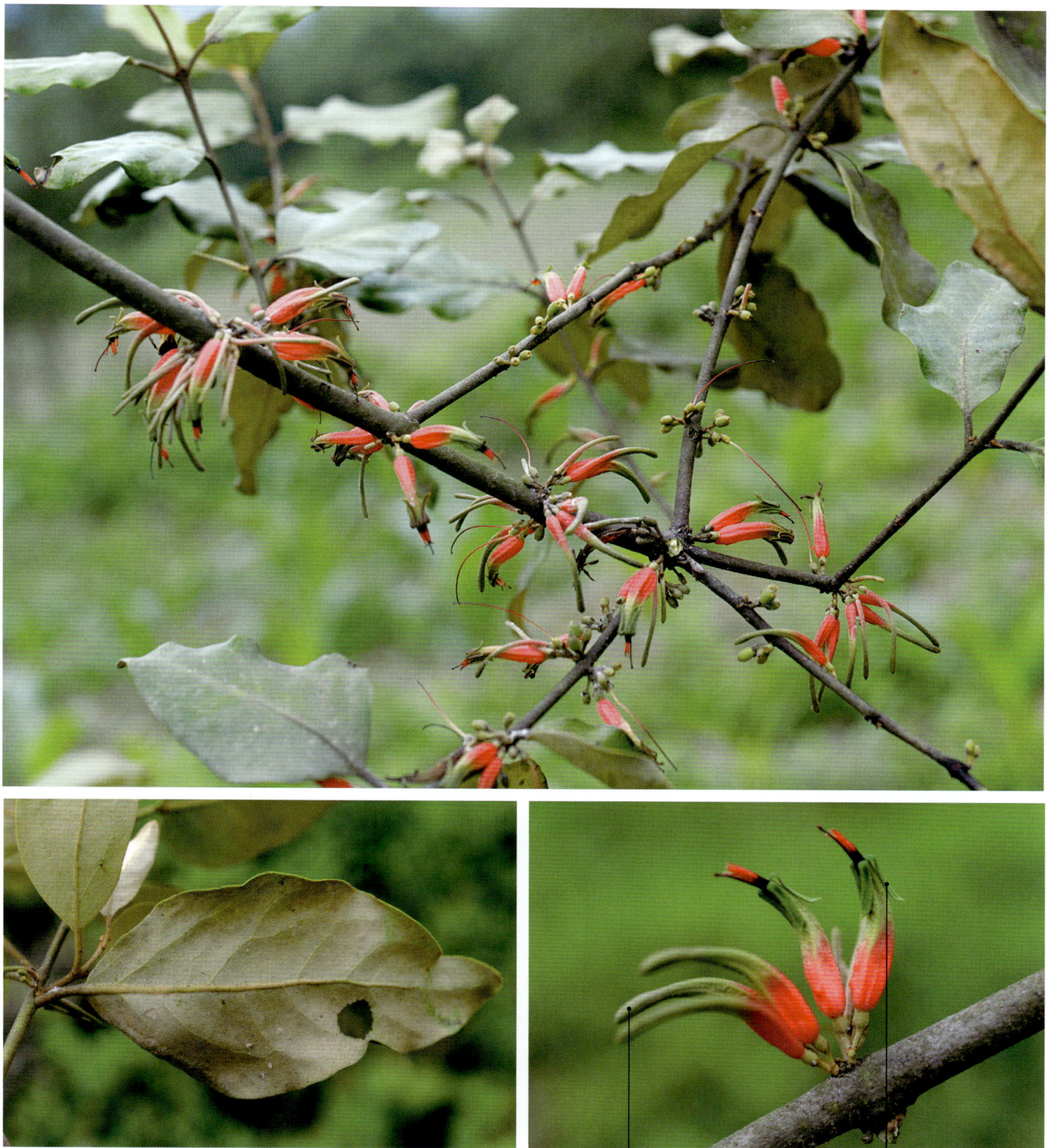

四川寄生

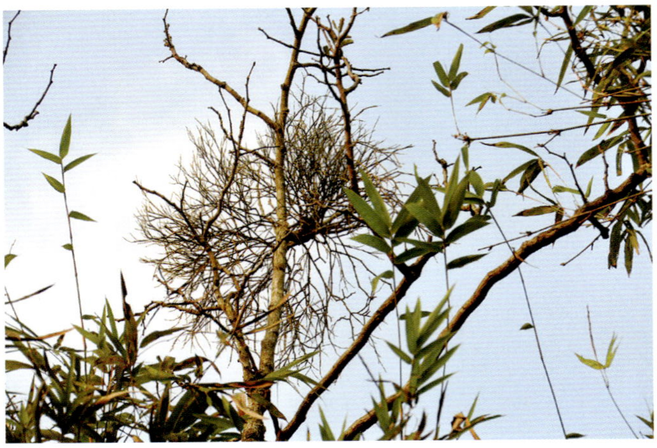

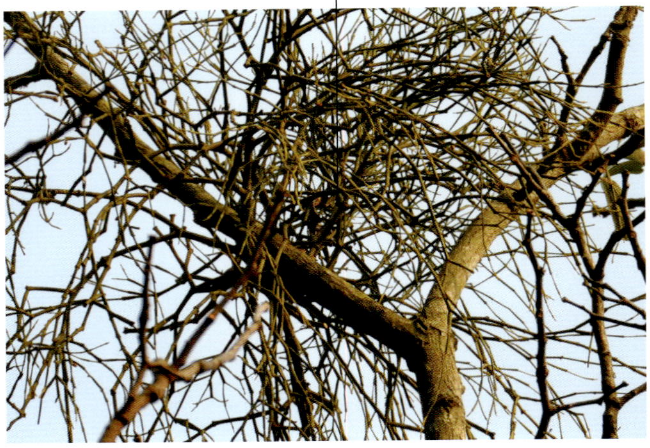

枫香寄生

检索表

1. 枝对生或二歧分枝……………………………………………………………………………………2
1. 枝非对生或二歧分枝…………………………………………………………………………………3
2. 茎、枝均圆柱形；叶长椭圆形至椭圆状披针形………………………………………………槲寄生
2. 枝和小枝均扁平；叶退化，呈鳞片状……………………………………………………枫香寄生
3. 花托或浆果的下半部或基部明显地变狭，果棒状、陀螺状或梨形………………………红花寄生
3. 花托或浆果的基部圆钝，果椭圆状或卵球形，稀近球形…………………………………………4
4. 花蕾顶部椭圆状，花冠裂片披针形…………………………………………………………四川寄生
4. 花蕾顶部卵球形，花冠裂片匙形………………………………………………………………桑寄生

十二画

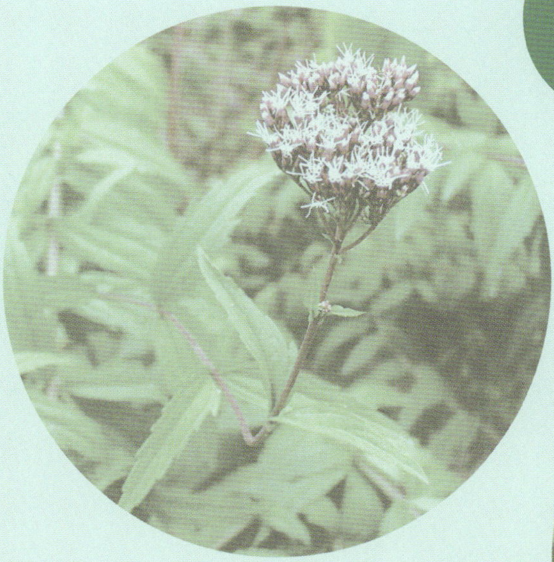

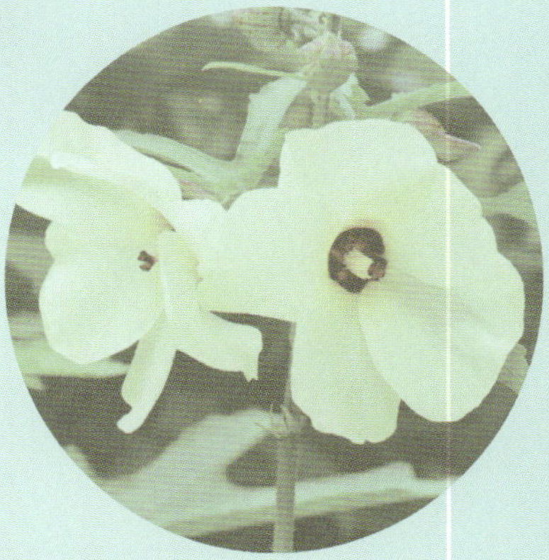

黄山药

Huangshanyao

DIOSCOREA PANTHAICAE RHIZOMA

本品为薯蓣科植物黄山药 *Dioscorea panthaica* Prain et Burk. 的干燥根茎。

基原植物

■ 黄山药 *Dioscorea panthaica* Prain et Burk. 别名：姜黄草、黄姜

生于海拔 1000~3500m 的山坡灌木林下，或仅见于密林的林缘或山坡路旁。分布于湖北恩施、湖南西北部、四川西部、贵州西部、云南。

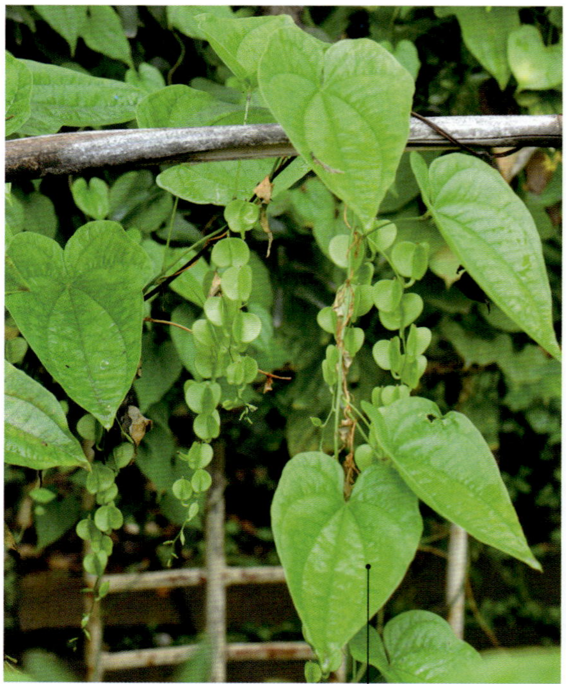

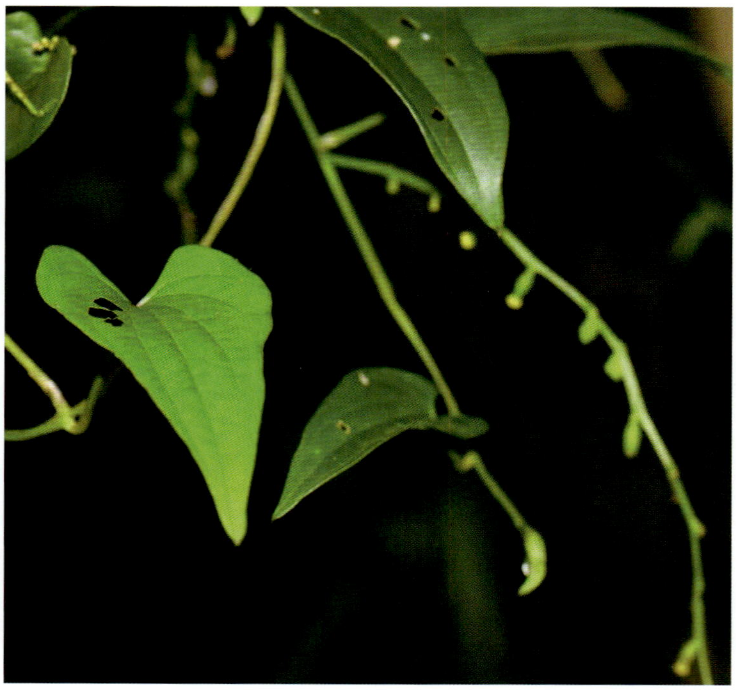

黄山药

黄　芩

Huangqin

SCUTELLARIAE RADIX

本品为唇形科植物黄芩 *Scutellaria baicalensis* Georgi 的干燥根。

基原植物

■ 黄芩 *Scutellaria baicalensis* Georgi　别名：黄芩茶

生于向阳的干燥山坡、路边、草地等。分布于辽宁、吉林、河北、河南、山东、山西、内蒙古、陕西、甘肃。

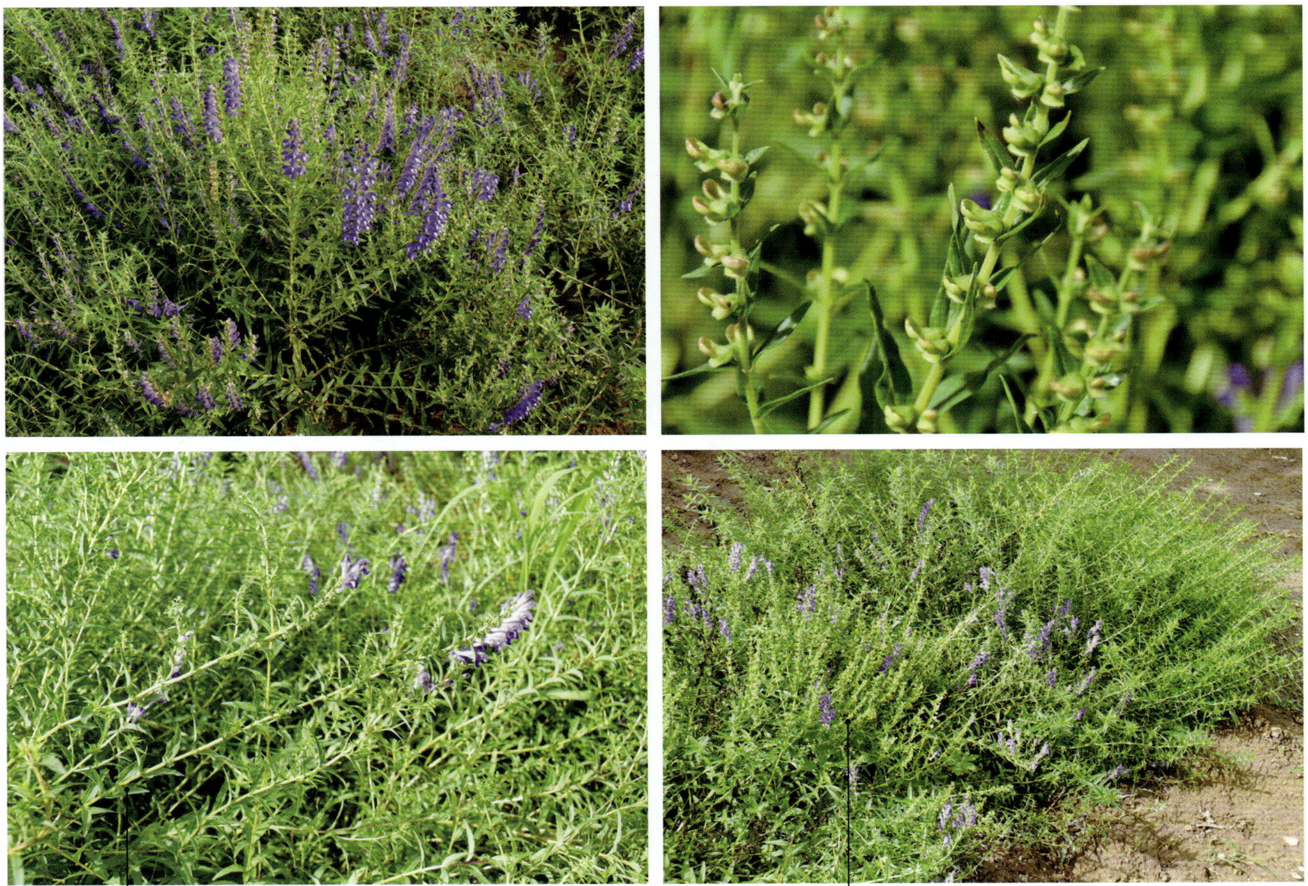

茎叶全缘，披针形至线状披针形

高大草本，高 30~120cm

黄芩

对比鉴别

《常用中药材品种整理和质量研究》（北方编）记载除正品黄芩外，黄芩属其他6种植物的根为地区用品，根据产地和使用习惯，可将黄芩分为两大类，即北黄芩类［粘毛黄芩（黄芩）*Scutellaria viscidula* Bunge、甘肃黄芩 *Scutellaria rehderiana* Diels 的根］和西南黄芩类［西南黄芩（滇黄芩）*Scutellaria amoena* C. H. Wright、连翘叶黄芩 *Scutellaria hypericifolia* Leve、丽江黄芩 *Scutellaria likiangensis* Diels 的根］。

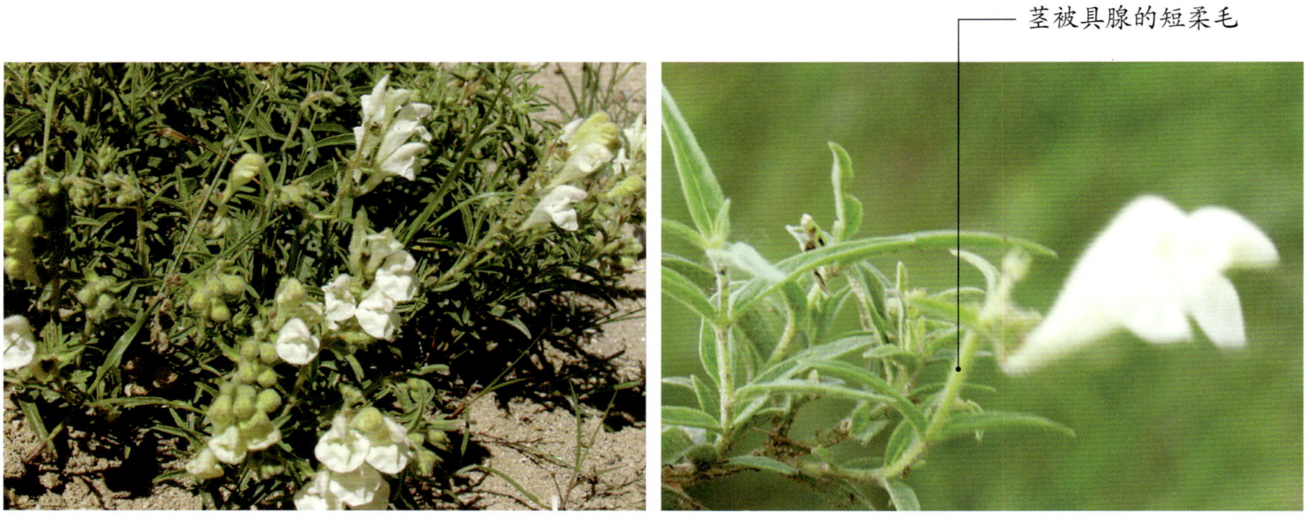

粘毛黄芩

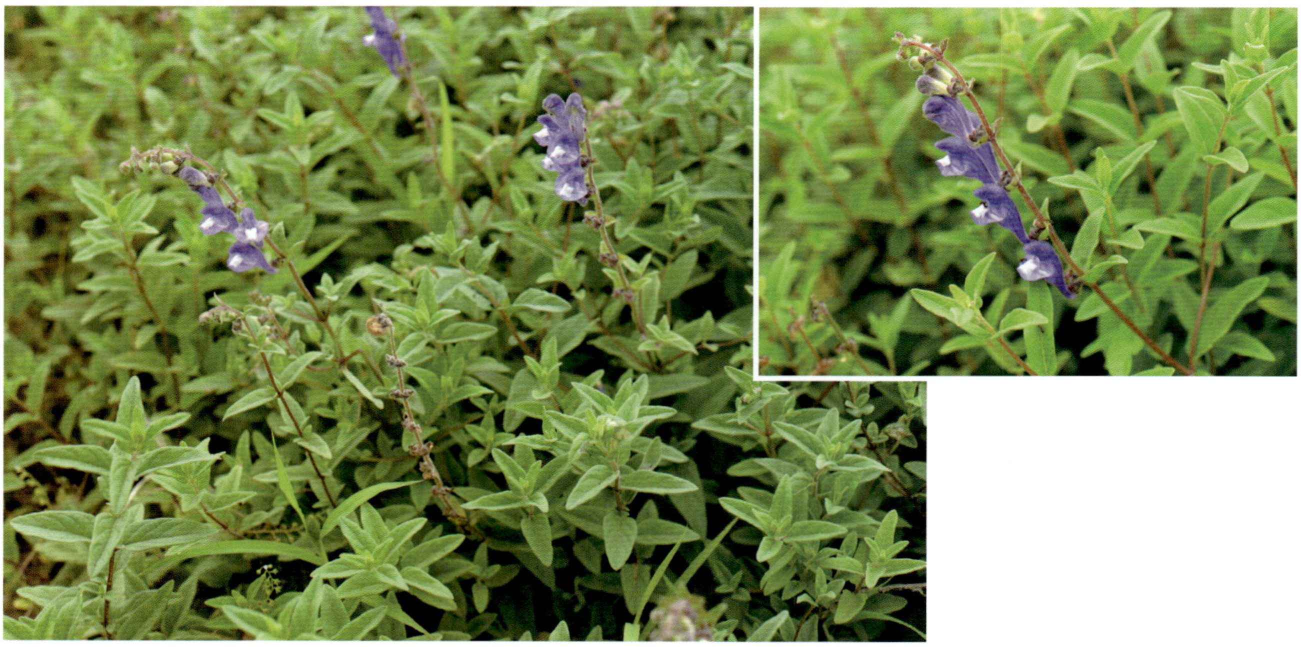

甘肃黄芩

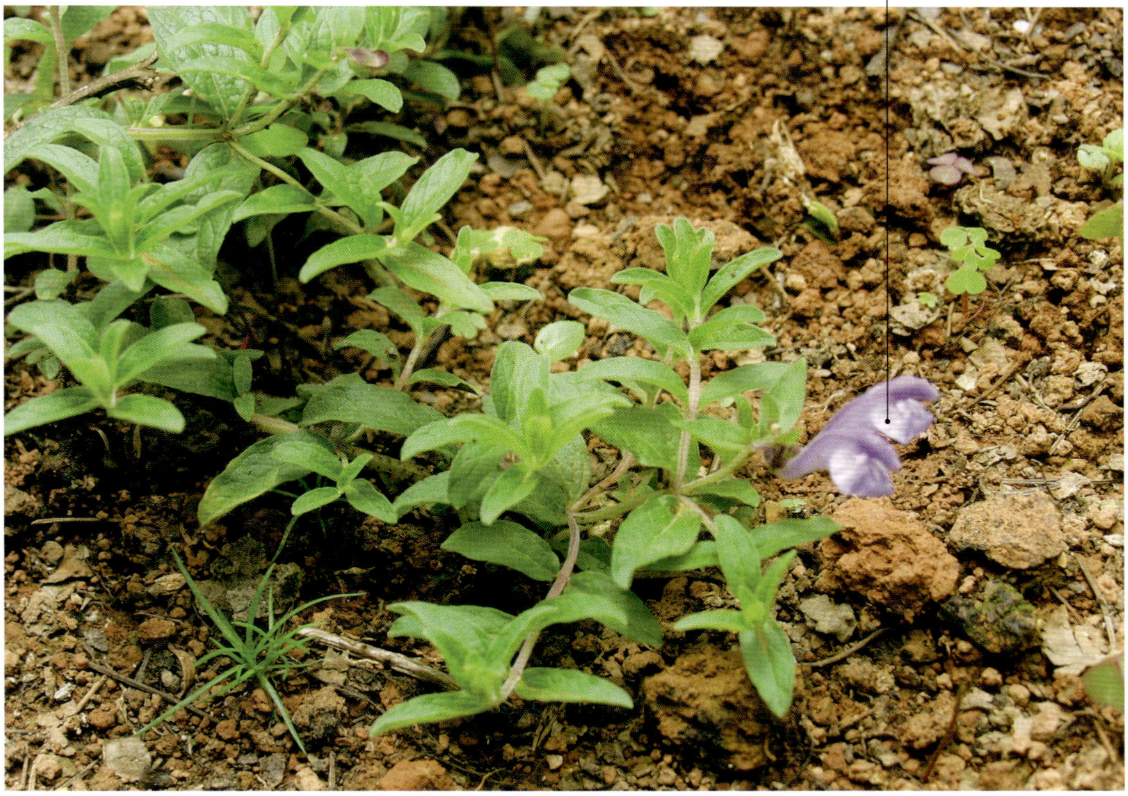
花冠紫色或紫蓝色

西南黄芩

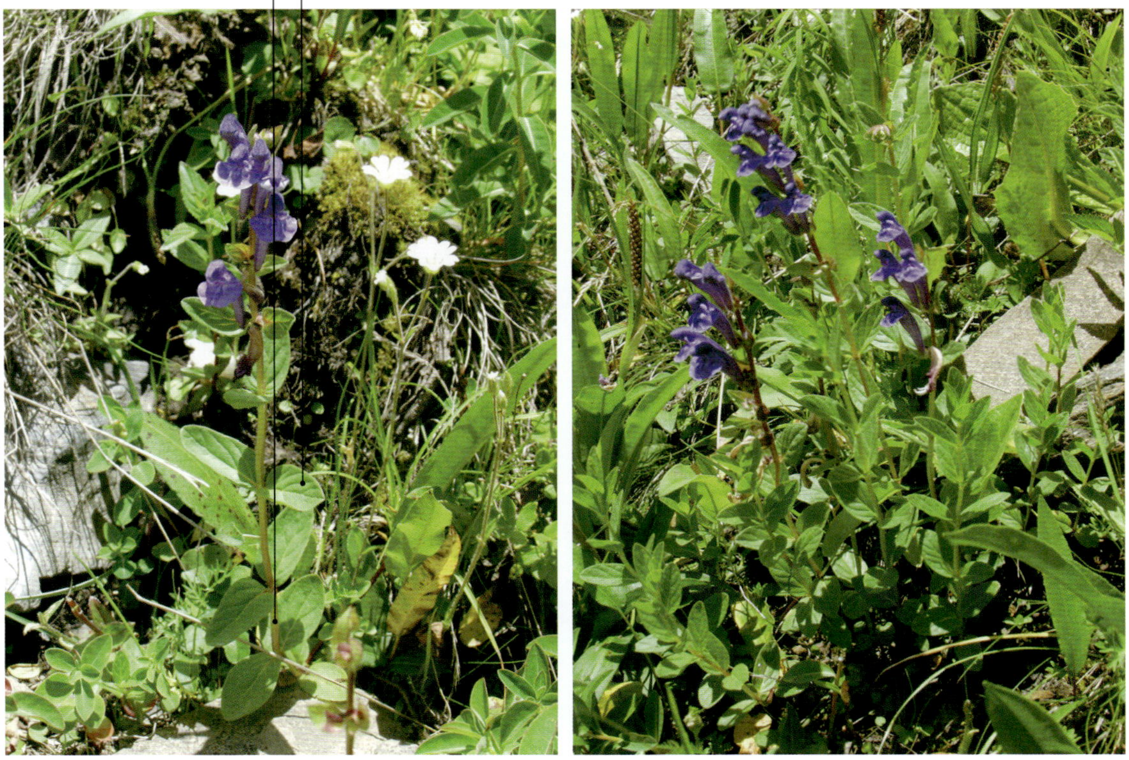
矮小草本，
高 10~30cm
茎叶大多卵圆形

连翘叶黄芩

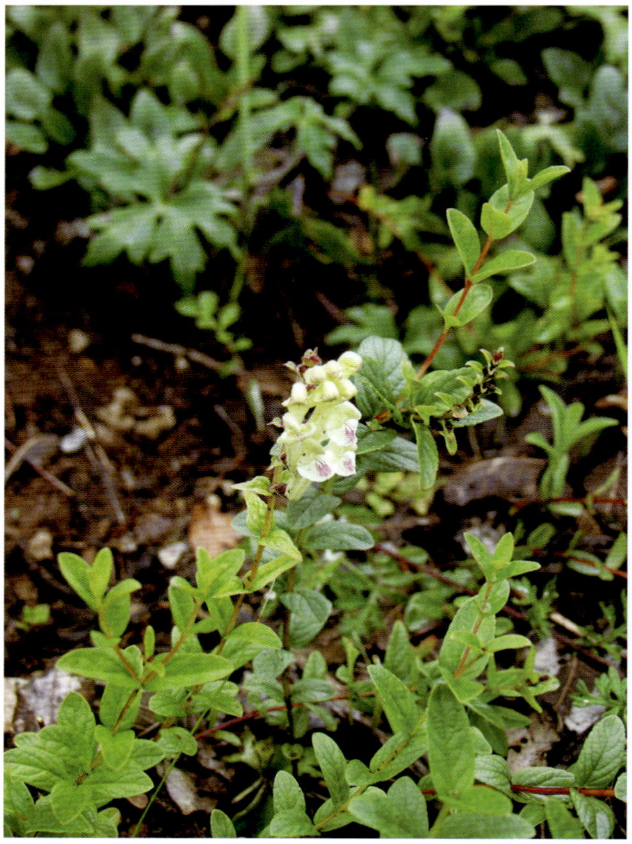

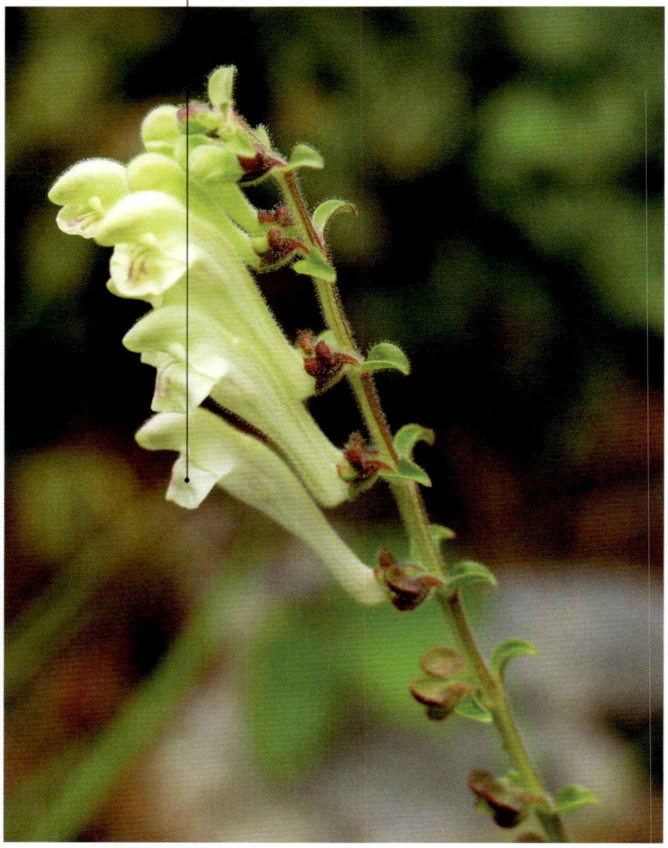

丽江黄芩

检索表

1. 茎叶多少具圆齿或圆齿状锯齿 2
1. 茎叶明显全缘或近全缘 3
2. 花冠黄白、黄色至绿黄，常染紫斑或具条纹 .... 丽江黄芩
2. 花冠紫色或紫蓝色 .... 西南黄芩
3. 茎被具腺的短柔毛 .... 粘毛黄芩
3. 茎无毛，或被短柔毛但毛上不具腺 4
4. 叶下面有凹陷点 .... 甘肃黄芩
4. 叶下面无凹陷点 5
5. 通常为高大草本，高30~120cm；茎近无毛或被上曲或平展短柔毛；茎叶披针形至线状披针形，长1.5~4.5cm，宽（0.25~）0.5~1.2cm；总状花序在茎及分枝上顶生，因而植株上部明显聚成圆锥花序........ 黄芩
5. 通常为较矮小草本，高10~30cm；茎沿棱角上疏被白色平展疏柔毛，余部几无毛，在节上被髯毛；茎叶大多卵圆形，有时上部者长圆形，长2~3.4cm，宽0.7~1.4cm；总状花序在茎上顶生，不聚成圆锥花序........ 连翘叶黄芩

黄　芪

Huangqi

ASTRAGALI RADIX

炙黄芪

Zhihuangqi

ASTRAGALI RADIX PRAEPARATA CUM MELLE

黄芪为豆科植物蒙古黄芪 *Astragalus membranaceus* (Fisch.) Bge. var. *mongholicus* (Bge.) Hsiao 或膜荚黄芪 *Astragalus membranaceus* (Fisch.) Bge. 的干燥根；炙黄芪为黄芪的炮制加工品。

基原植物

■ **蒙古黄芪** *Astragalus membranaceus* (Fisch.) Bge. var. *mongholicus* (Bge.) Hsiao　别名：白皮芪

《中国药典》1963 年版记载蒙古黄芪的拉丁学名为 *Astragalus mongholicus* Bge.。

生于向阳草地及山坡。分布于东北、华北、西北。

小叶较小，长 5~10mm，宽 3~5mm

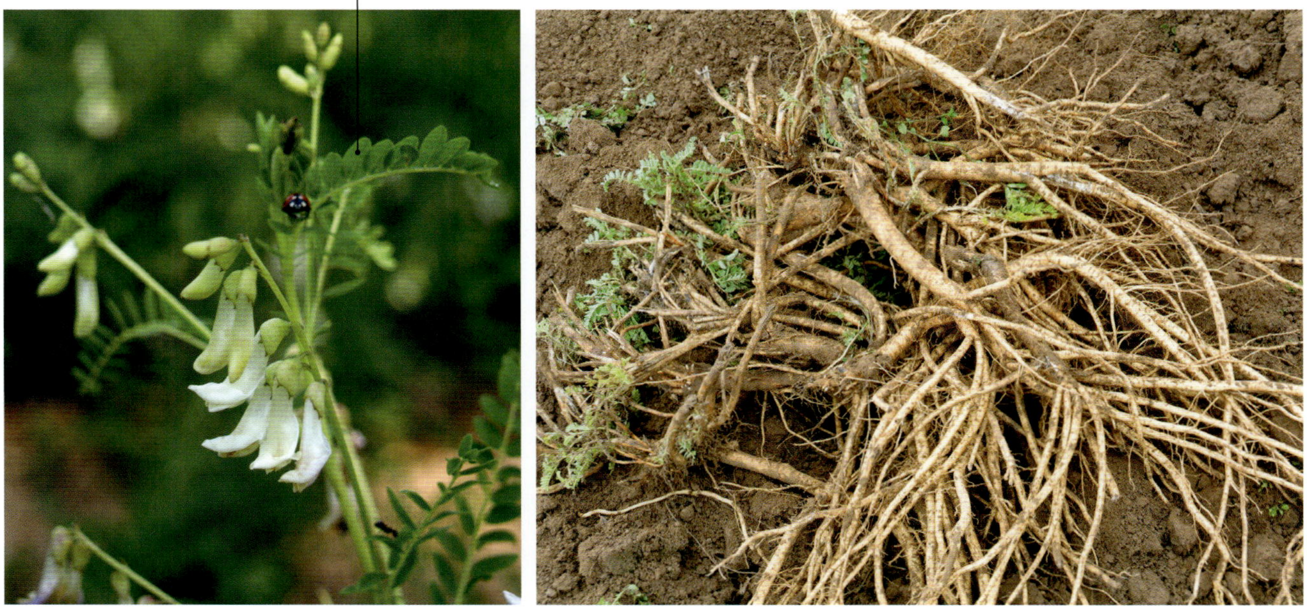

蒙古黄芪

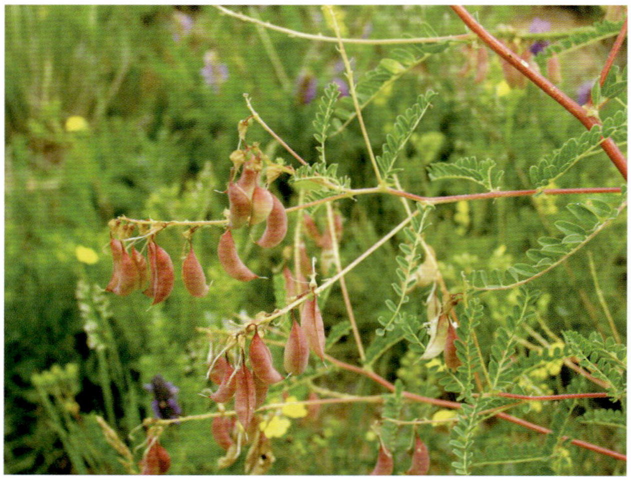

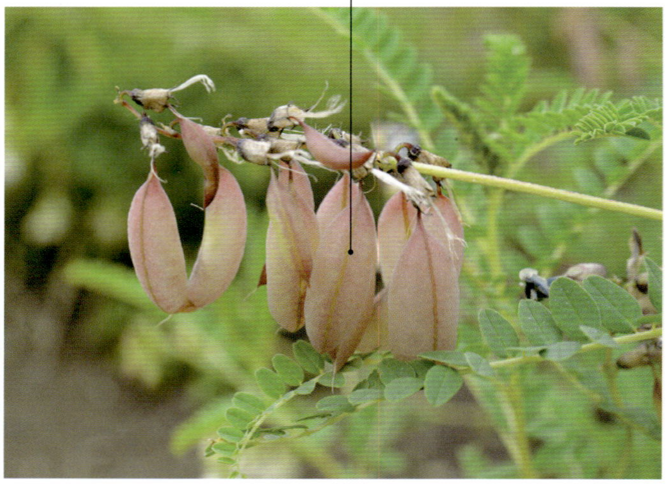

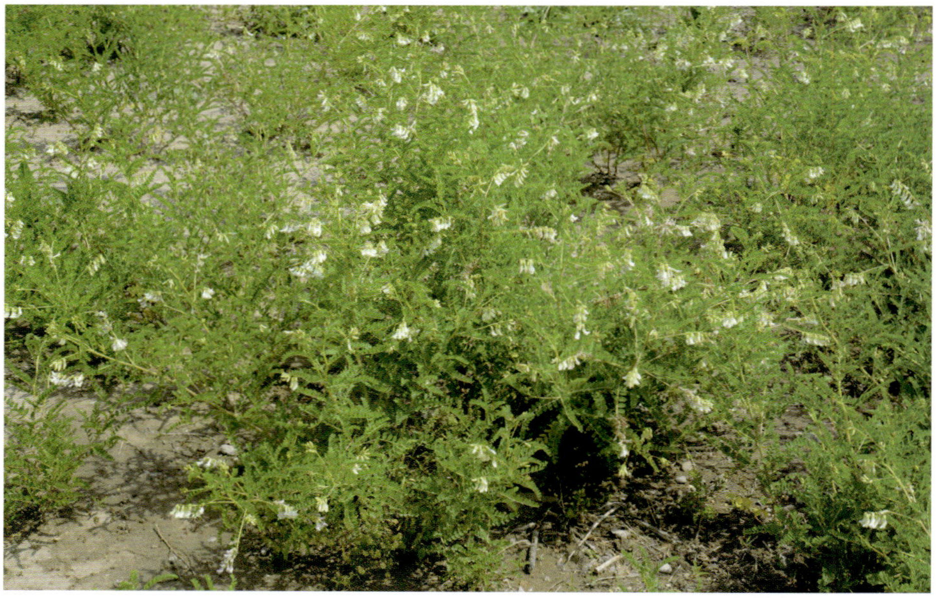

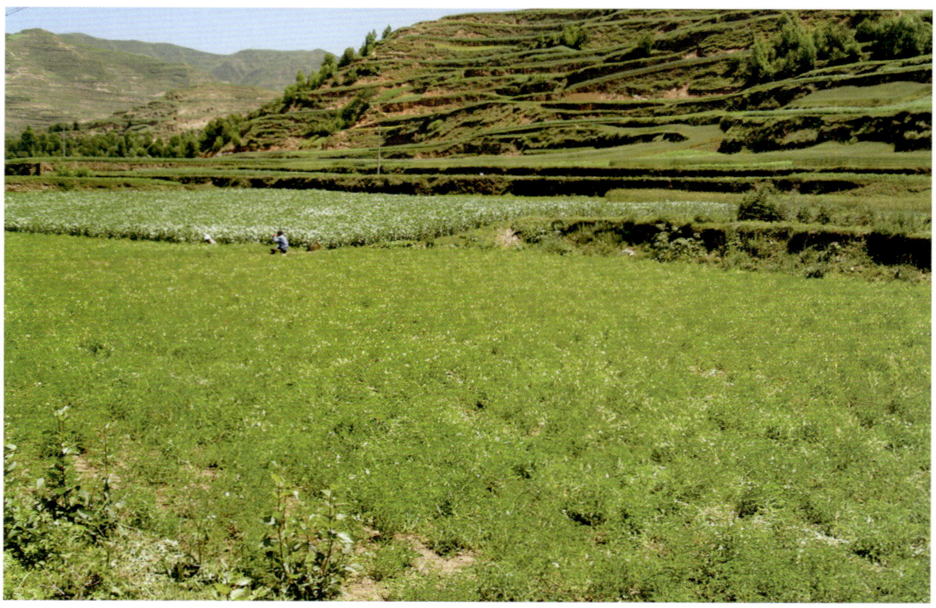

蒙古黄芪（续）

■ 膜荚黄芪 *Astragalus membranaceus* (Fisch.) Bge. 别名：条芪

生于林缘、灌丛、林间草地及疏林下。分布于东北、华北、西北及山东、四川等地。

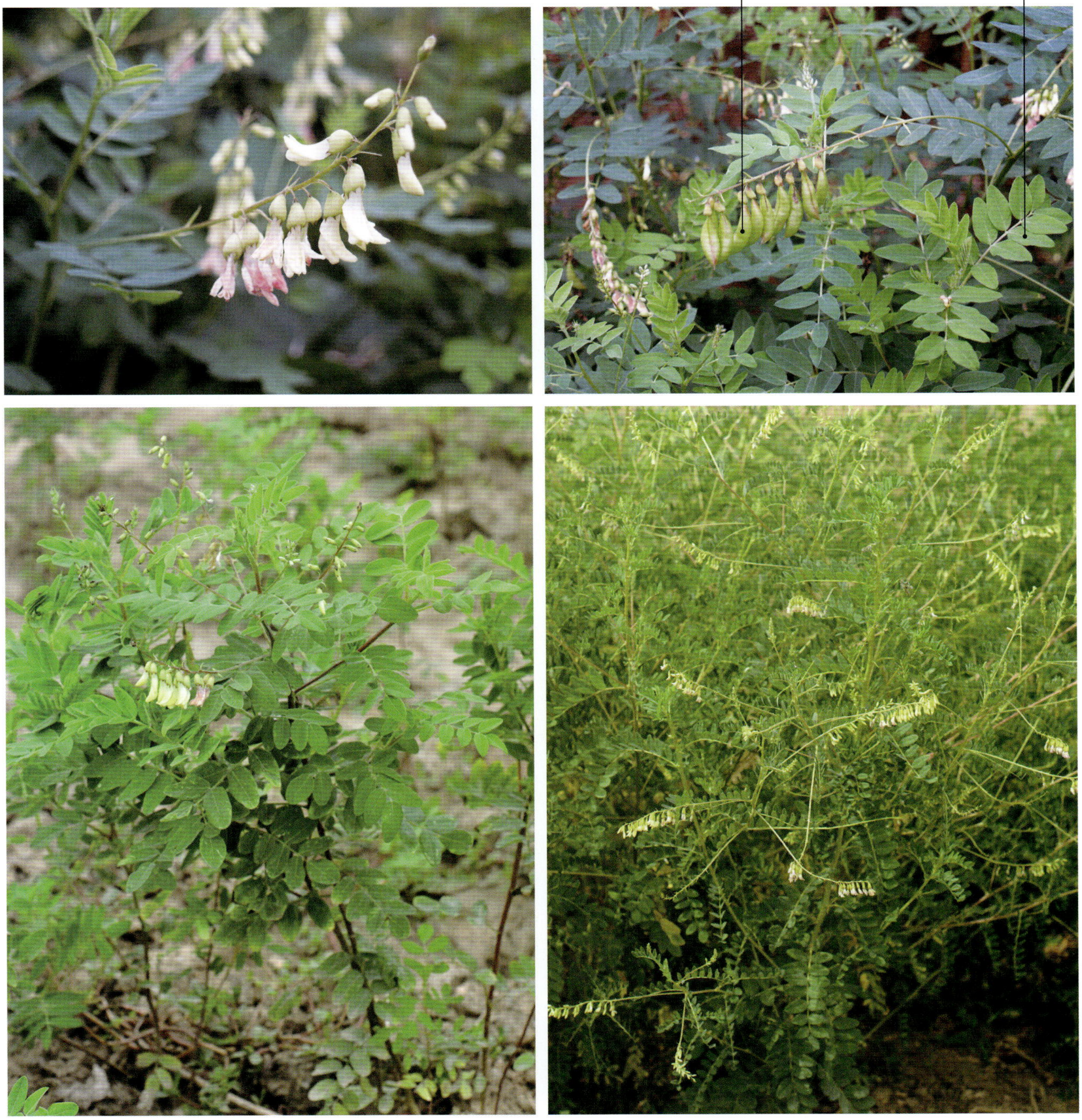

膜荚黄芪

对比鉴别

《中国药典》1977 年版记载黄芪为蒙古黄芪、膜荚黄芪和多序岩黄芪 *Hedysarum polybotrys* Hand.-Mazz. 的干燥根，之后各版分列黄芪和红芪，黄芪为蒙古黄芪与膜荚黄芪的根，红芪为多序岩黄芪的根。由于膜荚黄芪栽培品根的分枝和木质化等原因，目前商品中以蒙古黄芪来源的药材为主流。

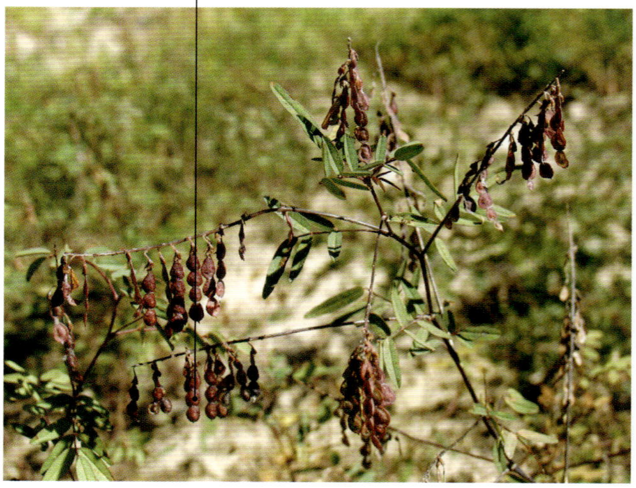

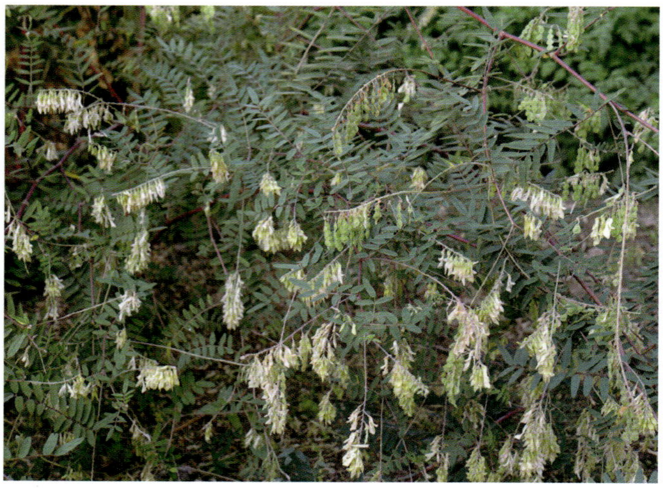

多序岩黄芪

检索表

1. 荚果 2~4 节，不膨胀 …………………………………… 多序岩黄芪
1. 荚果半椭圆形，稍膨胀 …………………………………… 2
2. 小叶长 5~10mm，宽 3~5mm；荚果无毛 …………………………………… 蒙古黄芪
2. 小叶长 7~30mm，宽 3~12mm；荚果被白色或黑色细短柔毛 …………………………………… 膜荚黄芪

黄　连

Huanglian
COPTIDIS RHIZOMA

本品为毛茛科植物黄连 *Coptis chinensis* Franch.、三角叶黄连 *Coptis deltoidea* C. Y. Cheng et Hsiao 或云连 *Coptis teeta* Wall. 的干燥根茎。以上三种分别习称“味连”“雅连”“云连”。

基原植物

■ 黄连 *Coptis chinensis* Franch.　别名：味连、鸡爪黄连

野生于山地凉湿处，或为栽培。分布于湖北、湖南、陕西、江苏、安徽、浙江、江西、福建、广东、广西、四川、云南、贵州。

花序

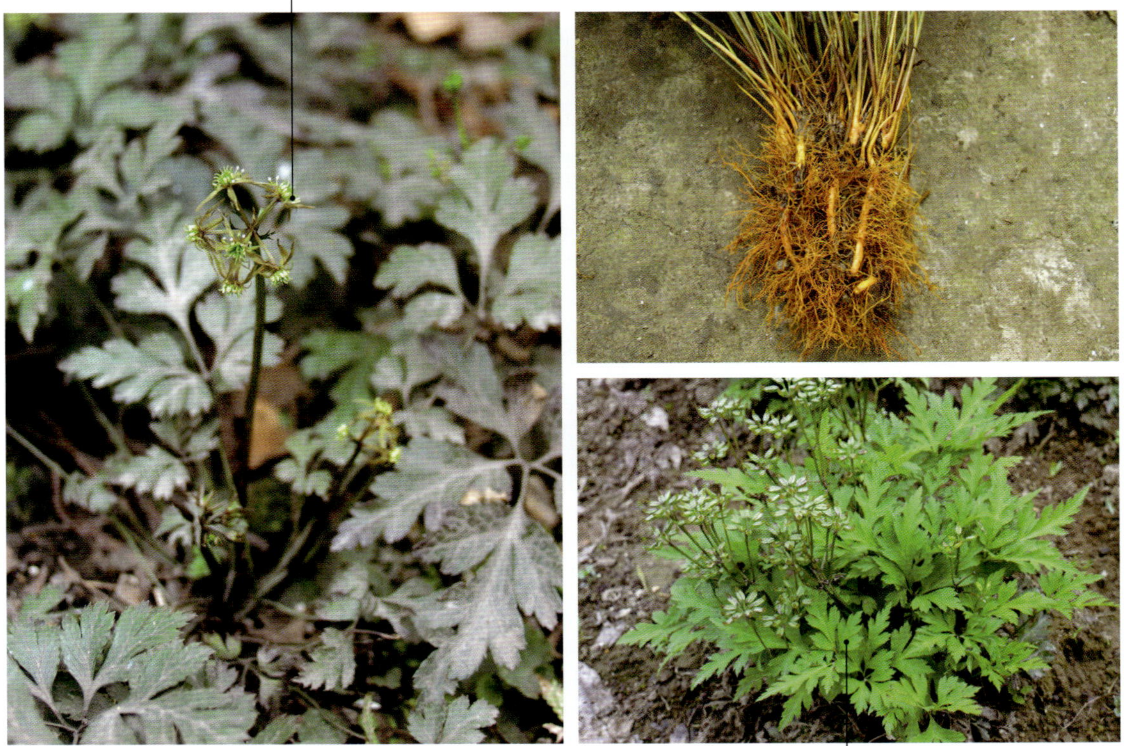

叶全裂片上的羽状深裂片间的距离稀疏，相距 2~6mm

黄连

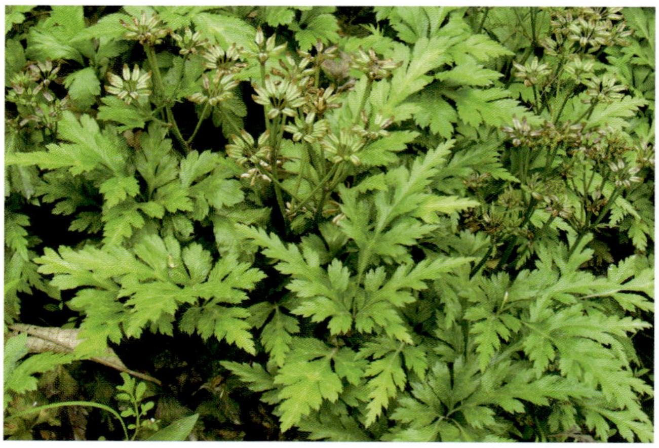

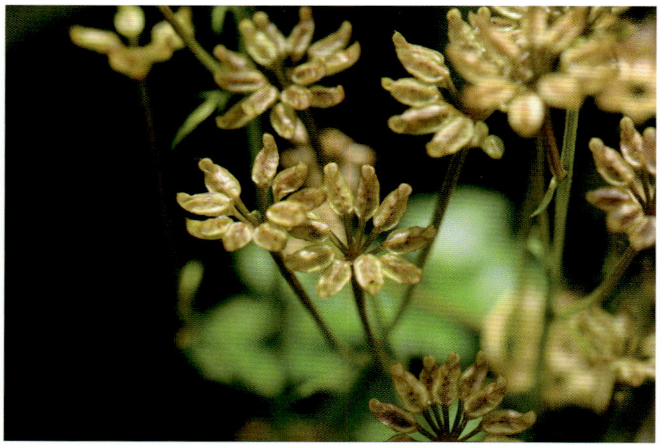

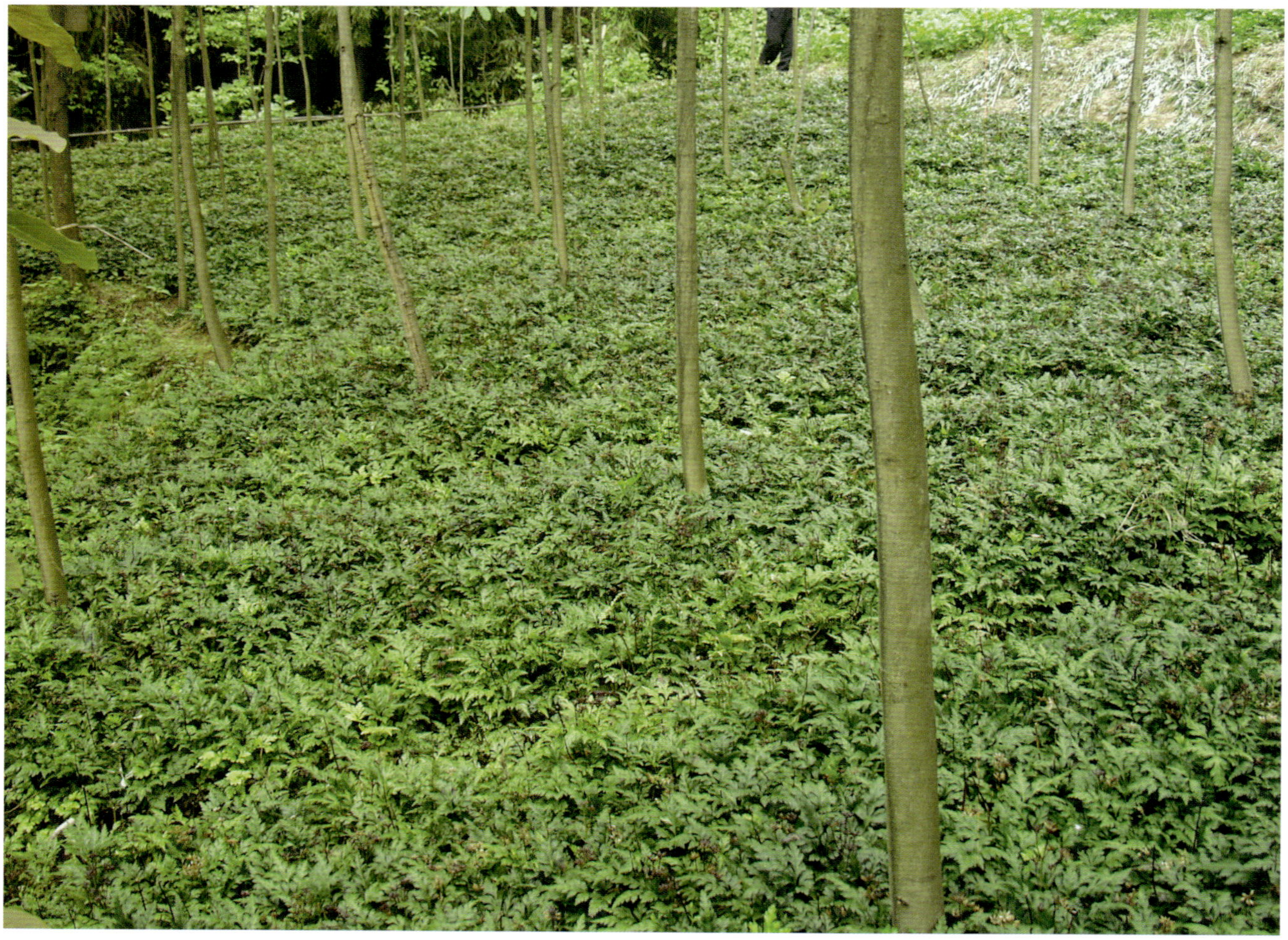

黄连（续）

■ 三角叶黄连 *Coptis deltoidea* C. Y. Cheng et Hsiao 别名：雅连、峨眉连

生于海拔 1600~2000m 的山地林荫处。分布于四川西部等地。

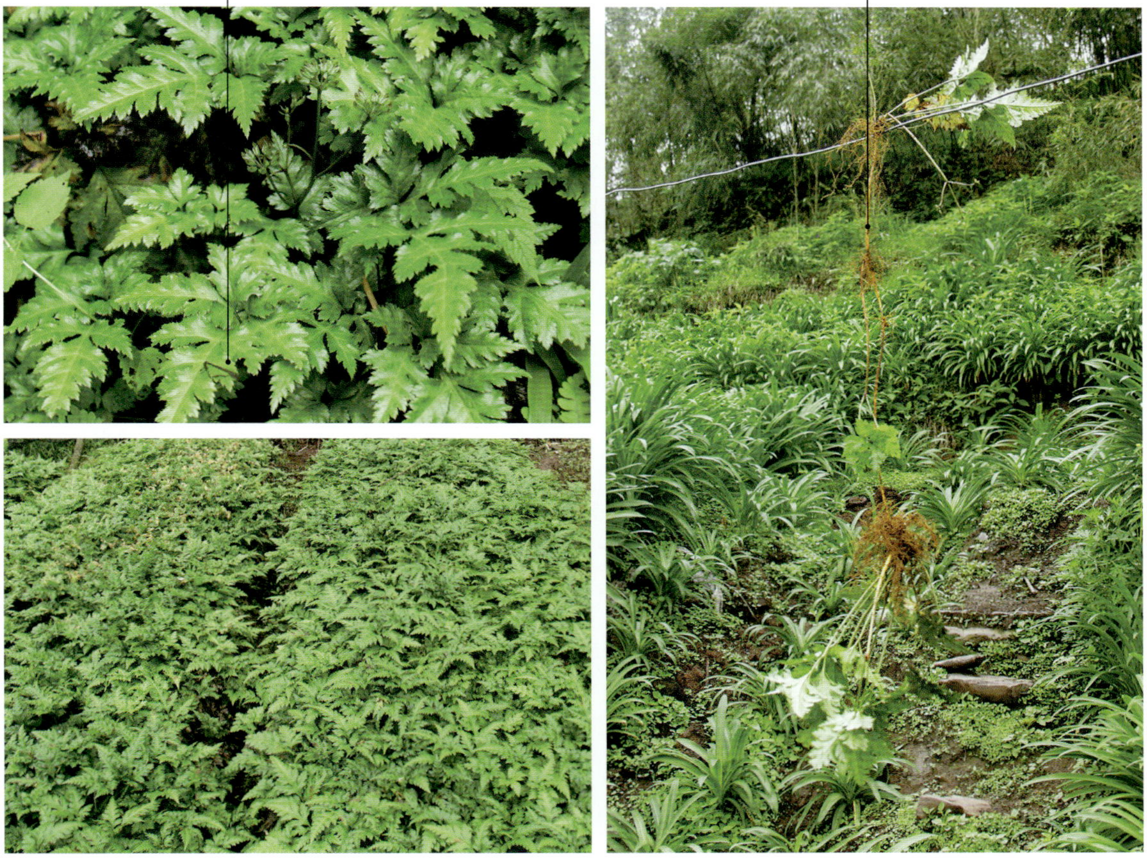
叶全裂片上的羽状深裂片彼此邻接或近邻接，裂片近三角形
横走的匍匐茎

三角叶黄连

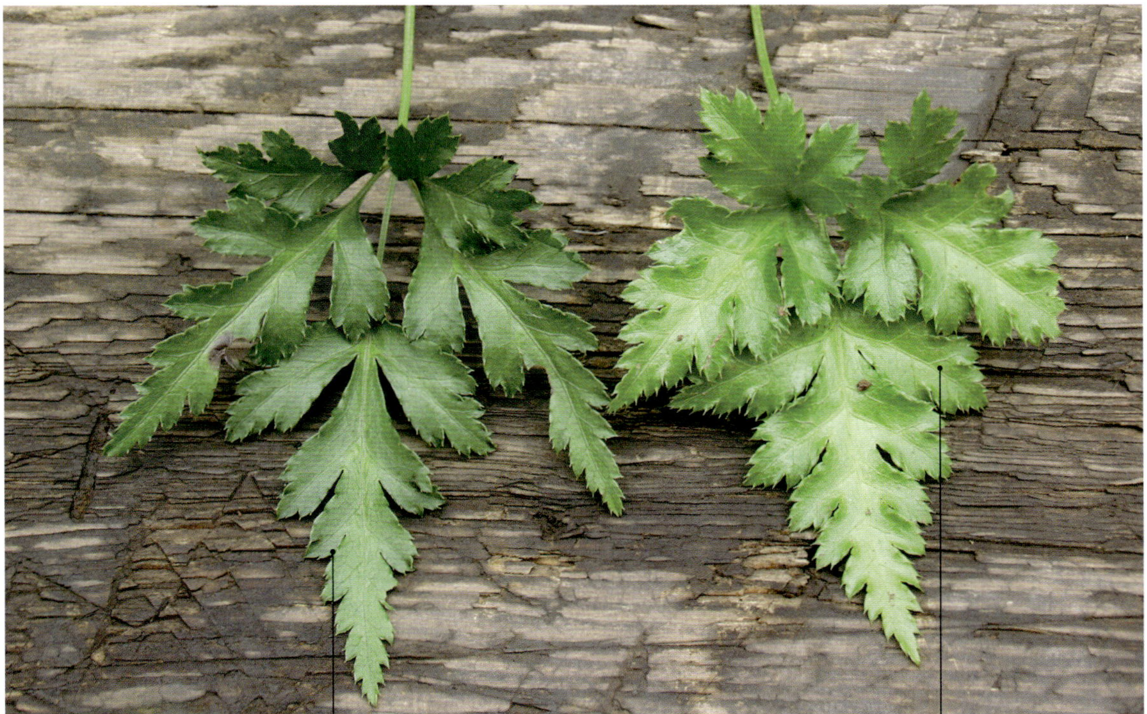
黄连的叶片
三角叶黄连的叶片

黄连和三角叶黄连的叶片

■ 云连 *Coptis teeta* Wall. 别名：云南黄连

1977~1985 年间的几版《中国药典》记载云连的拉丁学名为 *Coptis teetoides* C. Y. Cheng。

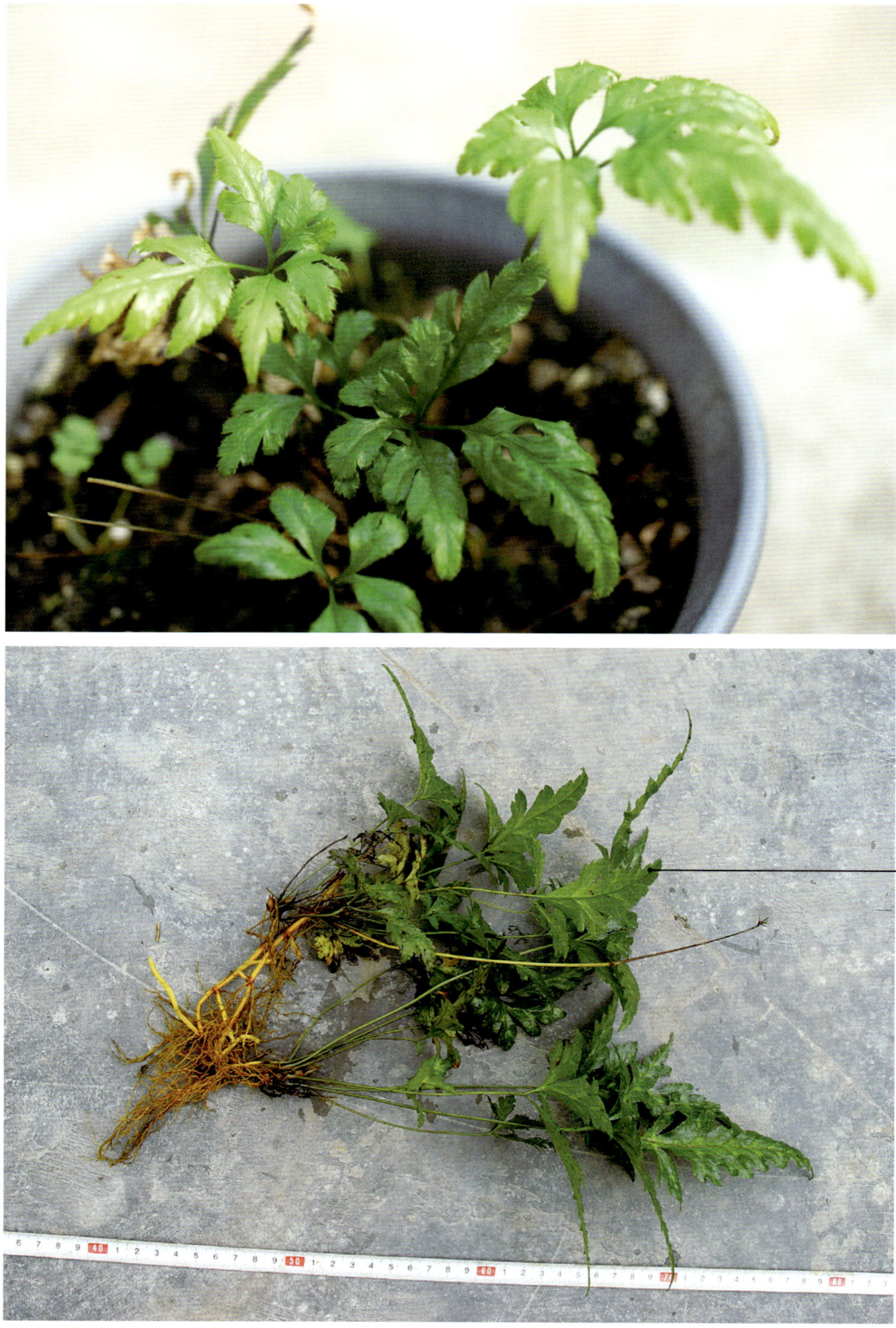

云连

（下图由钟国跃提供）

对比鉴别

植物黄连的同属植物峨眉黄连 *Coptis omeiensis* (Chen) C. Y. Cheng 的根茎在四川作药材黄连被习用。

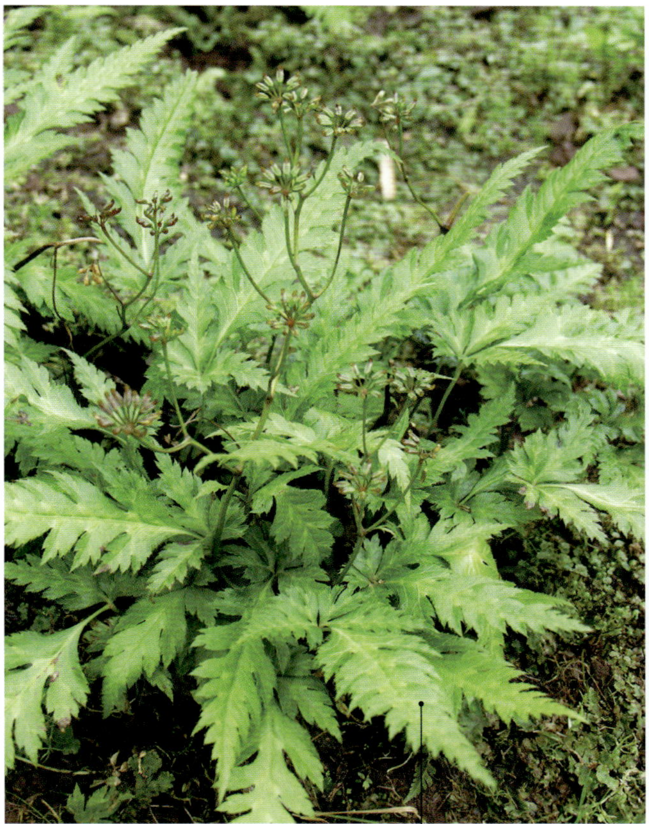

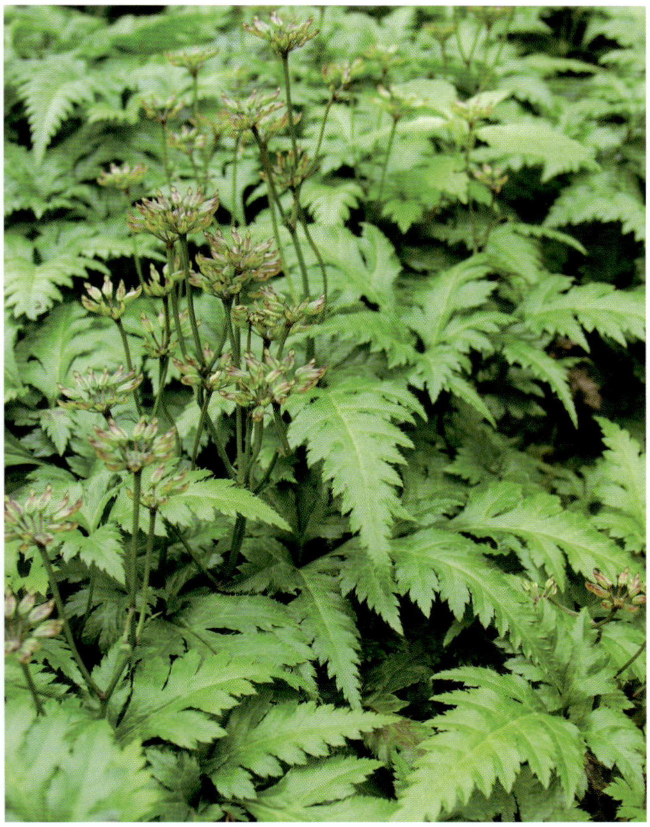

叶片狭卵形或披针形，中全裂片比侧全裂片长 3~3.5 倍

峨眉黄连

检索表

1. 叶片狭卵形或披针形，中全裂片比侧全裂片长 3~3.5 倍 .... 峨眉黄连
1. 叶片卵状三角形，中全裂片比侧全裂片稍长 2
2. 花瓣椭圆形；叶全裂片上的羽状深裂片间的距离稀疏 .... 云连
2. 花瓣线形、狭披针形或披针形 3
3. 叶全裂片上的羽状深裂片彼此邻接或近邻接，裂片近三角形 .... 三角叶黄连
3. 叶全裂片上的羽状深裂片间的距离稀疏，相距 2~6mm .... 黄连

黄　柏

Huangbo

PHELLODENDRI CHINENSIS CORTEX

本品为芸香科植物黄皮树 *Phellodendron chinense* Schneid. 的干燥树皮。习称“川黄柏”。

基原植物

■ 黄皮树　*Phellodendron chinense* Schneid.　别名：川黄柏

《中国植物志》及 *Flora of China* 记载黄皮树（川黄檗）含 2 变种，黄皮树（川黄檗原变种）和秃叶黄皮树（秃叶黄檗）*Phellodendron chinense* Schneid. var. *glabriusculum* C. K. Schneider；调查发现 2 变种均有大量栽培入药。

生于杂木林中。分布于湖北、四川、云南。

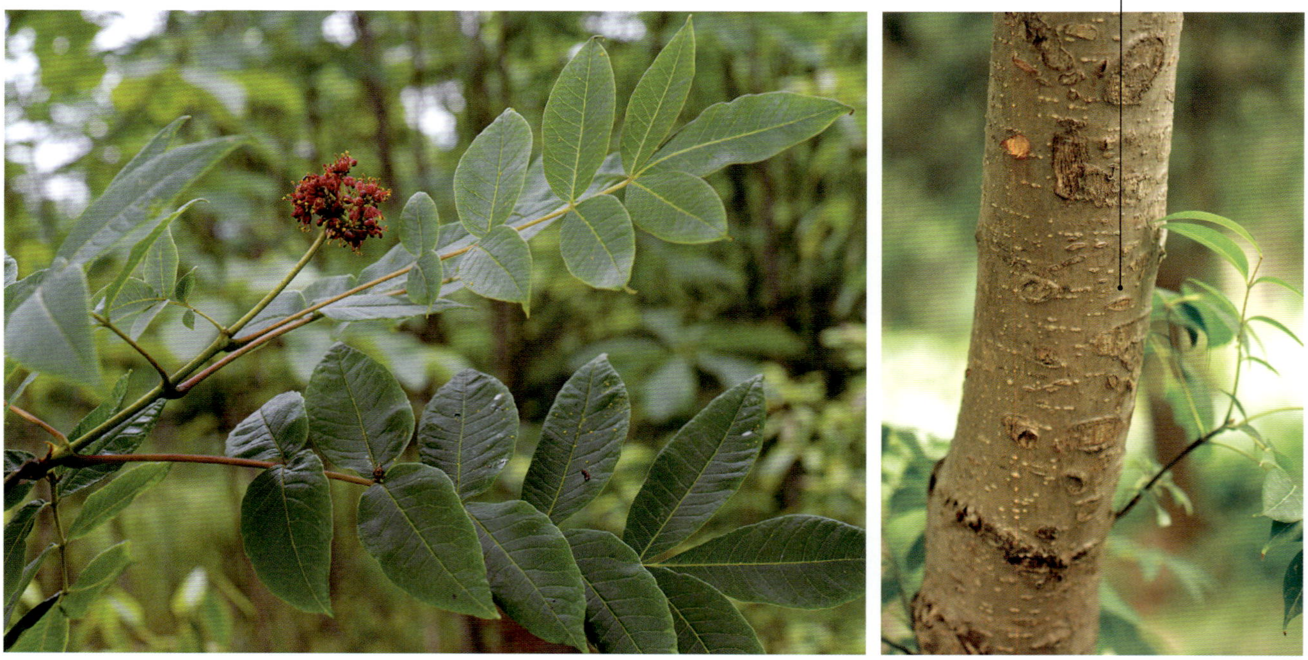

黄皮树

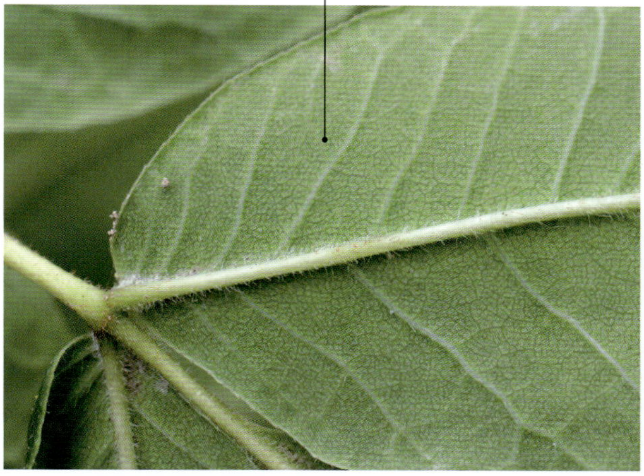

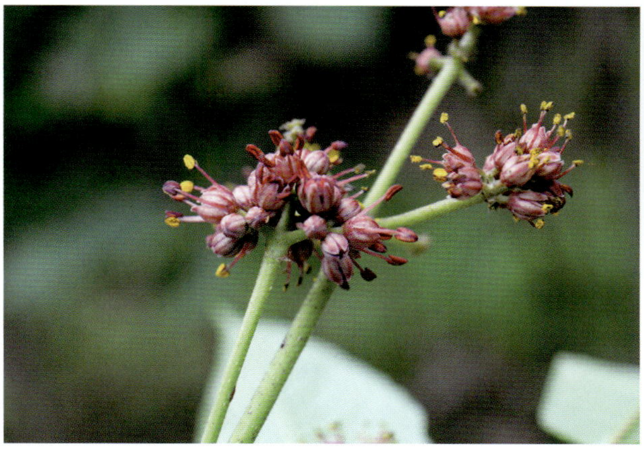

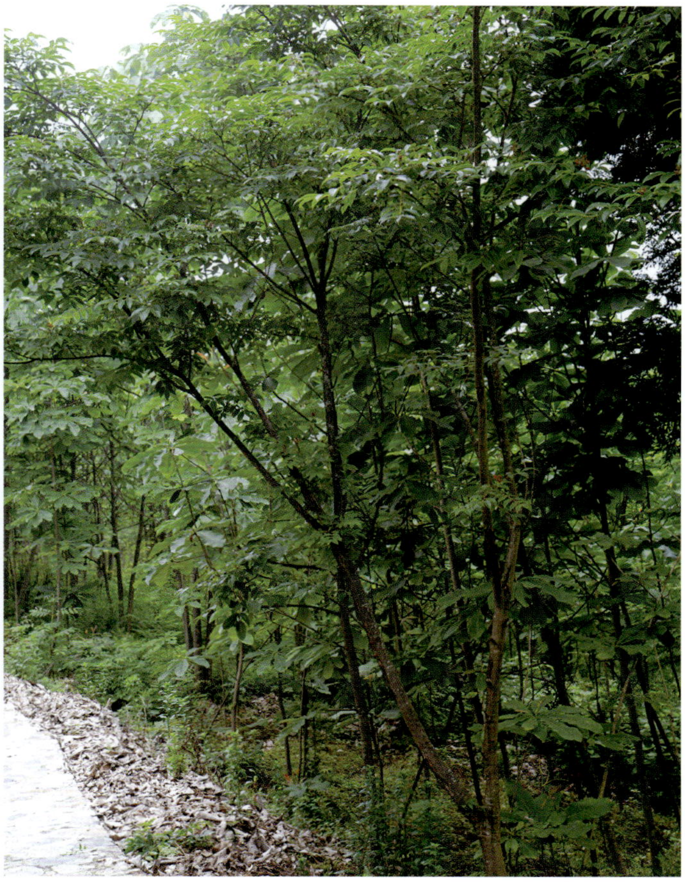

黄皮树（续）

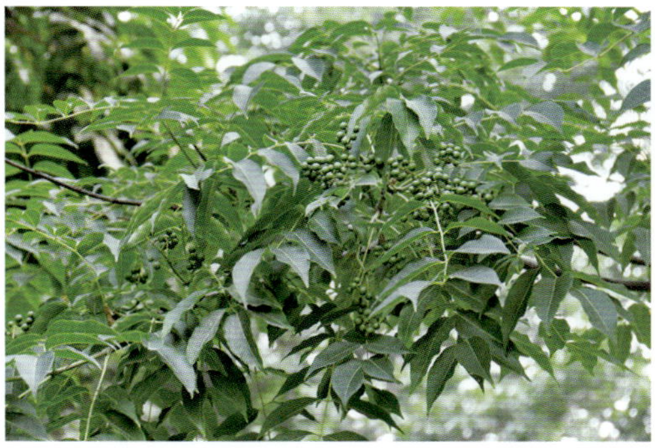

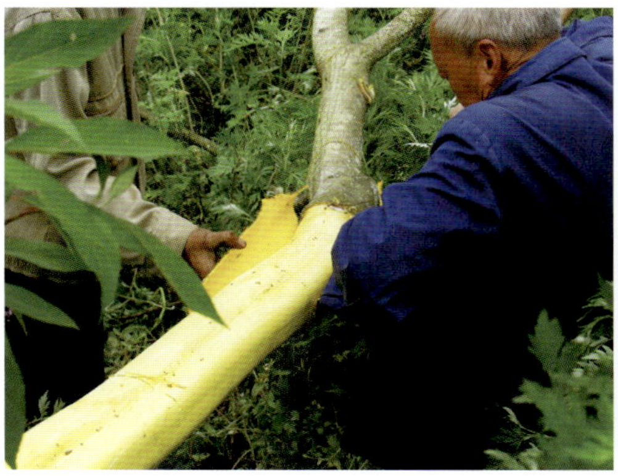

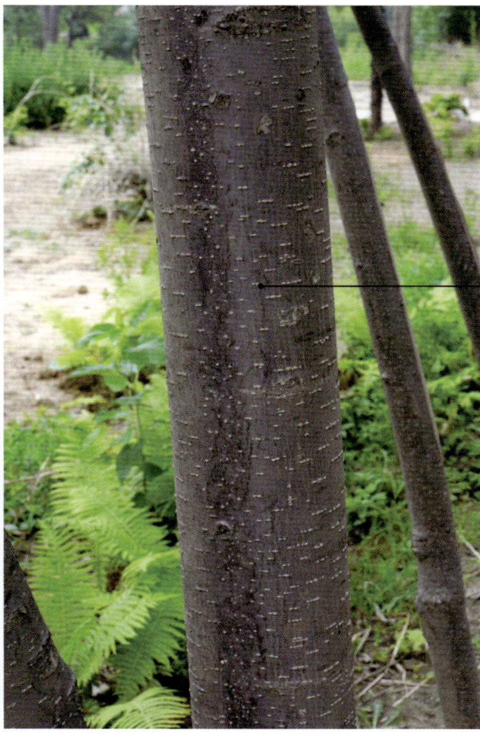

秃叶黄皮树

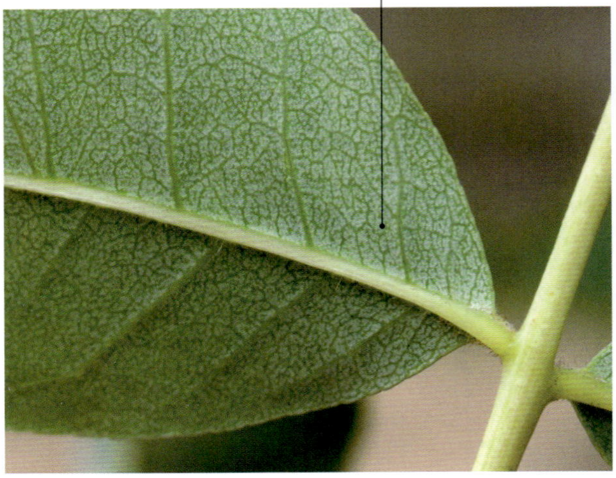

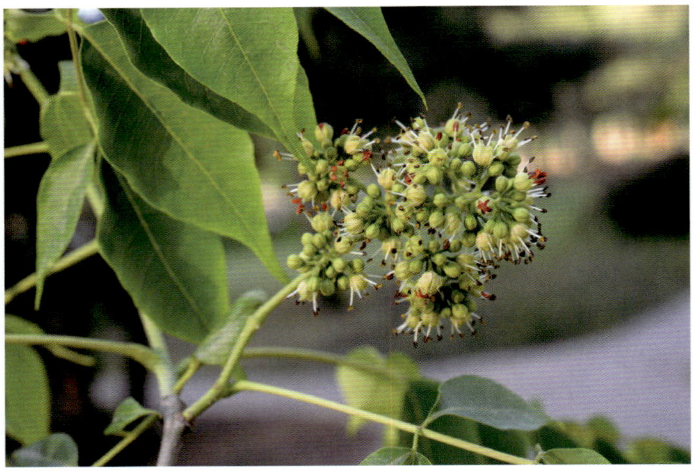

秃叶黄皮树（续）

对比鉴别

《中国药典》2000 年版及之前各版本记载黄柏为芸香科植物黄檗和黄皮树的树皮；2000 年版之后各版本分列黄柏与关黄柏，黄柏为黄皮树的干燥树皮，关黄柏为黄檗 *Phellodendron amurense* Rupr. 的干燥树皮。

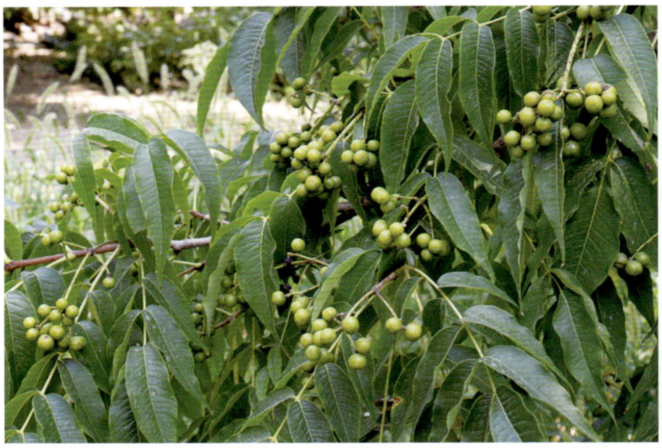

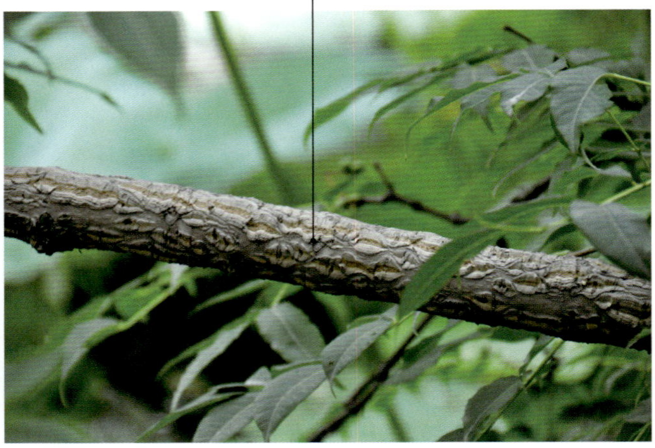

黄檗

检索表

1. 树皮具厚栓皮，有弹性……………………………………黄檗
1. 树皮无或有薄栓皮，无弹性……………………………………2
2. 小叶背面无毛，或沿中脉两侧或基部两侧有毛……………………秃叶黄皮树
2. 小叶背面密被毛，或至少在叶脉上有长柔毛……………………黄皮树

黄蜀葵花

Huangshukuihua
ABELMOSCHI COROLLA

本品为锦葵科植物黄蜀葵 *Abelmoschus manihot* (L.) Medic. 的干燥花冠。

基原植物

■ **黄蜀葵** *Abelmoschus manihot* (L.) Medic.

常野生于海拔 1000~2100m 的山谷草丛、田边或沟旁灌丛中，或为栽培。分布于河北、山西、陕西、河南、山东、江苏、浙江、福建、江西、湖北、湖南、广东、广西、贵州、云南、四川、西藏。

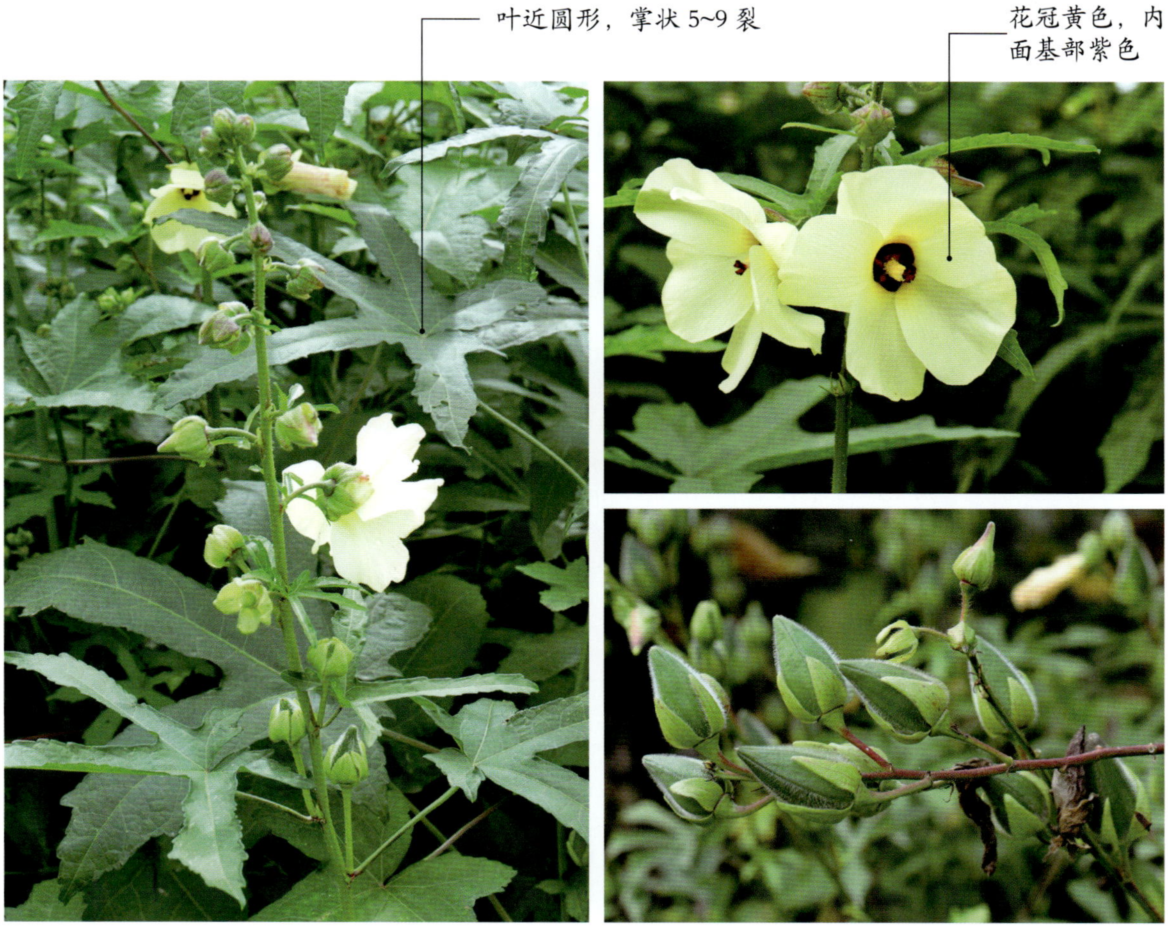

黄蜀葵

黄　精　Huangjing POLYGONATI RHIZOMA

本品为百合科植物滇黄精 *Polygonatum kingianum* Coll. et Hemsl.、黄精 *Polygonatum sibiricum* Red. 或多花黄精 *Polygonatum cyrtonema* Hua 的干燥根茎。按性状不同，习称“大黄精”“鸡头黄精”“姜形黄精”。

基原植物

■ 滇黄精　*Polygonatum kingianum* Coll. et Hemsl.　别名：大黄精

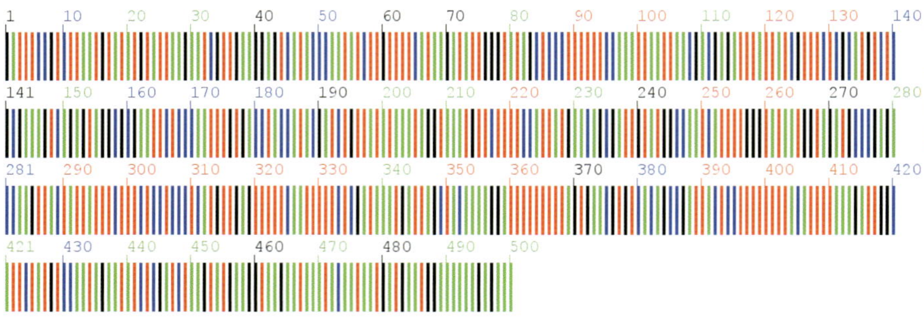

生于林下、灌丛或阴湿草坡。分布于广西、四川、贵州、云南等地。

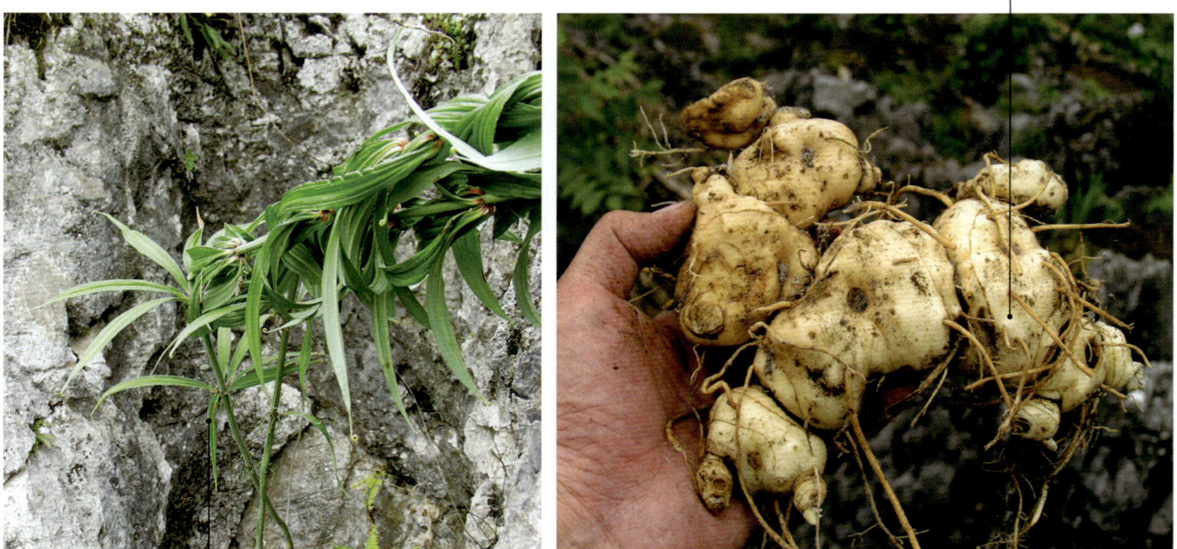

滇黄精

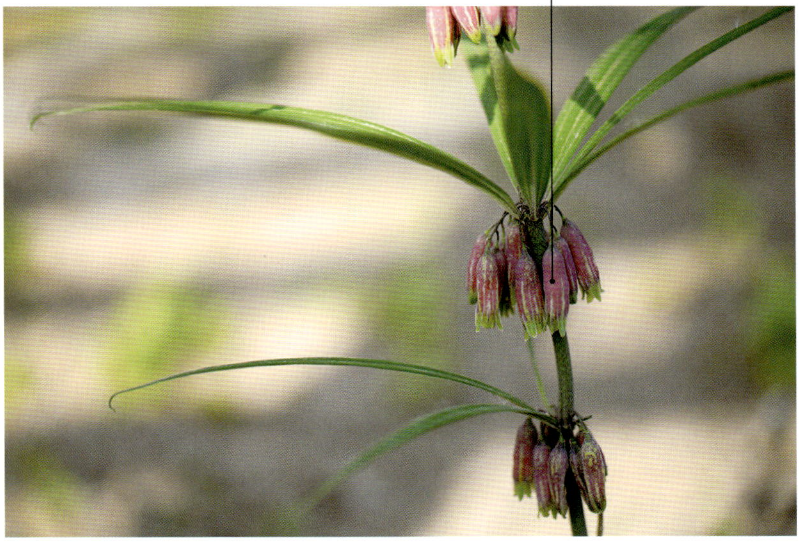

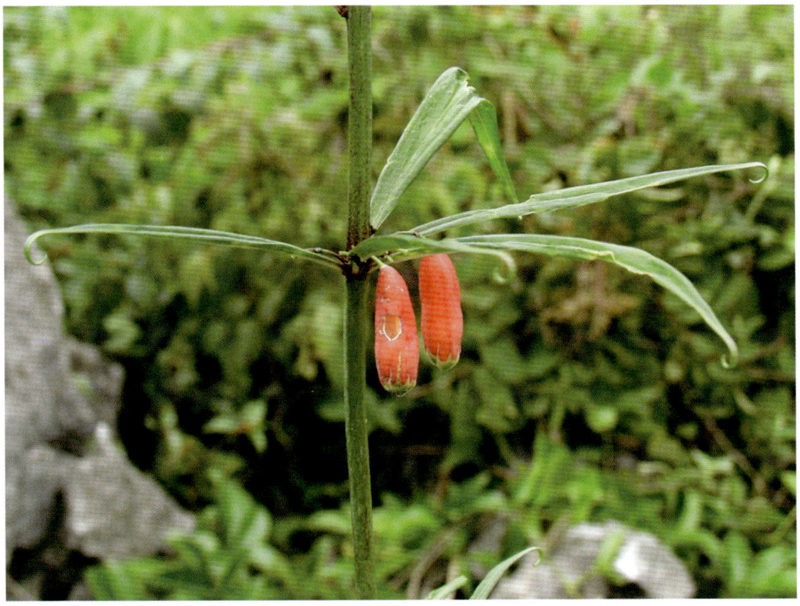

滇黄精（续）

■ 黄精 *Polygonatum sibiricum* Red. 别名：鸡头黄精

生于林下、灌丛、沟边。分布于黑龙江、吉林、辽宁、河北、河南、内蒙古、陕西、宁夏、甘肃、山东、安徽、江苏等地。

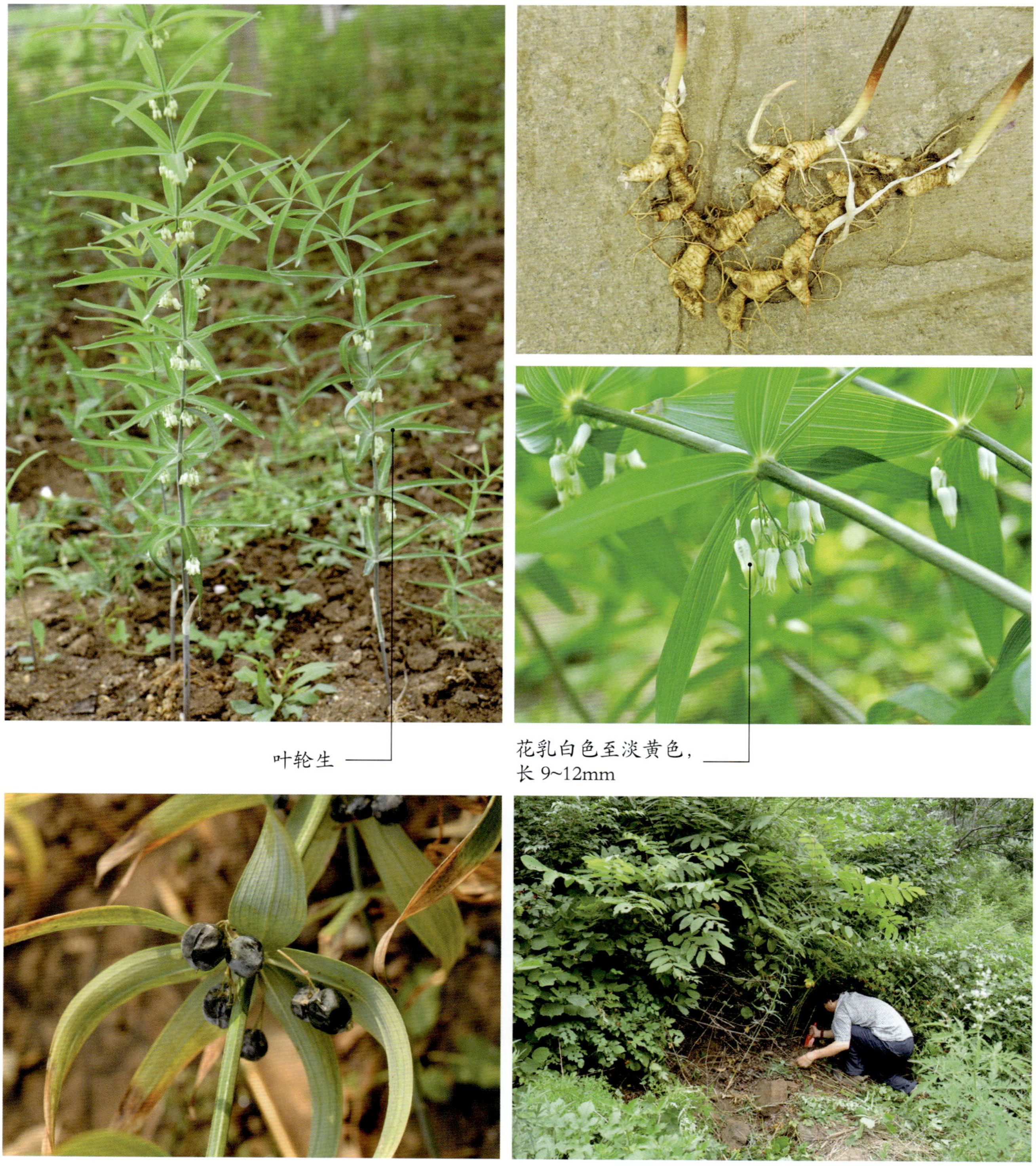

黄精

■ 多花黄精 *Polygonatum cyrtonema* Hua　别名：姜形黄精、南黄精

《中国药典》1963 年版记载多花黄精的拉丁学名为 *Polygonatum multiflorum* L.。

生于海拔 500~2100m 的山地林缘、沟谷灌丛。分布于河南、安徽、江苏、浙江、江西、福建、湖北、湖南、广东、广西、四川。

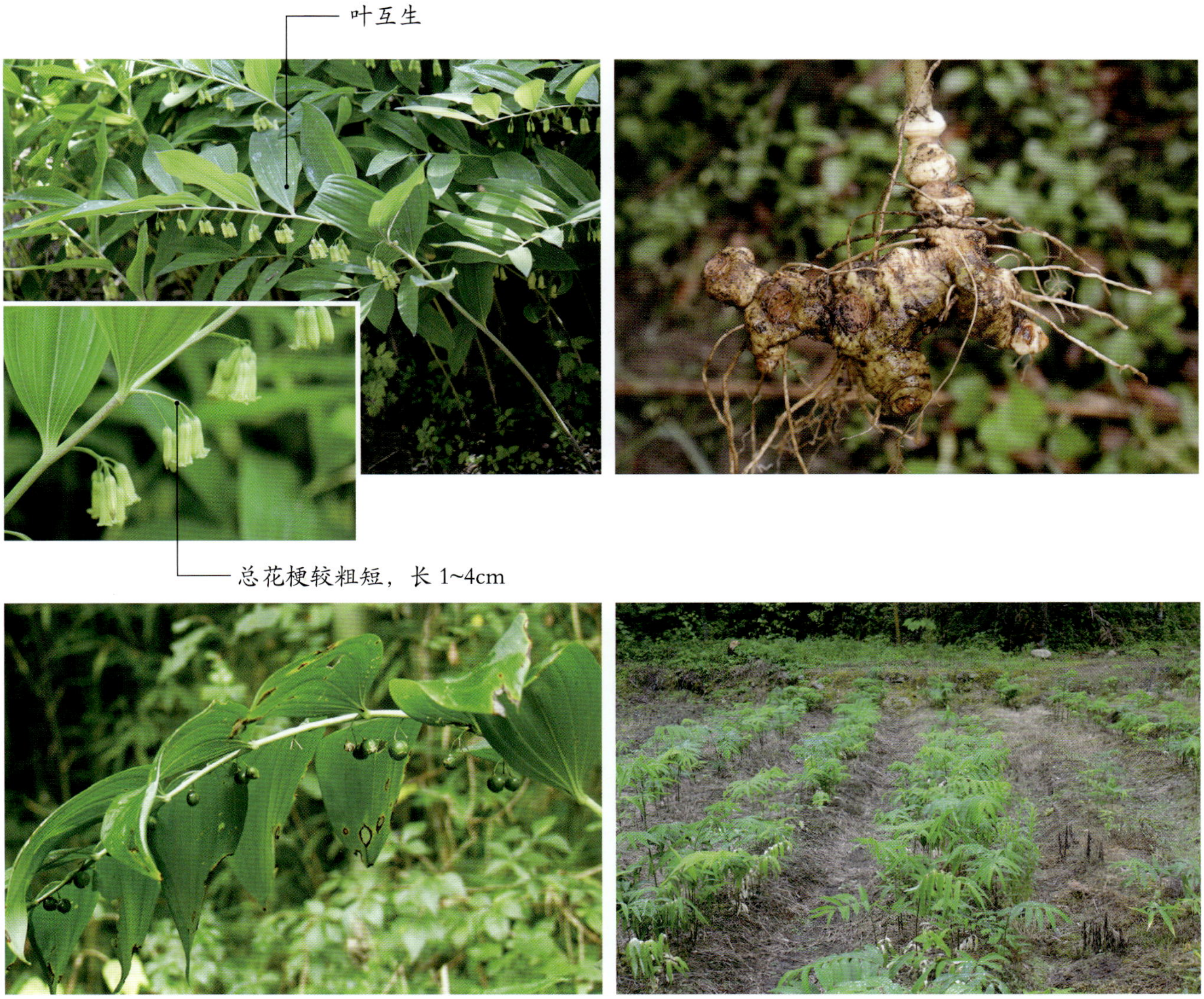

多花黄精

对比鉴别

《常用中药材品种整理和质量研究》（南方协作组）记载，商品黄精除滇黄精、黄精和多花黄精的根茎入药外，长梗黄精 *Polygonatum filipes* Merrill ex C. Jeffrey & McEwan、卷叶黄精 *Polygonatum cirrhifolium* Royle、湖北黄精 *Polygonatum zanlanscianense* Pamp. 入药的量也较大，习惯上黄精苦味者不入药，如部分卷叶黄精及湖北黄精的根茎不入药使用。另外，百合科植物长叶竹根七 *Disporopsis longifolia* Craib 也容易与滇黄精、黄精、多花黄精相混淆。

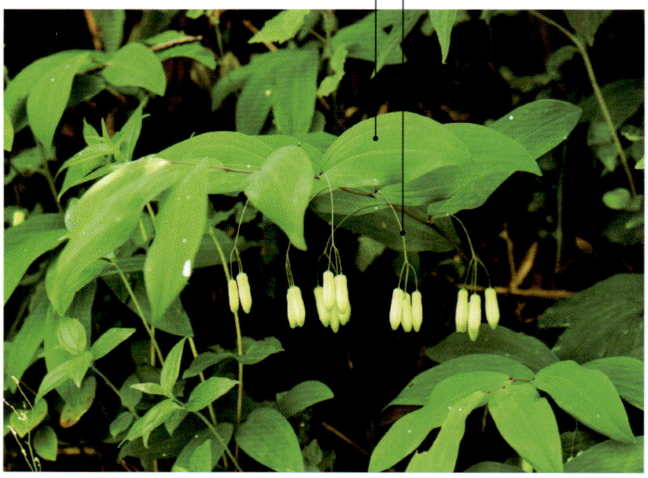
叶互生
总花梗细长，
长 3~8cm

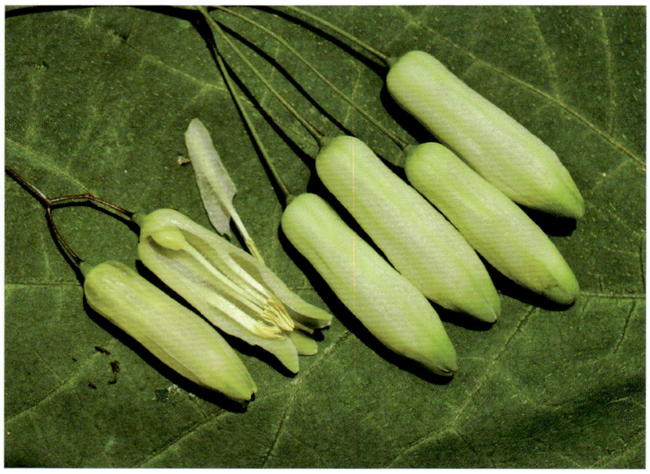

长梗黄精

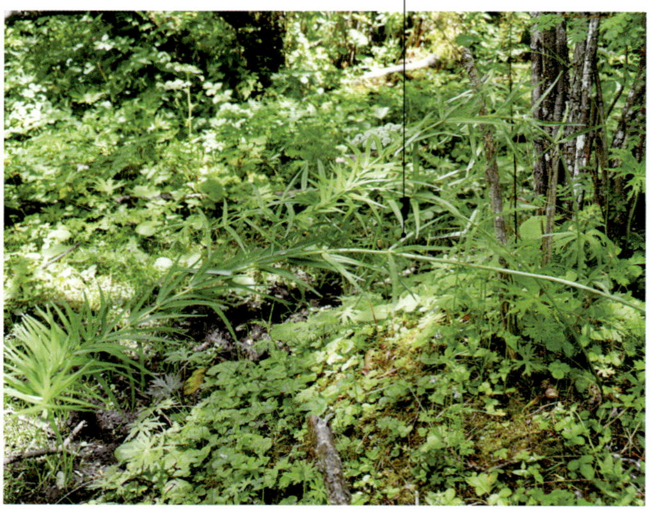
叶轮生

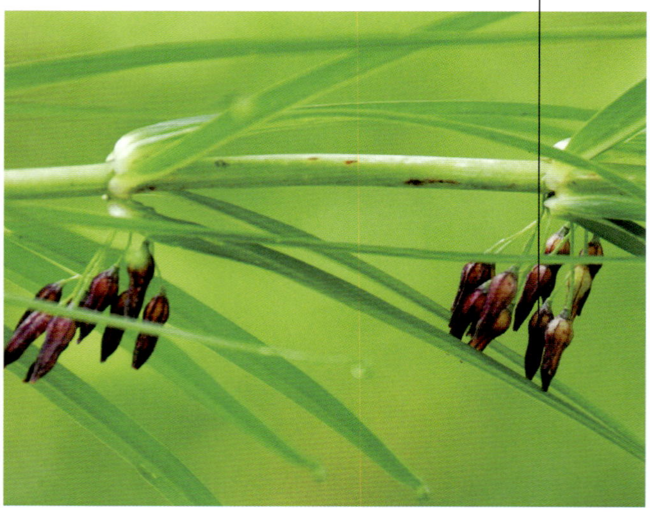
花序通常具 2 花

卷叶黄精

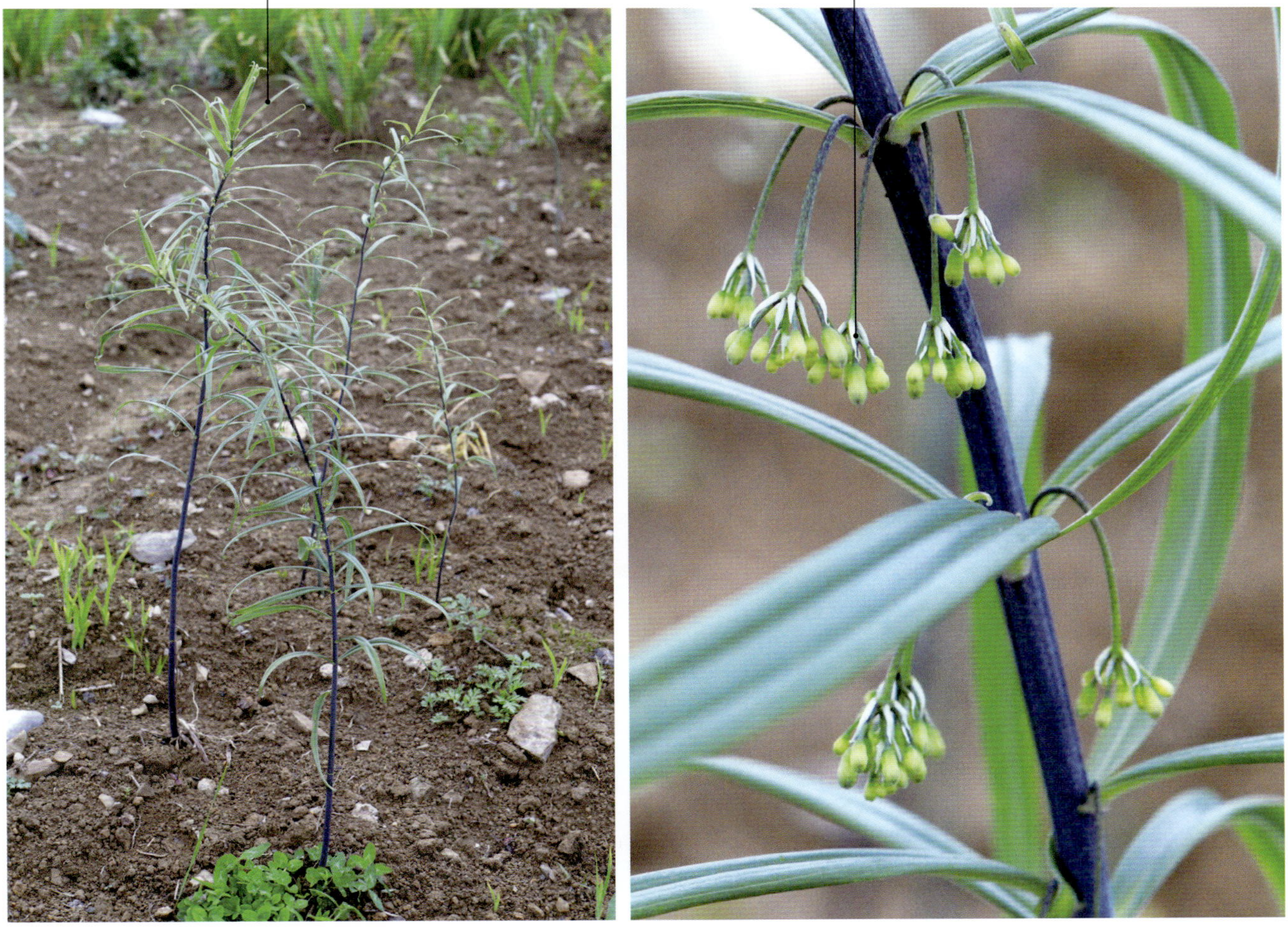

湖北黄精

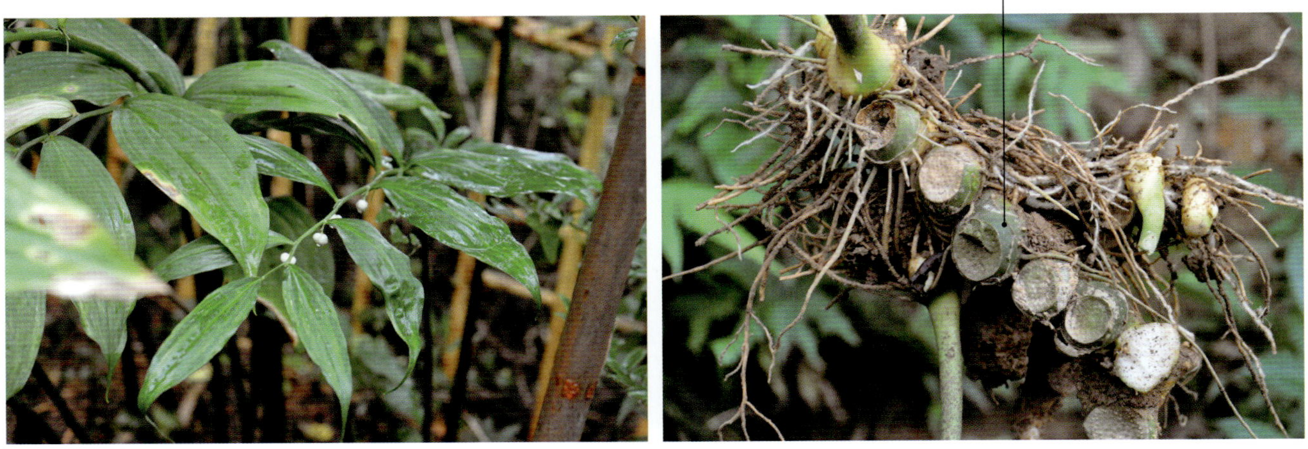

长叶竹根七

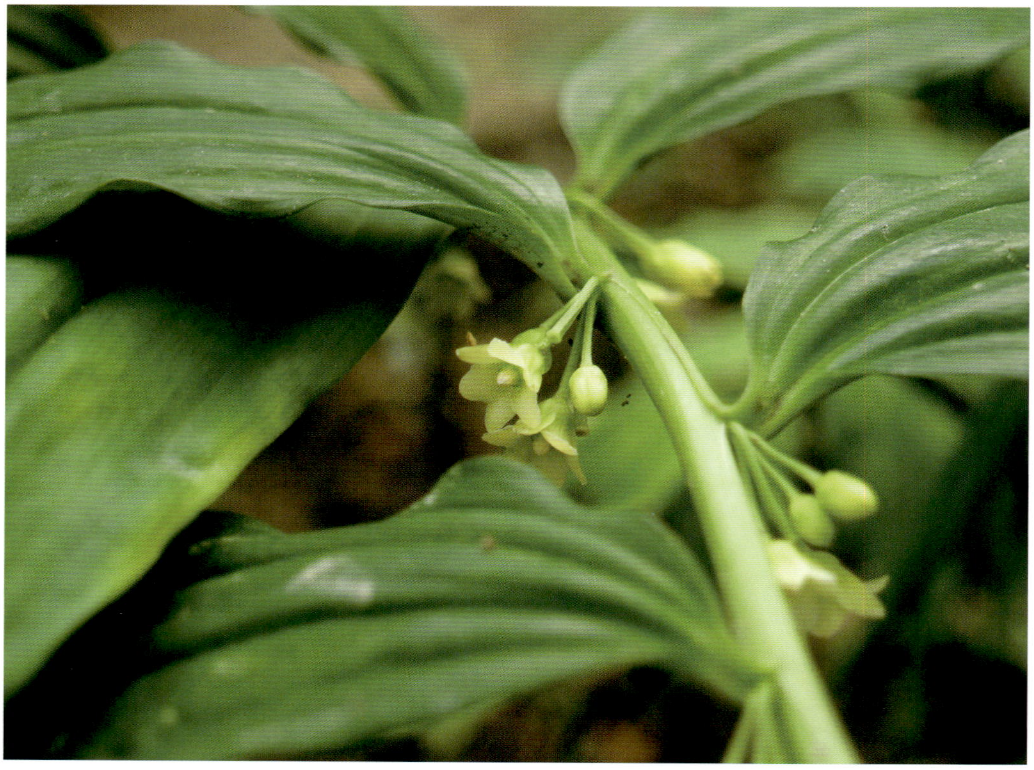

长叶竹根七（续）

检索表

1. 花被具副花冠，雄蕊生于副花冠上；根状茎常接近地面，表面多少绿色……长叶竹根七
1. 花被无副花冠，雄蕊贴生于花被筒上；根状茎深埋土中，黄白色……2
2. 叶互生……3
2. 叶极大部分为轮生或对生……4
3. 叶下面有短毛；总花梗细长，长 3~8cm……长梗黄精
3. 叶下面无毛；总花梗较粗短，长 1~4cm……多花黄精
4. 花较大，花被长 1.8~2.5cm；花被通常粉红色……滇黄精
4. 花较大，花被长 0.6~1.2（~1.5）cm……5
5. 花柱长为子房 1.5~2 倍……黄精
5. 花柱稍短或稍长于子房……6
6. 花序通常具 2 花；苞片不存在或存在时仅长 1~2mm，无脉，位于花梗上或花梗基部……卷叶黄精
6. 花序具 2~6（~11）花，近伞形状；苞片长（1~）2~6mm，具 1 脉，位于花梗基部……湖北黄精

黄　藤 Huangteng FIBRAUREAE CAULIS

本品为防己科植物黄藤 *Fibraurea recisa* Pierre. 的干燥藤茎。

基原植物

■ **黄藤** *Fibraurea recisa* Pierre.　别名：天仙藤

生于林中。分布于云南、广西南部及广东西部。

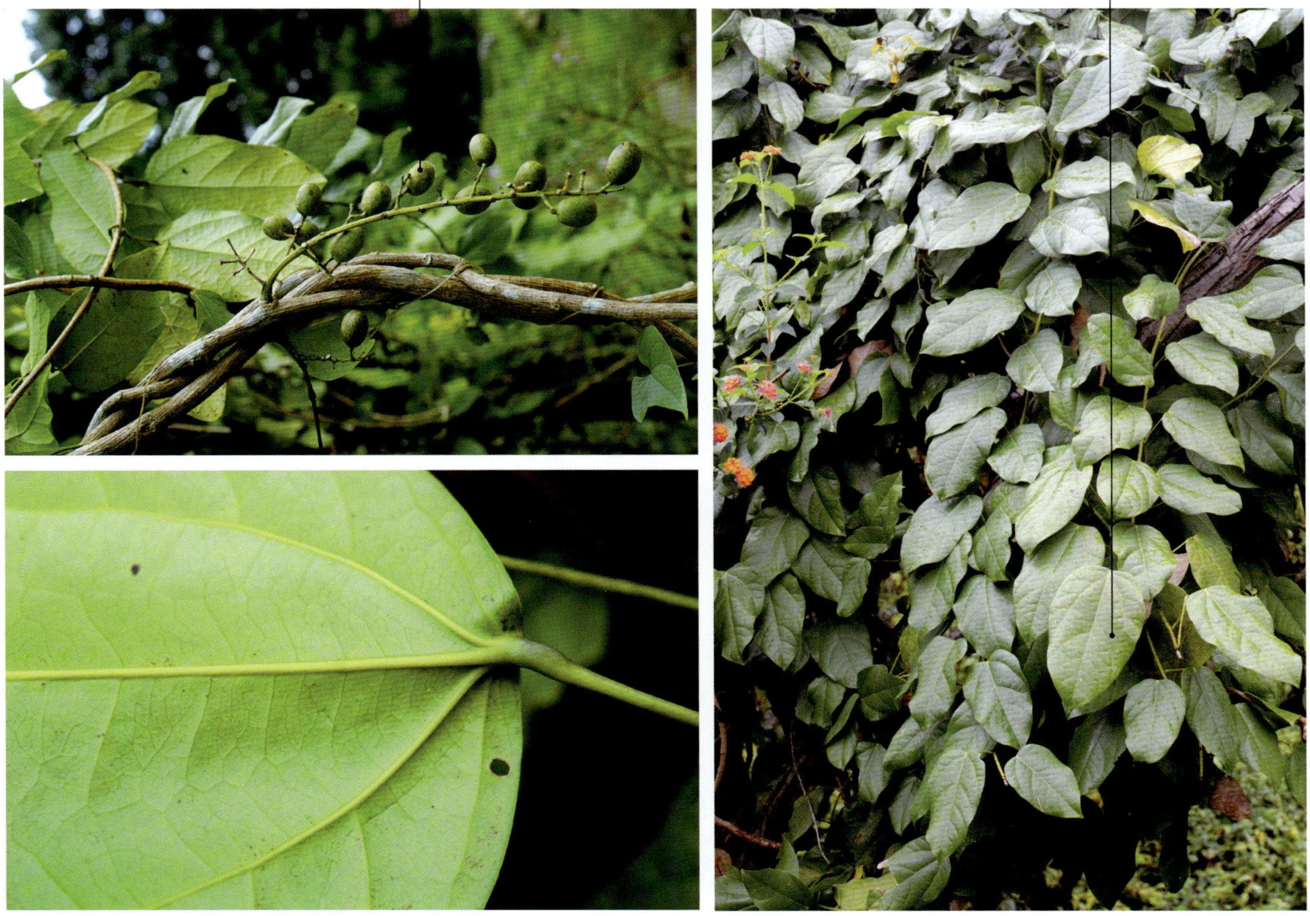
核果长圆状椭圆形
叶革质，长圆状卵形、宽卵形或宽卵圆形，长 10~25cm

黄藤

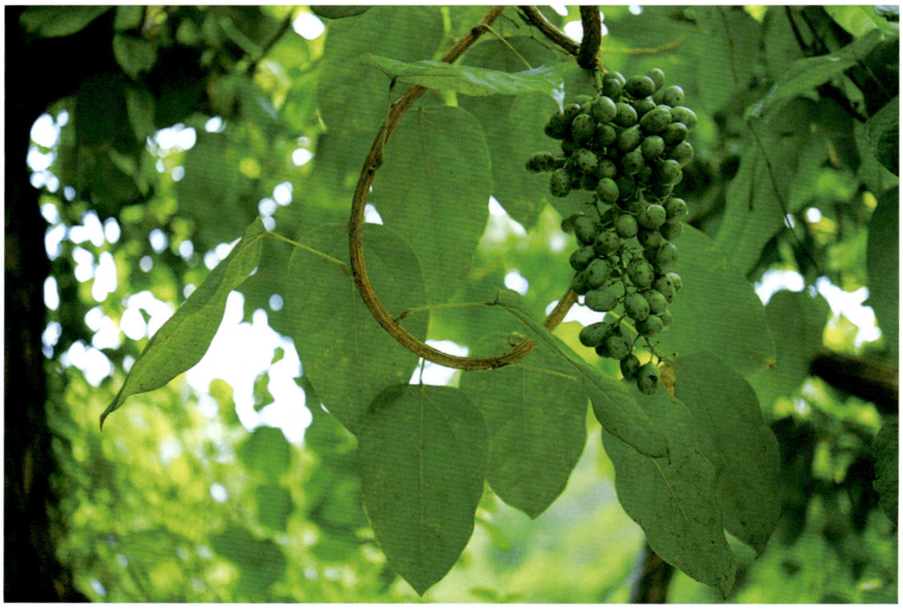

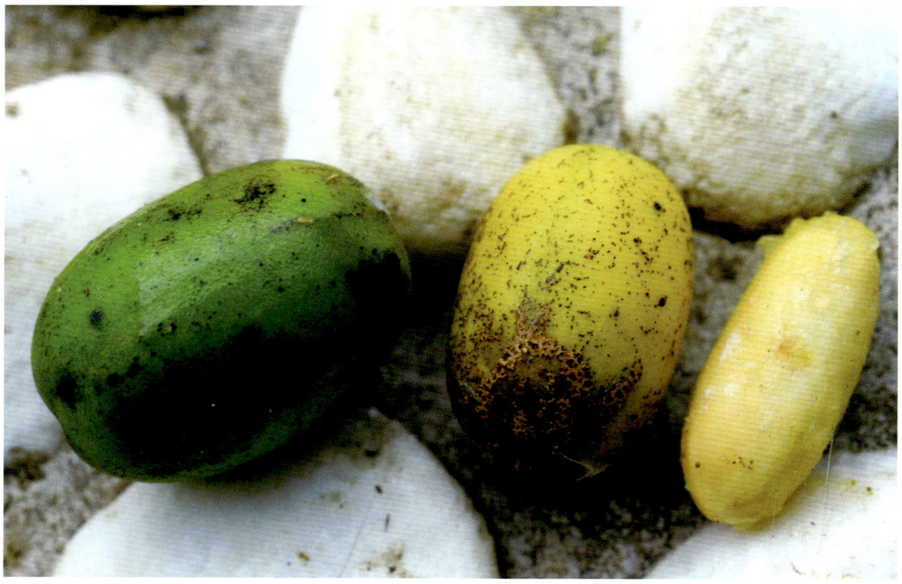

黄藤（续）

菥蓂 Ximing THLASPI HERBA

本品为十字花科植物菥蓂 *Thlaspi arvense* L. 的干燥地上部分。

基原植物

■ **菥蓂** *Thlaspi arvense* L.

生于山坡、草地、路旁或田畔。全国大部分地区均有分布。

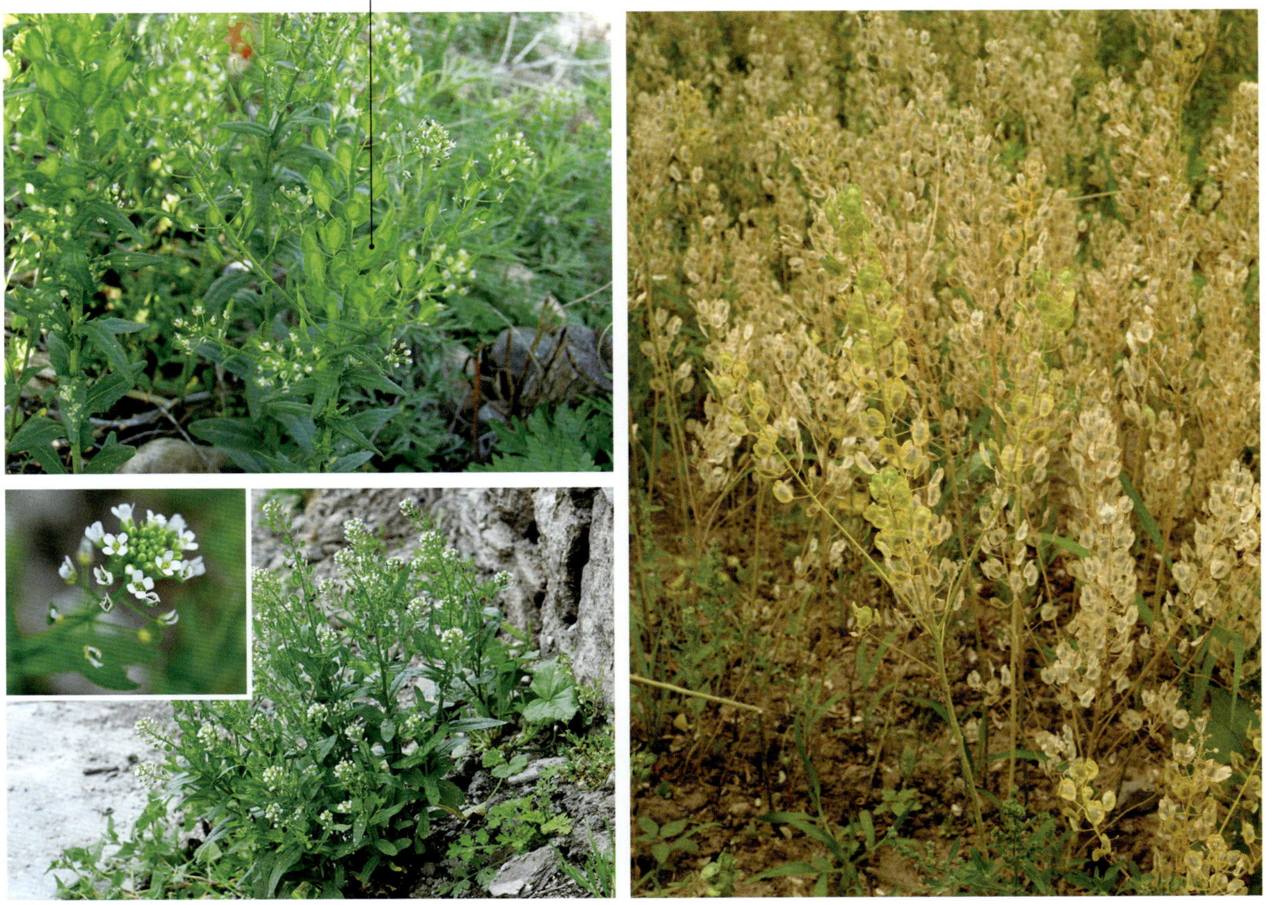

菥蓂

菝葜

Baqia

SMILACIS CHINAE RHIZOMA

本品为百合科植物菝葜 *Smilax china* L. 的干燥根茎。

基原植物

■ **菝葜** *Smilax china* L. 别名：金刚兜

生于山坡林下、灌木丛、路旁。分布于陕西、山东、安徽、江苏、浙江、江西、河南、湖北、湖南、四川、广西等地。

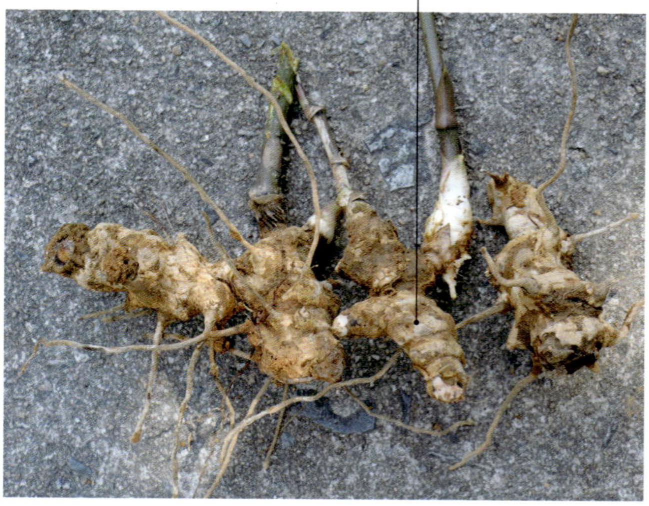

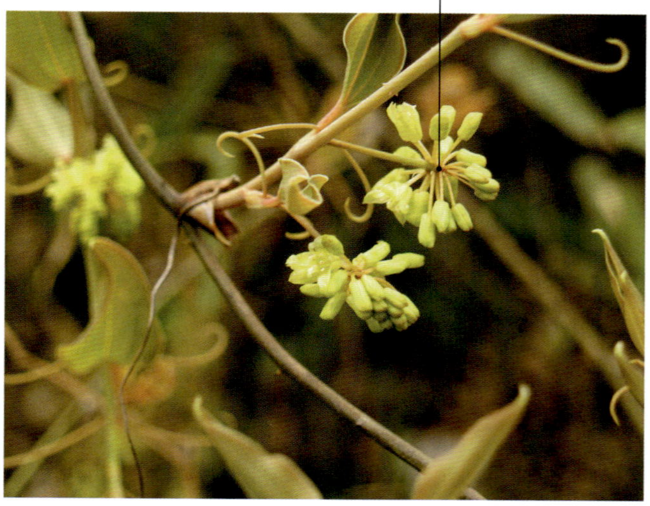

菝葜

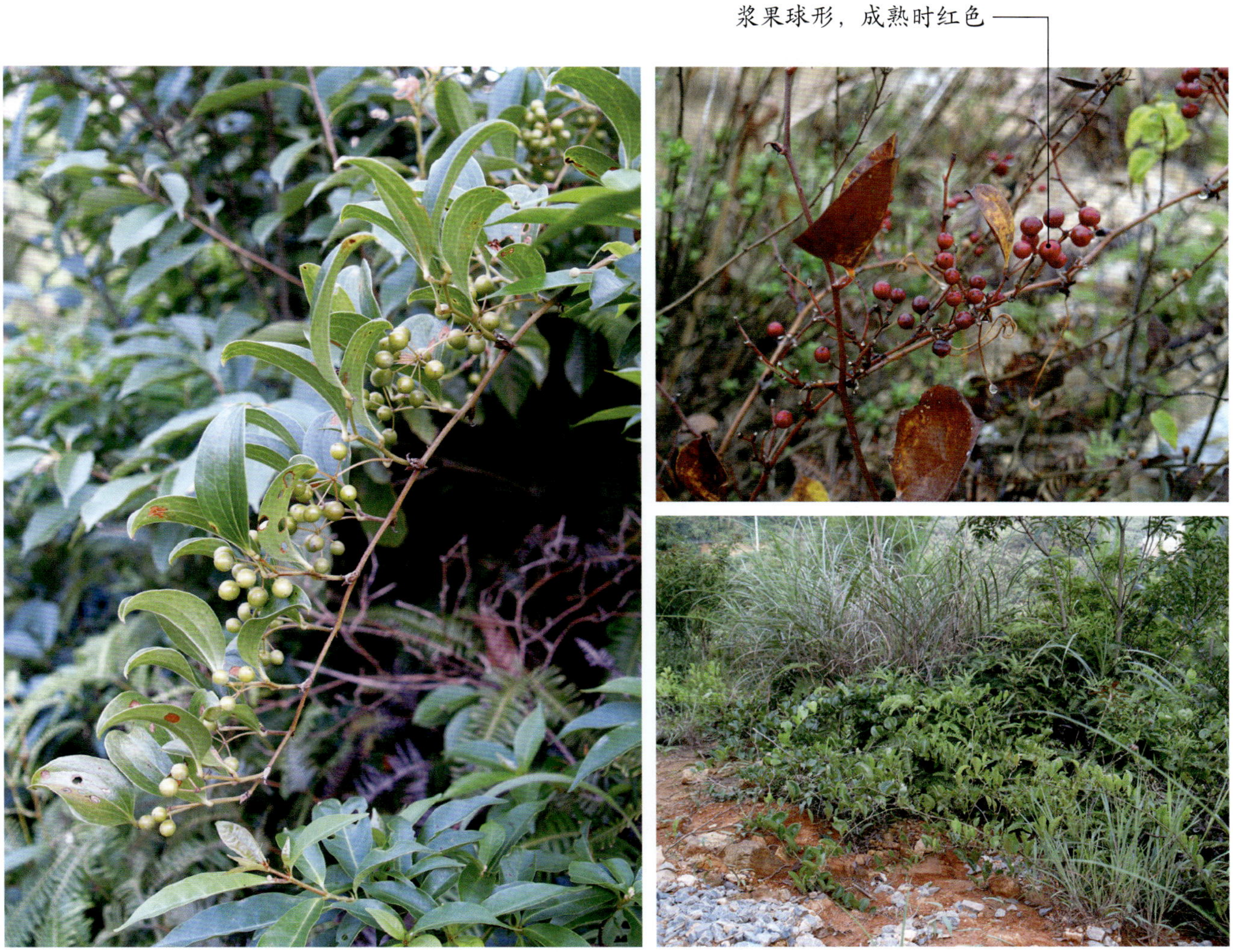

菝葜（续）

对比鉴别

参见“土茯苓”项。

菟丝子

Tusizi

CUSCUTAE SEMEN

本品为旋花科植物南方菟丝子 *Cuscuta australis* R. Br. 或菟丝子 *Cuscuta chinensis* Lam. 的干燥成熟种子。

基原植物

南方菟丝子 *Cuscuta australis* R. Br.

生于海拔 100~2000m 的田野及路边，寄生于豆科和菊科蒿属、马鞭草科牡荆属等植物。分布于辽宁、河北、河南、山东、江苏、安徽、浙江、福建、台湾、江西、湖北、湖南、广东、云南、贵州、四川、陕西、宁夏、新疆。

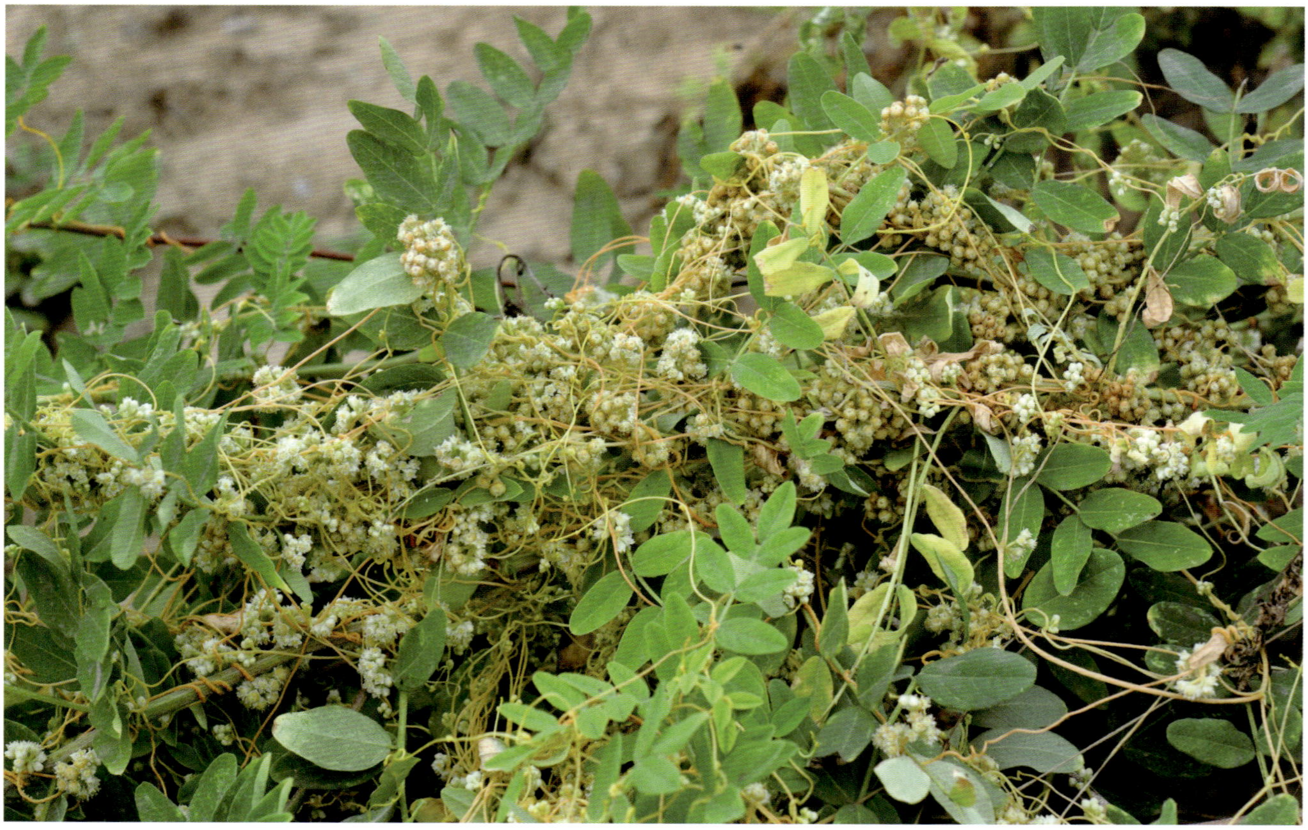

南方菟丝子

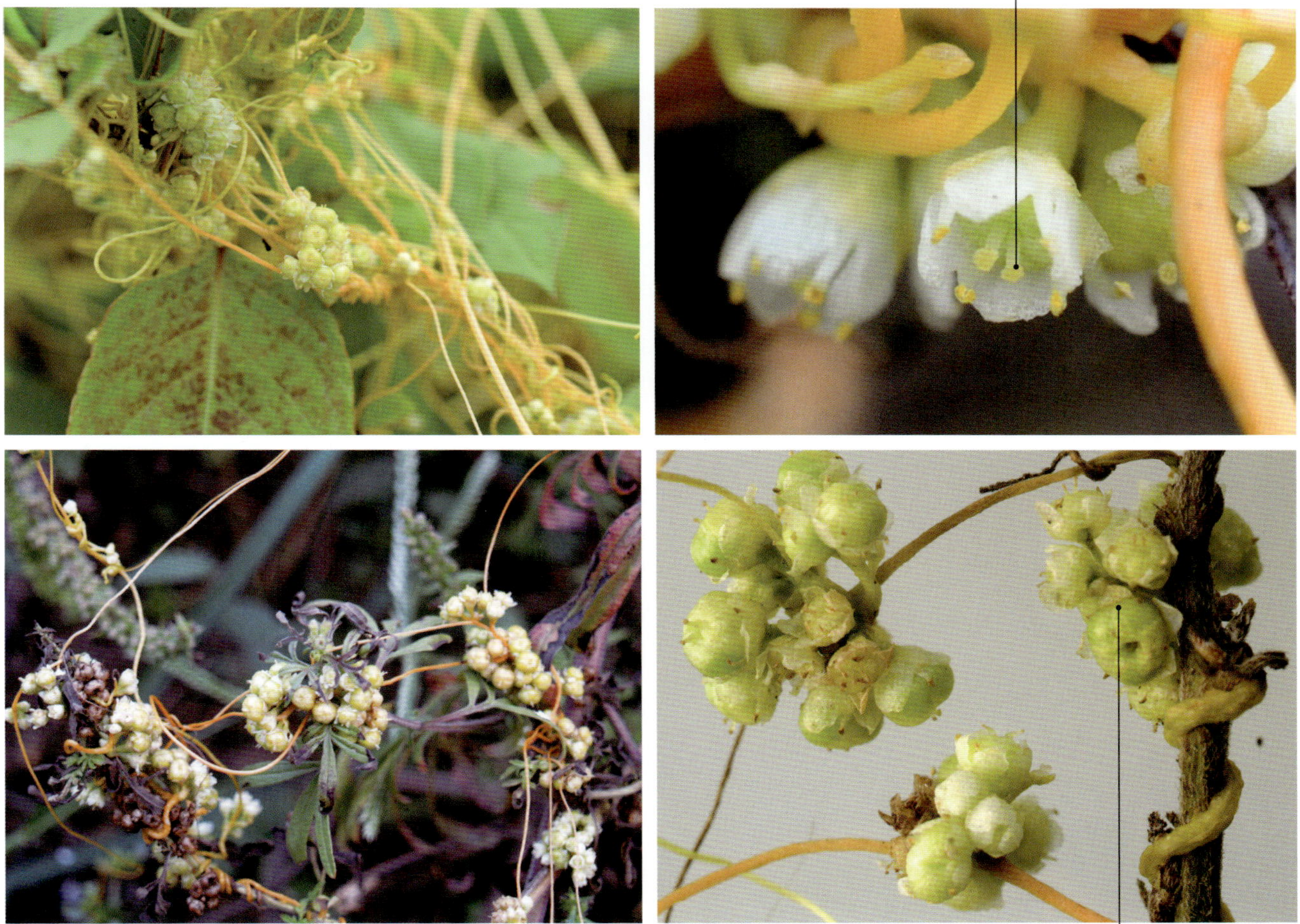
花柱 2，柱头球状
或头状，不伸长
蒴果仅下半部被宿存花冠包围

南方菟丝子（续）

■ 菟丝子 *Cuscuta chinensis* Lam. 别名：豆寄生、无根草

生于田边、荒地及灌木丛中，多寄生于豆科、菊科、藜科等植物。分布于全国各地。

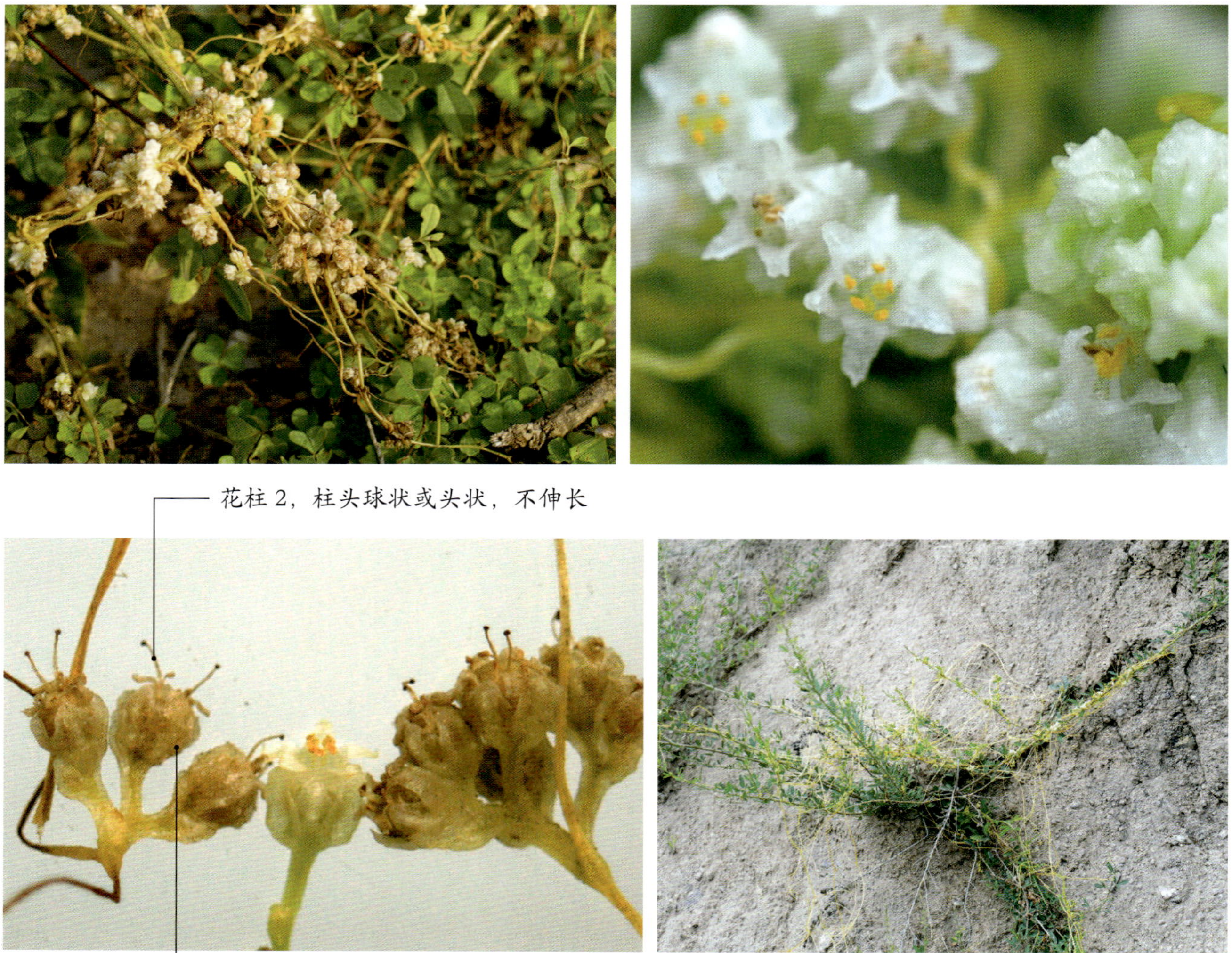
花柱 2，柱头球状或头状，不伸长
蒴果全被宿存的花冠包围

菟丝子

对比鉴别

《常用中药材品种整理和质量研究》（南方协作组）记载，我国商品菟丝子的原植物共 4 种，除南方菟丝子、菟丝子外，还有金灯藤（日本菟丝子）*Cuscuta japonica* Choisy 和欧洲菟丝子 *Cuscuta europaea* Linnaeus。

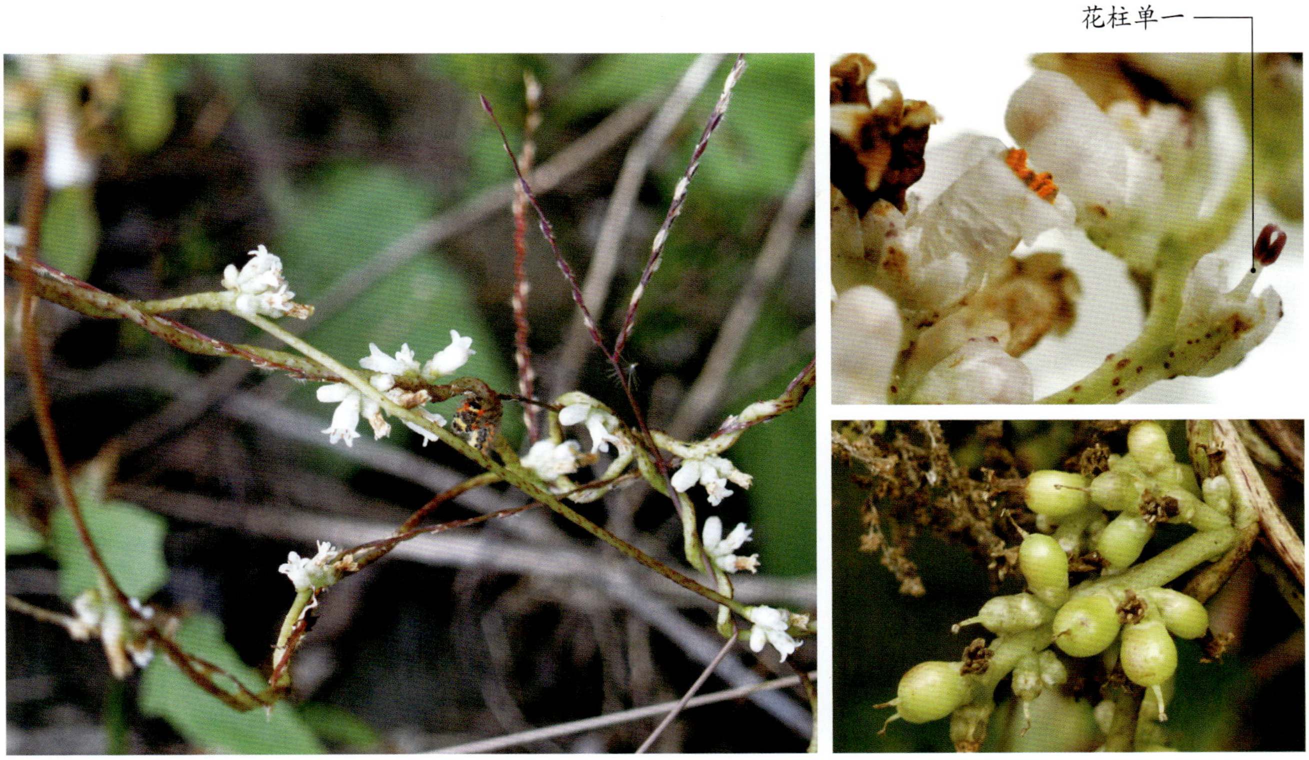

金灯藤

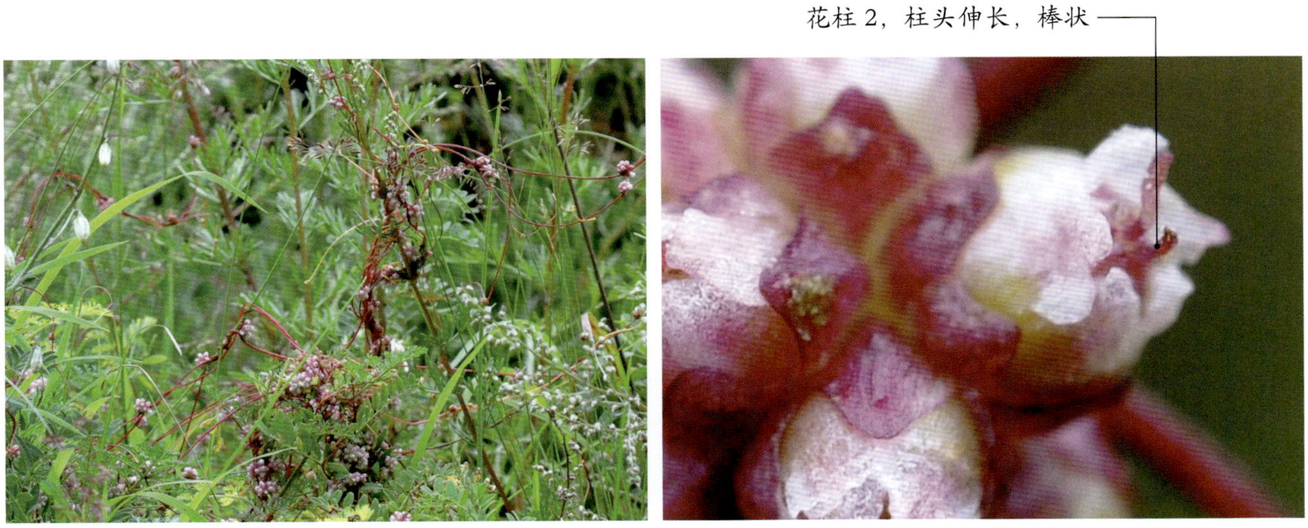

欧洲菟丝子

检索表

1. 茎较粗，约 1~2mm；花柱单一 .... 金灯藤
1. 茎纤细，直径约 1mm；花柱 2 2
2. 柱头伸长，棒状 .... 欧洲菟丝子
2. 柱头球状或头状，不伸长 3
3. 雄蕊着生于花冠裂片弯缺处；蒴果仅下半部被宿存花冠包围 .... 南方菟丝子
3. 雄蕊着生于花冠裂片弯缺微下处；蒴果全被宿存花冠包围 .... 菟丝子

菊苣

Juju
CICHORII HERBA
CICHORII RADIX

本品系维吾尔族习用药材。为菊科植物毛菊苣 *Cichorium glandulosum* Boiss. et Huet 或菊苣 *Cichorium intybus* L. 的干燥地上部分或根。

基原植物

■ 毛菊苣 *Cichorium glandulosum* Boiss. et Huet 别名：腺毛菊苣

生于平原绿洲。分布于新疆。

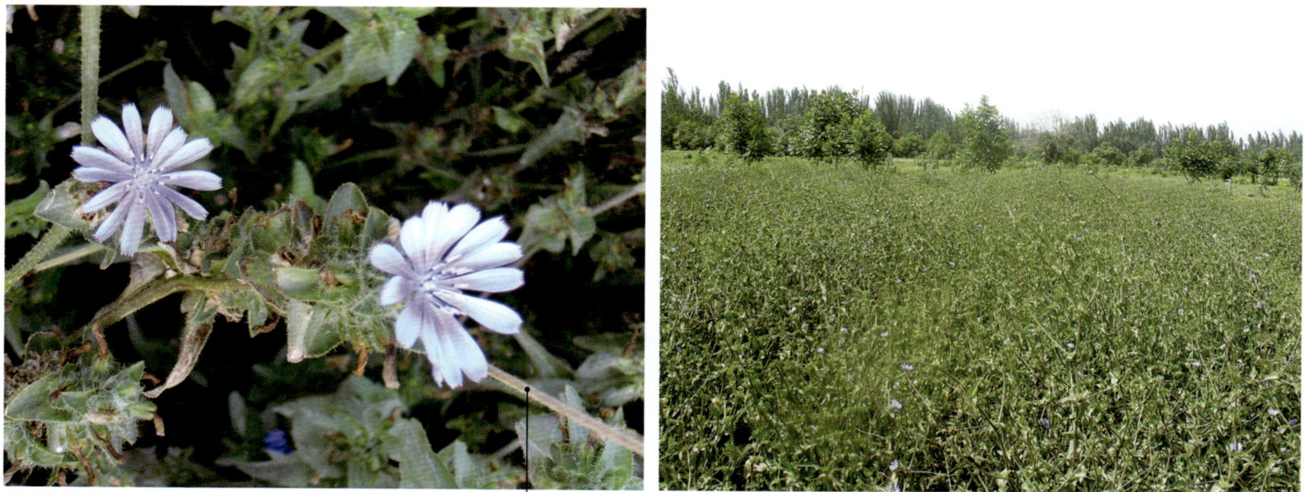

毛菊苣

■ 菊苣 *Cichorium intybus* L.

与毛菊苣主要区别点：多年生草本；茎被疏粗毛或绢毛；膜片状冠毛长 0.2~0.3mm。

生于路边、草地、山沟及田边荒地。分布于东北、西北、华北地区及山东、江西等地。

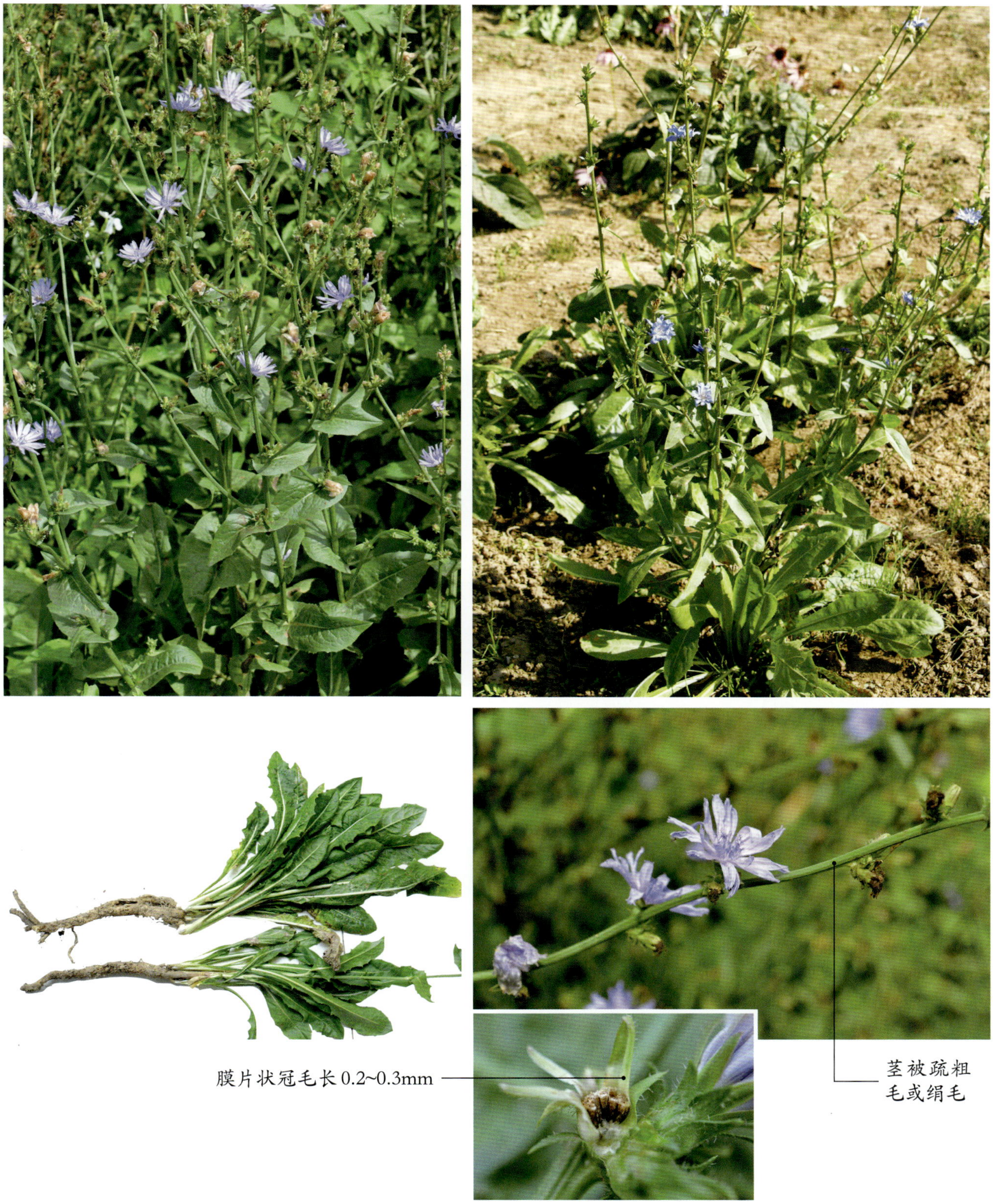

菊苣

菊　花　Juhua CHRYSANTHEMI FLOS

本品为菊科植物菊 *Chrysanthemum morifolium* Ramat. 的干燥头状花序。药材按产地和加工方法不同，分为“亳菊”“滁菊”“贡菊”“杭菊”“怀菊”。

基原植物

■ **菊**　*Chrysanthemum morifolium* Ramat.　别名：白菊花

《中国植物志》《中国高等植物》记载菊的拉丁学名为 *Dendranthema morifolium* (Ramat) Tzvel.。栽培于气候温暖、阳光充足、排水良好的沙质土壤。分布于华东、华南、中南及西南各地。

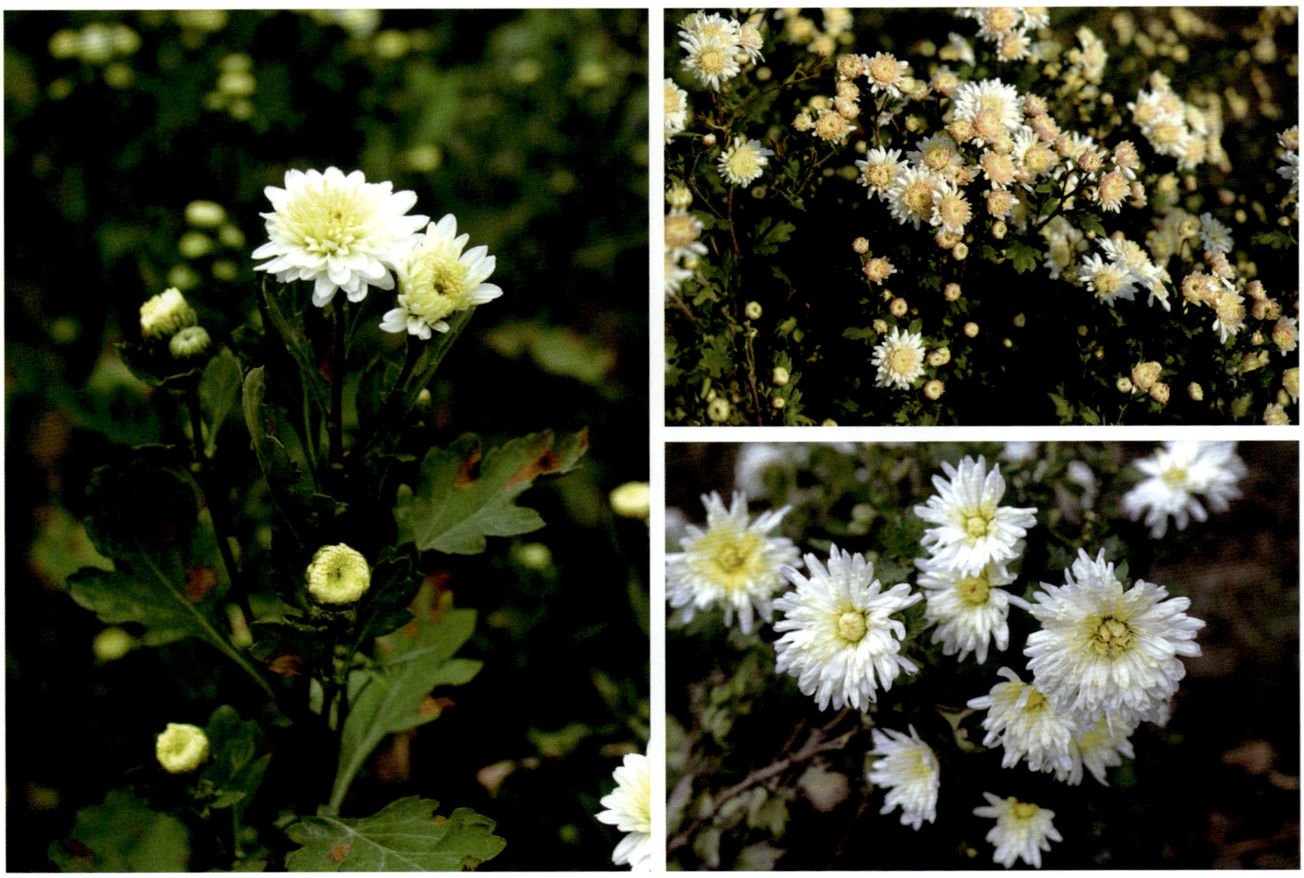

菊

梅　花　Meihua MUME FLOS

本品为蔷薇科植物梅 *Prunus mume* (Sieb.) Sieb. et Zucc. 的干燥花蕾。

基原植物

■ **梅**　*Prunus mume* (Sieb.) Sieb. et Zucc.　别名：酸梅

《中国植物志》、*Flora of China* 及《中国高等植物》记载梅的拉丁学名为 *Armeniaca mume* Sieb.。长江以南各地有栽培或野生。

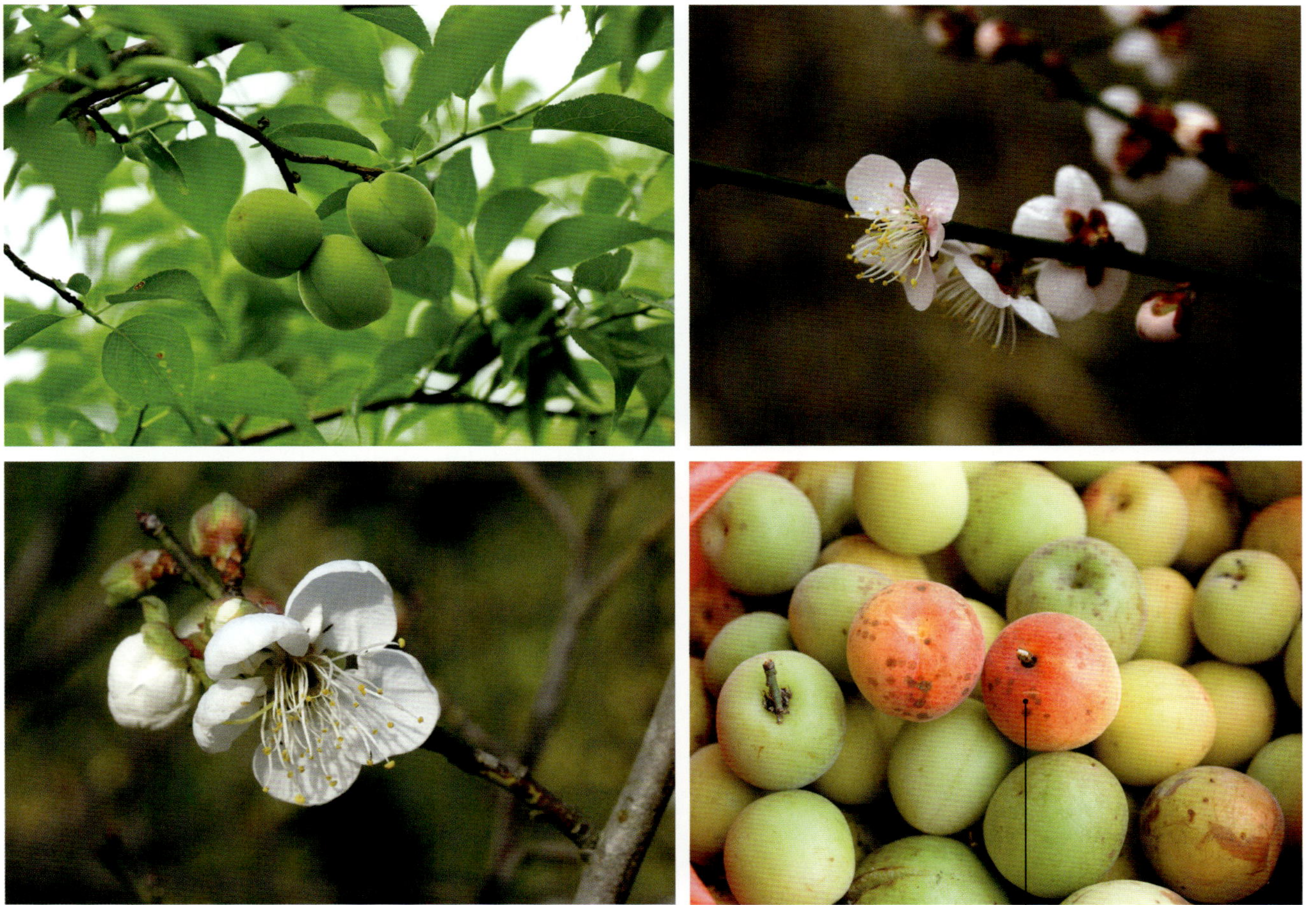

梅

救必应

Jiubiying

ILICIS ROTUNDAE CORTEX

本品为冬青科植物铁冬青 *Ilex rotunda* Thunb. 的干燥树皮。

基原植物

■ 铁冬青 *Ilex rotunda* Thunb.

生于荒山疏林、丘陵或溪边。分布于江苏、浙江、安徽、江西、湖南、广东、广西、福建、台湾、云南等地。

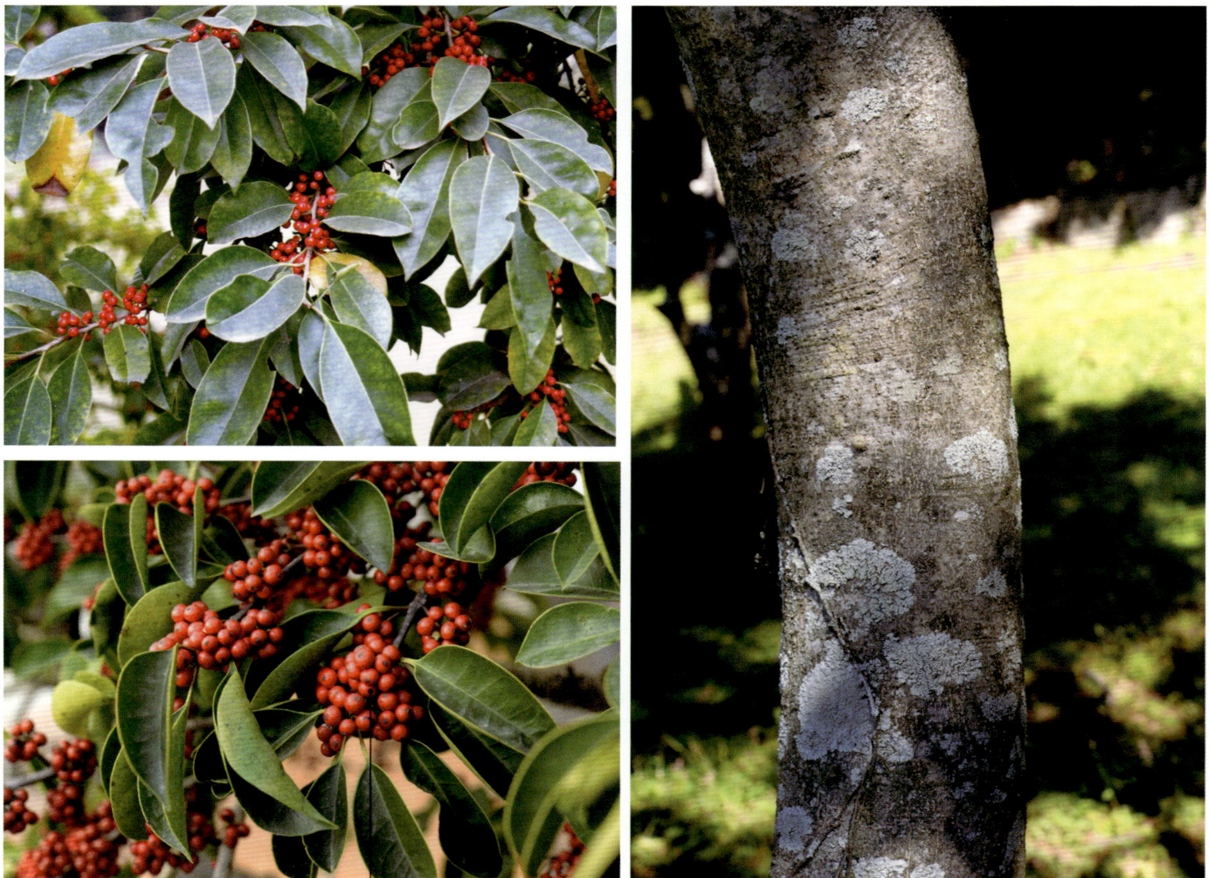

铁冬青

常　山 Changshan DICHROAE RADIX

本品为虎耳草科植物常山 *Dichroa febrifuga* Lour. 的干燥根。

基原植物

■ **常山** *Dichroa febrifuga* Lour.　别名：黄常山

生于林荫湿润山地、路旁、溪边。分布于江西、福建、湖北、湖南、广东、海南、广西、四川、贵州、云南等地。

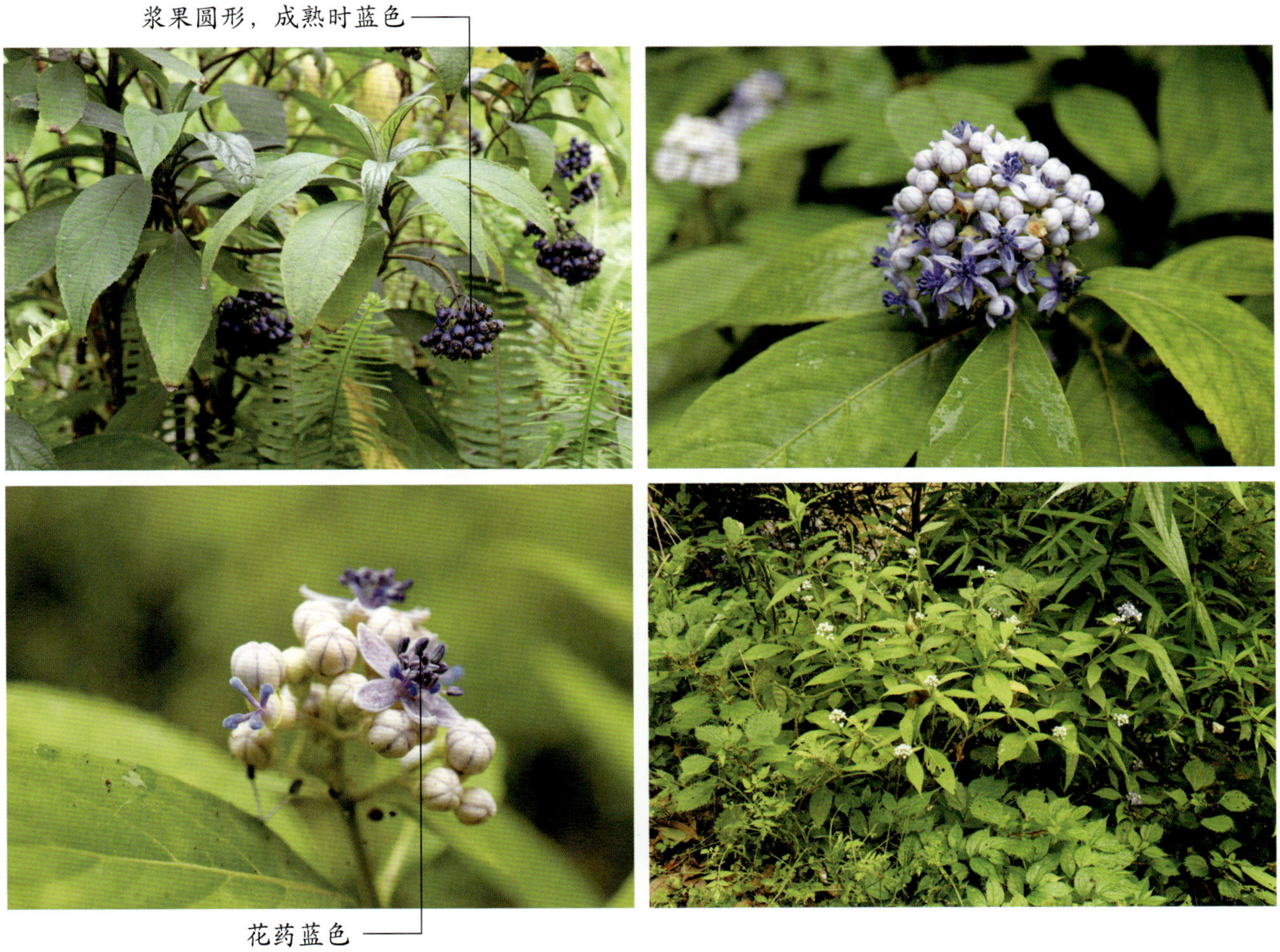

常山

野木瓜

Yemugua

STAUNTONIAE CAULIS ET FOLIUM

本品为木通科植物野木瓜 *Stauntonia chinensis* DC. 的干燥茎及叶。

基原植物

■ **野木瓜** *Stauntonia chinensis* DC. 别名：七叶莲、山芭蕉

生于海拔 500~1300m 的山地密林、山腰灌丛或山谷溪边疏林中。分布于广东、广西、香港、湖南、贵州、云南、安徽、浙江、江西、福建。

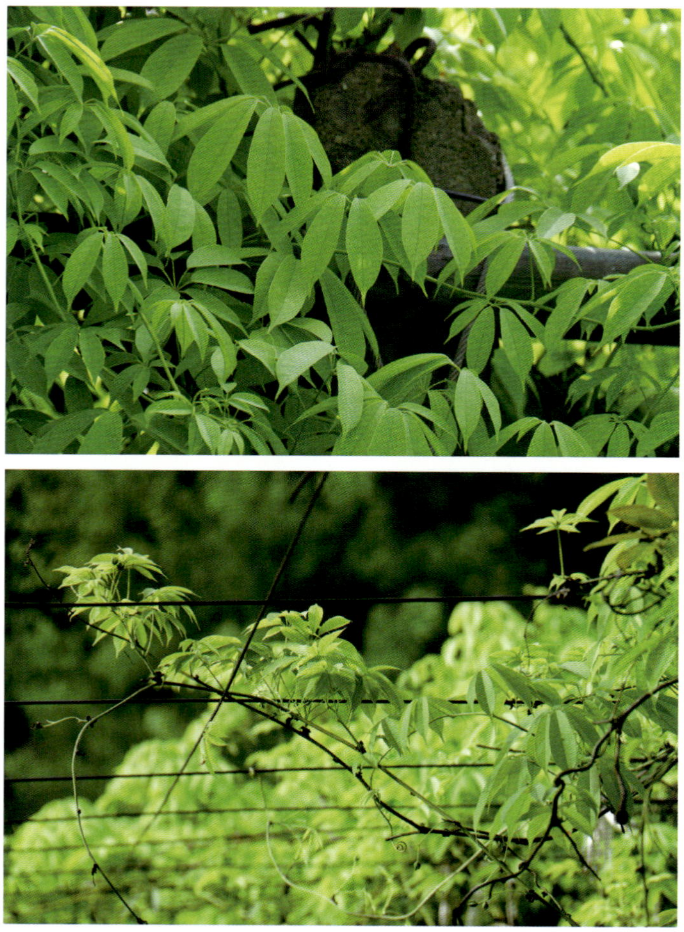

野木瓜

野马追 Yemazhui EUPATORII LINDLEYANI HERBA

本品为菊科植物轮叶泽兰 *Eupatorium lindleyanum* DC. 的干燥地上部分。

基原植物

■ **轮叶泽兰** *Eupatorium lindleyanum* DC. 别名：轮叶佩兰、林泽兰

生于山坡、草地、溪旁、沙地。广布于东北、华北、华东各地。

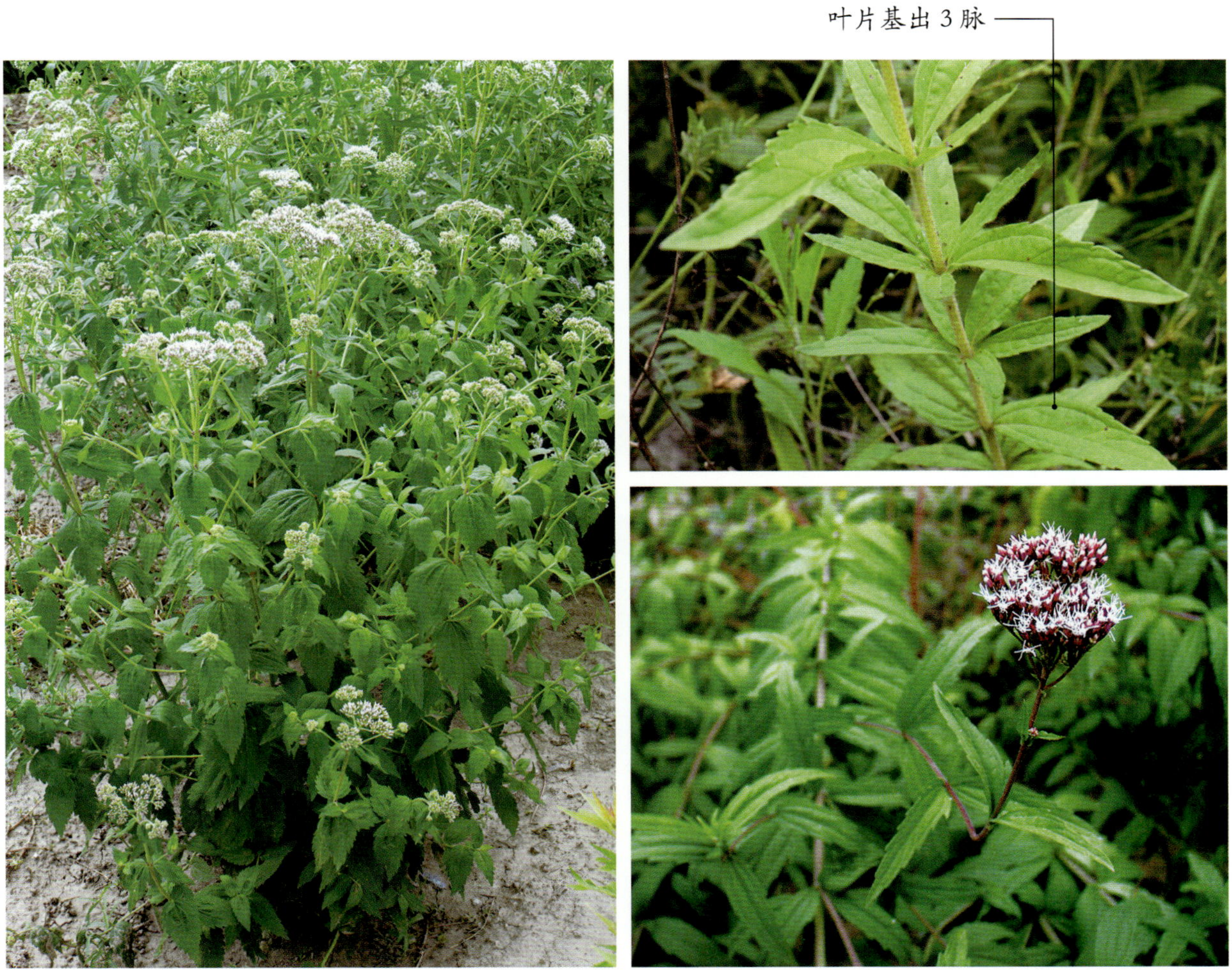

轮叶泽兰

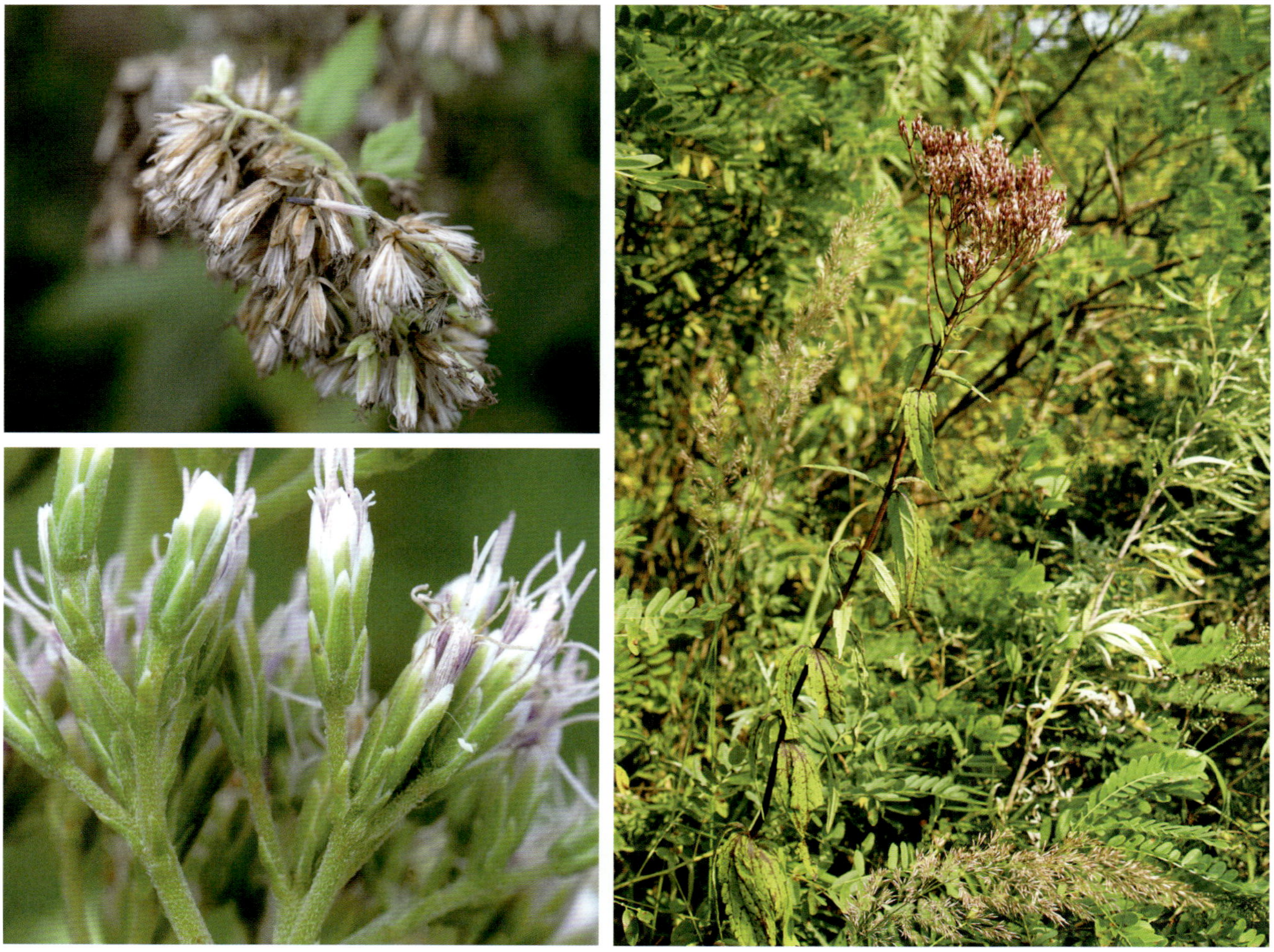

轮叶泽兰（续）

对比鉴别

参见“佩兰”项。

检索表

参见“佩兰”项。

野菊花

Yejuhua

CHRYSANTHEMI INDICI FLOS

本品为菊科植物野菊 *Chrysanthemum indicum* L. 的干燥头状花序。

基原植物

■ **野菊** *Chrysanthemum indicum* L.　别名：山菊花

《中国植物志》《中国高等植物》记载野菊的拉丁学名为 *Dendranthema indicum* Des Moulin。生于海拔 100~2900m 的山坡、河边湿地、路旁。全国大部分地区有分布。

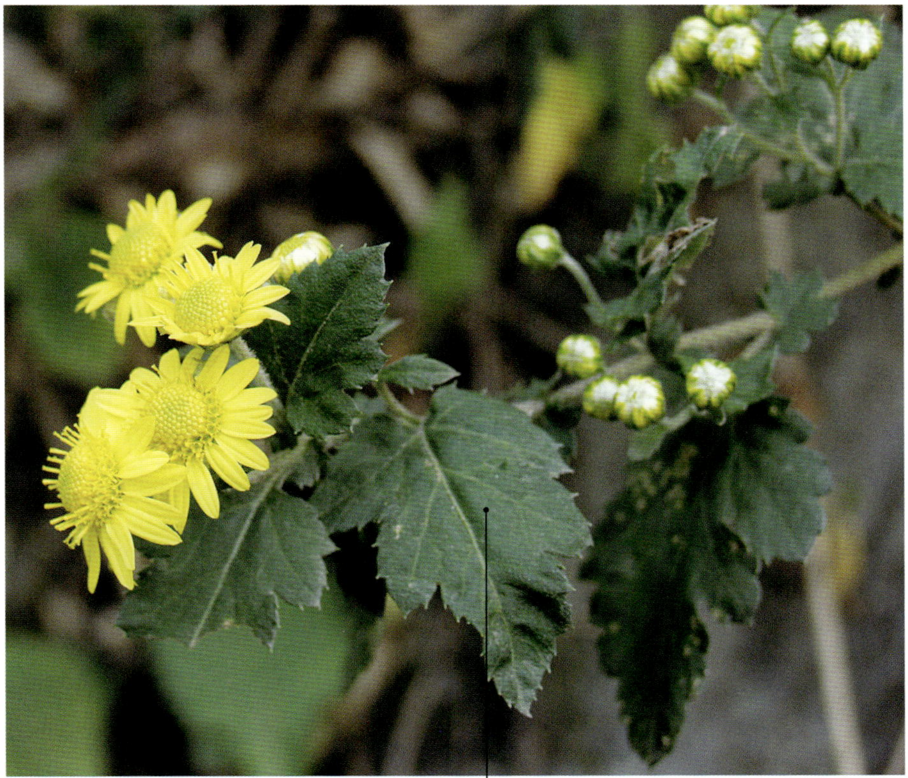

叶片羽状深裂、浅裂或不明显分裂

野菊

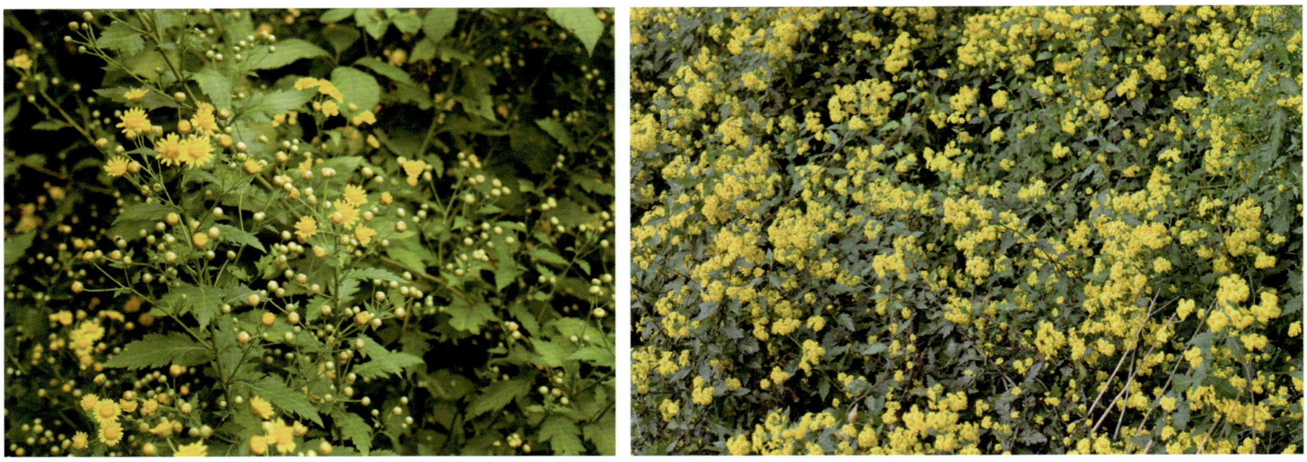

野菊（续）

对比鉴别

植物野菊与其同属植物甘菊 *Chrysanthemum lavandulifolium* (Fischer ex Trautvetter) Makin 容易相混淆。甘菊与野菊主要区别点：叶片二回羽状分裂，一回全裂或几全裂。

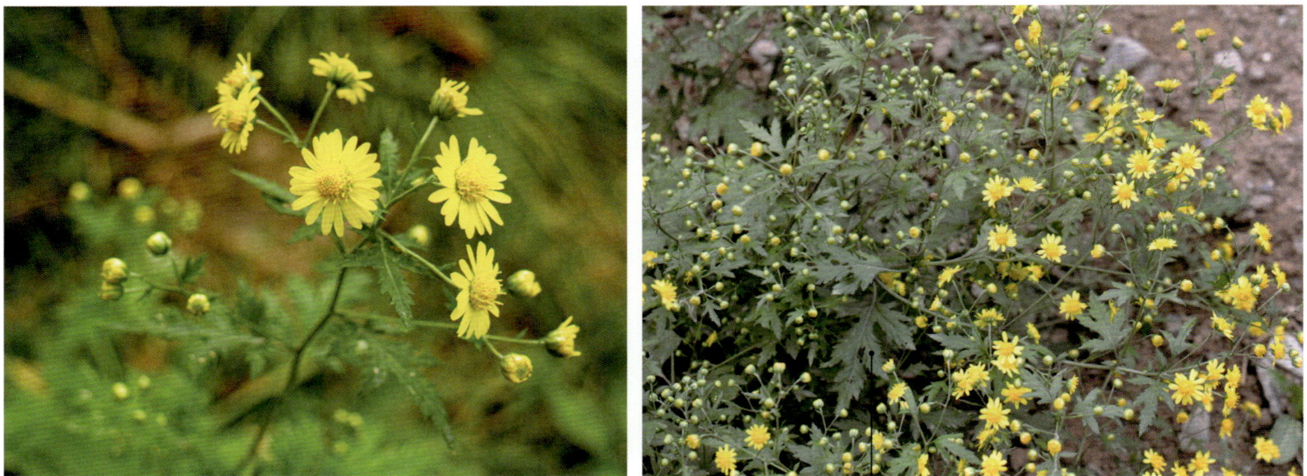

叶片二回羽状分裂，一回全裂或几全裂

甘菊

蛇床子

Shechuangzi

CNIDII FRUCTUS

本品为伞形科植物蛇床 *Cnidium monnieri* (L.) Cuss. 的干燥成熟果实。

基原植物

■ **蛇床** *Cnidium monnieri* (L.) Cuss.

生于海边、路旁、田间草地、河边湿地。分布几遍全国。

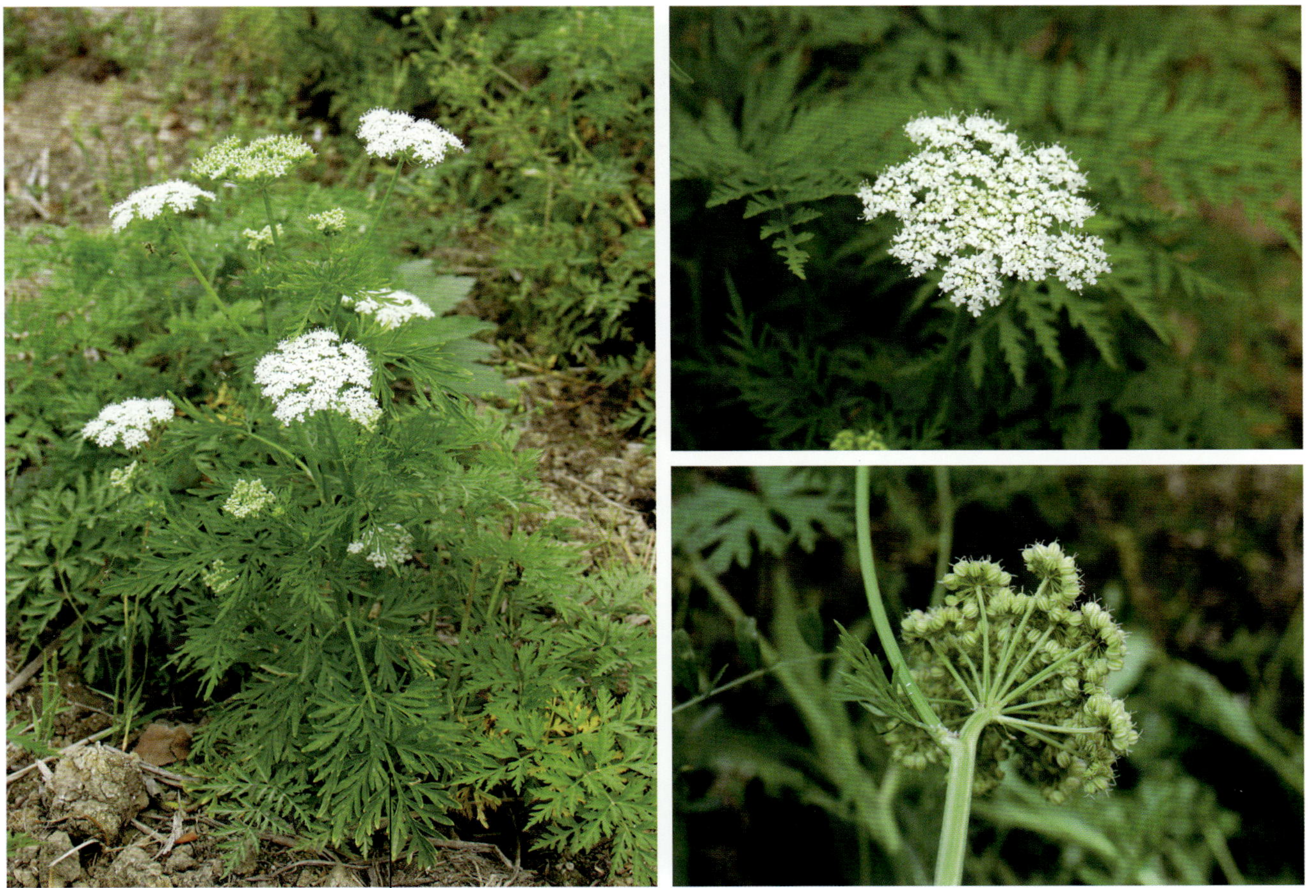

叶片二至三回羽状全裂；一回羽片 3~4 对

蛇床

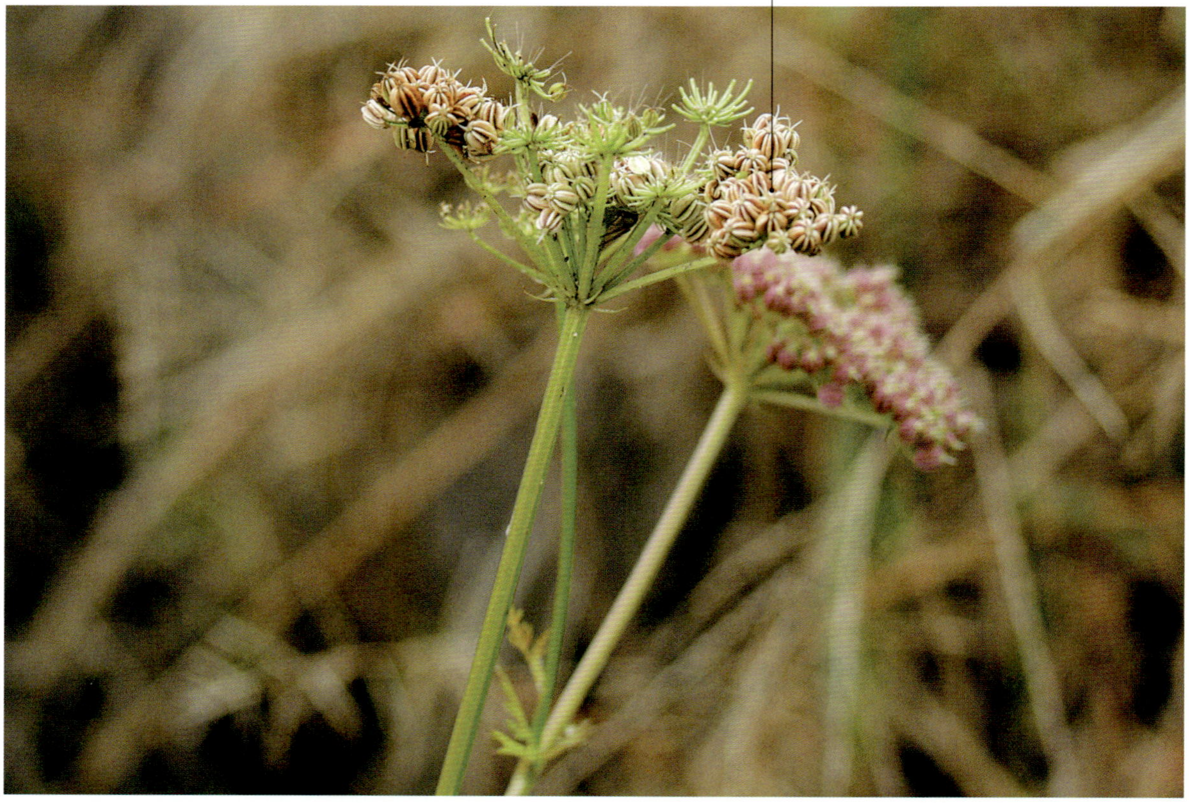

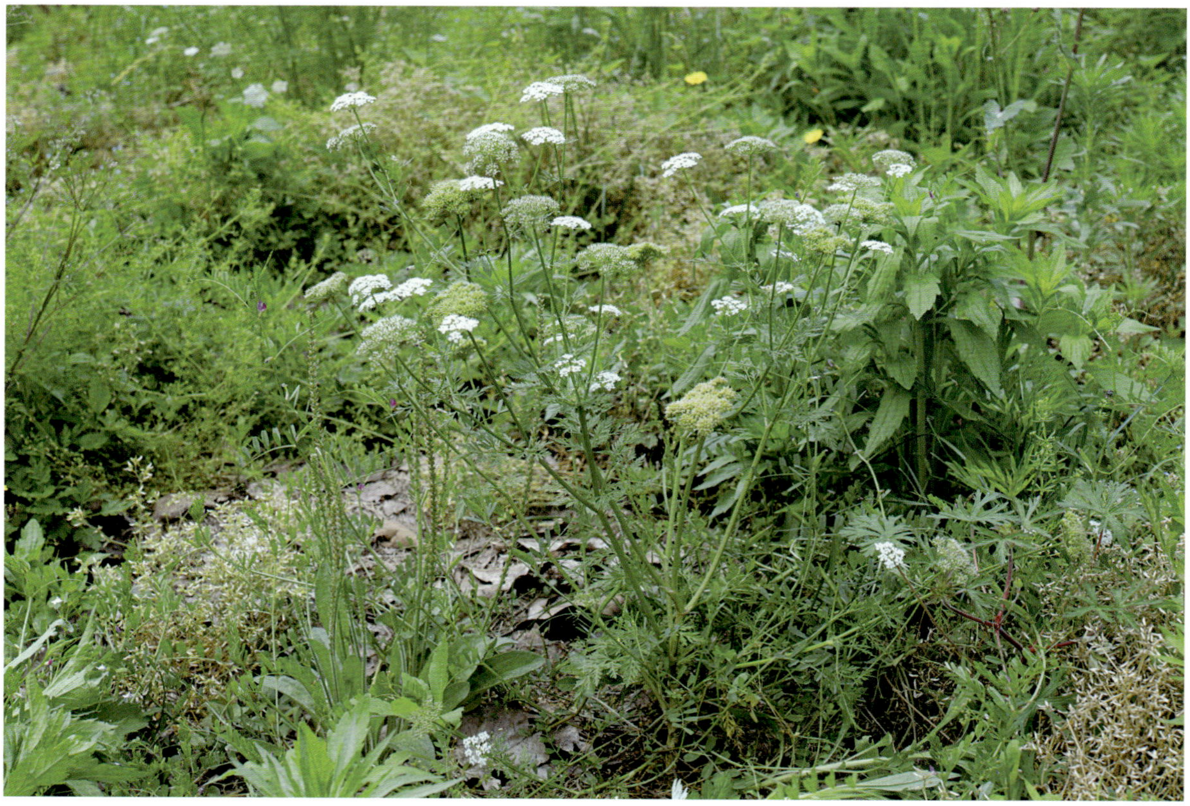

蛇床（续）

银杏叶

Yinxingye

GINKGO FOLIUM

本品为银杏科植物银杏 *Ginkgo biloba* L. 的干燥叶。

基原植物

■ **银杏** *Ginkgo biloba* L. 别名：白果树、公孙树

栽培于全国大部分地区。

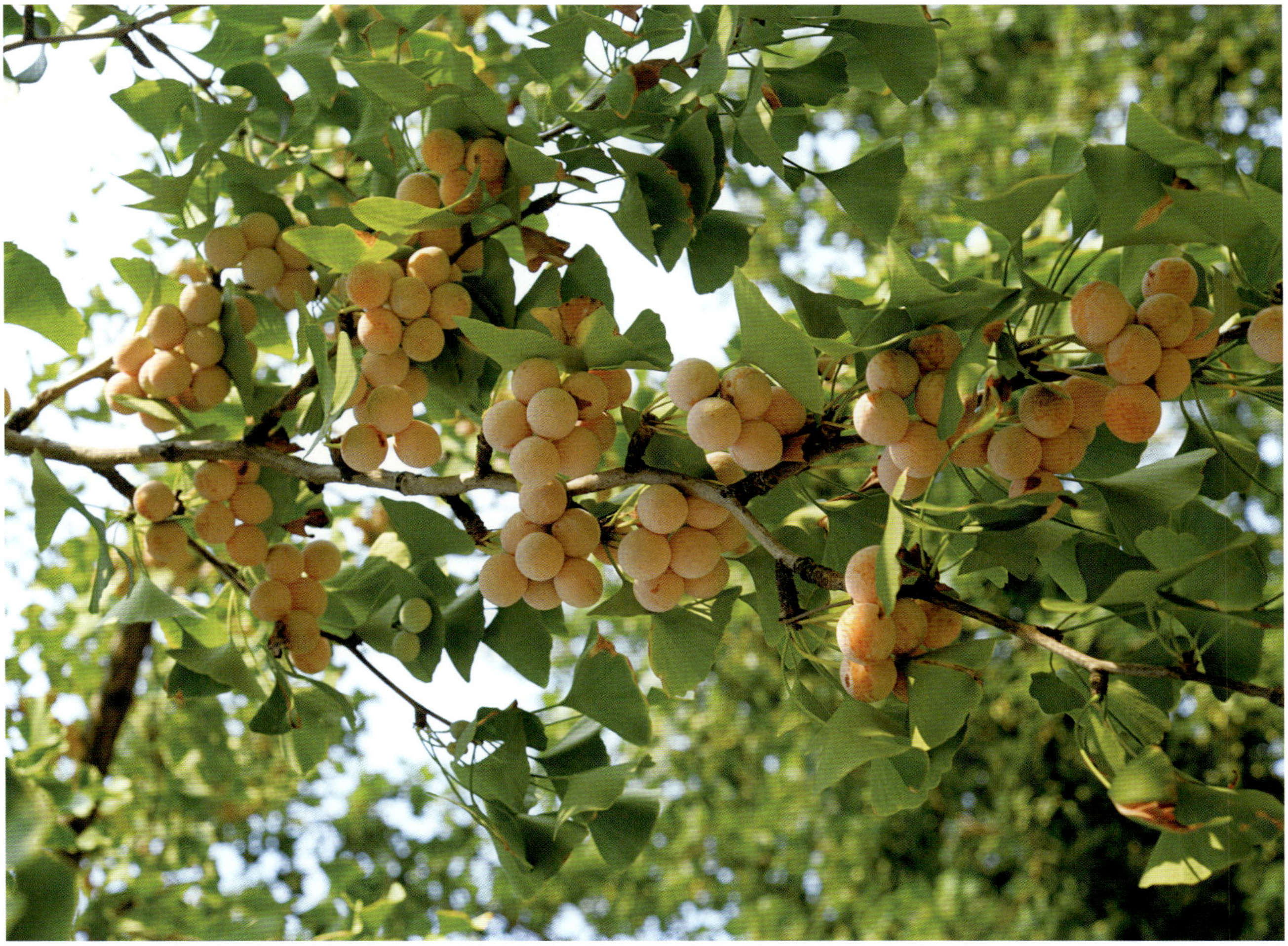

银杏

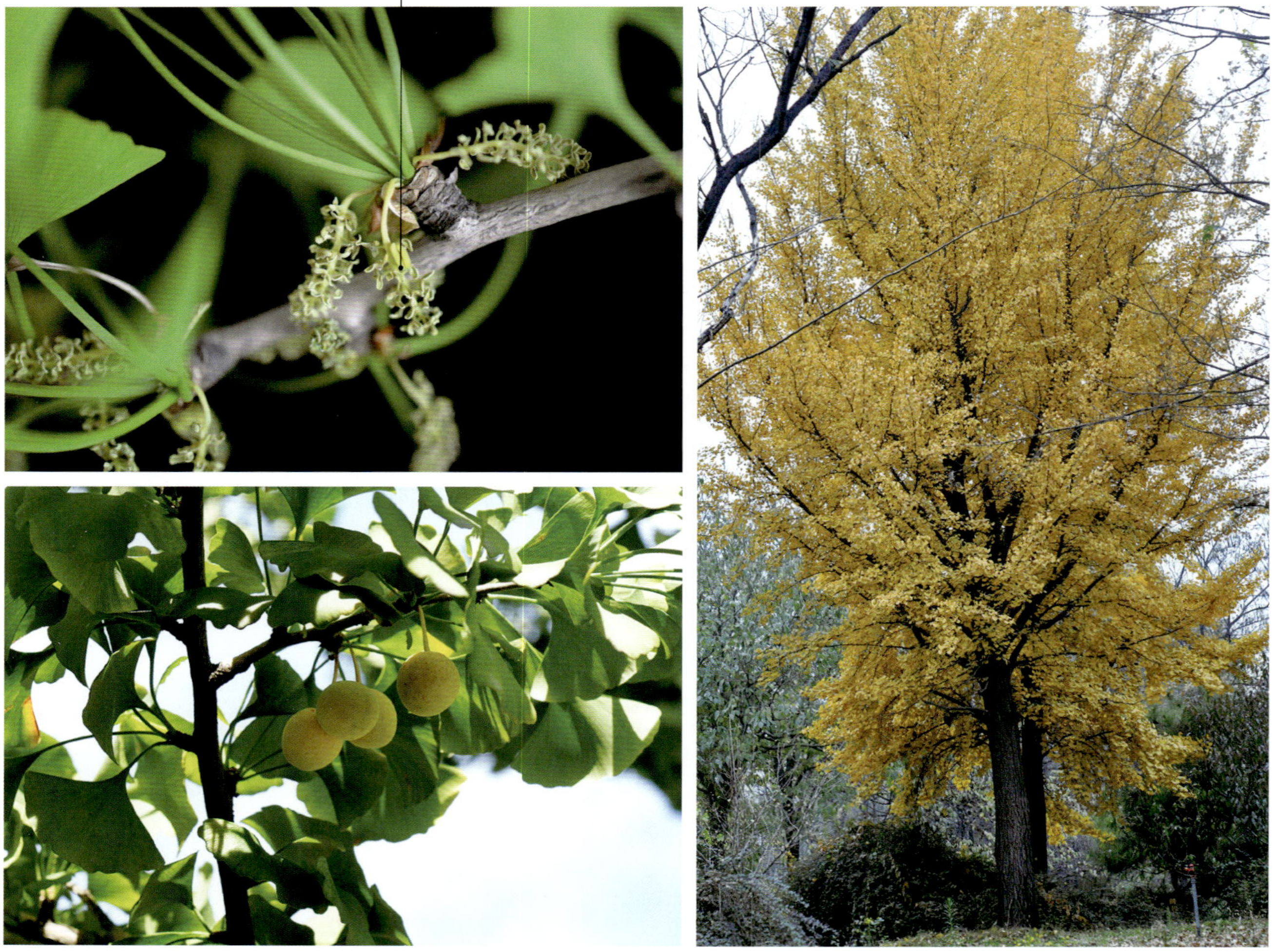

银杏（续）

银柴胡

Yinchaihu

STELLARIAE RADIX

本品为石竹科植物银柴胡 *Stellaria dichotoma* L. var. *lanceolata* Bge. 的干燥根。

基原植物

■ 银柴胡 *Stellaria dichotoma* L. var. *lanceolata* Bge.

生于干燥草原及山坡悬崖石缝中。分布于甘肃、陕西、内蒙古等地。

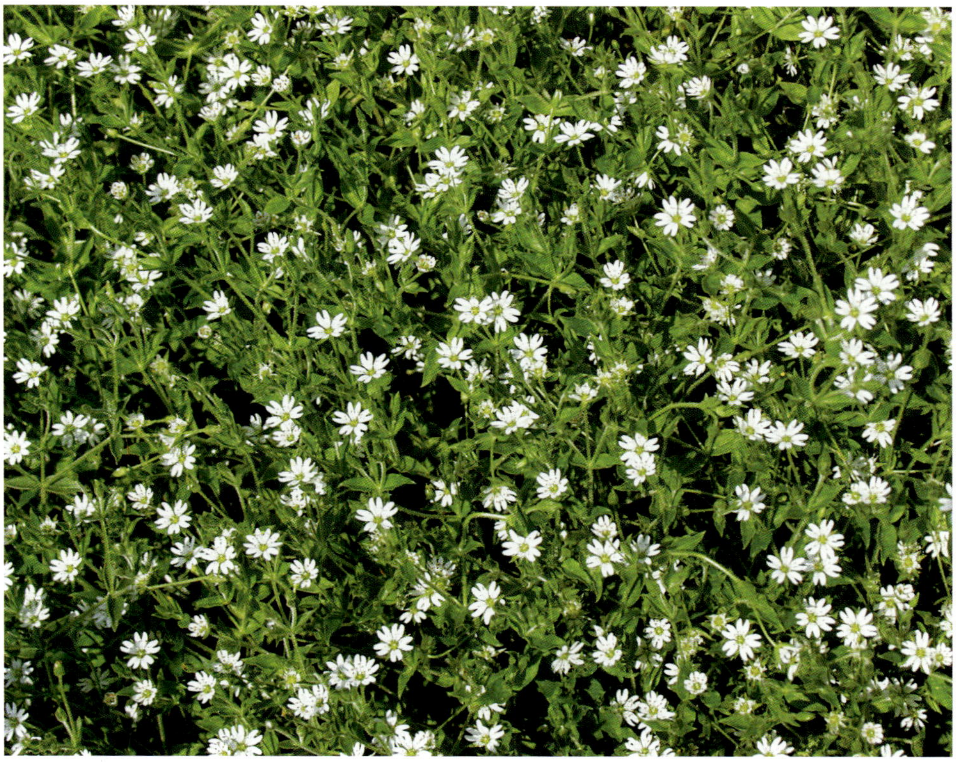

银柴胡

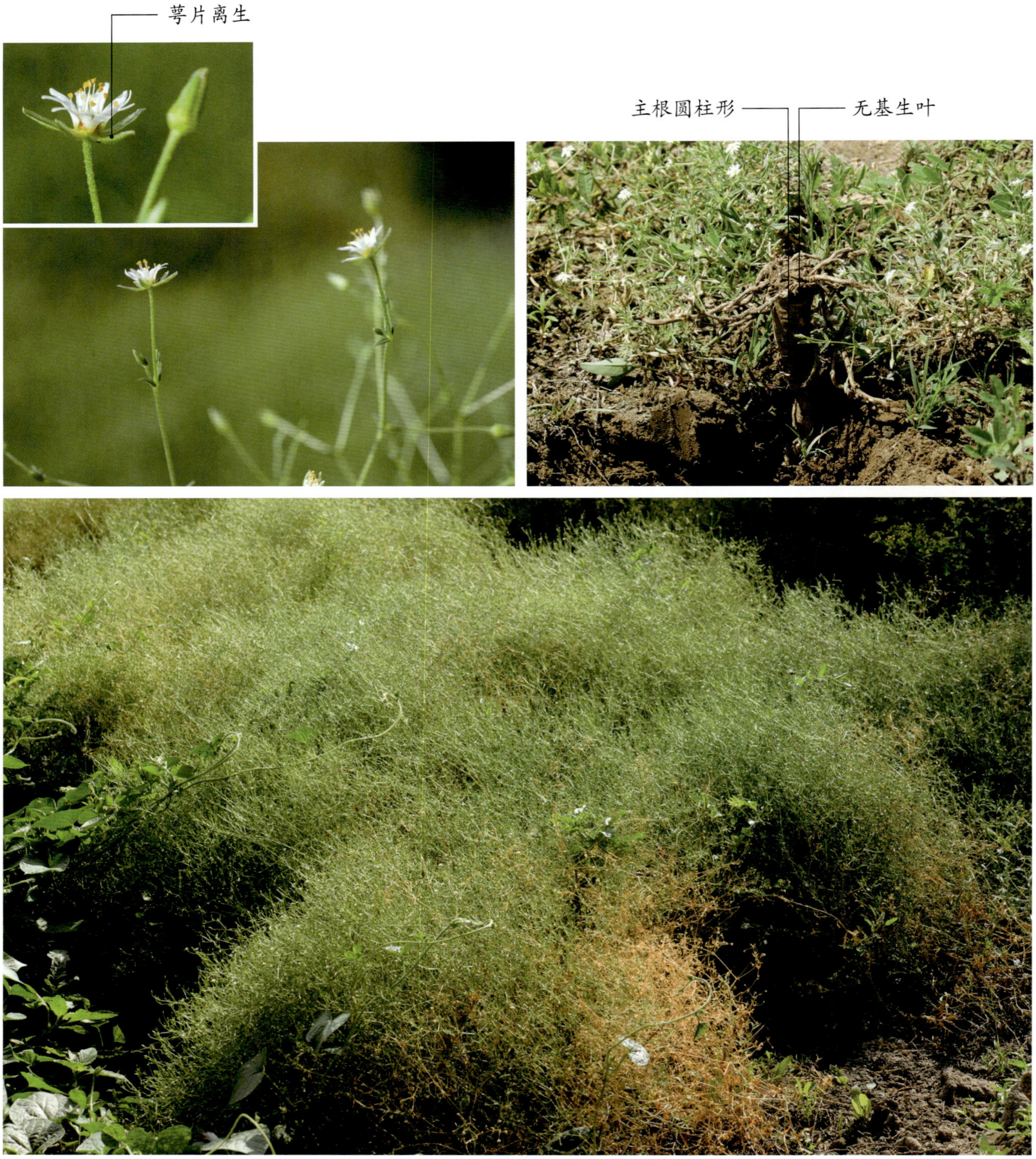

银柴胡（续）

对比鉴别

《常用中药材品种整理和质量研究》（北方编）记载，经调查发现，植物银柴胡资源已接近枯竭，仅有少量野生，但也不易收购，虽然有人工栽培的银柴胡已进入药材流通市场，但外形差异很大，其根细、珍珠盘小、无砂眼、分枝多，常被认为是党参，因此植物银柴胡入药使用的不多。目前，除银柴胡外主要有以下 5 种植物的根还在被入药使用，它们是鹤草（苍蝇花）*Silene fortunei* Vis.、山蚂蚱草（旱麦瓶草）*Silene jenisseensis* Willdenow、老牛筋（灯心草蚤缀）*Arenaria juncea* Bieb.、长蕊石头花（霞草）*Gypsophila oldhamiana* Miq.、细叶石头花 *Gypsophila licentiana* Hand.-Mazz.。

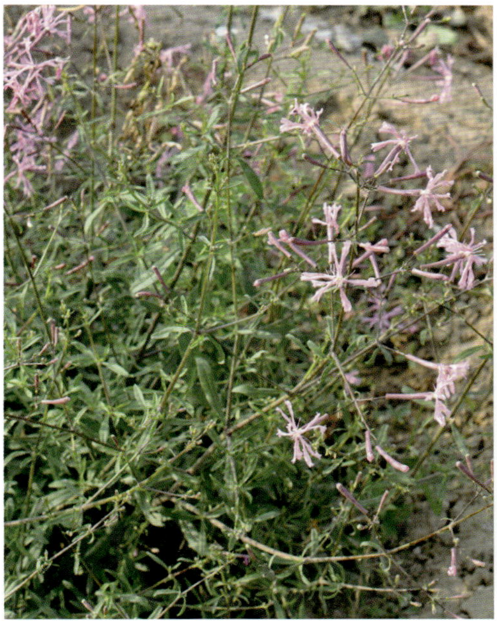

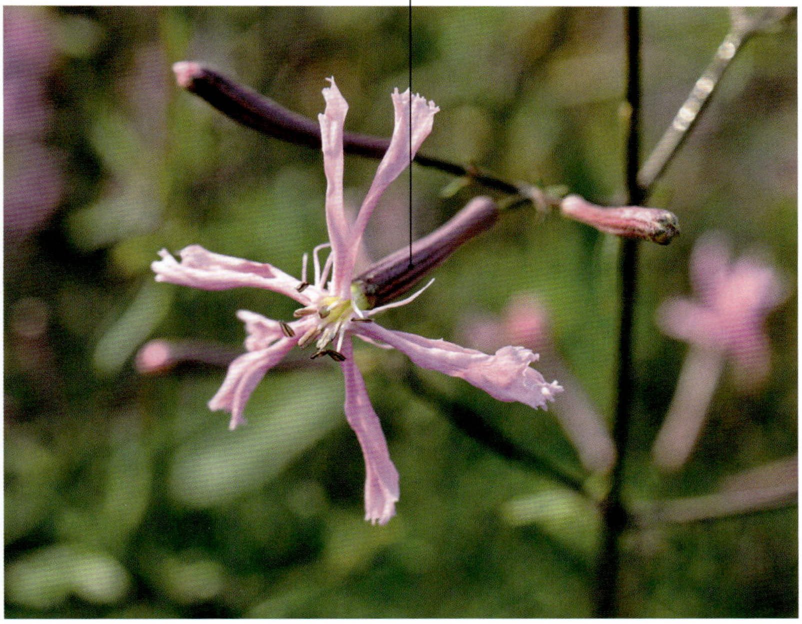

萼片合生，长 25~35mm

鹤草

萼片合生，花萼长不及 10mm

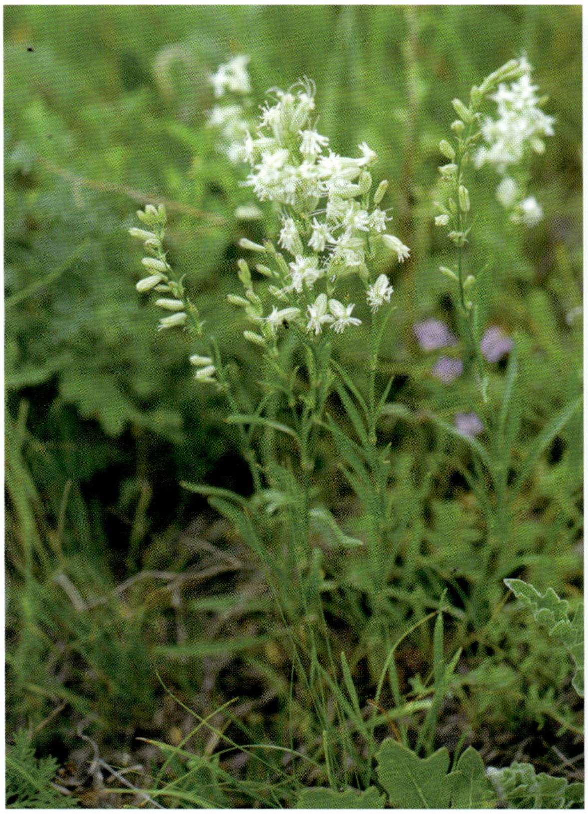

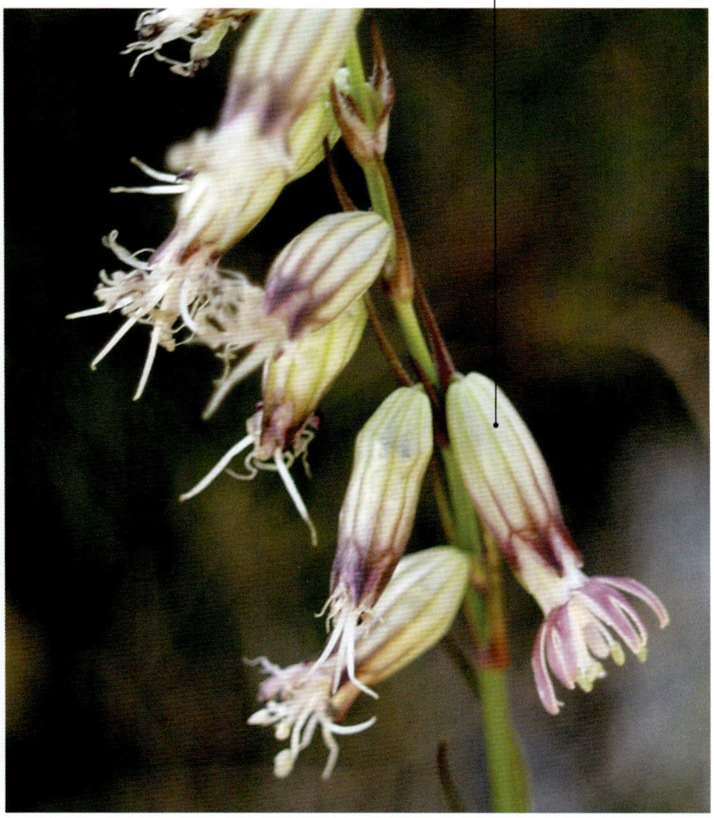

山蚂蚱草

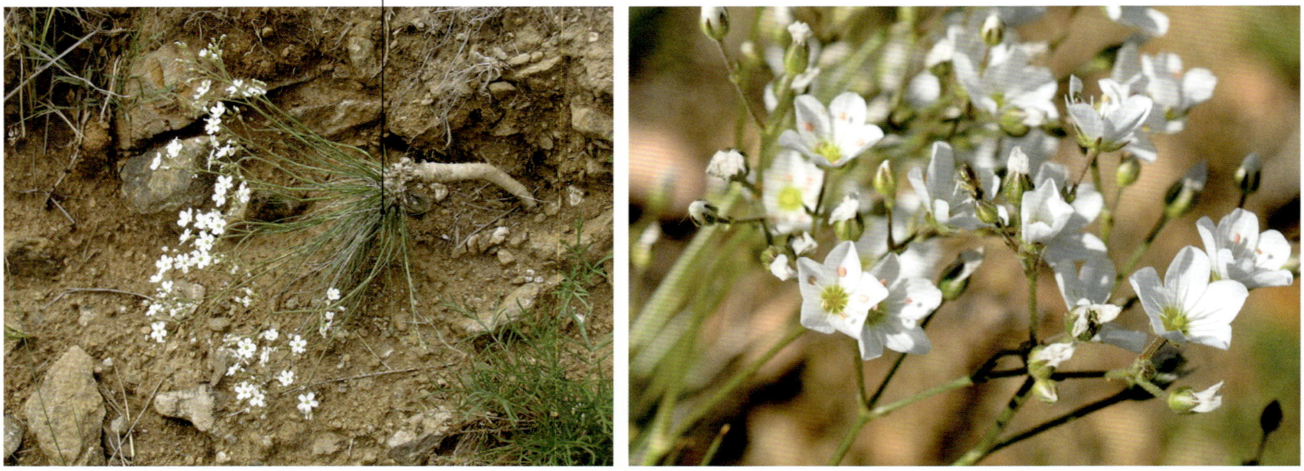

老牛筋

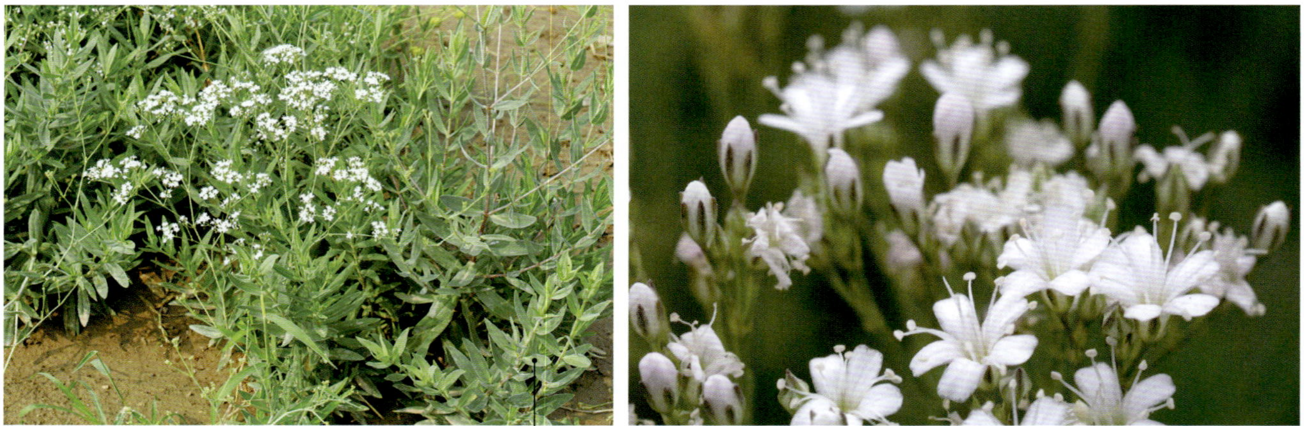

长蕊石头花

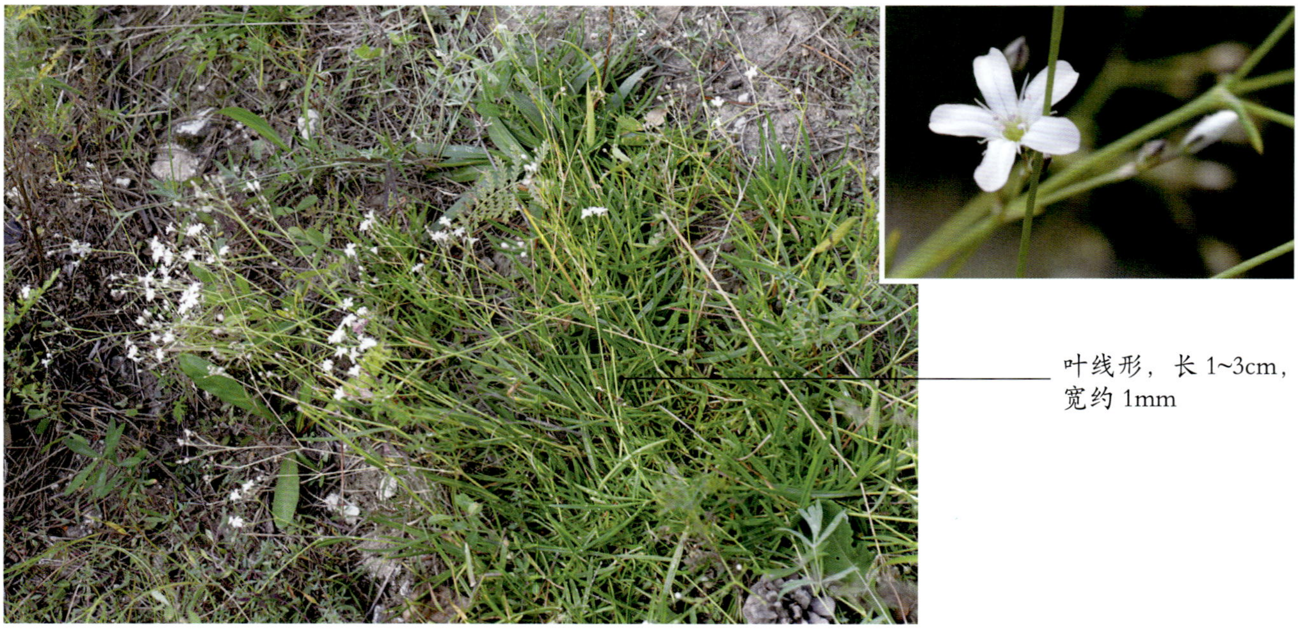

细叶石头花

检索表

1. 萼片离生，稀基部合生；花瓣近无爪；雄蕊周位生……2
1. 萼片合生；花瓣具明显爪；雄蕊下位生……3
2. 花瓣顶端 2 裂；无基生叶；茎生叶线状披针形……银柴胡
2. 花瓣全缘；基生叶簇生，狭线形；茎生叶较短小……老牛筋
3. 花柱 3；花瓣瓣片具爪，具附属物……4
3. 花柱 2；花瓣瓣片渐狭成爪，无附属物……5
4. 花粉红色，花萼长 25~35mm，花瓣瓣片不规则多裂……鹤草
4. 花粉常白色，花萼长不及 10mm，花瓣瓣片 2 裂……山蚂蚱草
5. 叶长圆形，长 4~8cm，宽 5~15mm……长蕊石头花
5. 叶线形，长 1~3cm，宽约 1mm……细叶石头花

甜瓜子

Tianguazi

MELO SEMEN

本品为葫芦科植物甜瓜 *Cucumis melo* L. 的干燥成熟种子。

基原植物

■ 甜瓜 *Cucumis melo* L.

全国各地均有栽培。

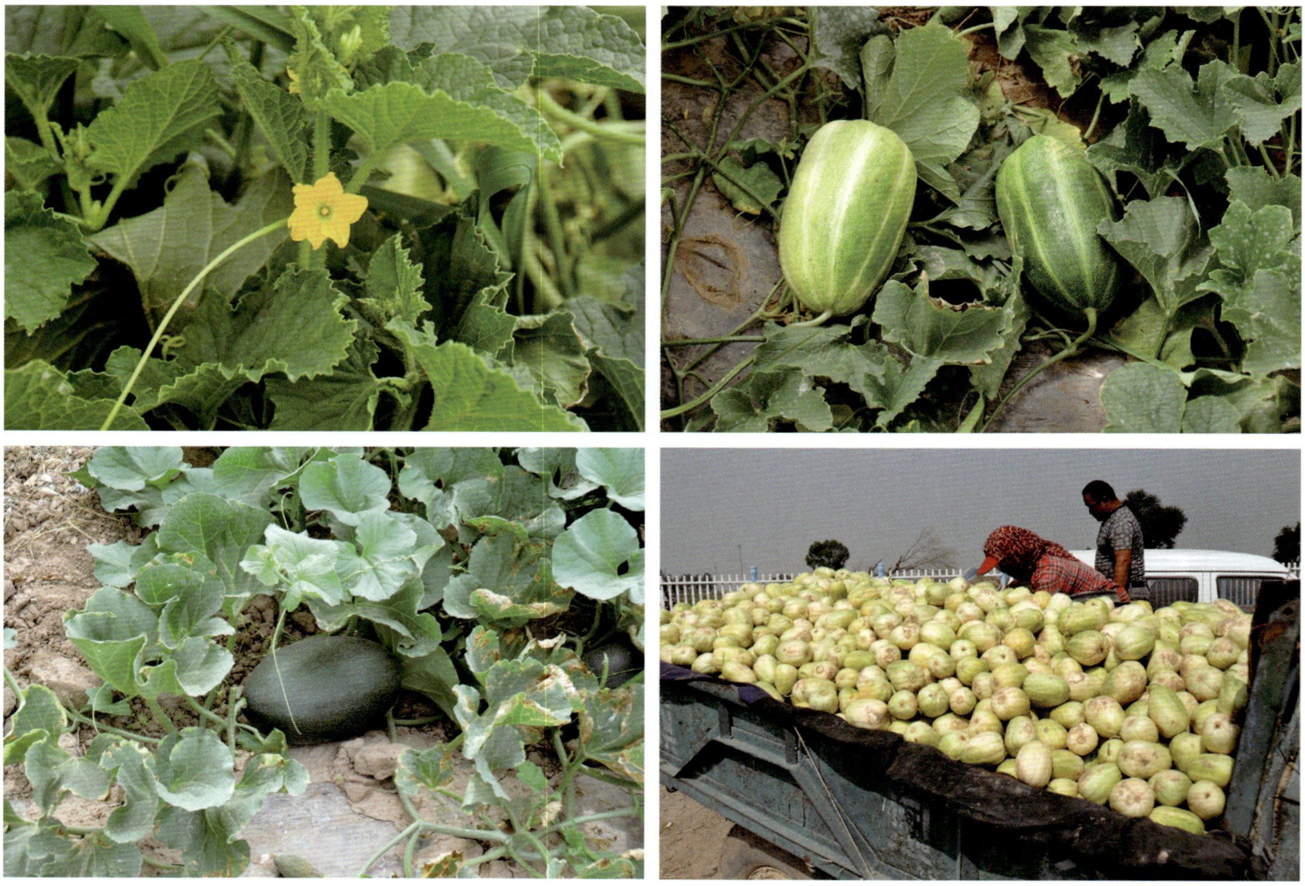

甜瓜

猪牙皂

Zhuyazao

GLEDITSIAE FRUCTUS ABNORMALIS

本品为豆科植物皂荚 *Gleditsia sinensis* Lam. 的干燥不育果实。

基原植物

■ **皂荚** *Gleditsia sinensis* Lam. 别名：皂角、天丁

《中国药典》1963 年版记载皂荚的拉丁学名为 *Gleditsia officinalis* Hemsl.。

生于海拔 200~2500m 的山坡林中、山谷。分布于华北、华东、中南、西南及陕西、甘肃等地。

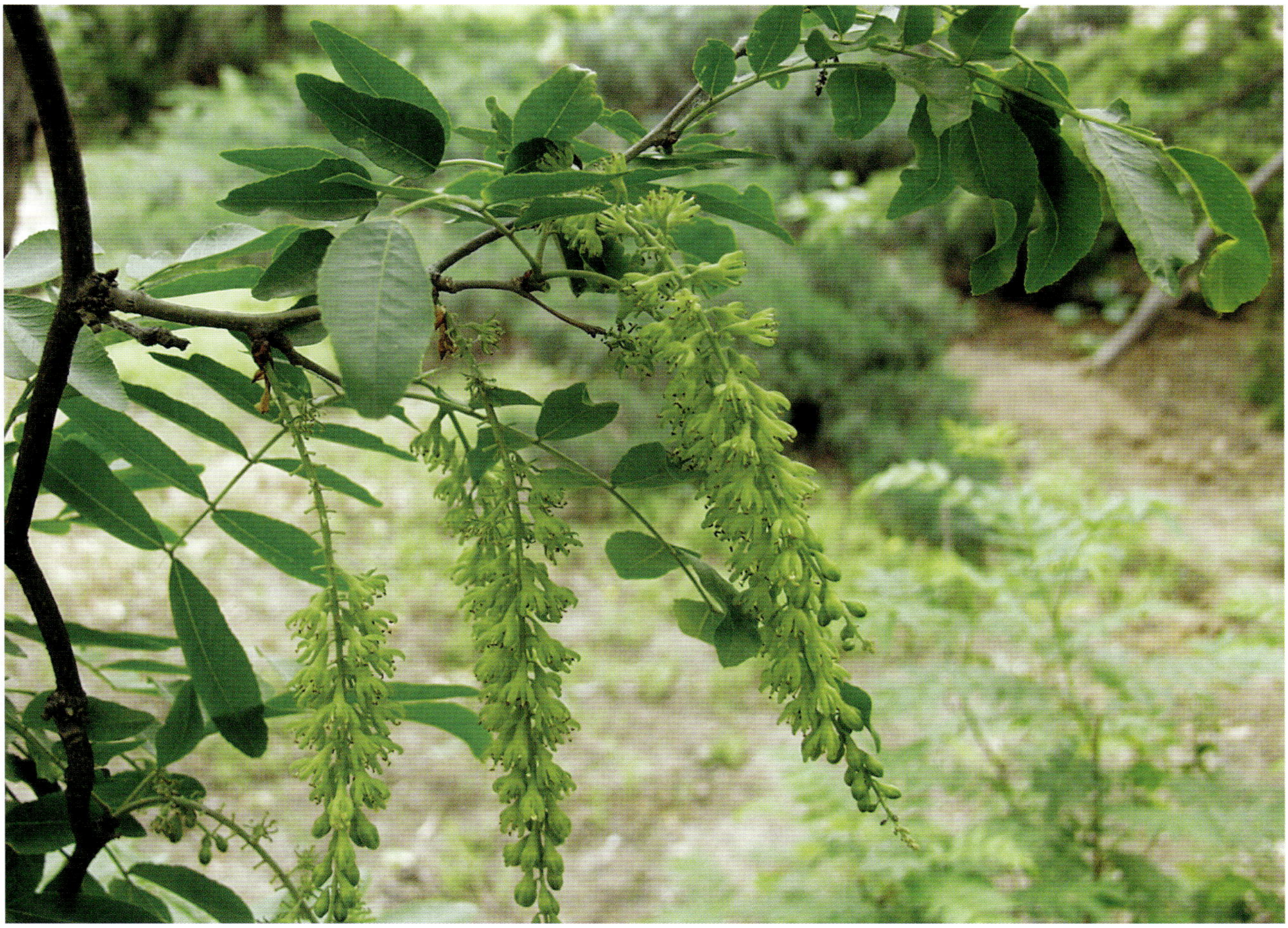

皂荚

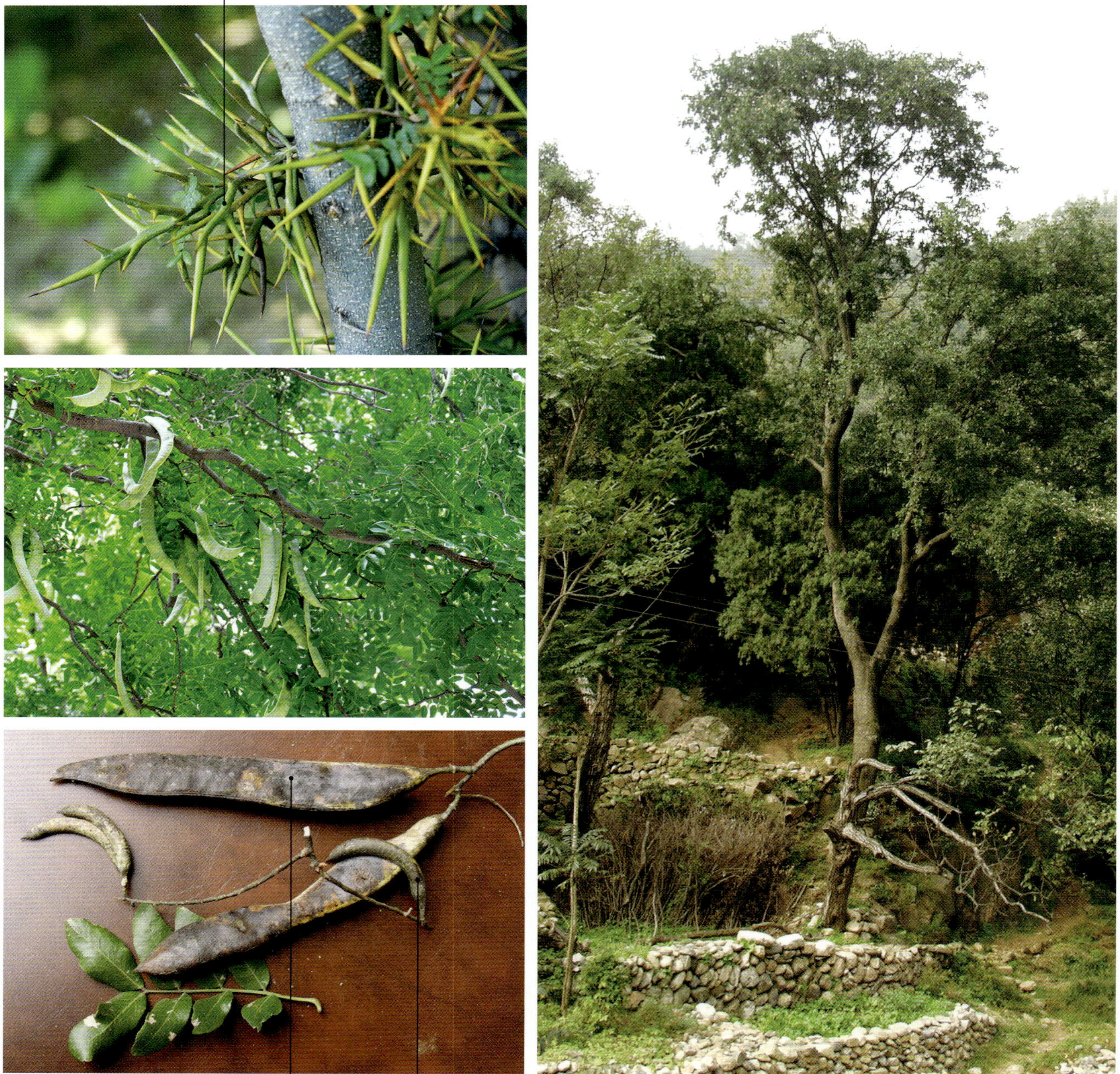

皂荚（续）

对比鉴别

参见“皂角刺”项。

检索表

参见“皂角刺”项。

猪 苓 Zhuling POLYPORUS

本品为多孔菌科真菌猪苓 *Polyporus umbellatus* (Pers.) Fires 的干燥菌核。

基原植物

■ **猪苓** *Polyporus umbellatus* (Pers.) Fires 别名：野猪粪、猪屎苓

《中国药典》1963 年版记载猪苓的拉丁学名为 *Grifola umbellata* (Pers.) Pilat.。

生于阔叶林或混交林中，菌核埋生于地下树根旁。全国大部分地区有分布。

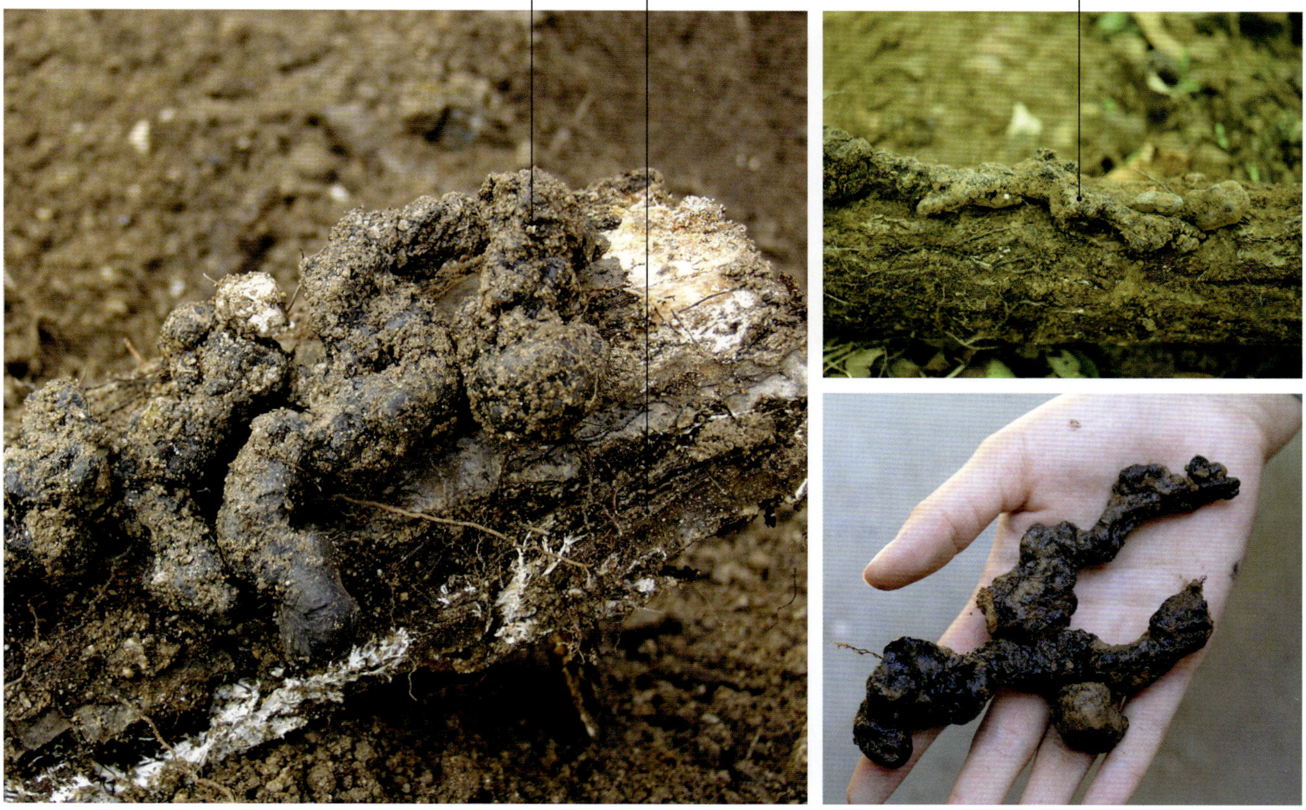

猪苓

猫爪草

Maozhaocao

RANUNCULI TERNATI RADIX

本品为毛茛科植物小毛茛 *Ranunculus ternatus* Thunb. 的干燥块根。

基原植物

■ 小毛茛 *Ranunculus ternatus* Thunb. 别名：金花草

生于湿草地或水田边。分布于河南、江苏、安徽、浙江、江西、福建、台湾、湖北、湖南、广东、广西、四川、贵州、云南等地。

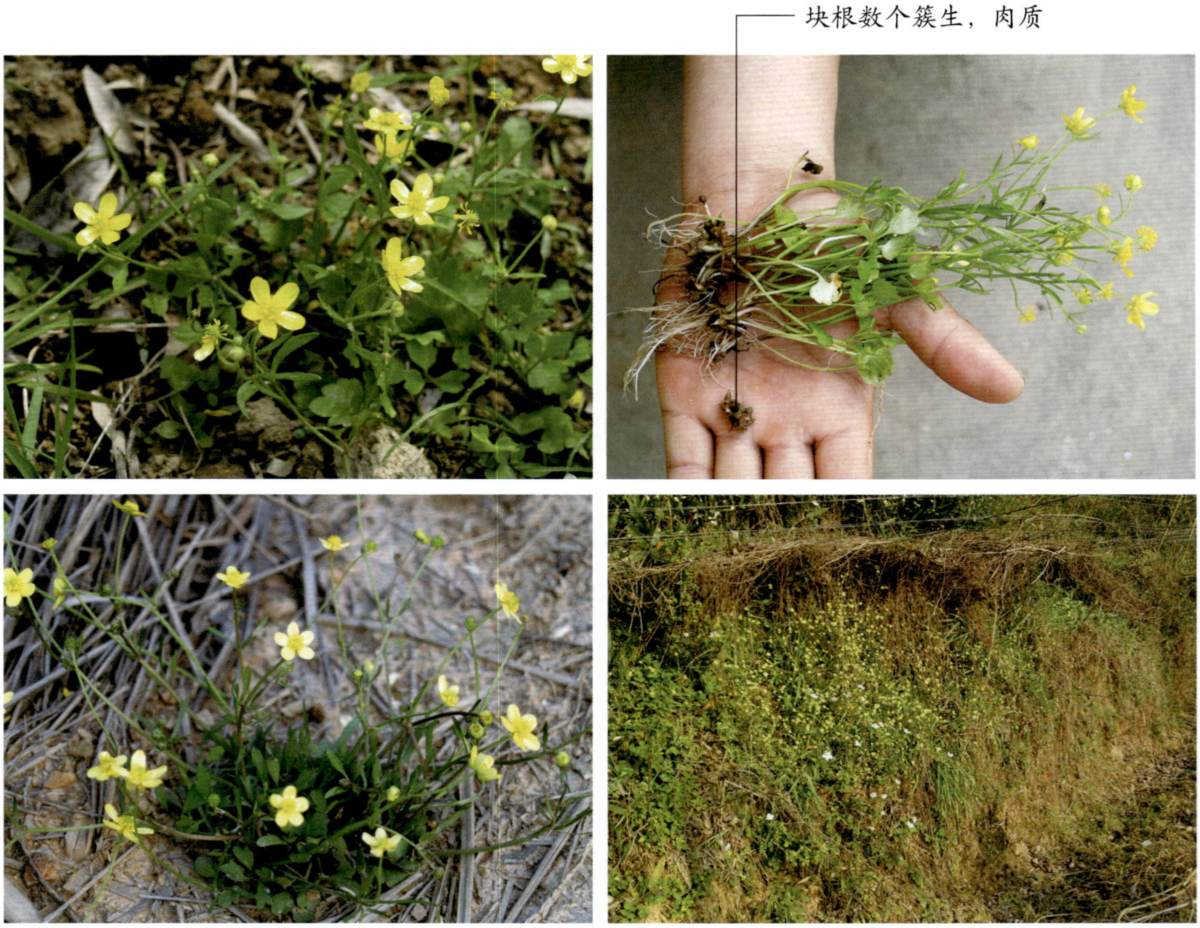

小毛茛

麻　黄

Mahuang
EPHEDRAE HERBA

麻黄根

Mahuanggen
EPHEDRAE RADIX ET RHIZOMA

麻黄为麻黄科植物草麻黄 *Ephedra sinica* Stapf、中麻黄 *Ephedra intermedia* Schrenk et C. A. Mey. 或木贼麻黄 *Ephedra equisetina* Bge. 的干燥草质茎；麻黄根为草麻黄或中麻黄的干燥根和根茎。

基原植物

■ 草麻黄　*Ephedra sinica* Stapf

生于沙质干燥地。分布于吉林、辽宁、河北、河南、山西、陕西、内蒙古、宁夏、甘肃、新疆等地。

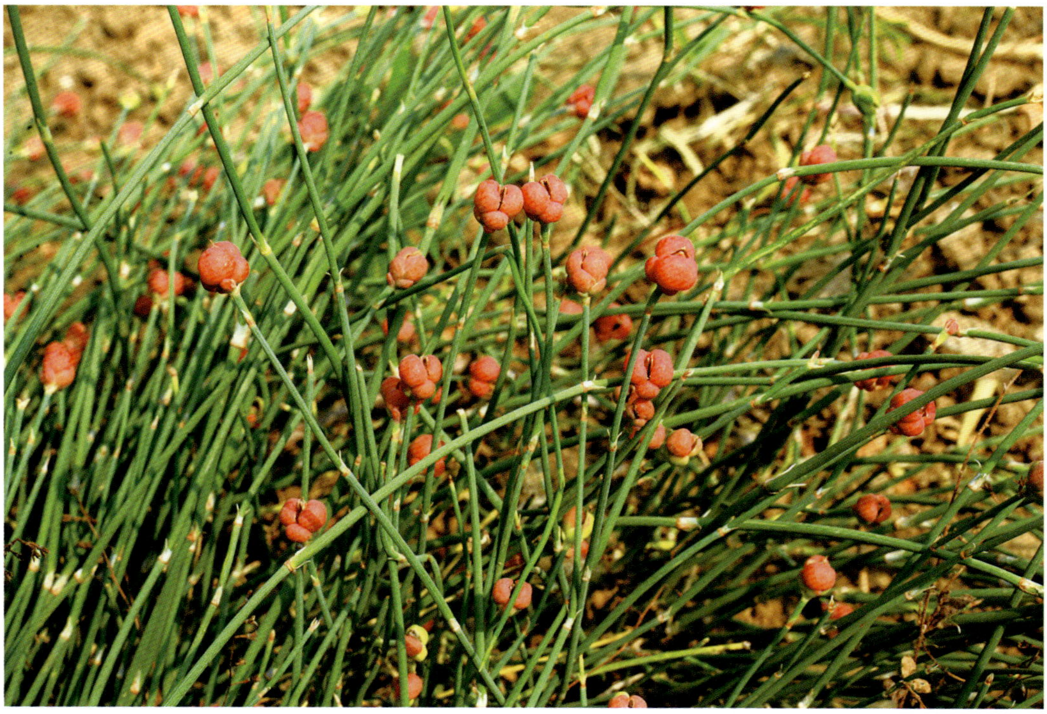

草麻黄

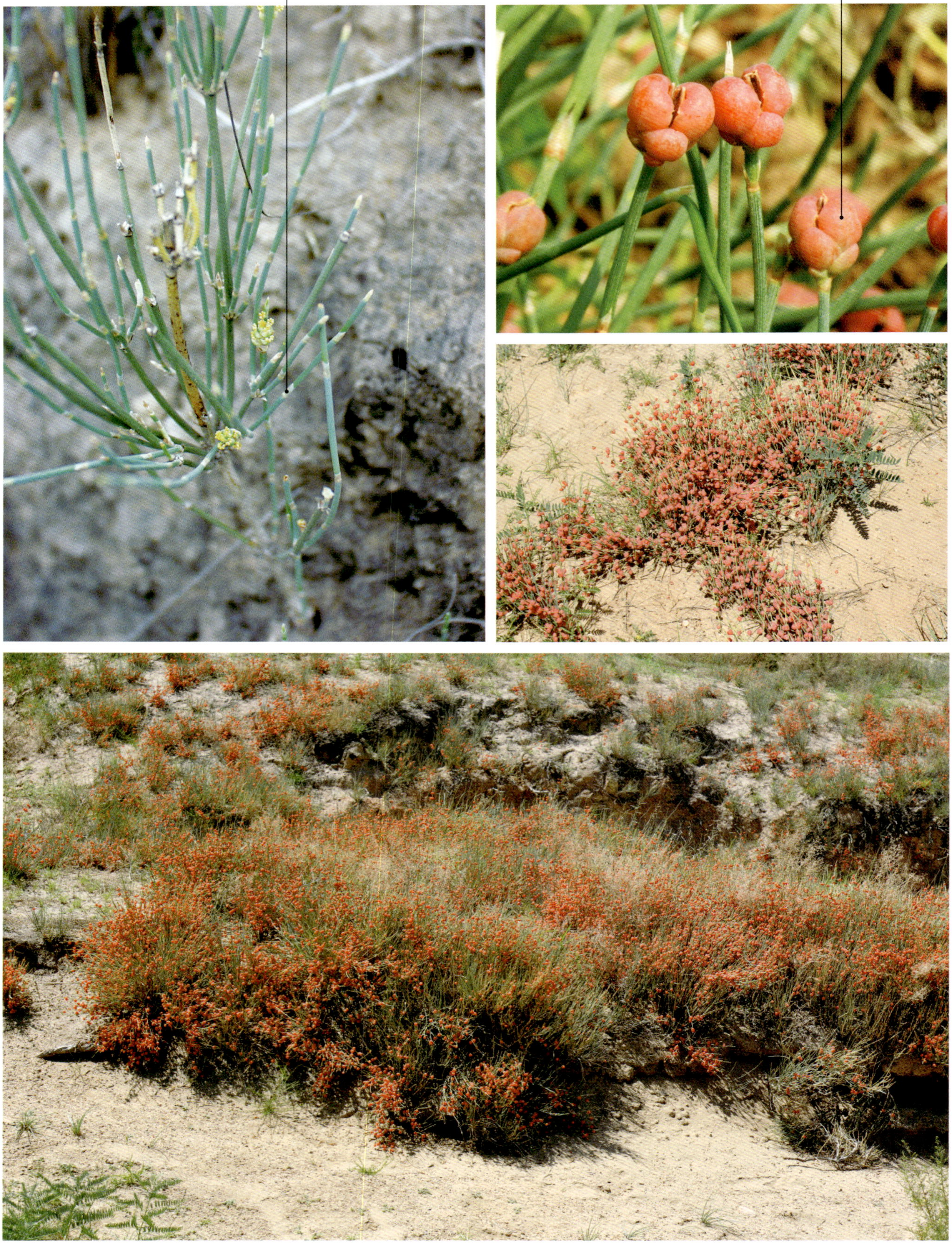

草麻黄（续）

■ 中麻黄 *Ephedra intermedia* Schrenk et C. A. Mey.

生于海拔(100~)800~4600m的干旱荒漠、干旱多砂石的山地或草地。分布于辽宁、河北、内蒙古、山西、陕西、宁夏、甘肃、青海、新疆、山东、西藏。

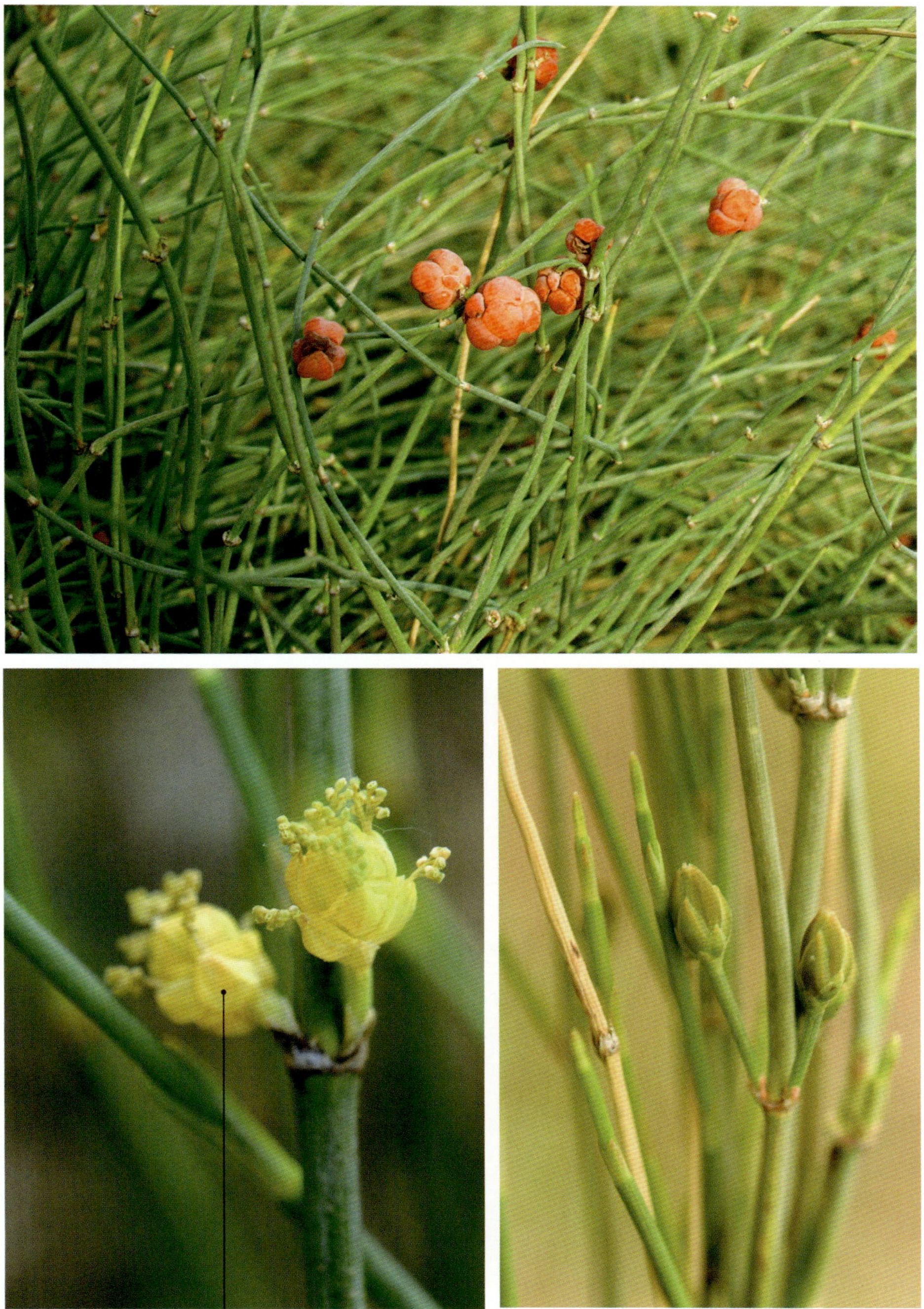

中麻黄

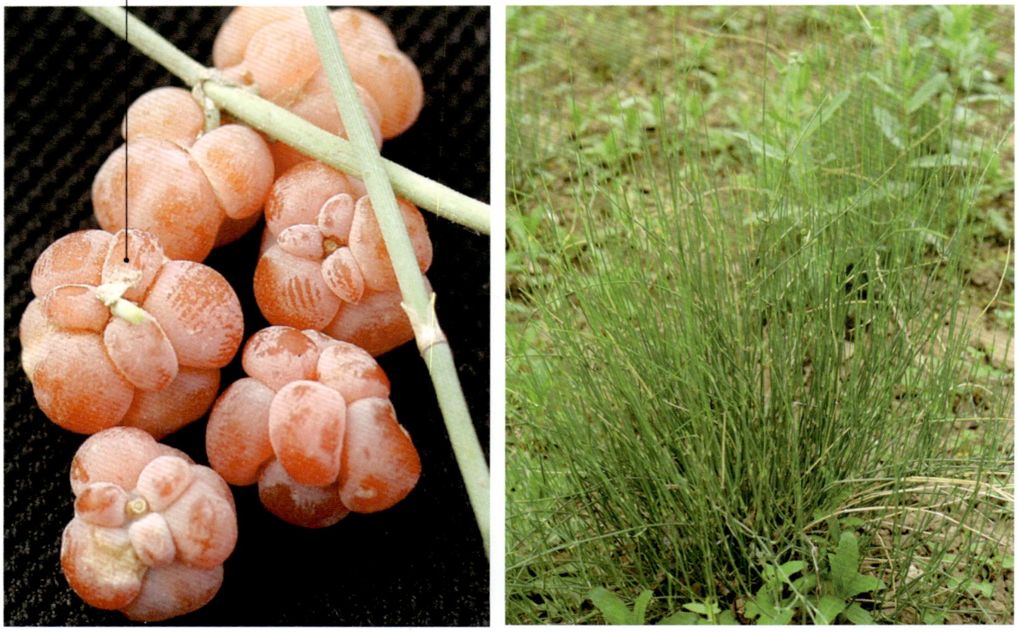

中麻黄（续）

■ 木贼麻黄 *Ephedra equisetina* Bge. 别名：木麻黄

生于干旱砾质山地、山间谷地。分布于河北、山西、内蒙古及西北等地。

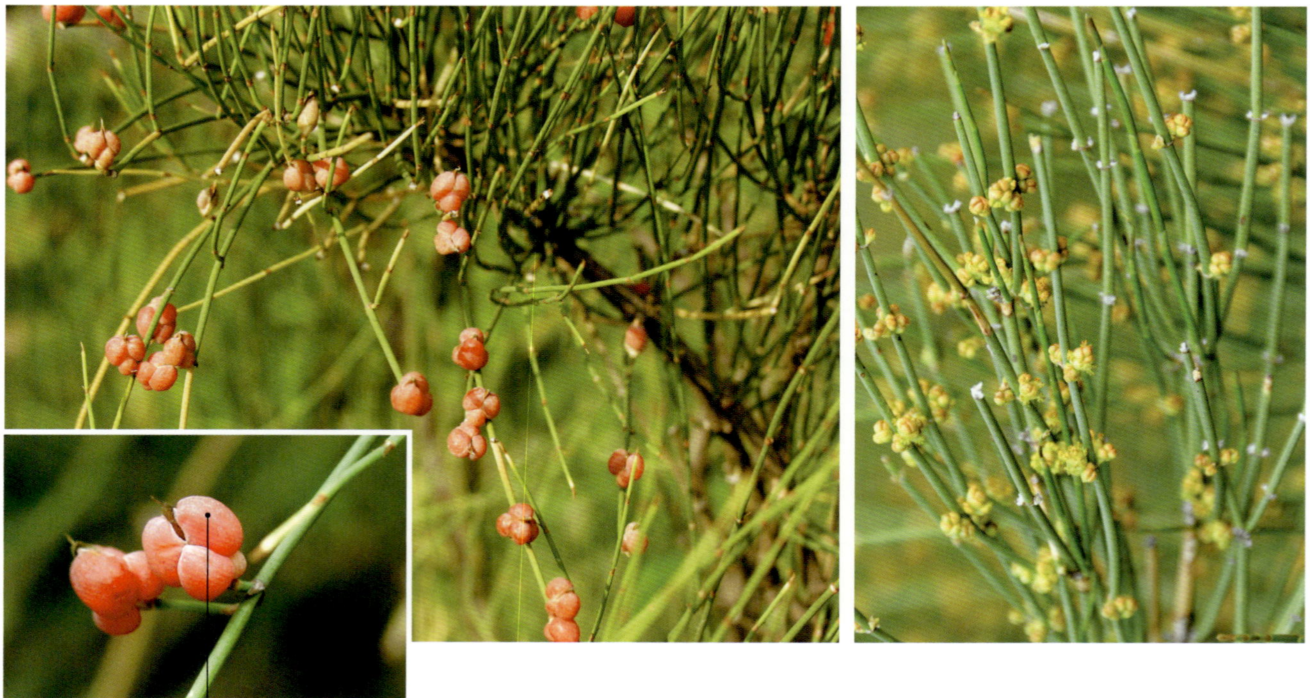

木贼麻黄

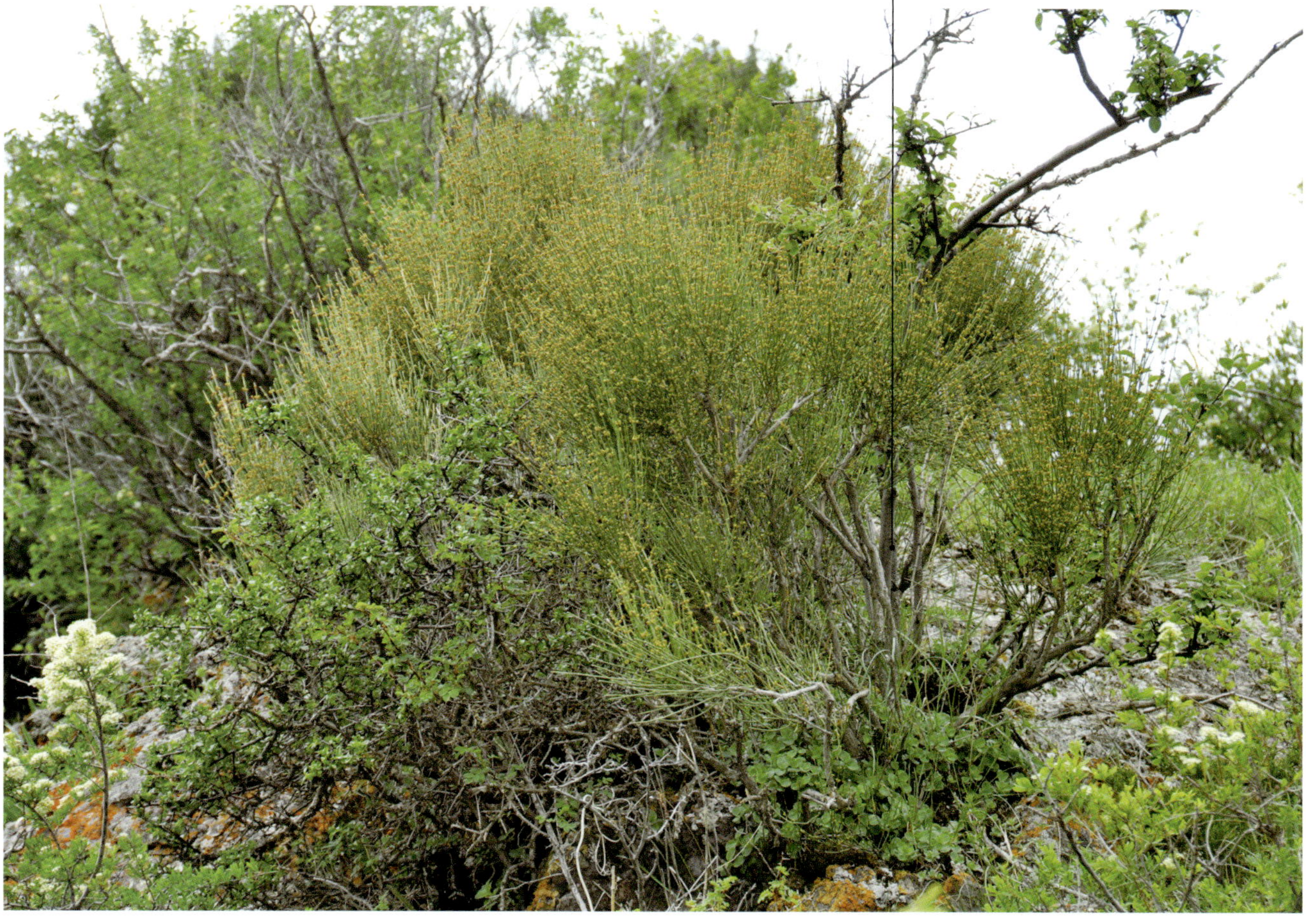

木贼麻黄（续）

检索表

1. 叶 3 裂和 2 裂并存；球花的苞片 2 片对生或 3 片轮生……中麻黄
1. 叶 2 裂，稀在个别的枝上呈 3 裂；球花的苞片全为 2 片对生……2
2. 植株无直立木质茎，呈草本状……草麻黄
2. 植株一般有直立木质茎，呈灌木状……木贼麻黄

鹿衔草

Luxiancao
PYROLAE HERBA

本品为鹿蹄草科植物鹿蹄草 *Pyrola calliantha* H. Andres 或普通鹿蹄草 *Pyrola decorata* H. Andres 的干燥全草。

基原植物

■ 鹿蹄草 *Pyrola calliantha* H. Andres

《中国药典》1963~1977 年间的几版《中国药典》记载鹿蹄草的拉丁学名为 *Pyrola rotundifolia* L.。

生于林下及灌丛中。分布于陕西、甘肃、青海、山西、山东、安徽、浙江、江西、湖南、湖北、贵州、四川、西藏等地。

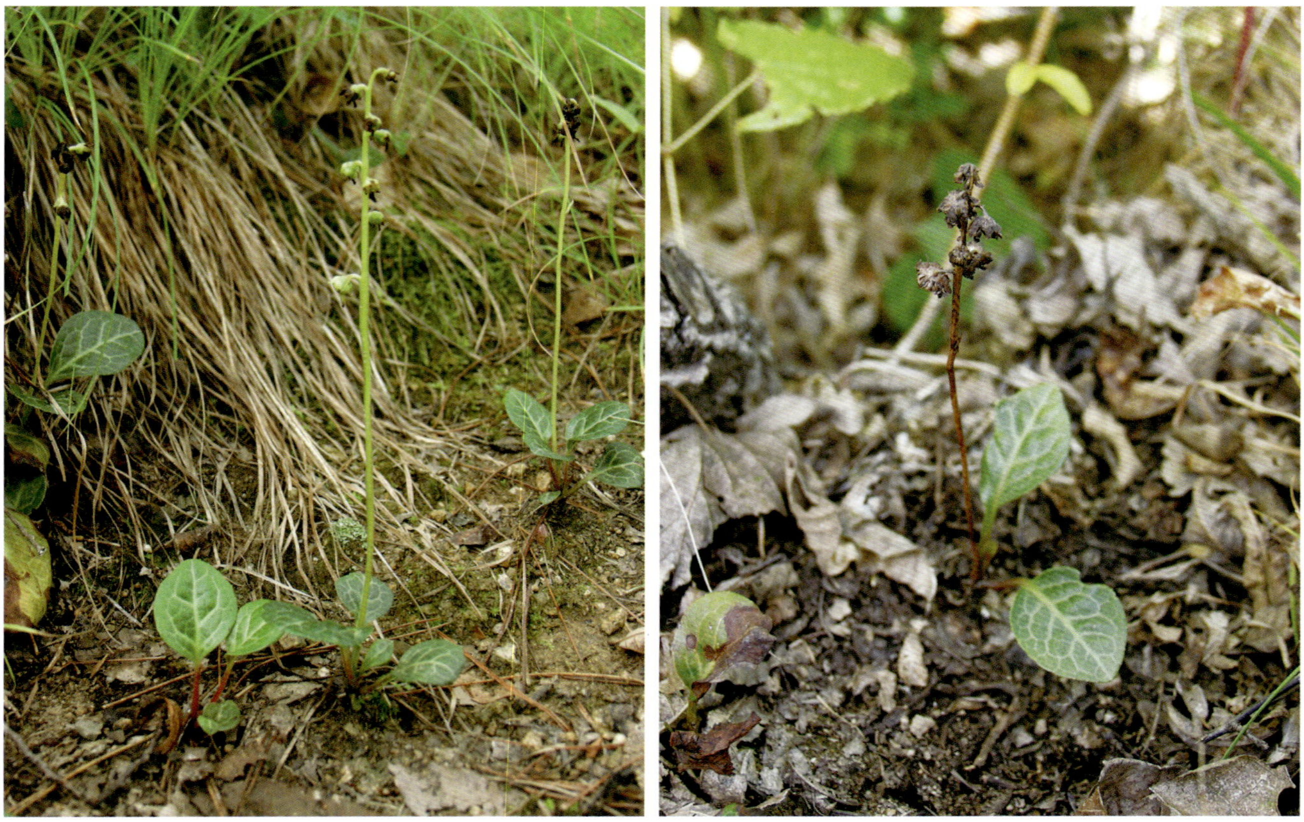

鹿蹄草

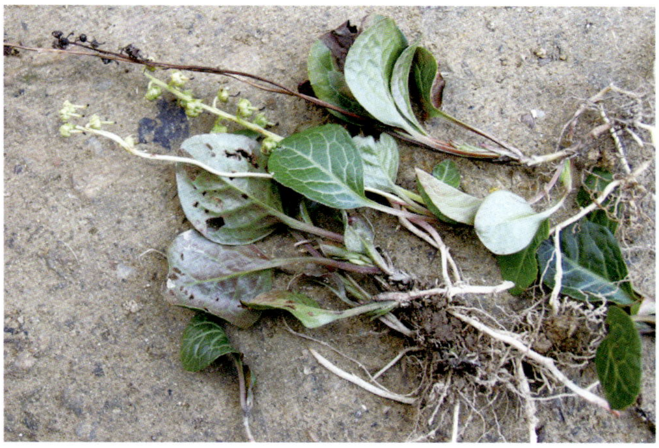
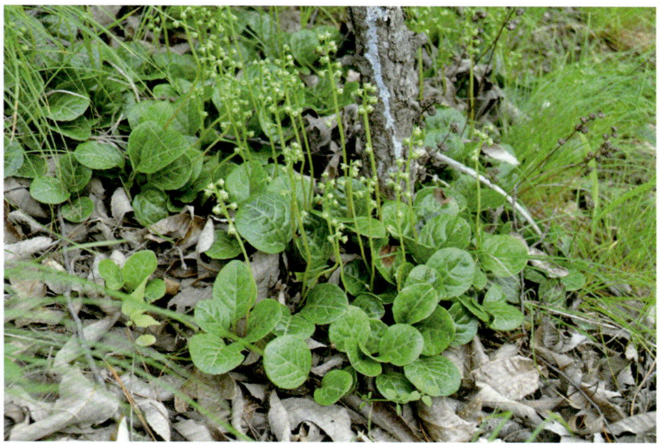

鹿蹄草（续）

■ 普通鹿蹄草 *Pyrola decorata* H. Andres 别名：卵叶鹿蹄草

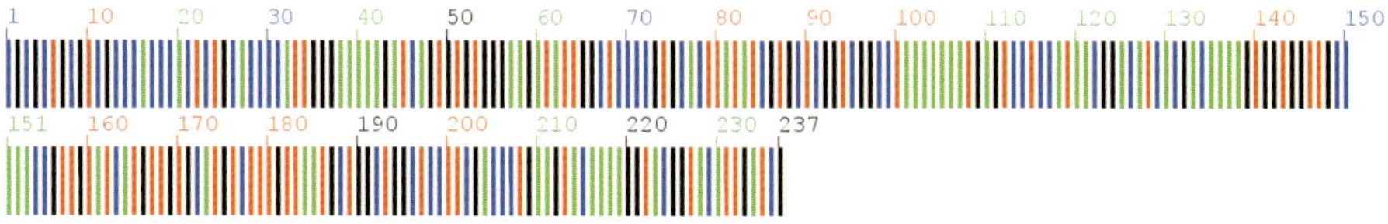

与鹿蹄草主要区别点：叶上面有明显的淡绿色接近白色的脉纹。

生于山地常绿阔叶林下或疏林。分布于陕西、甘肃、湖南、湖北、江西、安徽、浙江、贵州、四川、西藏。

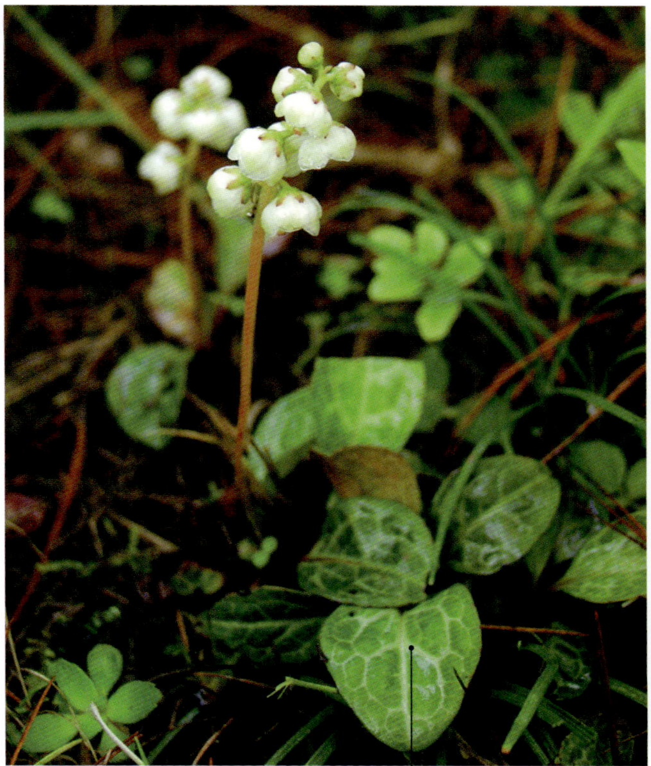

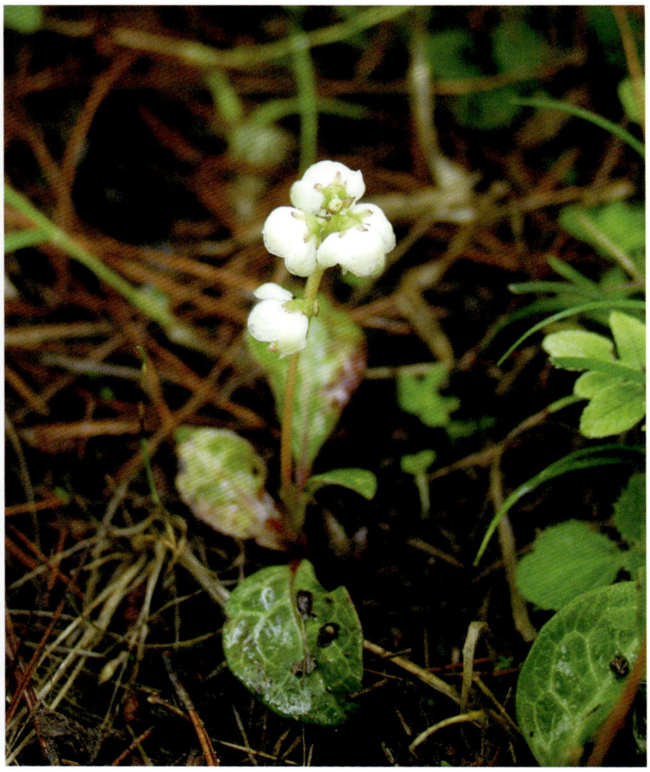

普通鹿蹄草

商　陆

Shanglu

PHYTOLACCAE RADIX

本品为商陆科植物商陆 *Phytolacca acinosa* Roxb. 或垂序商陆 *Phytolacca americana* L. 的干燥根。

基原植物

■ 商陆 *Phytolacca acinosa* Roxb.　别名：水萝卜

《中国药典》1963 年版记载商陆的拉丁学名为 *Phytolacca esculenta* Vanh.。

生于山沟边、林下、林缘、路边，常为栽培。分布于全国大部分地区。

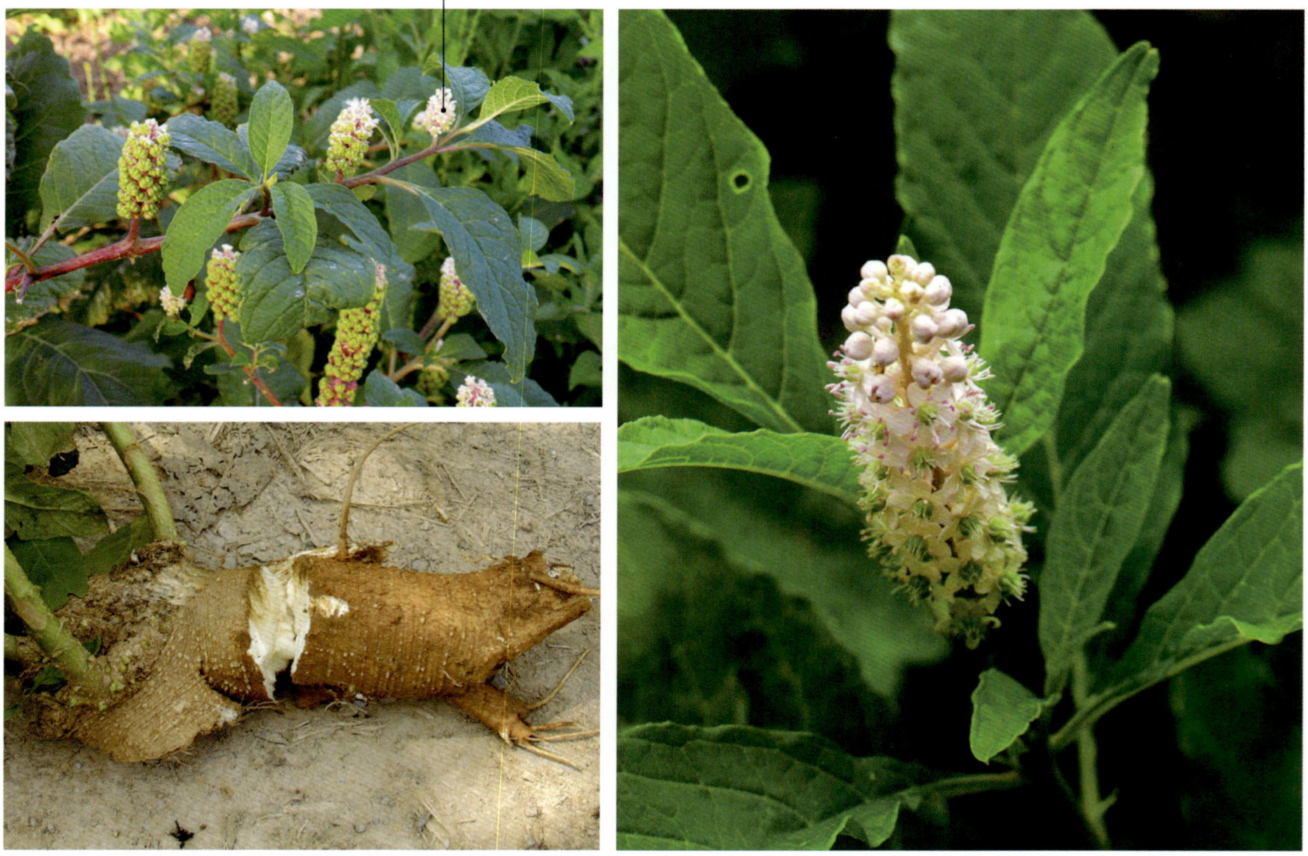

商陆

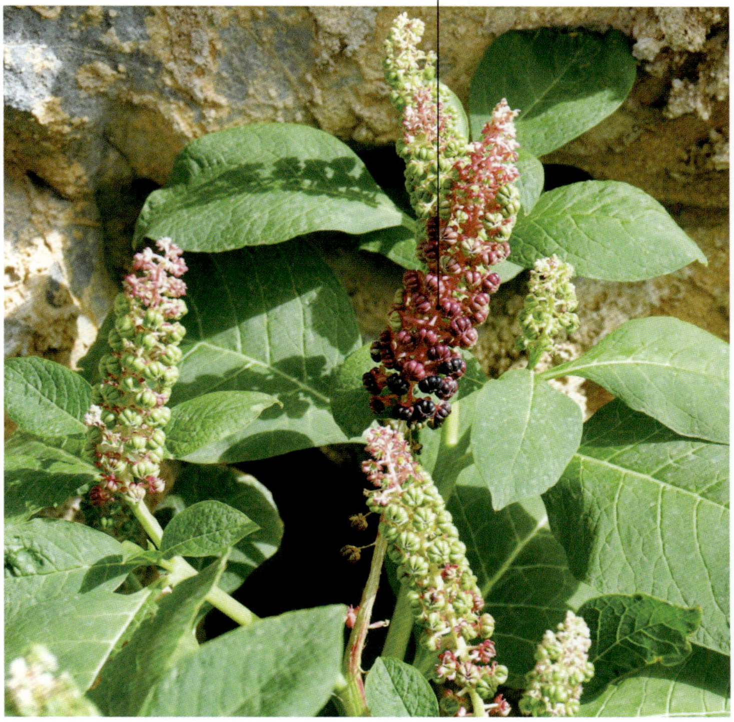

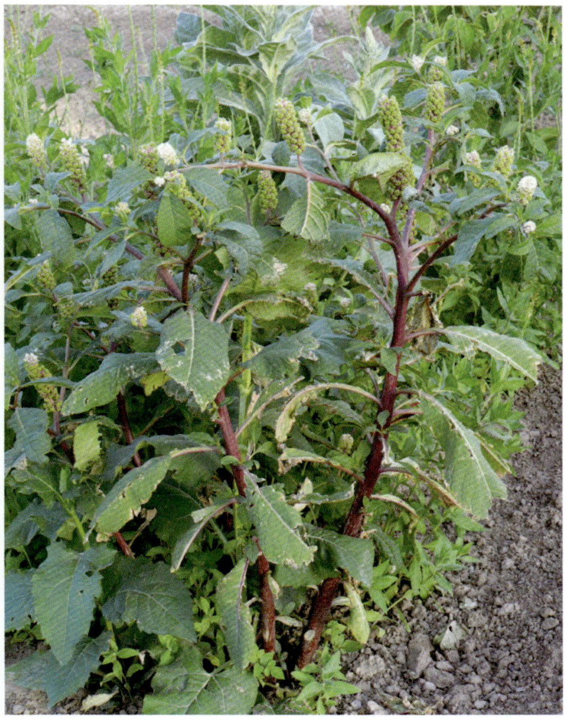

商陆（续）

■ 垂序商陆 *Phytolacca americana* L. 别名：美商陆

多为栽培。分布于北京、山东、江苏、浙江、江西、湖北、广西、云南等地。

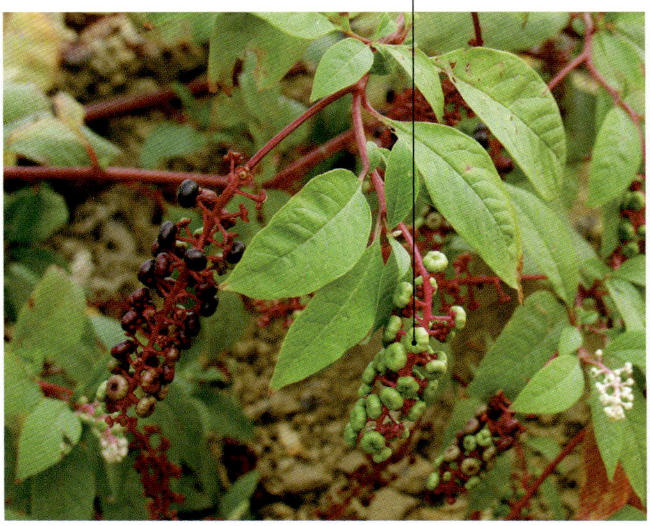

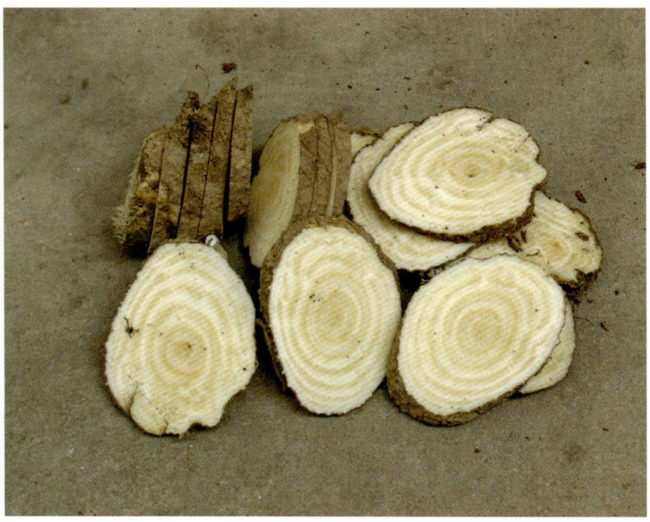

垂序商陆

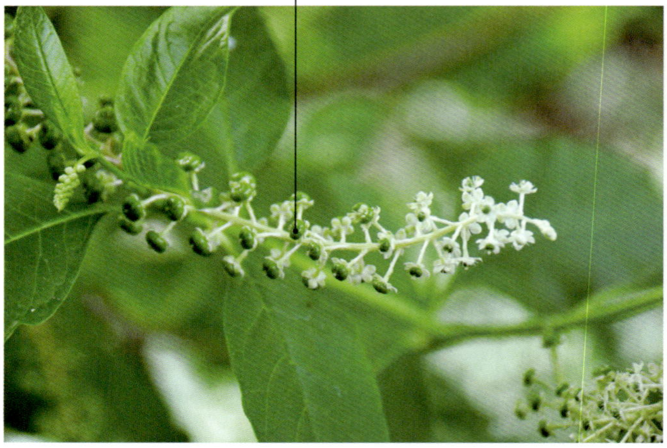

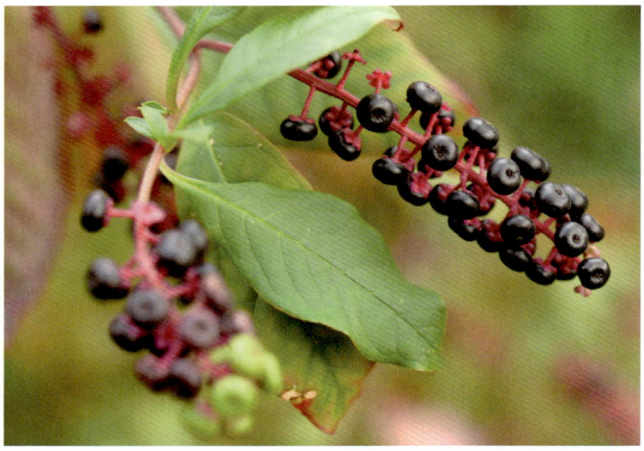

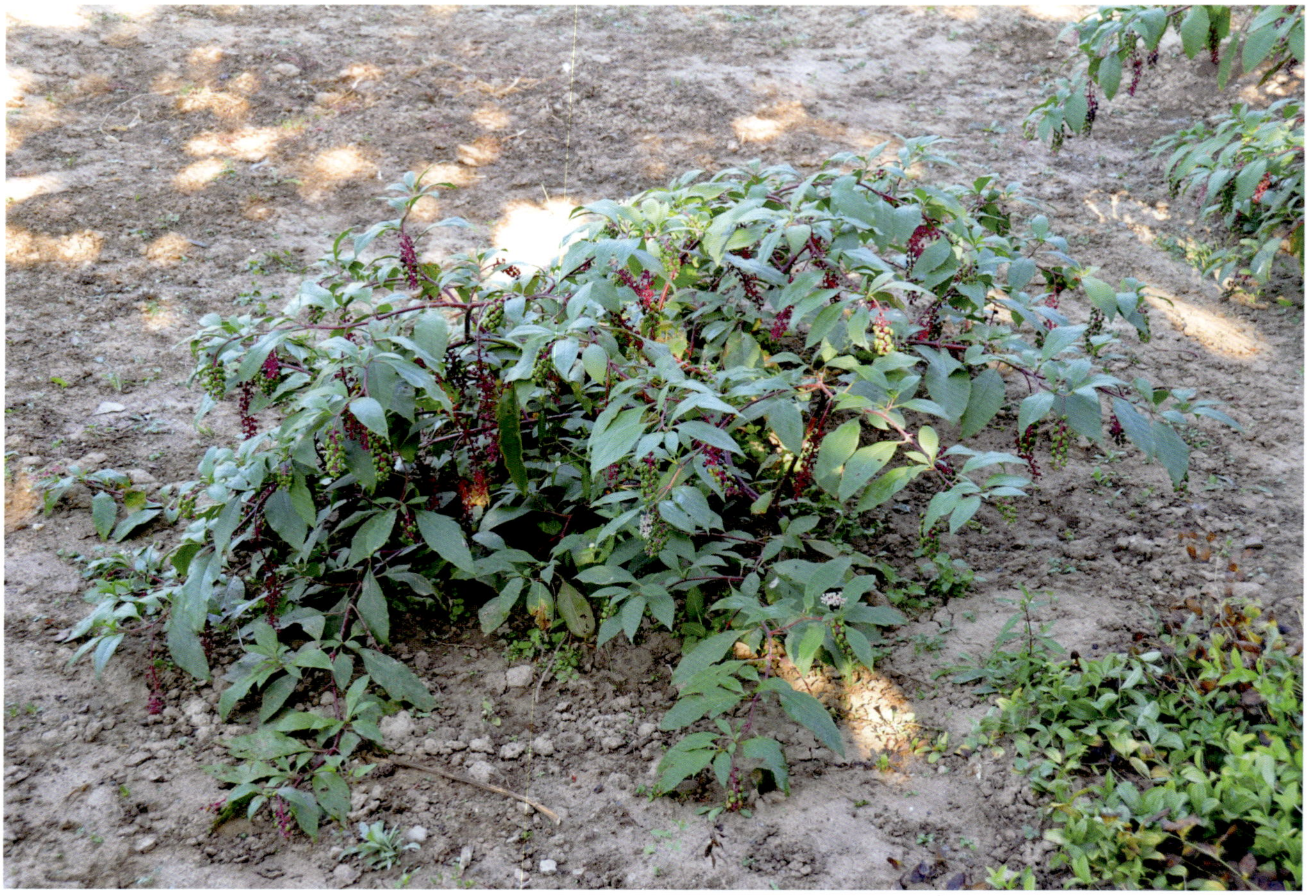

垂序商陆（续）

对比鉴别

姜科植物闭鞘姜 *Cheilocostus speciosus* (J. koenig) S. R. Dutta 的根茎在广东、海南入药使用，习称“姜商陆”或“广商陆”，因与本种名称相近而易混淆。

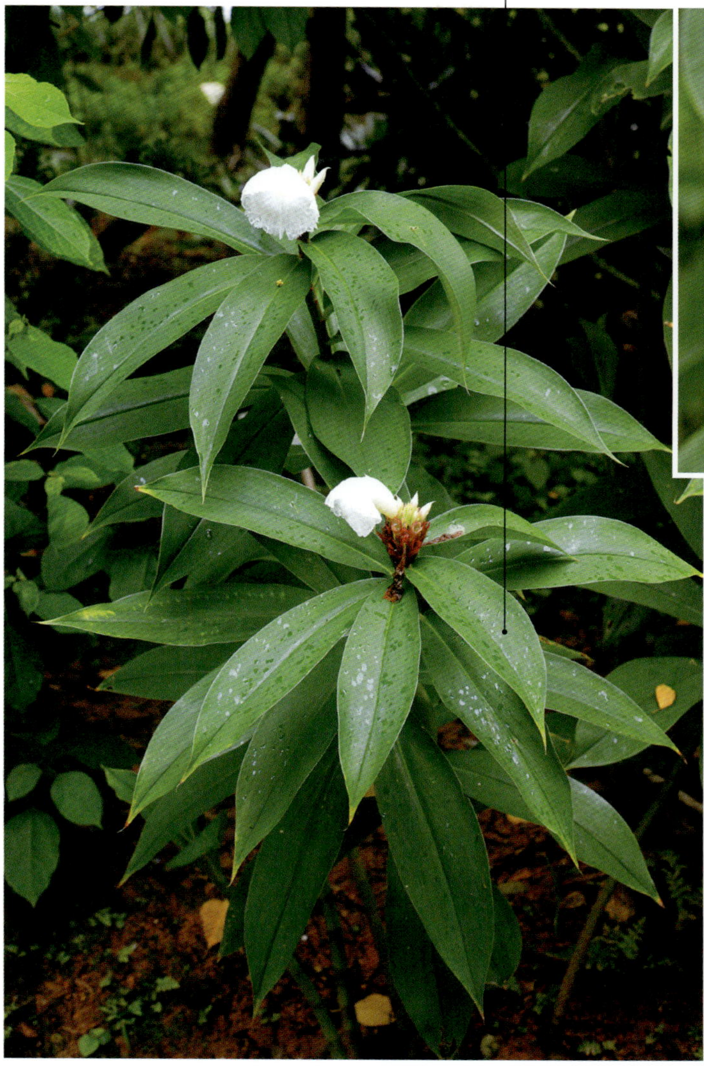

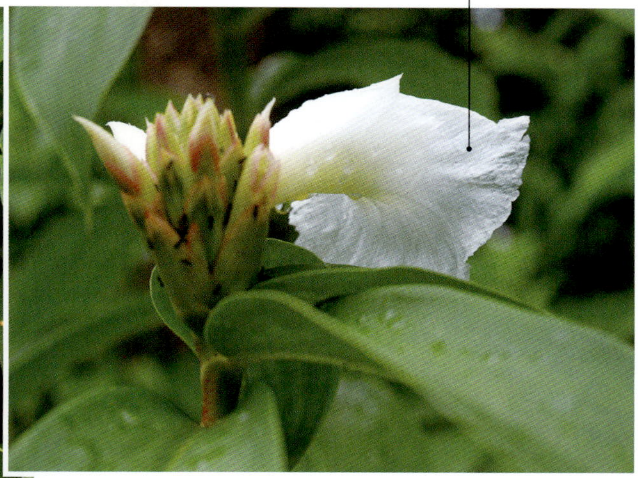

闭鞘姜

检索表

1. 平行脉；花冠长 6.5~9cm，两侧对称……………………………………………………闭鞘姜
1. 网状脉；花冠长不及 0.5cm，辐射对称……………………………………………………2
2. 花序下垂，心皮合生……………………………………………………垂序商陆
2. 花序直立，心皮分离……………………………………………………商陆

旋覆花 Xuanfuhua INULAE FLOS

本品为菊科植物旋覆花 *Inula japonica* Thunb. 或欧亚旋覆花 *Inula britannica* L. 的干燥头状花序。

基原植物

■ 旋覆花 *Inula japonica* Thunb. 别名：金佛花

生于海拔 100~2400m 的河滩、山谷、田埂、草丛及路边湿地。分布于黑龙江、吉林、辽宁、河北、山西、内蒙古、陕西、甘肃、河南、湖北、湖南、江西、山东、江苏、安徽、浙江、福建、广东、广西、四川等地。

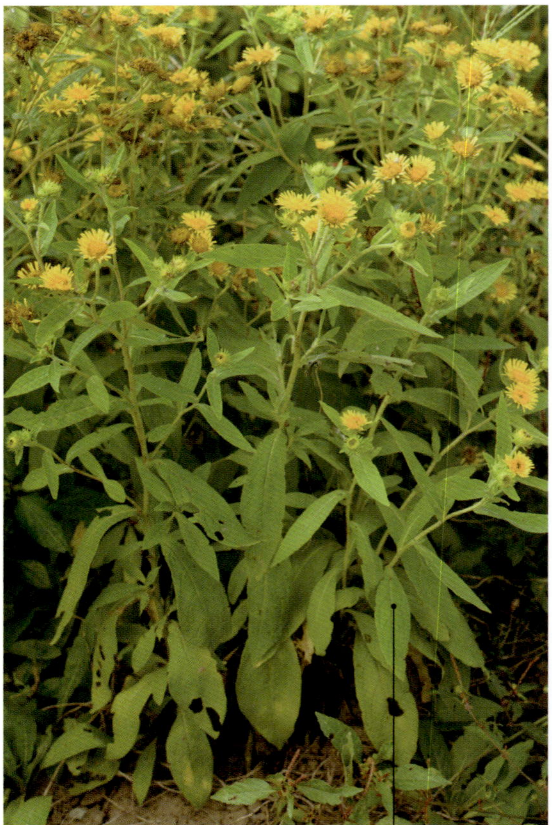

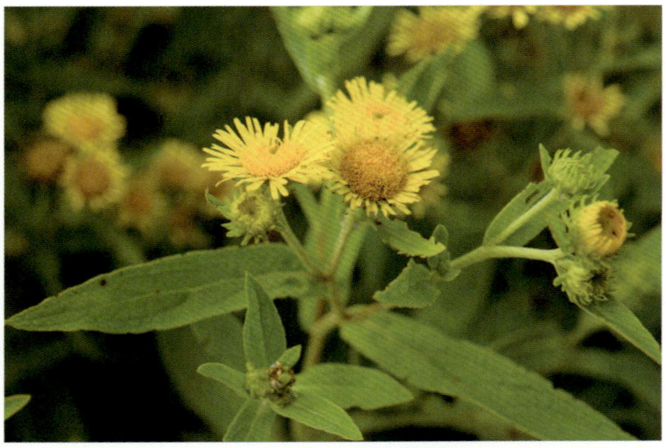

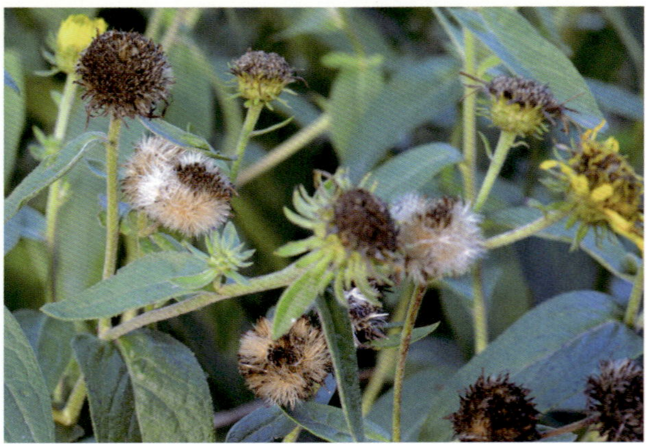

旋覆花

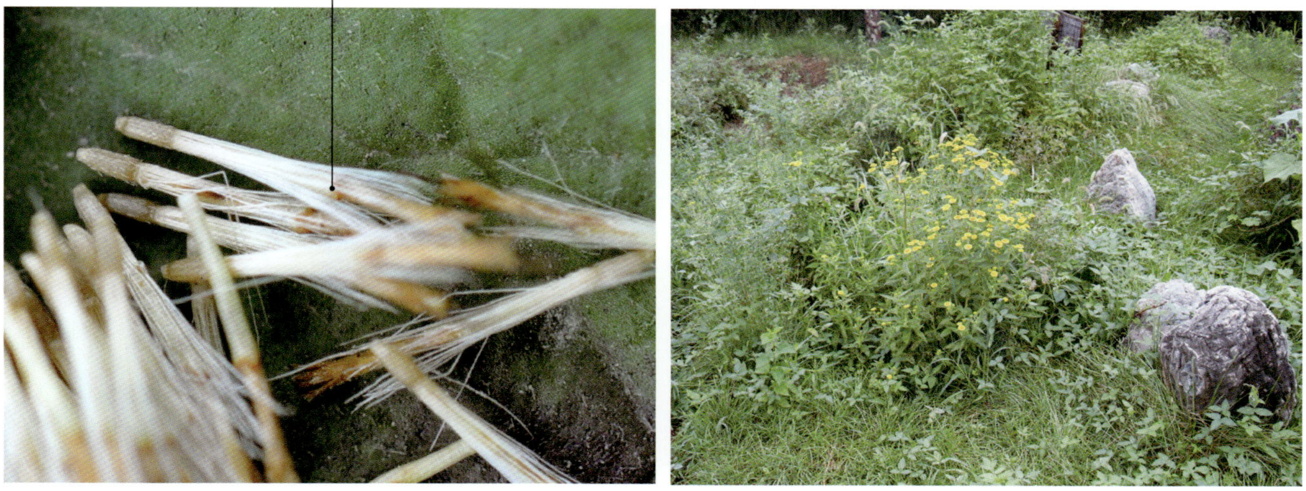
冠毛约与管状花
花冠同长

旋覆花（续）

■ 欧亚旋覆花 *Inula britannica* L. 别名：旋覆花、大花旋覆花

生于山谷、田埂、路边。广布于东北各地。

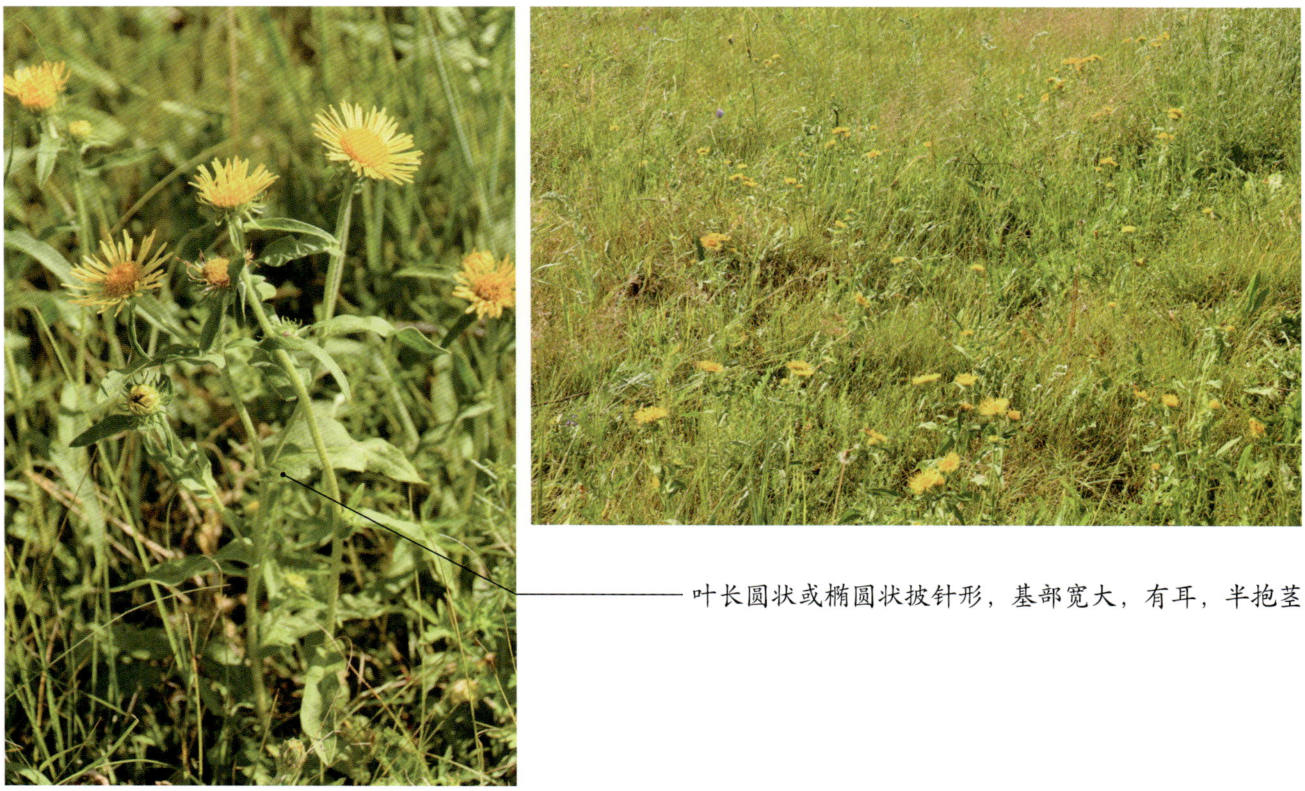
叶长圆状或椭圆状披针形，基部宽大，有耳，半抱茎

欧亚旋覆花

对比鉴别

《中国药典》2020 年版记载旋覆花为菊科植物旋覆花或欧亚旋覆花的花，金沸草为条叶旋覆花 *Inula linariifolia* Turcz. 或旋覆花的地上部分；其同属植物湖北旋覆花 *Inula hupehensis* (Ling) Ling、水朝阳旋覆花 *Inula helianthus-aquatilis* C. Y. Wu ex Y. Ling 与欧亚旋覆花、旋覆花性状相似，容易相混淆。

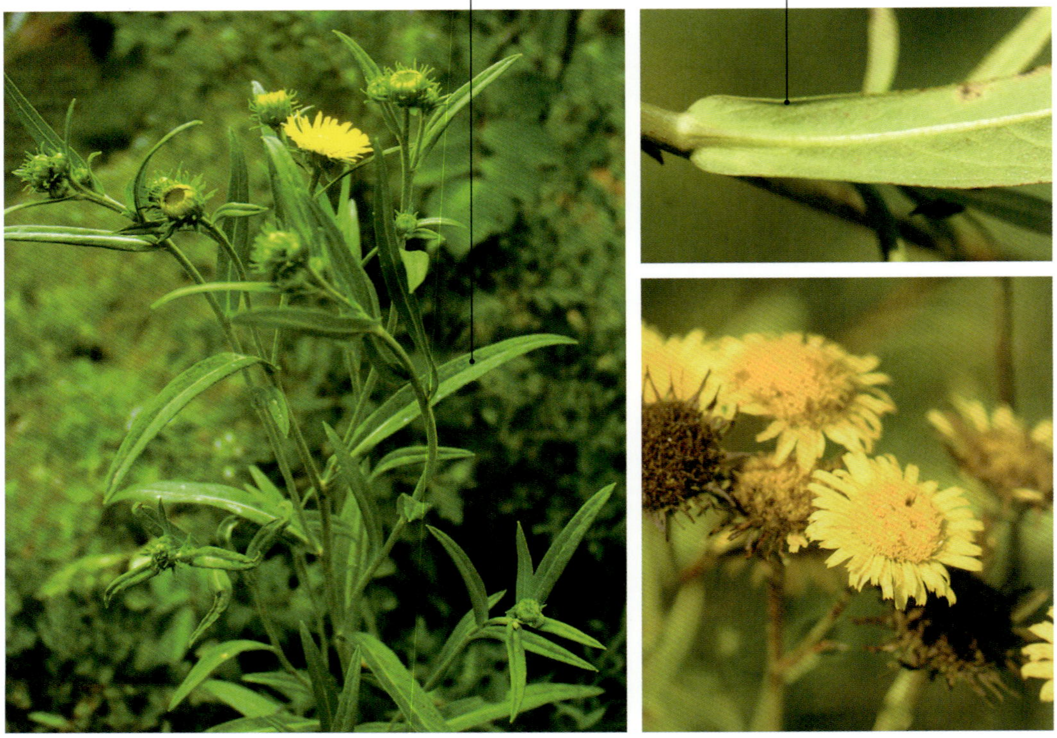

条叶旋覆花

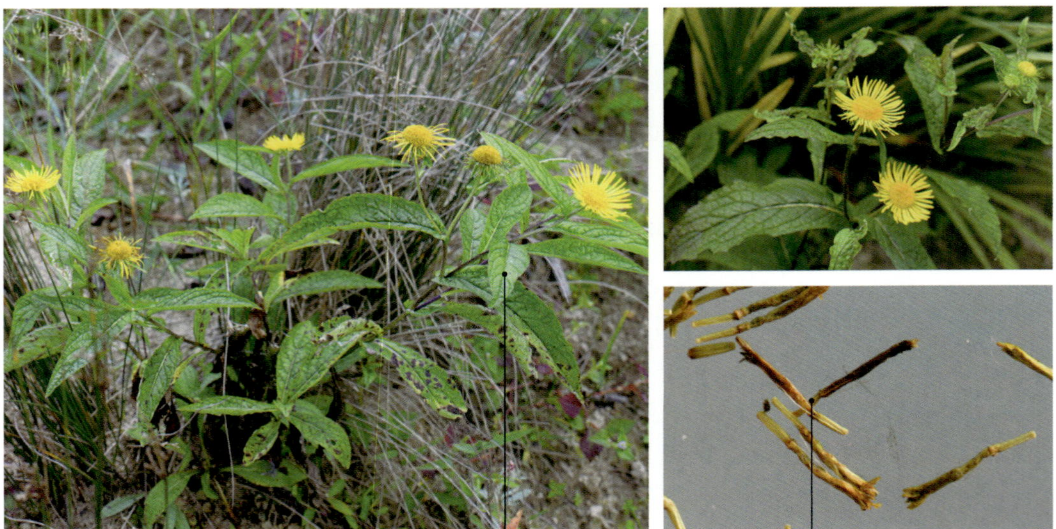

湖北旋覆花

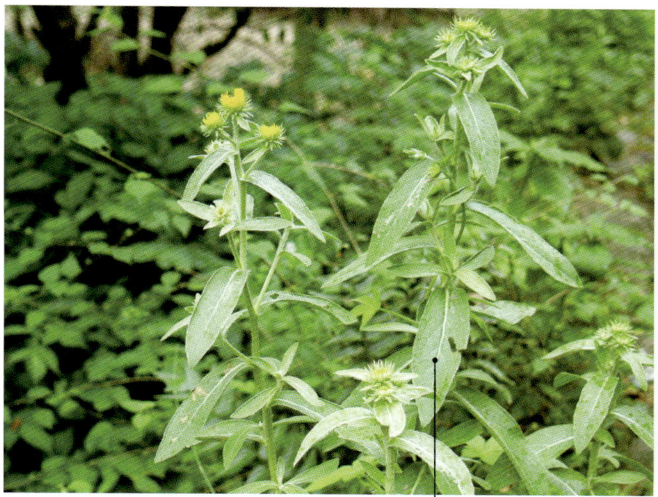

叶卵圆形或卵圆状披针形，基部圆形或楔形或有小耳，半抱茎

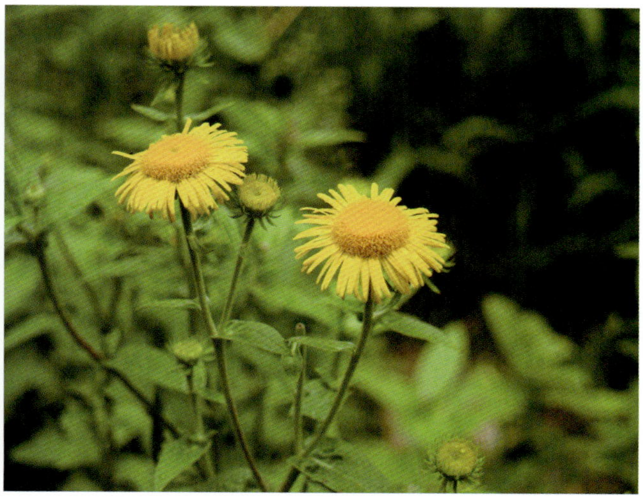

水朝阳旋覆花

检索表

1. 叶下面无毛，有腺点，仅脉上有短柔毛；冠毛较管状花花冠短；瘦果有等形的深沟，无毛……2
1. 叶下面有密或疏的贴毛和腺点，或下面或两面有基部疣状的糙毛；冠毛约与管状花花冠同长；瘦果有浅沟，被疏短毛或长毛……3
2. 叶卵圆形或卵圆状披针形，基部圆形、楔形或有小耳，半抱茎；冠毛较管状花花冠稍短，有10~11个细糙毛……水朝阳旋覆花
2. 叶长椭圆状披针形，基部有圆形的小耳，抱茎；冠毛约与管状花花冠的管部同长，有5~6个细糙毛……湖北旋覆花
3. 叶线状披针形，边缘反卷，基部渐狭，无小耳；头状花序径1.5~2.5cm；总苞片外面有腺点，被柔毛……条叶旋覆花
3. 叶长圆状或椭圆状披针形或椭圆形，边缘不反卷；总苞片外面有毛，有或无腺点……4
4. 叶基部宽大，合形，有耳，半抱茎，长圆状或椭圆状披针形；头状花序径2.5~5cm；总苞径1.5~2.2cm……欧亚旋覆花
4. 叶基部渐狭或急狭或有半抱茎的小耳，椭圆形或长圆形；头状花序径2.5~4cm；总苞径1.3~1.7cm……旋覆花

断血流 Duanxueliu CLINOPODII HERBA

本品为唇形科植物灯笼草 *Clinopodium polycephalum* (Vaniot) C. Y. Wu et Hsuan 或风轮菜 *Clinopodium chinense* (Benth.) O. Kuntze 的干燥地上部分。

基原植物

■ 灯笼草 *Clinopodium polycephalum* (Vaniot) C. Y. Wu et Hsuan 别名：荫风轮

生于山坡、路边、草丛、林下。分布于河北、河南、山东、山西、江苏、安徽、浙江、江西、福建、台湾、湖北、湖南、广西、陕西、甘肃、云南、贵州、四川、西藏等地。

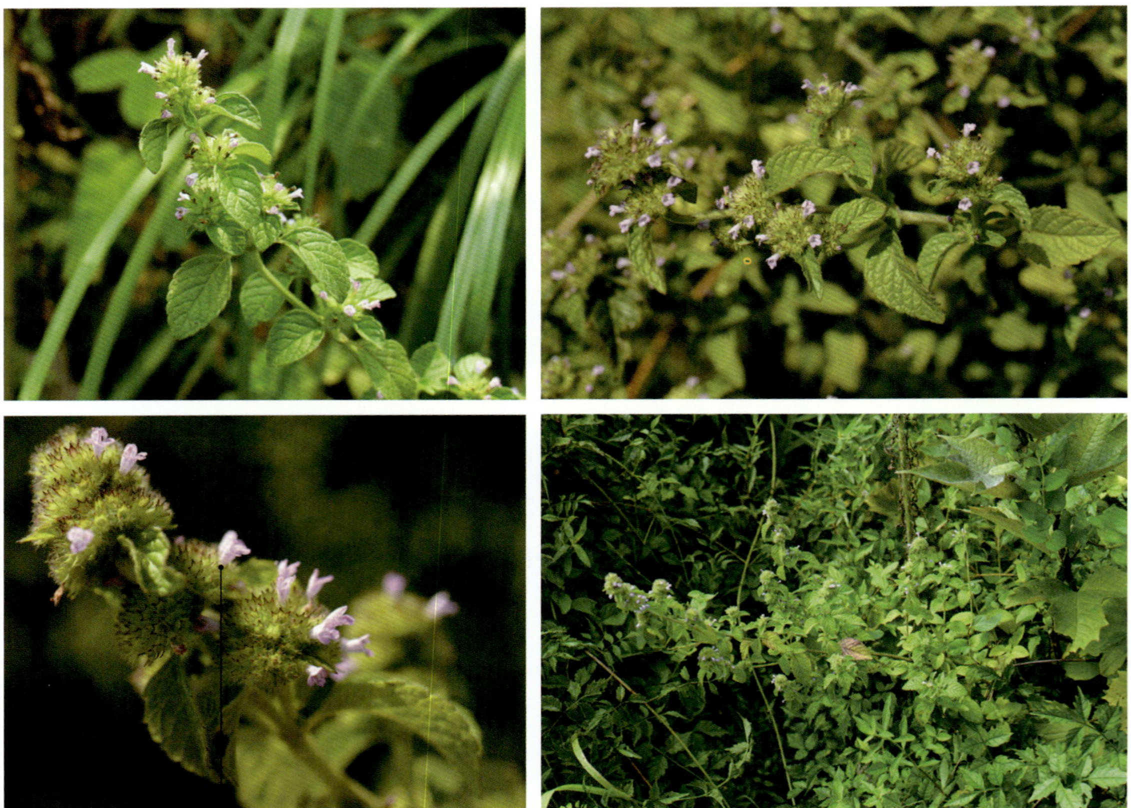

轮伞花序无明显的总梗，或多少明显具总梗时不具极多分枝，因而不偏向于一侧

灯笼草

■ 风轮菜 *Clinopodium chinense* (Benth.) O. Kuntze 别名：山薄荷

与灯笼草主要区别点：轮伞花序总梗极多分枝，多花密集，常偏向于一侧。

生于海拔 1000m 以下的山坡、草丛、路边、沟边、灌丛、林下。分布于内蒙古、河北、河南、山东、江苏、安徽、浙江、福建、台湾、江西、湖北、湖南、广东、广西及云南。

轮伞花序总梗极多分枝，多花密集，常偏向于一侧

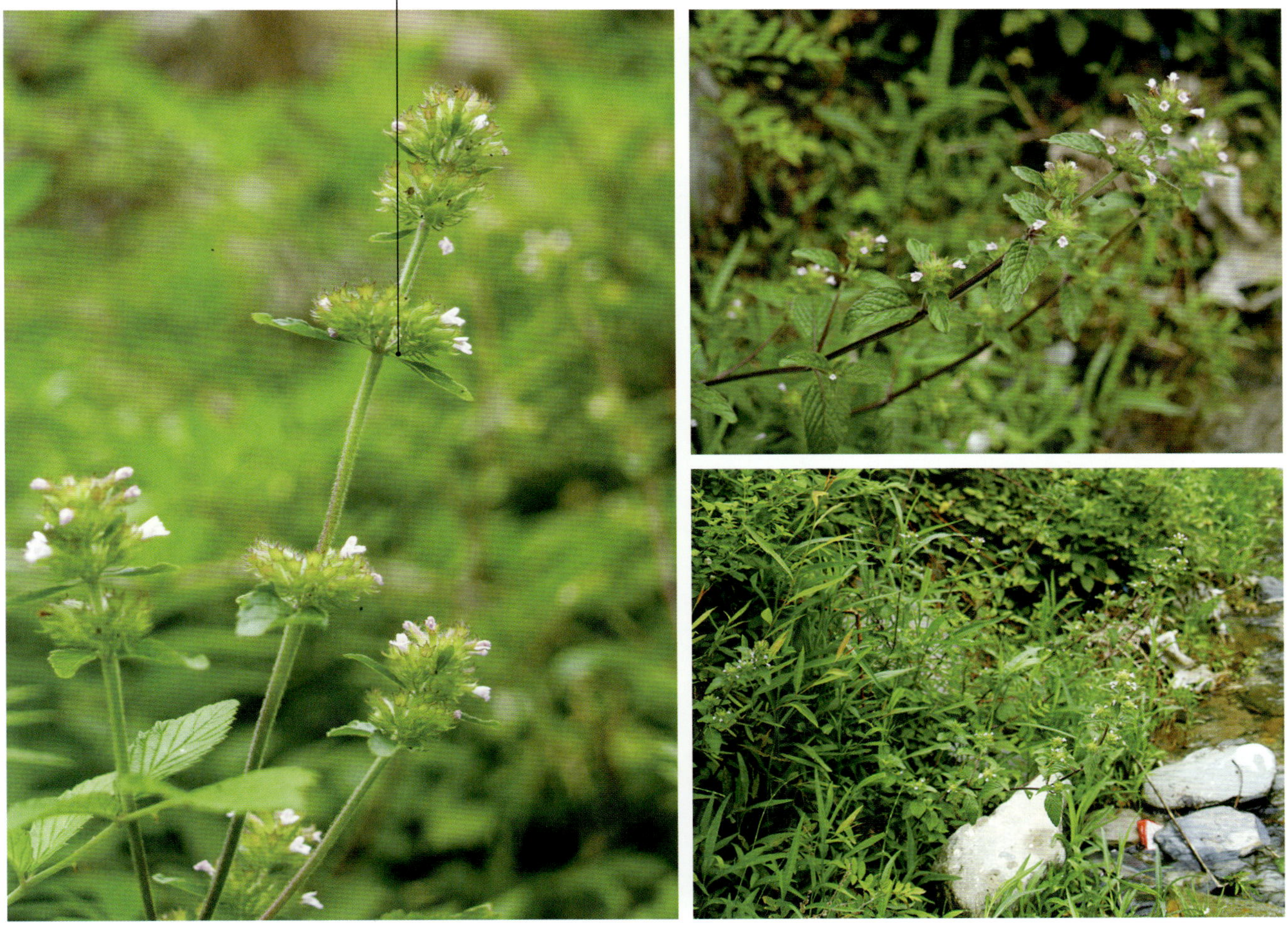

风轮菜

淫羊藿　Yinyanghuo EPIMEDII FOLIUM

本品为小檗科植物淫羊藿 *Epimedium brevicornu* Maxim.、箭叶淫羊藿 *Epimedium sagittatum* (Sieb. et Zucc.) Maxim.、柔毛淫羊藿 *Epimedium pubescens* Maxim. 或朝鲜淫羊藿 *Epimedium koreanum* Nakai 的干燥叶。

基原植物

■ 淫羊藿　*Epimedium brevicornu* Maxim.　别名：心叶淫羊藿、三支九叶草

生于山谷林下、山坡灌丛或山沟阴湿处。分布于全国大部分地区。

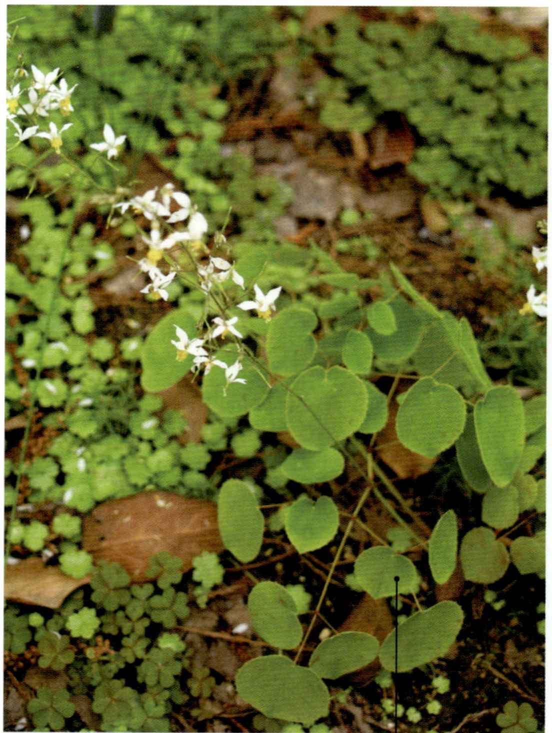

二回三出复叶，小叶 9 枚

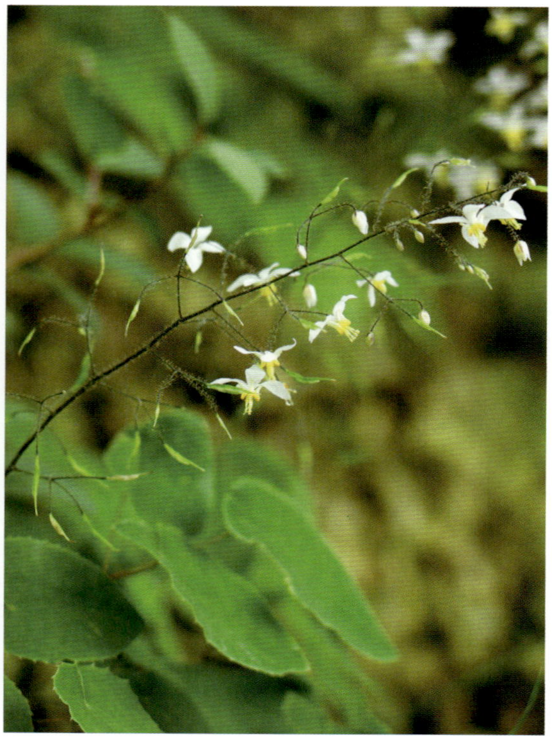

淫羊藿

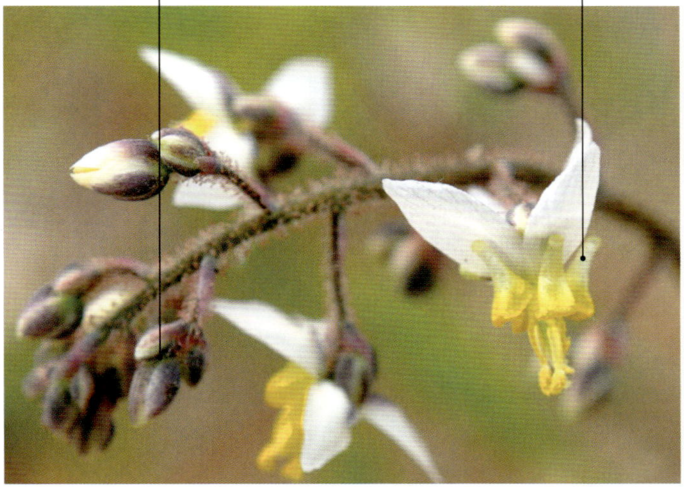

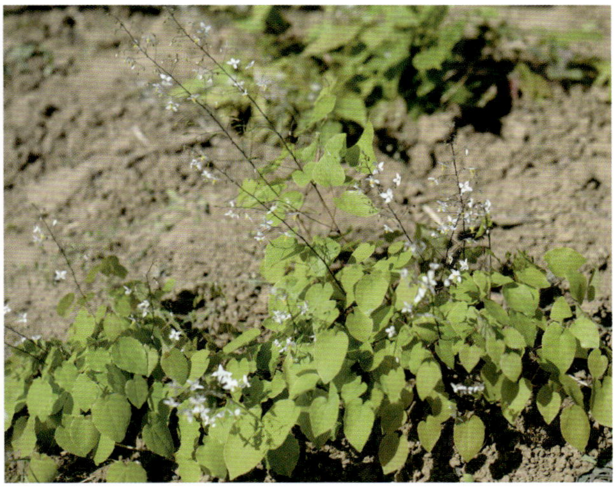

淫羊藿（续）

■ 箭叶淫羊藿 *Epimedium sagittatum* (Sieb. et Zucc.) Maxim. 别名：三枝九叶草

生于海拔 200~1800m 的山坡湿地、林下或溪旁阴湿处。分布于陕西、甘肃及长江以南各地。

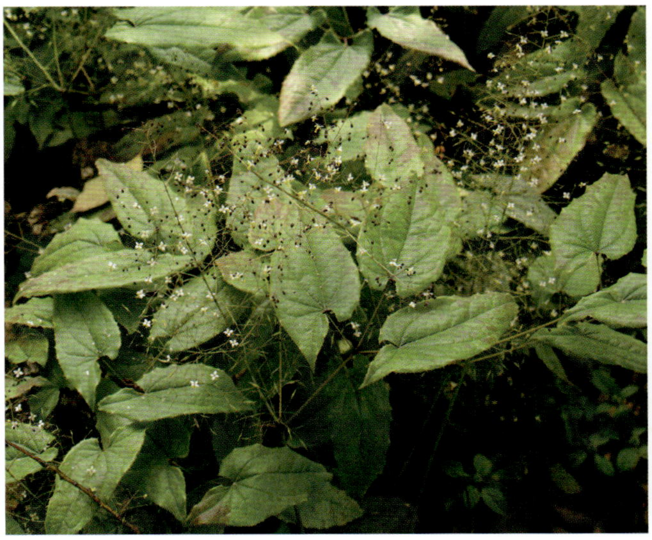

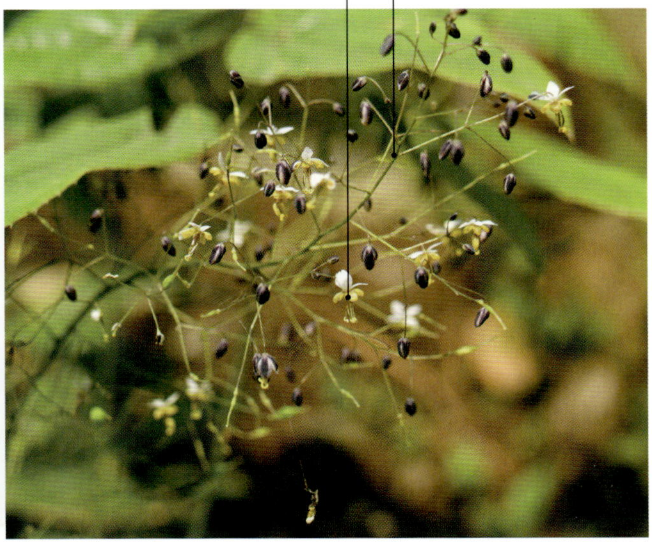

箭叶淫羊藿

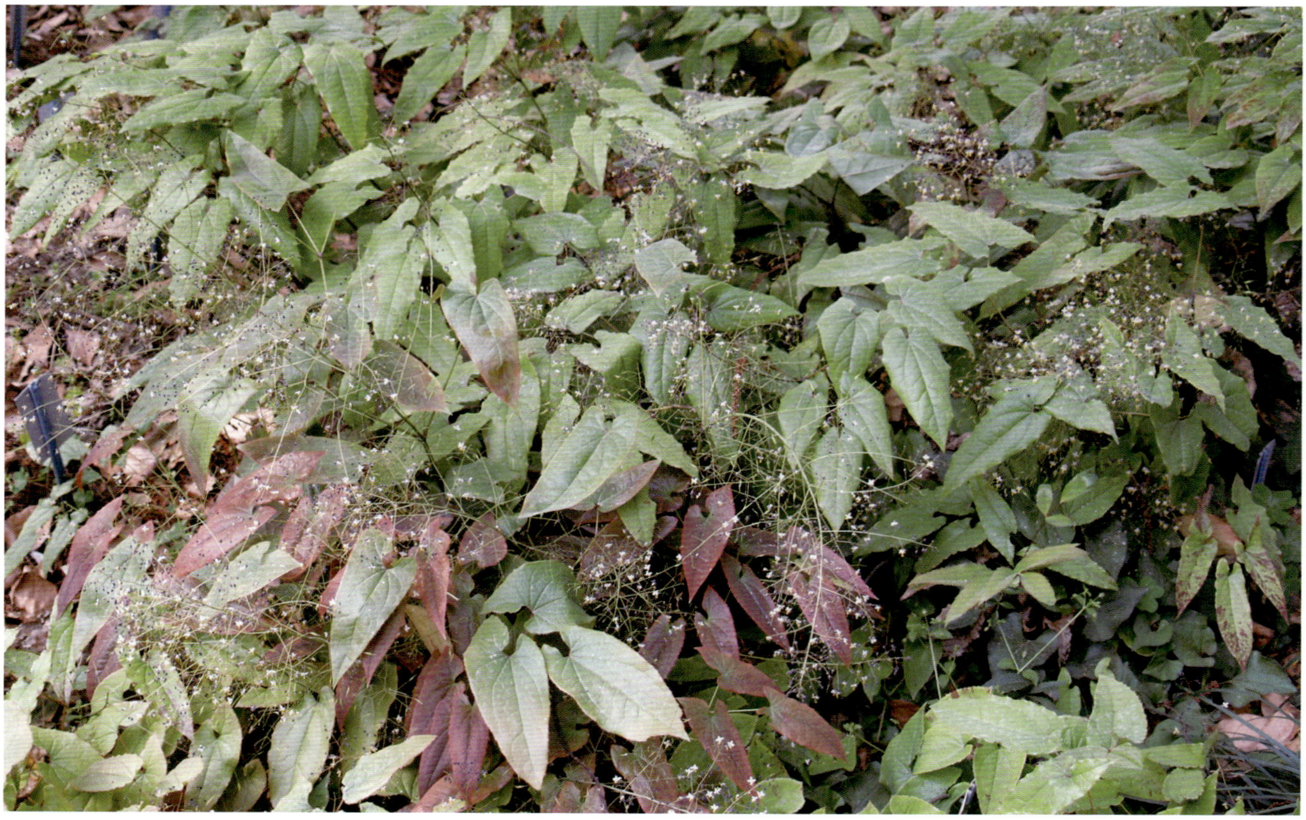

箭叶淫羊藿（续）

■ 柔毛淫羊藿 *Epimedium pubescens* Maxim. 别名：毛叶淫羊藿

生于海拔 300~2000m 的林下、灌丛、山坡边或山沟阴湿处。分布于陕西、甘肃、湖北、四川、河南、贵州、安徽。

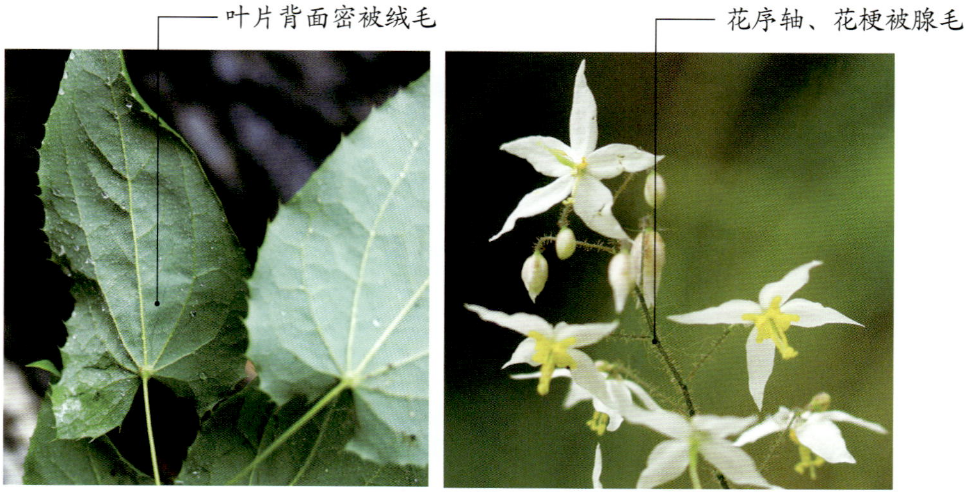

柔毛淫羊藿

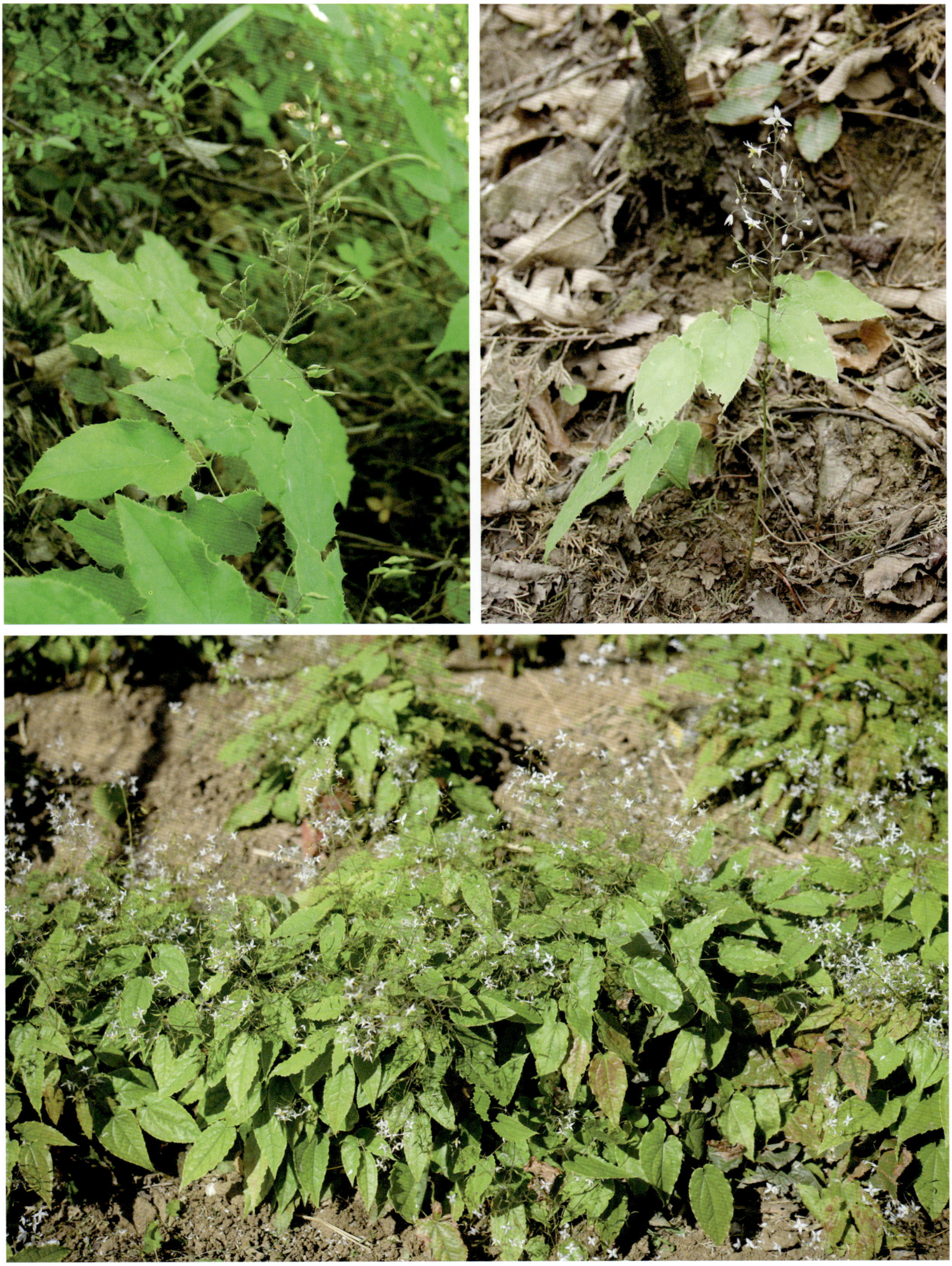

柔毛淫羊藿（续）

■ 朝鲜淫羊藿 *Epimedium koreanum* Nakai 别名：三枝九叶草

生于海拔 400~1500m 的林下或灌丛。分布于黑龙江、吉林、辽宁等地。

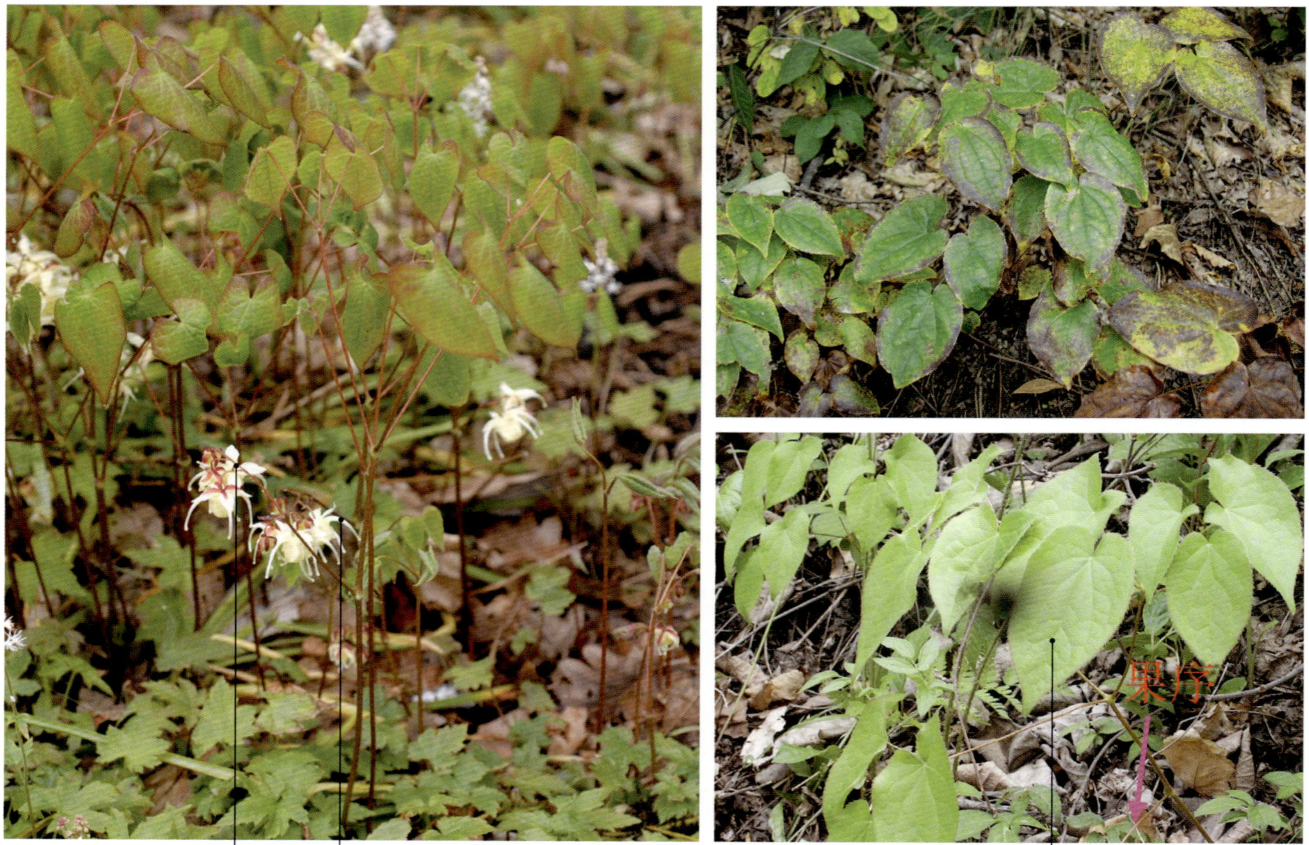

朝鲜淫羊藿

对比鉴别

《中国药典》2020 年版记载巫山淫羊藿为小檗科植物巫山淫羊藿 *Epimedium wushanense* T. S. Ying 的干燥叶，《中国药典》2005 年版及之前各版将巫山淫羊藿作为药材淫羊藿的基原植物之一。

《常用中药材品种整理和质量研究》（南方协作组）记载，由于淫羊藿属植物形态和药材性状的相似性，商品淫羊藿来源非常复杂，往往在一批药材中就有数种混杂。淫羊藿属植物在中国约有 40 种，除了《中国药典》记载的物种外，常见的物种还有粗毛淫羊藿（尖叶淫羊藿）*Epimedium acuminatum* Franch.、宝兴淫羊藿 *Epimedium davidii* Franchet、黔岭淫羊藿 *Epimedium leptorrhizum* Stearn、时珍淫羊藿 *Epimedium lishihchenii* Stearn 等。

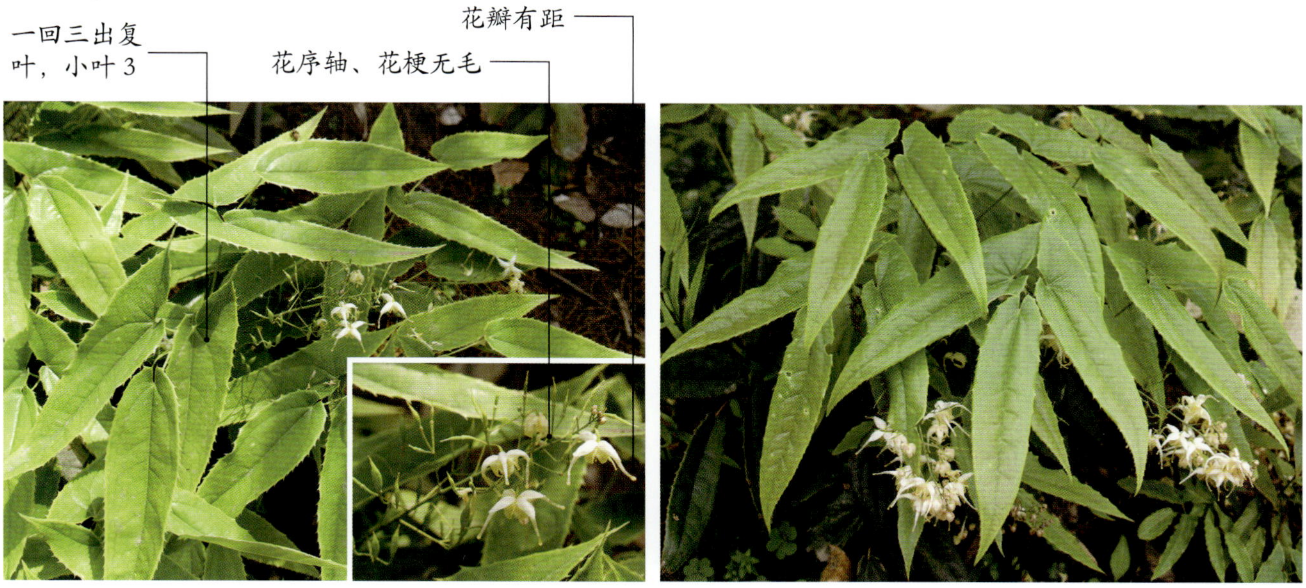

巫山淫羊藿

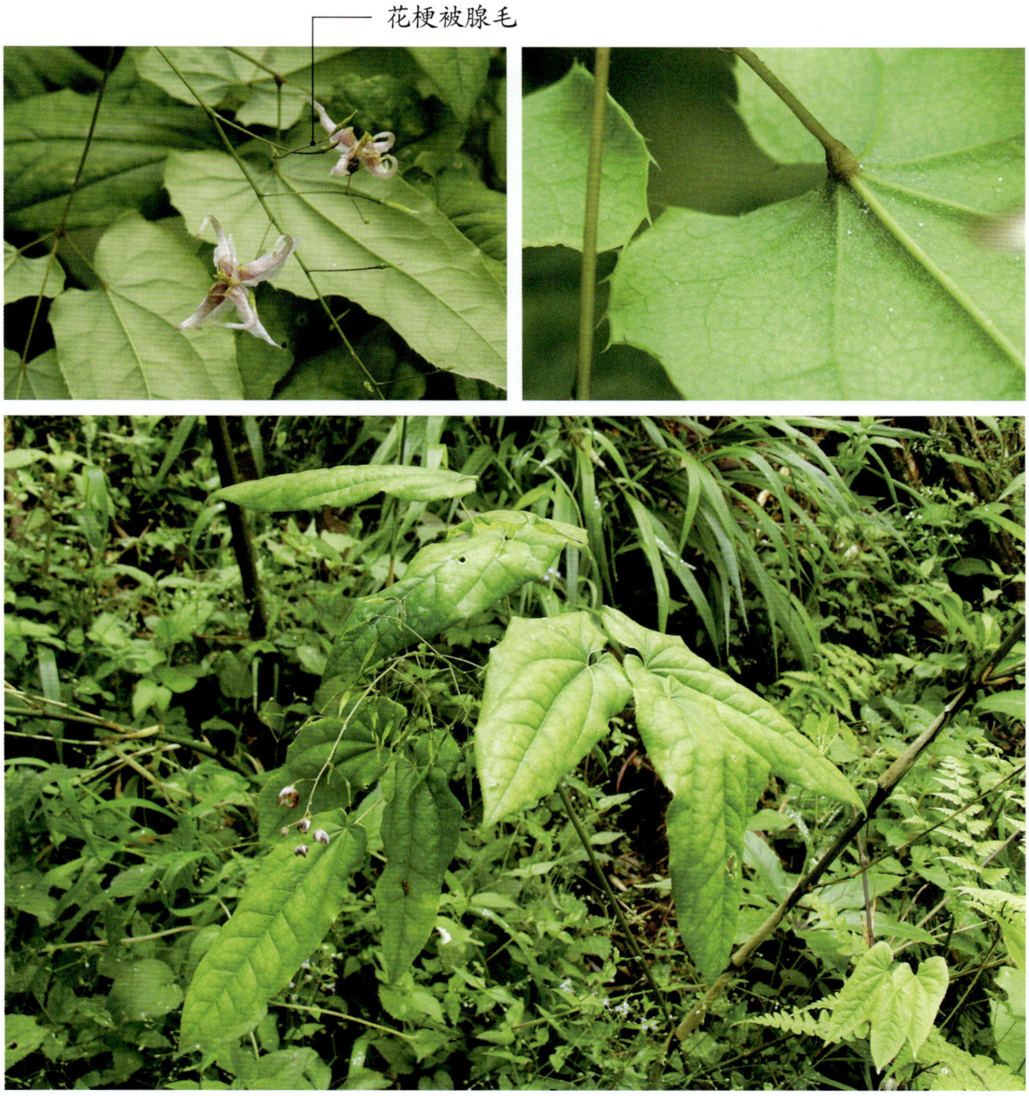

粗毛淫羊藿

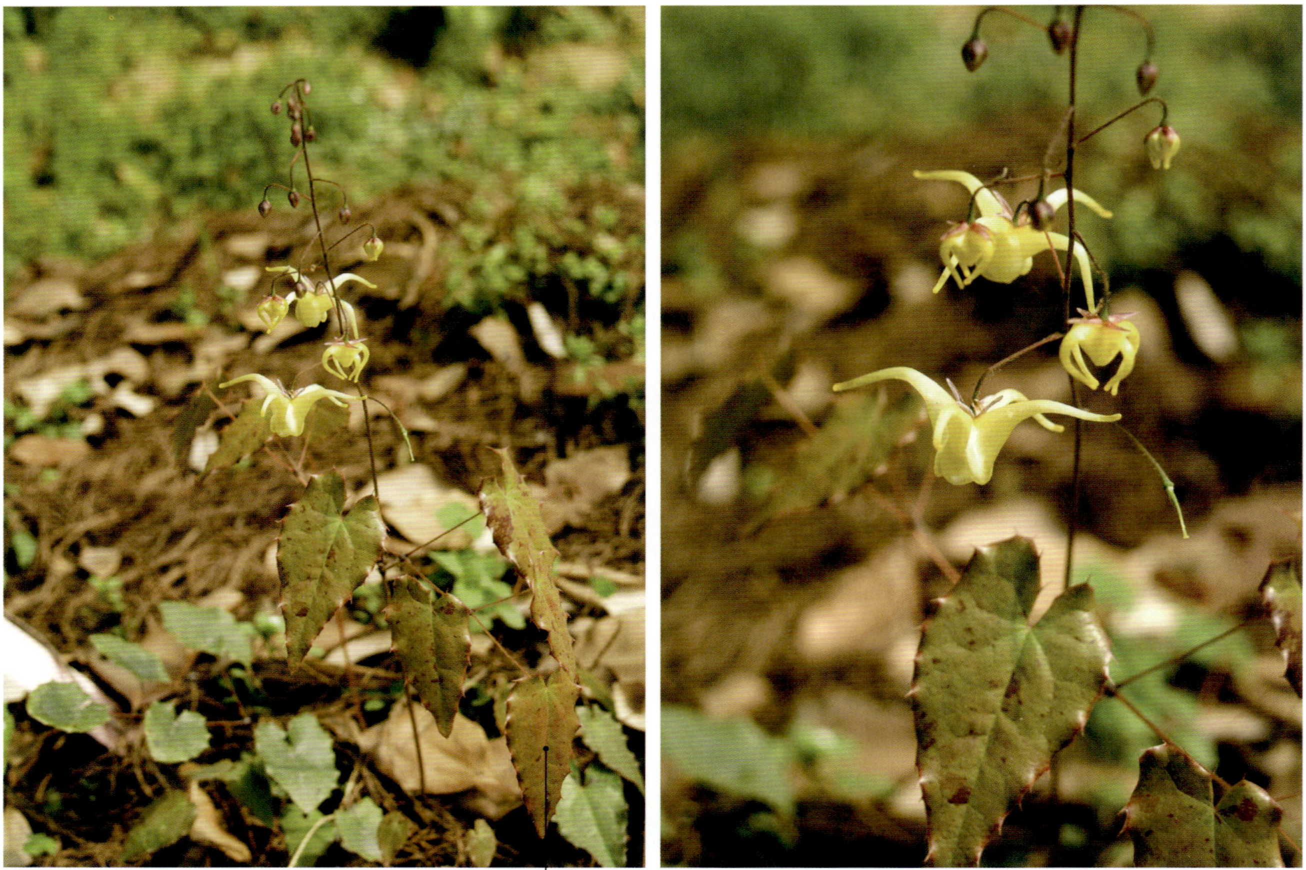

小叶 5 枚

宝兴淫羊藿

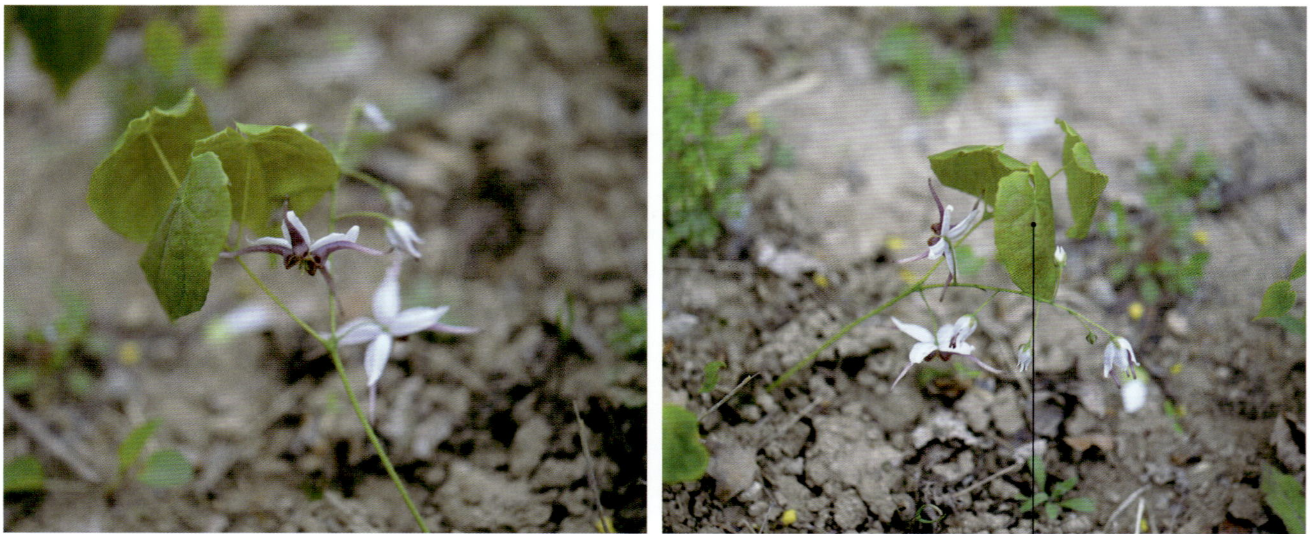

花茎具 1 片一回三出的复叶

黔岭淫羊藿

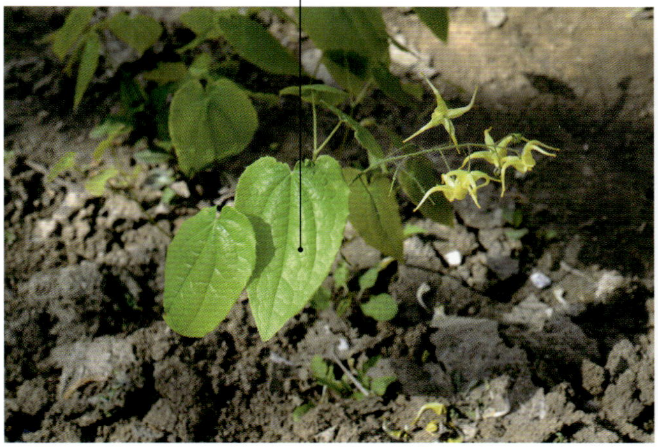

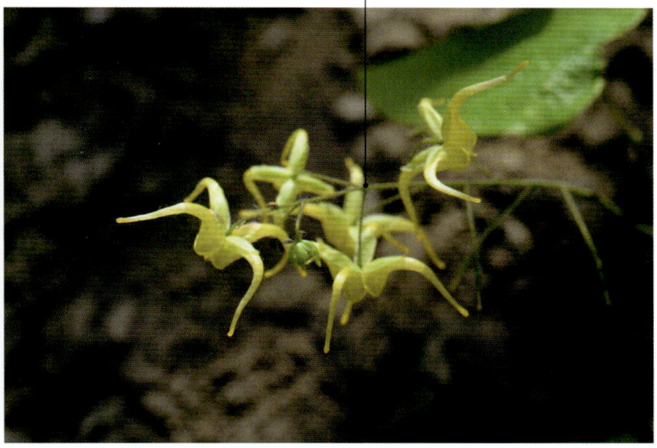

时珍淫羊藿

检索表

1. 花瓣无距……2
1. 花瓣有距……3
2. 花序轴、花梗被腺毛……柔毛淫羊藿
2. 花序轴、花梗无毛……箭叶淫羊藿
3. 总状花序……4
3. 圆锥花序……6
4. 花茎具2叶；一回三出复叶……时珍淫羊藿
4. 花茎具1叶……5
5. 二回三出复叶……朝鲜淫羊藿
5. 一回三出复叶……黔岭淫羊藿
6. 二回三出复叶，小叶9枚……淫羊藿
6. 一回三出复叶，小叶3枚或5枚……7
7. 小叶5枚，偶见3枚……宝兴淫羊藿
7. 小叶3枚……8
8. 花序轴、花梗无毛……巫山淫羊藿
8. 花序轴和花梗被腺毛，或仅花梗被腺毛……粗毛淫羊藿

淡竹叶 Danzhuye LOPHATHERI HERBA

本品为禾本科植物淡竹叶 *Lophatherum gracile* Brongn. 的干燥茎叶。

基原植物

■ 淡竹叶 *Lophatherum gracile* Brongn. 别名：草子山麦冬

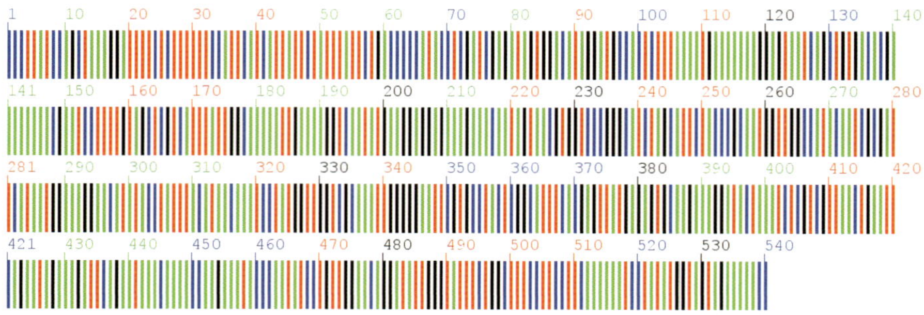

生于林下及沟边潮湿处。分布于河南、安徽、江苏、浙江、福建、台湾、广东、广西、江西、湖南、湖北、四川、贵州、云南等地。

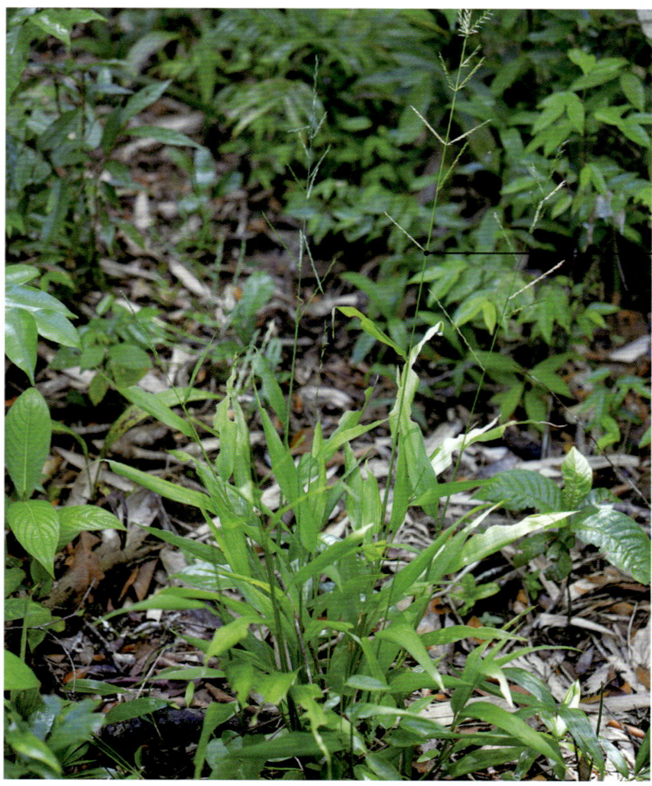

淡竹叶

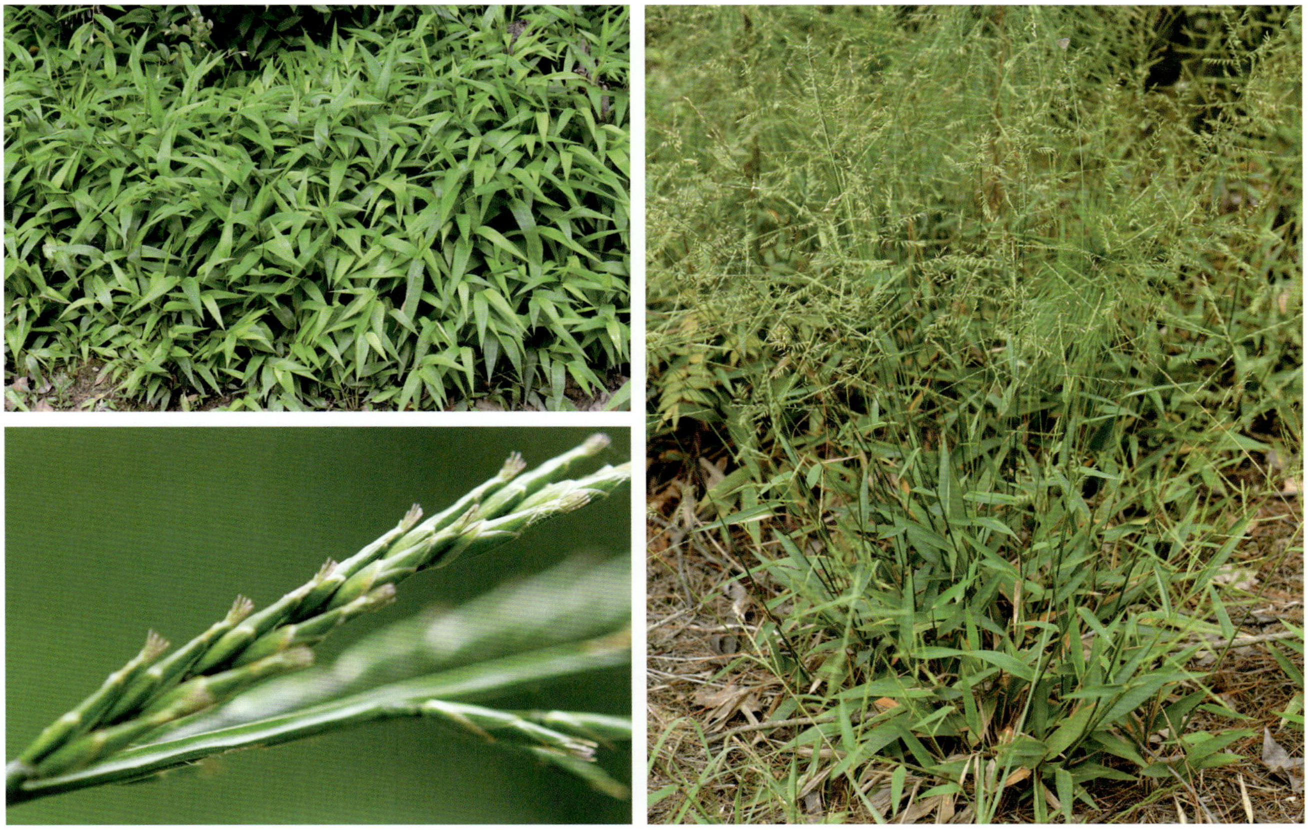

淡竹叶（续）

对比鉴别

参见“山麦冬”项。

检索表

参见“山麦冬”项。

淡豆豉

Dandouchi

SOJAE SEMEN PRAEPARATUM

本品为豆科植物大豆 *Glycine max* (L.) Merr. 的干燥成熟种子（黑豆）的发酵加工品。

基原植物

■ 大豆 *Glycine max* (L.) Merr. 别名：黄豆

全国各地均有栽培。以东北、华北栽培面积最广。

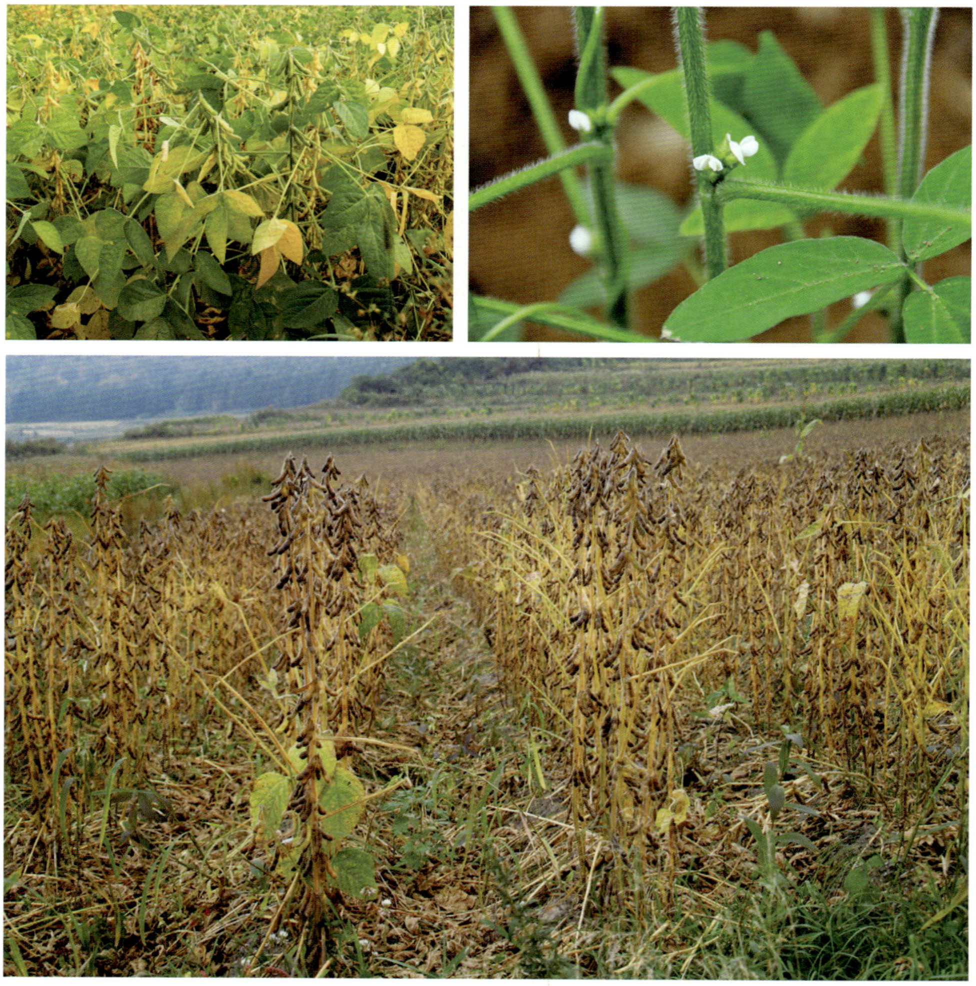

大豆

密蒙花

Mimenghua

BUDDLEJAE FLOS

本品为马钱科植物密蒙花 *Buddleja officinalis* Maxim. 的干燥花蕾和花序。

基原植物

■ **密蒙花** *Buddleja officinalis* Maxim. 别名：密花、密蒙树

生于溪边、山坡灌丛。分布于安徽、福建、湖北、广东、广西、陕西、甘肃、四川、贵州、云南。

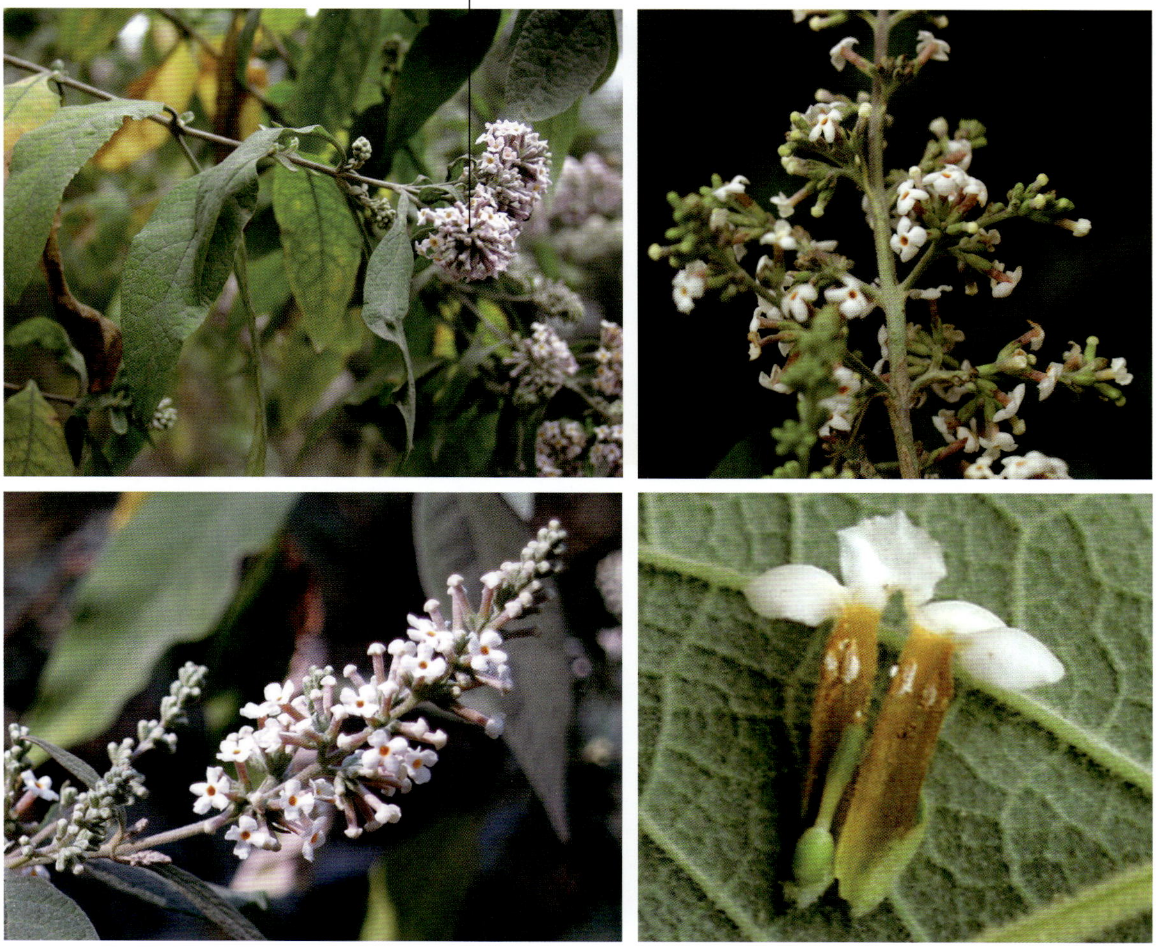

密蒙花

对比鉴别

瑞香科植物结香 *Edgeworthia chrysantha* Lindl. 的花蕾或头状花序在部分地区也作密蒙花入药，称之为“新蒙花”或“蒙花珠”。

结香与密蒙花主要区别点：叶互生；花聚集成圆头状花序。

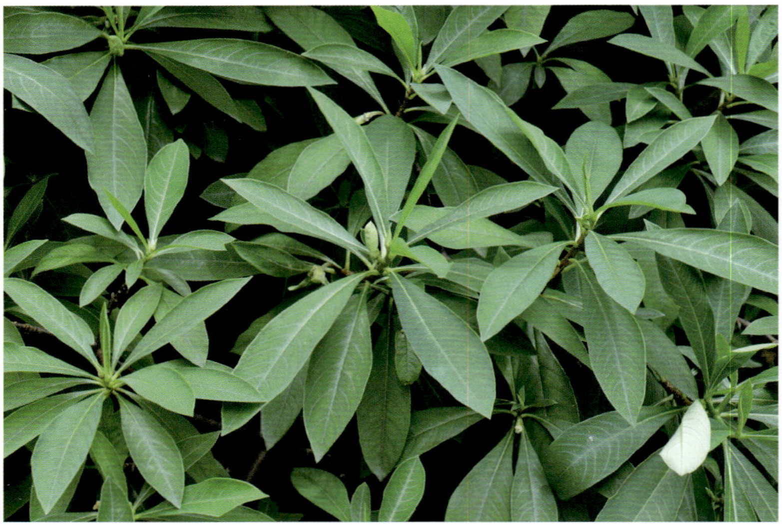

花聚集成圆头状花序

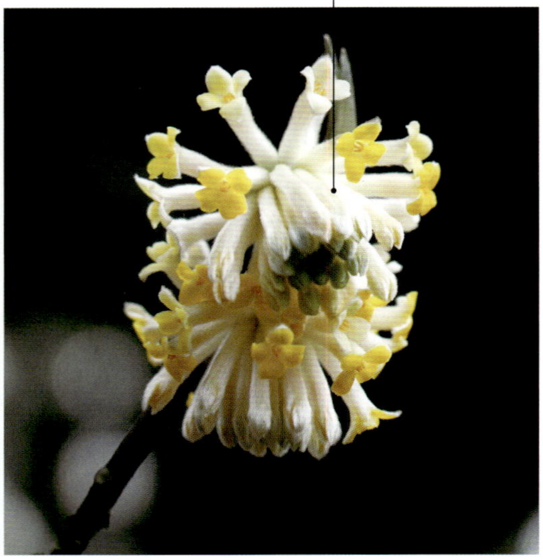

结香

续　断 Xuduan DIPSACI RADIX

本品为川续断科植物川续断 *Dipsacus asper* Wall. ex Henry 的干燥根。

基原植物

■ 川续断 *Dipsacus asper* Wall. ex Henry　别名：川断

《中国植物志》及1990~2005年间的几版《中国药典》记载川续断的拉丁学名为 *Dipsacus asperoides* C. Y. Cheng et T. M. Ai。

生于荒山、路旁、沟边、草地。分布于四川、湖南、湖北、贵州、云南、陕西、西藏等地。

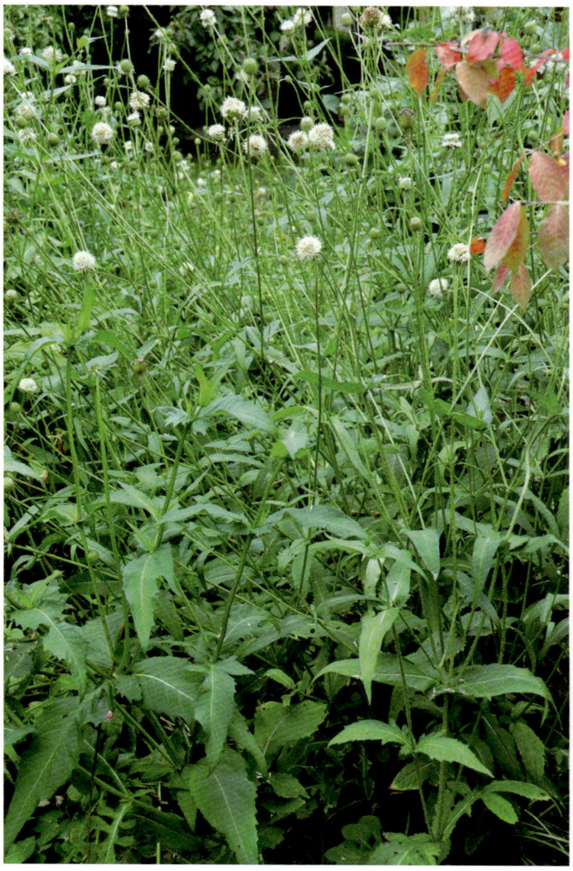

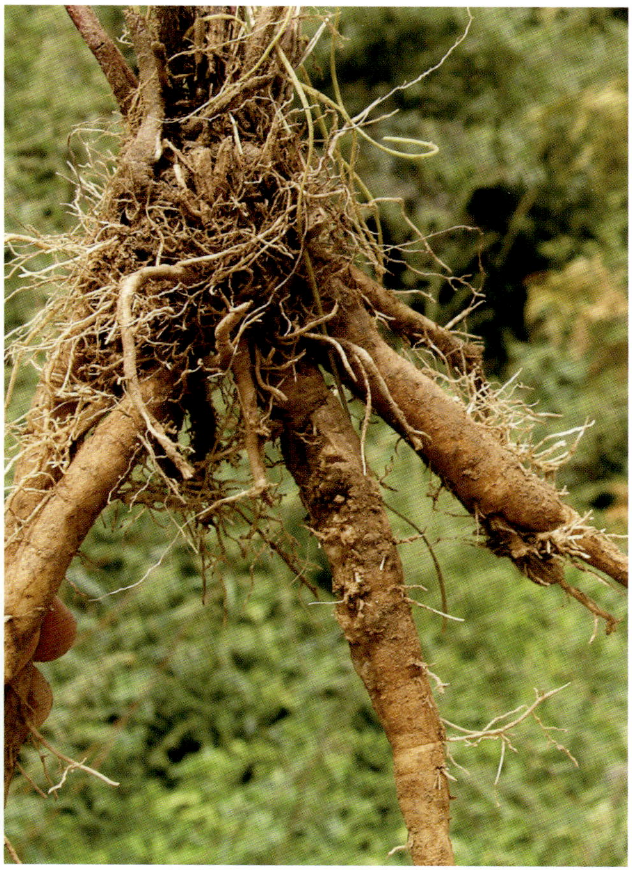

川续断

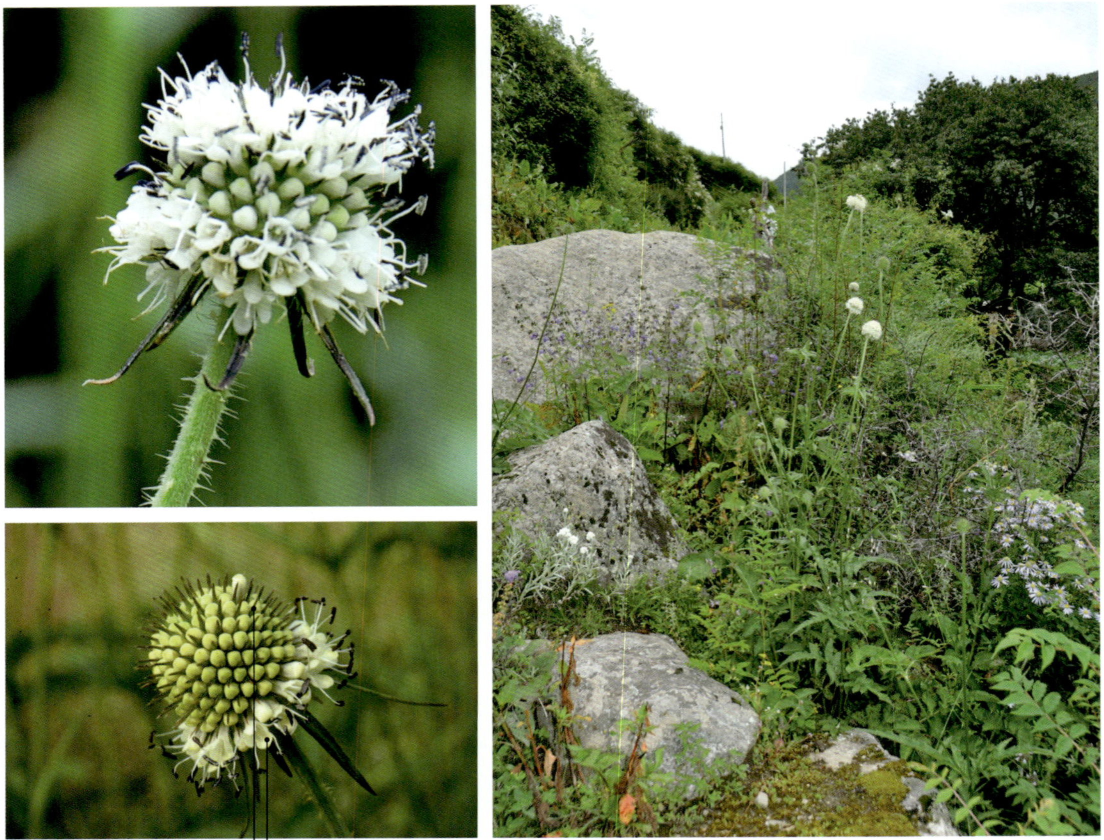

川续断（续）

对比鉴别

植物川续断与其同属植物日本续断（续断）*Dipsacus japonicus* Miq. 容易相混淆。

日本续断与川续断主要区别点：花苞片先端具明显的刺毛；花冠红色。

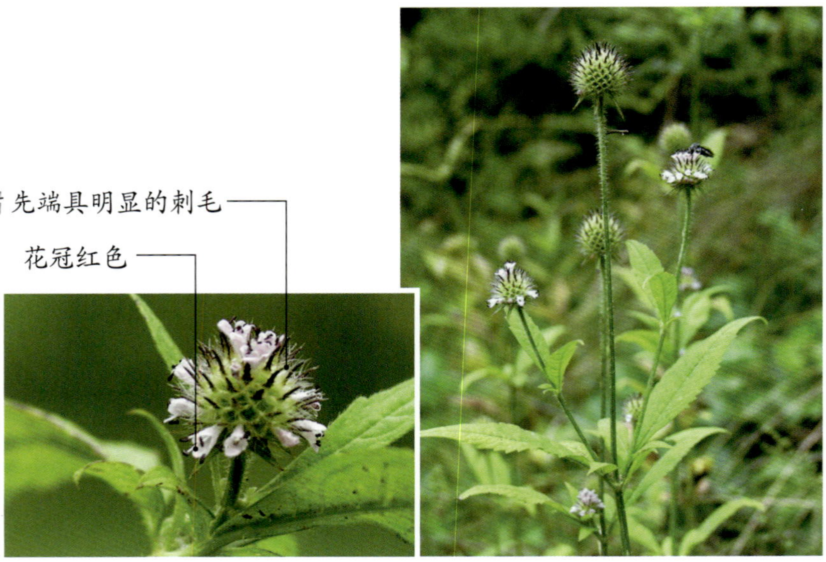

日本续断

绵马贯众

Mianmaguanzhong
DRYOPTERIDIS CRASSIRHIZOMATIS RHIZOMA

绵马贯众炭

Mianmaguanzhongtan
DRYOPTERIDIS CRASSIRHIZOMATIS RHIZOMA CARBONISATUM

绵马贯众为鳞毛蕨科植物粗茎鳞毛蕨 *Dryopteris crassirhizoma* Nakai 的干燥根茎和叶柄残基；绵马贯众炭为绵马贯众的炮制加工品。

基原植物

■ **粗茎鳞毛蕨** *Dryopteris crassirhizoma* Nakai 别名：贯众、野鸡膀子

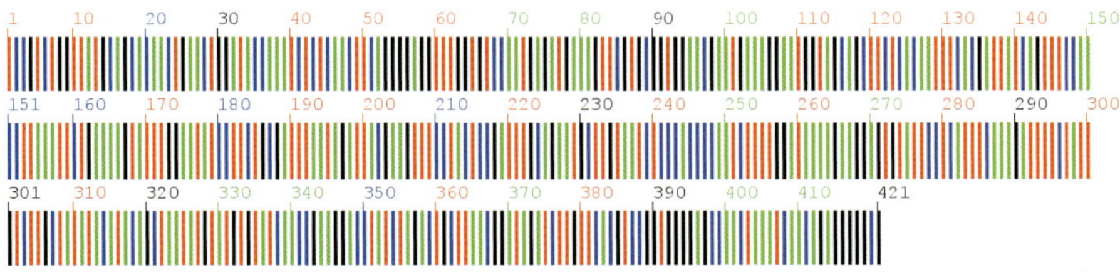

生于林下湿地。分布于东北及河北、内蒙古等地。

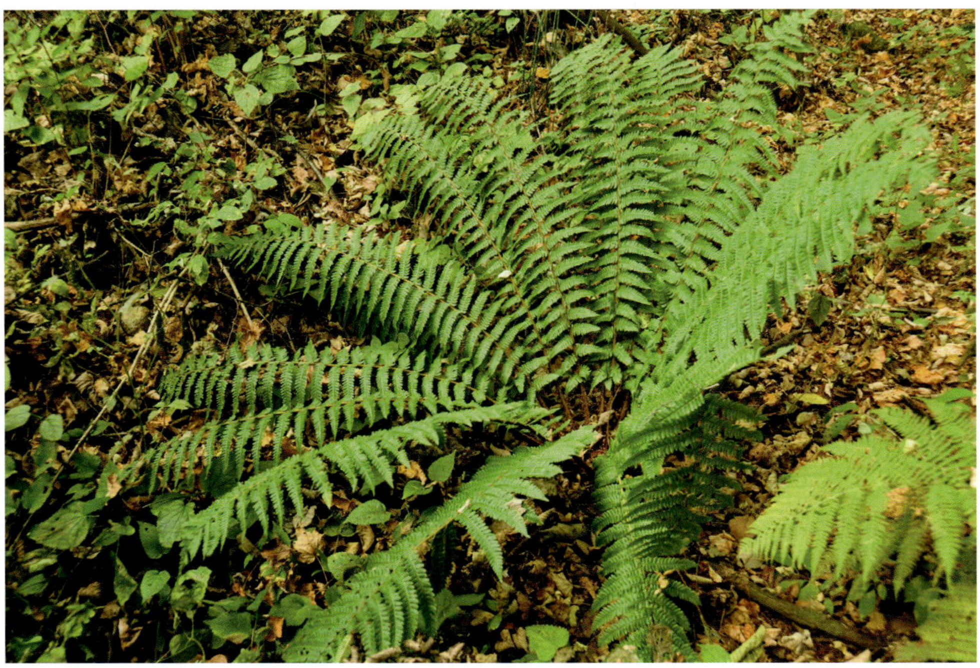

粗茎鳞毛蕨

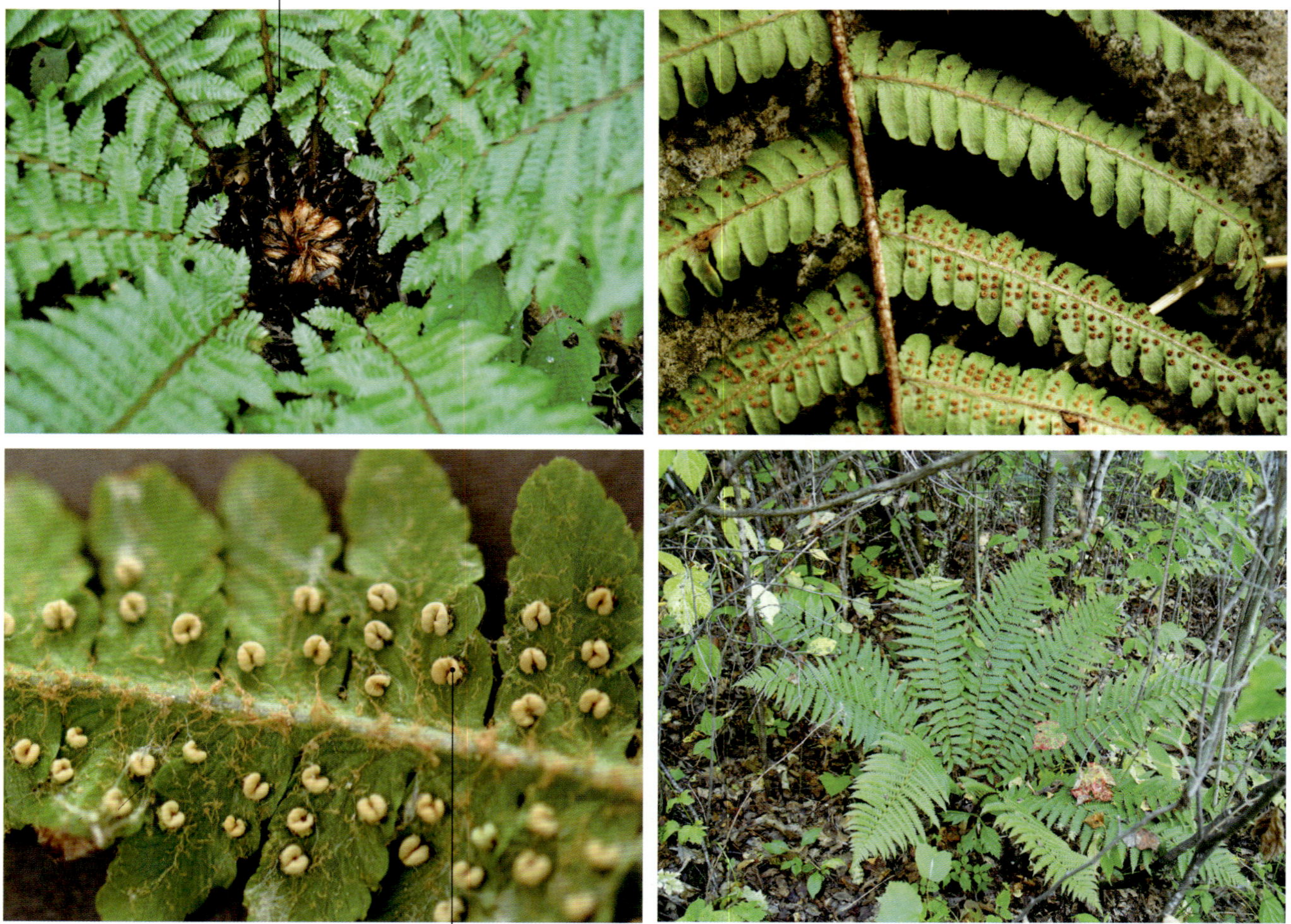
叶簇生于根茎顶端，具长柄，二回羽状全裂或深裂
囊群盖圆肾形或马蹄形

粗茎鳞毛蕨（续）

对比鉴别

《中国药典》2020 年版记载贯众类药材有 2 种——绵马贯众和紫萁贯众，分别来源于粗茎鳞毛蕨和紫萁 *Osmunda japonica* Thunb. 的根茎和叶柄残基。

全国用作贯众的基原植物达 30 多种，除粗茎鳞毛蕨外，贯众习用品的基原植物主要有乌毛蕨科植物顶芽狗脊（单芽狗脊）*Woodwardia unigemmata* Nakai、狗脊 *Woodwardia japonica* Smith、东方狗脊 *Woodwardia orientalis* Sw.、苏铁蕨 *Brainea insignis* J. Sm.、乌毛蕨 *Blechnum orientale* L.，紫萁蕨科植物华南紫萁 *Osmunda vachellii* Hook.、紫萁 *Osmunda japonica* Thunb.，球子蕨科植物荚果蕨 *Matteuccia struthiopteris* (L.)Todaro、中华荚果蕨 *Pentarhizidium intermedium* (C. Chr.) Hayata、东方荚果蕨 *Pentarhizidium orientale* Hayata，鳞毛蕨科植物贯众 *Cyrtomium fortunei* J. Smith 等。另外，蚌壳蕨科植物金毛狗脊 *Cibotium barometz* (L.) J. Sm. 的根茎入药，药材称“狗脊”，与贯众习用品的数种基原植物因名称相近而易相混淆。

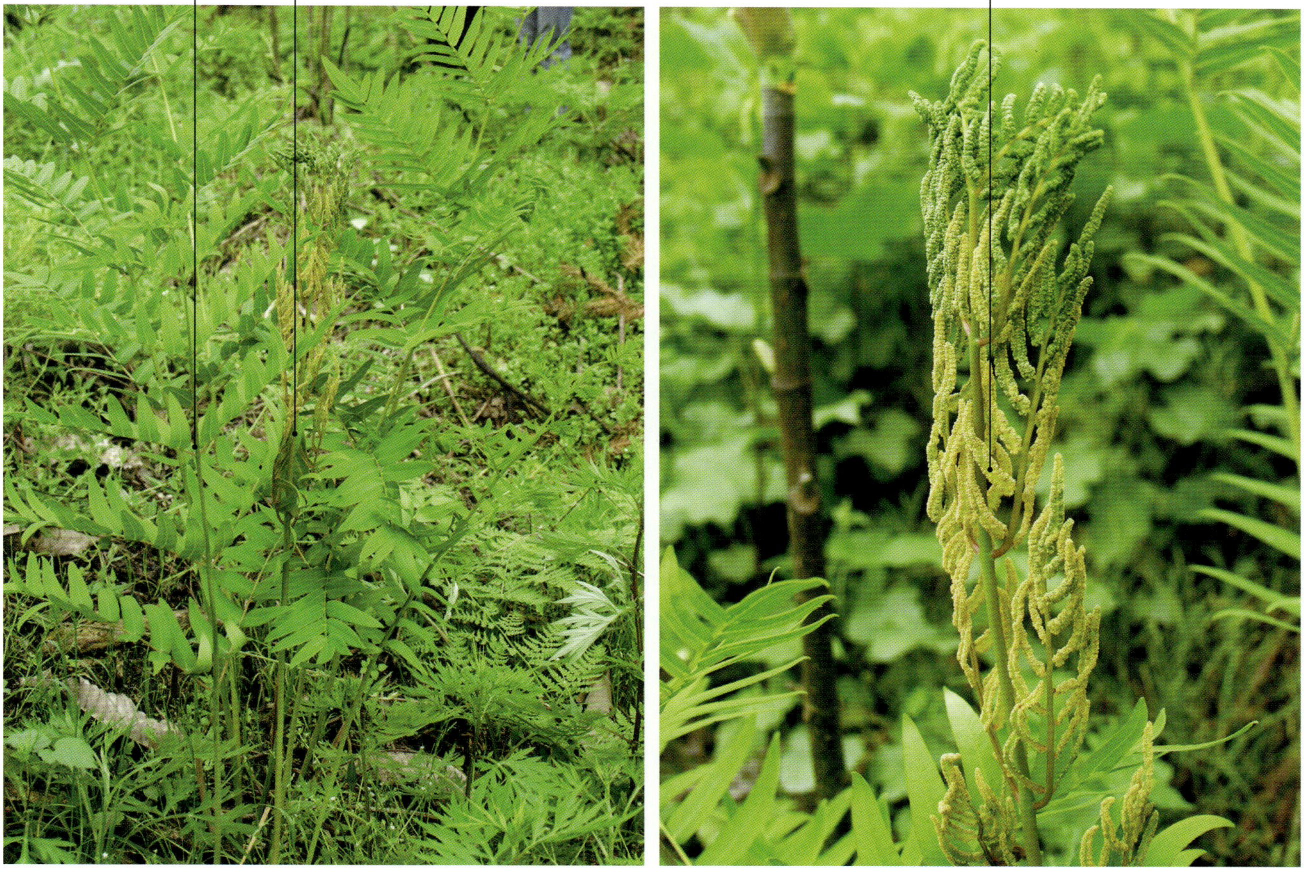
不育叶
能育叶
孢子囊着生于能育叶
羽片边缘，形成穗状
孢子囊穗

紫萁

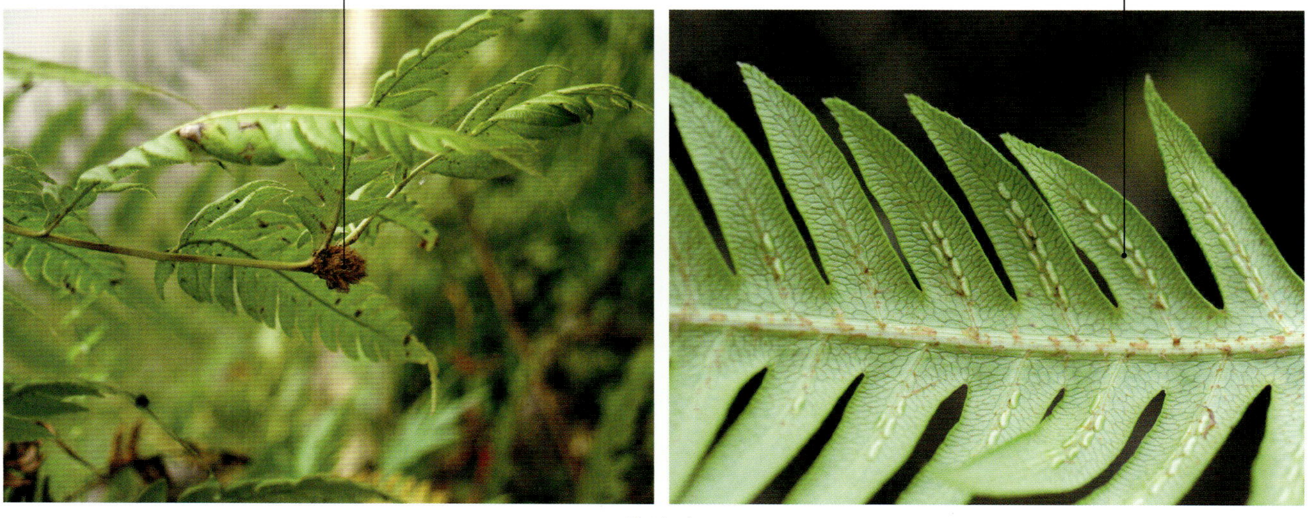
上部羽片腋中具被红
棕色鳞片的大芽胞
孢子囊群

顶芽狗脊

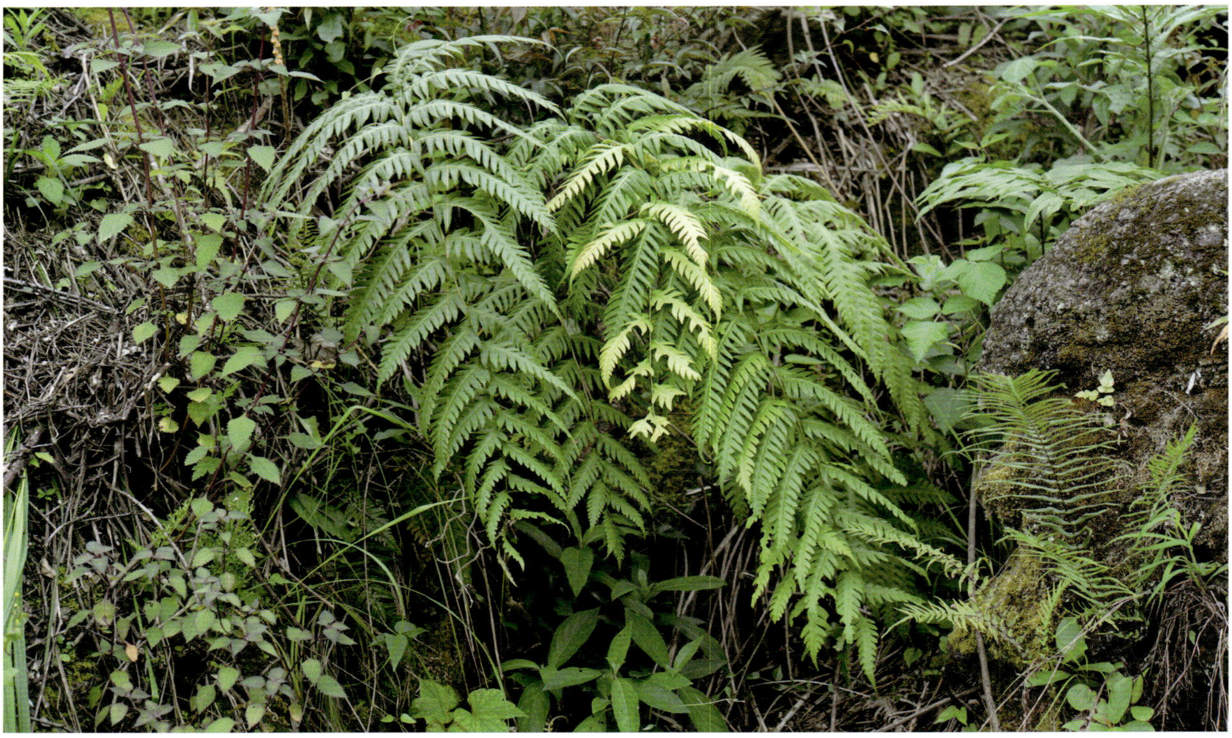

顶芽狗脊（续）

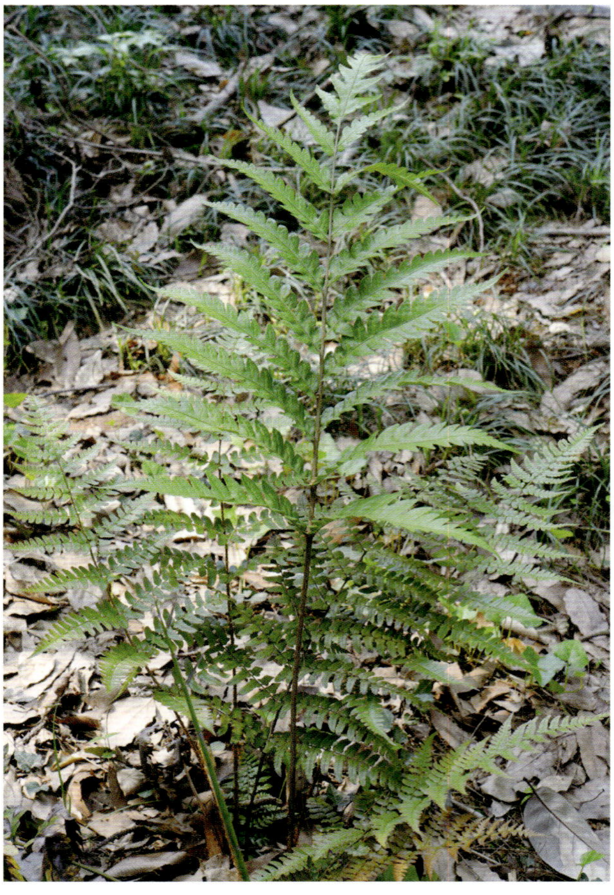

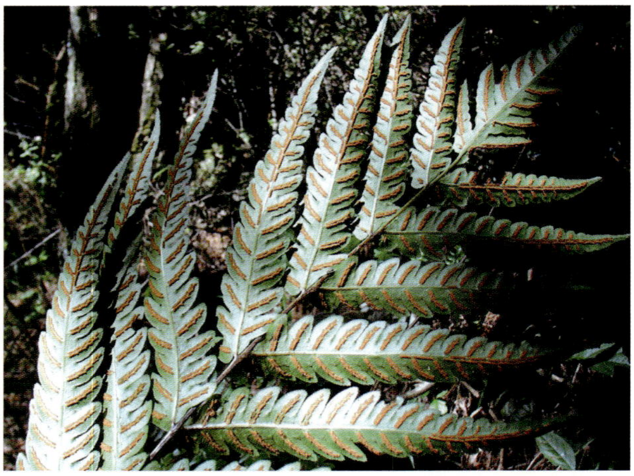

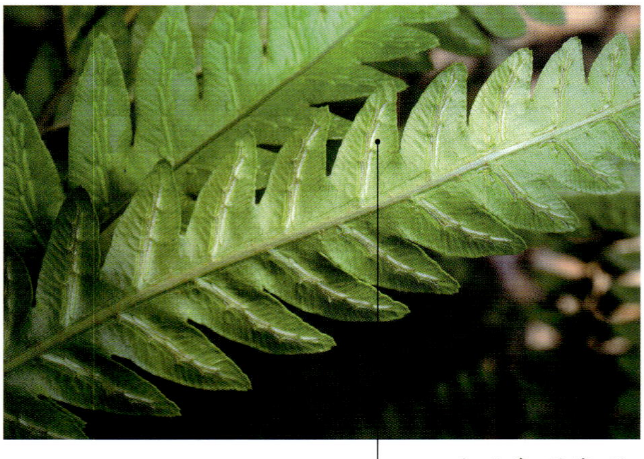

孢子囊群线形，
顶端平直

狗脊

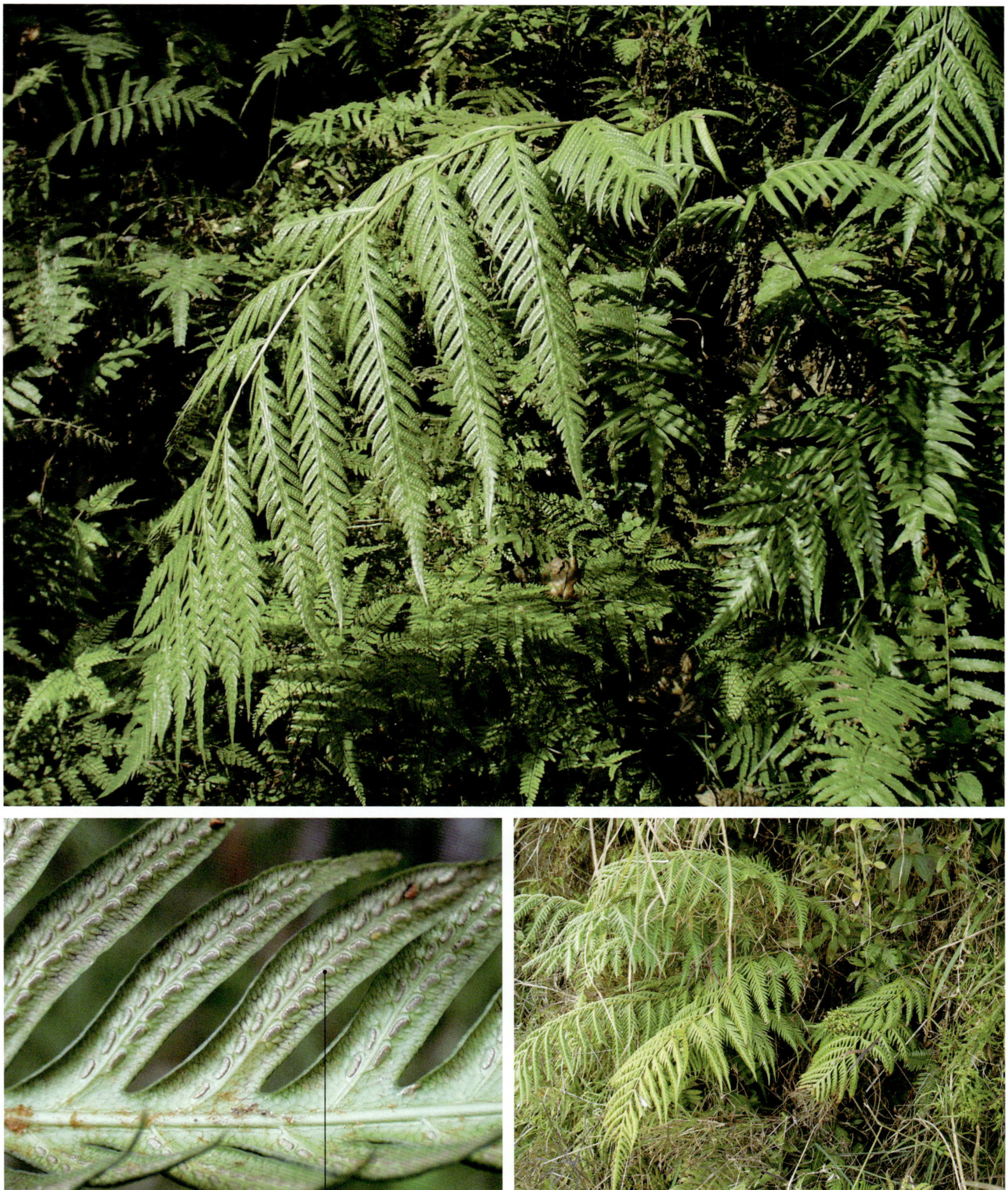

孢子囊群近新月形，顶端略外弯

东方狗脊

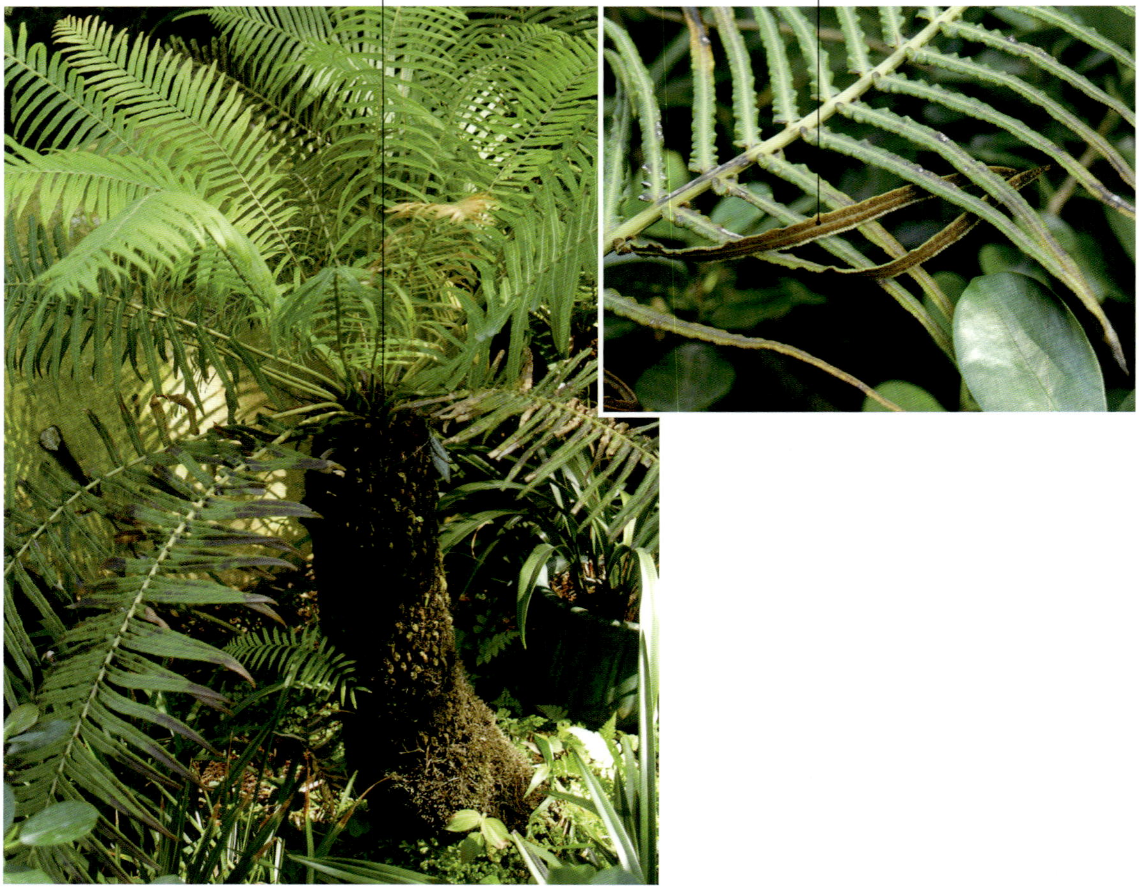
植株苏铁状
孢子囊群线形，无盖

苏铁蕨

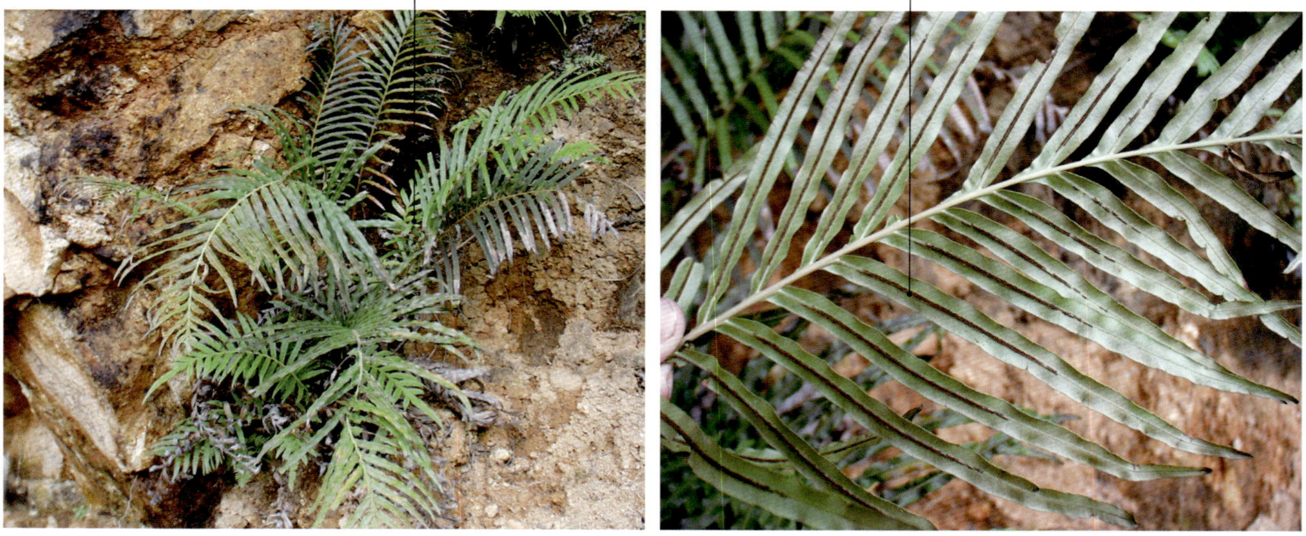
植株非苏铁状
孢子囊群长线形，连续

乌毛蕨

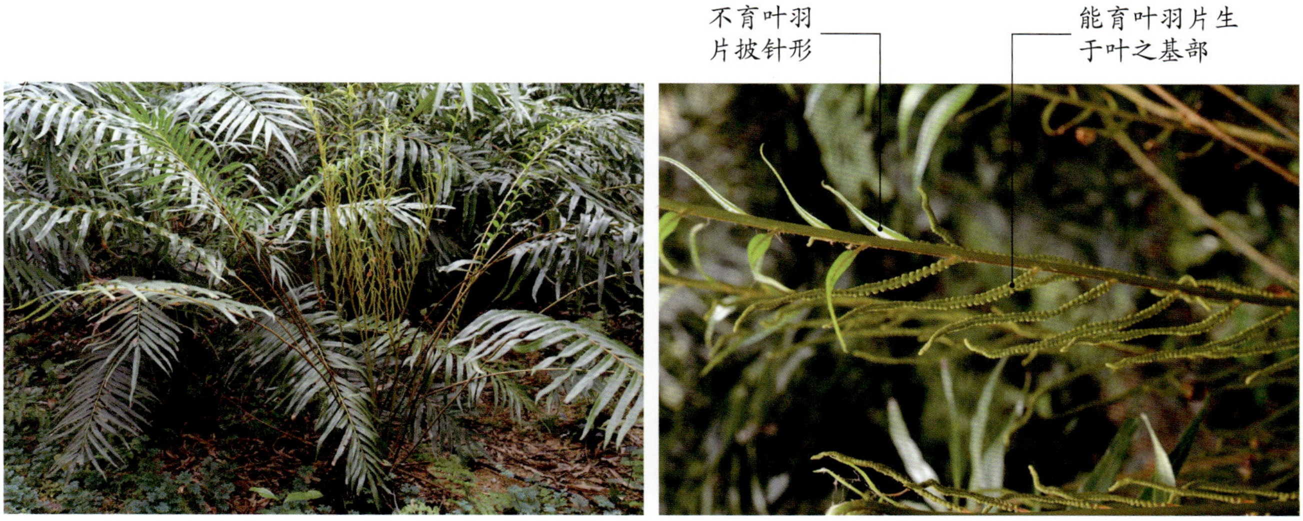
不育叶羽
片披针形
能育叶羽片生
于叶之基部

华南紫萁

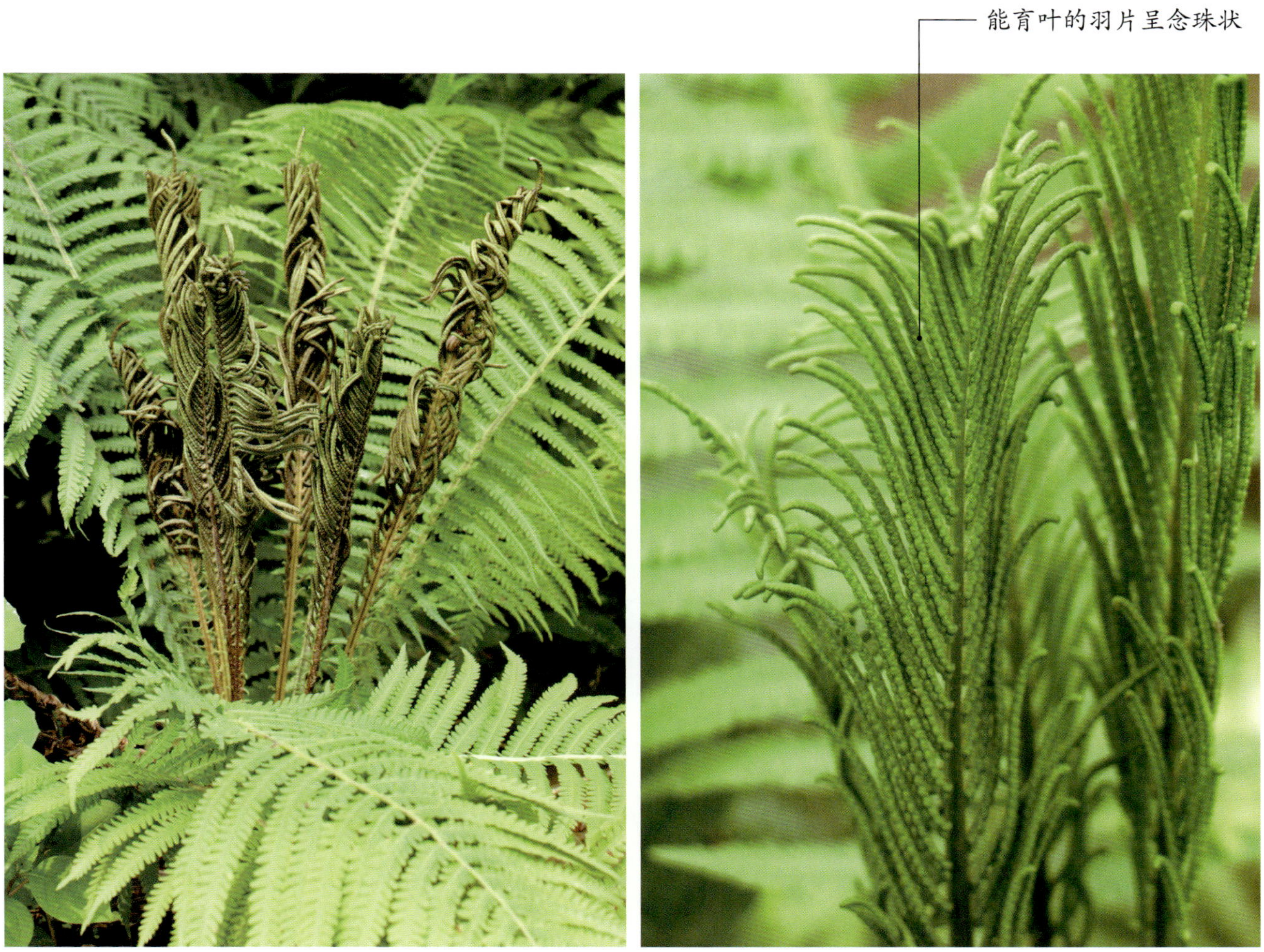
能育叶的羽片呈念珠状

荚果蕨

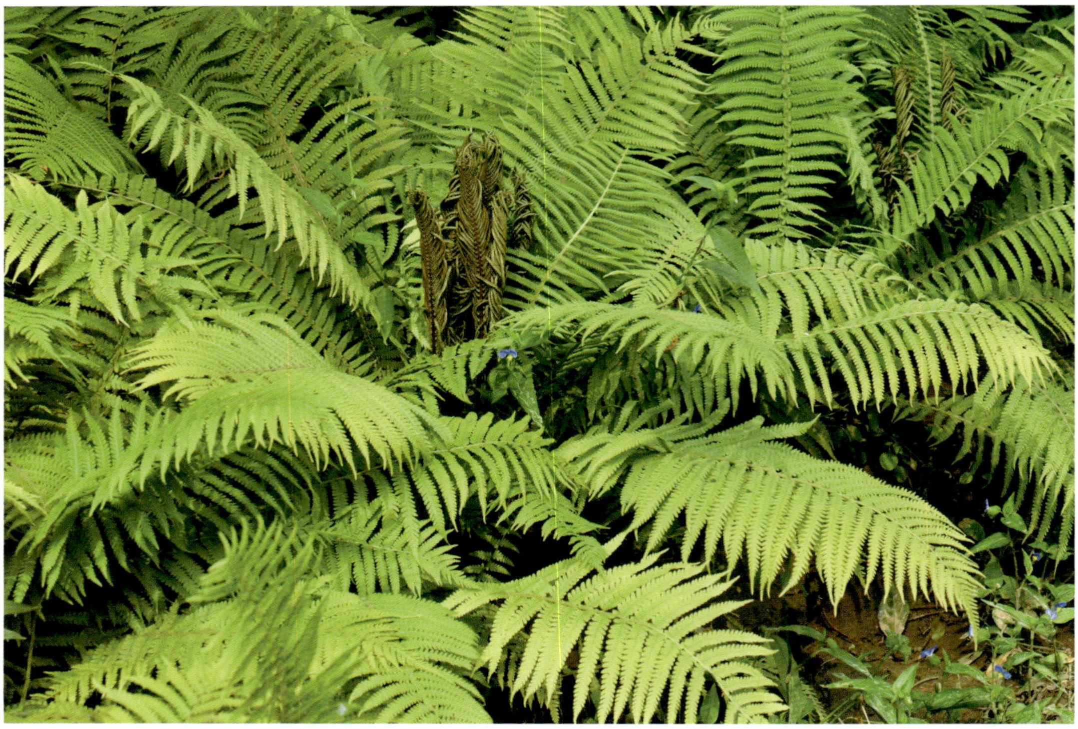

荚果蕨（续）

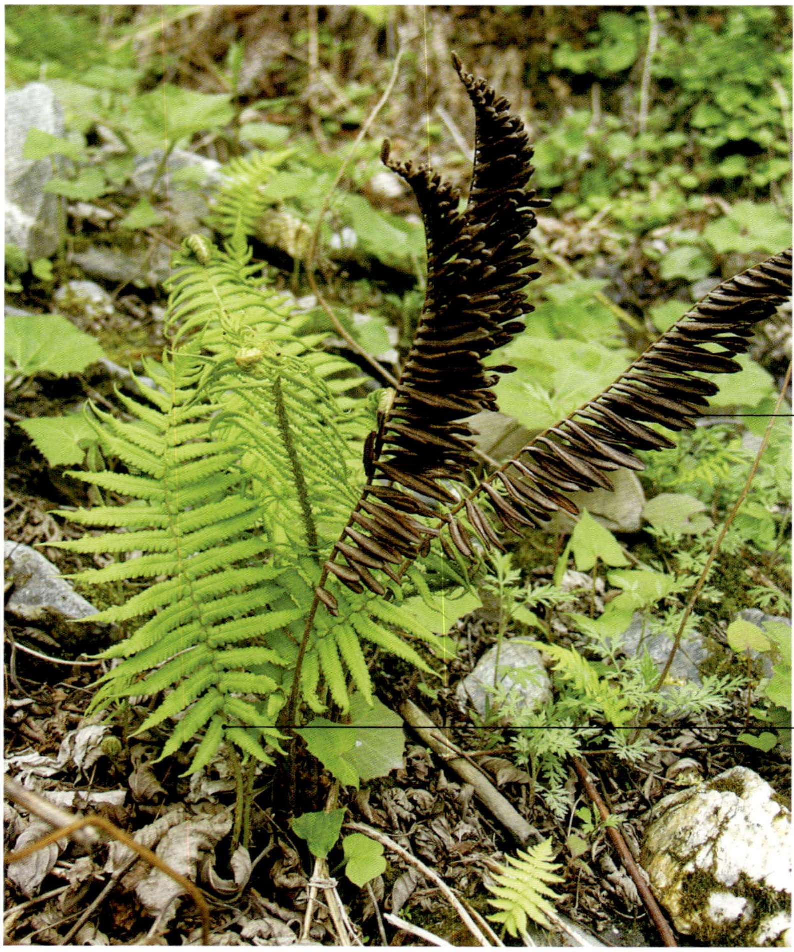

中华荚果蕨

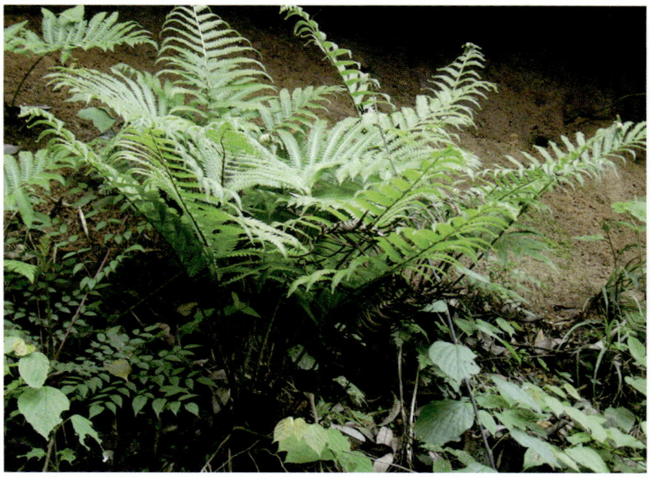

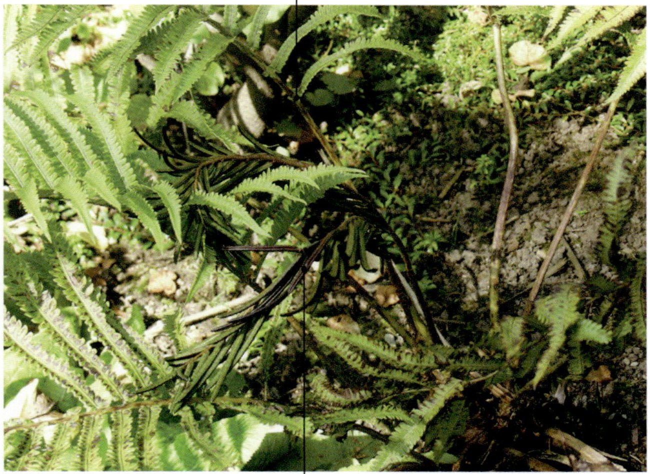

东方荚果蕨

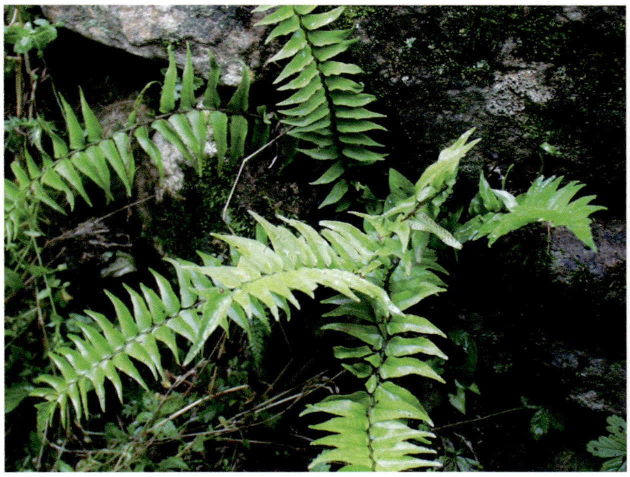

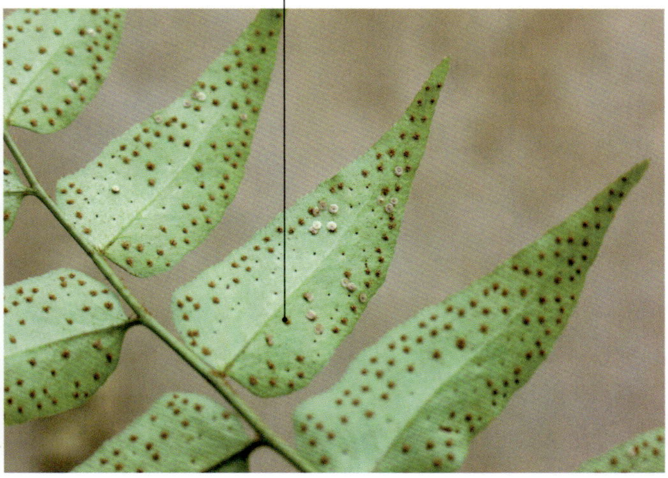

贯众

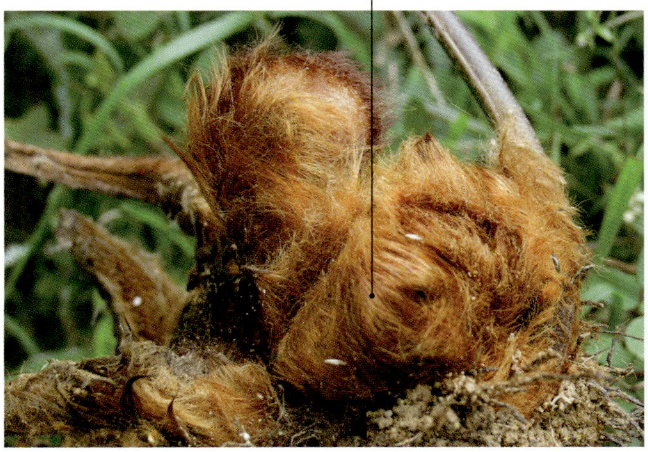

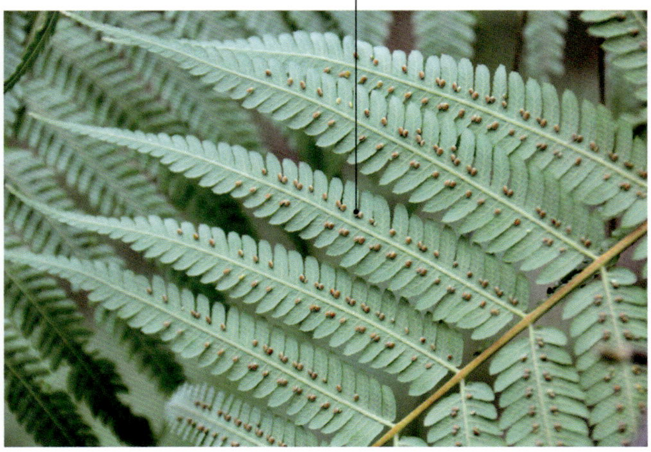

金毛狗脊

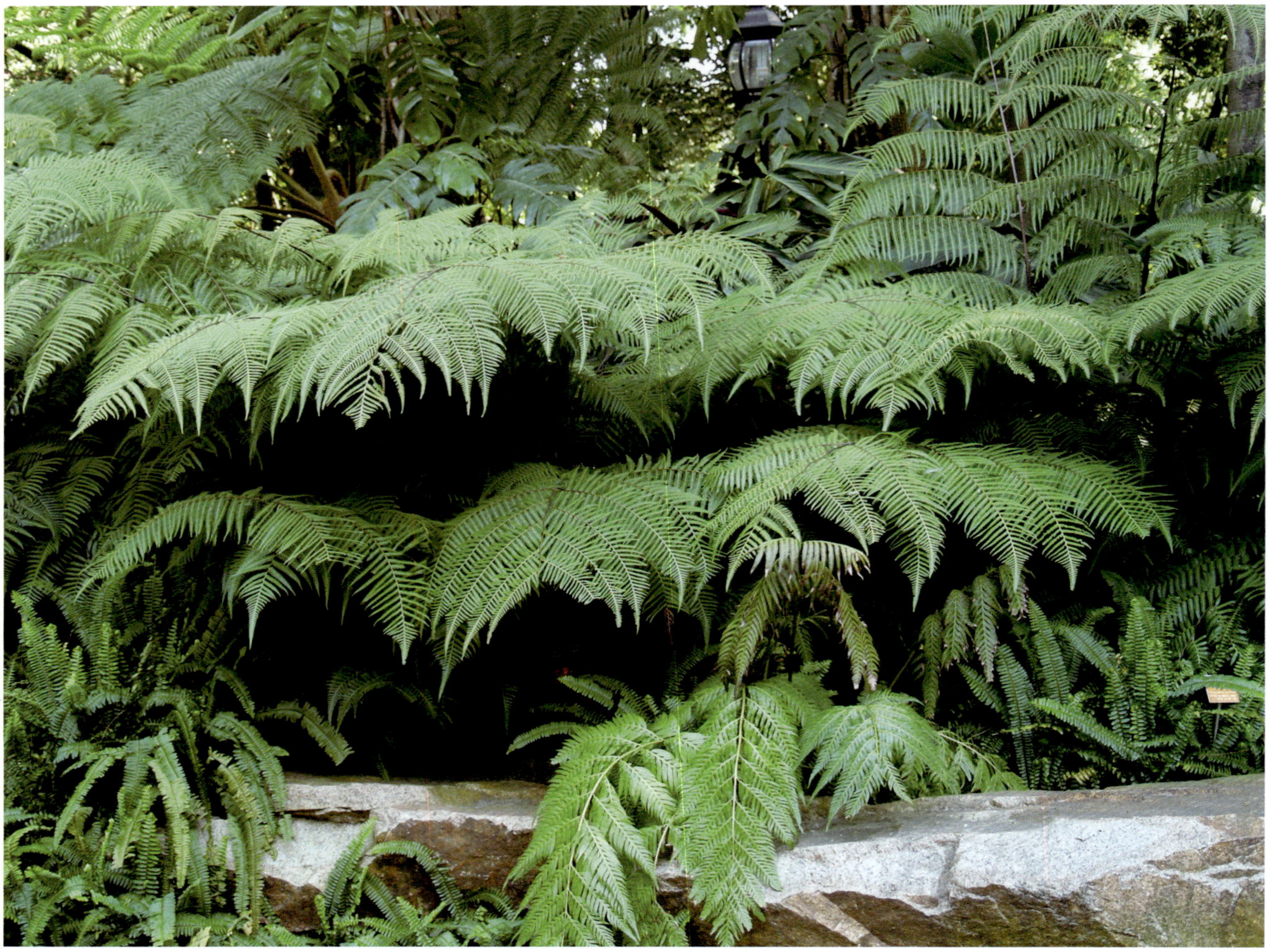

金毛狗脊（续）

检索表

1. 孢子囊着生于能育叶羽片边缘，形成穗状孢子囊穗……2
1. 孢子囊着生于正常叶下面或边缘……3
2. 能育叶羽片生于叶之基部；不育叶羽片披针形……华南紫萁
2. 能育叶与不育叶分开，有时不育叶的顶部变成能育；不育叶羽片长圆形……紫萁
3. 叶二型；能育叶的羽片两侧强度反卷成褐色荚果状，包裹着孢子囊群……4
3. 叶一型……6
4. 不育叶片的下部羽片缩短成小耳形；能育叶的羽片呈念珠状……荚果蕨
4. 能育叶的羽片不呈念珠状……7
5. 不育叶片基部略变狭，羽片宽不及 2cm；无囊群盖……中华荚果蕨
5. 不育叶片基部不变狭，羽片宽 2cm 以上；囊群盖膜质……东方荚果蕨
6. 孢子囊群着生于叶缘，囊群盖 2 瓣，成熟时裂开如蚌壳；叶柄基部密生金黄色长柔毛……金毛狗脊
6. 孢子囊群着生于叶背，疏离叶缘；如具囊群盖，则不同于上述性状……7

7. 孢子囊群圆形……8
7. 孢子囊群长形或线形……9
8. 囊群盖圆形……贯众
8. 囊群盖圆肾形或马蹄形……粗茎鳞毛蕨
9. 孢子囊群无盖；植株苏铁状……苏铁蕨
9. 孢子囊群有盖；植株非苏铁状……10
10. 孢子囊群长线形，连续……乌毛蕨
10. 孢子囊群椭圆形或粗线形，不连续……11
11. 上部羽片腋中具被红棕色鳞片的大芽胞……顶芽狗脊
11. 上部羽片腋中无大芽胞……12
12. 下部羽片的基部近对称；孢子囊群线形，顶端平直……狗脊
12. 下部羽片的基部极不对称；孢子囊群近新月形，顶端略外弯……东方狗脊

绵萆薢

Mianbixie

DIOSCOREAE SPONGIOSAE RHIZOMA

本品为薯蓣科植物绵萆薢 *Dioscorea spongiosa* J. Q. Xi, M. Mizuno et W. L. Zhao 或福州薯蓣 *Dioscorea futschauensis* Uline ex R. Kunth 的干燥根茎。

基原植物

■ 绵萆薢 *Dioscorea spongiosa* J. Q. Xi, M. Mizuno et W. L. Zhao 别名：萆薢、大萆薢

生于海拔 400~800m 的山坡疏林或灌丛中。分布于浙江、江西、福建、湖南、广东、广西等地。

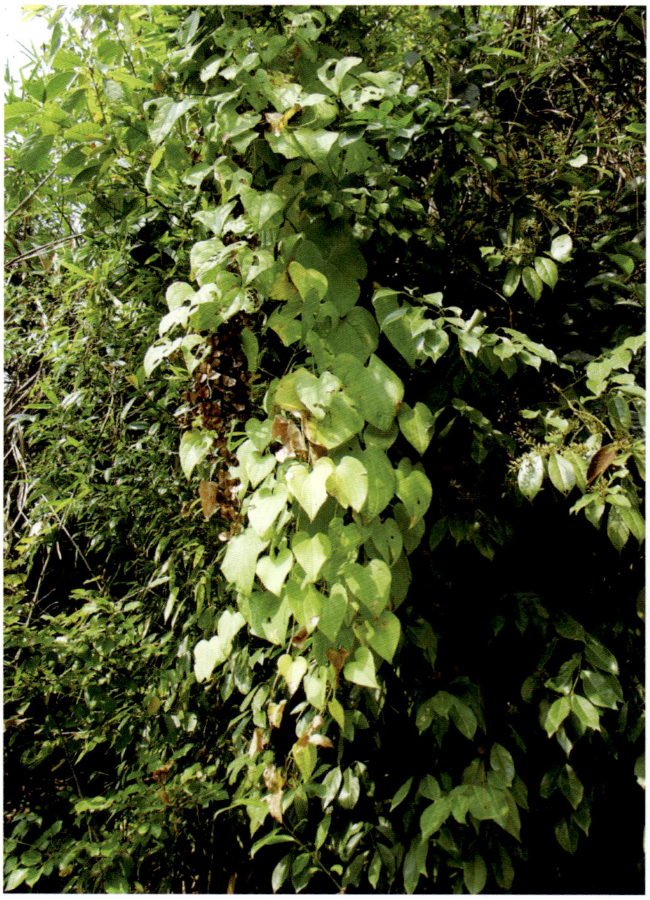

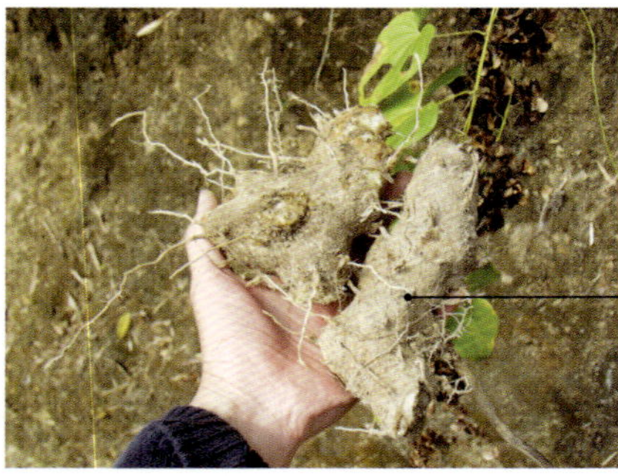

根状茎直径 2~5cm，质地疏松，干后呈棉絮状

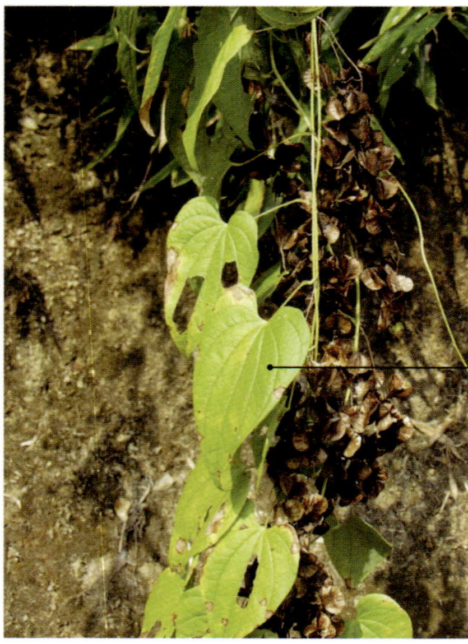

叶片三角形或卵状心形，全缘或有明显锯齿

绵萆薢

■ 福州薯蓣 *Dioscorea futschauensis* Uline ex R. Kunth 别名：萆薢、小萆薢

与绵萆薢主要区别点：根状茎质硬而细，直径 1~3.5cm，干后粉质；叶片卵状三角形，茎基部叶常掌状 7 裂。

生于海拔 700m 以下的山坡灌丛、林缘、沟谷边或路旁。分布于湖南、浙江、福建、广东、广西等地。

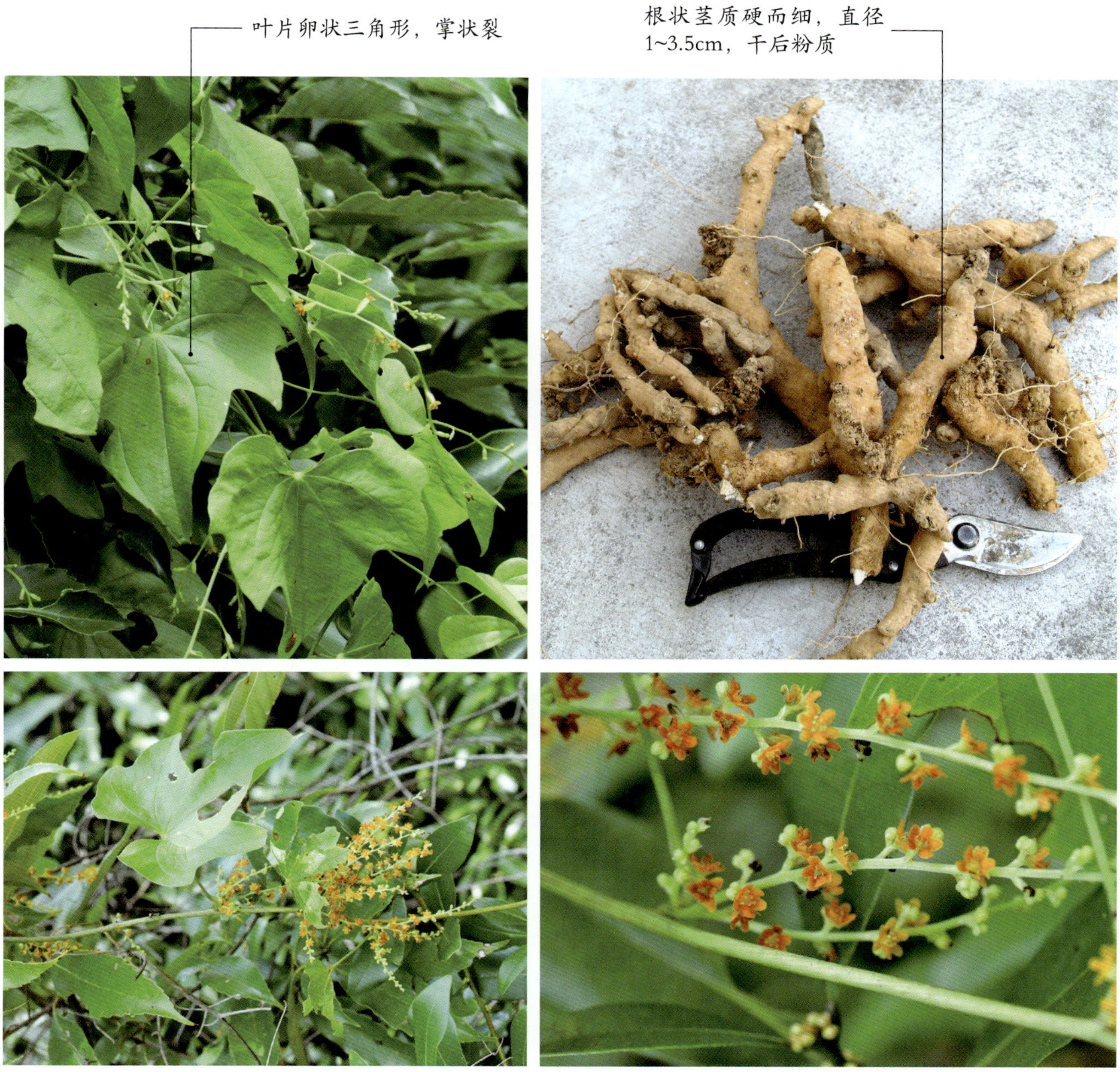

福州薯蓣

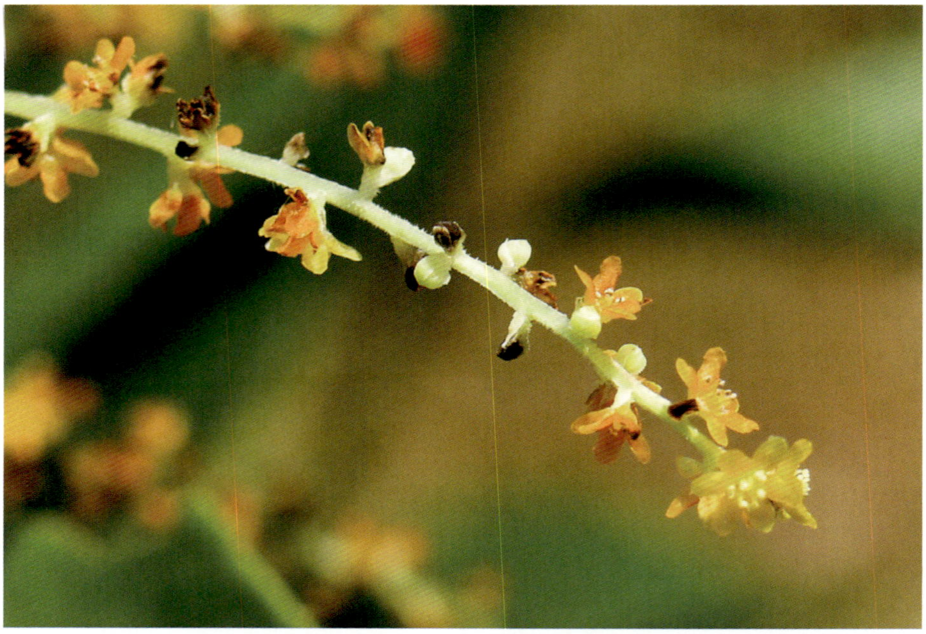

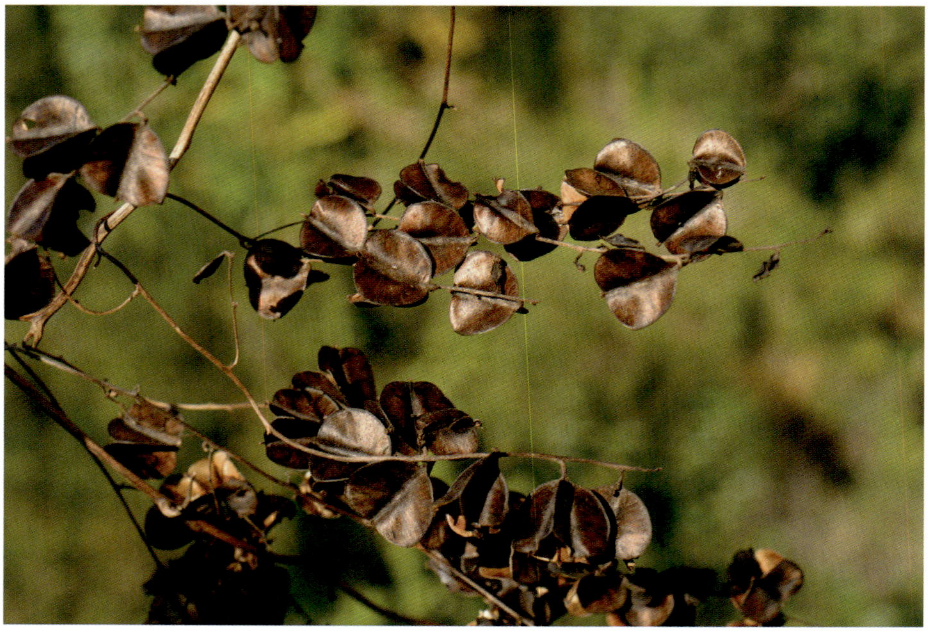

福州薯蓣（续）

十二画

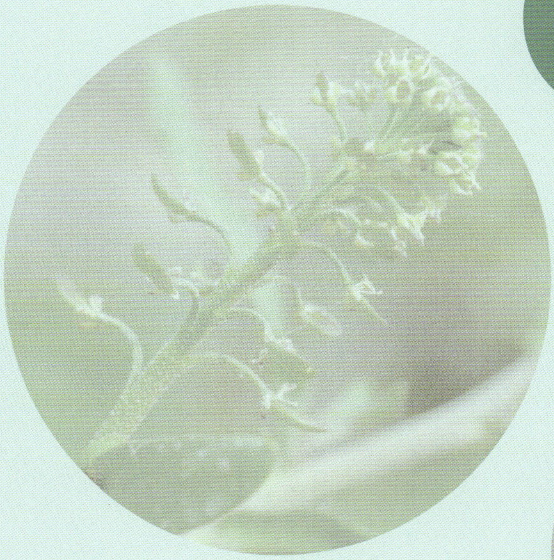

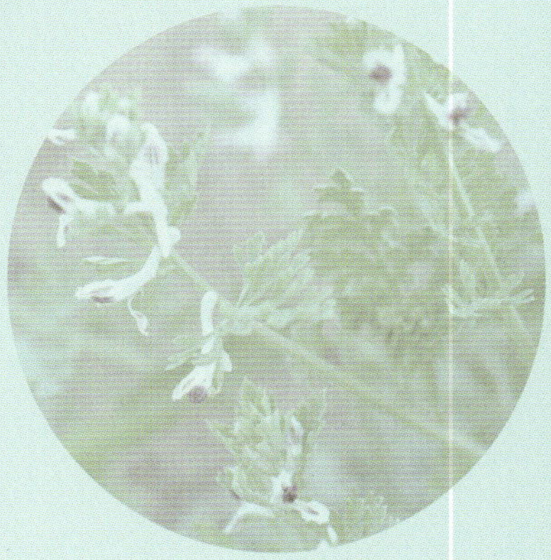

款冬花

Kuandonghua

FARFARAE FLOS

本品为菊科植物款冬 *Tussilago farfara* L. 的干燥花蕾。

基原植物

■ **款冬** *Tussilago farfara* L.　别名：冬花

生于河边沙地，多为栽培。分布于全国各地。

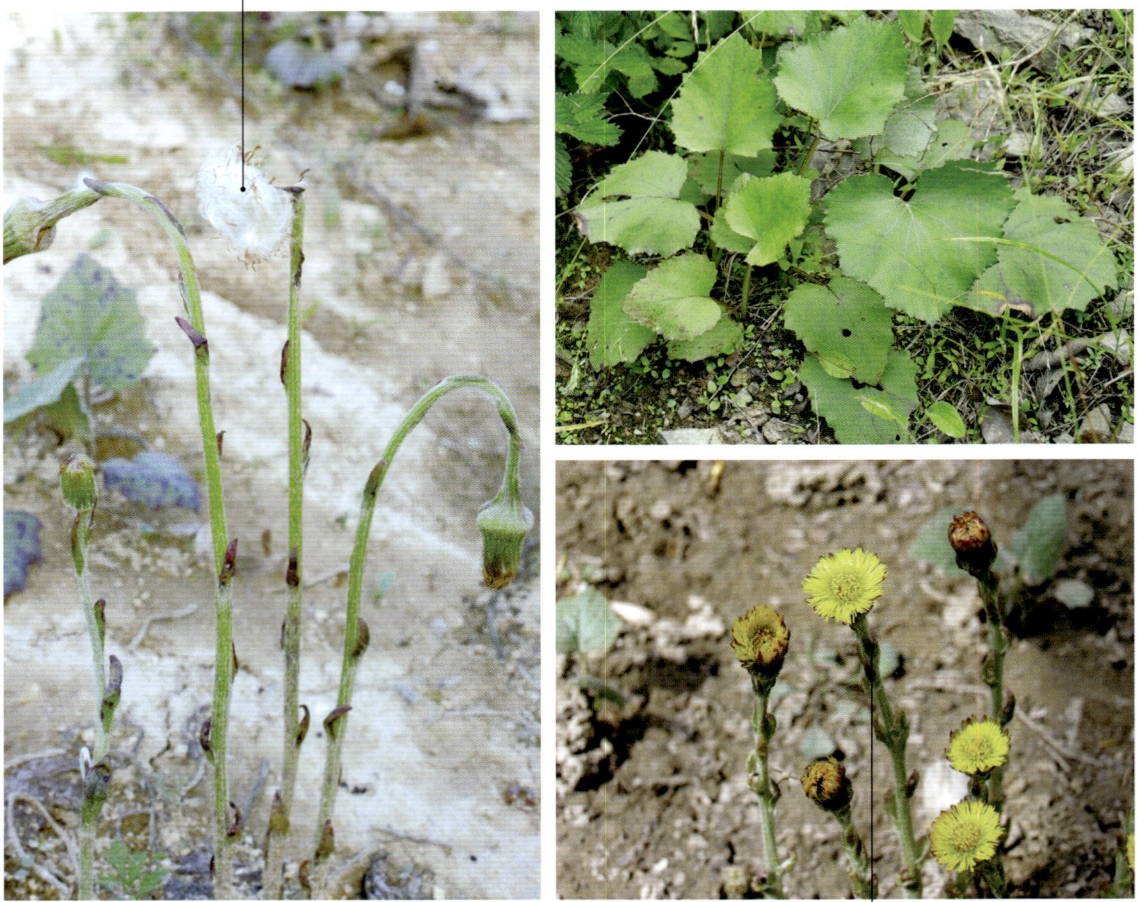

款冬

葛　根

Gegen

PUERARIAE LOBATAE RADIX

本品为豆科植物野葛 *Pueraria lobata* (Willd.) Ohwi 的干燥根，习称“野葛”。

基原植物

■ **野葛** *Pueraria lobata* (Willd.) Ohwi　别名：葛条

《中国药典》1963 年版记载野葛的拉丁学名为 *Pueraria pseudohirsuta* Tang et Wang，*Flora of China* 记载其拉丁学名为 *Pueraria montana* Merrill var. *lobata* (Willdenow) Maesen & S. M. Almeida ex Sanjappa & Predeep。

生于山坡草丛、路旁及疏林阴湿地。分布于全国大部分地区。

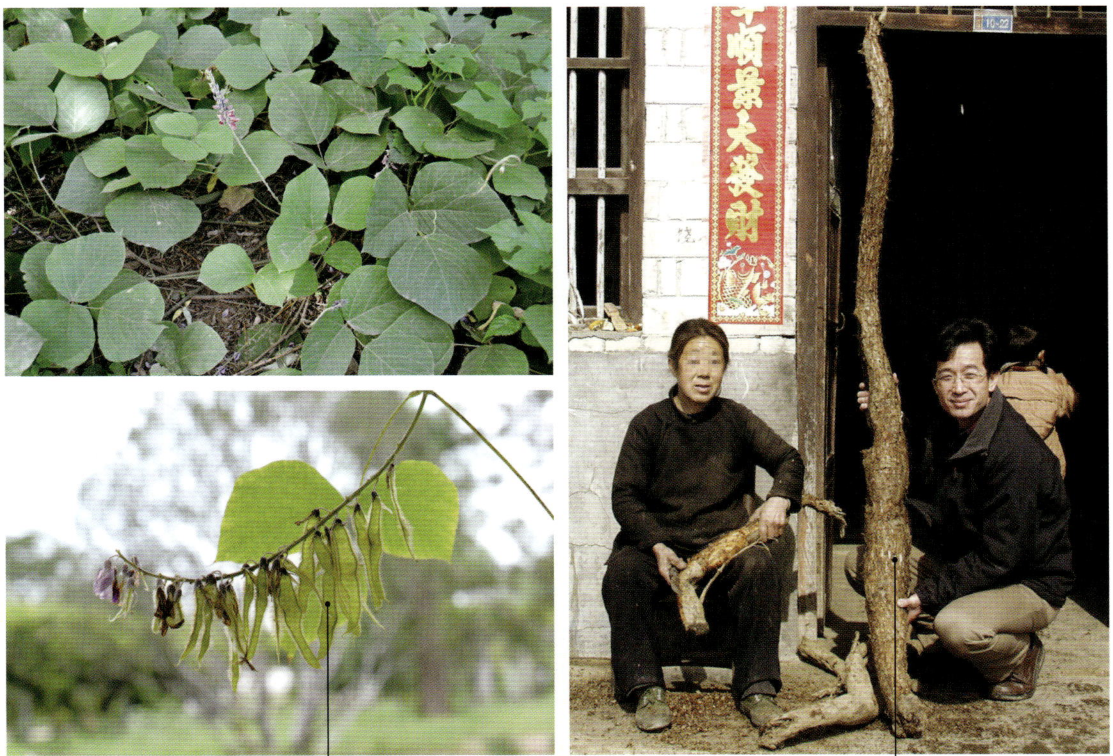

果序　新鲜的根

野葛

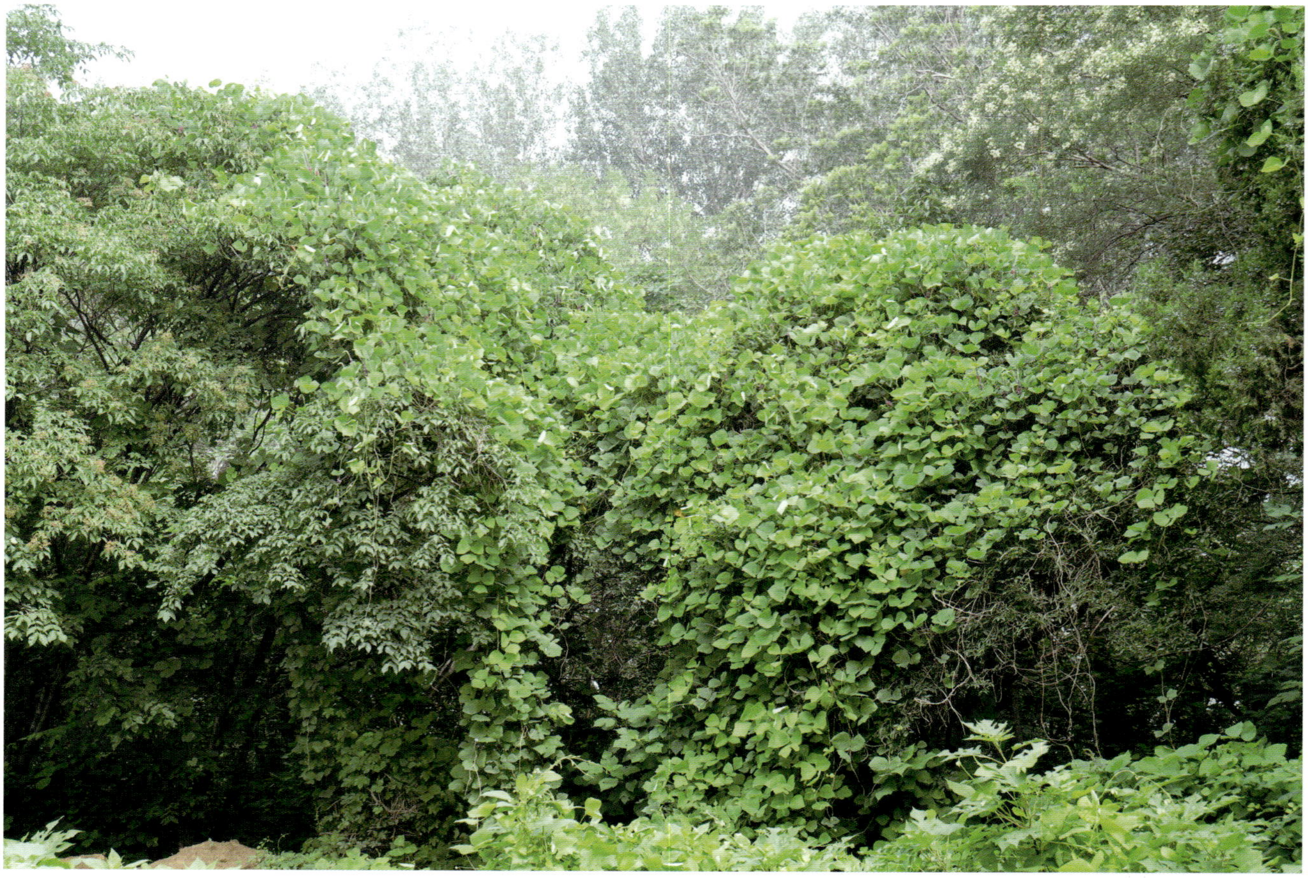

野葛（续）

对比鉴别

参见“粉葛”项。

葶苈子

Tinglizi

DESCURAINIAE SEMEN

LEPIDII SEMEN

本品为十字花科植物播娘蒿 *Descurainia sophia* (L.) Webb. ex Prantl. 或独行菜 *Lepidium apetalum* Willd. 的干燥成熟种子。前者习称“南葶苈子”，后者习称“北葶苈子”。

基原植物

■ 播娘蒿 *Descurainia sophia* (L.) Webb. ex Prantl. 别名：眉毛蒿、麦蒿

生于田野、村旁、荒地及山坡。分布几遍全国各地。

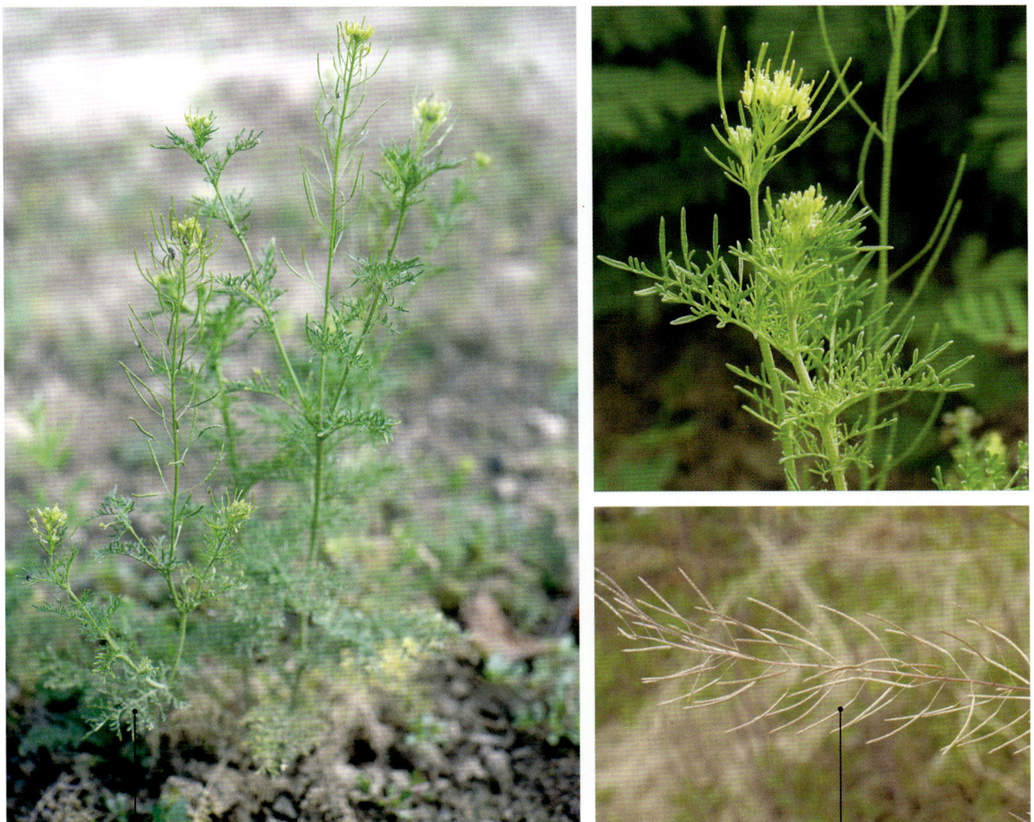

茎生叶二至三回羽状全裂或深裂　长角果细圆柱形

播娘蒿

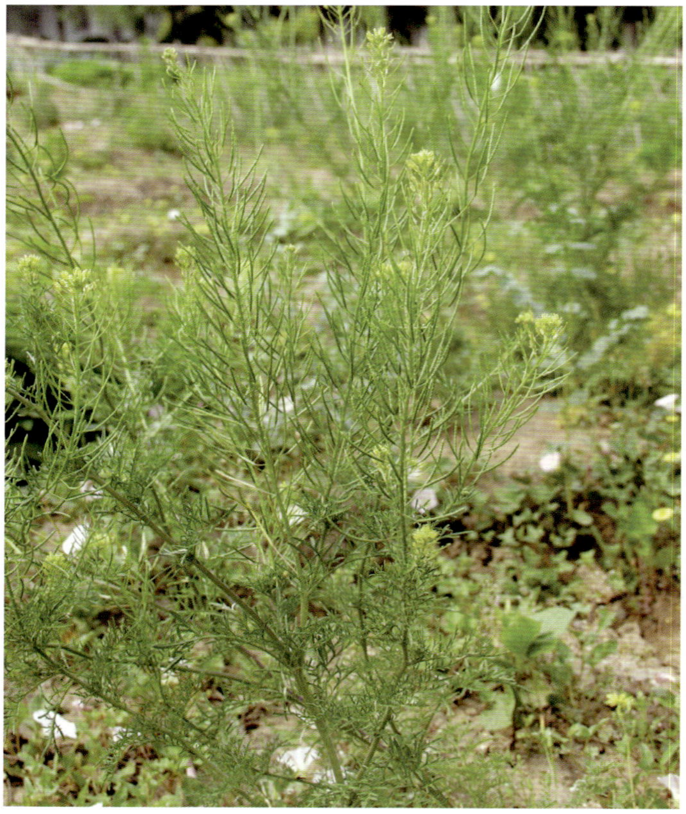

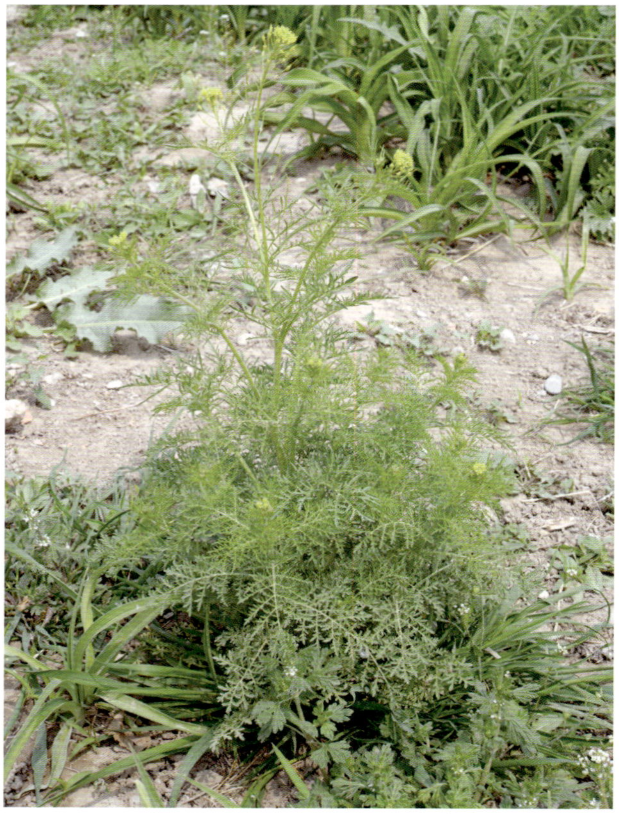

播娘蒿（续）

■ 独行菜 *Lepidium apetalum* Willd.　别名：辣辣菜、辣蒿

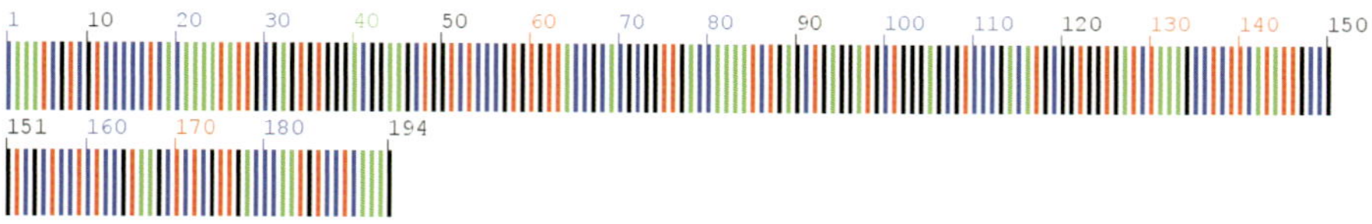

与播娘蒿主要区别点：茎生叶披针形或长圆形，无柄；花极小，无花瓣；短角果，近圆形或宽椭圆形，扁平。

生于田野、路旁或山坡杂草中。分布于黑龙江、吉林、辽宁、河北、河南、山西、山东、内蒙古、安徽、江苏、浙江、陕西、宁夏、甘肃、青海、云南、贵州、四川、西藏。

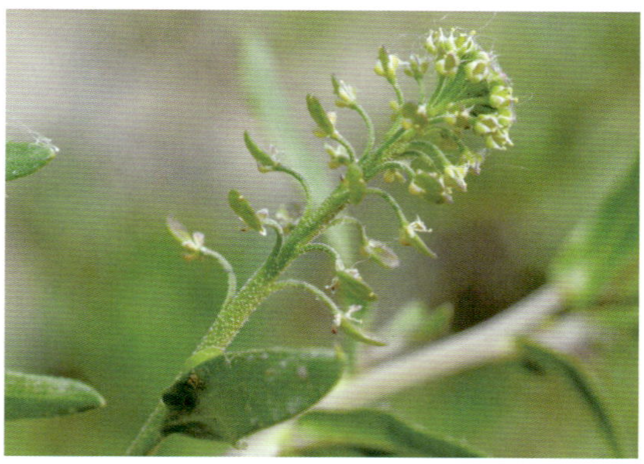

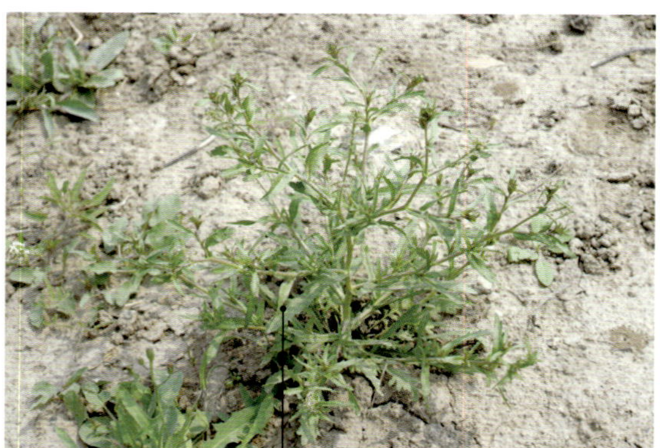

茎生叶披针形或长圆形，无柄

独行菜

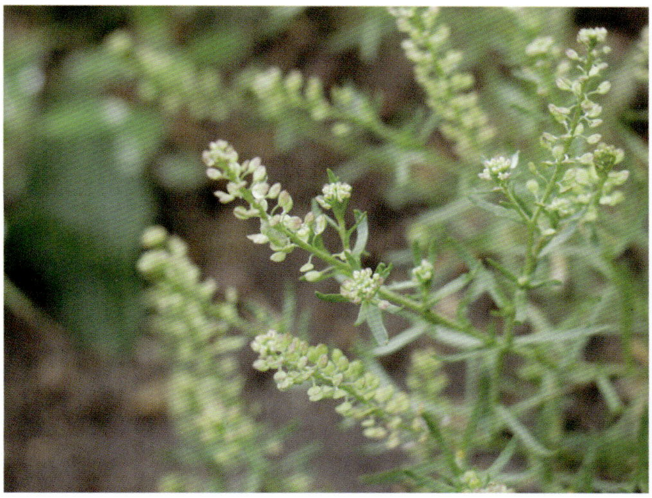

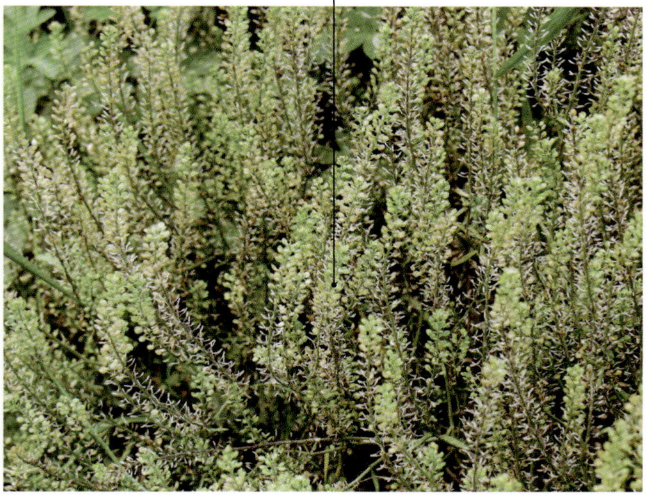

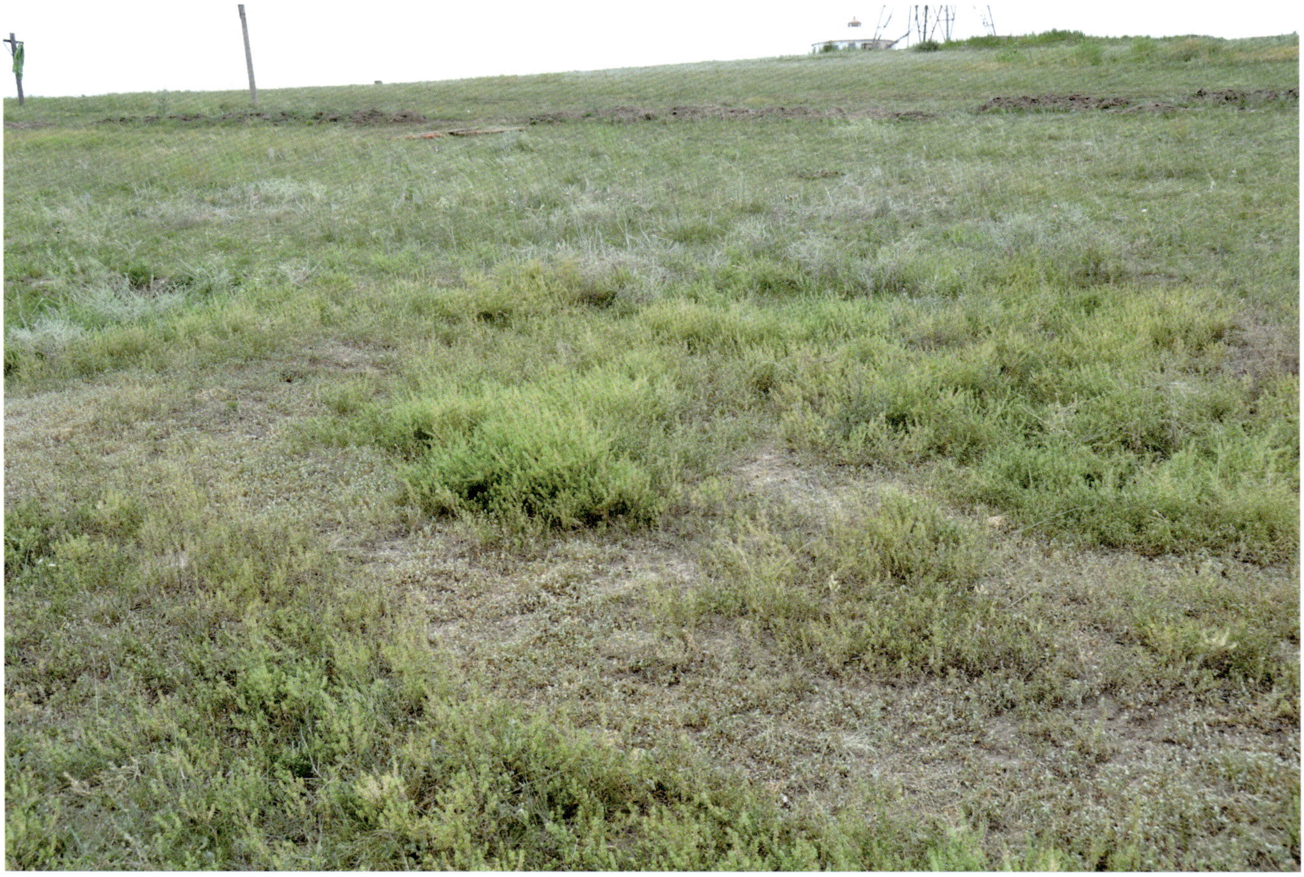

独行菜（续）

萹　蓄

Bianxu

POLYGONI AVICULARIS HERBA

本品为蓼科植物萹蓄 *Polygonum aviculare* L. 的干燥地上部分。

基原植物

■ 萹蓄 *Polygonum aviculare* L. 别名：扁竹、地蓼

生于田野、路旁、水边和湿地。分布于全国大部分地区。

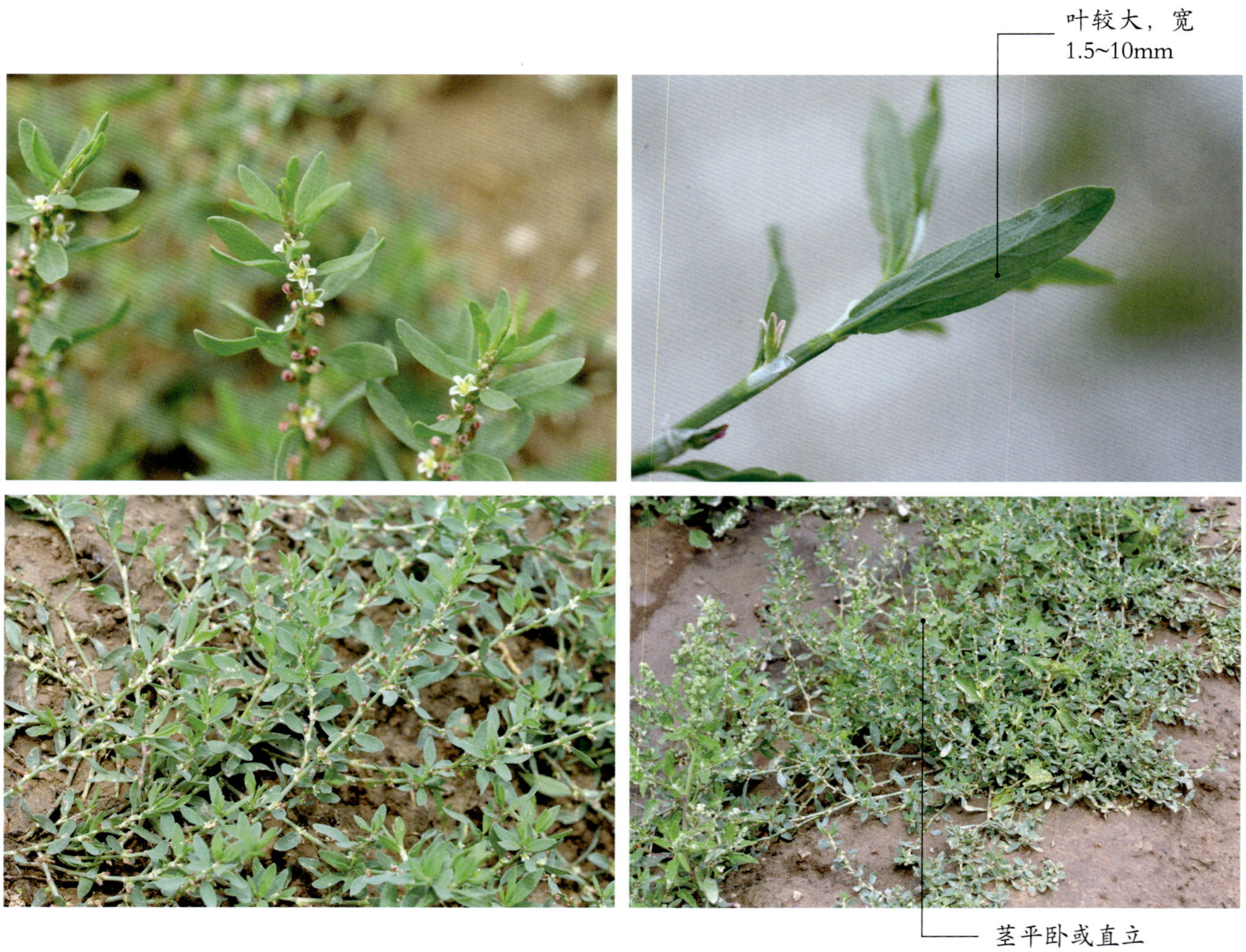

萹蓄

对比鉴别

植物萹蓄与其同属植物习见蓼（腋花蓼）*Polygonum plebeium* R. Br. 容易相混淆。

习见蓼与萹蓄主要区别点：茎平卧；叶较小，宽 2~4mm。

叶较小，宽 2~4mm

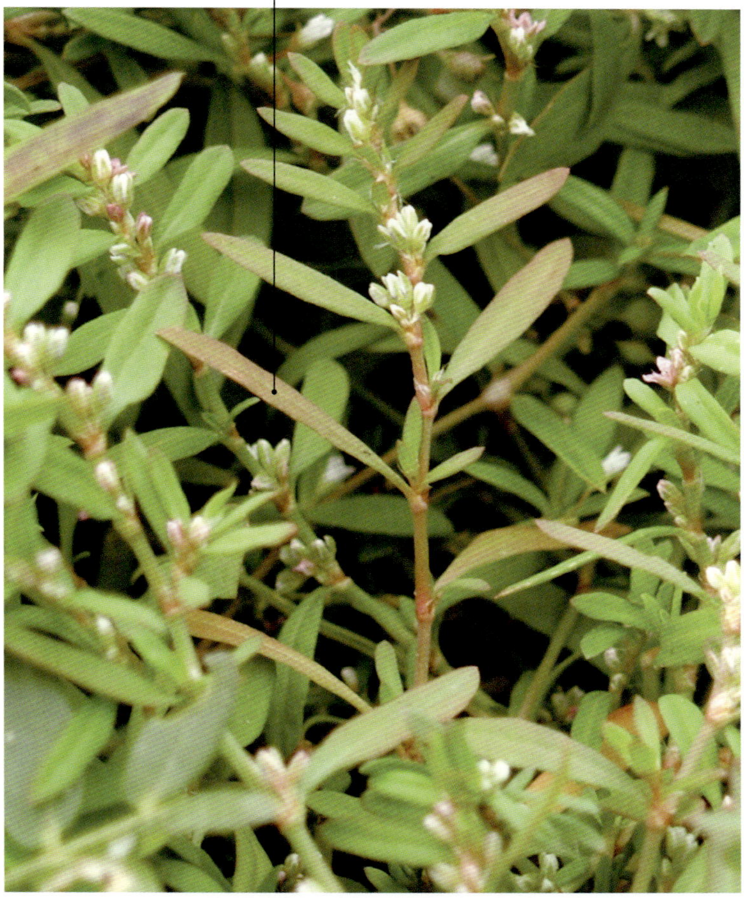

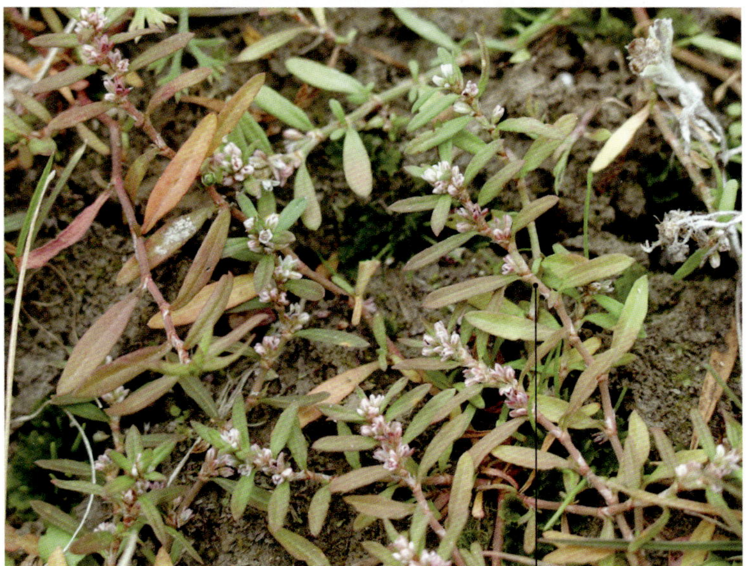

茎平卧

习见蓼

楮实子

Chushizi

BROUSSONETIAE FRUCTUS

本品为桑科植物构树 *Broussonetia papyrifera* (L.) Vent. 的干燥成熟果实。

基原植物

■ 构树　*Broussonetia papyrifera* (L.) Vent.　别名：野杨梅子

生于山地或平原，常为栽培。分布于河北、河南、山东、山西、江苏、安徽、浙江、江西、福建、台湾、湖北、湖南、广东、广西、陕西、甘肃、云南、贵州、四川。

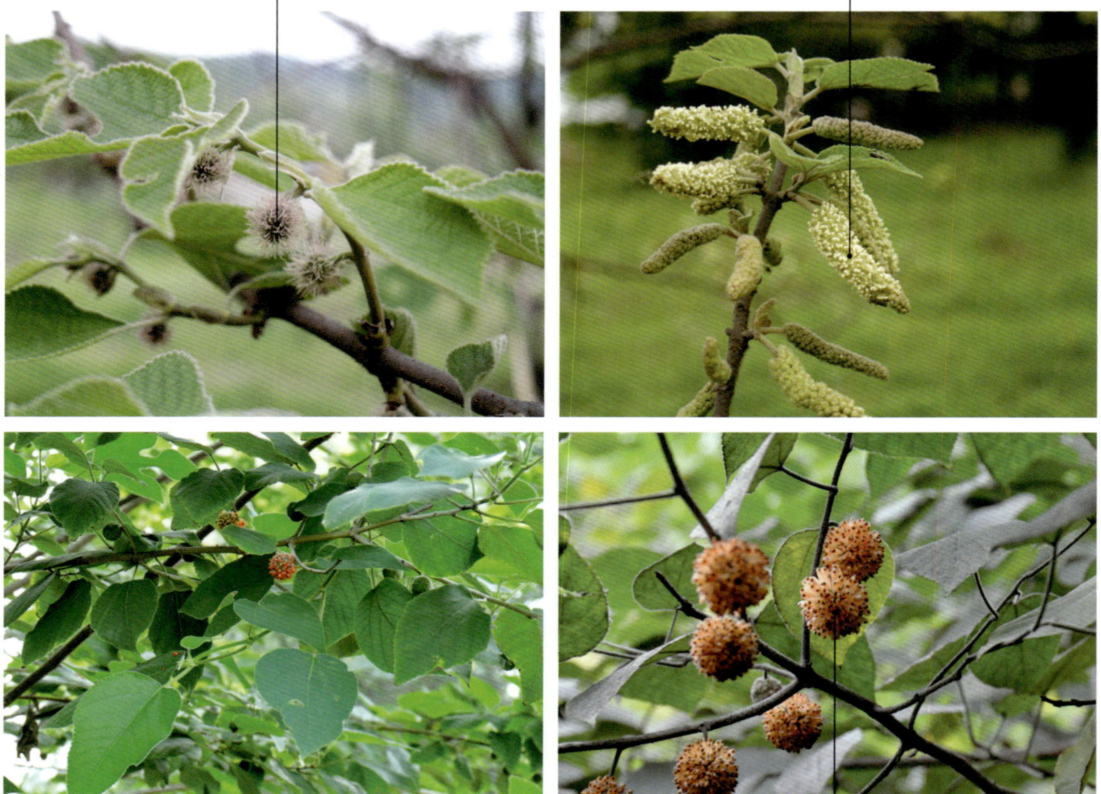
雌花为球形头状花序
雄花为柔荑花序，腋生
聚花果球形，成熟时肉质

楮实子

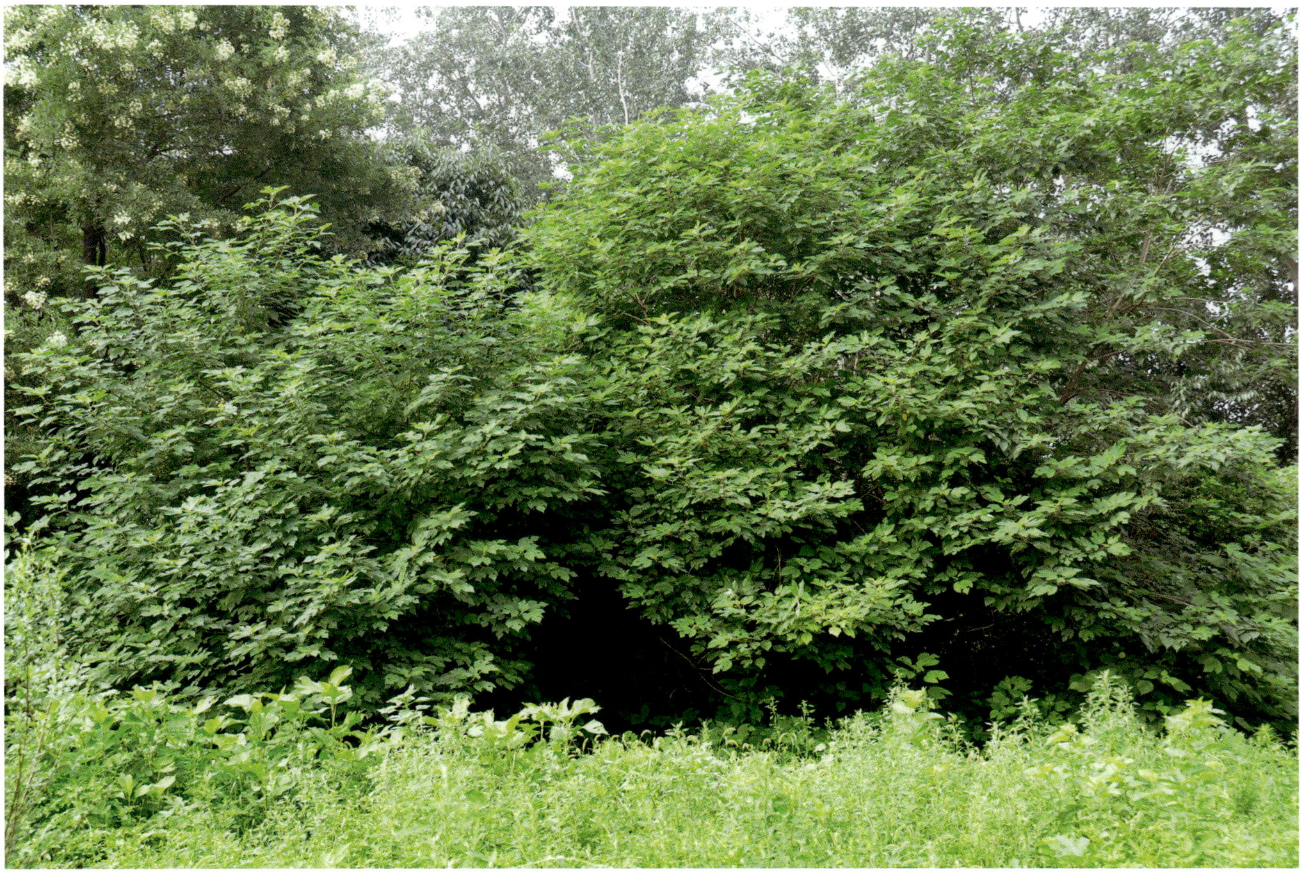

楮实子（续）

对比鉴别

参见“桑白皮”项。

检索表

参见“桑白皮”项。

棕　榈 Zonglü TRACHYCARPI PETIOLUS

本品为棕榈科植物棕榈 *Trachycarpus fortunei* (Hook. f.) H. Wendl. 的干燥叶柄。

基原植物

■ **棕榈** *Trachycarpus fortunei* (Hook. f.) H. Wendl.　别名：棕树

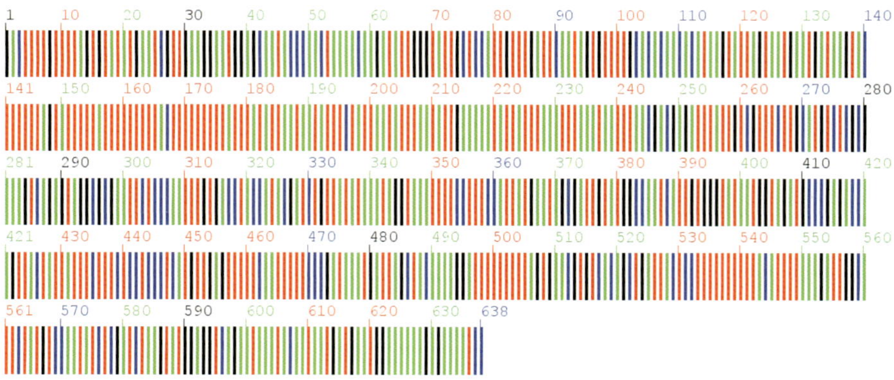

生于丘陵地、疏林，或栽培于田边、村边。分布于河北、河南、山东、山西、江苏、安徽、浙江、江西、福建、湖北、湖南、广东、广西、陕西、甘肃、云南、贵州、四川、台湾等地。

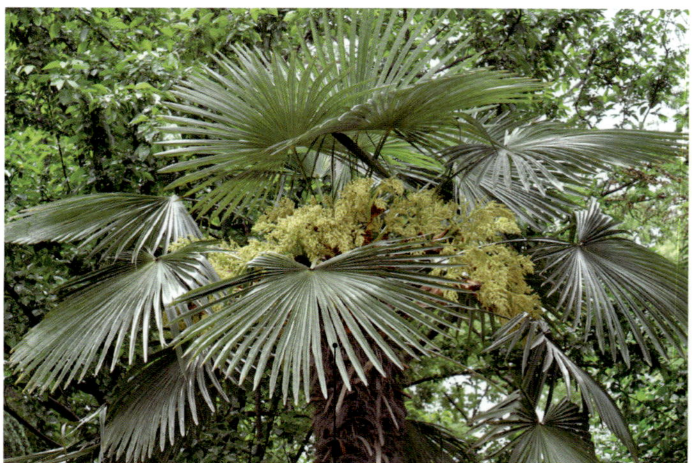

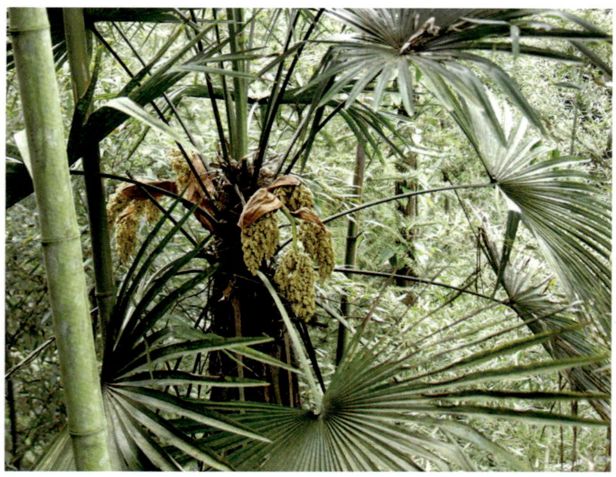

棕榈

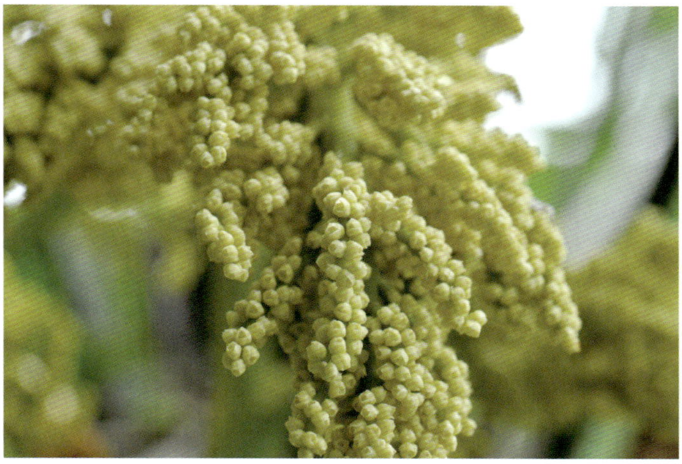

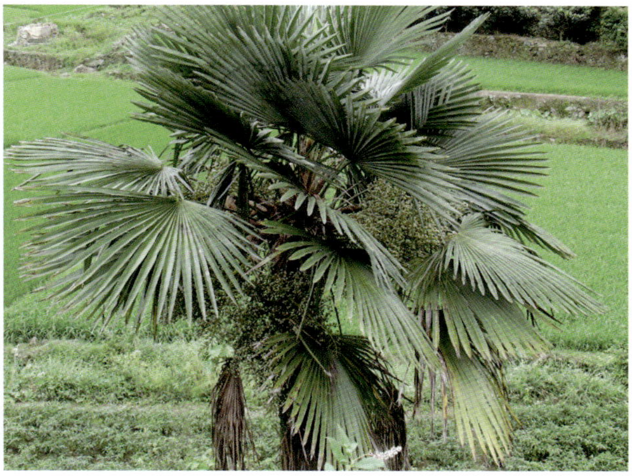

棕榈（续）

对比鉴别

植物棕榈与其同科植物蒲葵 *Livistona chinensis* (Jacq.) R. Br. 容易相混淆。

蒲葵与棕榈主要区别点：叶裂片先端下垂，叶柄下部边缘有逆刺。

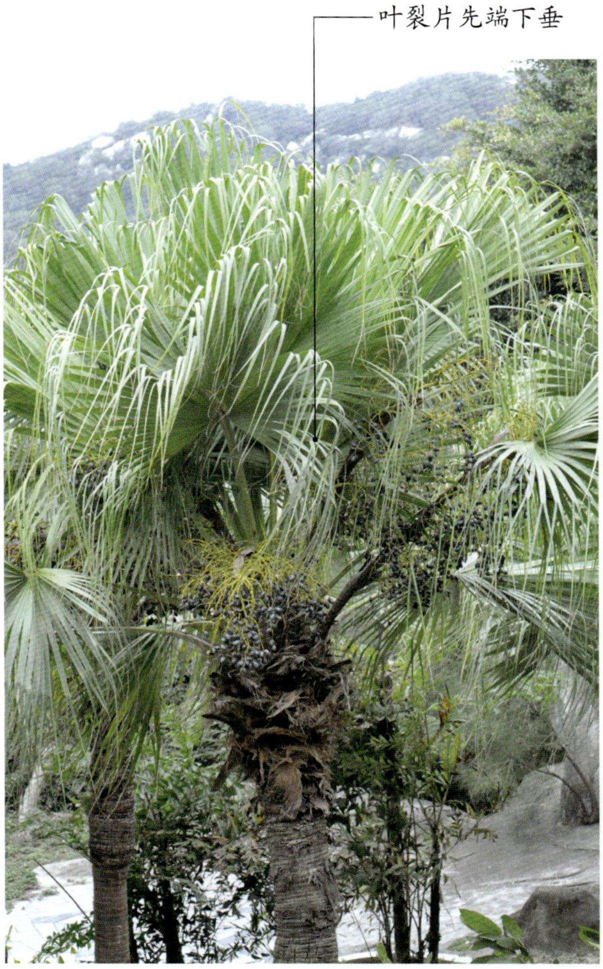

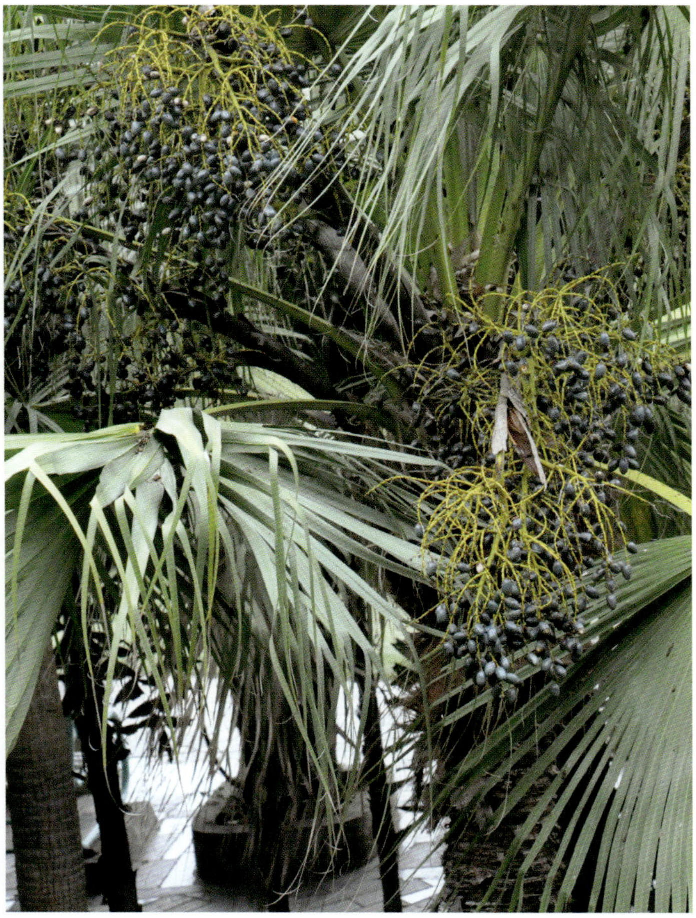

蒲葵

紫花地丁

Zihuadiding

VIOLAE HERBA

本品为堇菜科植物紫花地丁 *Viola yedoensis* Makino 的干燥全草。

基原植物

■ 紫花地丁 *Viola yedoensis* Makino 别名：光瓣地丁

Flora of China、《中国植物志》及《中国高等植物》记载紫花地丁的拉丁学名为 *Viola philippica* Cav.。

生于路边、林缘、草地、灌丛、荒地。分布于河北、河南、山东、陕西、山西、江苏、安徽、浙江、江西、湖北、湖南、福建及东北。

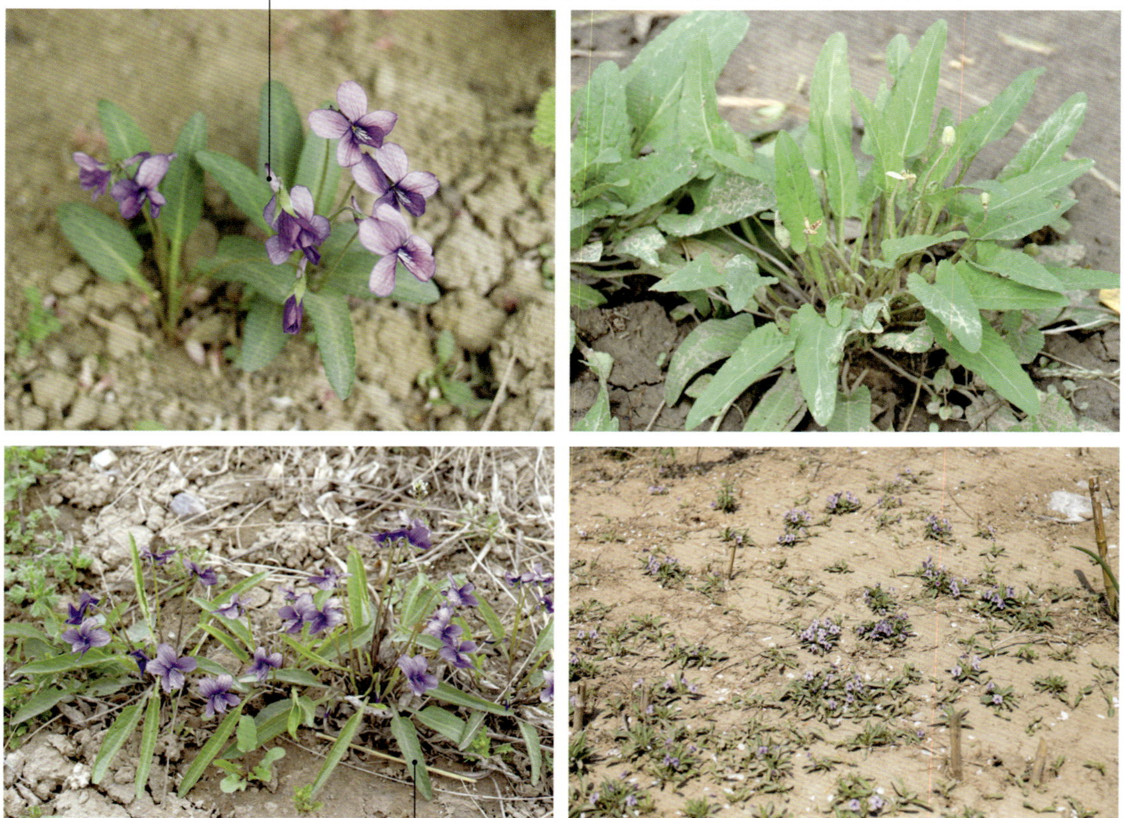
花瓣异形，下方（远轴）1 瓣通常稍大且基部延伸成距
单叶，叶基截形或楔形

紫花地丁

对比鉴别

药材紫花地丁品种混乱的情况十分严重，分4类在不同地区使用：紫花地丁、苦地丁、甜地丁和广地丁。紫花地丁为堇菜科植物紫花地丁的全草；苦地丁为罂粟科植物地丁草 *Corydalis bungeana* Turcz. 的全草（《中国药典》2020年版记载），甜地丁为豆科植物米口袋 *Gueldenstaedtia verna* Boriss. subsp. *multiflora* Tsui 的全草（《中国药典》1977年版记载），广地丁为龙胆科植物华南龙胆 *Gentiana loureiroi* (G. Don) Griseb. 的全草，在广东习用。

《常用中药材品种整理和质量研究》（北方编）记载，收集的紫花地丁样品共涉及5科32种植物，商品药材中常见混淆物种的基原植物有早开堇菜 *Viola prionantha* Bge. 及长萼堇菜 *Viola inconspicua* Bl.。

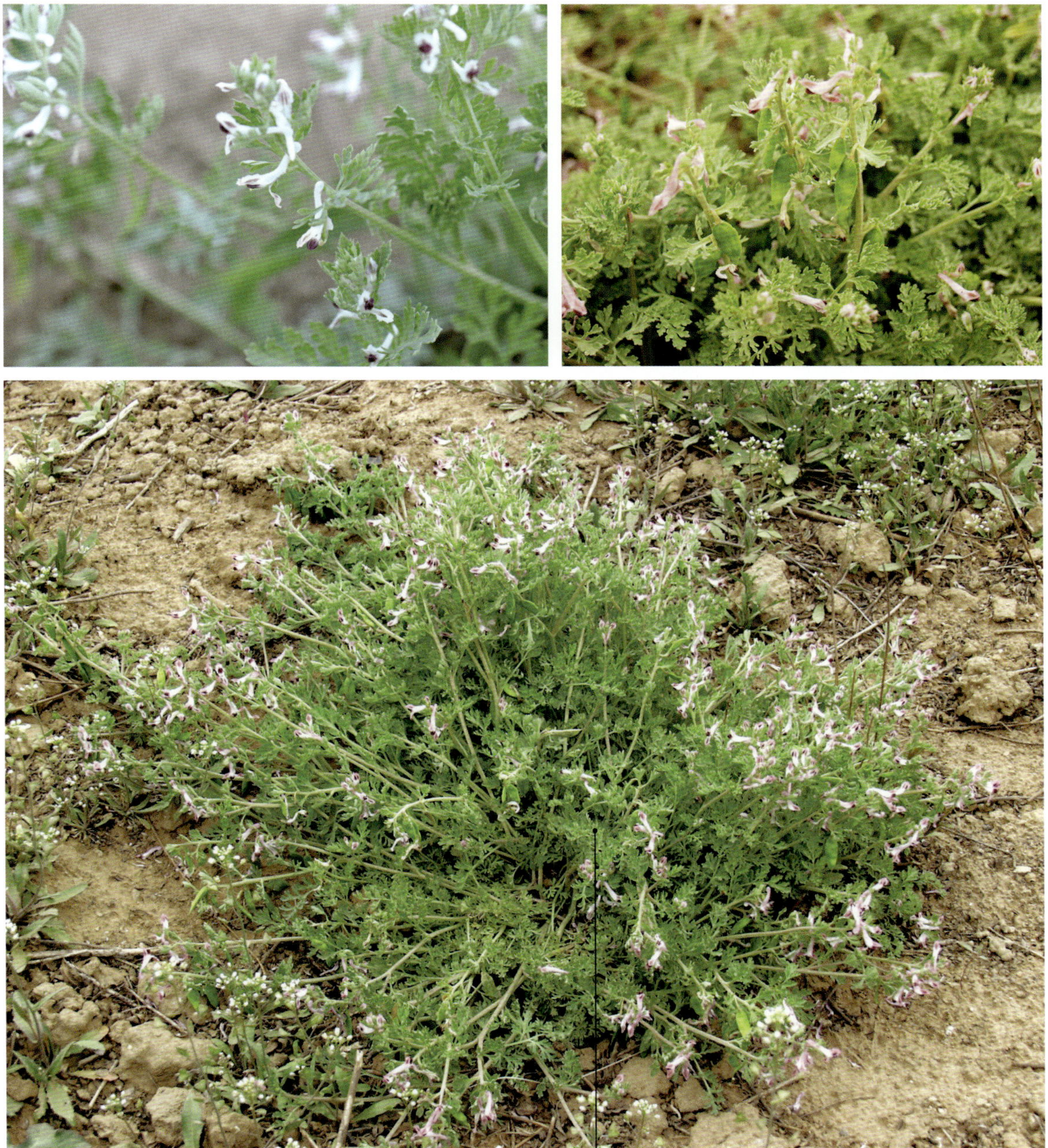

地丁草

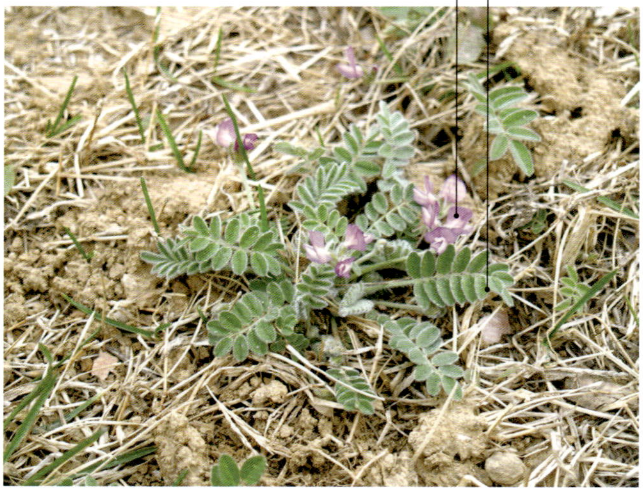

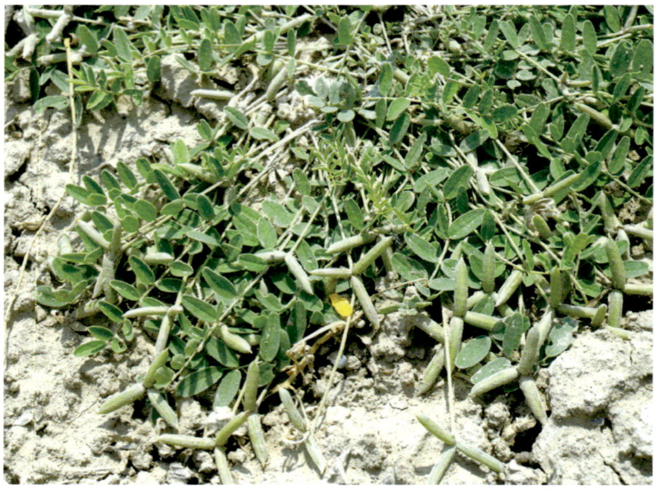

米口袋

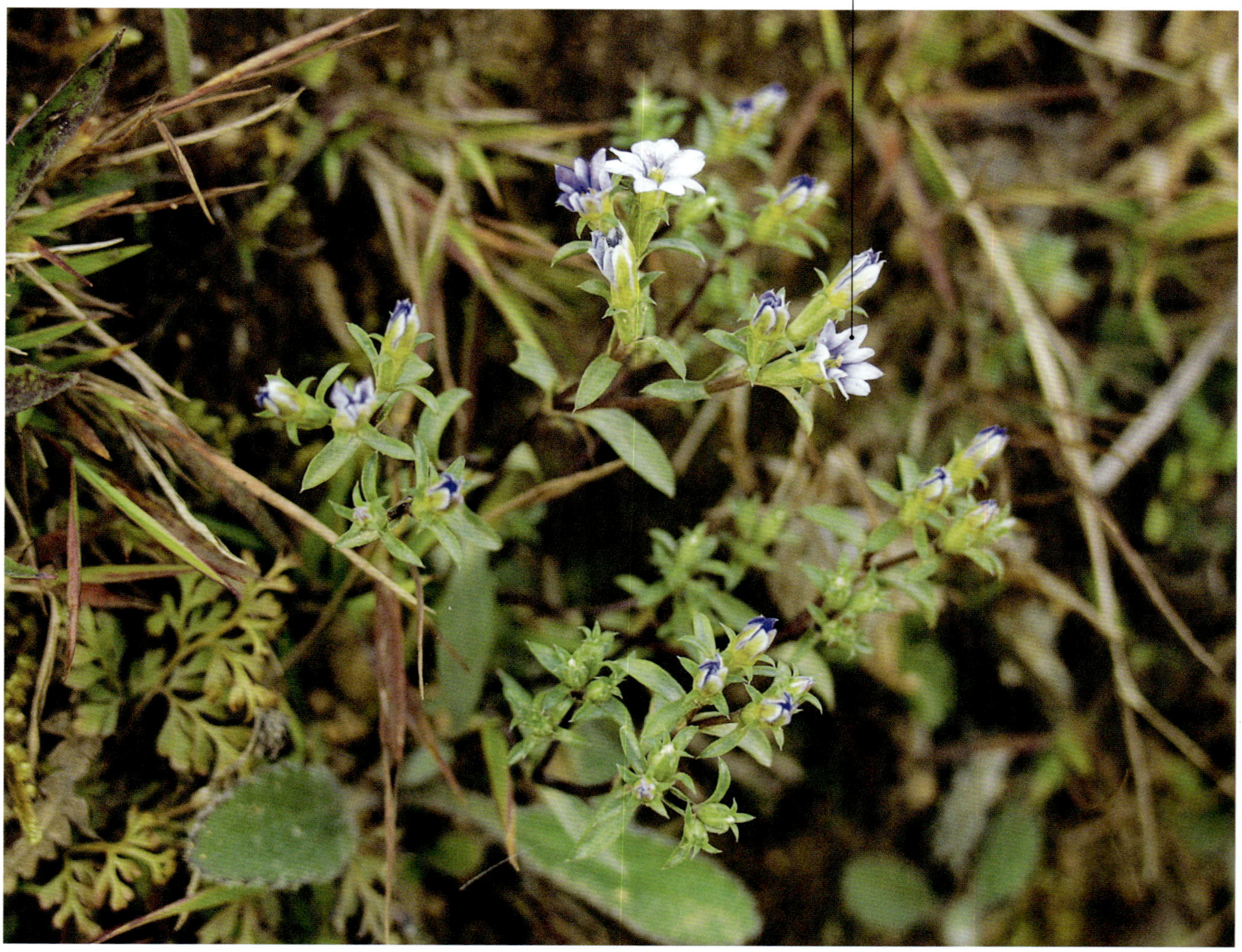

华南龙胆

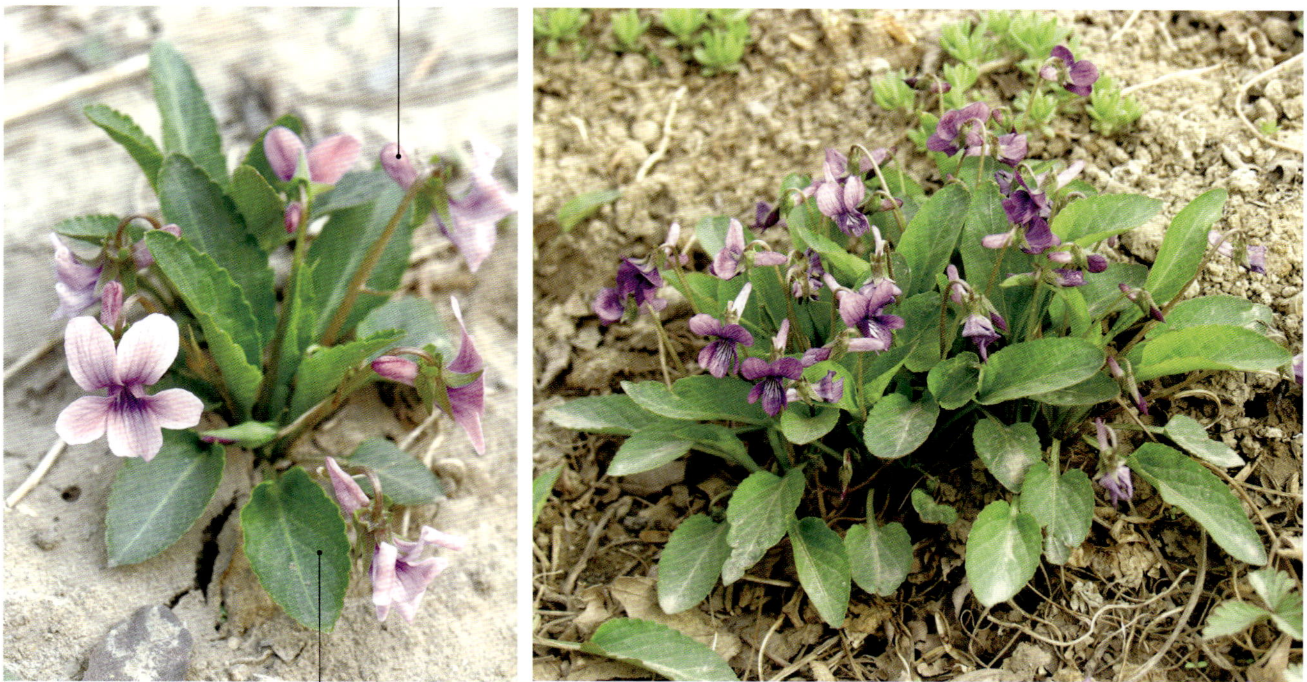
花瓣异形，下方（远轴）一瓣通常稍大且基部延伸成距
单叶，叶基宽楔形或微心形

早开堇菜

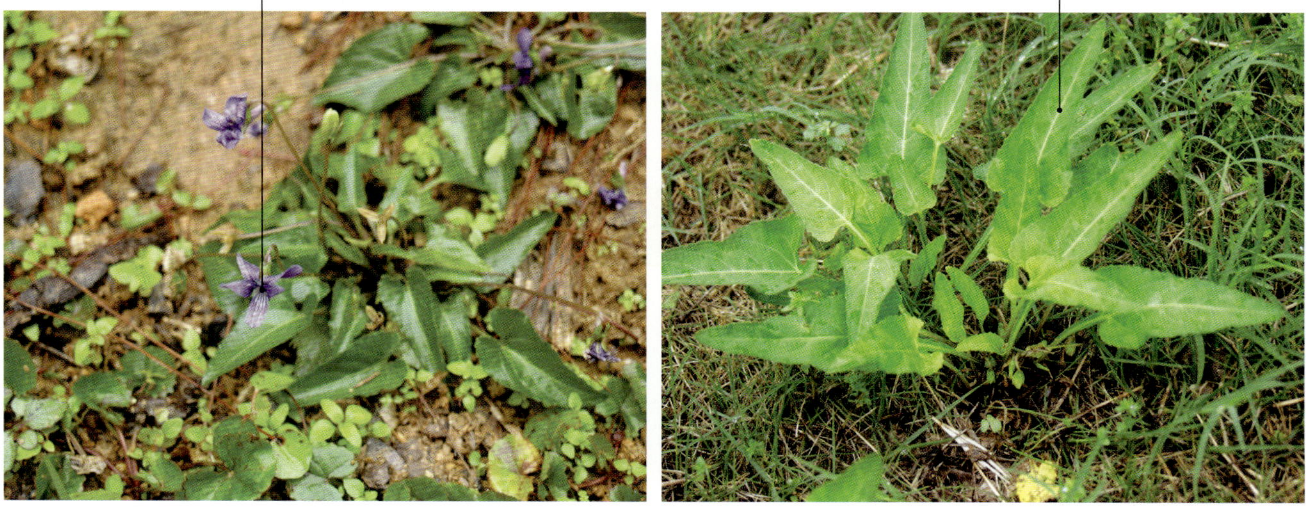
花淡紫色，有距
叶三角形或三角状卵形

长萼堇菜

检索表

1. 叶二至三回羽状 .... 地丁草
1. 单叶或一回羽状 2

2. 叶片为一回羽状；蝶形花、荚果 ……………………………………………………………………………………米口袋

2. 单叶 ……3

3. 花瓣同形，无距 ………………………………………………………………………………………………华南龙胆

3. 花瓣异形，下方（远轴）一瓣通常稍大且基部延伸成距 ……………………………………………………………4

4. 叶三角形、三角状卵形；花淡紫色，有暗紫色条纹 ………………………………………………………长萼堇菜

4. 叶片长圆状卵形、卵状披针形或窄卵形；花紫堇色或紫色 ……………………………………………………………5

5. 叶基宽楔形或微心形 …………………………………………………………………………………………早开堇菜

5. 叶基截形或楔形 ………………………………………………………………………………………………紫花地丁

紫花前胡

Zihuaqianhu
PEUCEDANI DECURSIVI RADIX

本品为伞形科植物紫花前胡 *Peucedanum decursivum* (Miq.) Maxim. 的干燥根。

基原植物

■ 紫花前胡 *Peucedanum decursivum* (Miq.) Maxim. 别名：土当归

Flora of China、《中国植物志》及《中国高等植物》记载紫花前胡的拉丁学名为 *Angelica decursiva* (Miq.) Franch. et Sav.。

生于山坡、林缘、灌丛或草地。分布于河南、山东、江苏、安徽、浙江、江西、台湾、湖北、湖南、广西、广东、四川等地。

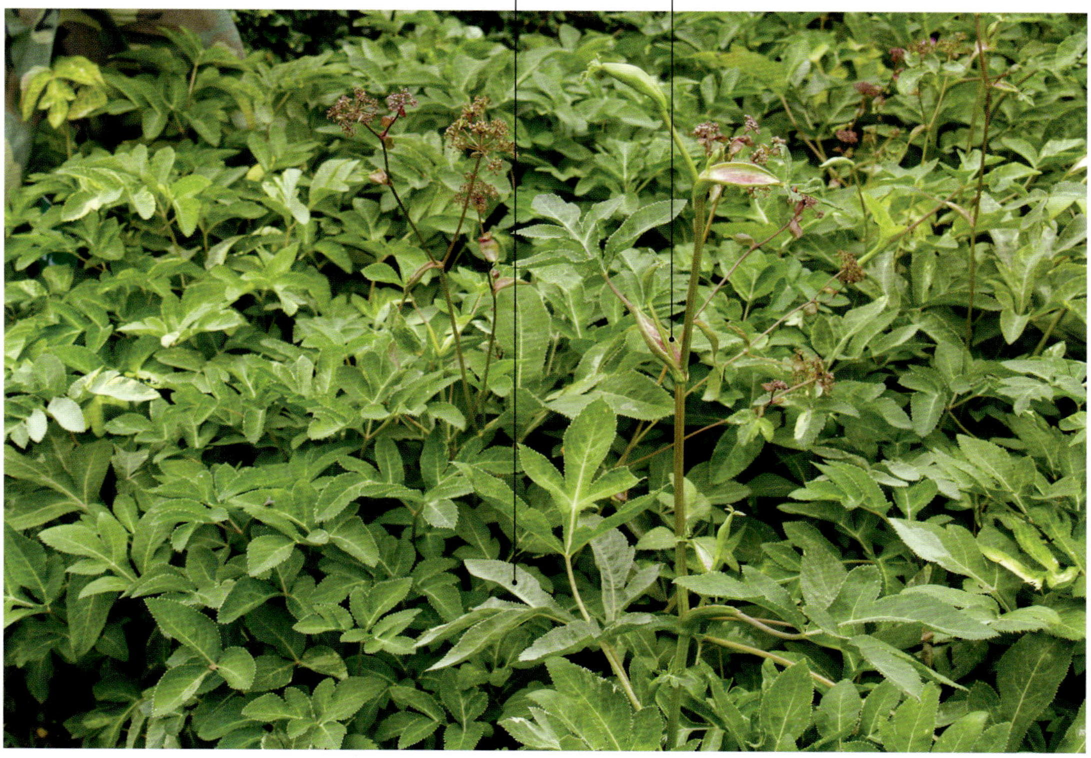
叶片三出式一至二回羽状分裂，末回裂片椭圆形或长卵形
宽阔叶鞘

紫花前胡

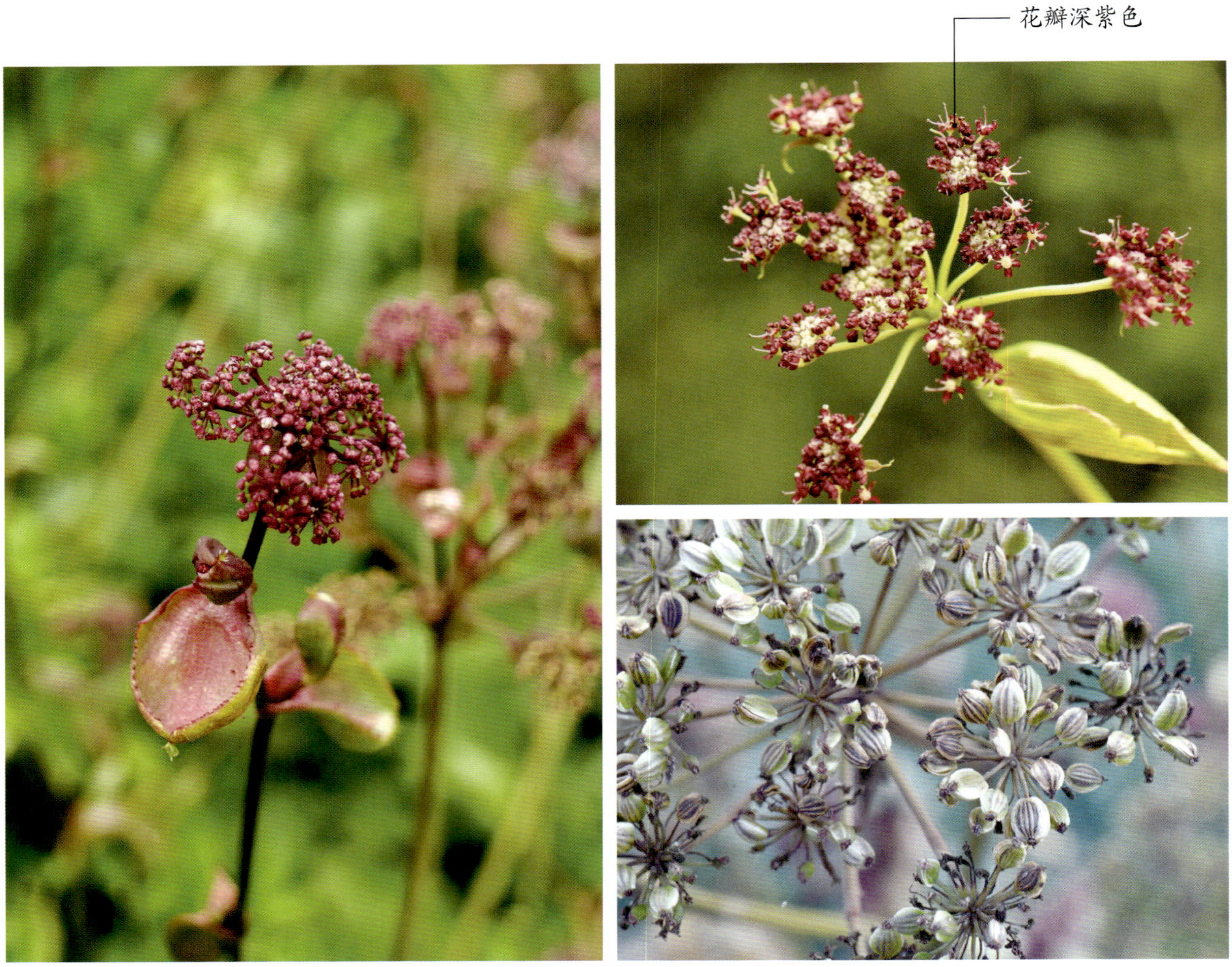

紫花前胡（续）

对比鉴别

参见“前胡”项。

紫苏子

Zisuzi

PERILLAE FRUCTUS

紫苏叶

Zisuye

PERILLAE FOLIUM

紫苏梗

Zisugeng

PERILLAE CAULIS

紫苏子为唇形科植物紫苏 *Perilla frutescens* (L.) Britt. 的干燥成熟果实；紫苏叶为紫苏的干燥叶（或带嫩枝）；紫苏梗为紫苏的干燥茎。

基原植物

■ **紫苏** *Perilla frutescens* (L.) Britt.　别名：香苏

全国各地广泛栽培。

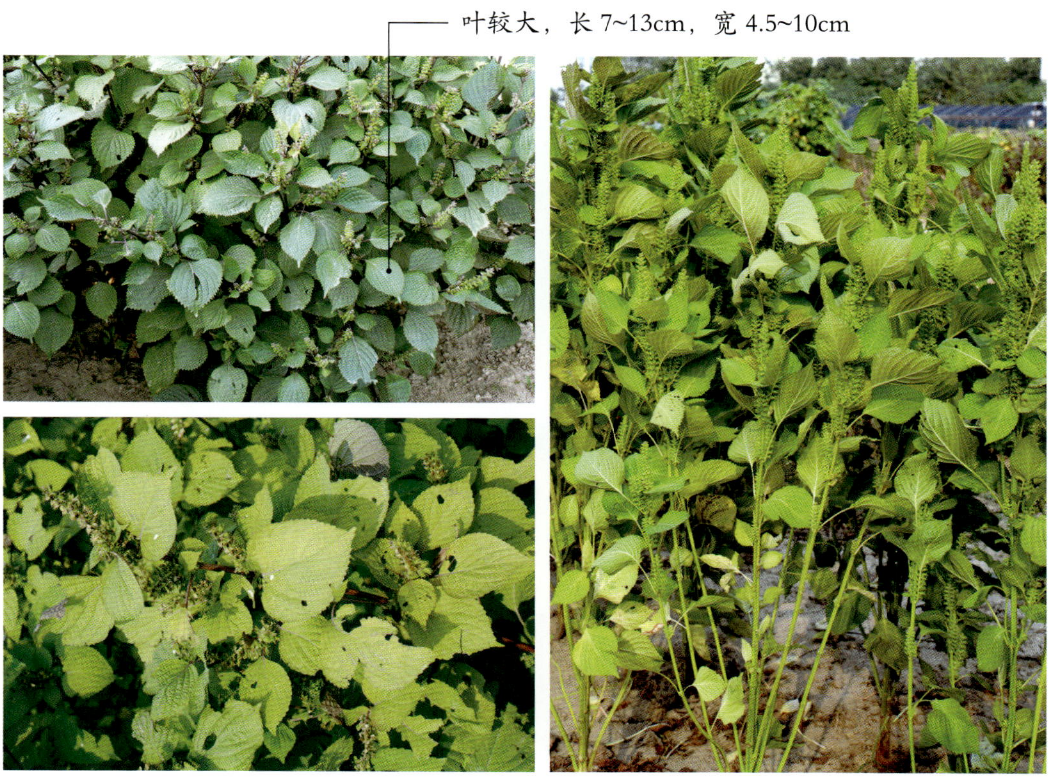

紫苏

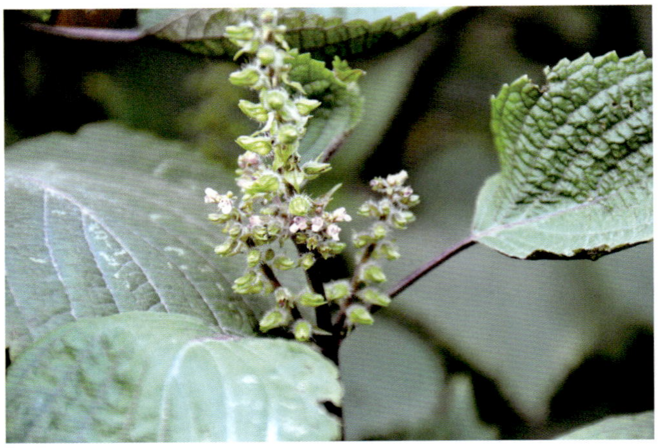
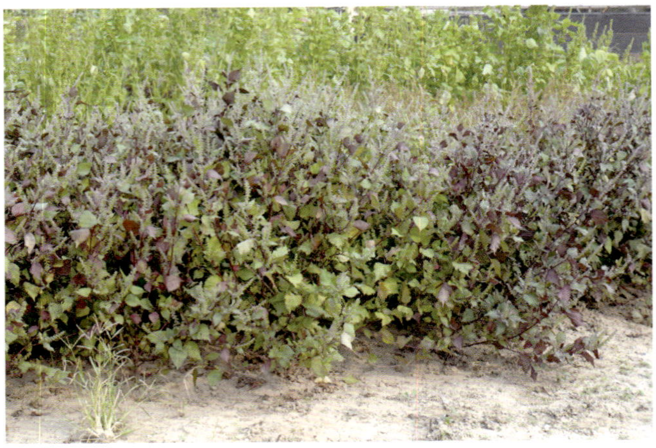

紫苏（续）

对比鉴别

《中国药典》1963~1977 年版记载紫苏子、紫苏叶和紫苏梗分别为唇形科植物紫苏（野生紫苏）*Perilla frutescens* (L.) Britt. var. *acuta* (Thunb.) Kudo 的干燥成熟果实、叶和茎。

Flora of China 记载紫苏 *Perilla frutescens* (L.) Britt. 含 3 变种：紫苏（原变种）*Perilla frutescens* (L.) Britt. var. *frutescens*、回回苏 *Perilla frutescens* (L.) Britt. var. *crispa* (Bentham) Deane ex Bailey 及野生紫苏 *Perilla frutescens* (L.) Britt. var. *purpurascens* (Hayata) H. W. Li［异名：*Perilla frutescens* (L.) Britt. var. *acuta* (Thunb.) Kudo］。

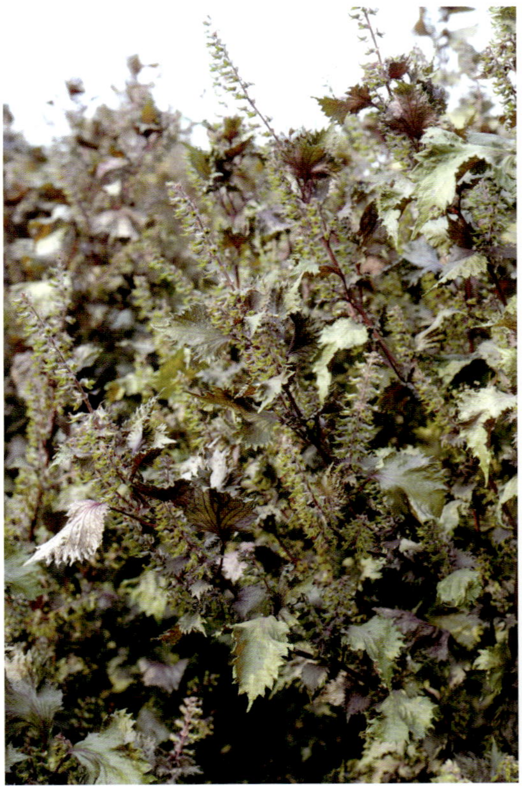
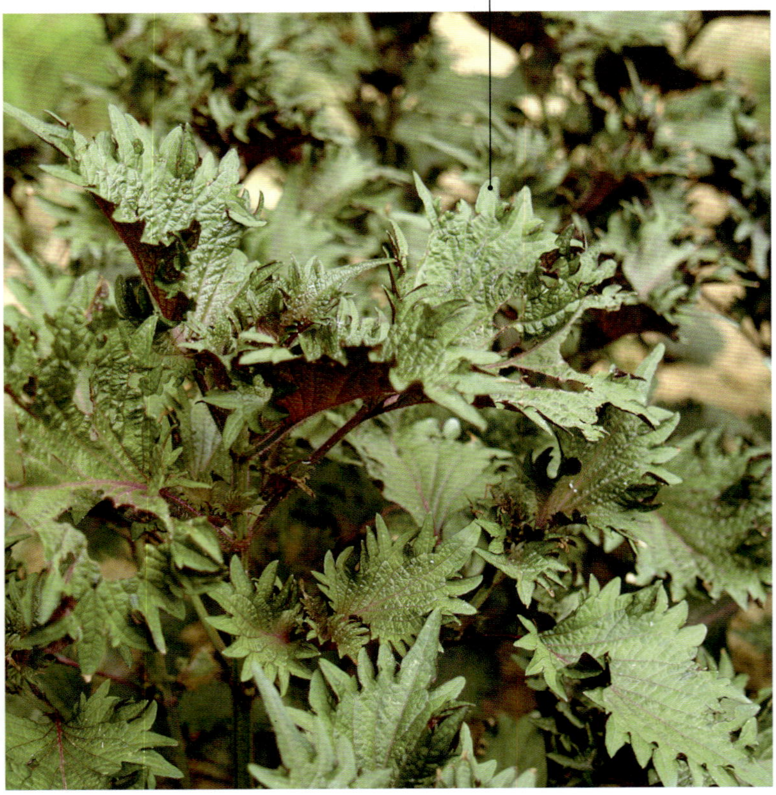

回回苏

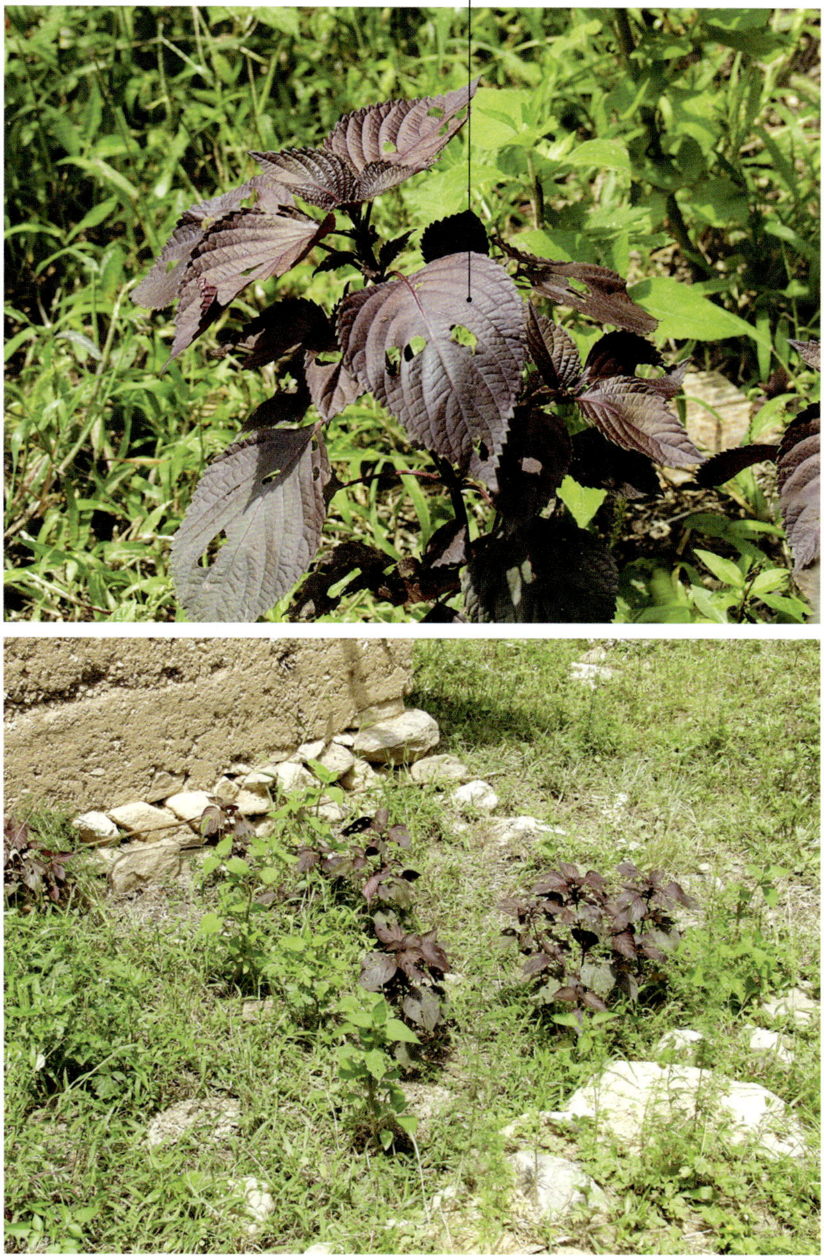

野生紫苏

检索表

1. 叶缘锯齿窄长，叶片青紫色……回回苏
1. 叶缘在基部以上具粗锯齿……2
2. 果萼小，长 4~5.5mm；叶较小，长 4.5~7.5cm，宽 2.8~5cm；小坚果较小，直径 1~1.5mm……野生紫苏
2. 果萼大，长达 1.1cm；叶较大，长 7~13cm，宽 4.5~10cm；小坚果较大，直径约 1.5mm……紫苏（原变种）

紫　草　Zicao ARNEBIAE RADIX

本品为紫草科植物新疆紫草 *Arnebia euchroma* (Royle) Johnst. 或内蒙紫草 *Arnebia guttata* Bunge 的干燥根。

基原植物

■ 新疆紫草　*Arnebia euchroma* (Royle) Johnst.

《中国药典》1963 年版记载新疆紫草的拉丁学名为 *Macrotomia euchroma* (Royle) Pauls.。生于海拔 2500~4200m 的砾石山坡、草地及草甸等处。分布于新疆及西藏西部。

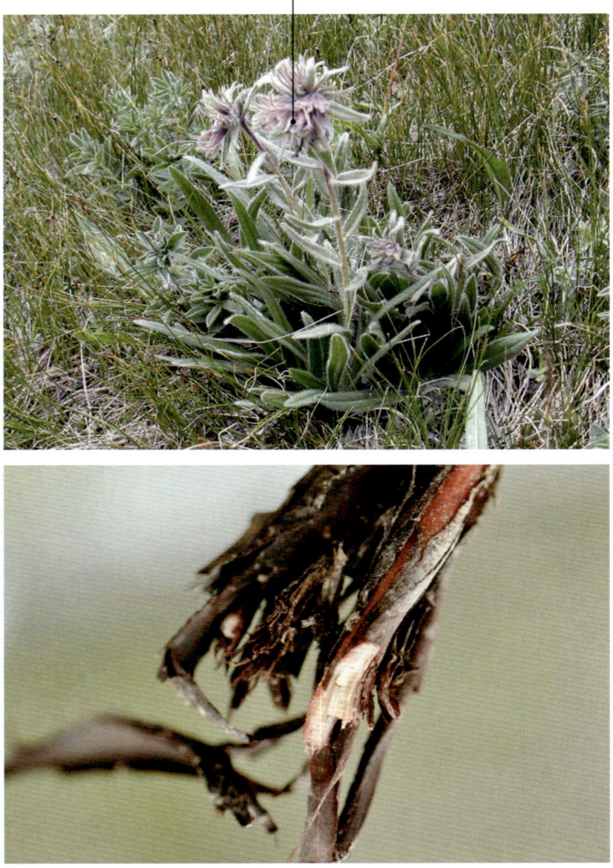

新疆紫草

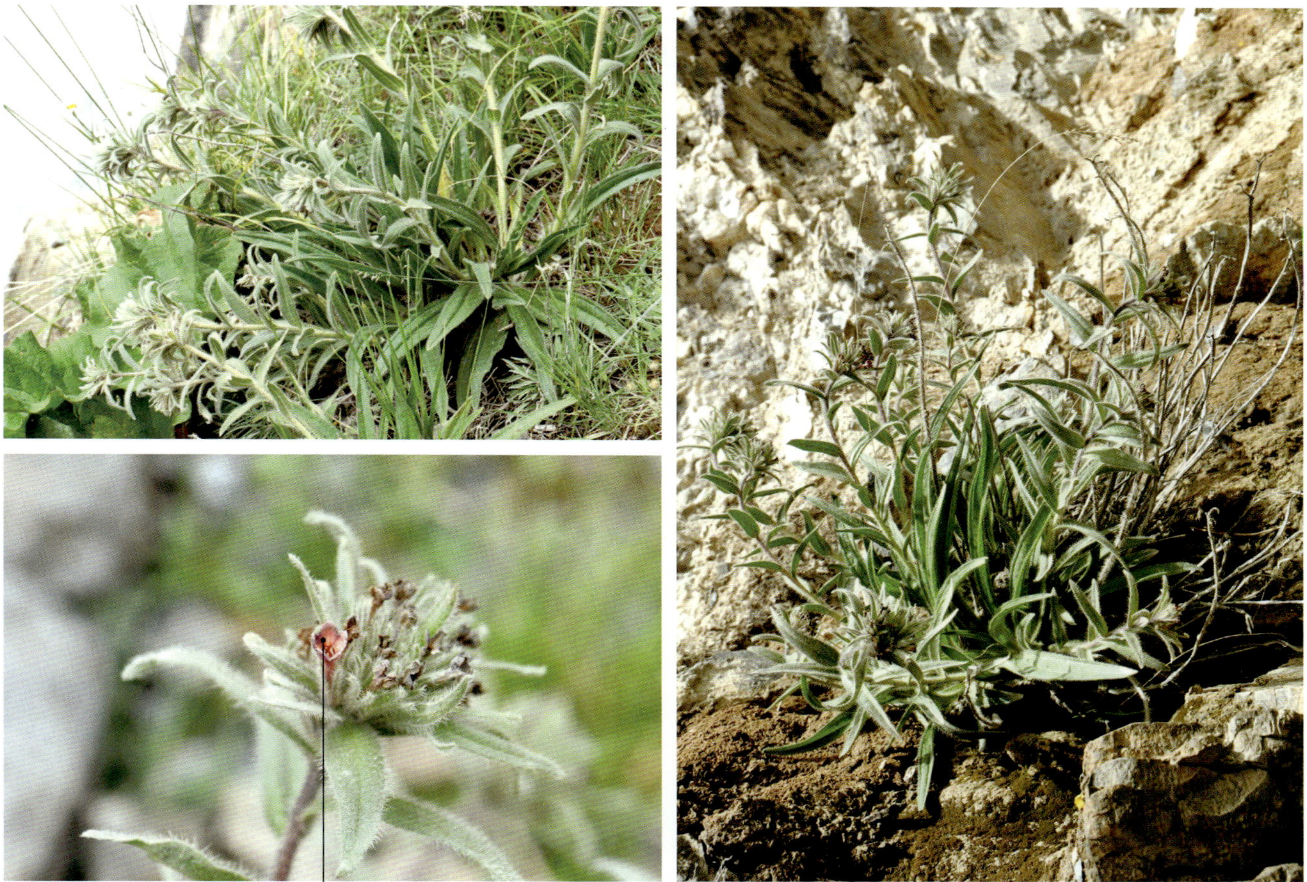

新疆紫草（续）

■ 内蒙紫草 *Arnebia guttata* Bunge 别名：黄花软紫草

生于戈壁、石质山坡、湖滨砾石地。分布于河北、内蒙古、宁夏、甘肃、新疆、西藏。

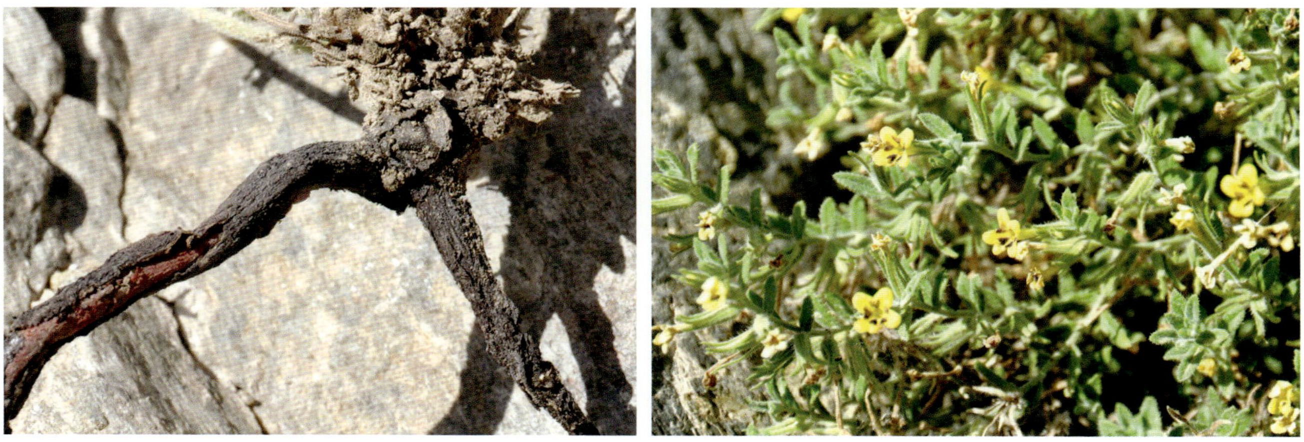

内蒙紫草

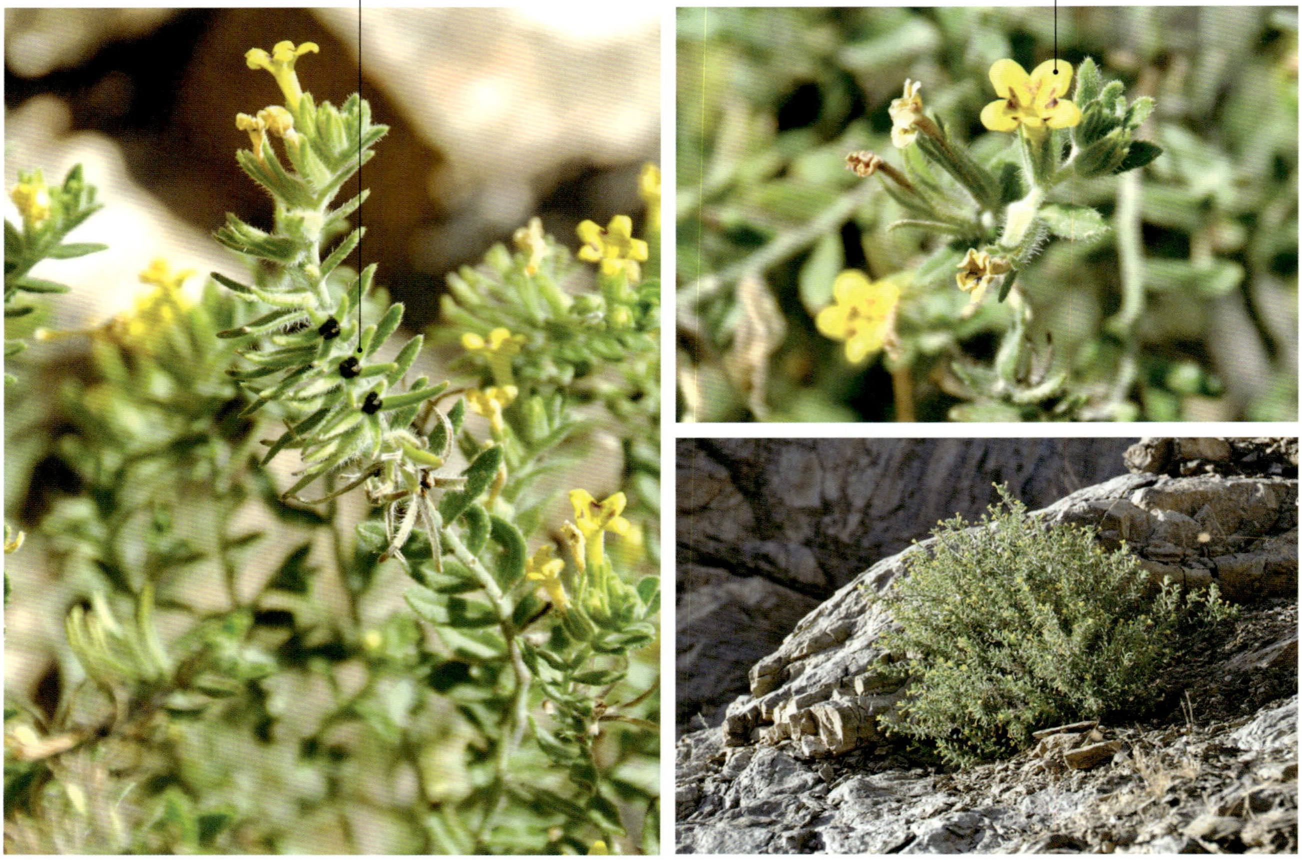

内蒙紫草（续）

对比鉴别

2005~2020 年间的几版《中国药典》记载紫草为紫草科植物新疆紫草或内蒙紫草的干燥根，2005 年以前各版记载其为紫草科植物紫草 *Lithospermum erythrorhizon* Sieb. et Zucc. 的干燥根。

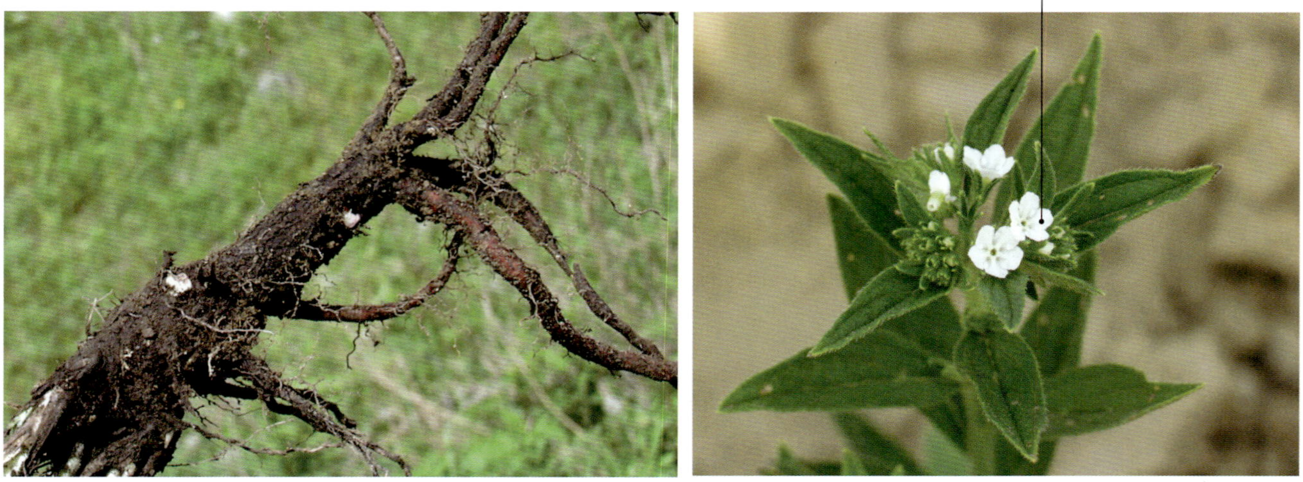

紫草

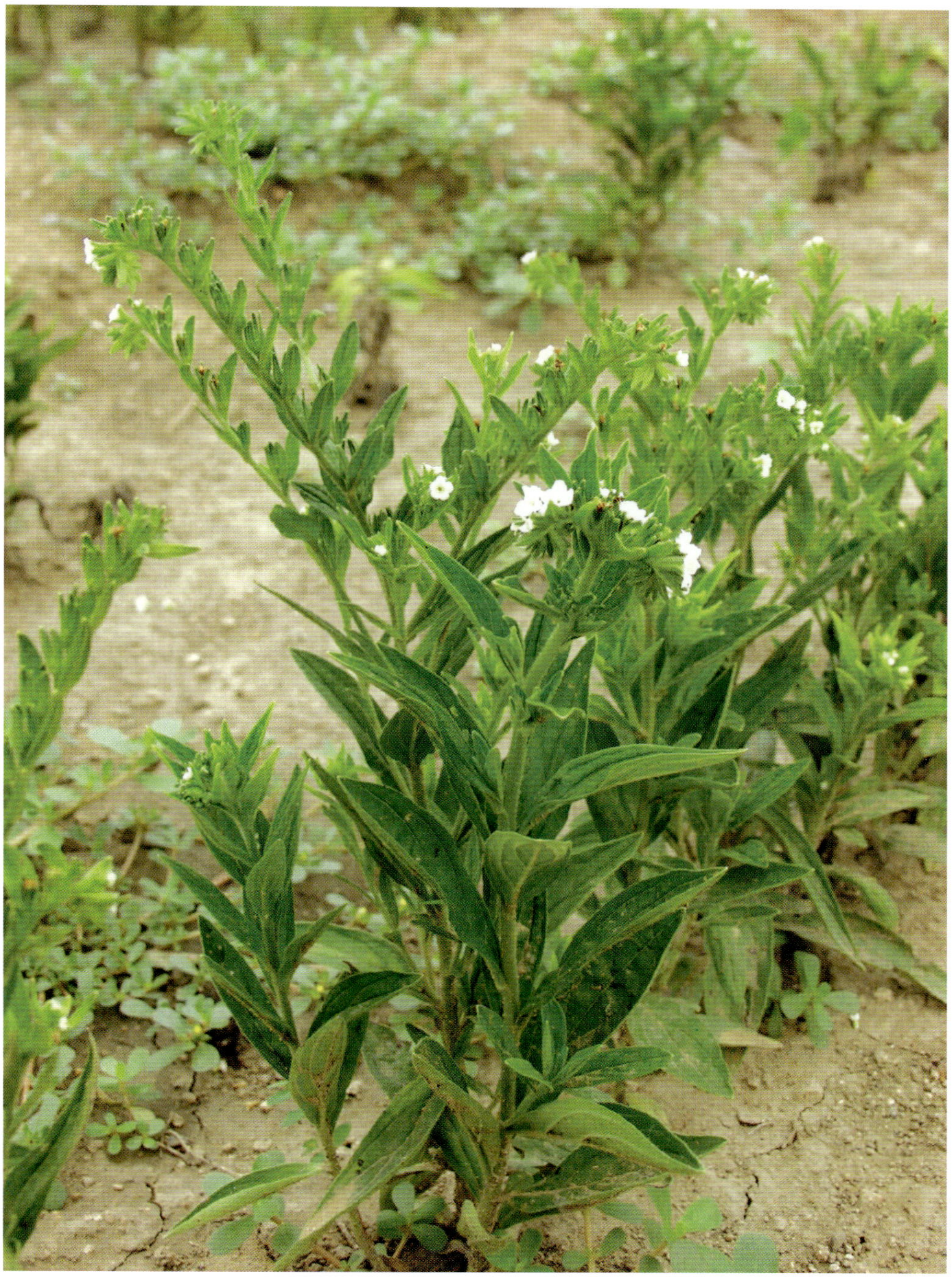

紫草（续）

检索表

1. 总状聚伞花序；花冠白色 …… 紫草
1. 镰状聚伞花序 …… 2
2. 花冠黄色，筒状钟形，檐部裂片常有紫色斑点 …… 内蒙紫草
2. 花冠深紫色，筒状钟形，有时淡黄色带紫红色 …… 新疆紫草

紫珠叶

Zizhuye

CALLICARPAE FORMOSANAE FOLIUM

本品为马鞭草科植物杜虹花 *Callicarpa formosana* Rolfe 的干燥叶。

基原植物

■ **杜虹花** *Callicarpa formosana* Rolfe 别名：紫荆、紫珠草

生于海拔 1600m 以下的山坡、山谷林中及灌丛中。分布于浙江南部、福建、台湾、江西南部、广东、海南、广西及云南东南部。

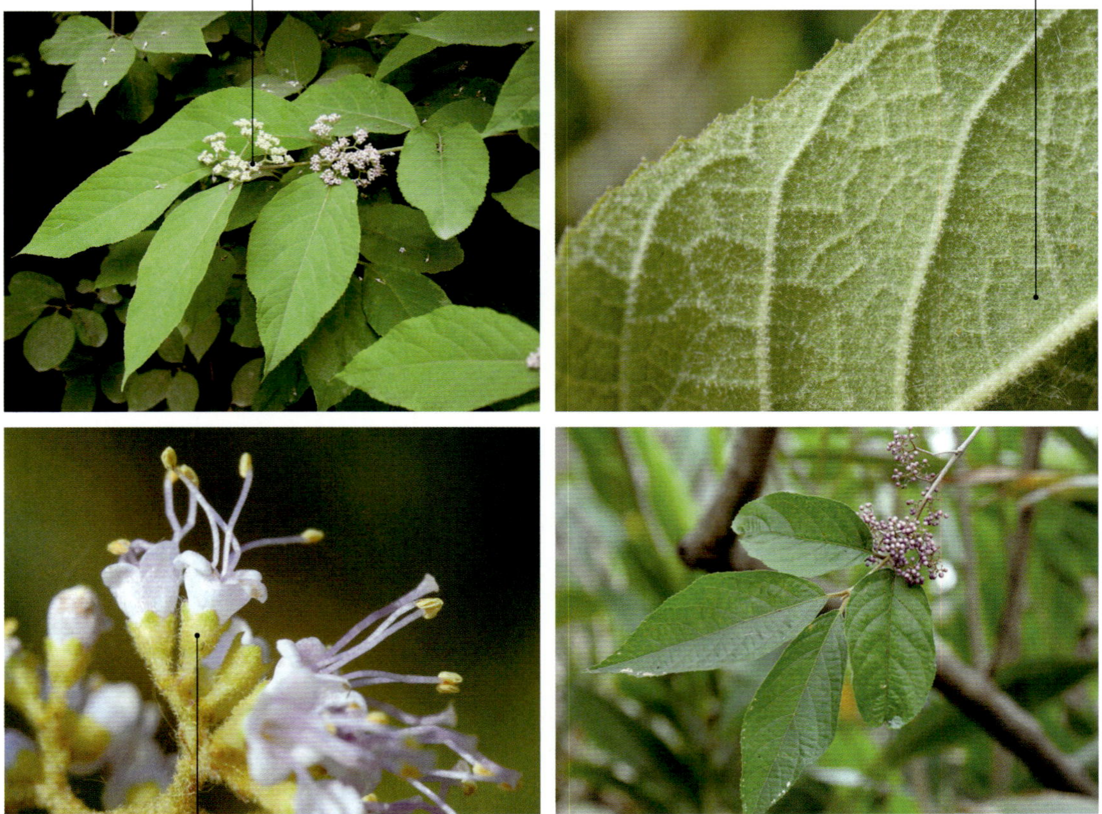
花序常 4~5 歧分枝，径 3~4cm
叶片背面被灰黄色星状毛及黄腺点
花萼有毛；花丝通常长于花冠

杜虹花

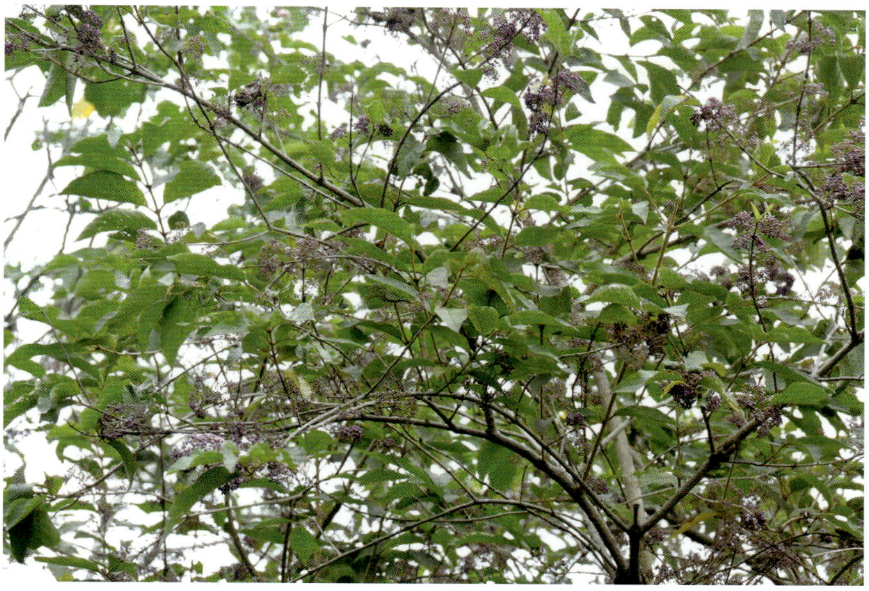

杜虹花（续）

对比鉴别

紫珠属植物药用物种多，《中国药典》2020 年版记载有杜虹花、广东紫珠 *Callicarpa kwangtungensis* Chun、大叶紫珠 *Callicarpa macrophylla* Vahl 和裸花紫珠 *Callicarpa nudiflora* Hook. et Arn.；另外，白棠子树 *Callicarpa dichotoma* (Lour.) K. Koch、老鸦糊 *Callicarpa giraldii* Hesse ex Rehder、枇杷叶紫珠 *Callicarpa kochiana* Makino、红紫珠 *Callicarpa rubella* Lindl. 和尖尾枫 *Callicarpa longissima* (Hemsl.) Merr. 也在部分地区或民间入药使用，应注意鉴别。

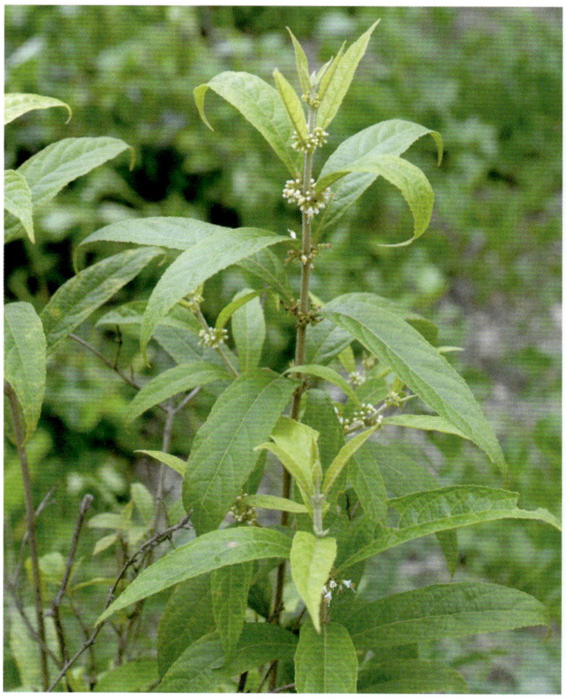

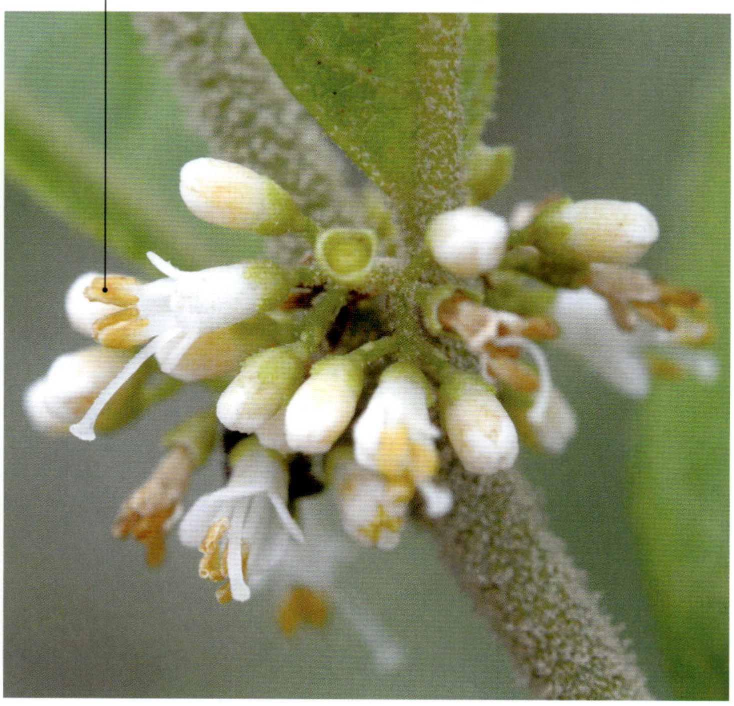

广东紫珠

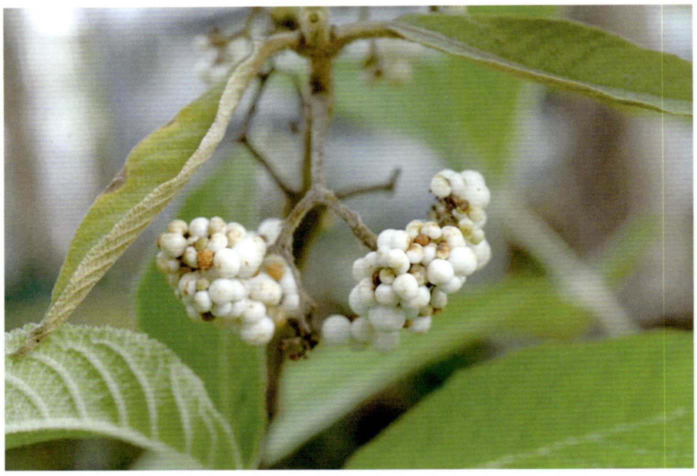
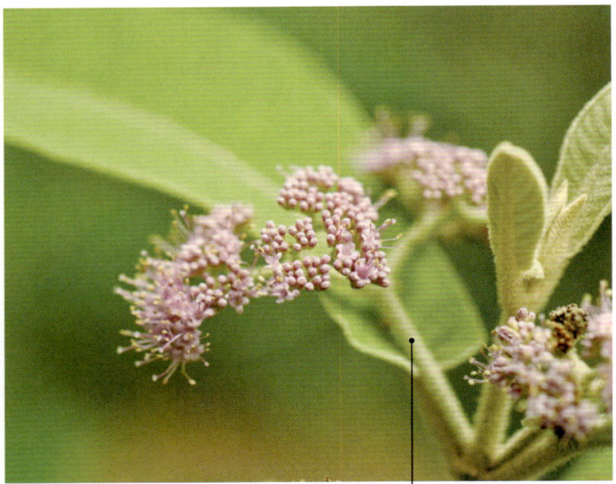

花序梗长 2~3cm

大叶紫珠

花序梗长 3~8cm

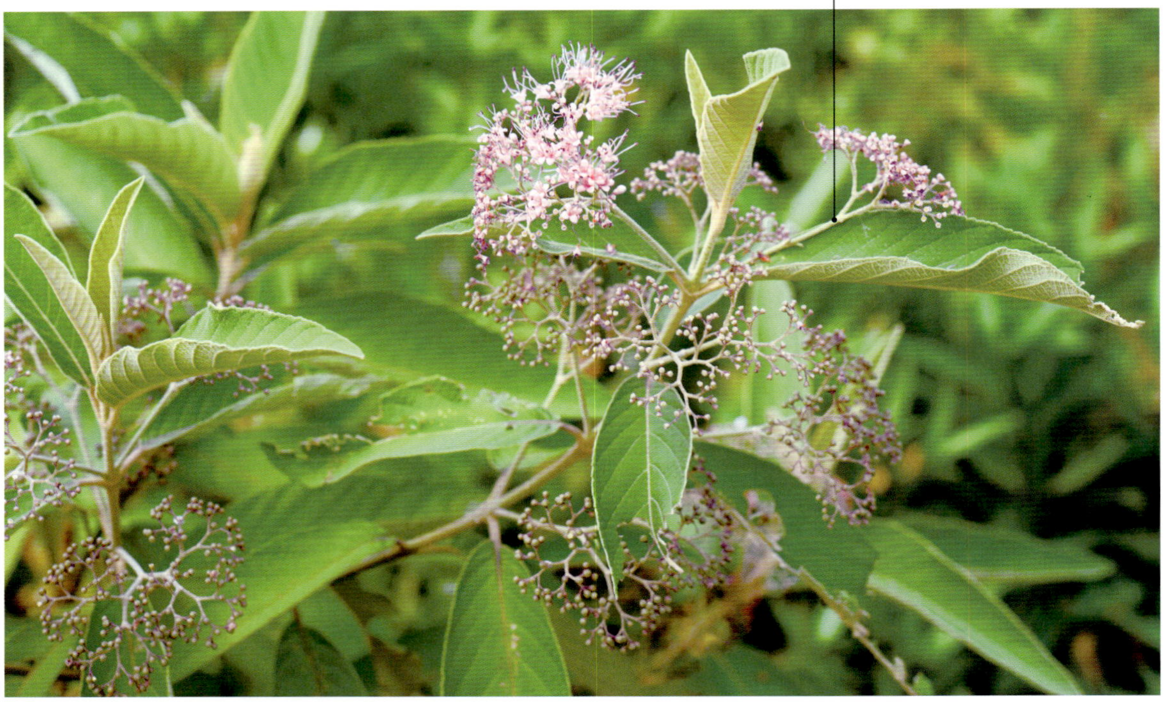

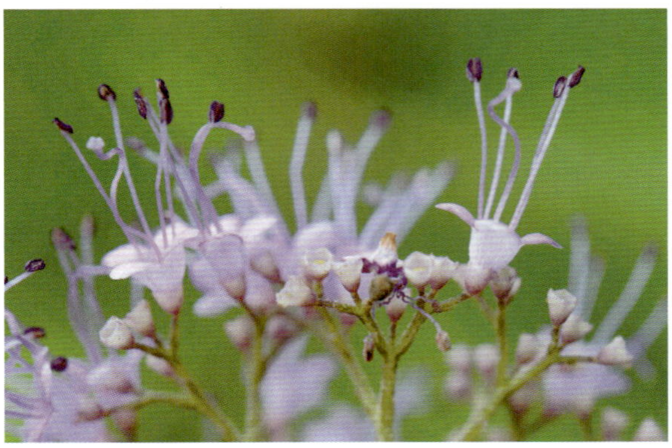
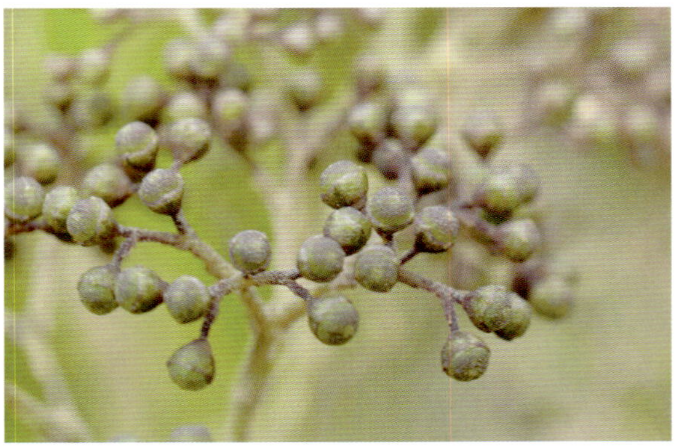

裸花紫珠

叶片长椭圆形或倒卵状披针形

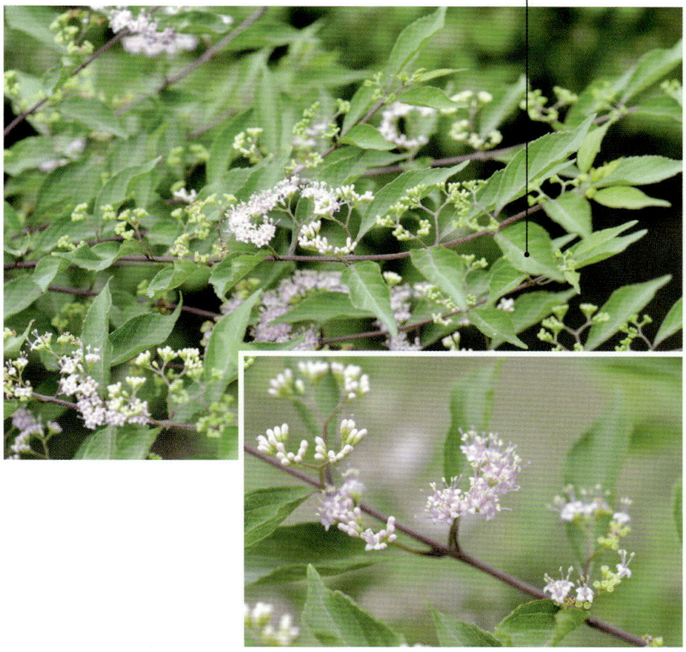

叶片背面无毛

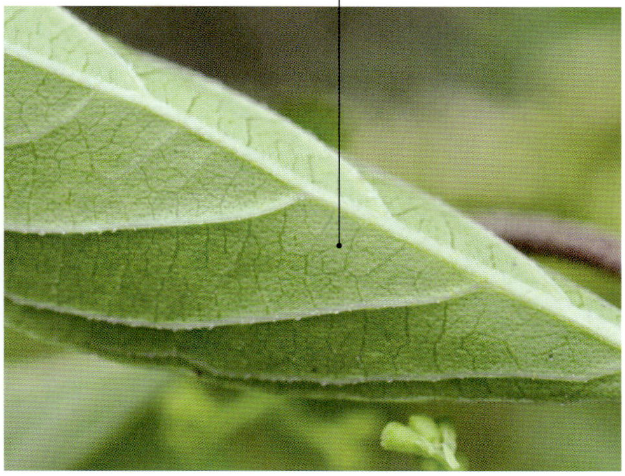

白棠子树

果（花）序梗短于或近等长于叶柄

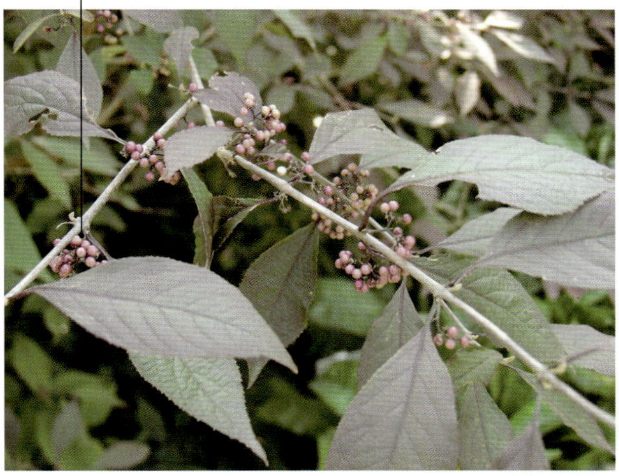

叶片背面被星状毛

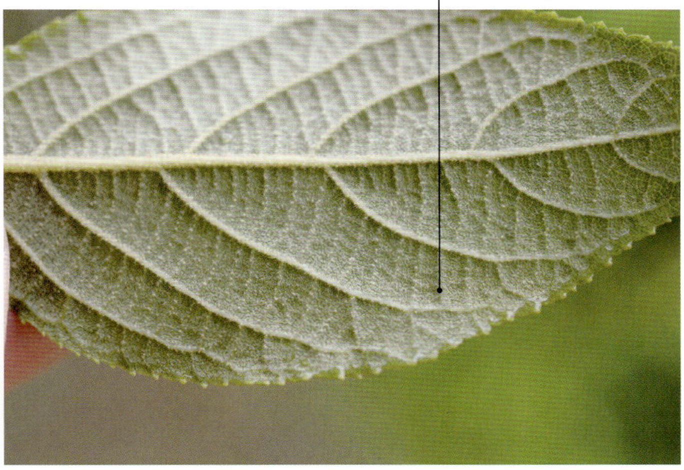

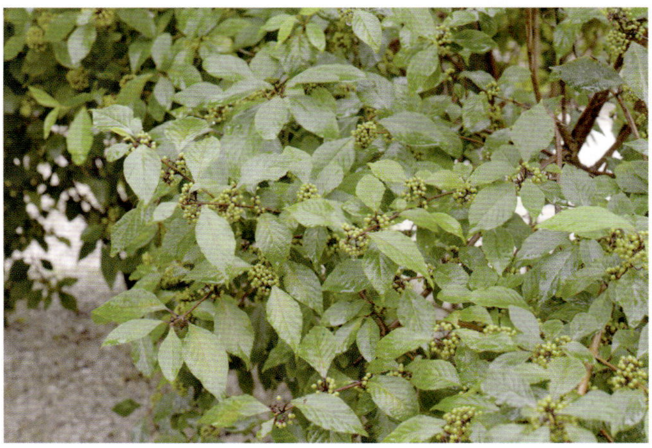

老鸦糊

果实几乎完全为花萼所包藏

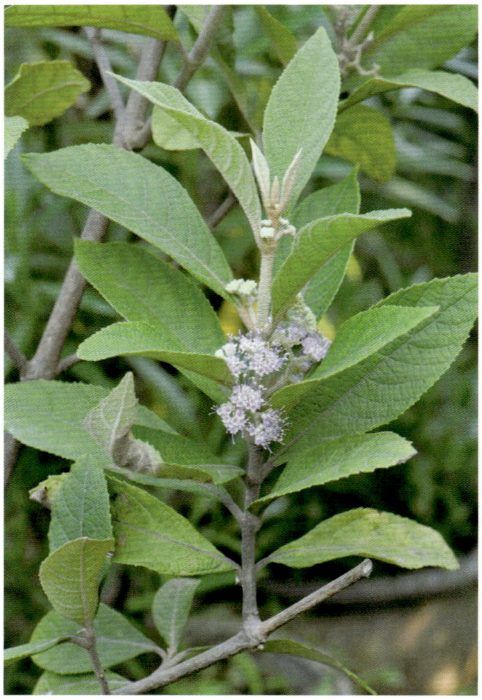
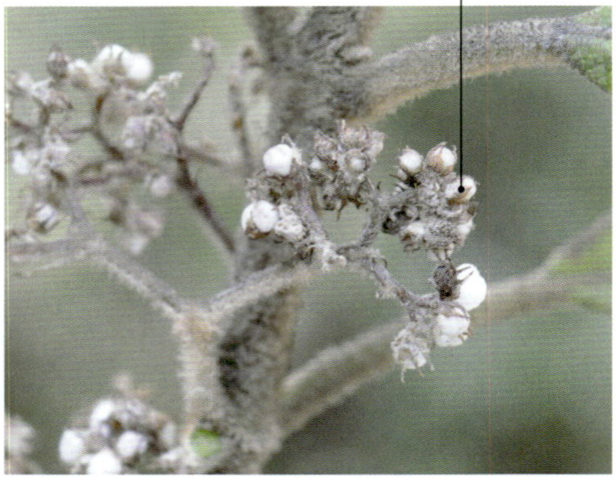
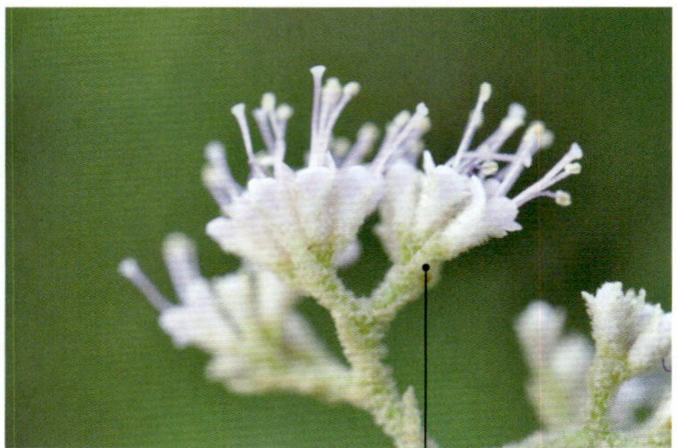

花萼管状，深4裂至中部以下，
裂齿线形或锐尖的狭长三角形

枇杷叶紫珠

叶片基部心形或近耳形，中部以上最宽

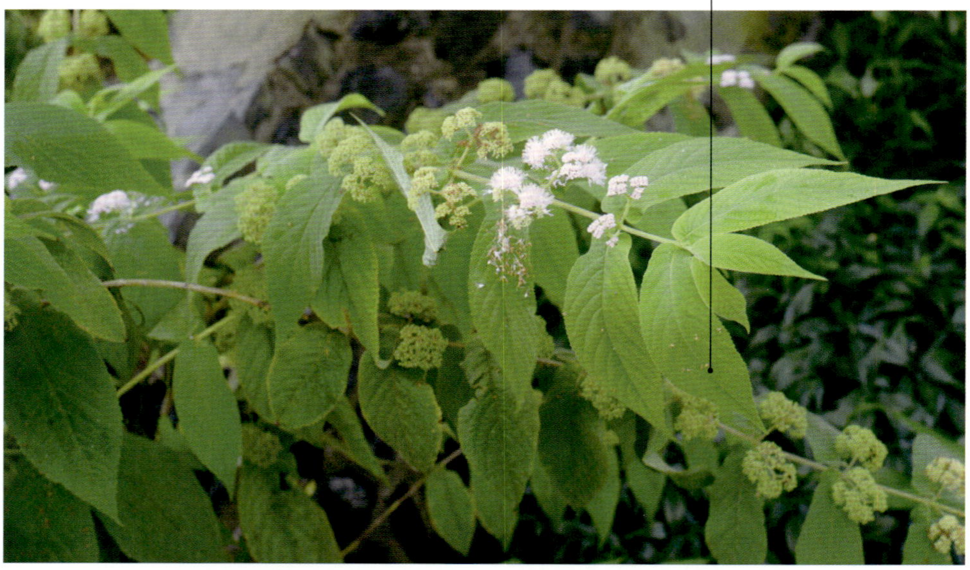
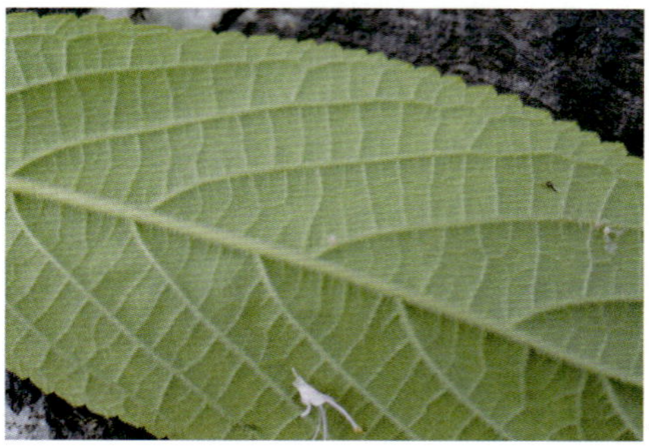
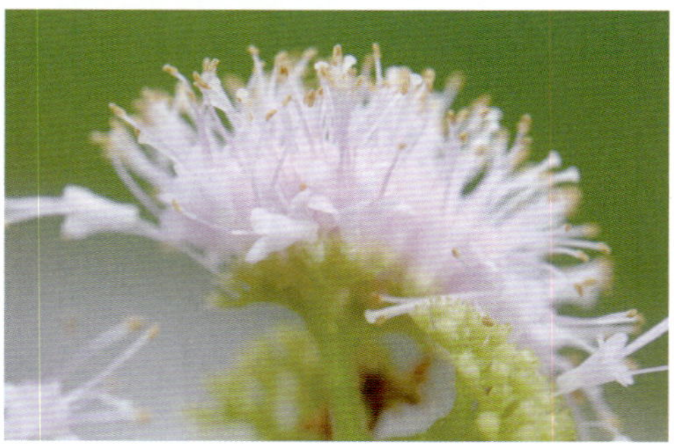

红紫珠

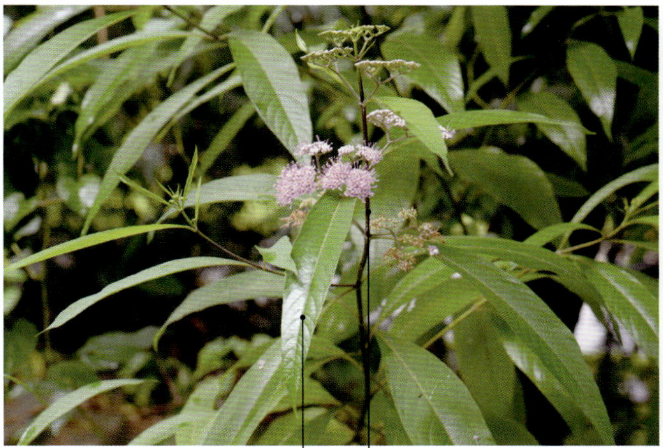

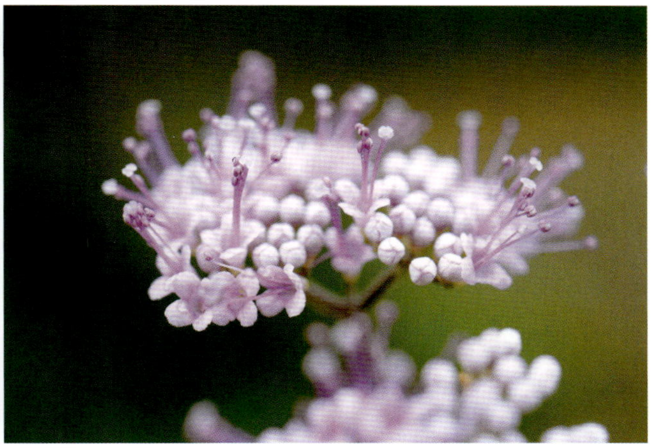

尖尾枫

检索表

1. 花萼管状，深 4 裂至中部以下，裂齿线形或锐尖的狭长三角形，长达 2mm 以上；果实几乎完全为花萼所包藏 …… 枇杷叶紫珠
1. 花萼杯状或钟状，在中部以上具深浅不等 4 裂至截头状；果实裸露于花萼外 …… 2
2. 花丝通常短于花冠，稀少等于或略长于花冠；花冠白色 …… 广东紫珠
2. 花丝通常长于花冠，多至花冠的 2 倍或更长 …… 3
3. 聚伞花序通常宽 4~9cm，5 次以上分歧；花序梗通常超过 3cm，仅大叶紫珠的花序梗有时不及 3cm，但粗壮 …… 4
3. 聚伞花序宽不过 4cm，通常 2~5 次分歧；花序梗不超过 3cm，通常较纤细 …… 5
4. 子房有毛；聚伞花序宽 4~8cm，花序梗长 2~3cm …… 大叶紫珠
4. 子房无毛；聚伞花序宽 6~9cm，花序梗长 3~8cm …… 裸花紫珠
5. 叶片基部心形或近耳形，中部以上最宽，倒卵状长椭圆形或倒披针形 …… 红紫珠
5. 叶片基部钝，楔形或圆形，中部以上渐狭 …… 6
6. 花萼有毛；叶片背面被疏密不等的星状毛 …… 7
6. 花萼无毛；叶片背面无毛，稀少仅脉上疏生星状毛 …… 8
7. 子房无毛；花序梗长于叶柄的 2 倍或更多 …… 杜虹花
7. 子房有毛；花序梗短于或近等长于叶柄 …… 老鸦糊
8. 小枝四棱形，疏被单毛，两叶柄之间有横线或毛环；叶片披针形 …… 尖尾枫
8. 小枝圆柱形，被星状毛或近无毛，两叶柄之间无横线或毛环；叶片长椭圆形、椭圆形、倒卵形或倒卵状披针形 …… 白棠子树

紫萁贯众

Ziqiguanzhong
OSMUNDAE RHIZOMA

本品为紫萁科植物紫萁 *Osmunda japonica* Thunb. 的干燥根茎和叶柄残基。

基原植物

■ 紫萁 *Osmunda japonica* Thunb. 别名：紫萁蕨

生于林下、山脚或溪边的酸性土上。分布于山东、江苏、浙江、江西、福建、湖北、湖南、广东、广西、四川、贵州等地。

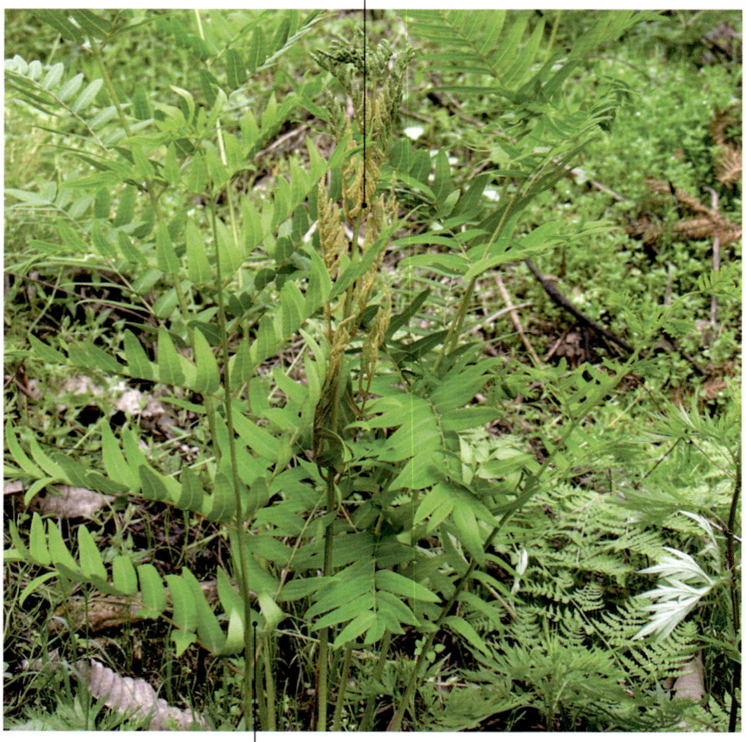

紫萁

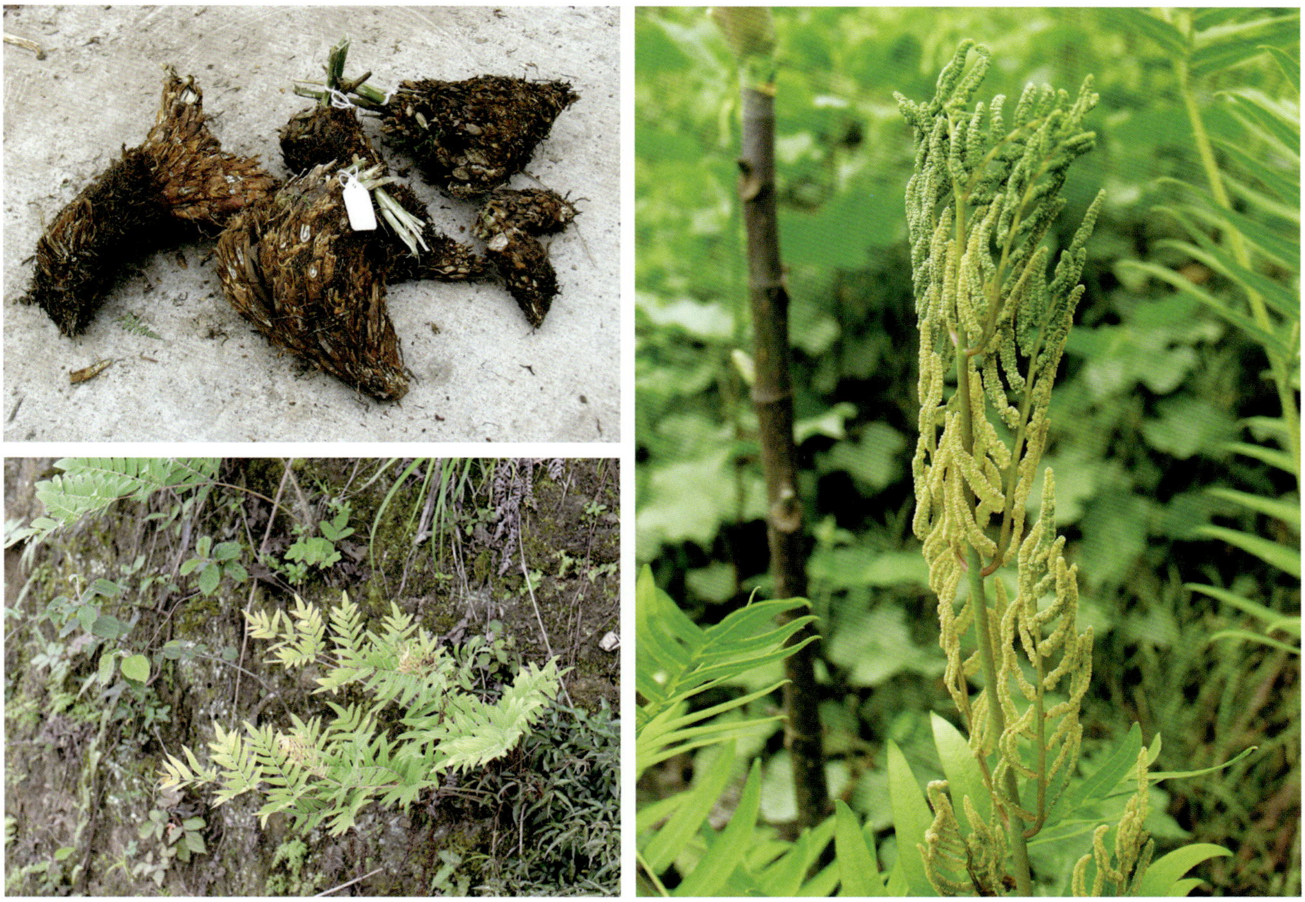

紫萁（续）

对比鉴别

参见“绵马贯众”项。

检索表

参见“绵马贯众”项。

紫　菀 Ziwan ASTERIS RADIX ET RHIZOMA

本品为菊科植物紫菀 *Aster tataricus* L. f. 的干燥根和根茎。

基原植物

■ 紫菀 *Aster tataricus* L. f.　别名：驴耳朵菜

生于山地、河旁、草地。分布于黑龙江、吉林、辽宁、河北、内蒙古、山西、陕西、甘肃、青海、安徽等地。

头状花序，多数排成伞房状

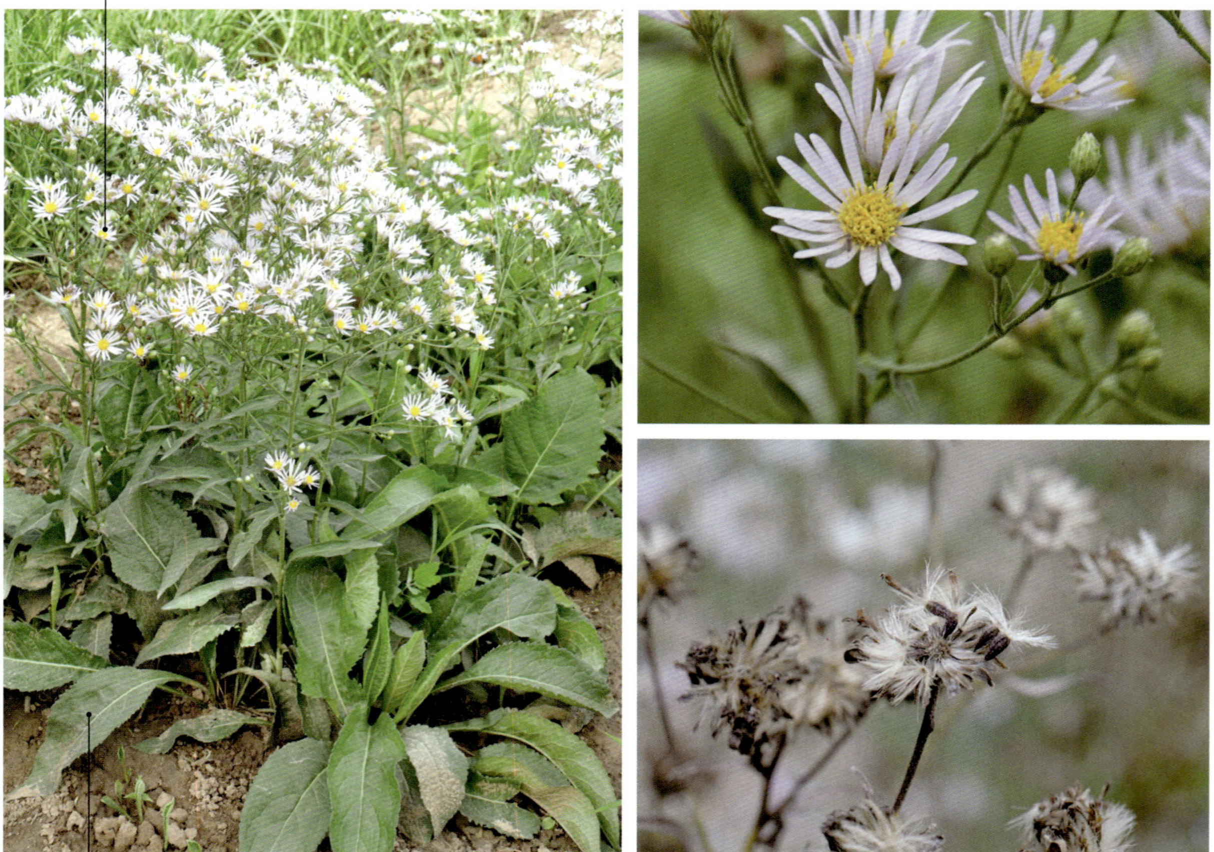

基生叶大型，长圆形或椭圆状匙形

紫菀

黑芝麻

Heizhima

SESAMI SEMEN NIGRUM

本品为脂麻科植物脂麻 *Sesamum indicum* L. 的干燥成熟种子。

基原植物

■ **脂麻** *Sesamum indicum* L. 别名：芝麻

多生于干燥、肥沃的沙质壤土。除西藏外全国各地均有栽培。

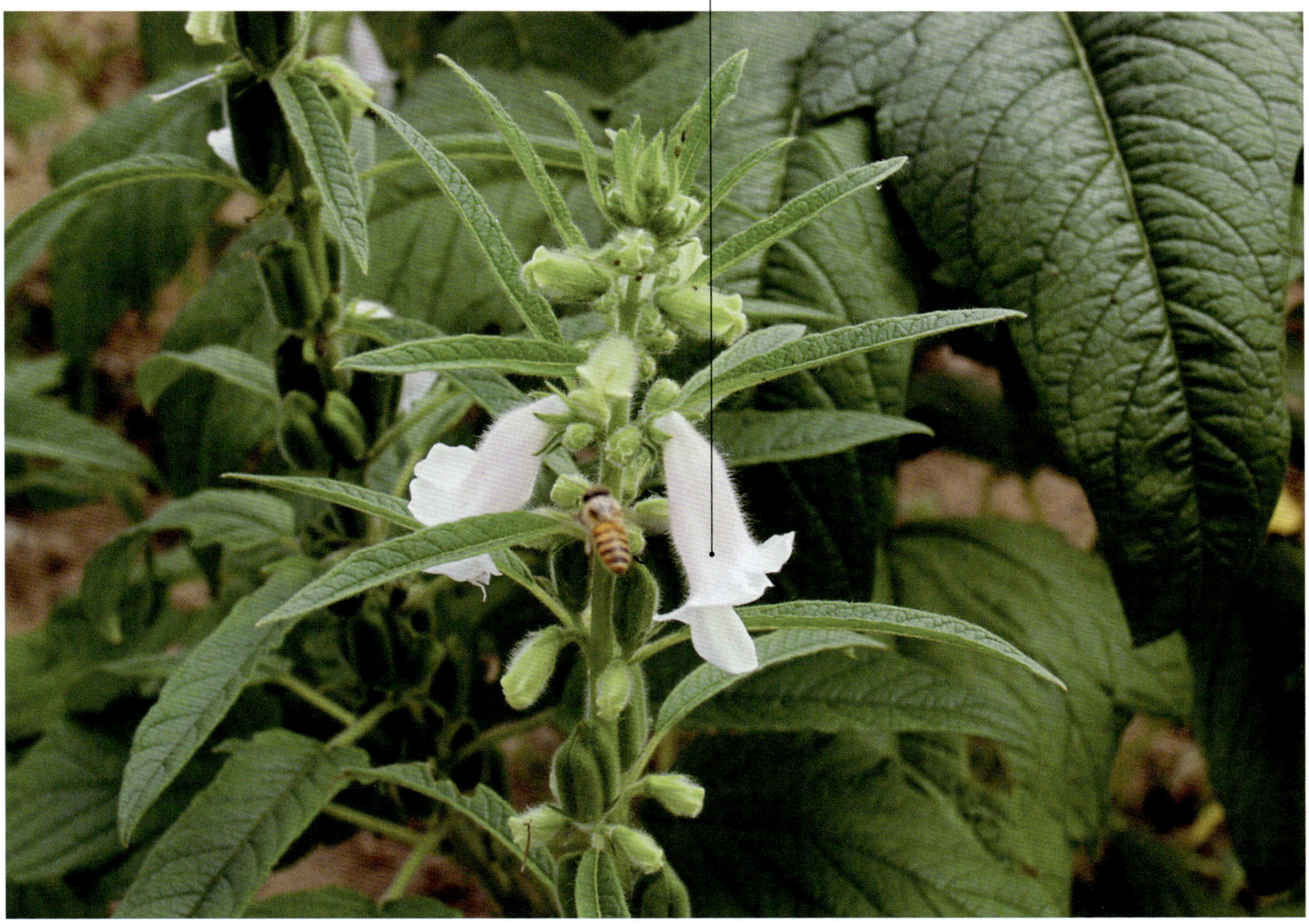

黑芝麻

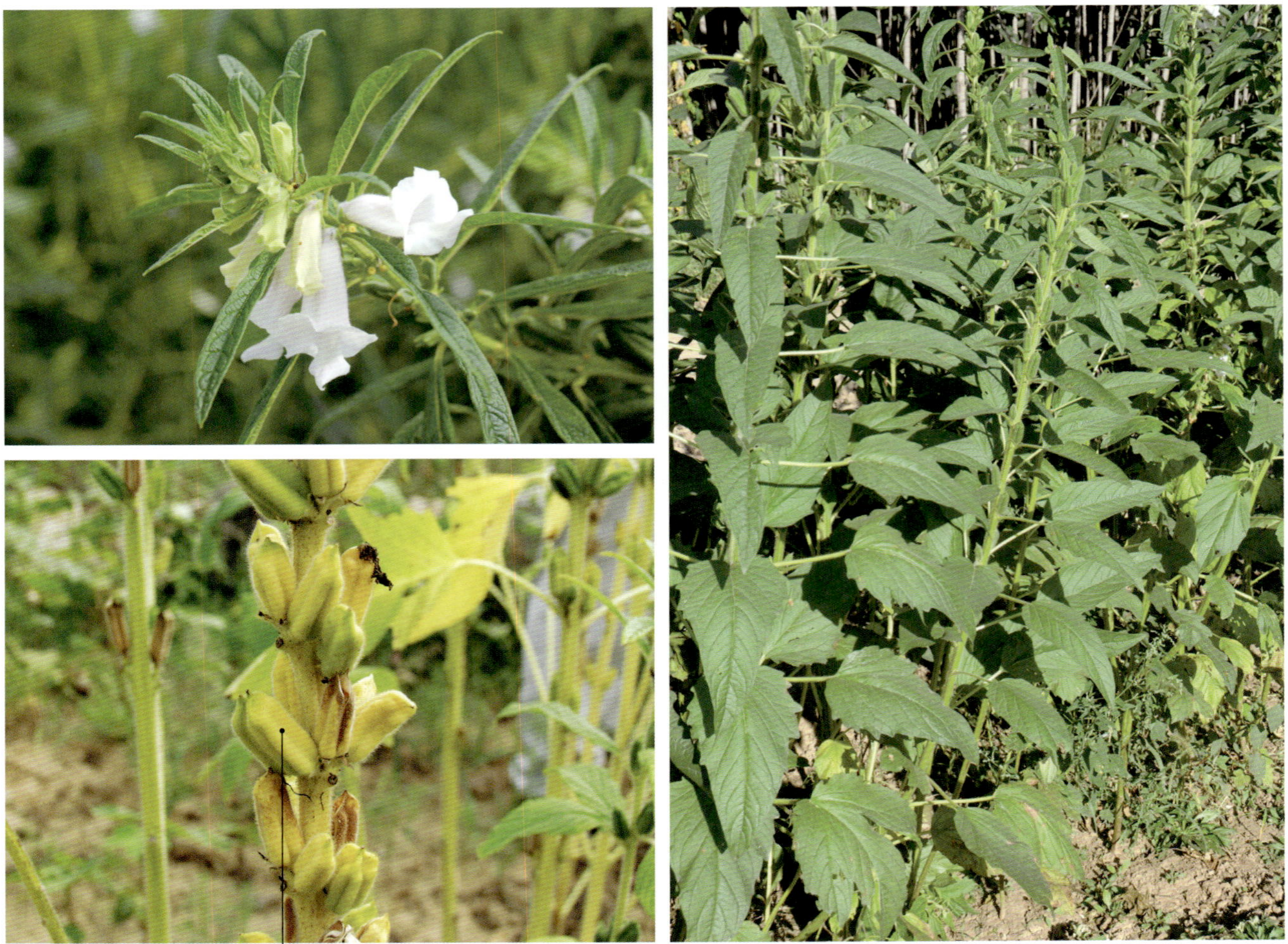

蒴果，长圆状筒形，常具4棱

黑芝麻（续）

黑　豆

Heidou

SOJAE SEMEN NIGRUM

本品为豆科植物大豆 *Glycine max* (L.) Merr. 的干燥成熟种子。

基原植物

■ **大豆**　*Glycine max* (L.) Merr.　别名：黄豆

全国各地均有栽培。以东北、华北栽培面积最广。

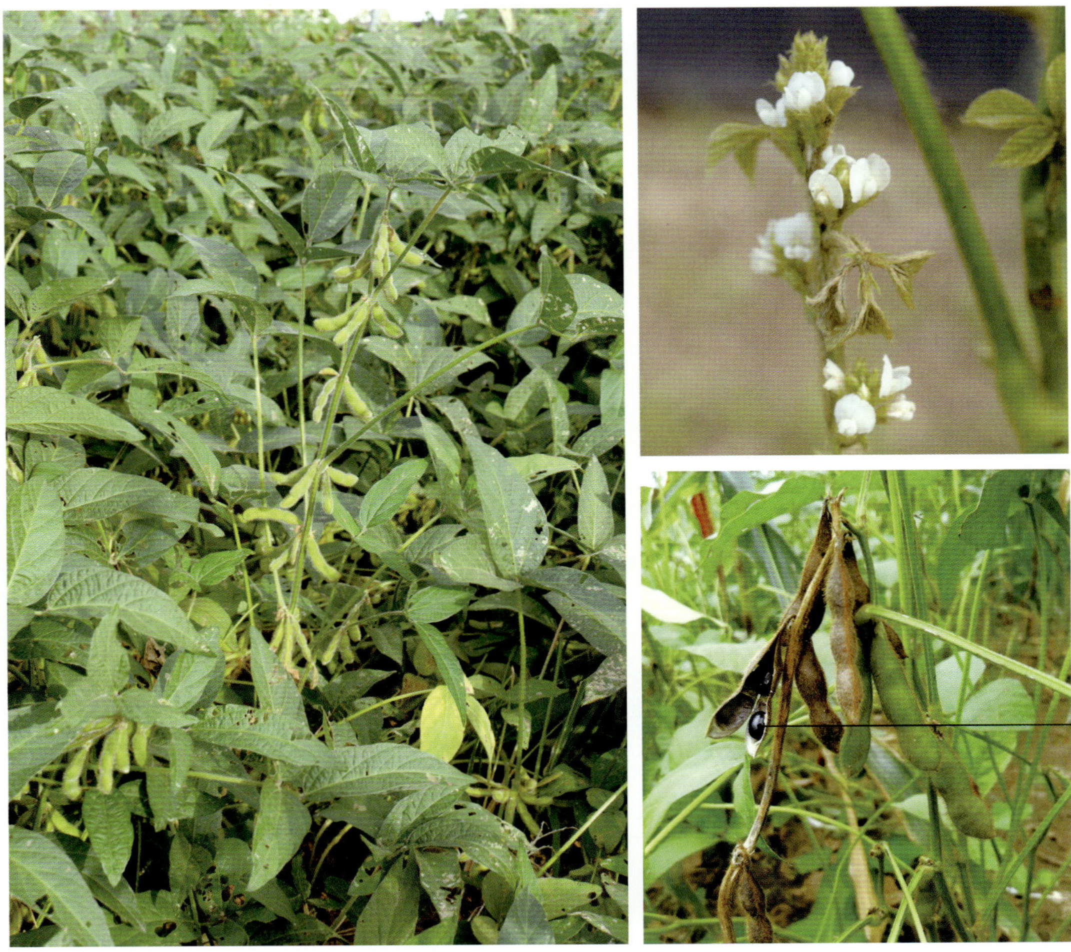

黑豆

黑种草子 Heizhongcaozi NIGELLAE SEMEN

本品系维吾尔族习用药材。为毛茛科植物腺毛黑种草 *Nigella glandulifera* Freyn et Sint. 的干燥成熟种子。

基原植物

■ 腺毛黑种草 *Nigella glandulifera* Freyn et Sint. 别名：瘤果黑种草

生于温暖和阳光充足的环境，土壤以肥沃、疏松的沙质壤土为宜。栽培于新疆、云南、西藏。

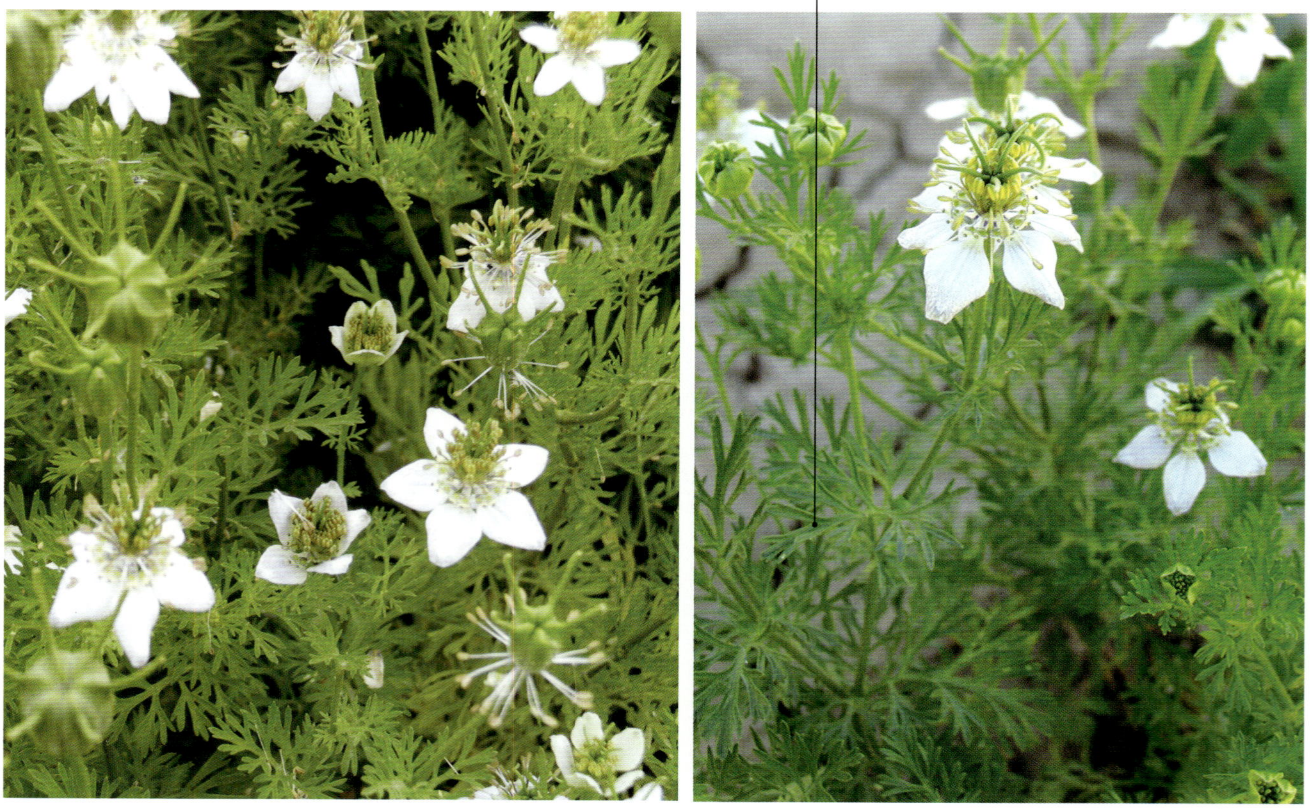

腺毛黑种草

对比鉴别

植物腺毛黑种草的同属植物黑种草 *Nigella damascena* L. 栽培供观赏，它们容易相混淆。

黑种草与腺毛黑种草主要区别点：植株无毛；叶的末回裂片狭线形或近丝形；花下有叶状总苞。

叶的末回裂片狭线形或近丝形

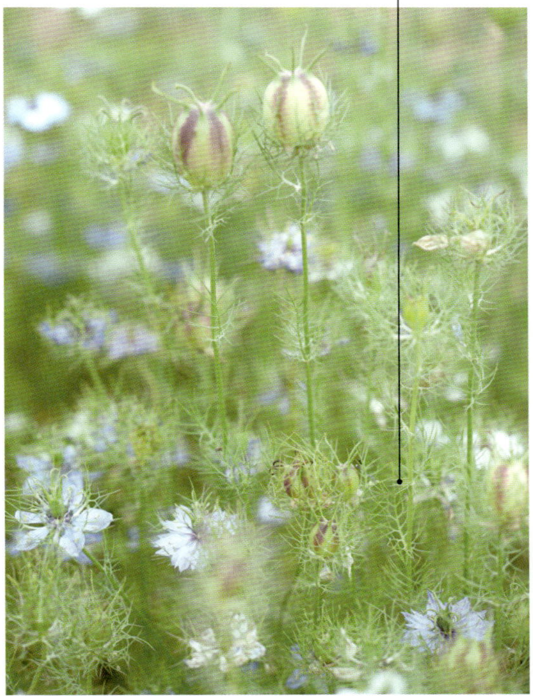

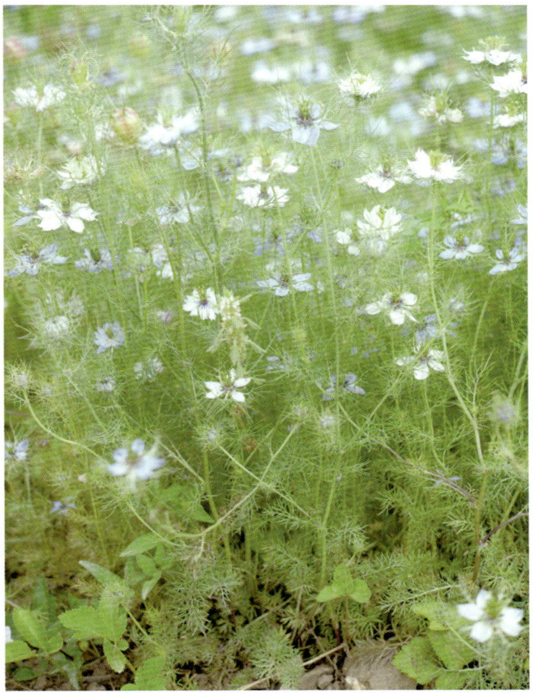

花下有叶状总苞

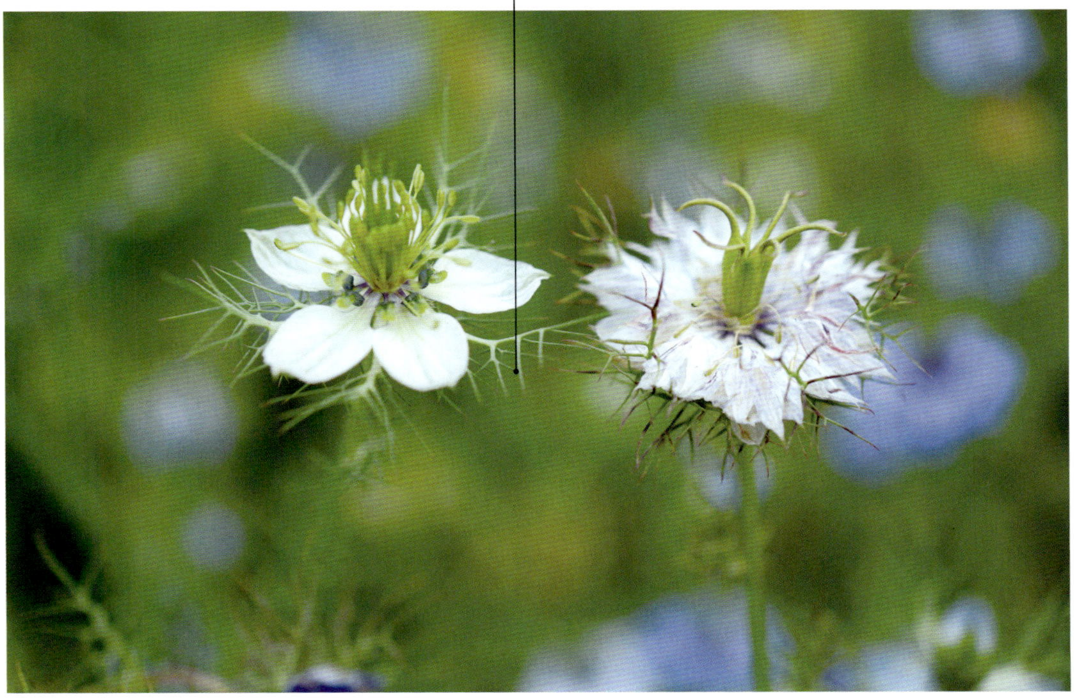

黑种草

锁 阳

Suoyang

CYNOMORII HERBA

本品为锁阳科植物锁阳 *Cynomorium songaricum* Rupr. 的干燥肉质茎。

基原植物

■ **锁阳** *Cynomorium songaricum* Rupr. 别名：铁捧锤、锈铁棒

《中国药典》1963 年版记载锁阳的拉丁学名为 *Cynomorium coccineum* L.。

生于干燥多沙地区。分布于内蒙古、宁夏、甘肃、陕西、青海、新疆等地。

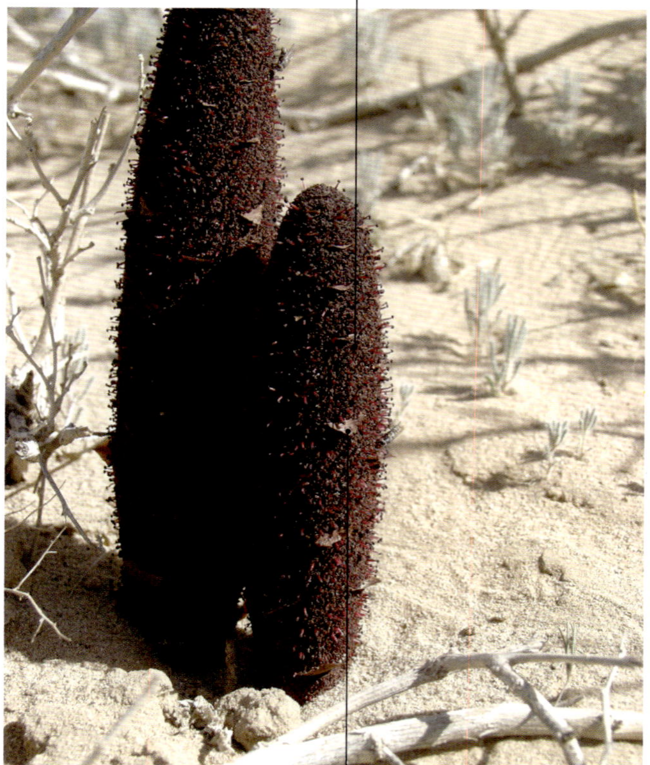
花杂性，暗紫色
苞片鳞片状

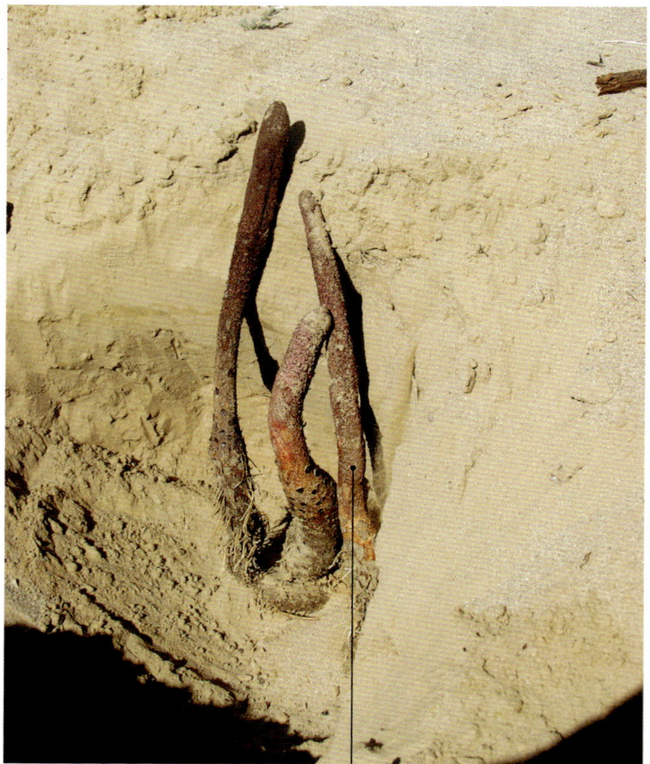
茎圆柱状，暗紫红色，有散生鳞片，基部膨大，埋藏于土中

锁阳

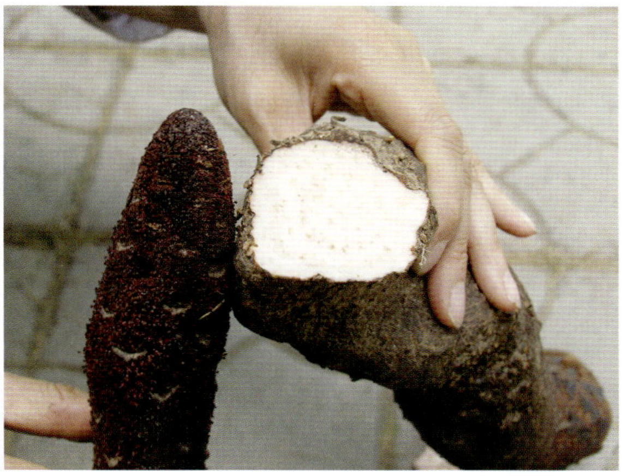

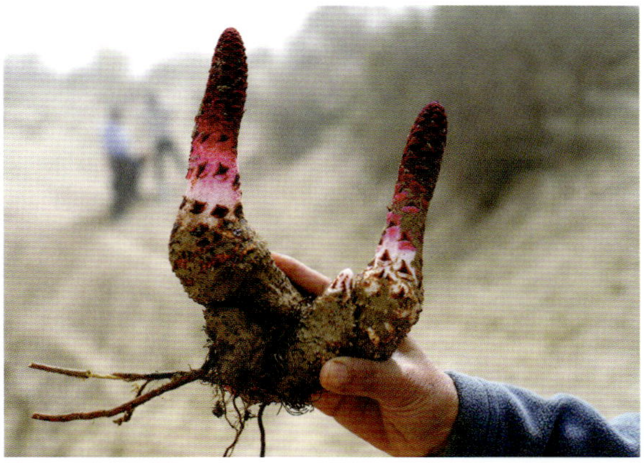

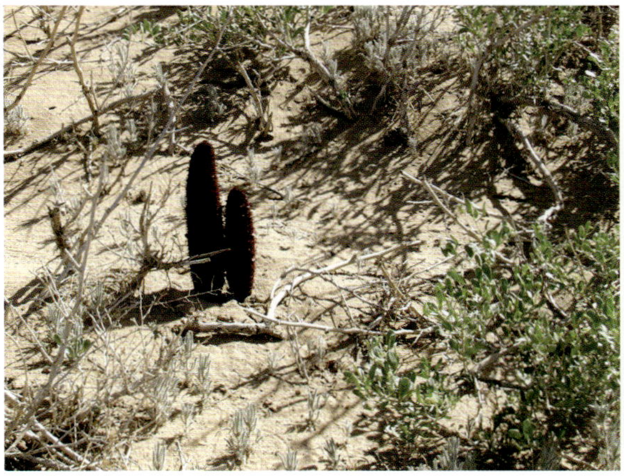

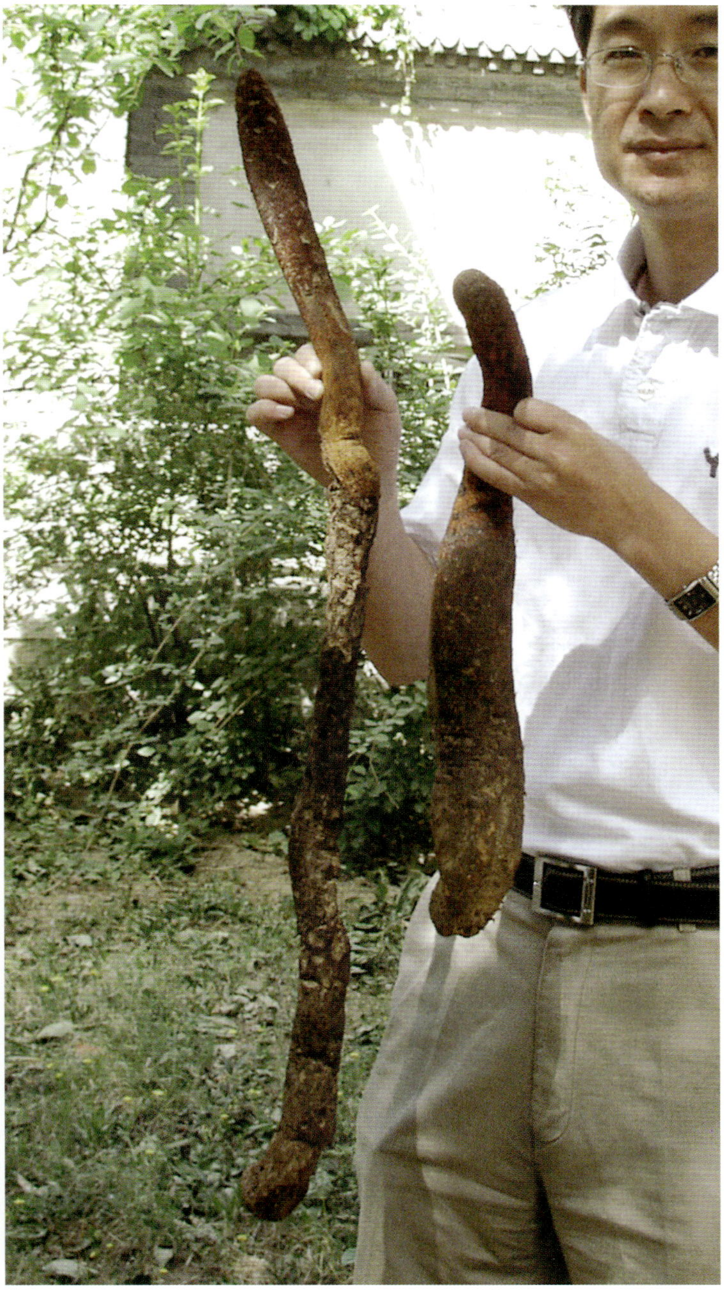

锁阳（续）

筋骨草

Jingucao
AJUGAE HERBA

本品为唇形科植物筋骨草 *Ajuga decumbens* Thunb. 的干燥全草。

基原植物

■ 筋骨草 *Ajuga decumbens* Thunb. 别名：金疮小草

生于路旁、林边、草地、村庄附近及沟边较阴湿肥沃的土壤。分布于华东、华南及西南各地。

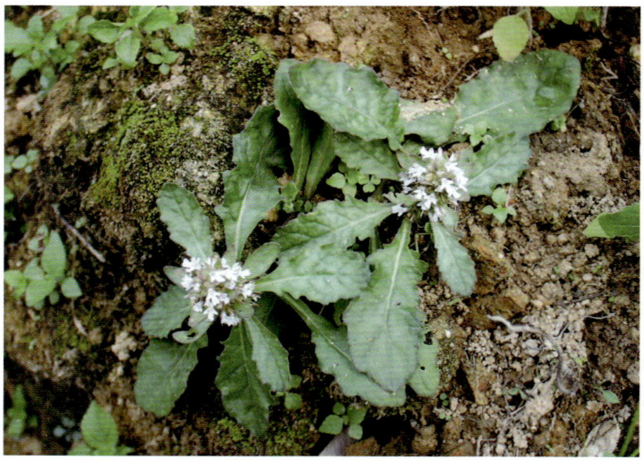
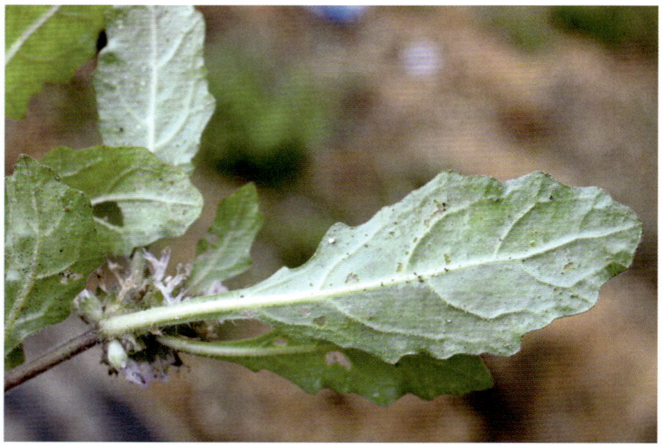
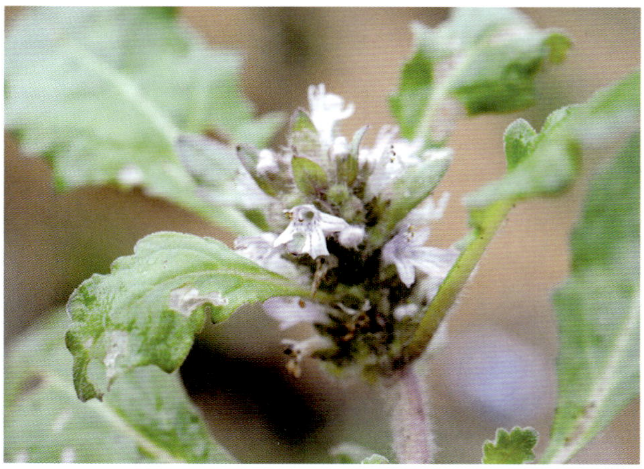
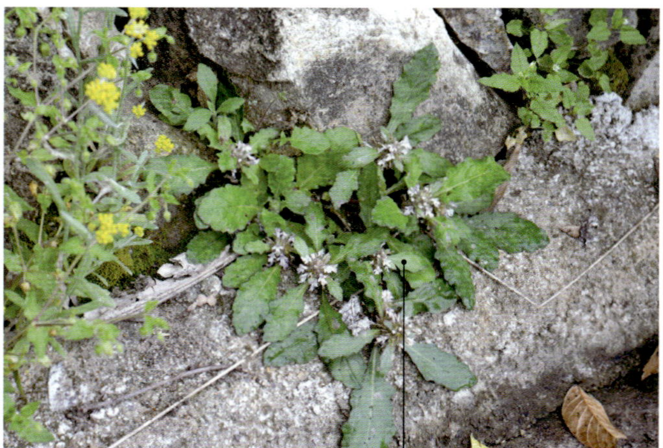

茎基部倾斜或匍匐，上部直立

筋骨草

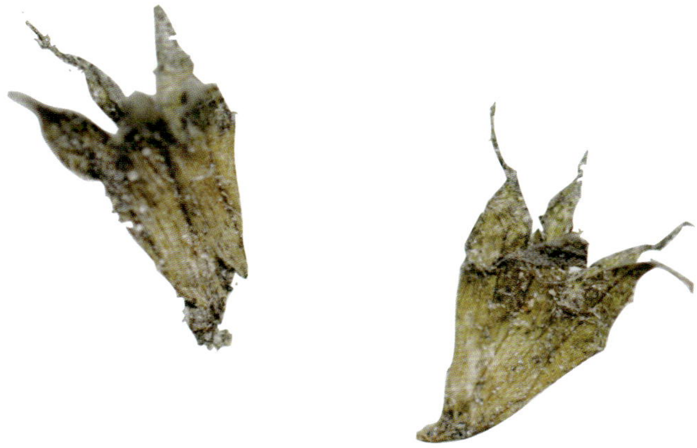

筋骨草（续）

对比鉴别

植物筋骨草与其同属植物紫背金盘 *Ajuga nipponensis* Makino 容易相混淆。

紫背金盘与筋骨草主要区别点：茎通常直立，稀平卧；叶阔椭圆形或倒卵状椭圆形；植株花时通常无基生叶；花萼钟形，长 3~5mm。

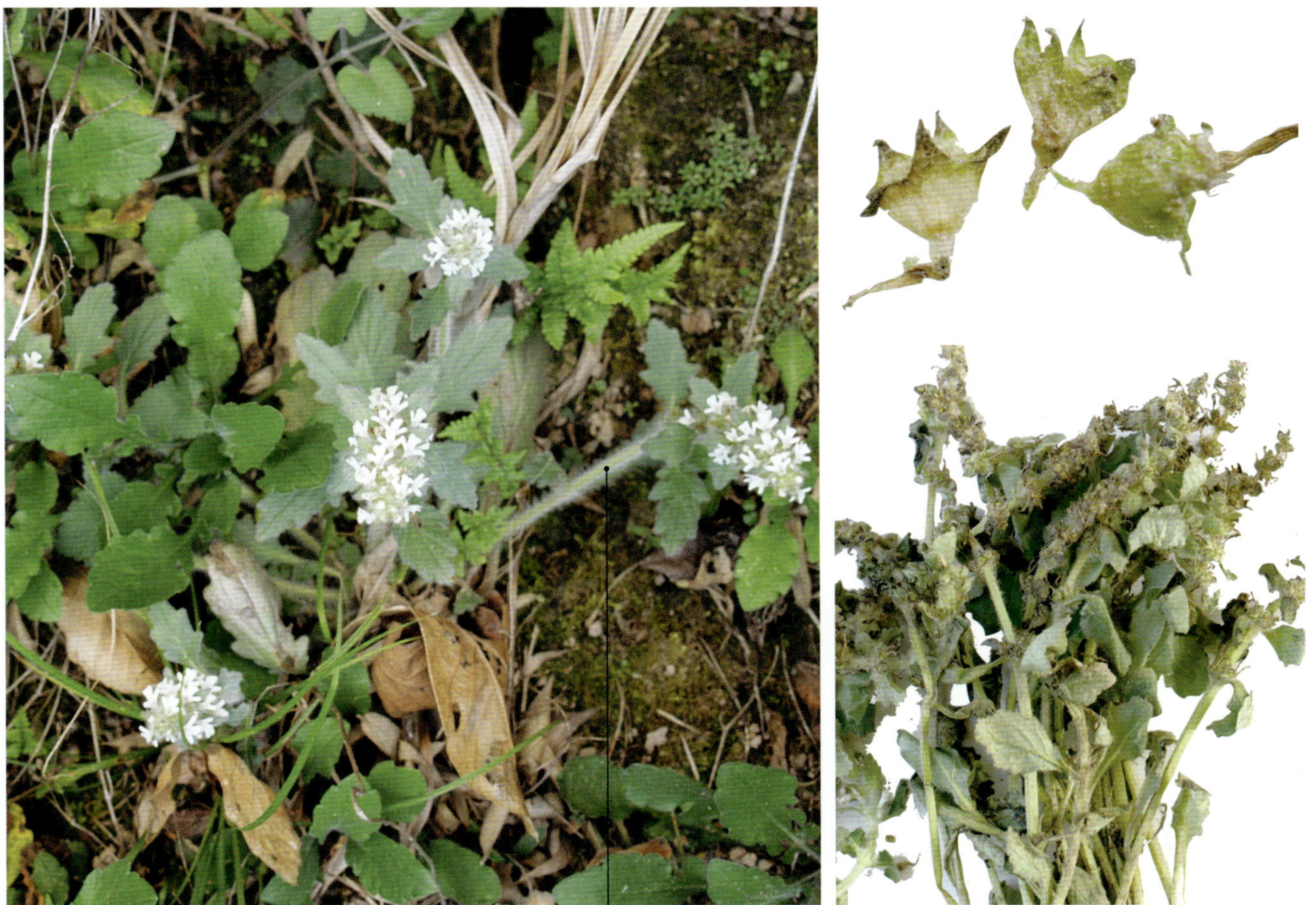

茎通常直立，稀平卧

紫背金盘

鹅不食草

Ebushicao

CENTIPEDAE HERBA

本品为菊科植物鹅不食草 *Centipeda minima* (L.) A. Br. et Aschers. 的干燥全草。

基原植物

■ 鹅不食草 *Centipeda minima* (L.) A. Br. et Aschers. 别名：石胡荽

生于路旁、荒野阴湿处。分布于黑龙江、吉林、辽宁、河北、河南、山东、江苏、浙江、安徽、江西、福建、台湾、湖北、湖南、广东、广西、四川、贵州等地。

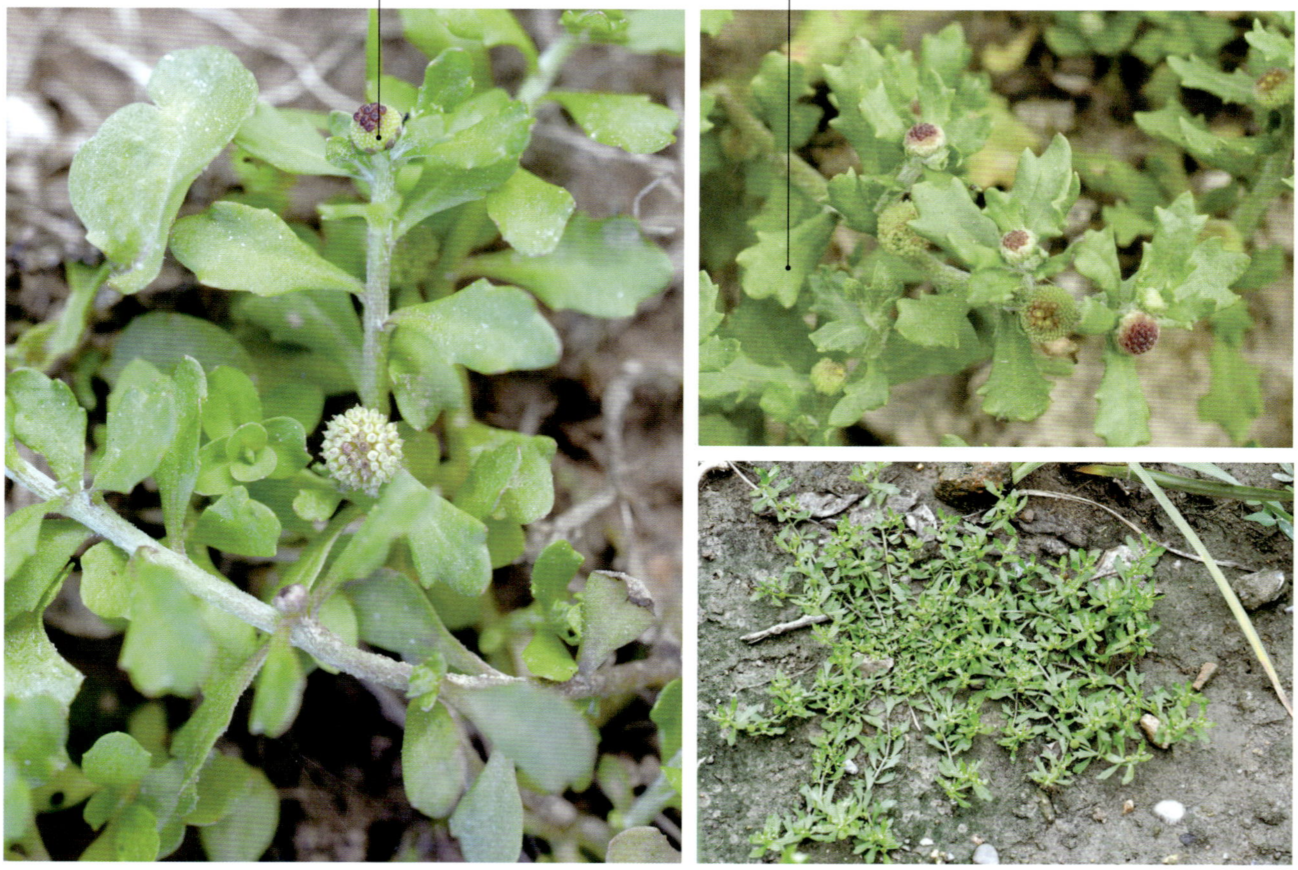
头状花序单生叶腋，扁球形，直径约 3mm
叶倒卵状披针形，基部楔形，边缘有不规则疏齿

鹅不食草

番泻叶

Fanxieye
SENNAE FOLIUM

本品为豆科植物狭叶番泻 *Cassia angustifolia* Vahl 或尖叶番泻 *Cassia acutifolia* Delile 的干燥小叶。

基原植物

■ 狭叶番泻 *Cassia angustifolia* Vahl 别名：印度番泻叶

The Plant List 记载狭叶番泻的拉丁学名为 *Senna alexandrina* Mill.。

原产于东非。在印度及巴基斯坦有大量栽培，我国云南也有少量引种栽培。

叶为羽状复叶，具 5~8 对小叶

荚果呈扁平长方形

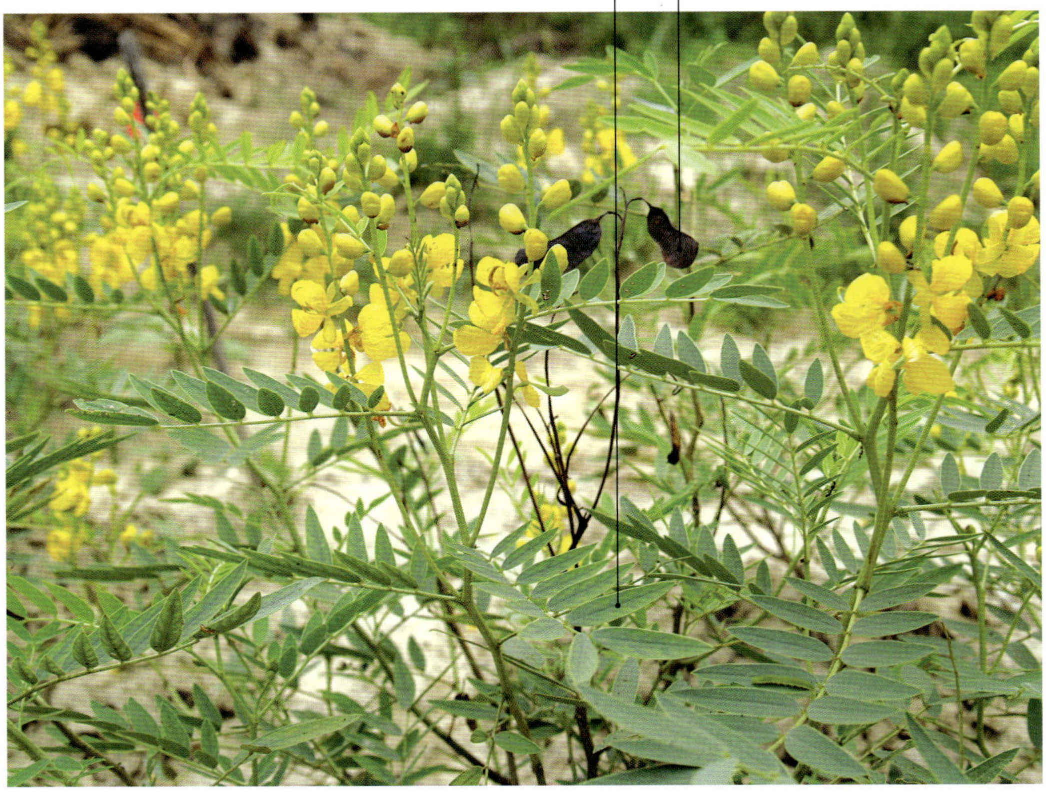

狭叶番泻

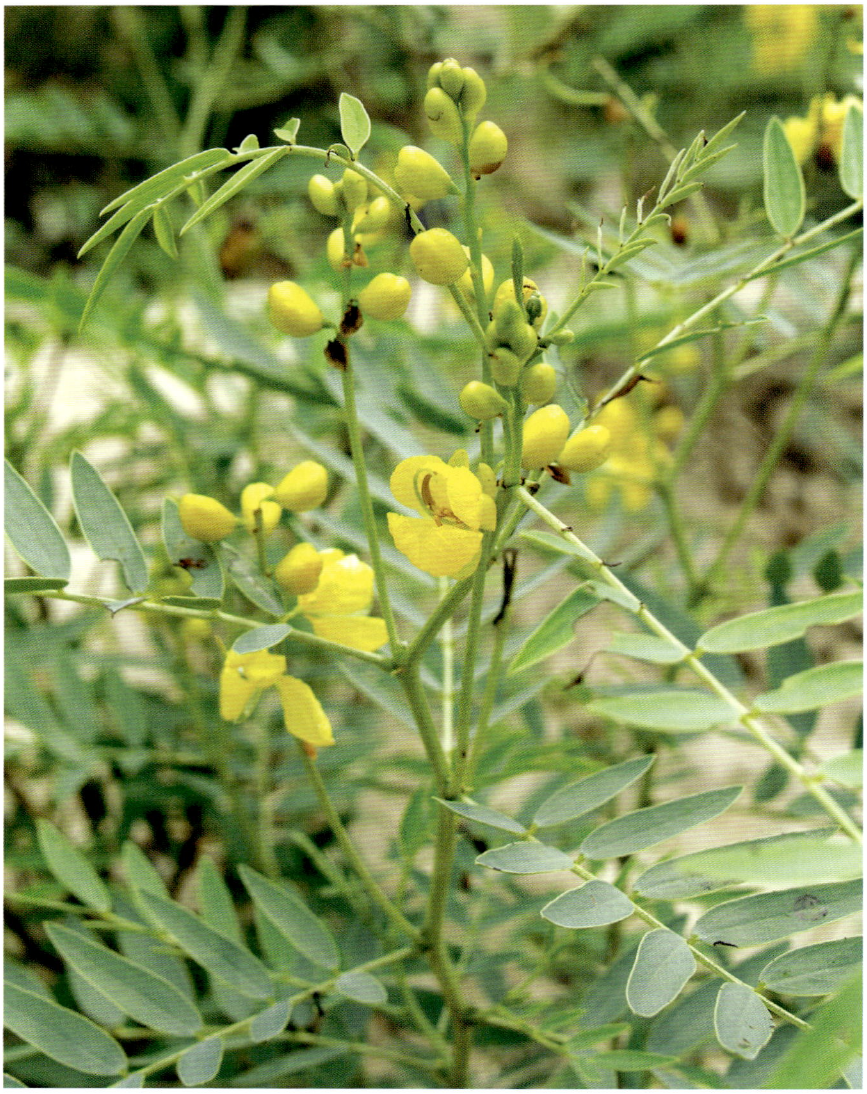

狭叶番泻

■ **尖叶番泻**　*Cassia acutifolia* Delile　别名：埃及番泻叶

The Plant List 记载尖叶番泻的拉丁学名为 *Senna alexandrina* Mill.。

根据 *The Plant List* 的记载，本种与狭叶番泻为同一物种。

湖北贝母

Hubeibeimu

FRITILLARIAE HUPEHENSIS BULBUS

本品为百合科植物湖北贝母 *Fritillaria hupehensis* Hsiao et K. C. Hsia 的干燥鳞茎。

基原植物

■ **湖北贝母** *Fritillaria hupehensis* Hsiao et K. C. Hsia 别名：板贝、窑贝

生于海拔 100~1600m 的林下、石灰岩山地的潮湿处，亦有栽培。分布于安徽、湖南、湖北、江西、浙江、四川。

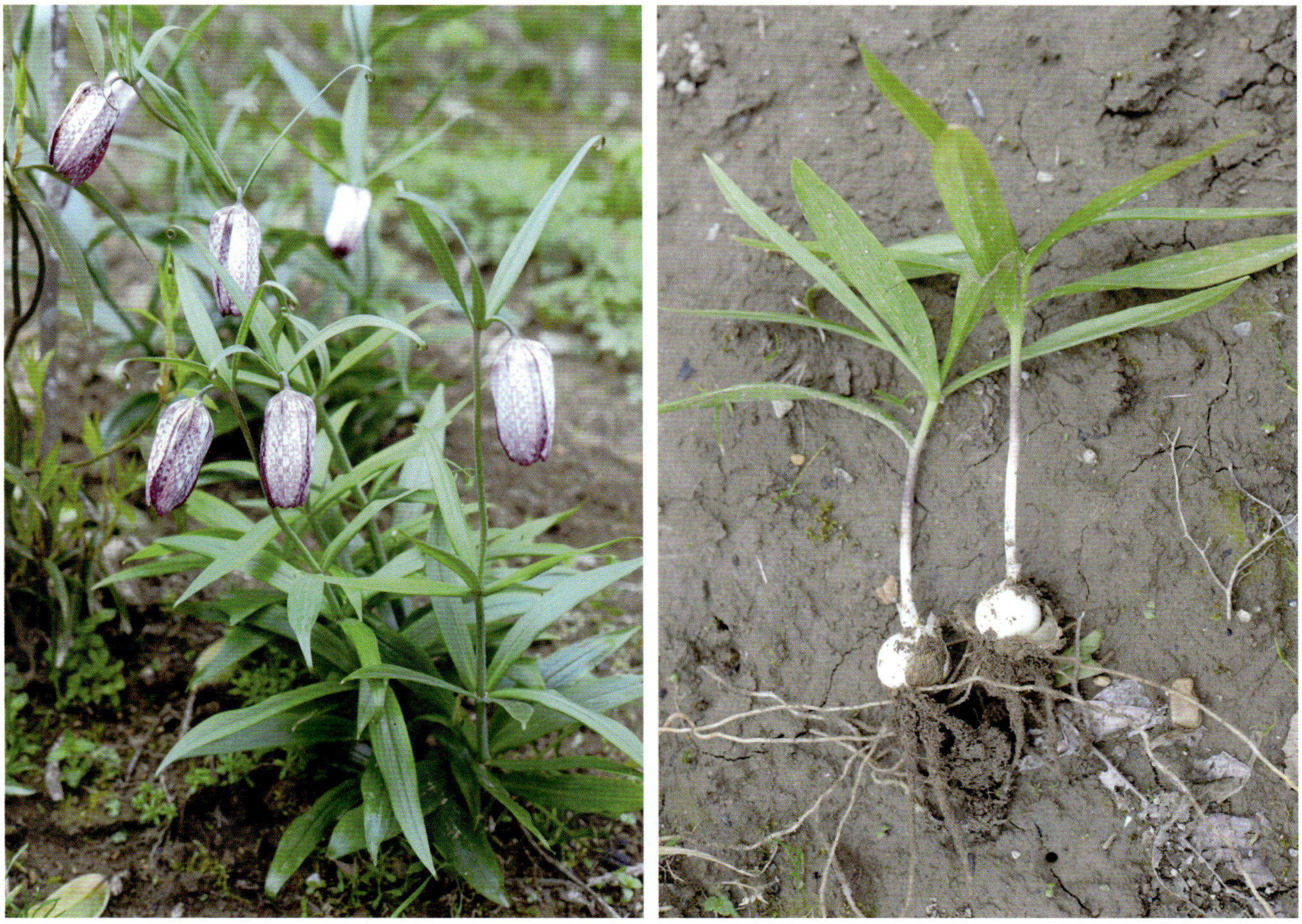

湖北贝母

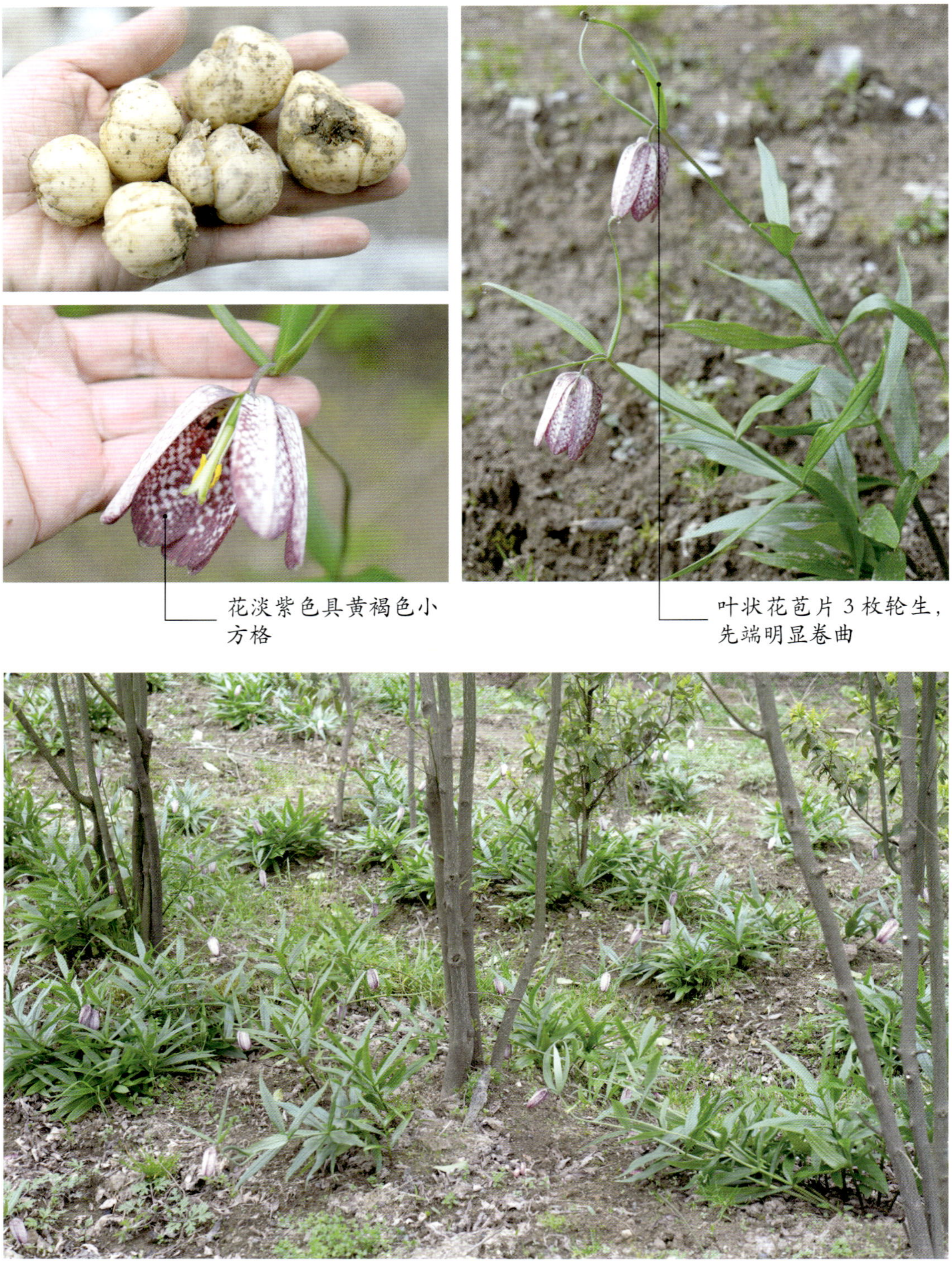
花淡紫色具黄褐色小方格
叶状花苞片3枚轮生，先端明显卷曲

湖北贝母（续）

对比鉴别

参见“川贝母”项。

检索表

参见“川贝母”项。

十三画

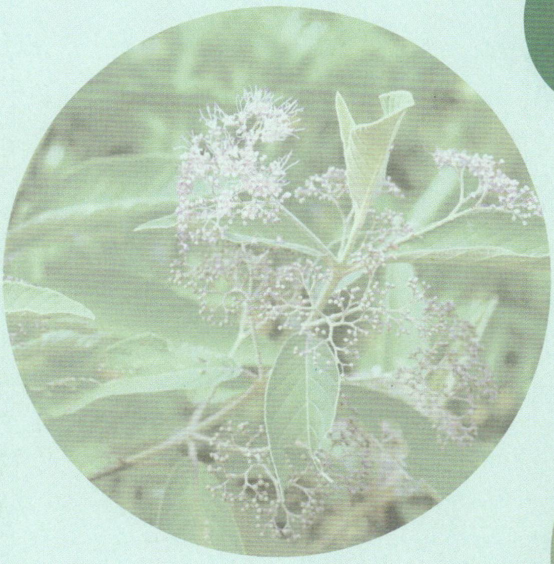

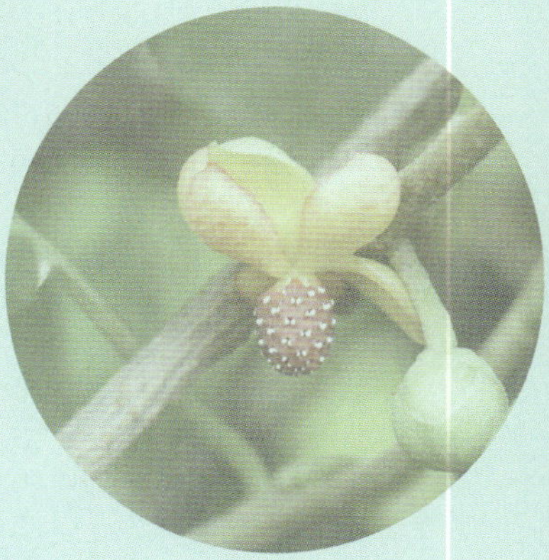

蓍 草 Shicao ACHILLEAE HERBA

本品为菊科植物蓍 *Achillea alpina* L. 的干燥地上部分。

基原植物

■ **蓍** *Achillea alpina* L. 别名：高山蓍

生于山坡草地、沟谷林缘。分布于东北、华北、西北及河南、湖北、湖南、江西、四川、贵州等地。

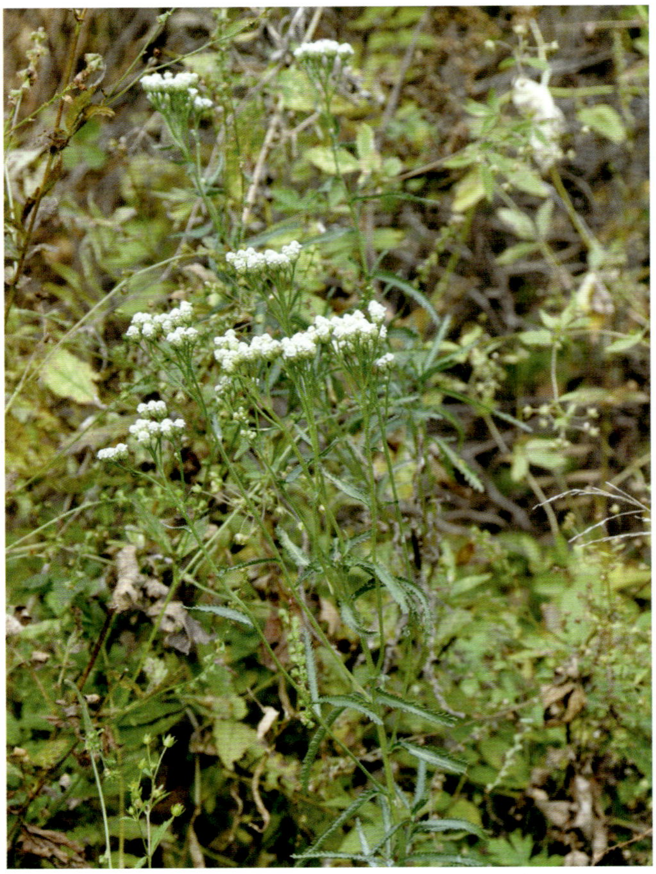

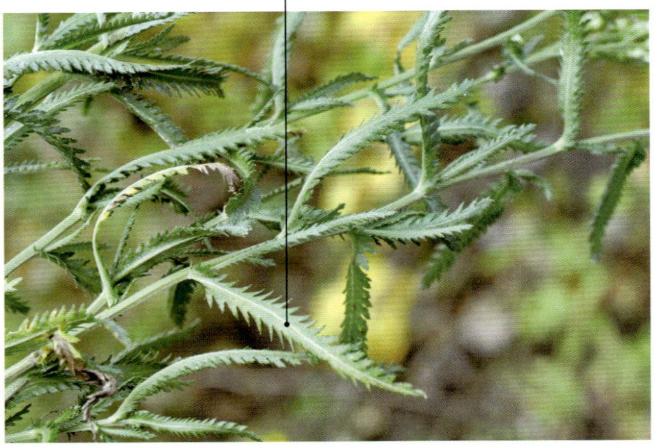

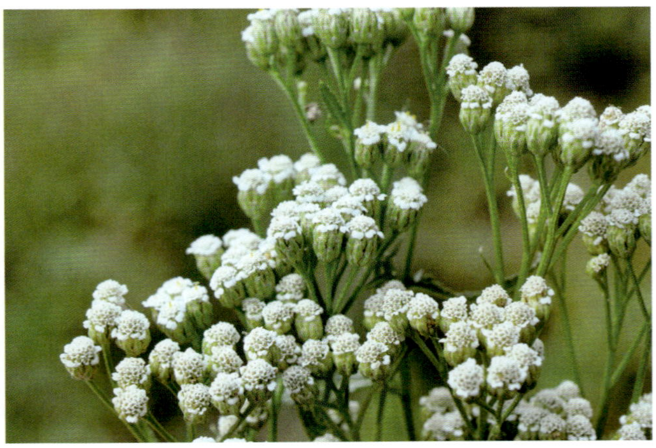

蓍

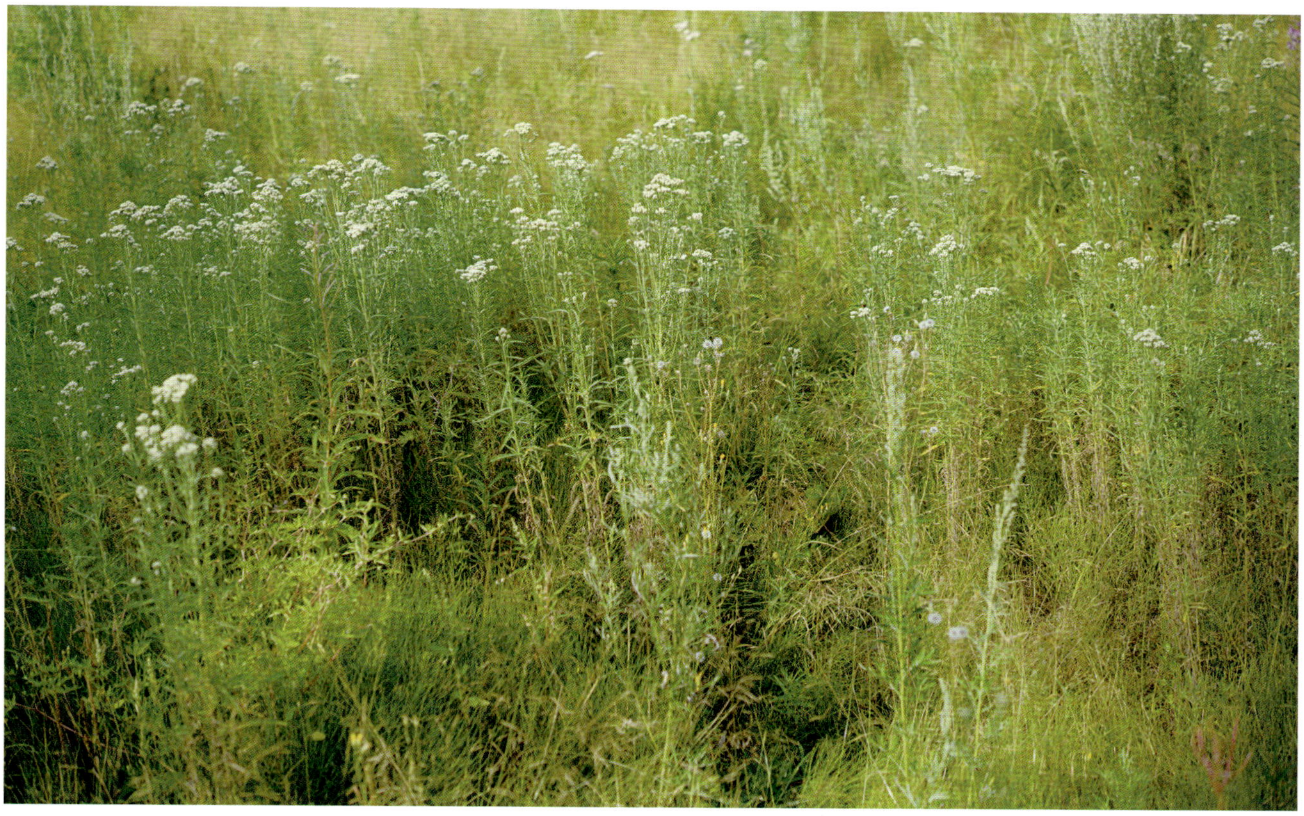

蓍（续）

对比鉴别

植物蓍与其同属植物千叶蓍 *Achillea millefolium* L. 及云南蓍 *Achillea wilsoniana* Heimerl ex Hand. -Mazz. 容易相混淆。

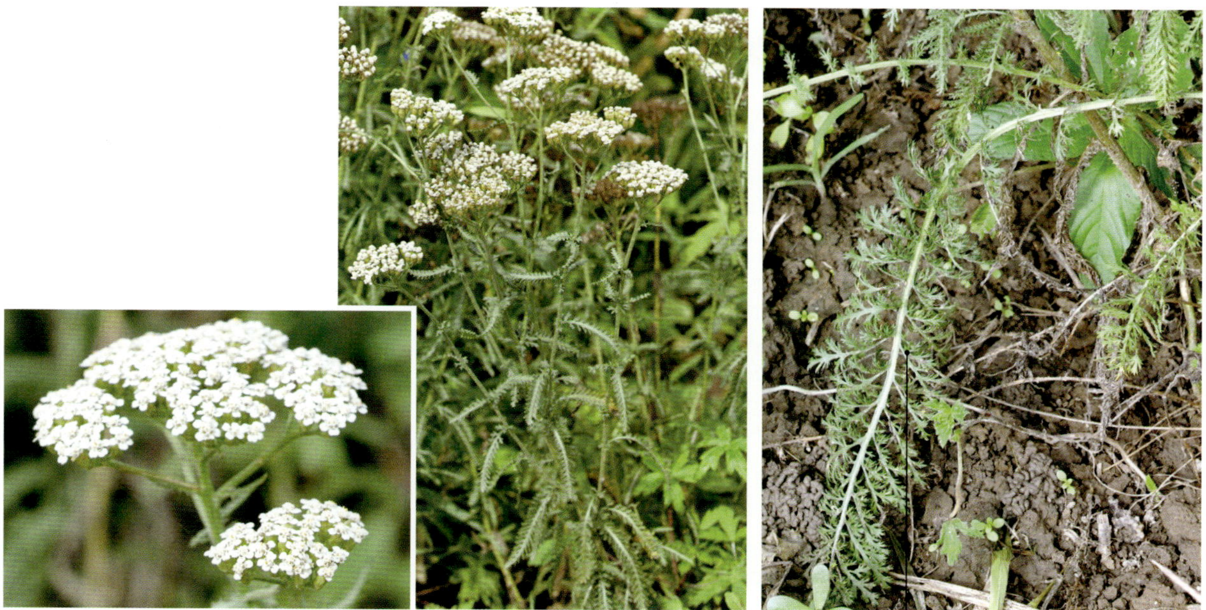

千叶蓍

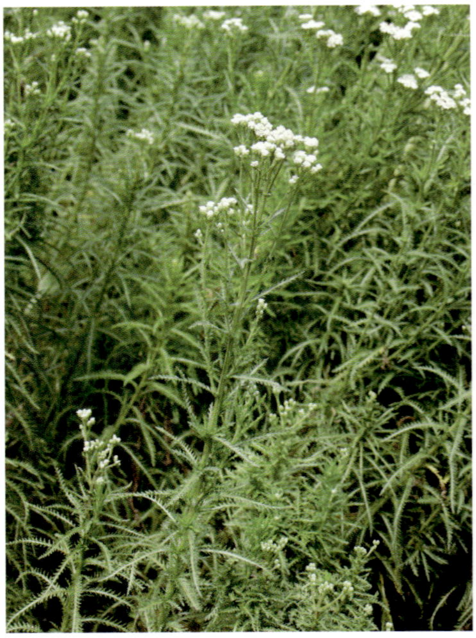

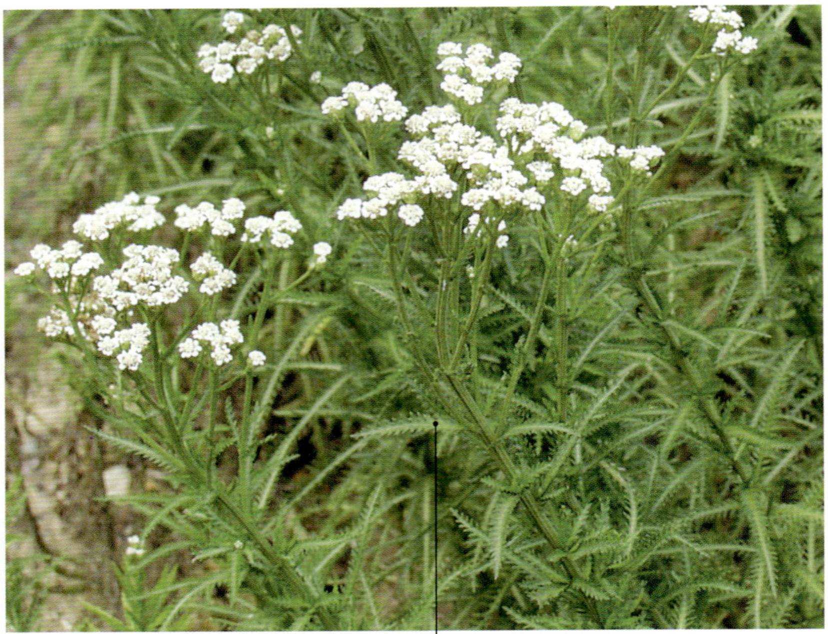

云南蓍

检索表

1. 叶片二至三回羽状全裂……千叶蓍
1. 叶片一至二回羽状分裂……2
2. 叶片一回羽状分裂……蓍
2. 叶片二回羽状全裂……云南蓍

蓝布正

Lanbuzheng
GEI HERBA

本品为蔷薇科植物路边青 *Geum aleppicum* Jacq. 或柔毛路边青 *Geum japonicum* Thunb. var. *chinense* Bolle 的干燥全草。

基原植物

■ 路边青 *Geum aleppicum* Jacq. 别名：草本水杨梅

生于林缘、水边及山坡草丛。分布于东北、华北、西北、中南及西南各地。

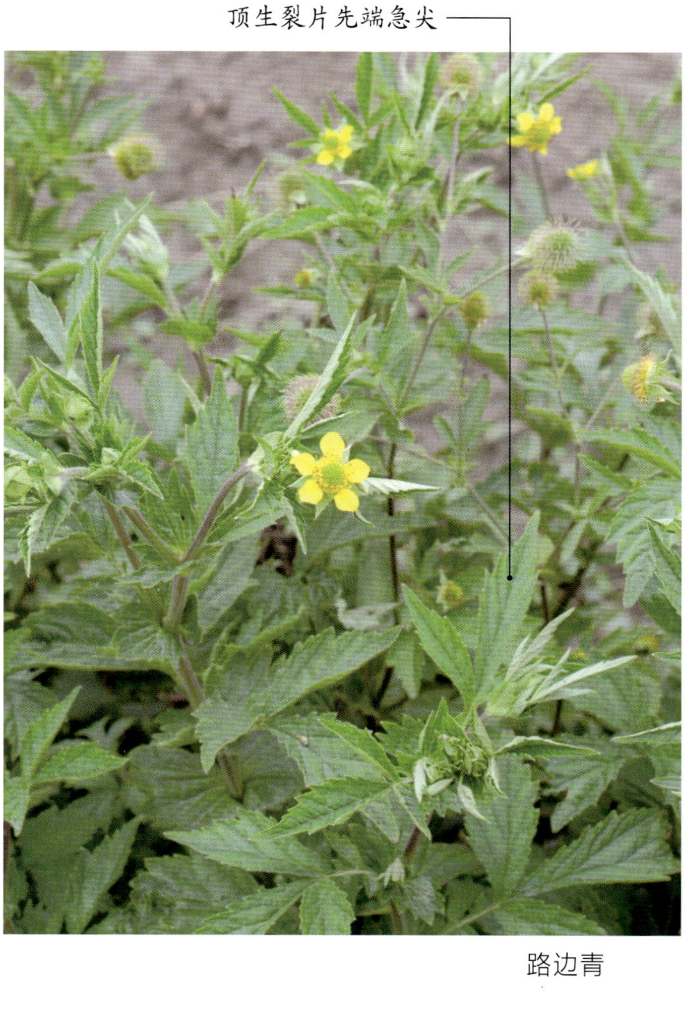

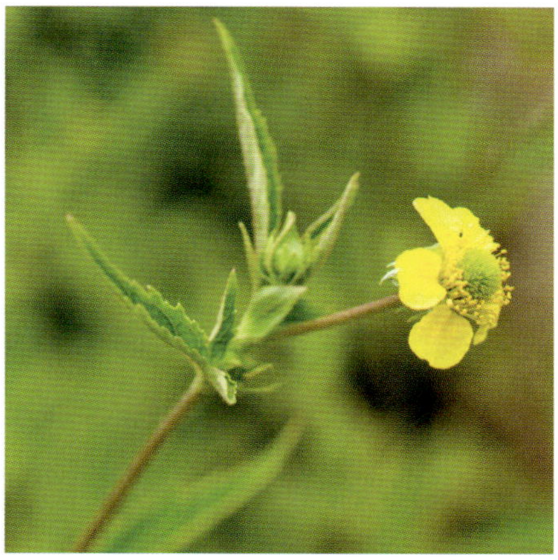

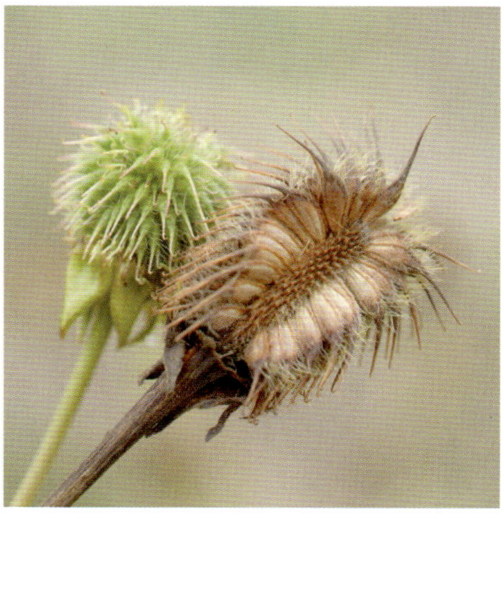

路边青

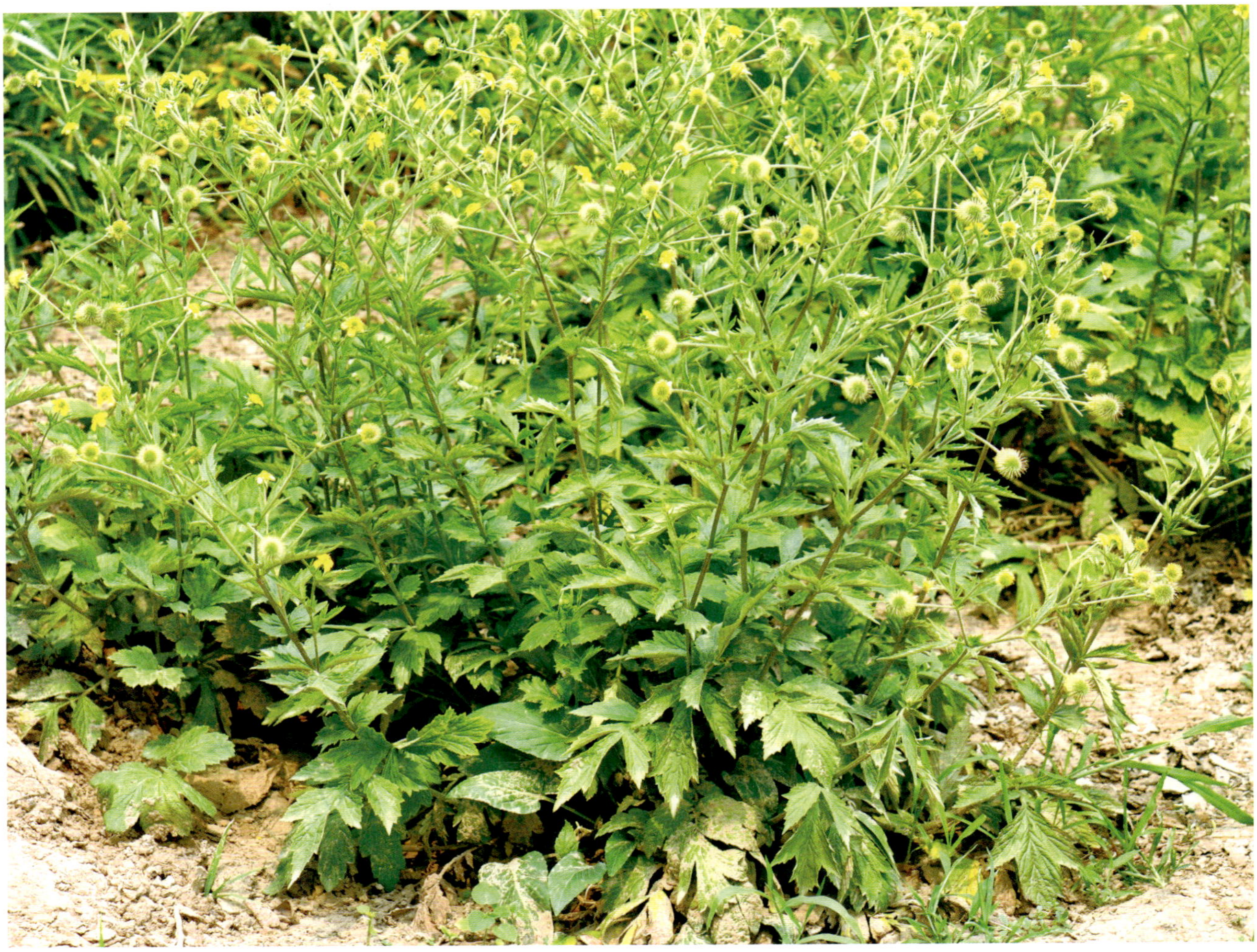

路边青（续）

■ 柔毛路边青 *Geum japonicum* Thunb. var. *chinense* Bolle

与路边青主要区别点：果托具长硬毛，长 2~3mm；上部茎生叶通常单叶，不裂或 3 浅裂，小叶或顶生裂片卵形，顶端圆钝，稀急尖。

生于海拔 200~2300m 的山坡草地、田边、河边、灌丛或疏林下。分布于山东、河南、安徽、江苏、浙江、福建、江西、湖北、湖南、广东、广西、贵州、云南、西藏、四川、陕西、甘肃、新疆。

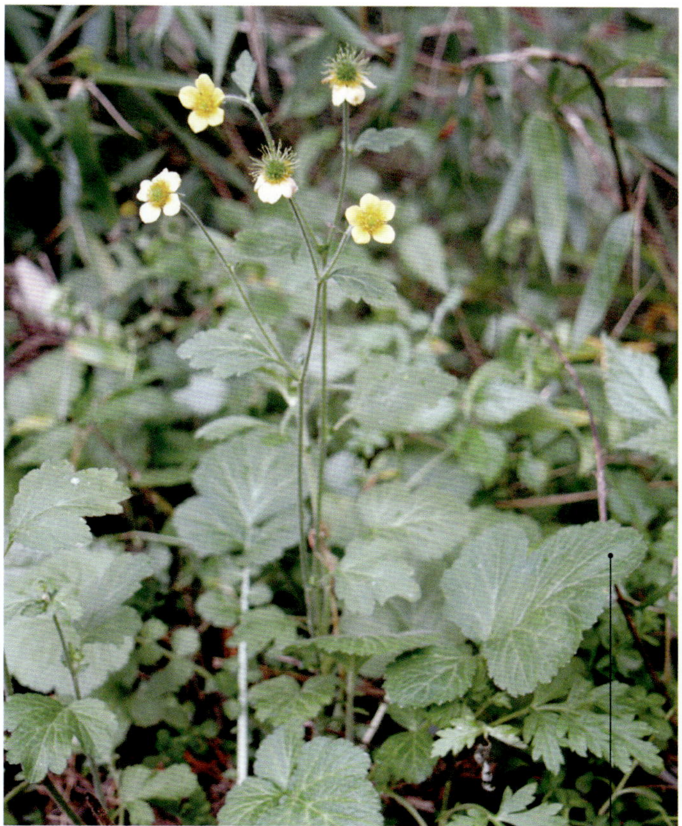

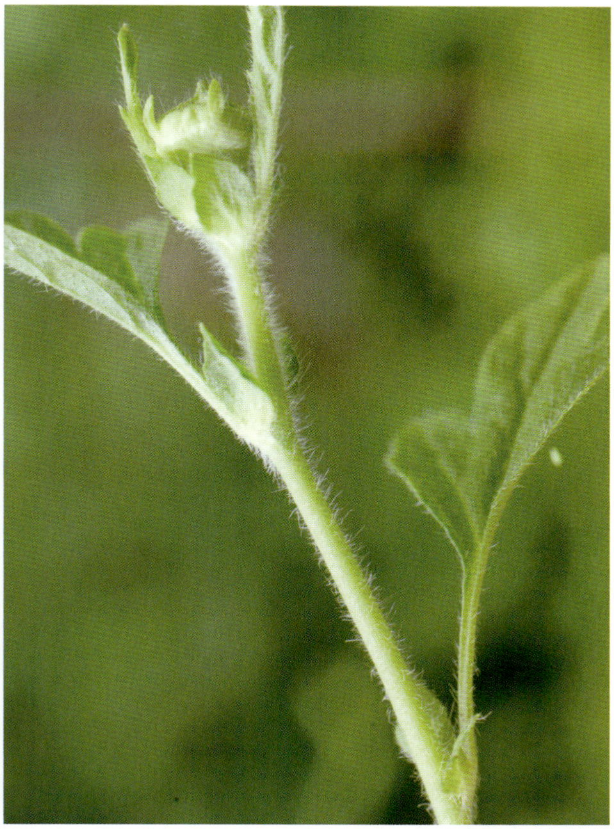

顶生裂片顶端圆钝，稀急尖

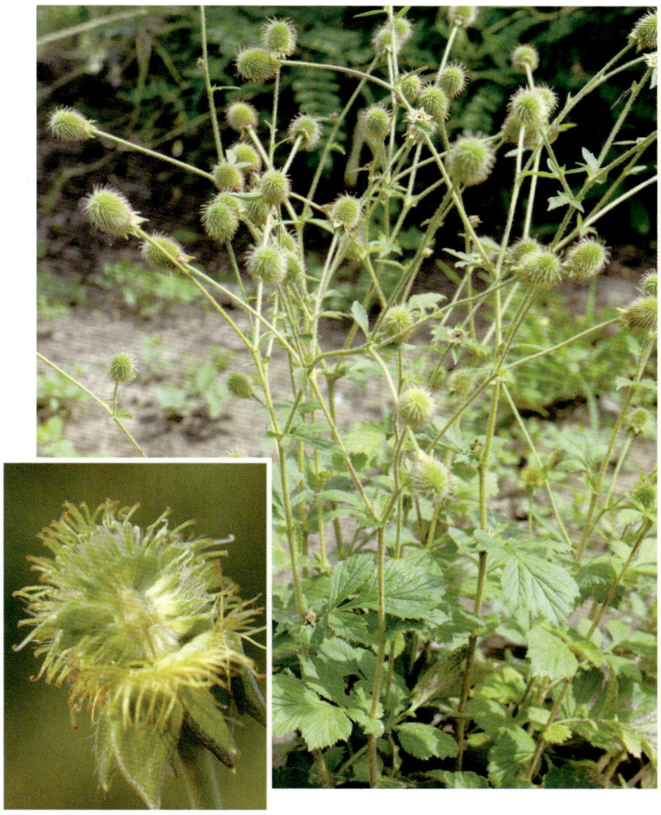

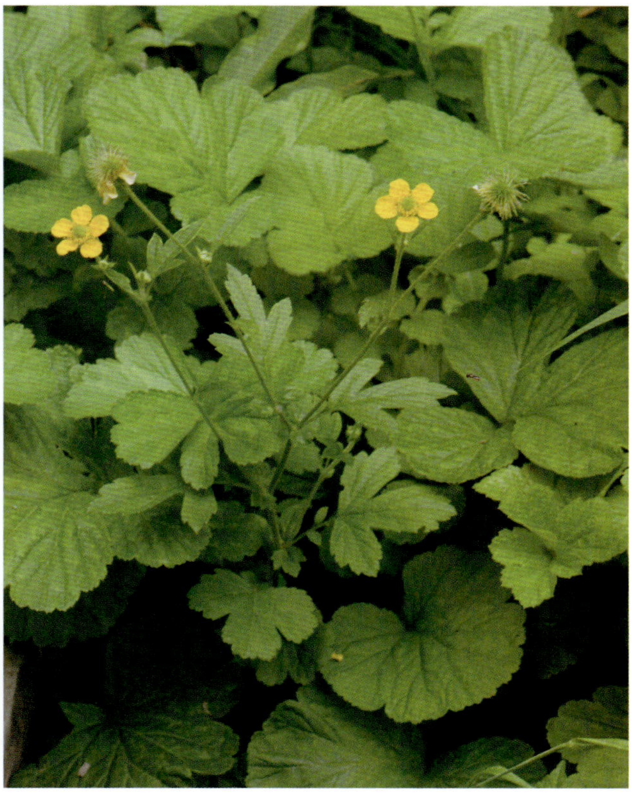

柔毛路边青

蓖麻子

Bimazi

RICINI SEMEN

本品为大戟科植物蓖麻 *Ricinus communis* L. 的干燥成熟种子。

基原植物

■ 蓖麻 *Ricinus communis* L.

全国各地均有栽培。

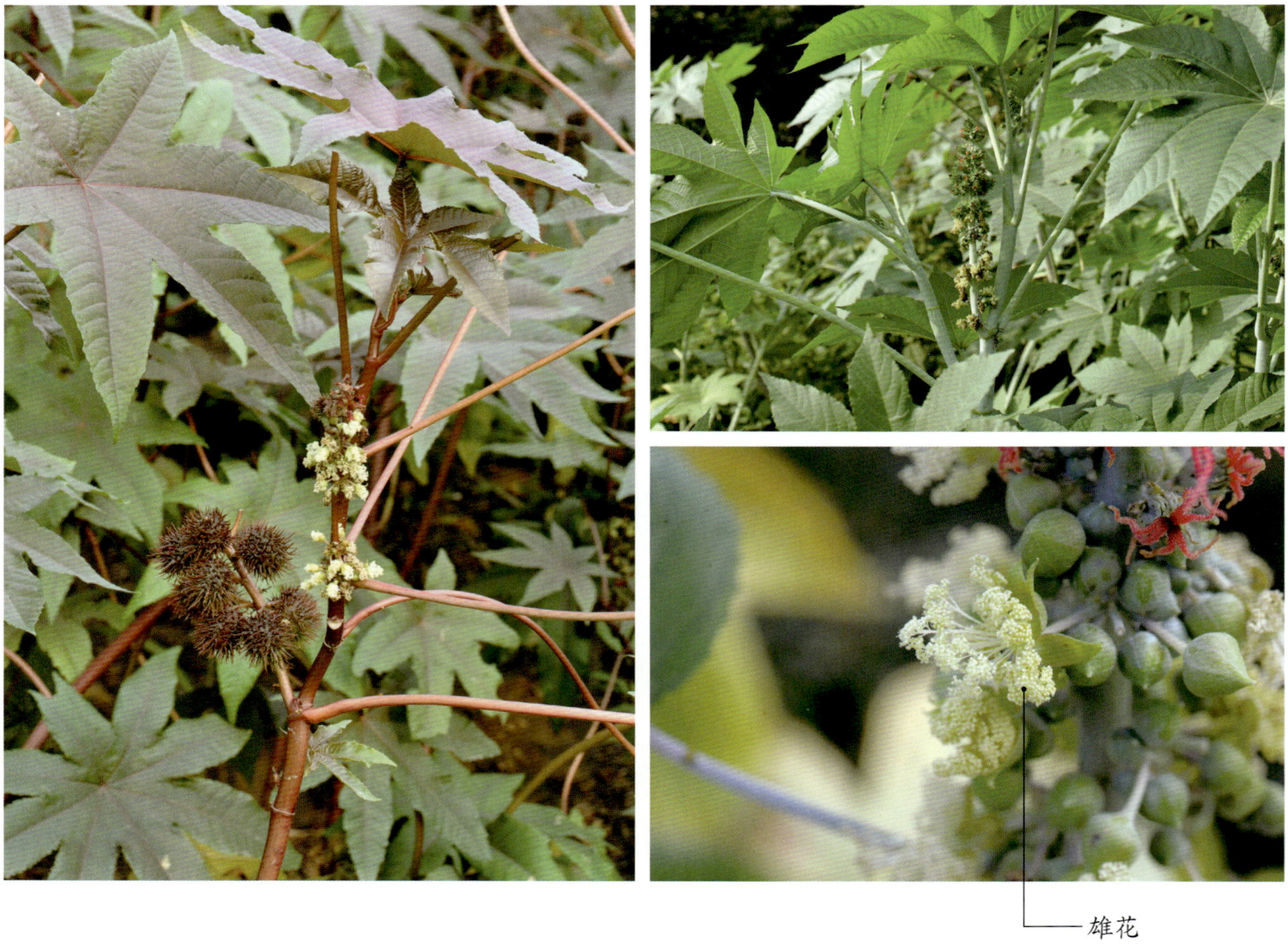

蓖麻

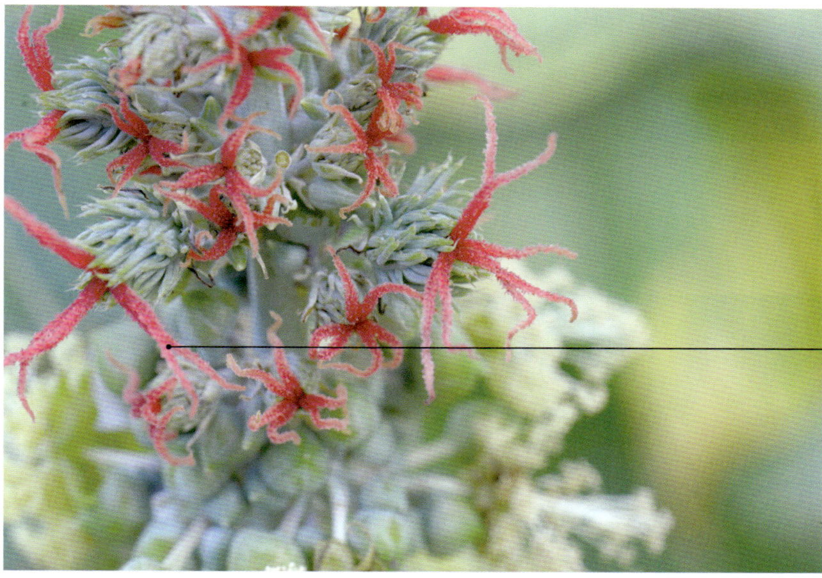

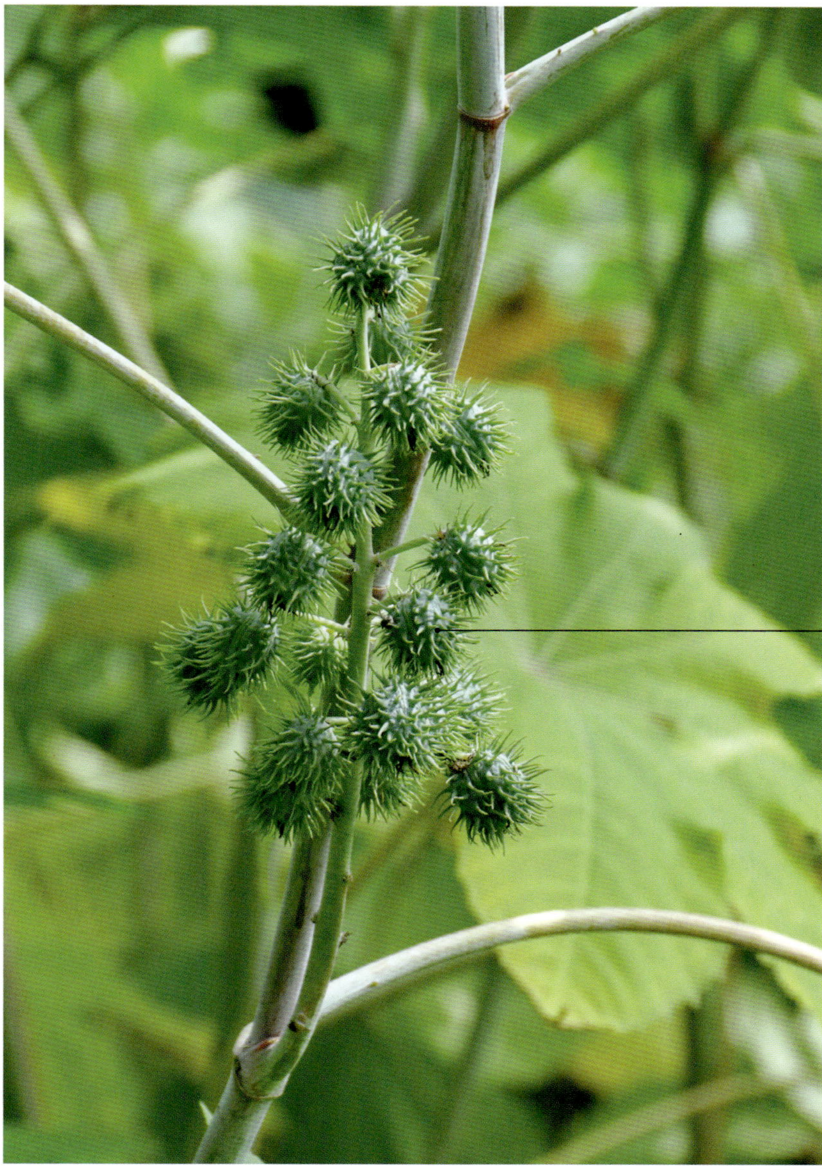

蓖麻（续）

蒺　藜

Jili

TRIBULI FRUCTUS

本品为蒺藜科植物蒺藜 *Tribulus terrestris* L. 的干燥成熟果实。

基原植物

■ **蒺藜** *Tribulus terrestris* L.　别名：刺蒺藜、硬蒺藜

生于荒丘、田边、路旁及河边草丛。分布于全国各地。

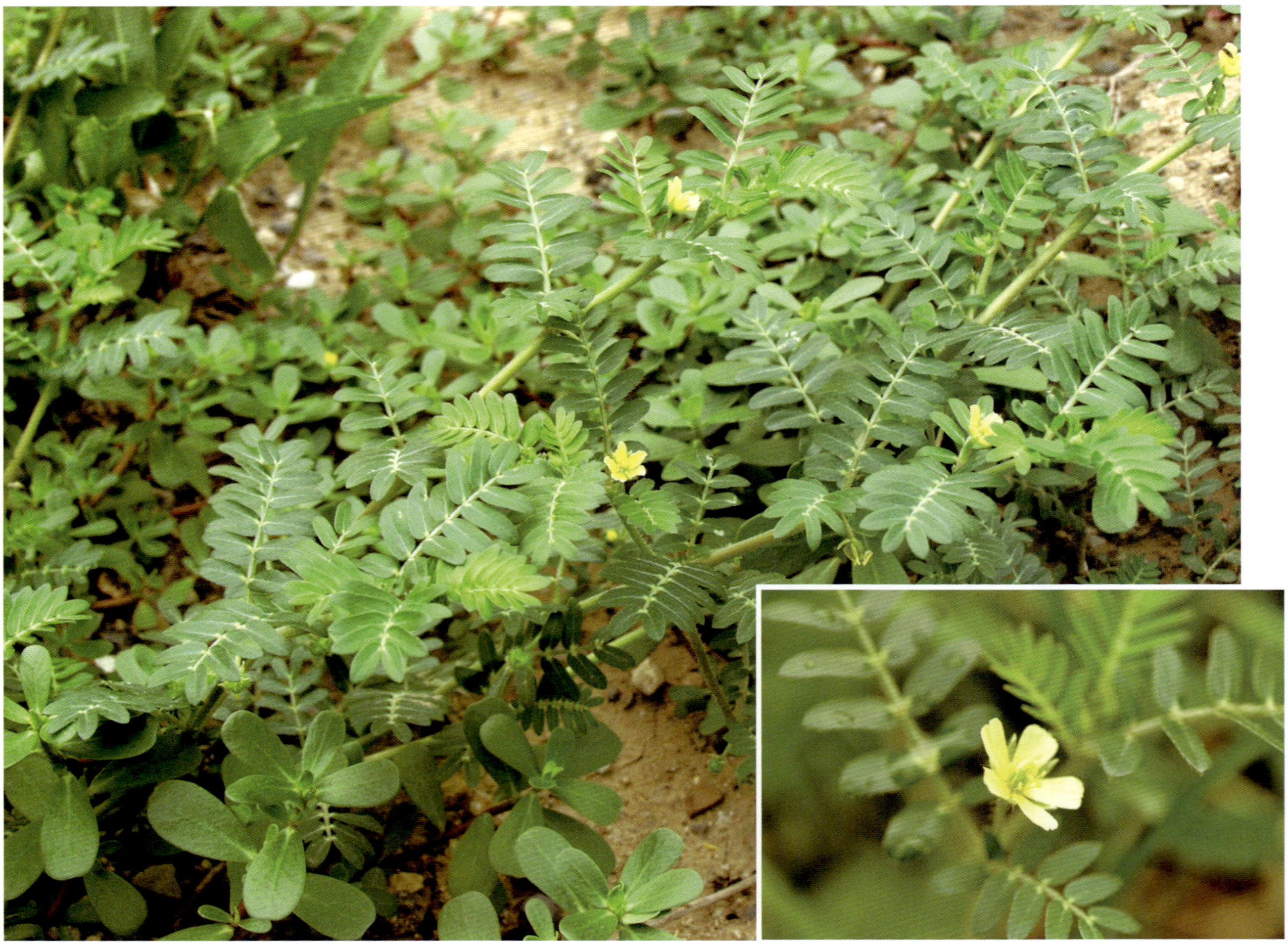

蒺藜

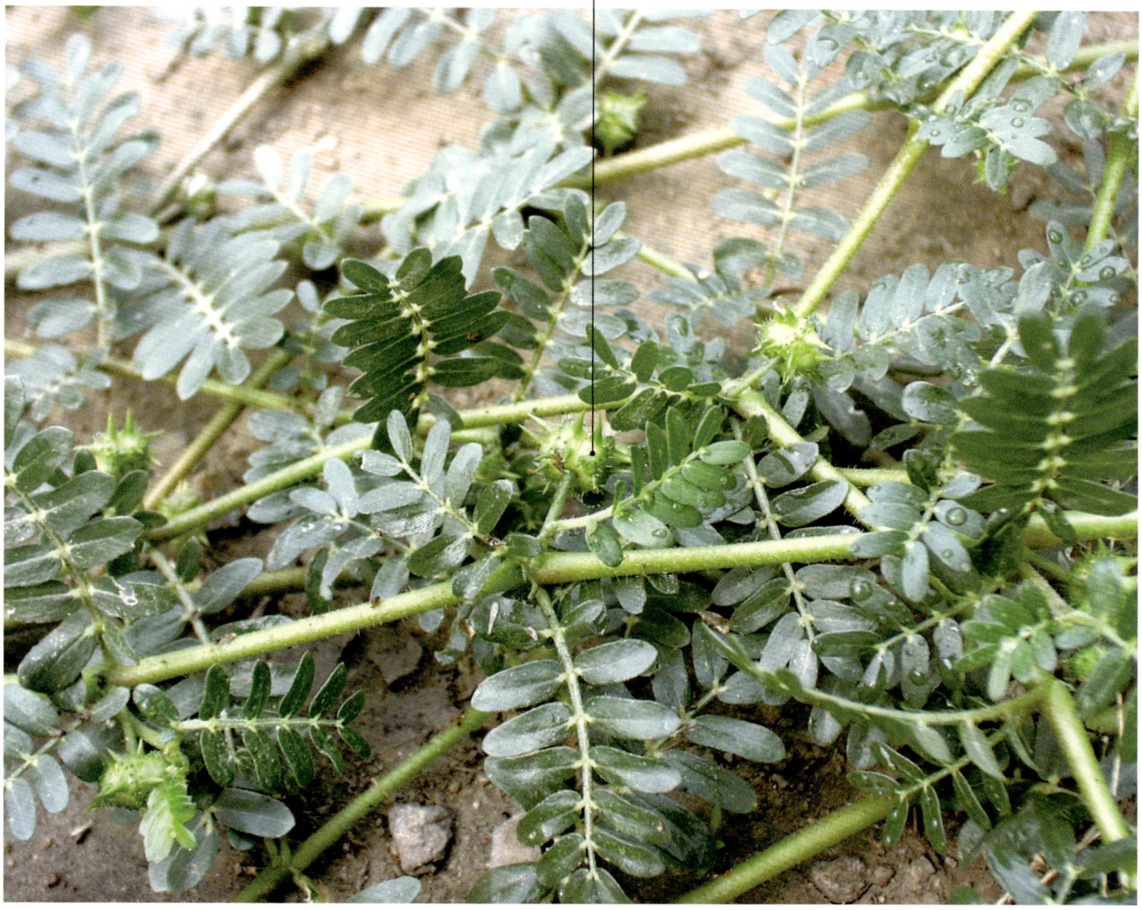

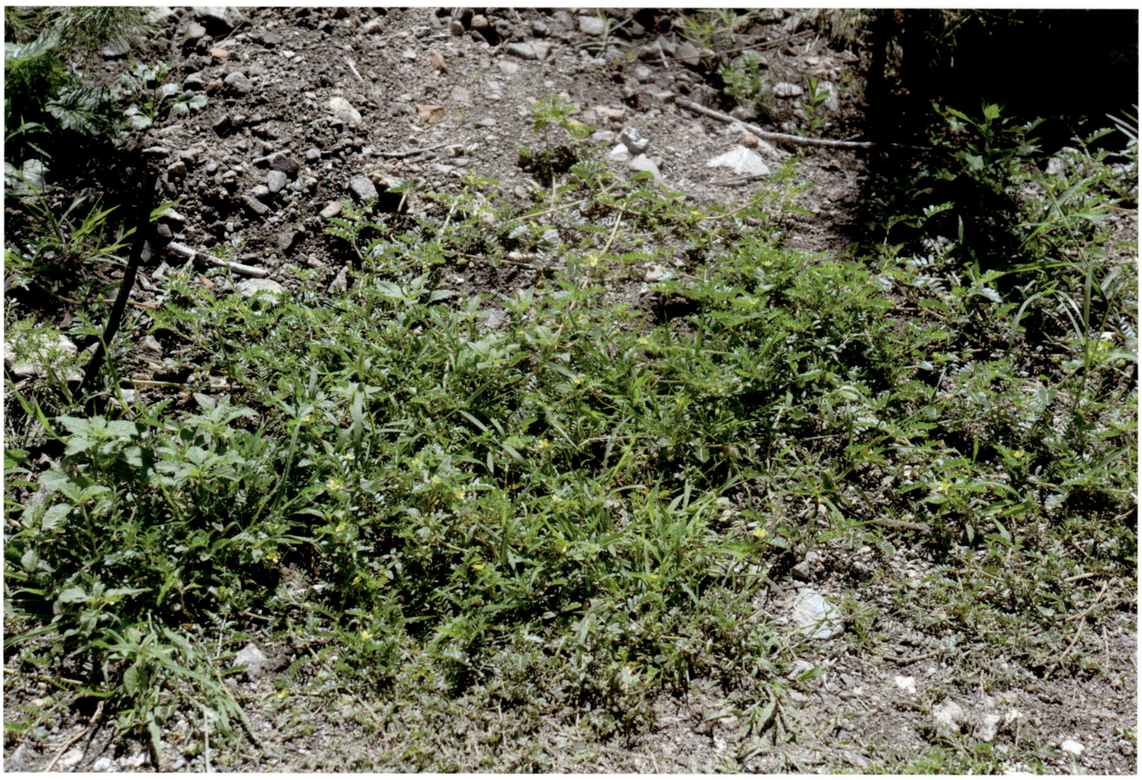

蒺藜（续）

蒲公英 Pugongying TARAXACI HERBA

本品为菊科植物蒲公英 *Taraxacum mongolicum* Hand. -Mazz.、碱地蒲公英 *Taraxacum borealisinense* Kitam. 或同属数种植物的干燥全草。

基原植物

■ 蒲公英 *Taraxacum mongolicum* Hand. -Mazz.

生于山坡、草地、路旁、河岸沙地及田野。分布于东北、华北、山东及安徽、江苏、浙江、湖南、湖北、陕西、甘肃、青海、云南、贵州、四川等地。

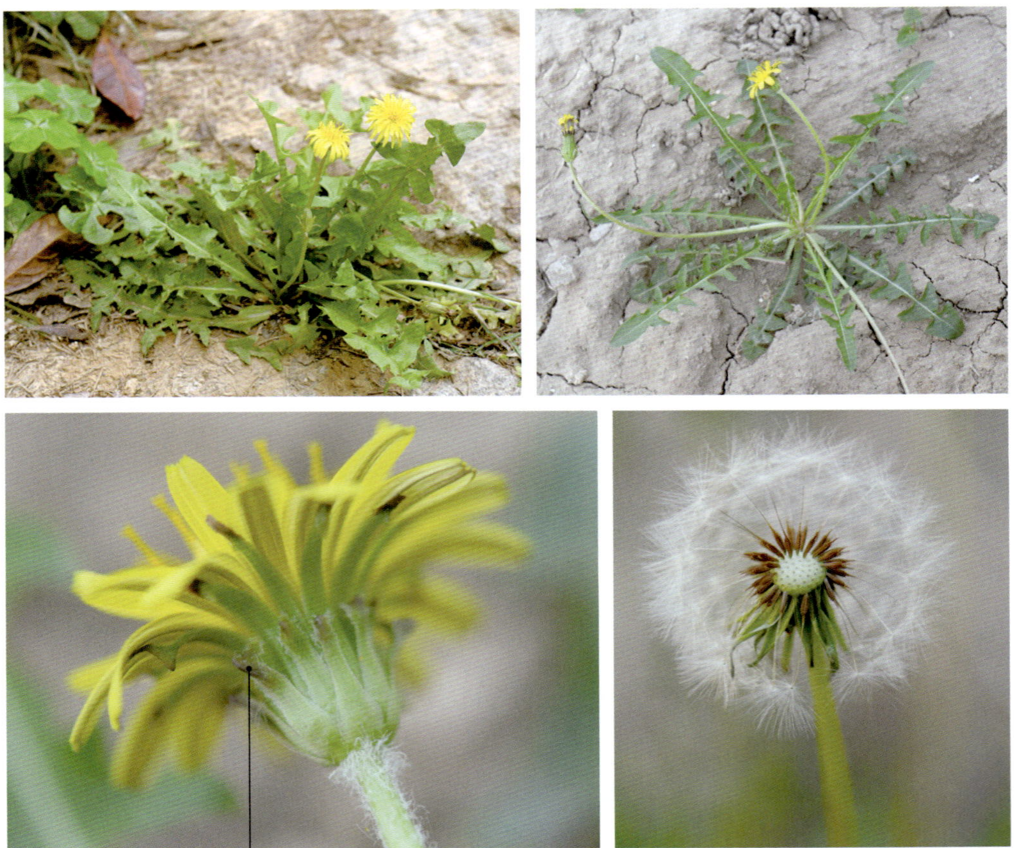

蒲公英

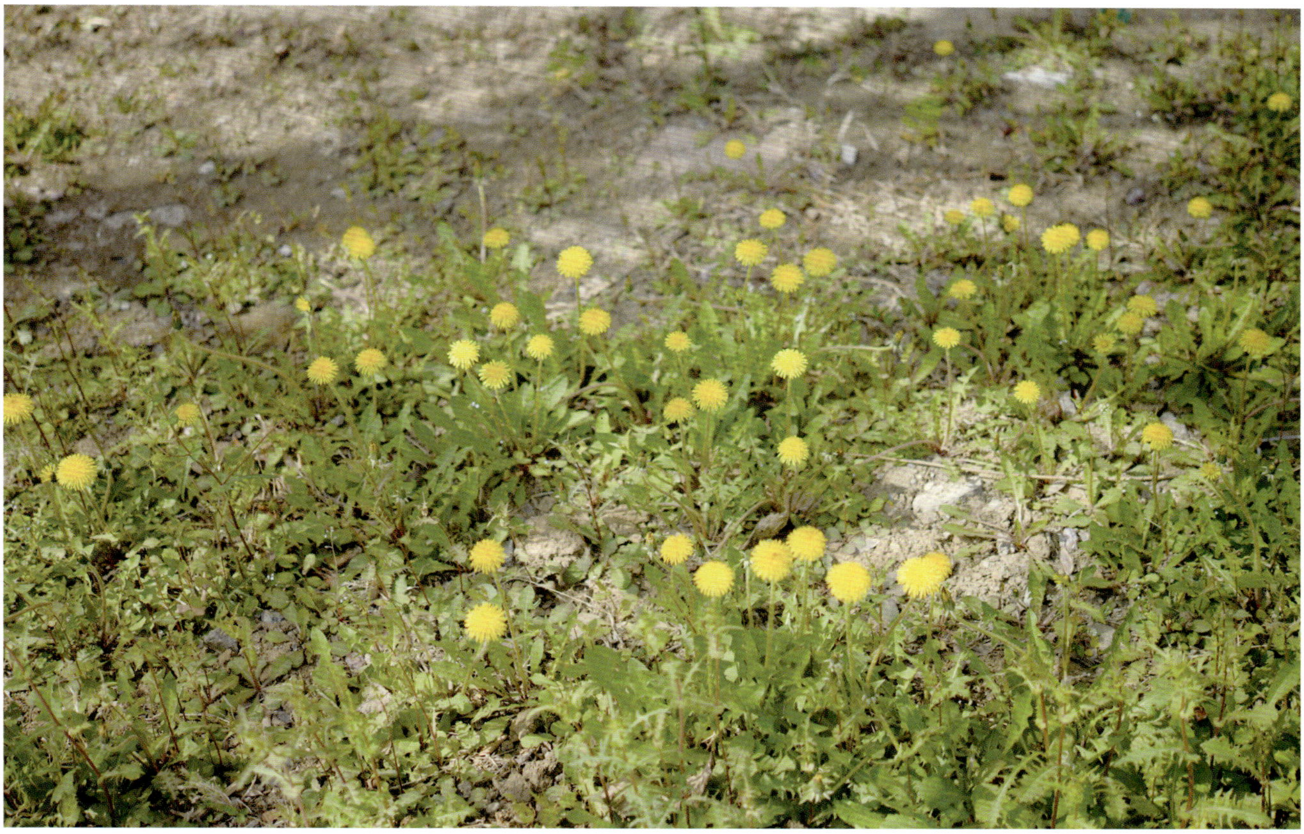

蒲公英（续）

■ 碱地蒲公英 *Taraxacum borealisinense* Kitam. 别名：华蒲公英

1977~2005 年间的几版《中国药典》记载碱地蒲公英的拉丁学名为 *Taraxacum sinicum* Kitag.。

与蒲公英主要区别点：总苞片先端背部无小角或仅微增厚。

生于稍潮湿的盐碱地或原野上。分布于黑龙江、吉林、辽宁、河北、河南、山西、陕西、甘肃、青海等地。

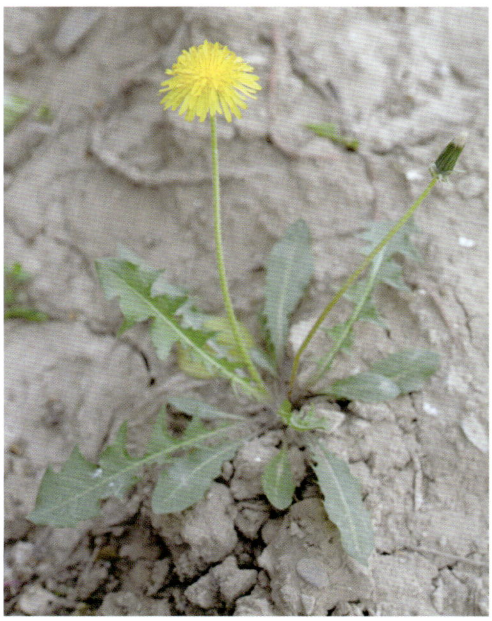

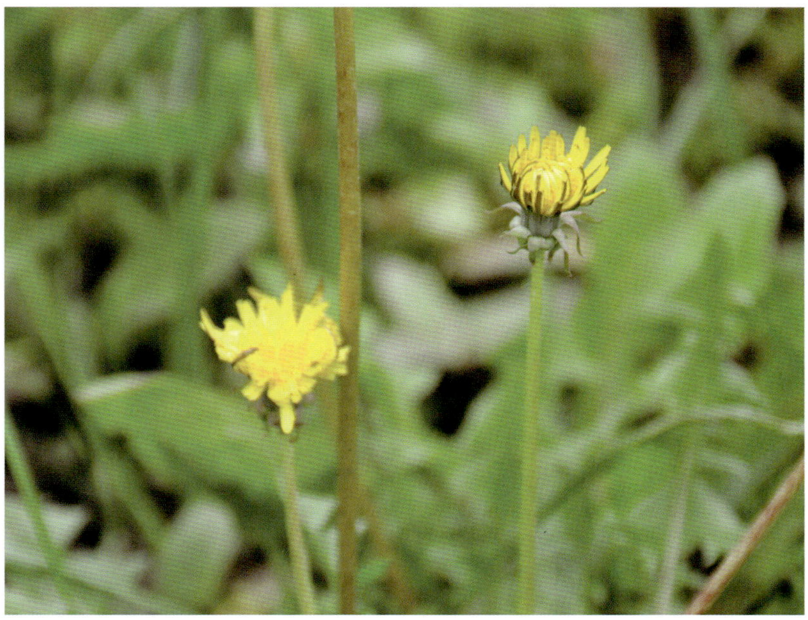

碱地蒲公英

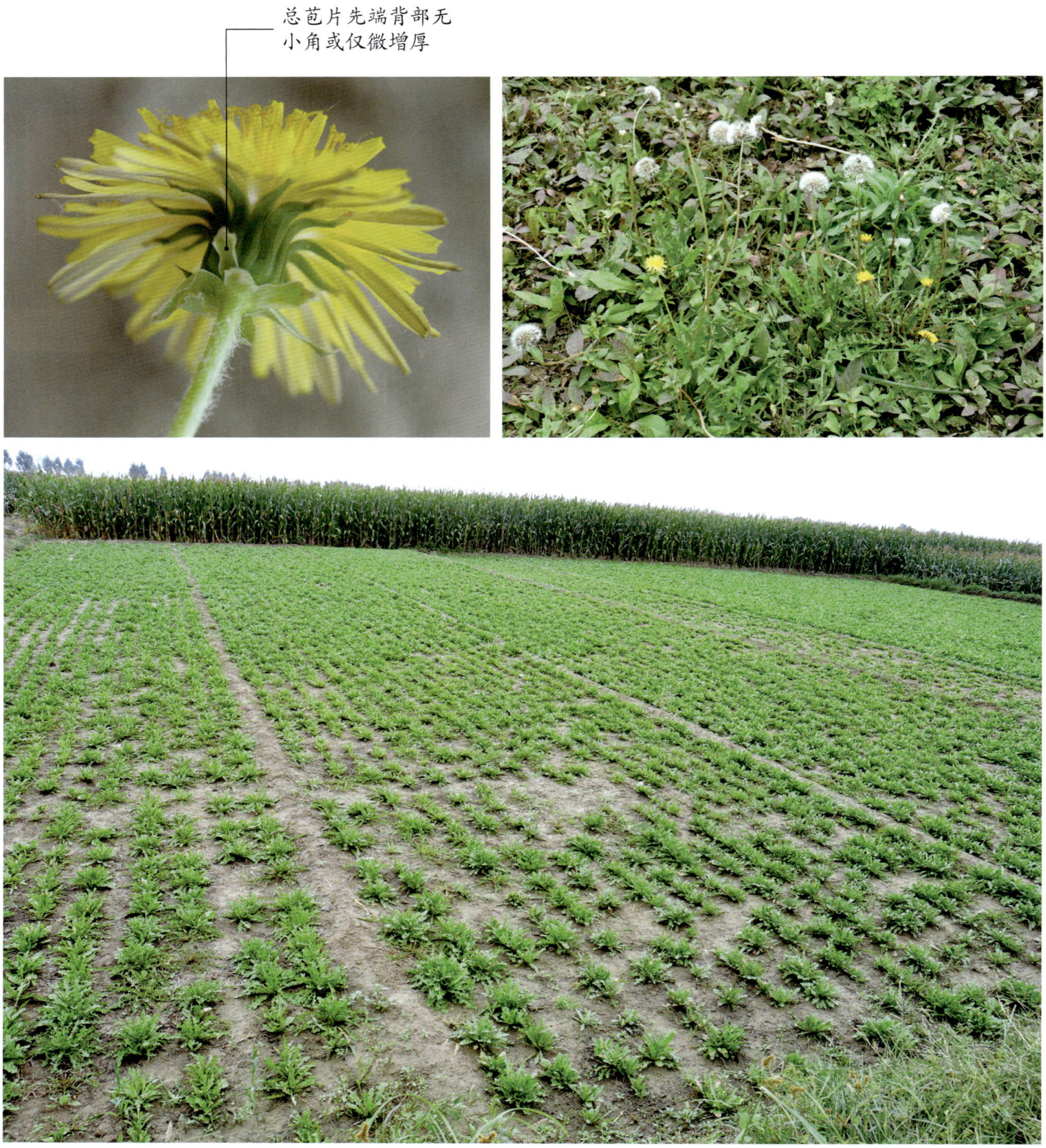

碱地蒲公英（续）

对比鉴别

Flora of China 记载我国蒲公英属植物有116种。本属许多种常为无融合生殖或天然杂交而成的新植株，但是，这些无融合类型个体间不进行基因交流，因而其生物学种难以确定，种间界限难以划分。

蒲　黄

Puhuang
TYPHAE POLLEN

本品为香蒲科植物水烛香蒲 *Typha angustifolia* L.、东方香蒲 *Typha orientalis* Presl 或同属植物的干燥花粉。

基原植物

■ 水烛香蒲 *Typha angustifolia* L. 别名：蒲草、窄叶香蒲

生于沼泽地、浅水旁。分布于东北、华北、华东及河南、湖北等地。

雌花序（花序下部）与雄花序（花序上部）远离

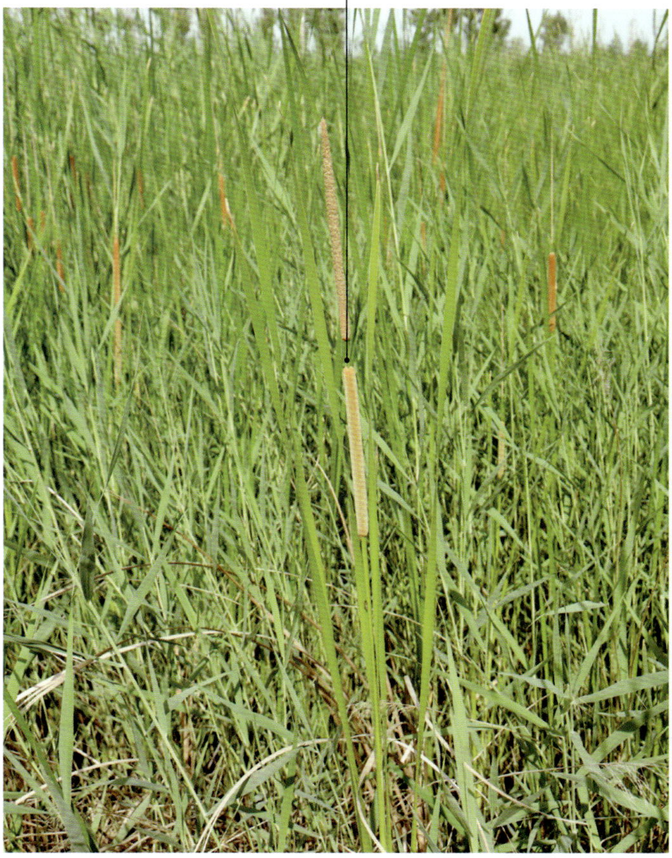

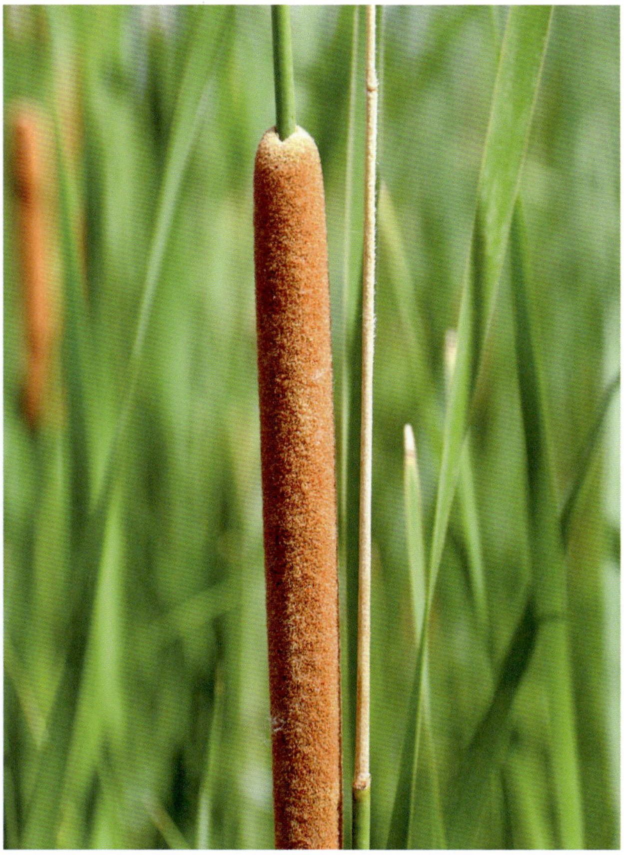

水烛香蒲

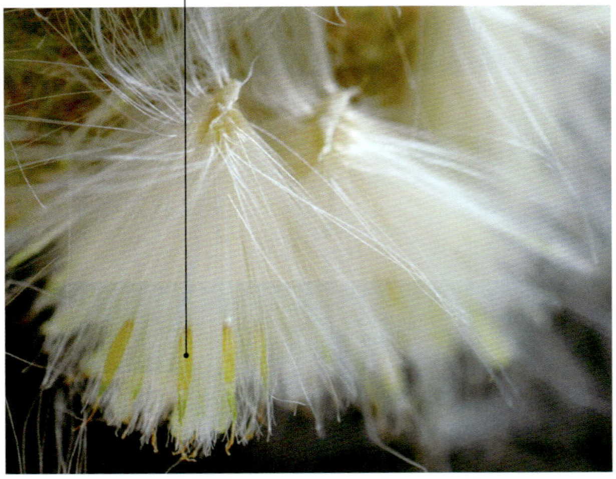

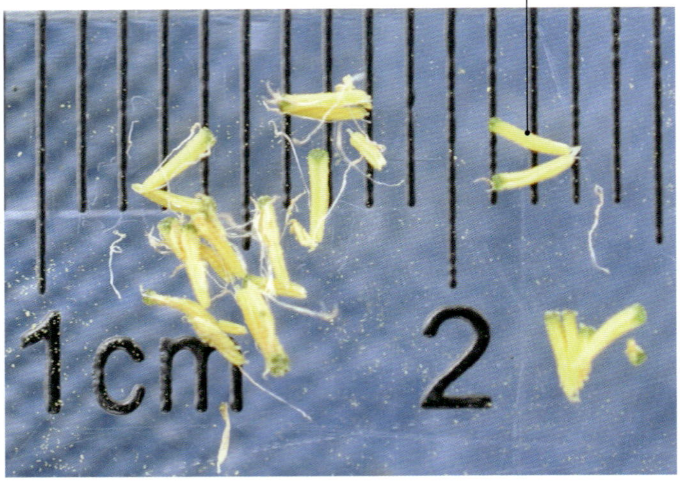

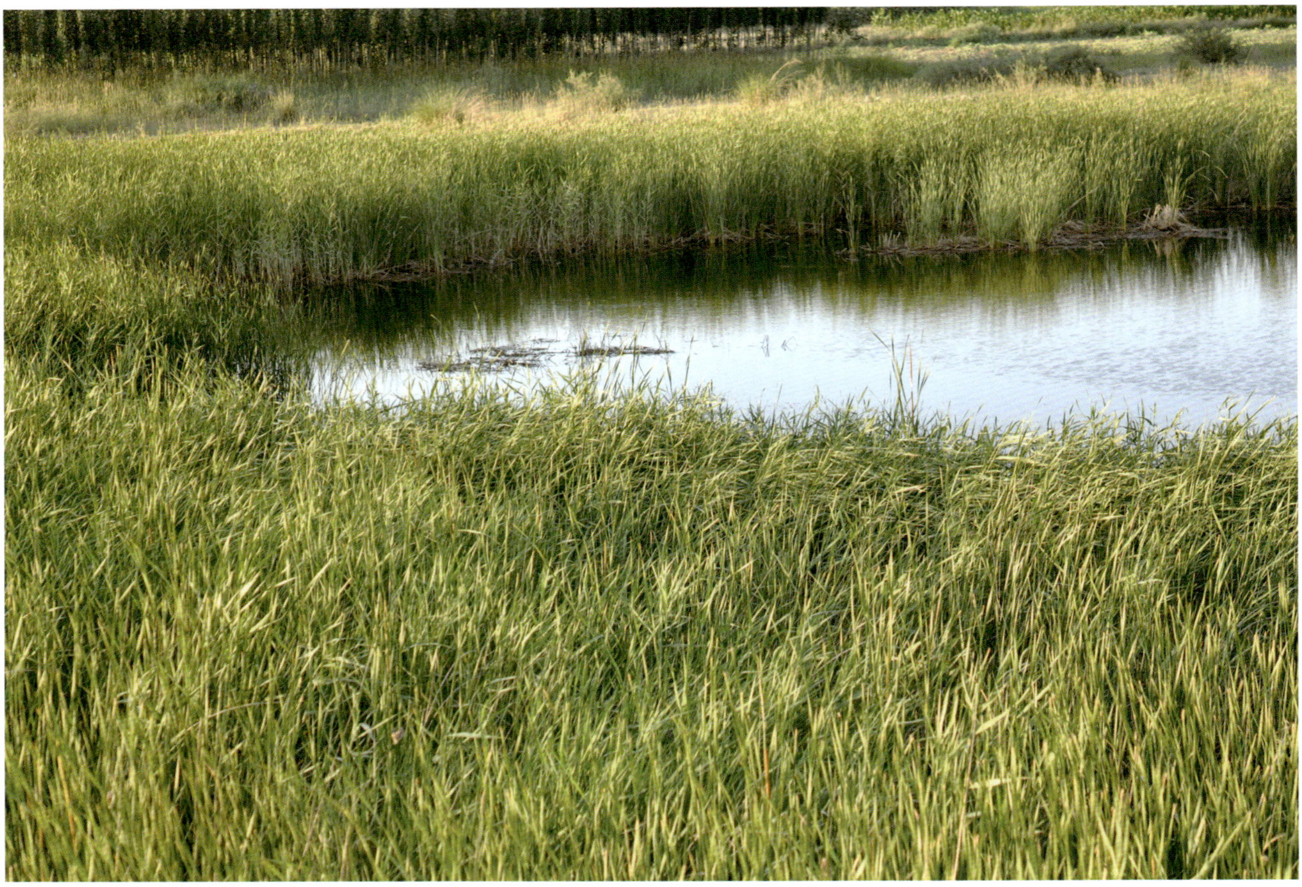

水烛香蒲（续）

■ 东方香蒲 *Typha orientalis* Presl

生于池沼或水旁。分布于东北、华北、华东及陕西、湖南、云南等地。

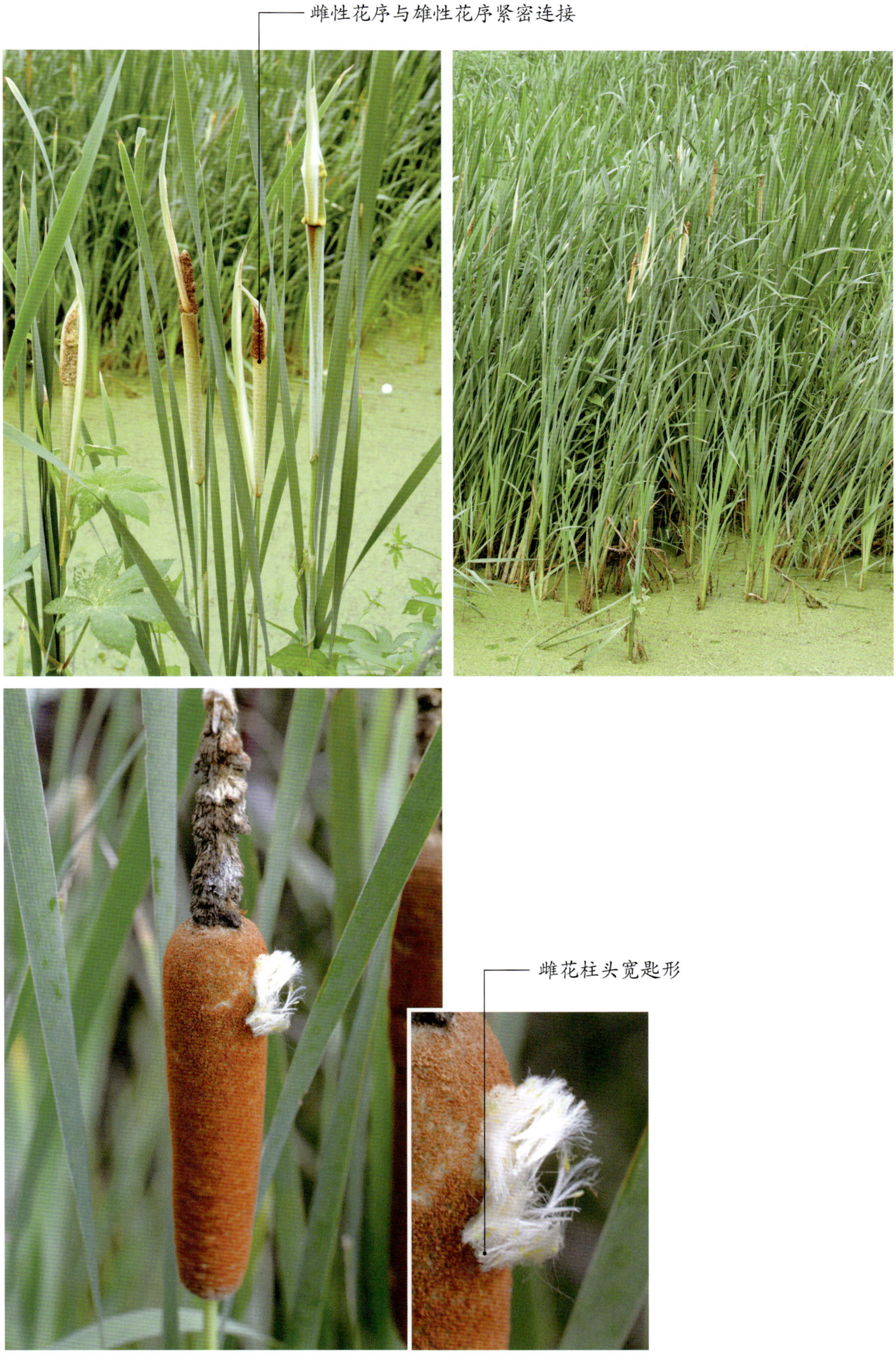
雌性花序与雄性花序紧密连接
雌花柱头宽匙形

东方香蒲

对比鉴别

我国香蒲属植物共 12 种，据《常用中药材品种整理和质量研究》（北方编）记载，蒲黄商品药材的原植物主要为水烛香蒲和长苞香蒲 *Typha angustata* Bory et Chaub.，其次为达香蒲 *Typha davidiana* Hand.-Mazz.、宽叶香蒲 *Typha latifolia* L.、东方香蒲。

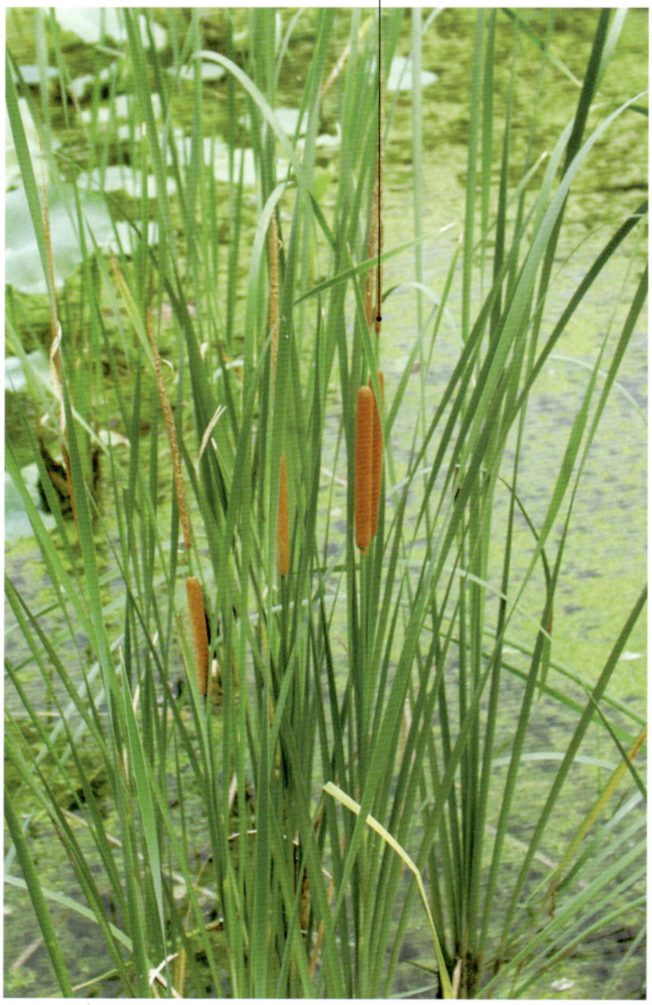

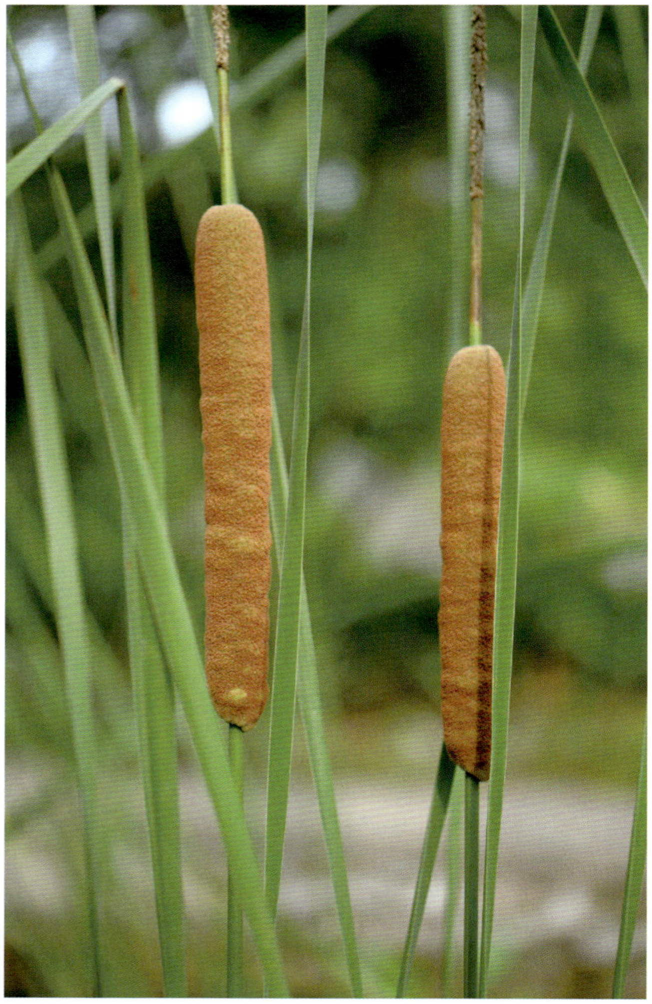

长苞香蒲

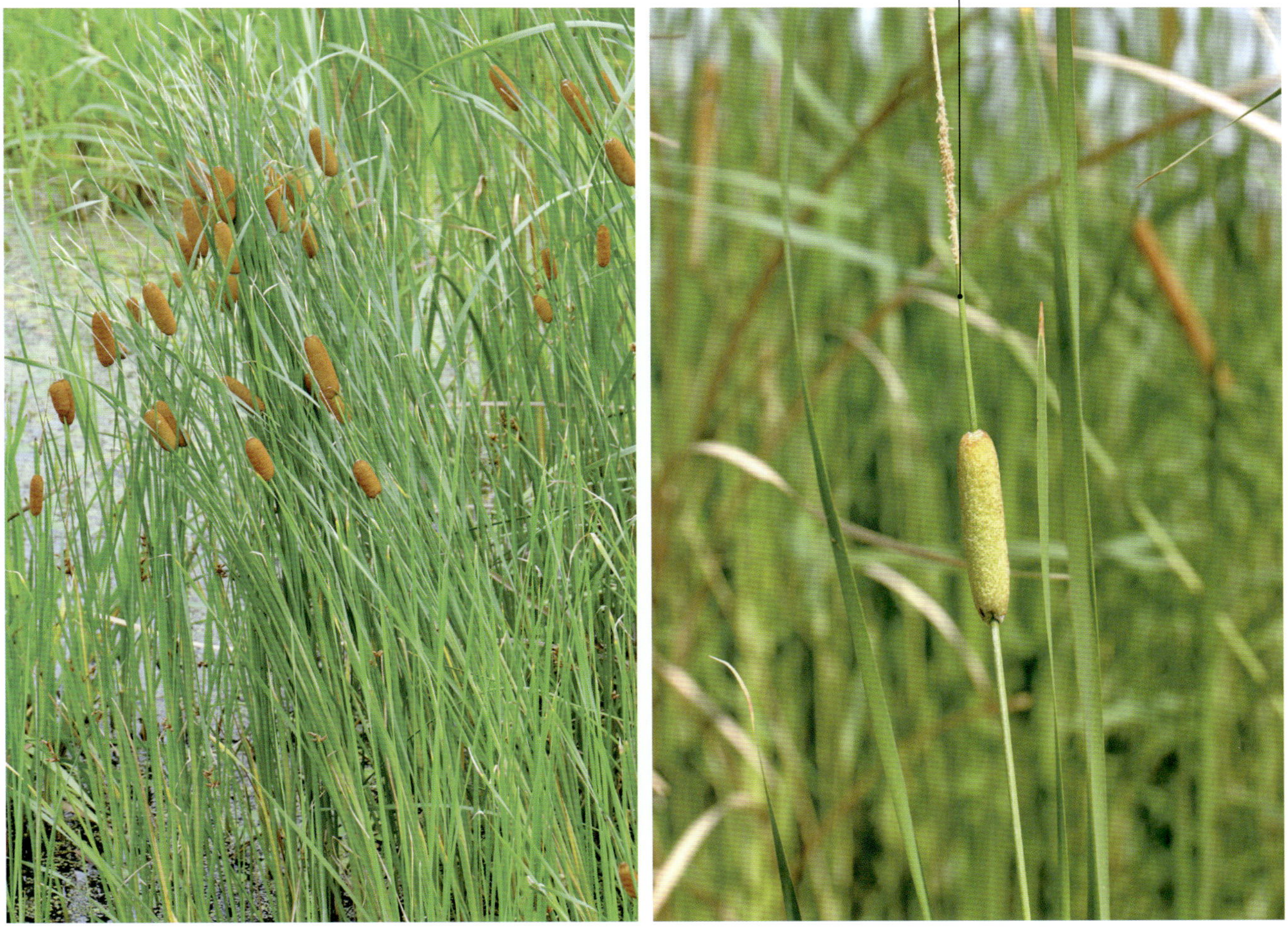

达香蒲

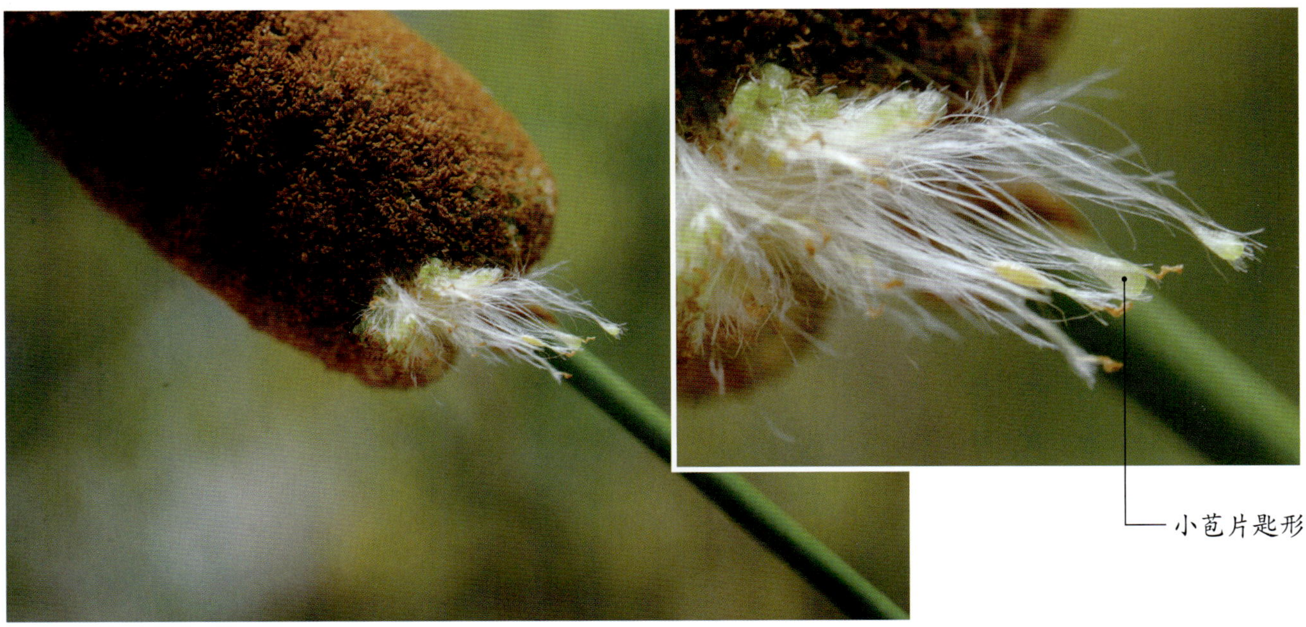

达香蒲（续）

雌性花序与雄性花序紧密连接

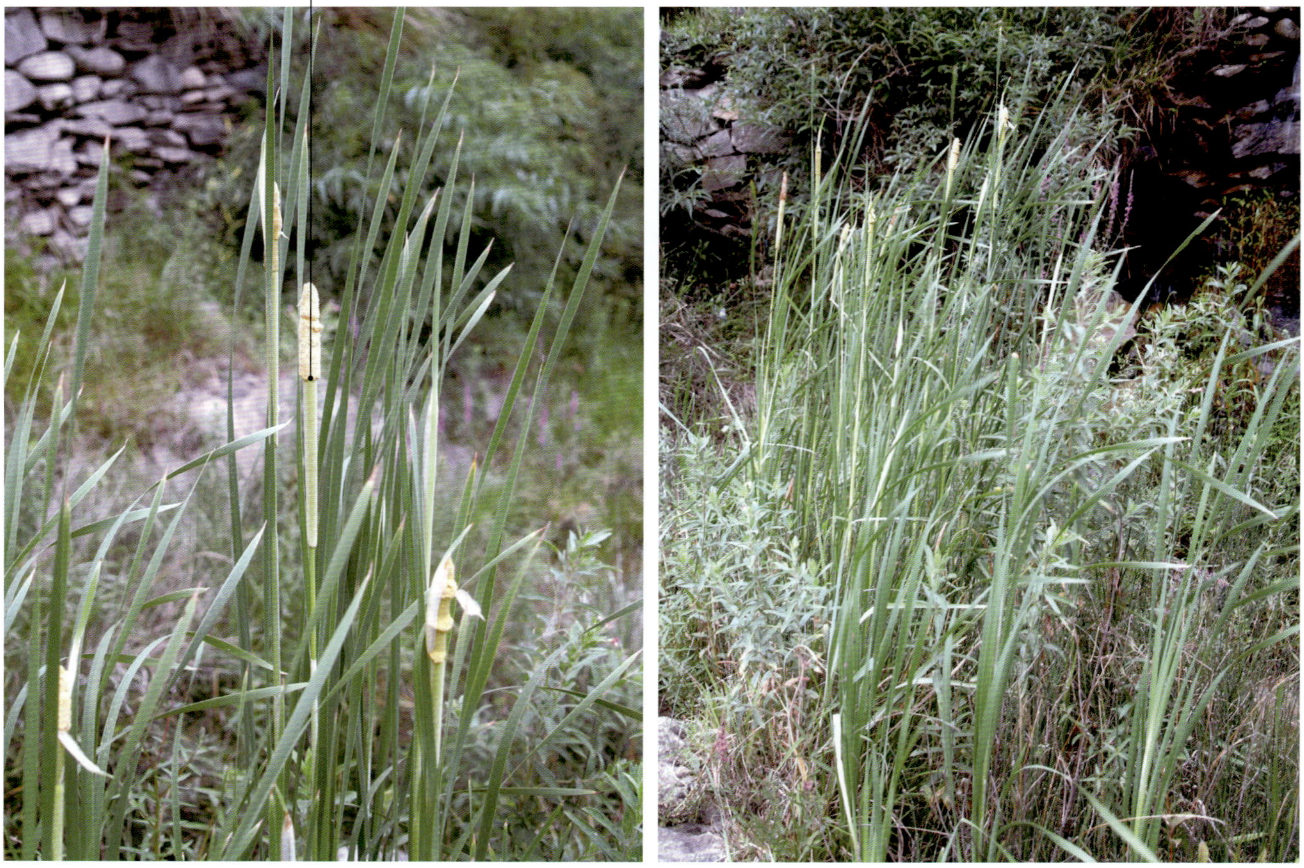

宽叶香蒲

检索表

1. 雌花序与雄花序紧密连接，不分离……………………………………………………………………………2
1. 雌花序与雄花序远离或靠近，但绝不连接 ……………………………………………………………………3
2. 雌花柱头披针形，白色丝状毛明显短于花柱 ……………………………………………………宽叶香蒲
2. 雌花柱头宽匙形，白色丝状毛与花柱近等长，有时超出花柱 ……………………………东方香蒲
3. 小苞片匙形；柱头披针形 ……………………………………………………………………………达香蒲
3. 小苞片不呈匙形；柱头窄条形、条形或披针形……………………………………………………………4
4. 花药长 1.2~1.5mm，雄花序轴具稀疏白色或黄褐色柔毛，不分叉；柱头宽条形至披针形，比花柱宽……… ……………………………………………………………………………………………………长苞香蒲
4. 花药长 2mm，雄花序轴密生褐色扁柔毛，单出或分叉；柱头窄条形，与花柱近等宽……………水烛香蒲

椿　皮

Chunpi

AILANTHI CORTEX

本品为苦木科植物臭椿 *Ailanthus altissima* (Mill.) Swingle 的干燥根皮或干皮。

基原植物

■ **臭椿** *Ailanthus altissima* (Mill.) Swingle　别名：樗木

野生或栽培于山坡、庭院。分布于全国各地。

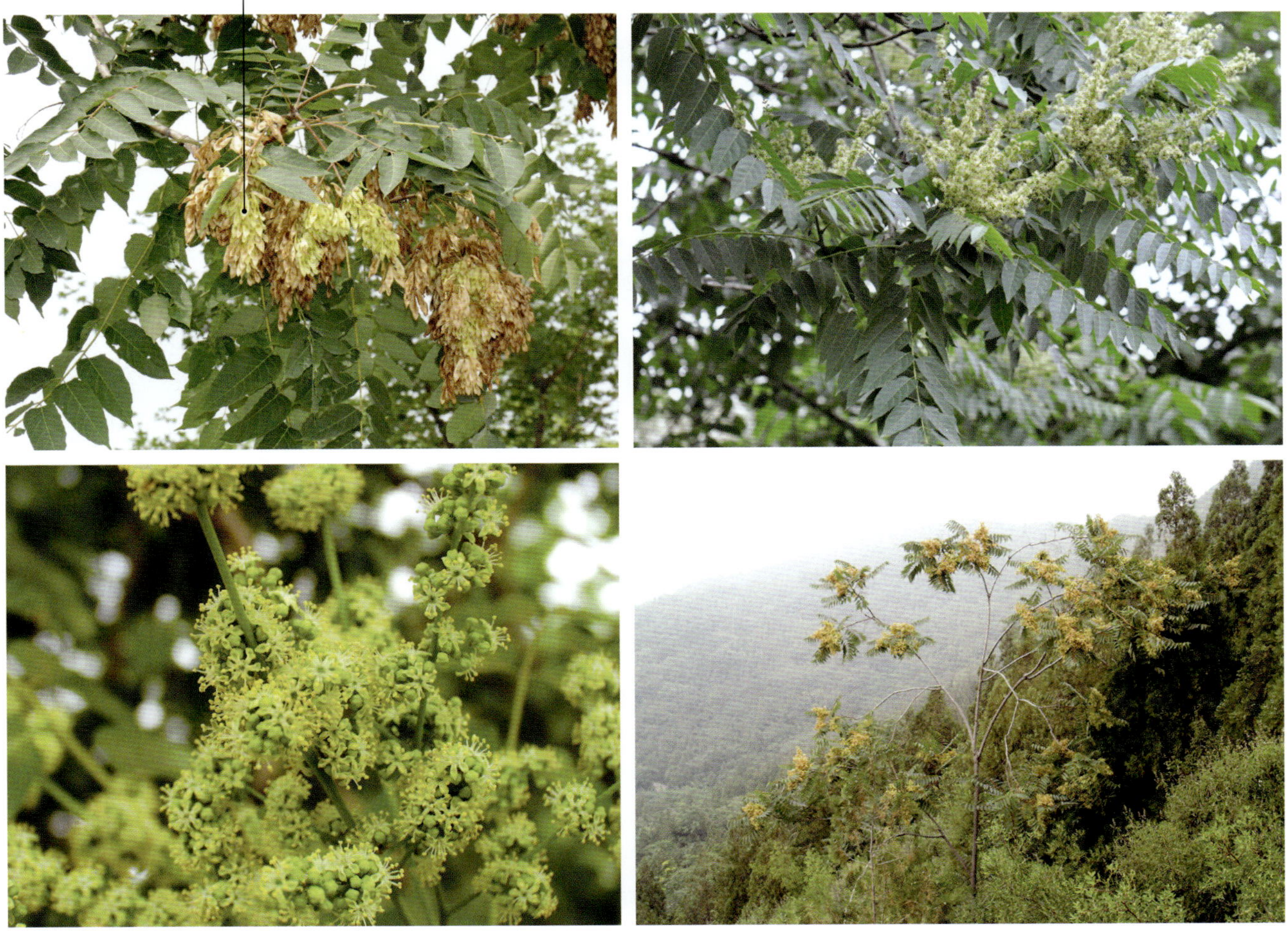

臭椿

对比鉴别

植物臭椿与楝科植物香椿 *Toona sinensis* (A. Juss.) Roem. 的性状相近，容易相混淆。

香椿与臭椿主要区别点：小叶齿端无腺体；蒴果狭椭圆形。

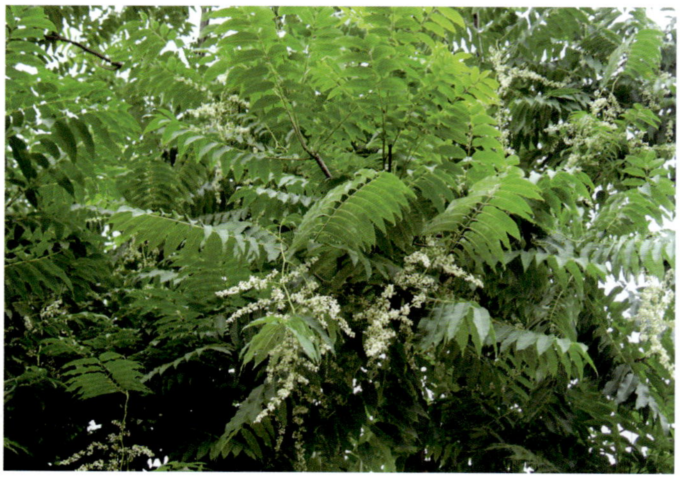

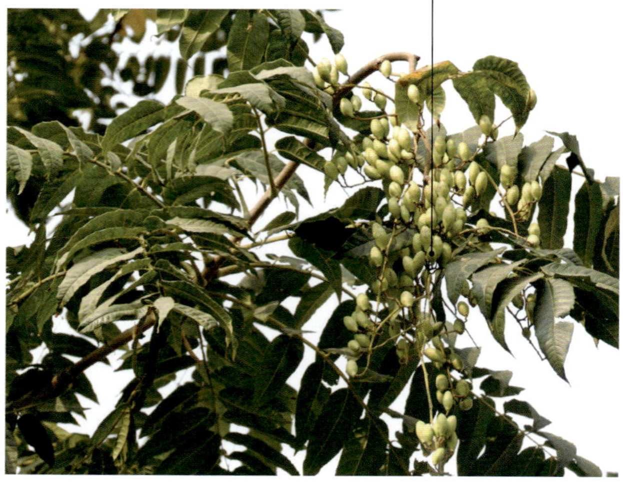

香椿

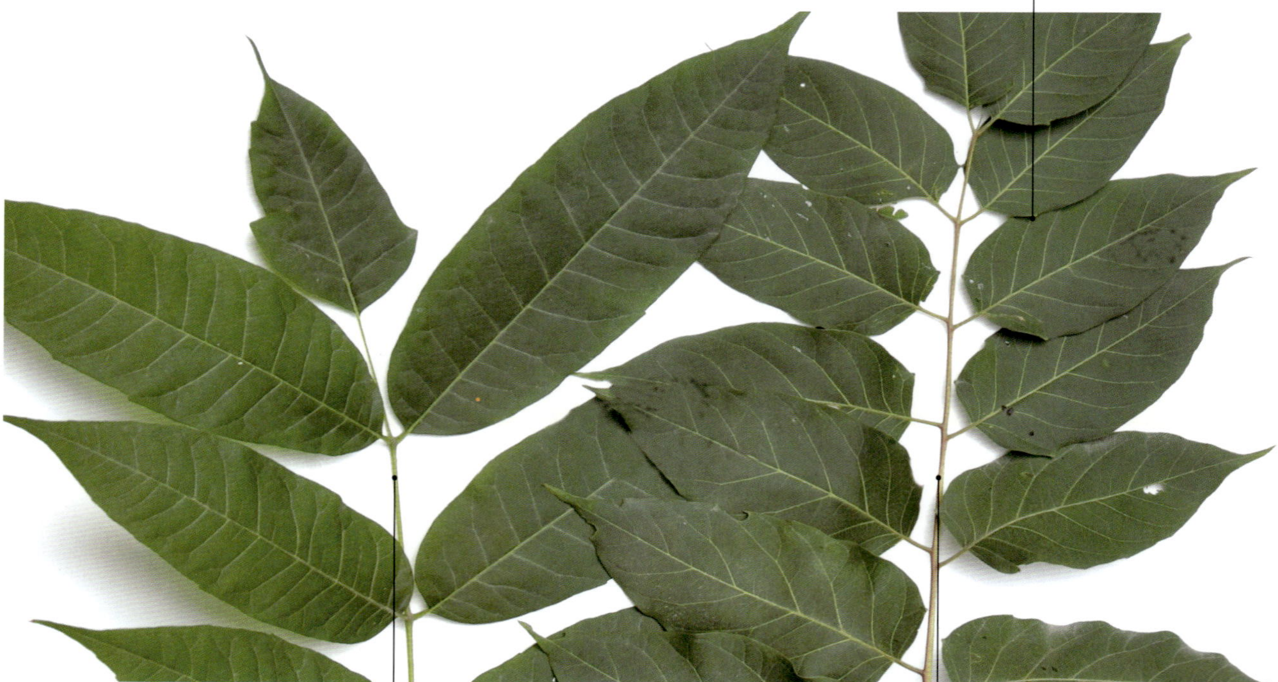

香椿和臭椿的枝叶

槐　花

Huaihua

SOPHORAE FLOS

槐　角

Huaijiao

SOPHORAE FRUCTUS

槐花为豆科植物槐 *Sophora japonica* L. 的干燥花及花蕾；槐角为槐的干燥成熟果实。

基原植物

■ **槐** *Sophora japonica* L.　别名：槐树

全国各地有种植。

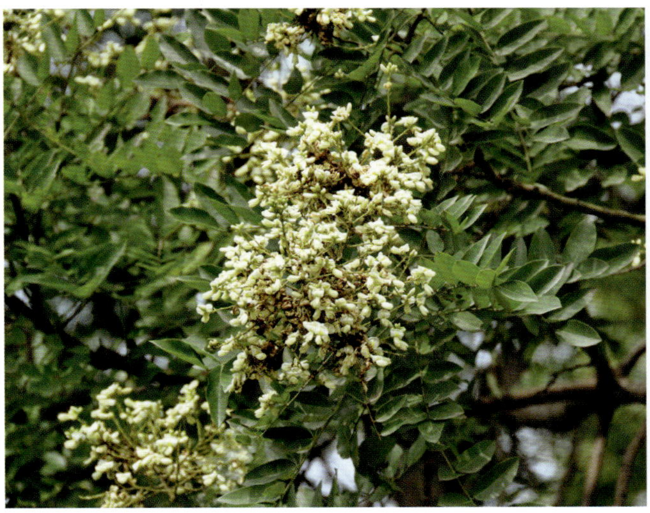

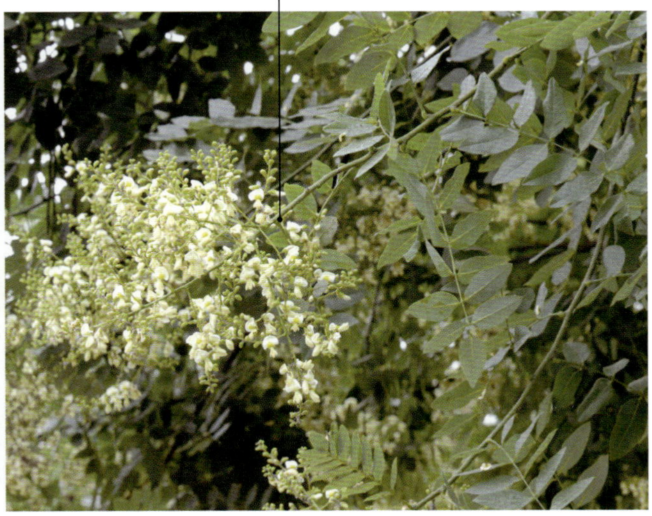

槐

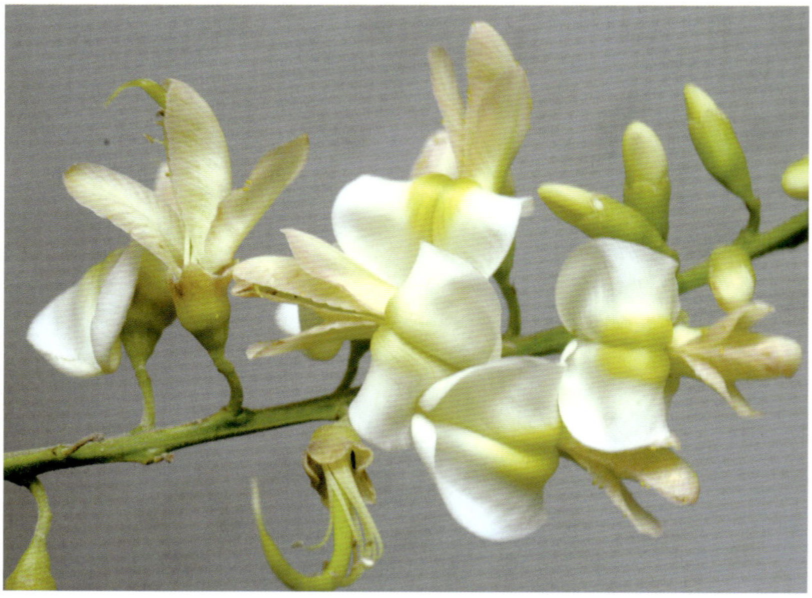

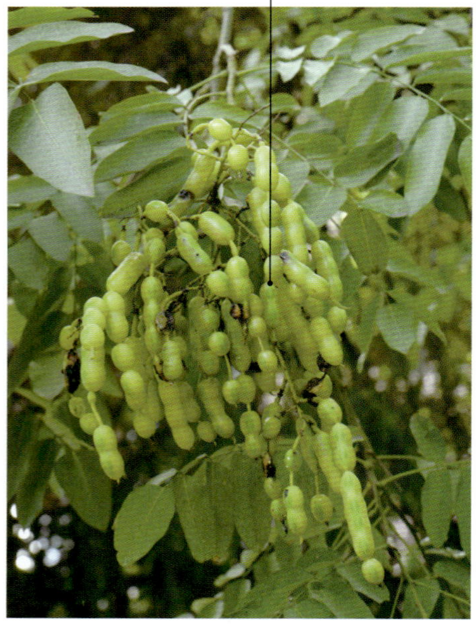

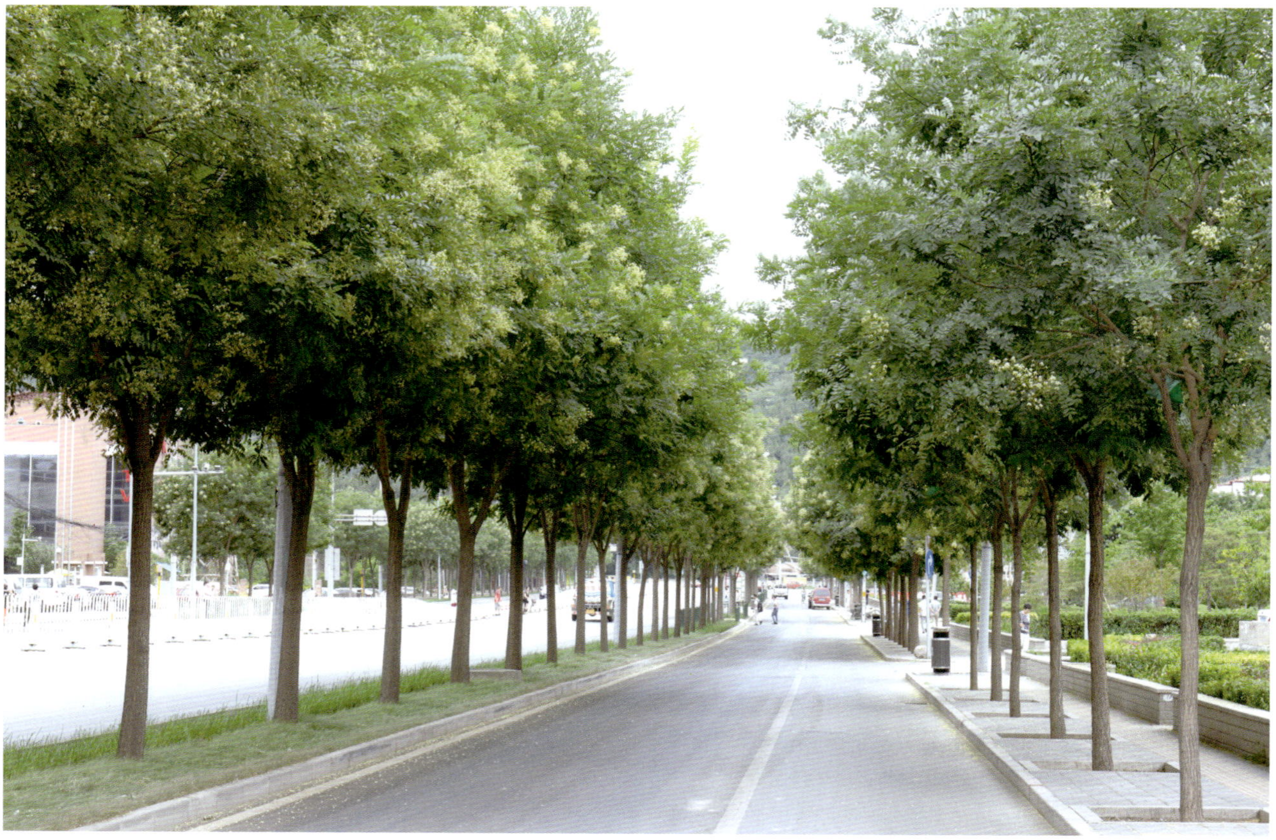

槐（续）

对比鉴别

豆科植物刺槐 *Robinia pseudoacacia* L. 的性状与槐相近，各地也引种作行道树，或庭园栽培，容易与植物槐相混淆。

刺槐与槐主要区别点：总状花序腋生；荚果扁，长矩圆形，长 3~10cm，宽约 1.5cm。

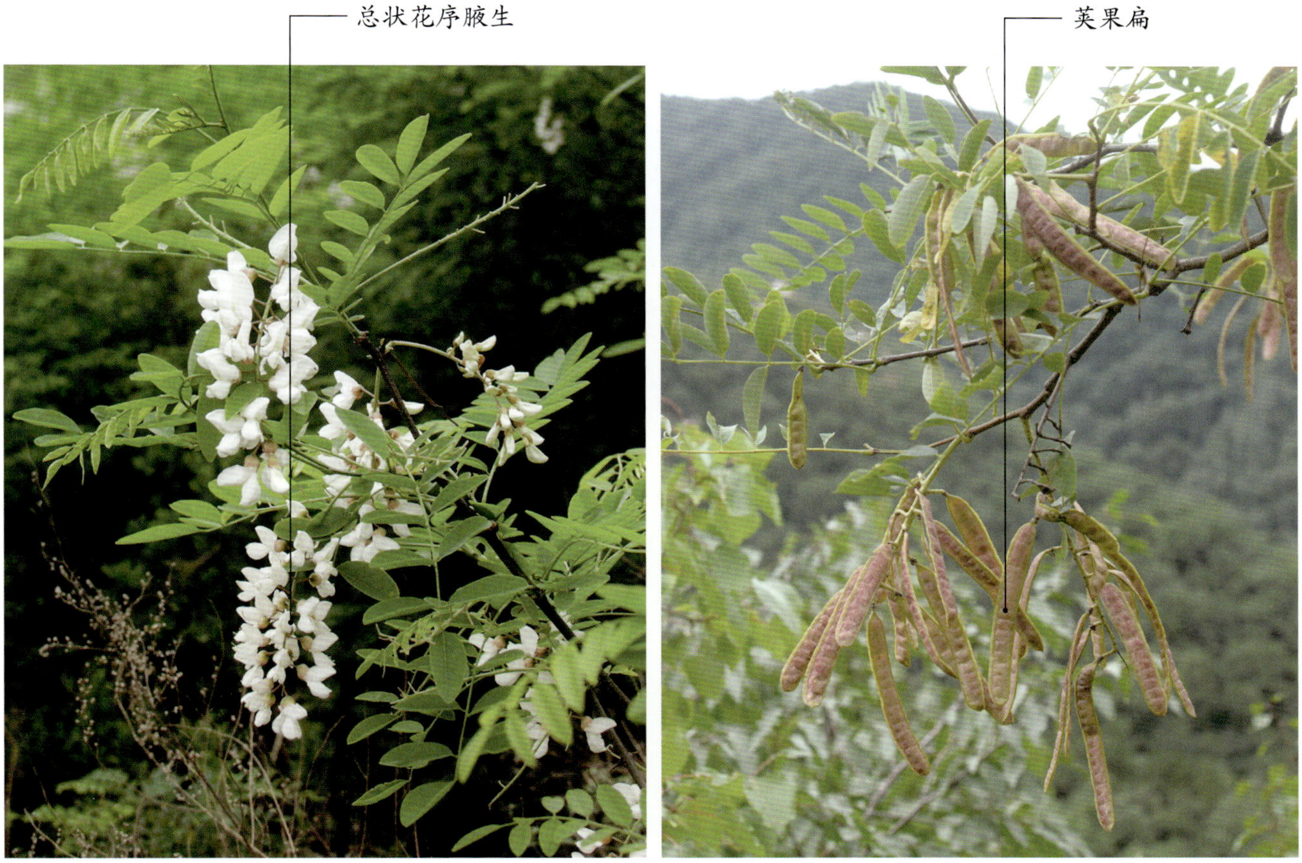

刺槐

雷 丸 Leiwan OMPHALIA

本品为白蘑科真菌雷丸 *Omphalia lapidescens* Schroet. 的干燥菌核。

基原植物

■ **雷丸** *Omphalia lapidescens* Schroet. 别名：竹苓、竹林子

多生于竹林中，常长于竹子根茎附近。分布于我国西北、西南、华南等地。

菌核　子实体

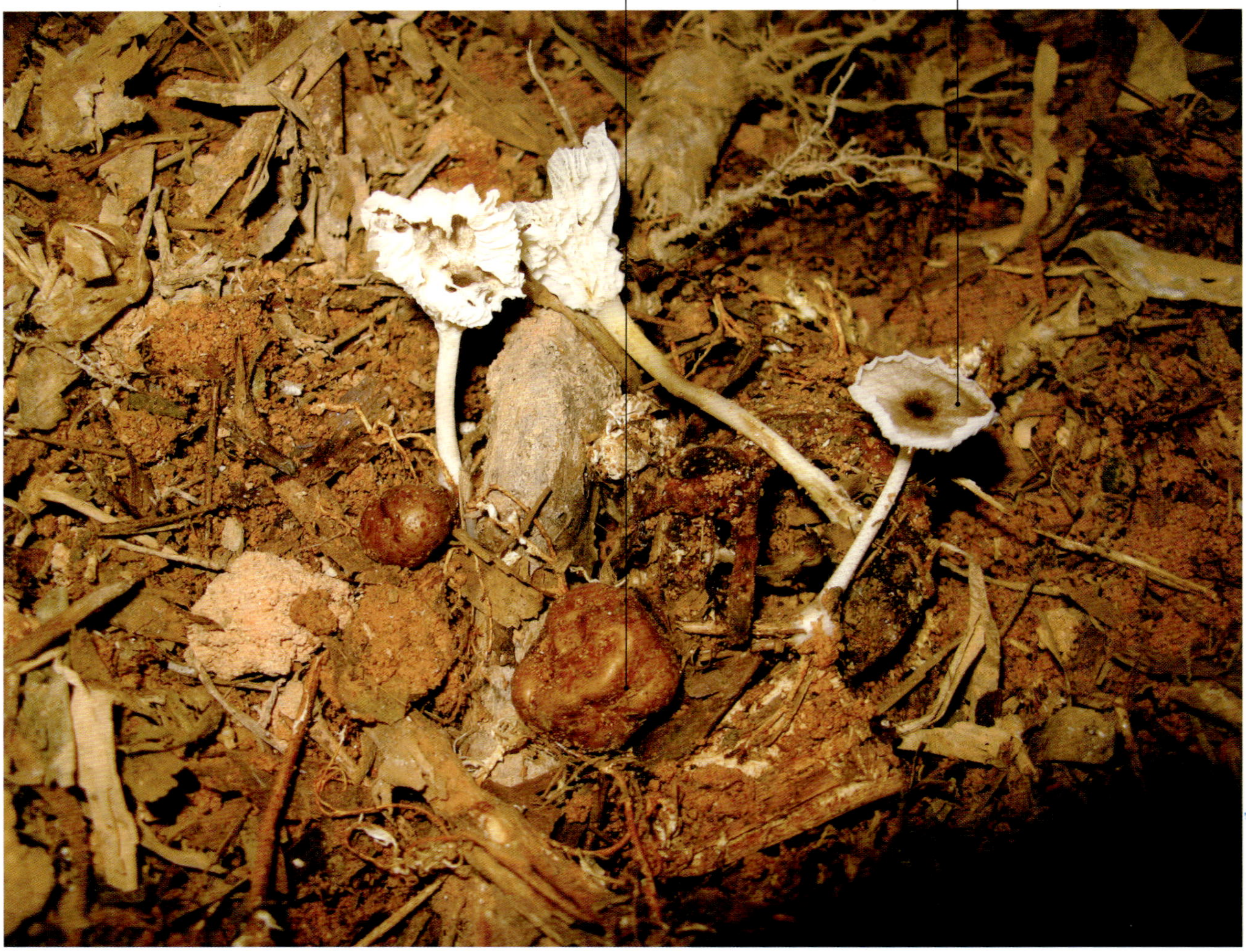

雷丸

路路通

Lulutong

LIQUIDAMBARIS FRUCTUS

本品为金缕梅科植物枫香树 *Liquidambar formosana* Hance 的干燥成熟果序。

基原植物

■ 枫香树 *Liquidambar formosana* Hance 别名：枫树

喜生于温暖、湿润、土壤肥沃的平原及丘陵山区。分布于河南、陕西、青海、安徽、江苏、浙江、福建、台湾、湖北、湖南、广东、广西、云南、贵州、四川、西藏等地。

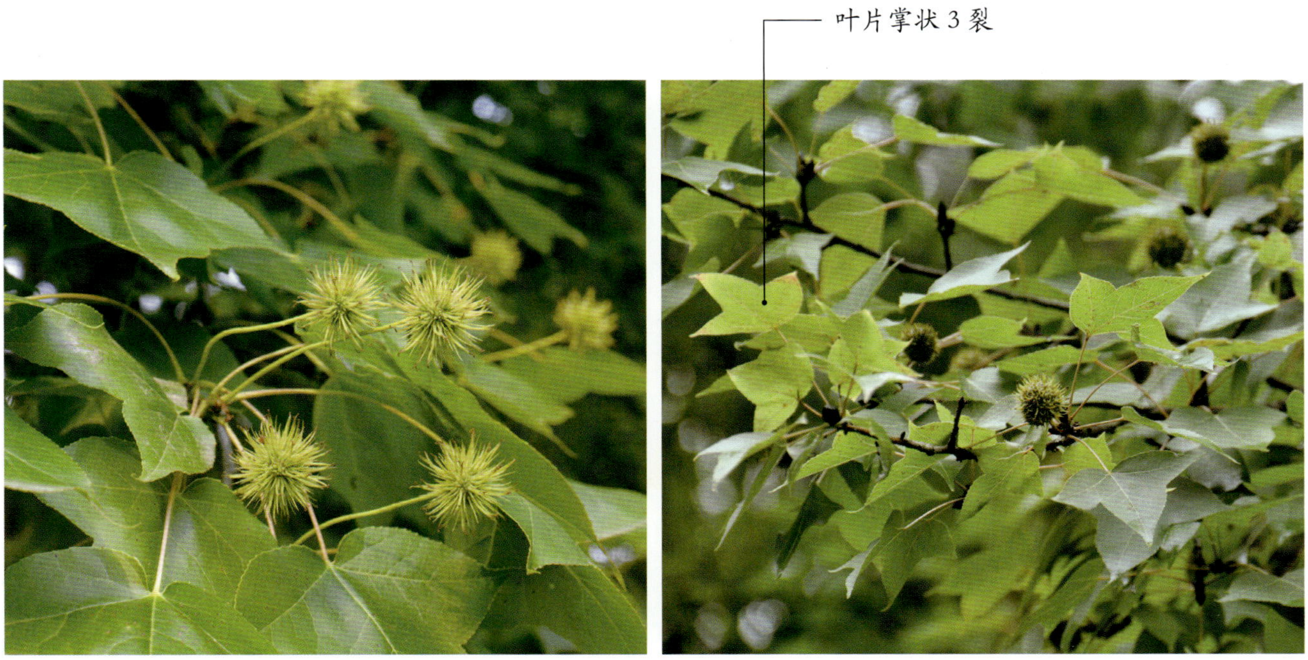

枫香树

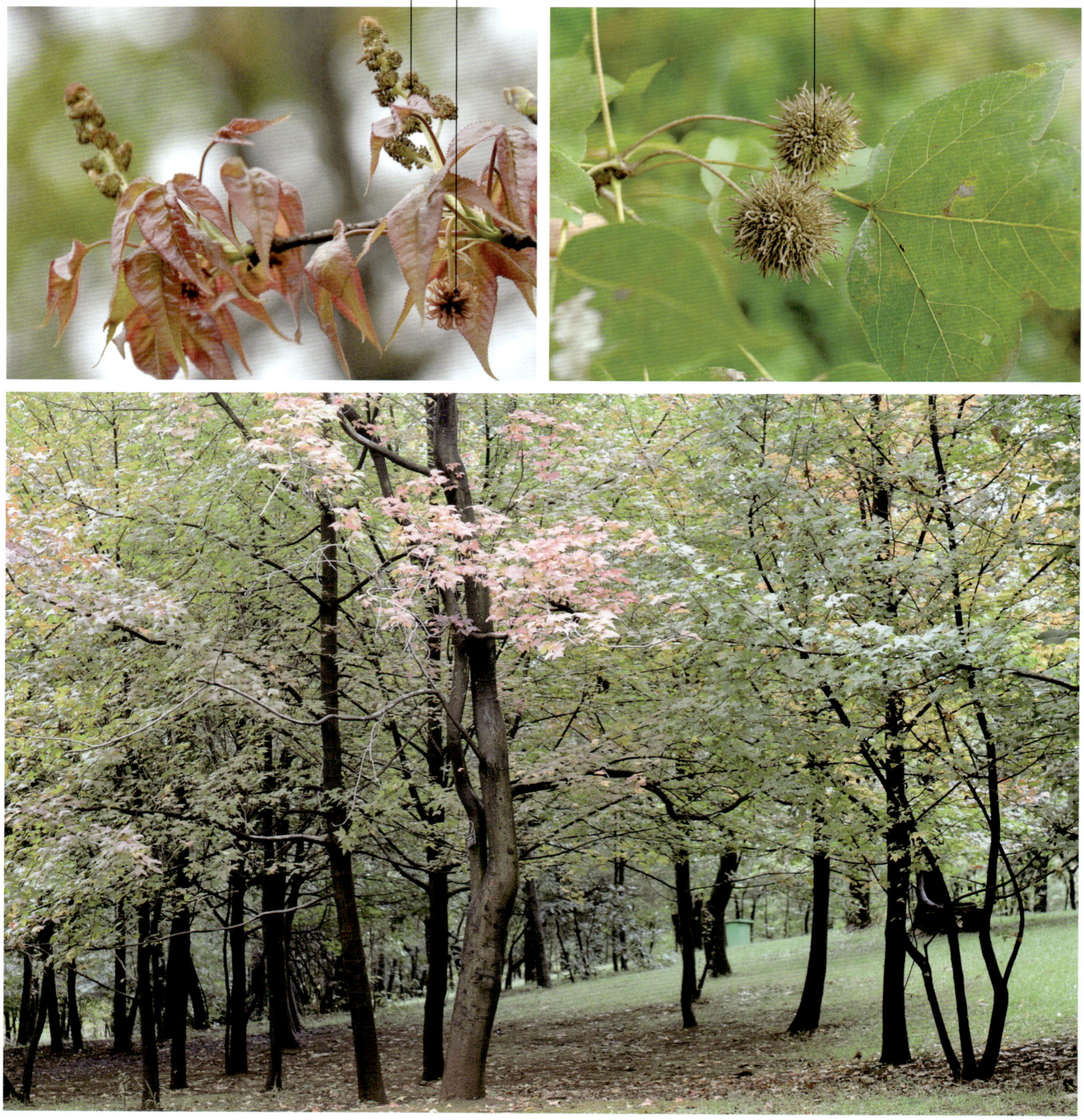
雄花排成柔荑花序
雌花排成球形头状花序
头状果序具蒴果 24~43

枫香树（续）

对比鉴别

我国的枫香树属植物有3种，分别是枫香树、苏合香 *Liquidambar orientalis* Mill. 和缺萼枫香树 *Liquidambar acalycina* Chang。苏合香分布于小亚细亚南部、自土耳其至叙利亚北部地区，我国南方地区有少量引种。

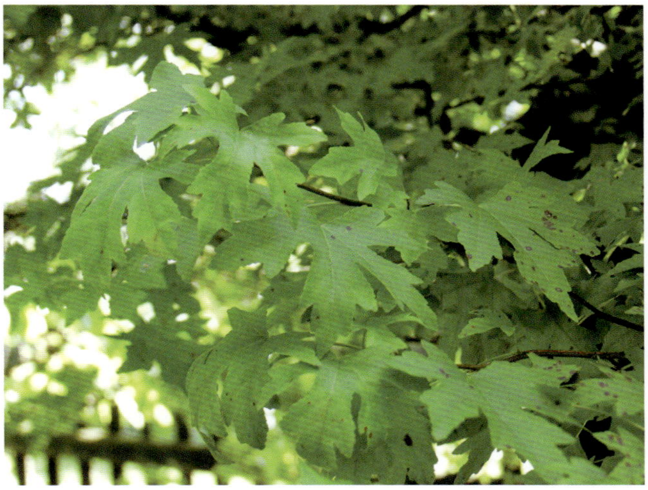

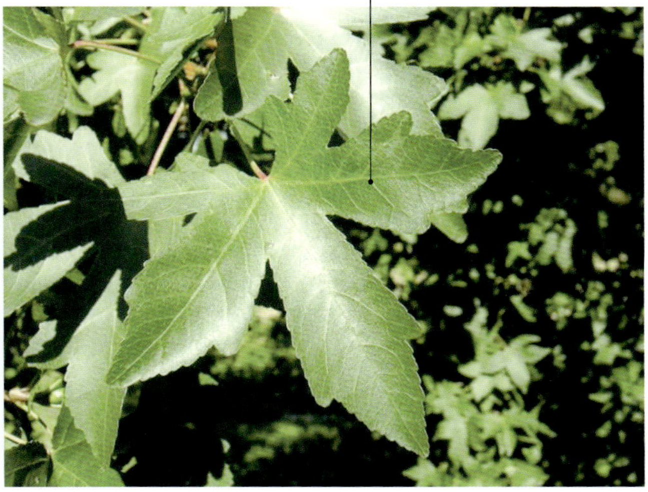

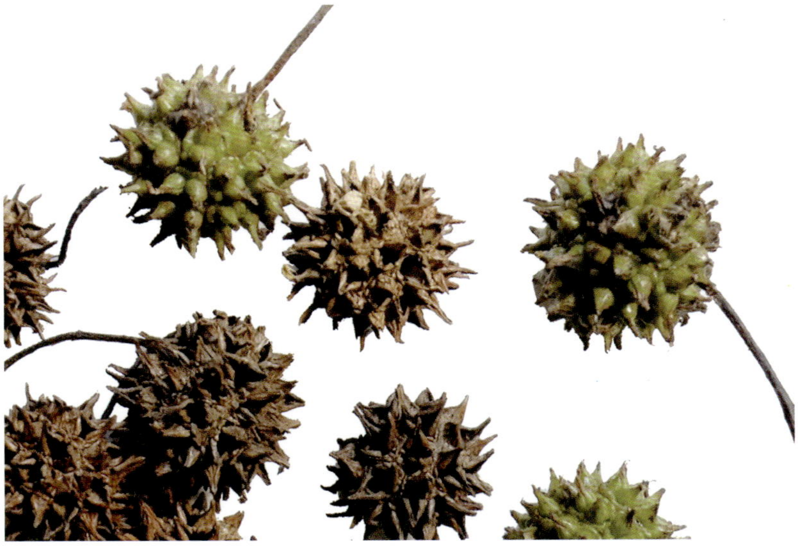

苏合香

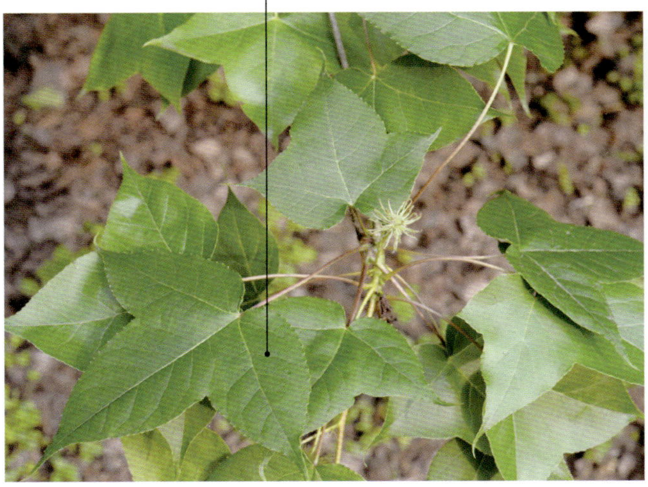

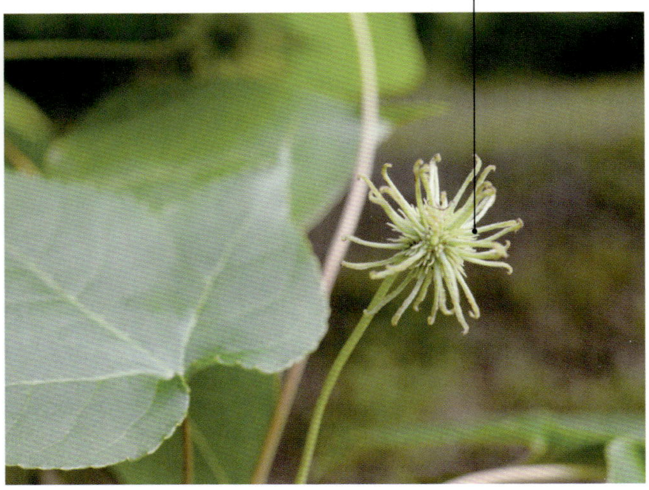

缺萼枫香树

检索表

1. 叶片掌状 5 裂，稀有 3 裂或 7 裂……苏合香

1. 叶片掌状 3 裂……2

2. 头状果序具蒴果 15~26，无萼齿或具极短的萼齿……缺萼枫香树

2. 头状果序具蒴果 24~43，具尖锐的萼齿……枫香树

锦灯笼

Jindenglong

PHYSALIS CALYX SEU FRUCTUS

本品为茄科植物酸浆 *Physalis alkekengi* L. var. *franchetii* (Mast.) Makino 的干燥宿萼或带果实的宿萼。

基原植物

■ **酸浆** *Physalis alkekengi* L. var. *franchetii* (Mast.) Makino 别名：红姑娘

《中国药典》1963 年版记载酸浆的拉丁学名为 *Physalis alkekengi* L.。

生于田野、沟边、山坡草地、林下、路旁。分布于除西藏外的全国各地。

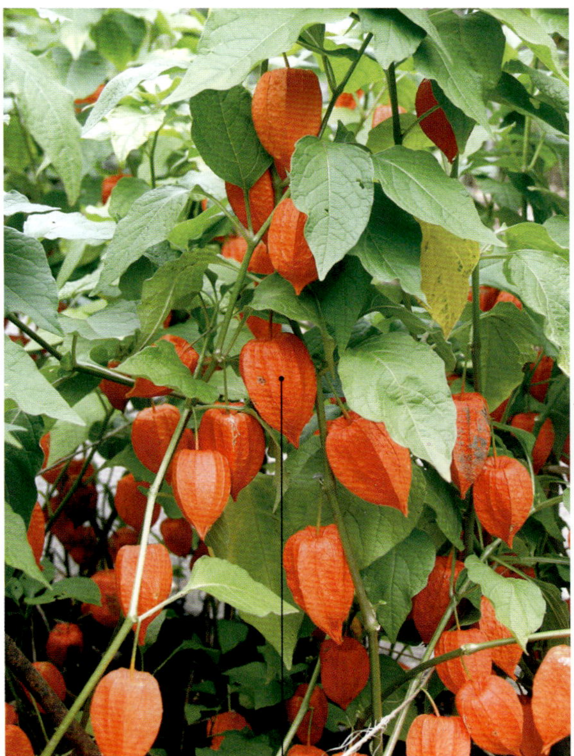

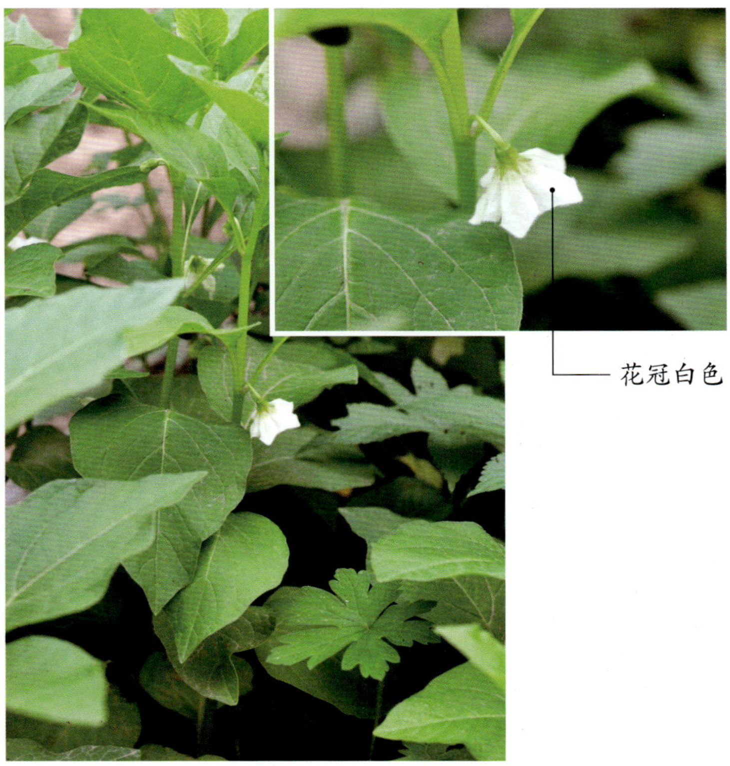

酸浆

对比鉴别

植物酸浆的同属植物灯笼果 *Physalis peruviana* L. 的果实易与药材锦灯笼相混淆。

灯笼果与酸浆主要区别点：花冠黄色而喉部有紫色斑纹；果萼卵球状，薄纸质，淡绿色或淡黄色。

花冠黄色而喉部有紫色斑纹

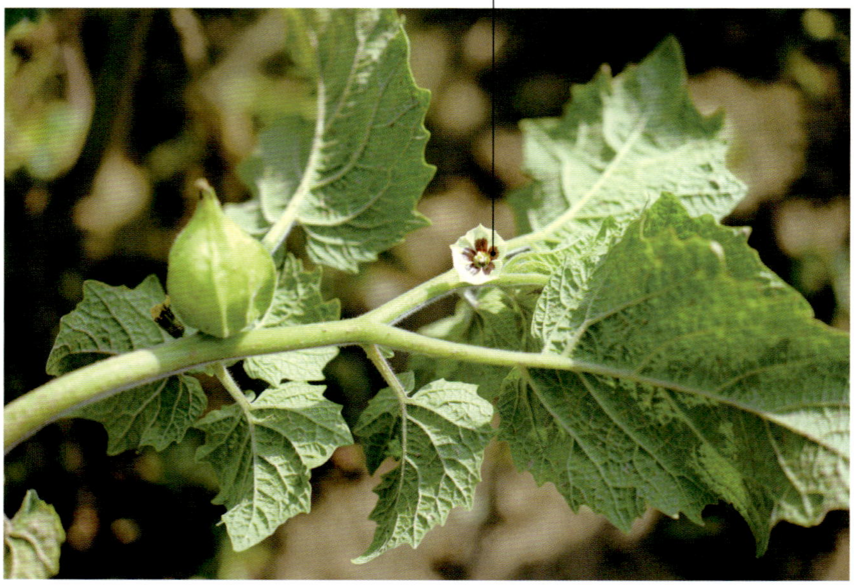

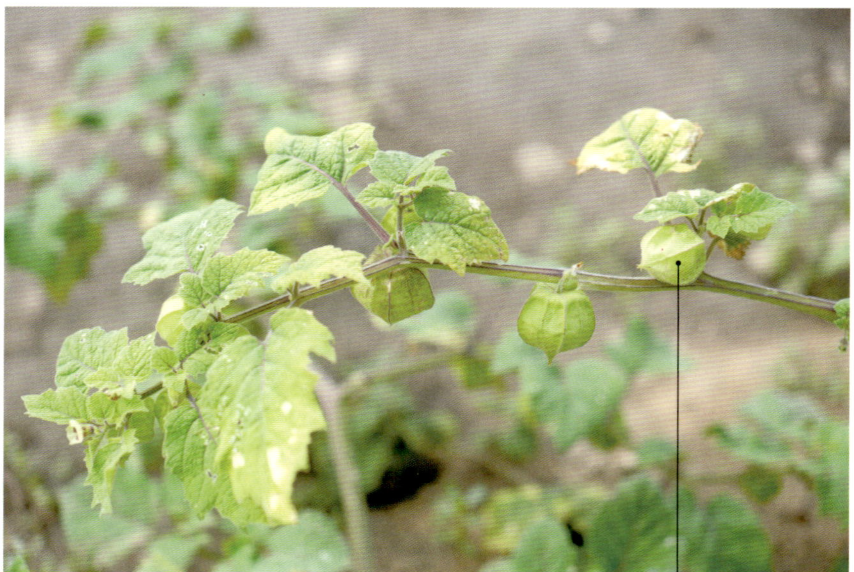

果萼卵球状，薄纸质，淡绿色或淡黄色

灯笼果

矮地茶

Aidicha

ARDISIAE JAPONICAE HERBA

本品为紫金牛科植物紫金牛 *Ardisia japonica* (Thunb.) Blume 的干燥全草。

基原植物

■ 紫金牛 *Ardisia japonica* (Thunb.) Blume 别名：矮茶

生于低山区较稀疏的林下或竹林下。分布于陕西及华东、中南、西南等地。

叶片近革质，常成对或 3~4 片集生于茎端

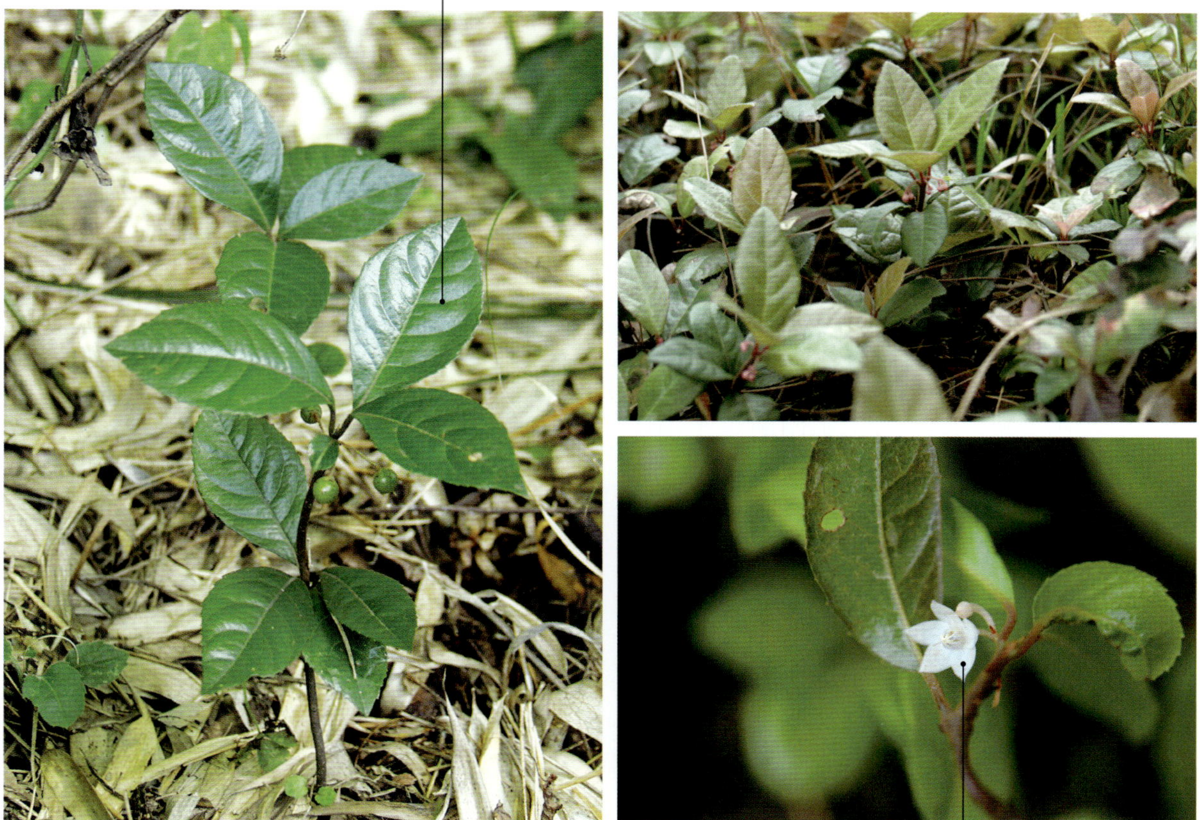

花冠辐状展开，青白色

紫金牛

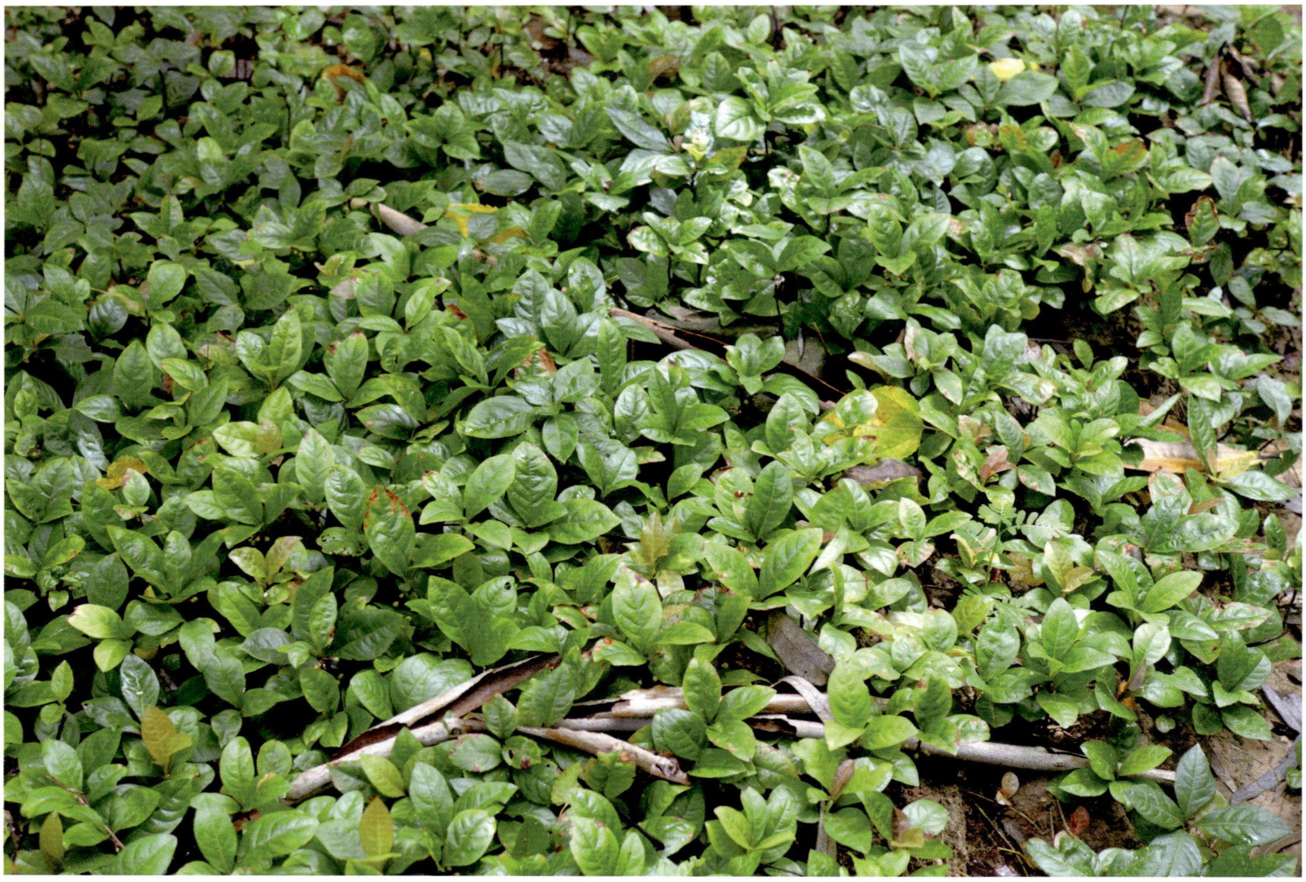

紫金牛（续）

对比鉴别

参见“朱砂根”项。

检索表

参见“朱砂根”项。

满山红

Manshanhong

RHODODENDRI DAURICI FOLIUM

本品为杜鹃花科植物兴安杜鹃 *Rhododendron dauricum* L. 的干燥叶。

基原植物

■ 兴安杜鹃 *Rhododendron dauricum* L. 别名：达乌里杜鹃

生于山坡林缘、落叶松林或桦木林下。分布于黑龙江、吉林、内蒙古等地。

花冠漏斗状，5 裂，外面有毛，花先叶开放

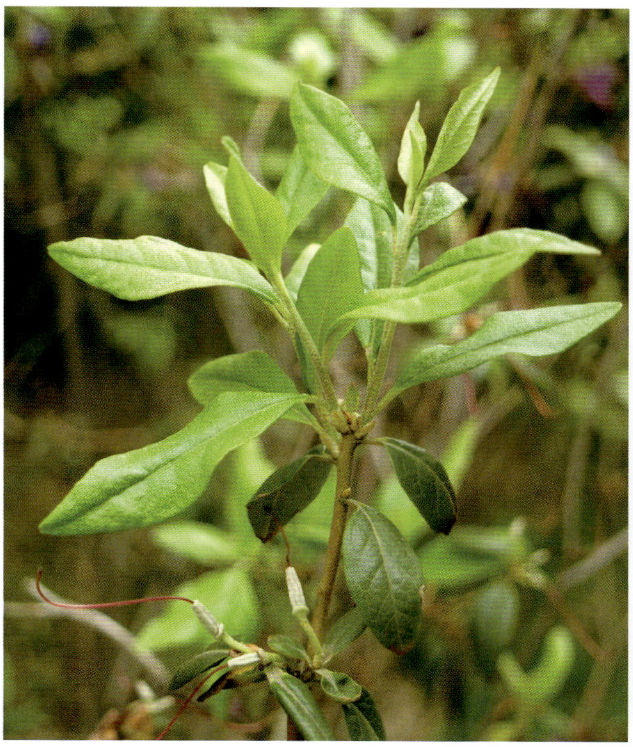

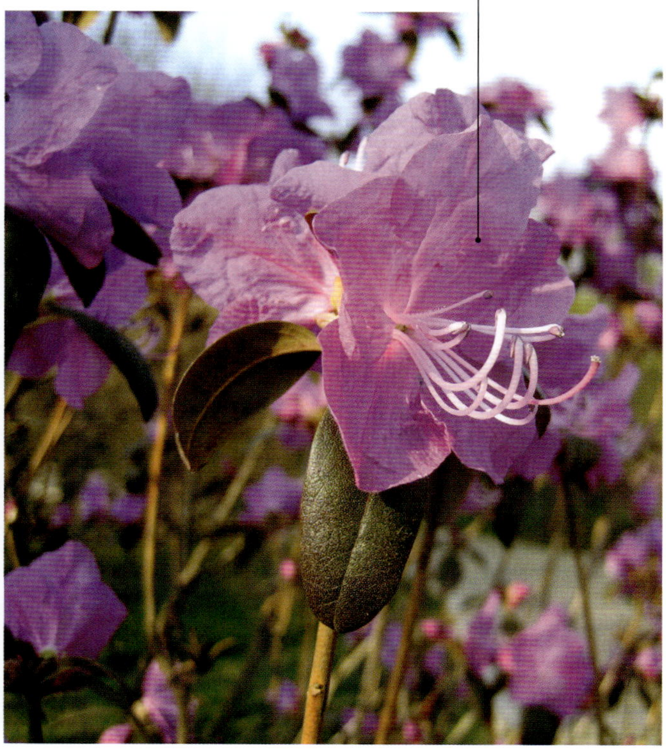

兴安杜鹃

滇鸡血藤 Dianjixueteng KADSURAE CAULIS

本品为五味子科植物内南五味子 *Kadsura interior* A. C. Sm. 的干燥藤茎。

基原植物

■ 内南五味子 *Kadsura interior* A. C. Sm. 别名：凤庆鸡血藤、鸡血藤

Flora of China 记载内南五味子的拉丁学名为 *Kadsura heteroclita* (Roxburgh) Craib。

生于海拔 1800m 以下的林中。分布于云南西南部（保山、凤庆、临沧、耿马）。

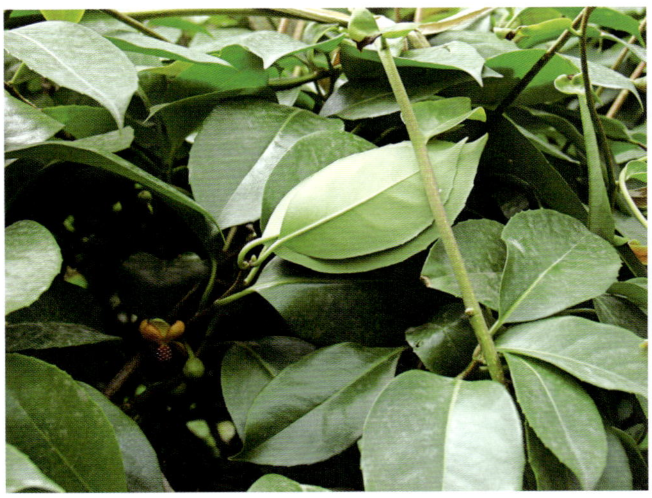

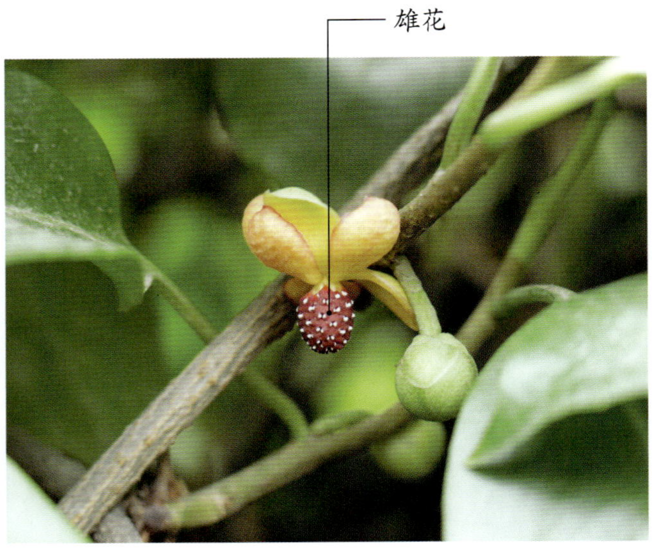

内南五味子

对比鉴别

参见“鸡血藤”项。

检索表

参见“鸡血藤”项。

裸花紫珠

Luohuazizhu

CALLICARPAE NUDIFLORAE FOLIUM

本品为马鞭草科植物裸花紫珠 *Callicarpa nudiflora* Hook. et Arn. 的干燥叶。

基原植物

■ 裸花紫珠 *Callicarpa nudiflora* Hook. et Arn.

生于平地至海拔 1200m 的山坡、谷地、溪旁林中或灌丛中。分布于广东、广西。

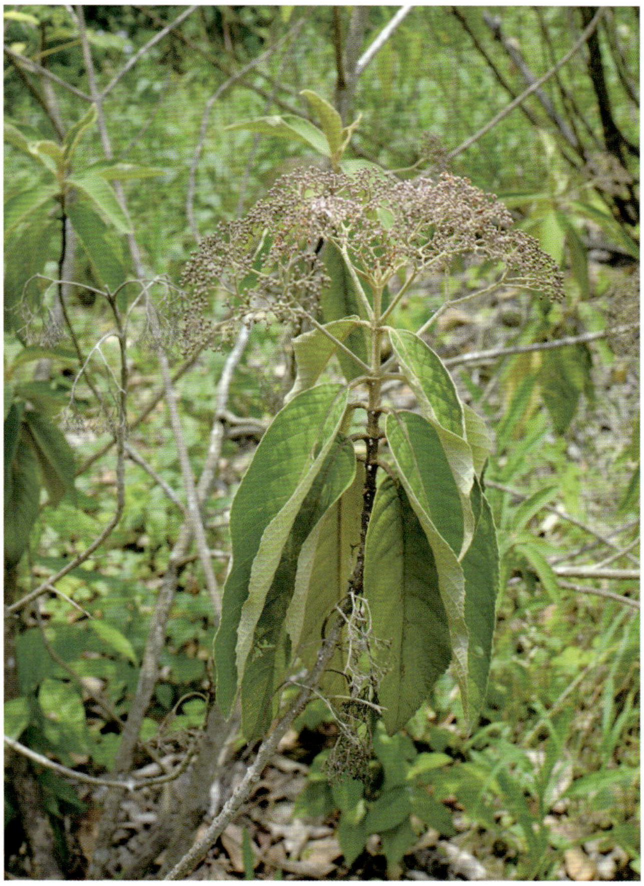

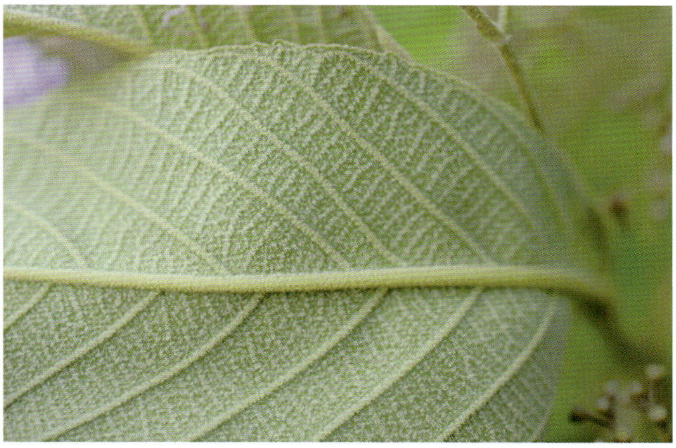

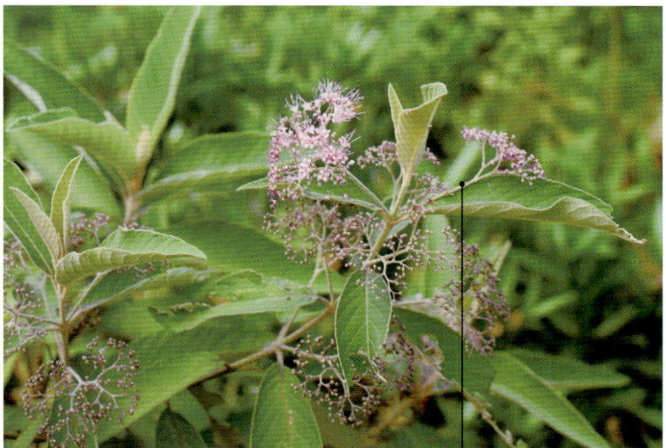

聚伞花序开展，6~9 歧分枝，花序梗长 3~8cm

裸花紫珠

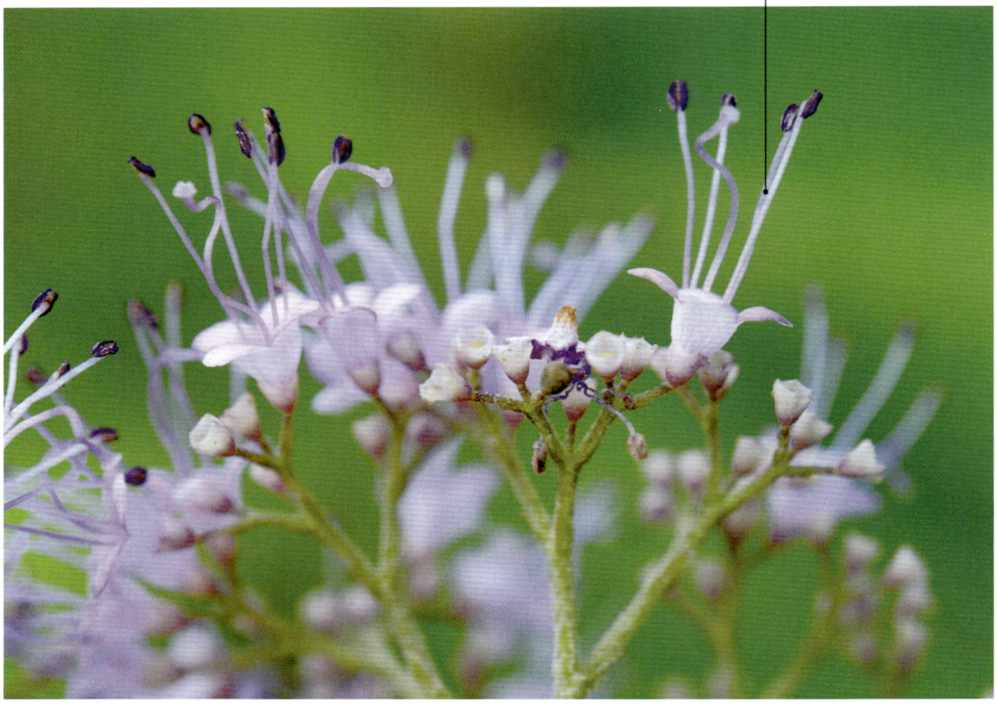

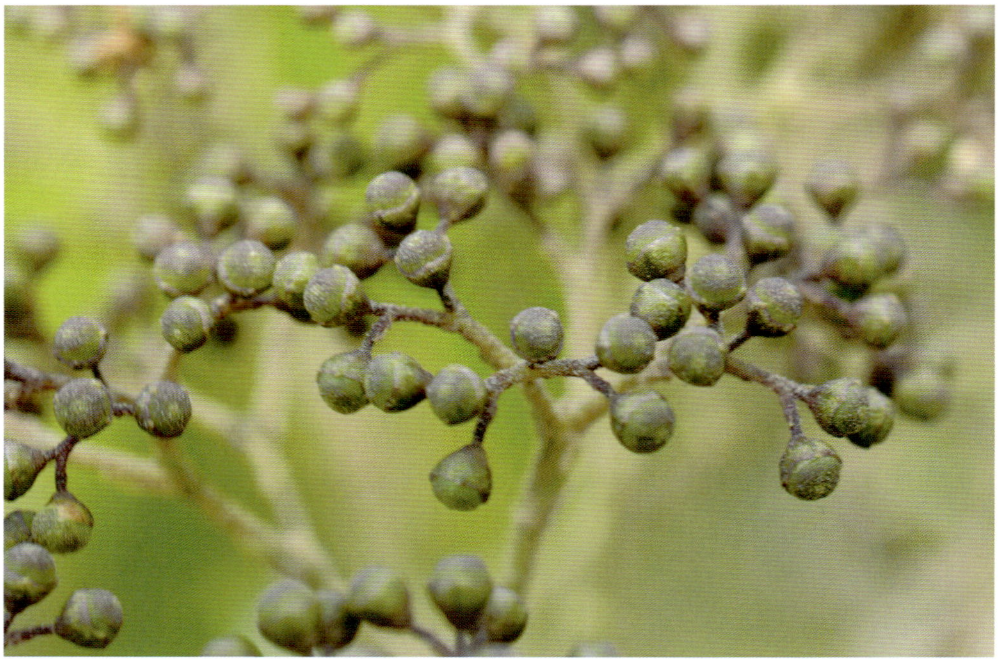

裸花紫珠（续）

对比鉴别

参见“紫珠叶”项。

检索表

参见“紫珠叶”项。

十四画

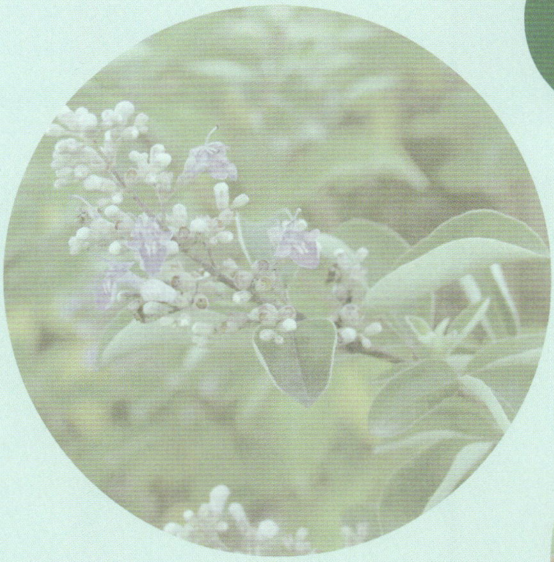

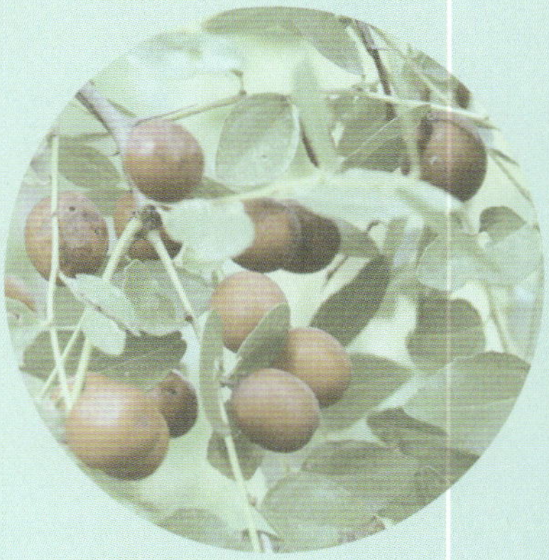

蔓荆子

Manjingzi

VITICIS FRUCTUS

本品为马鞭草科植物单叶蔓荆 *Vitex trifolia* L. var. *simplicifolia* Cham. 或蔓荆 *Vitex trifolia* L. 的干燥成熟果实。

基原植物

■ 单叶蔓荆 *Vitex trifolia* L. var. *simplicifolia* Cham. 别名：灰枣

Flora of China 及《中国药典》1963 年版记载单叶蔓荆的拉丁学名为 *Vitex rotundifolia* L. f.。

生于海滨、湖畔、沙滩等。分布于山东、江苏、浙江、江西、福建、台湾、广东、广西、海南。

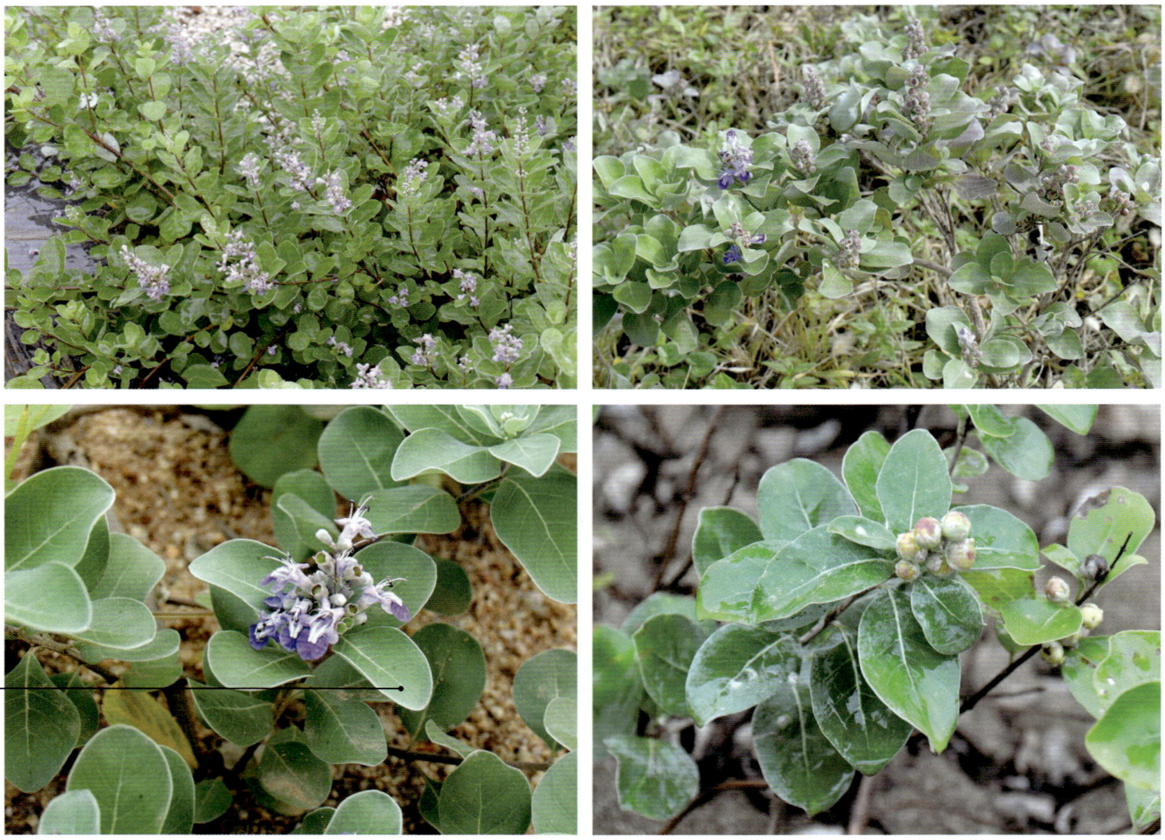

单叶蔓荆

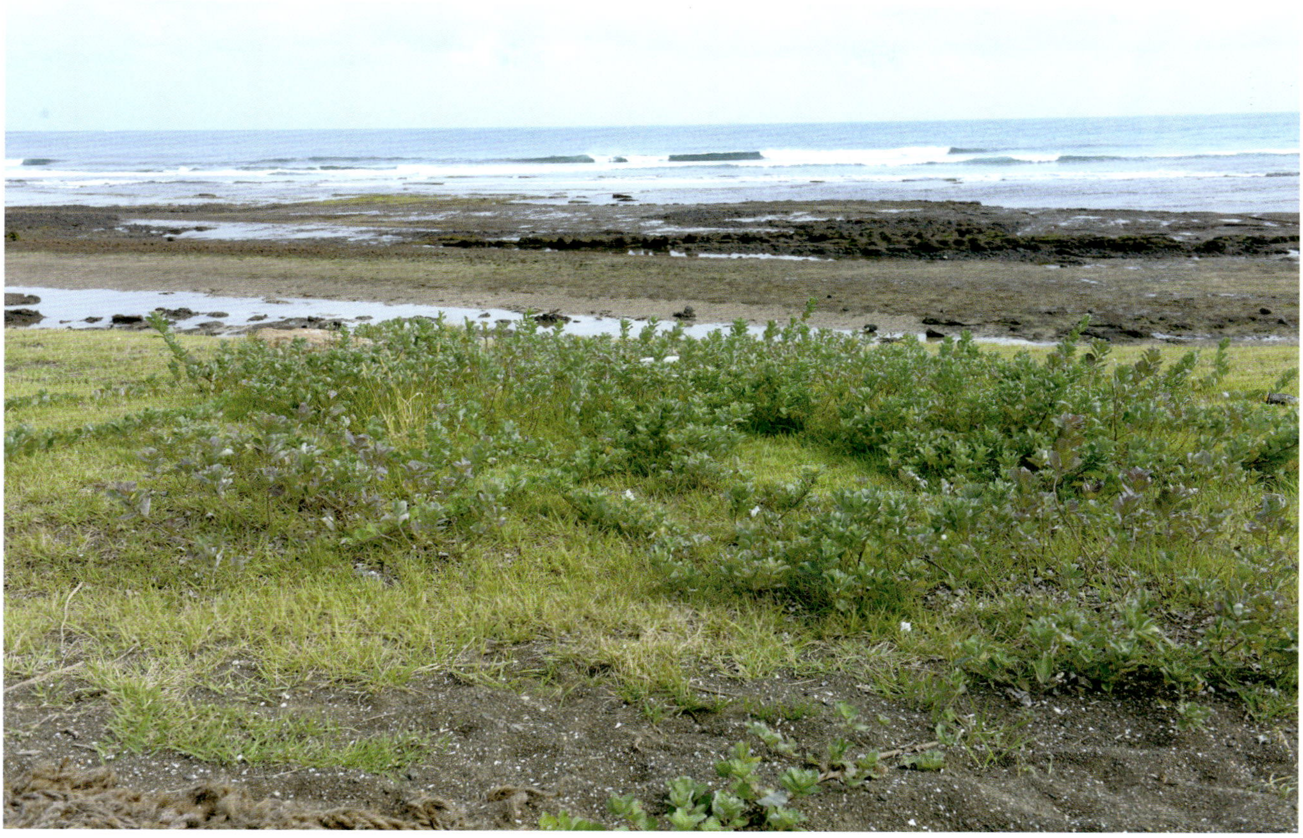

单叶蔓荆（续）

■ 蔓荆 *Vitex trifolia* L.

生于平原沙地、河滩溪畔及荒地灌丛。分布于广东、广西、云南。

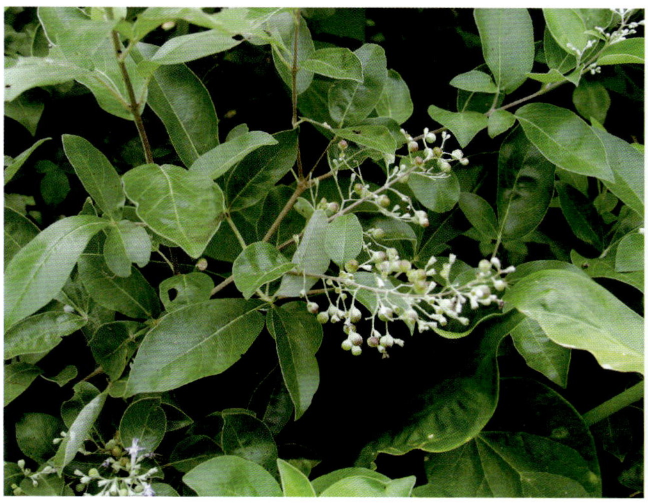

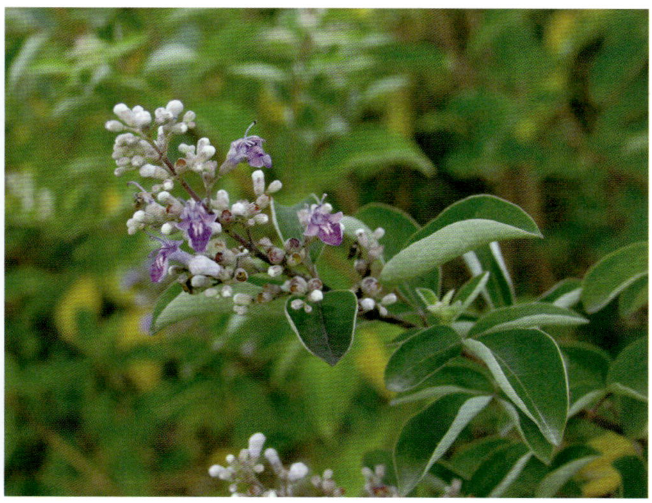

蔓荆

3 小叶复叶

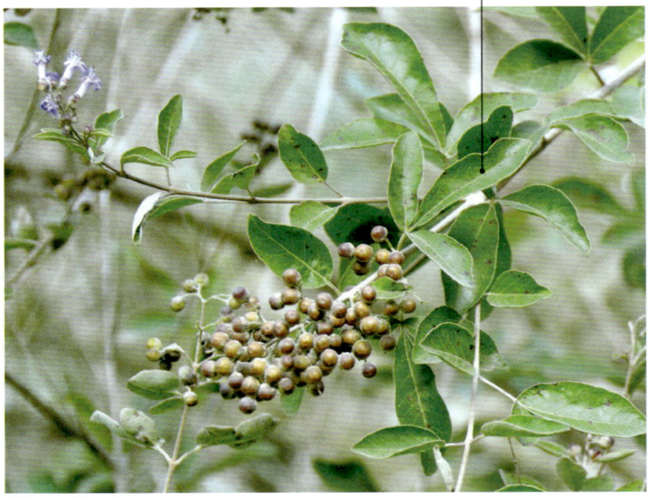

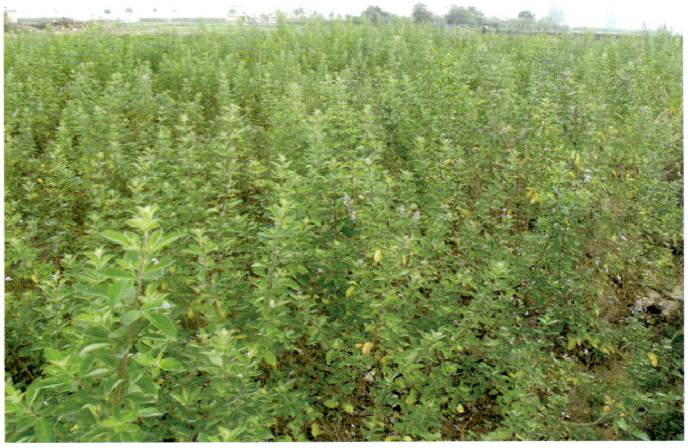

蔓荆（续）

对比鉴别

偶见植物单叶蔓荆的同属植物黄荆 *Vitex negundo* L.、牡荆 *Vitex negundo* L. var. *cannabifolia* (Sieb. et Zucc.) Hand.-Mazz. 的果实混作药材蔓荆子使用。

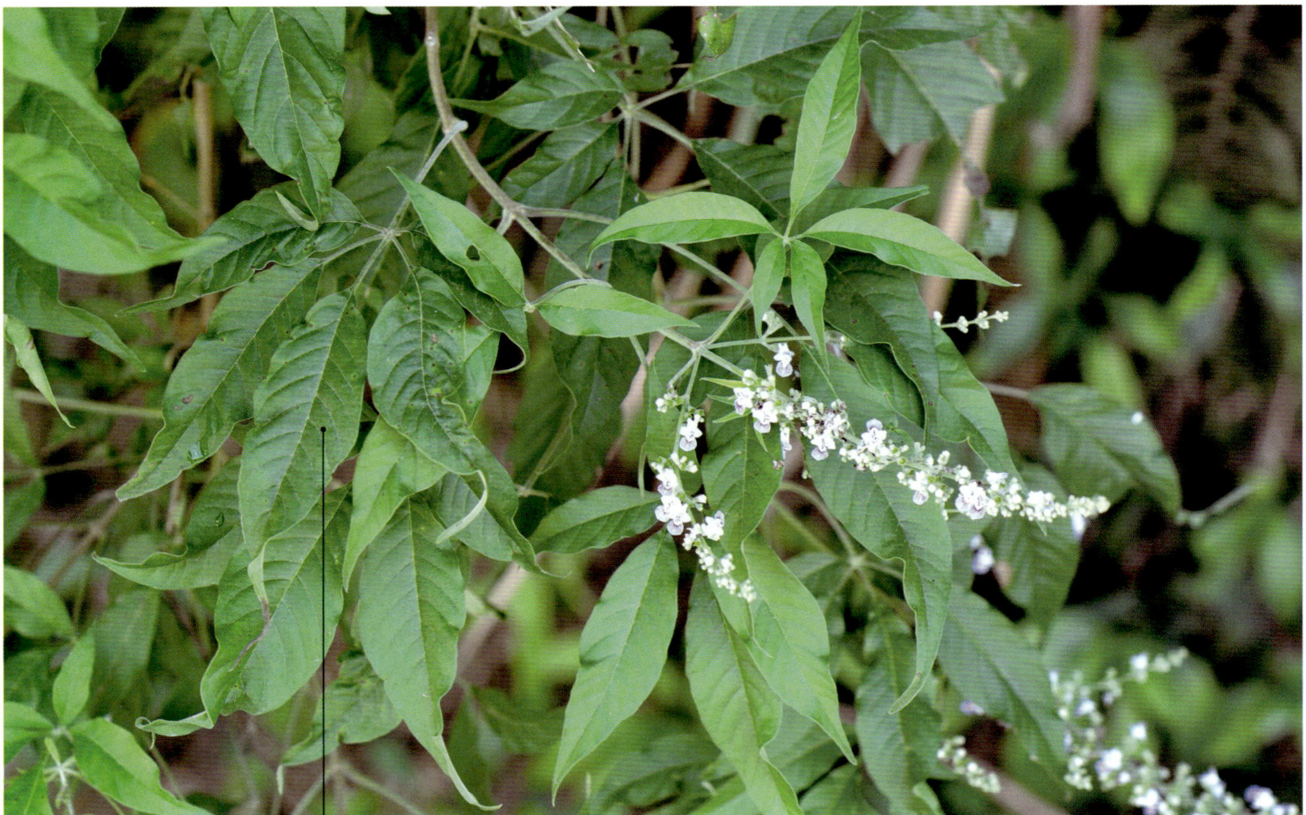

掌状复叶，小叶全缘

黄荆

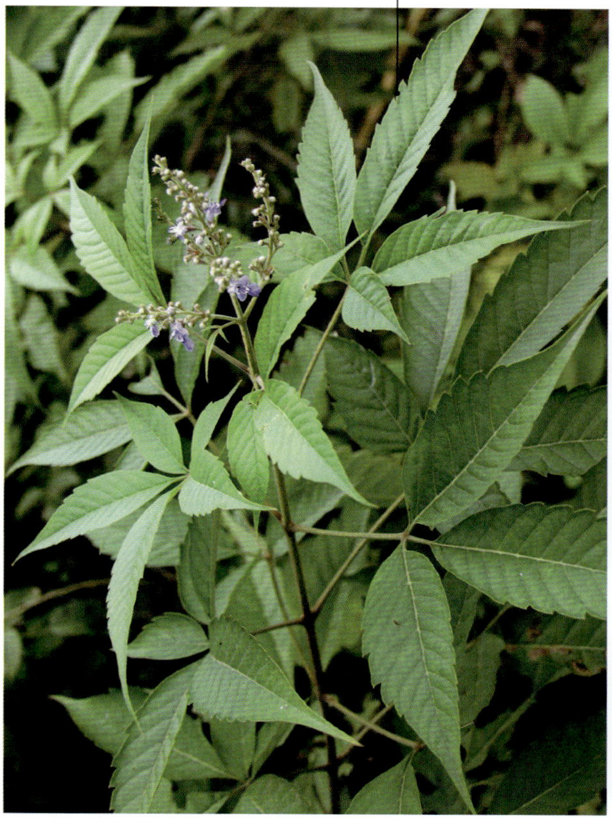

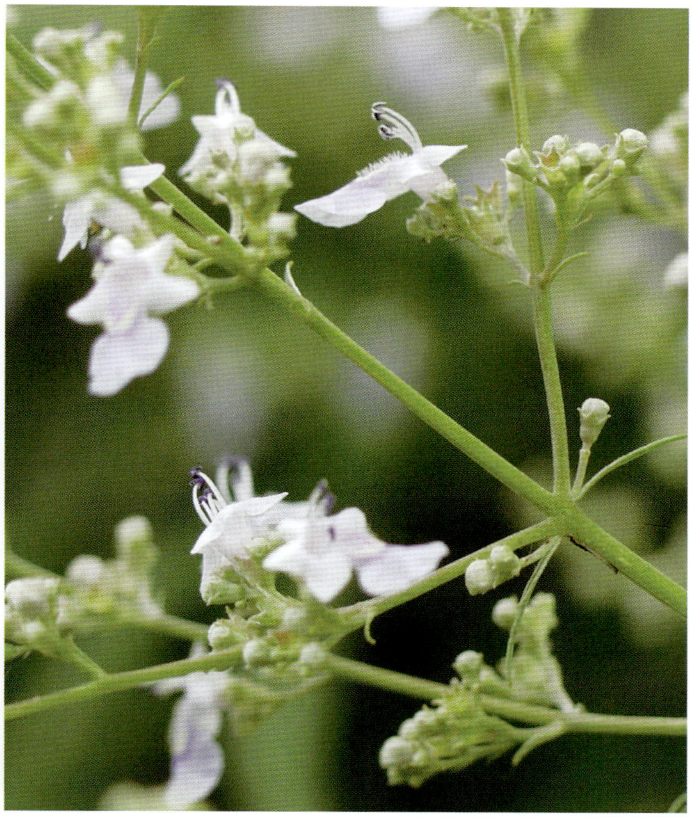

牡荆

检索表

1. 掌状复叶，小叶5，少有3 …… 2
1. 单叶，或3小叶复叶 …… 3
2. 小叶全缘，或偶有少数锯齿 …… 黄荆
2. 小叶具规则锯齿 …… 牡荆
3. 单叶 …… 单叶蔓荆
3. 3小叶复叶 …… 蔓荆

蓼大青叶 Liaodaqingye POLYGONI TINCTORII FOLIUM

本品为蓼科植物蓼蓝 *Polygonum tinctorium* Ait. 的干燥叶。

基原植物

■ **蓼蓝** *Polygonum tinctorium* Ait. 别名：靛蓝叶

生于海拔 200~1000m 的田野水边，多为栽培。分布于全国。

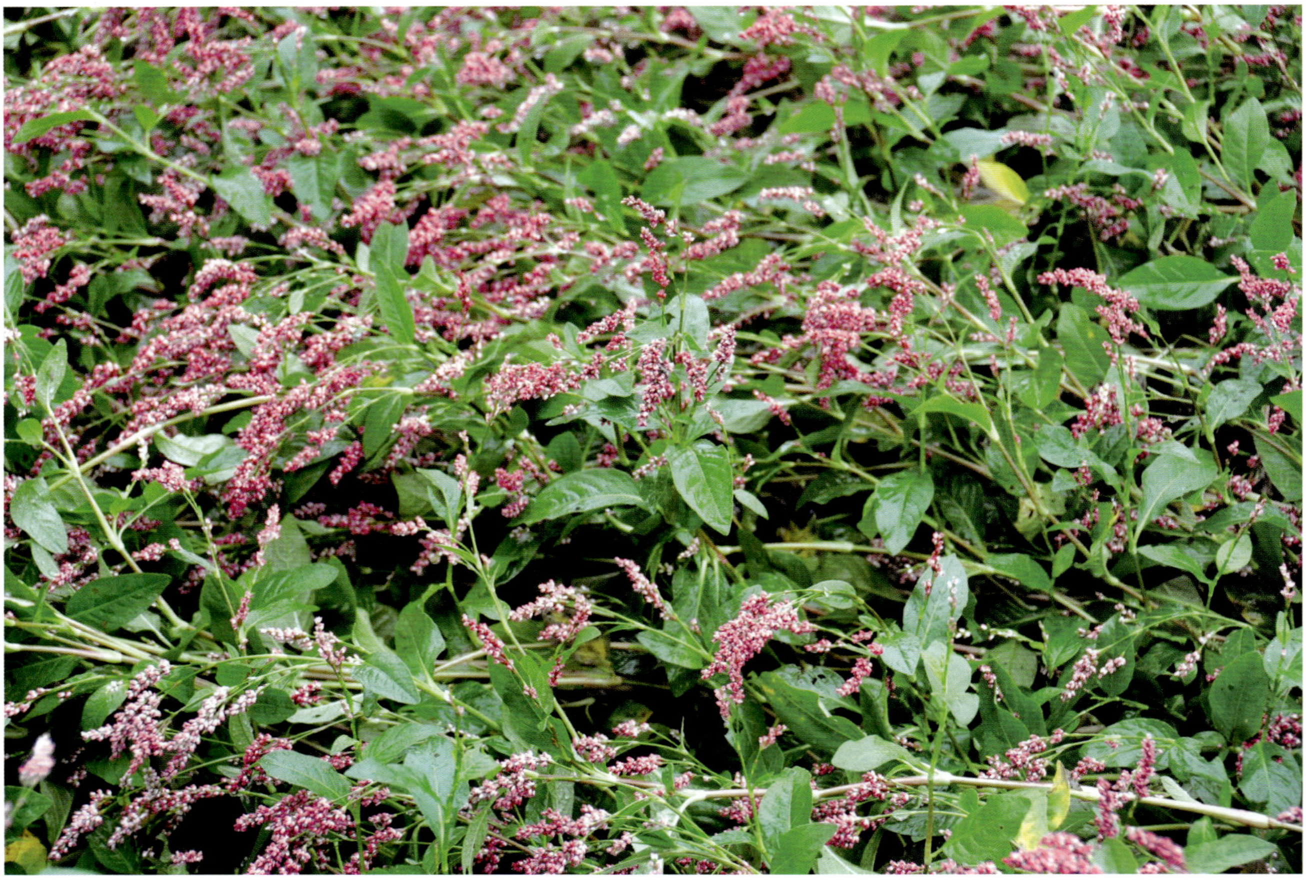

蓼蓝

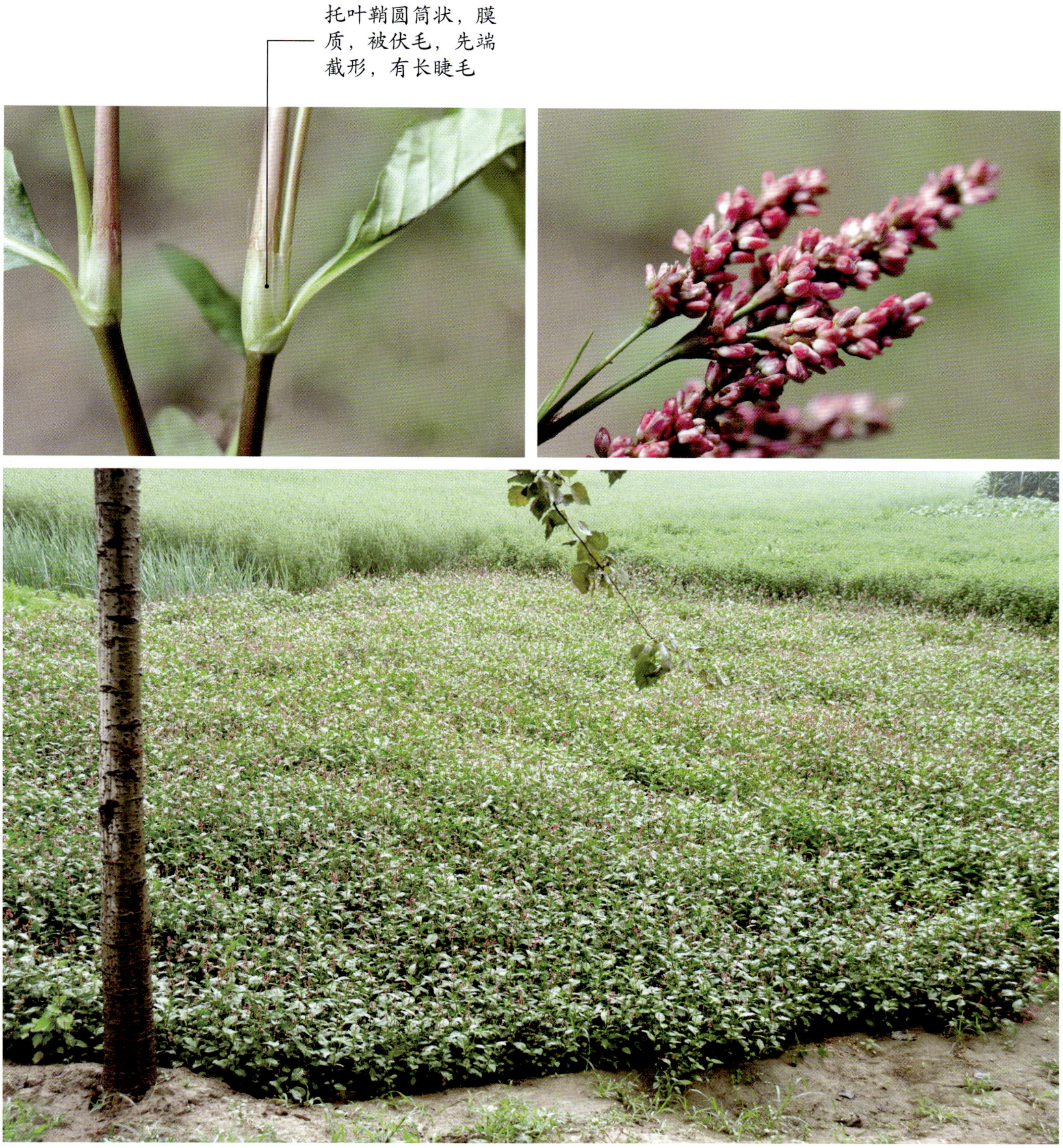

蓼蓝（续）

对比鉴别

参见“大青叶”项。

检索表

参见“大青叶”项。

榧　子 Feizi TORREYAE SEMEN

本品为红豆杉科植物榧 *Torreya grandis* Fort. 的干燥成熟种子。

基原植物

■ **榧** *Torreya grandis* Fort.　别名：榧子树、香榧

生于向阳山坡、旷地、路旁或屋边，常为栽培。分布于安徽、江苏、浙江、江西、福建、湖南、贵州等地。

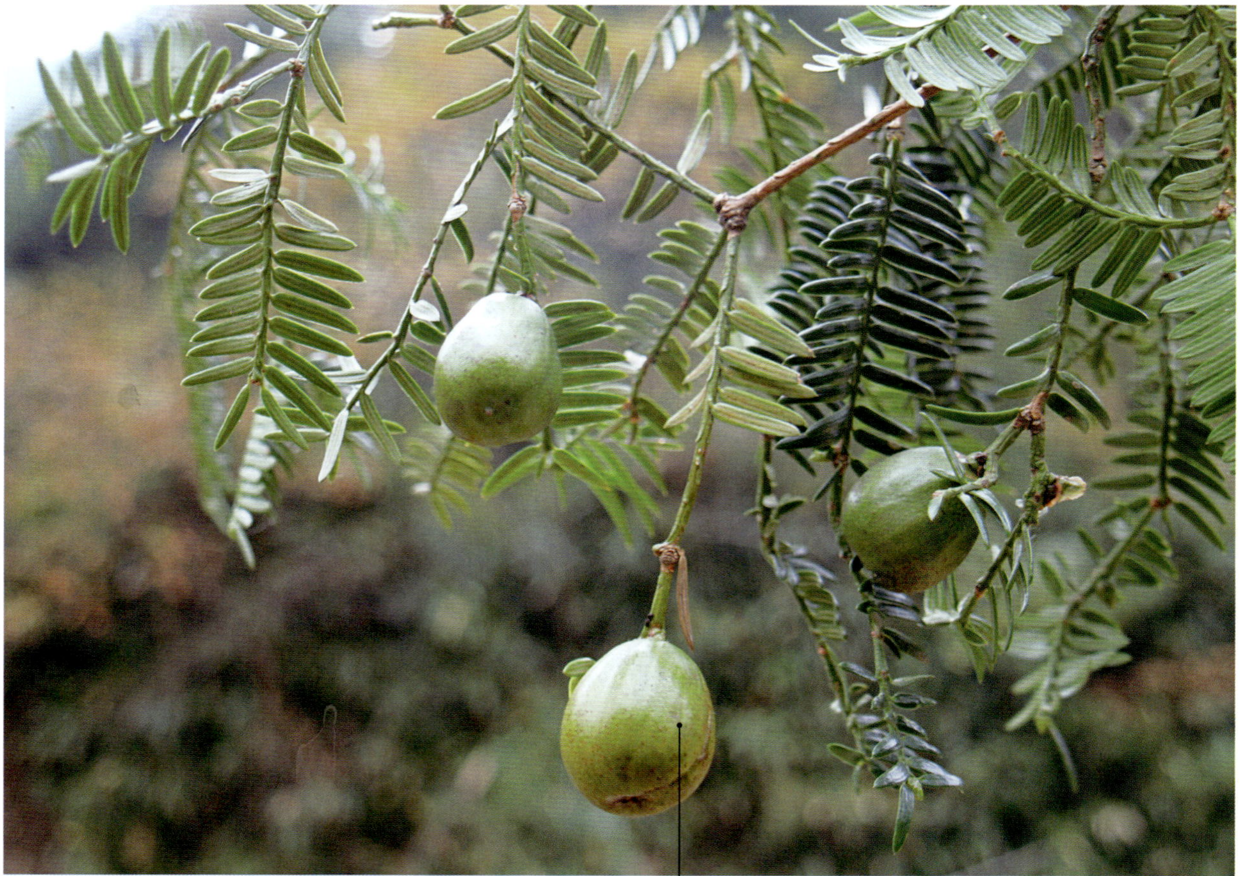

种子核果状

榧

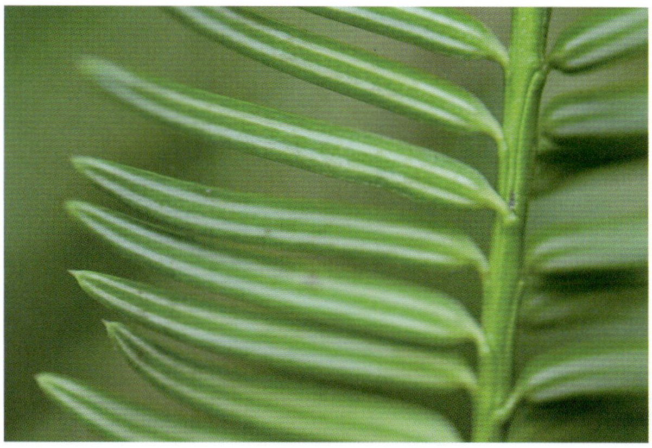

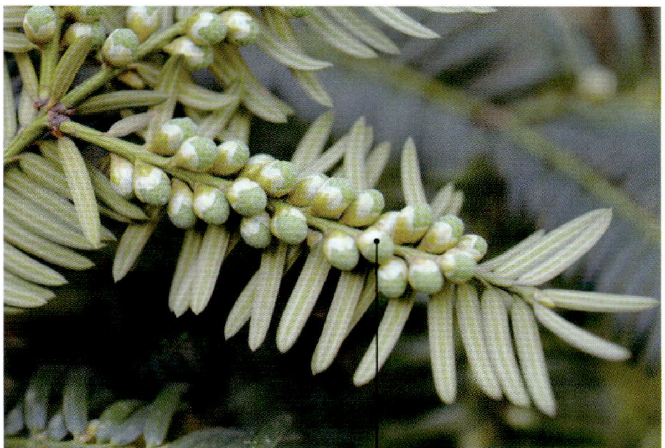

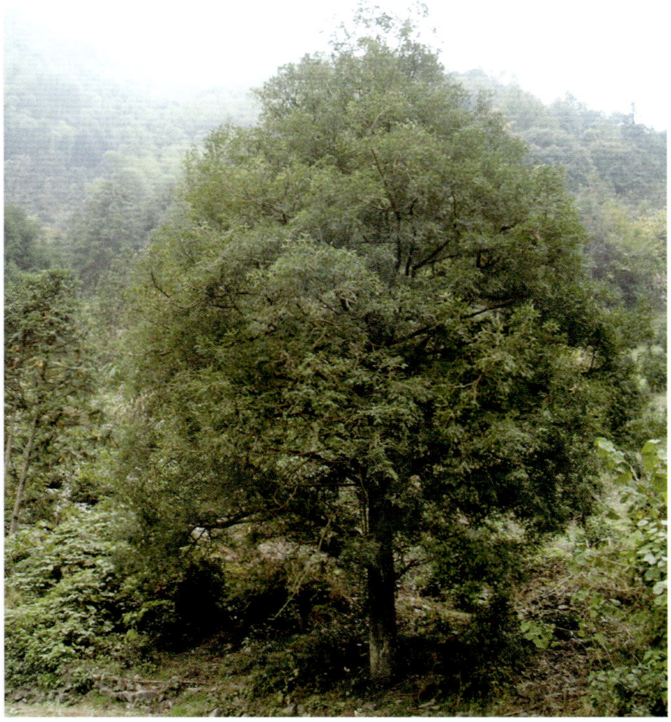

雄球花单生于叶腋

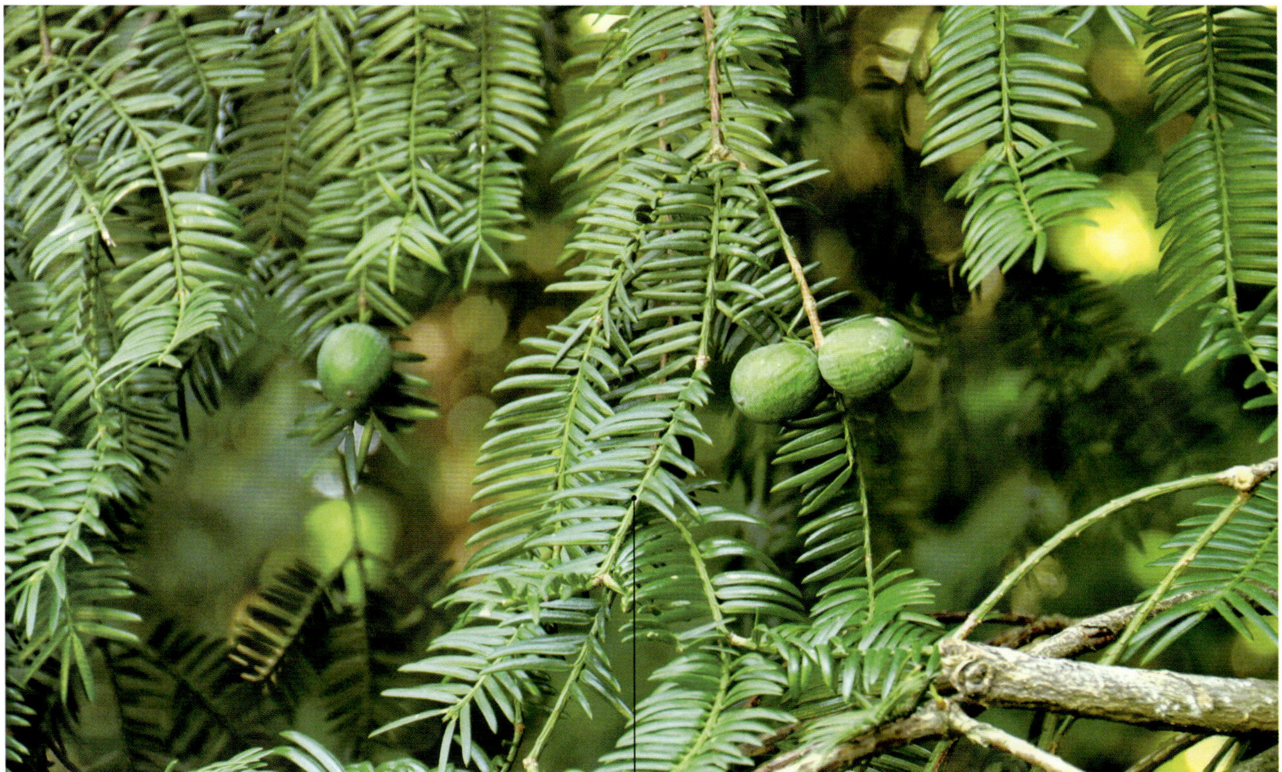

叶条形，排成两列，通常直

榧（续）

榼藤子

Ketengzi

ENTADAE SEMEN

本品系民族习用药材。为豆科植物榼藤子 *Entada phaseoloides* (Linn.) Merr. 的干燥成熟种子。

基原植物

■ **榼藤子** *Entada phaseoloides* (Linn.) Merr.

生于海拔 200~1300m 的林中。分布于福建、广东、海南、广西、贵州、云南、西藏。

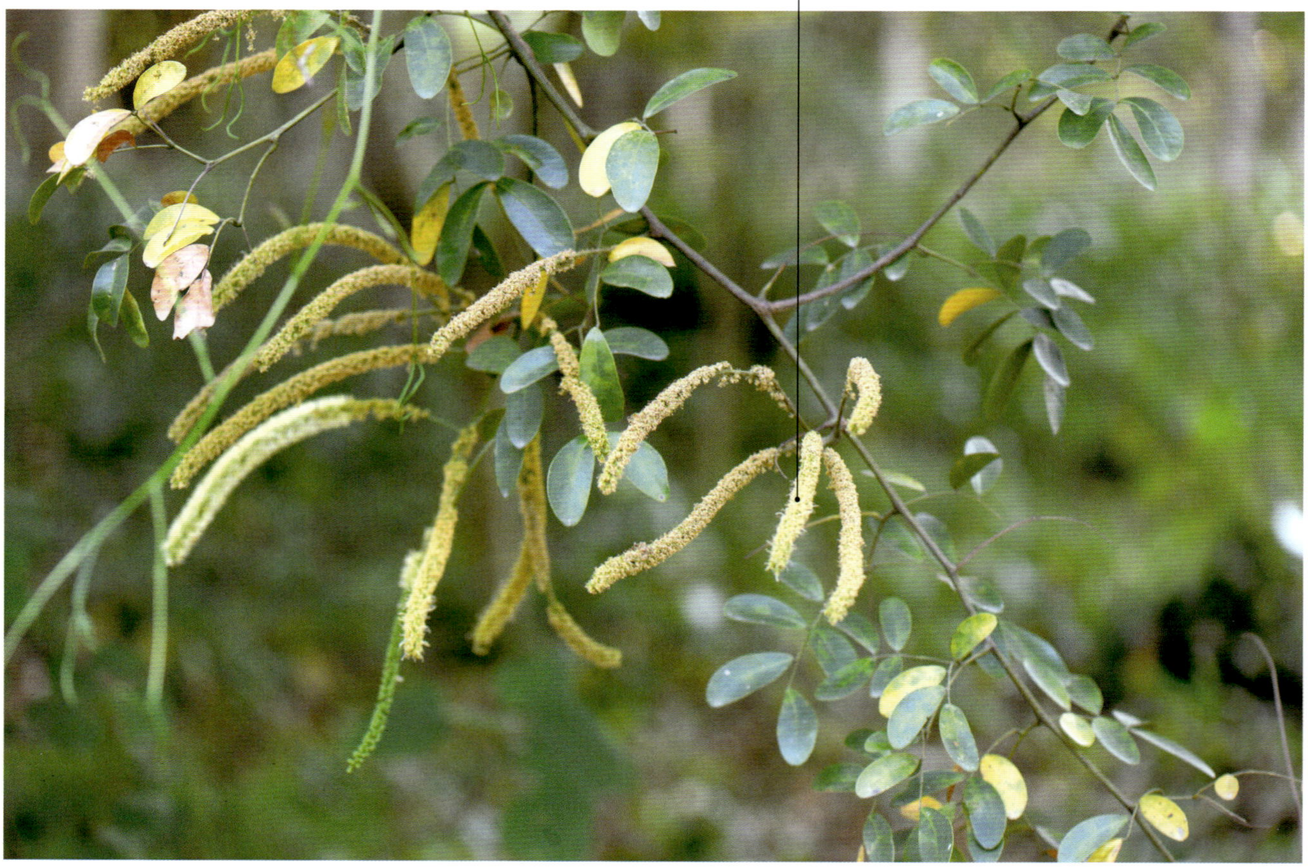

榼藤子

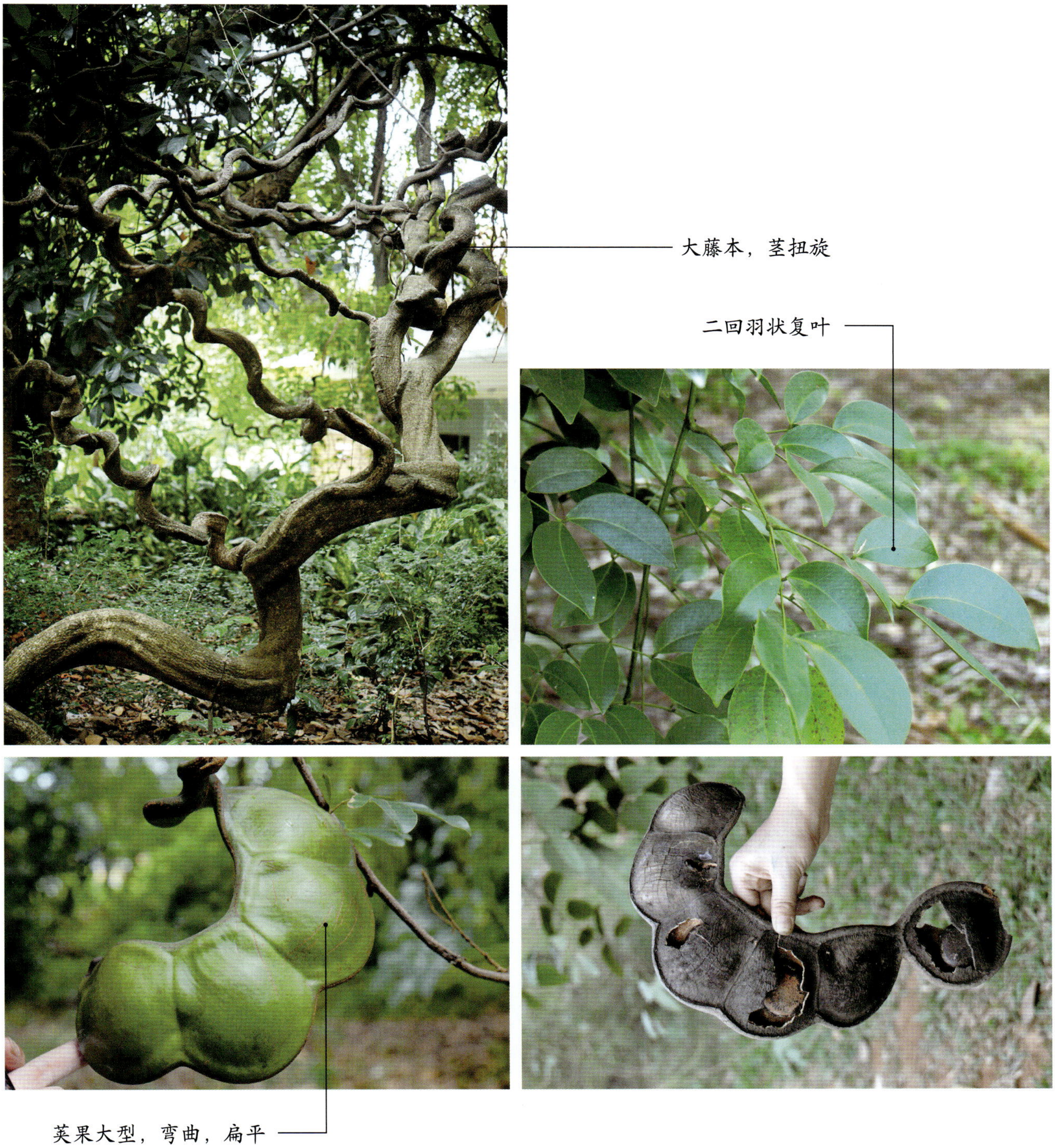
大藤本，茎扭旋
二回羽状复叶
荚果大型，弯曲，扁平

榼藤子（续）

槟　榔

Binglang
ARECAE SEMEN

焦槟榔

Jiaobinglang
ARECAE SEMEN TOSTUM

槟榔为棕榈科植物槟榔 *Areca catechu* L. 的干燥成熟种子；焦槟榔为槟榔的炮制加工品。

基原植物

■ 槟榔　*Areca catechu* L.

生于热带地区。栽培于海南、台湾、云南等地。

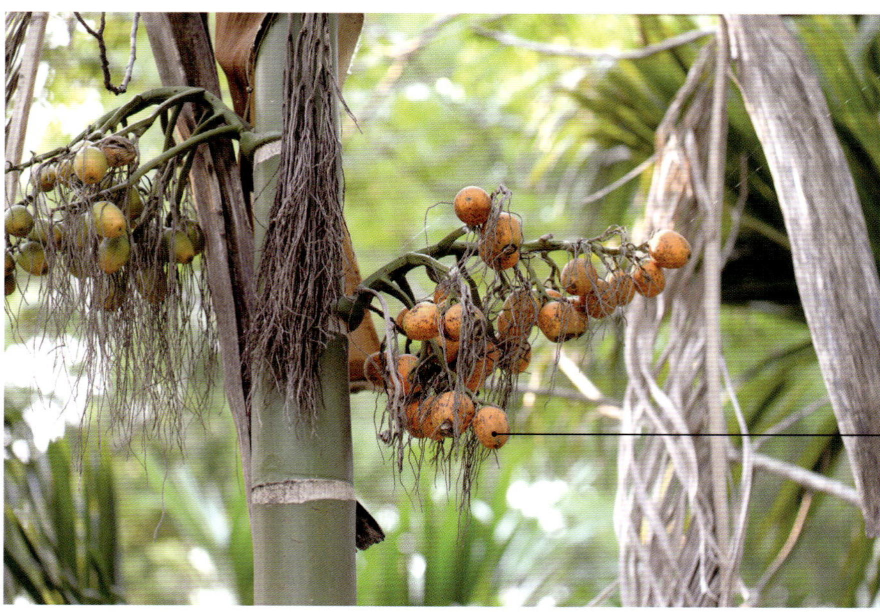

槟榔

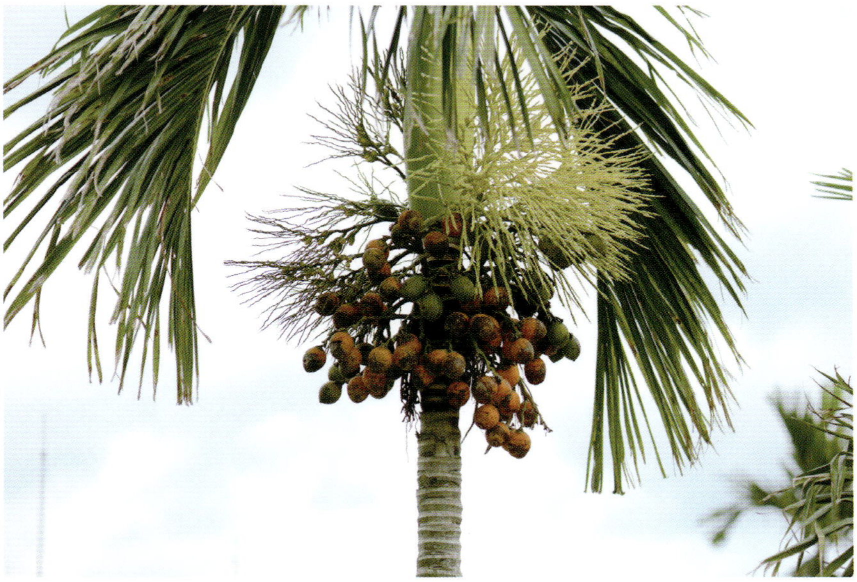

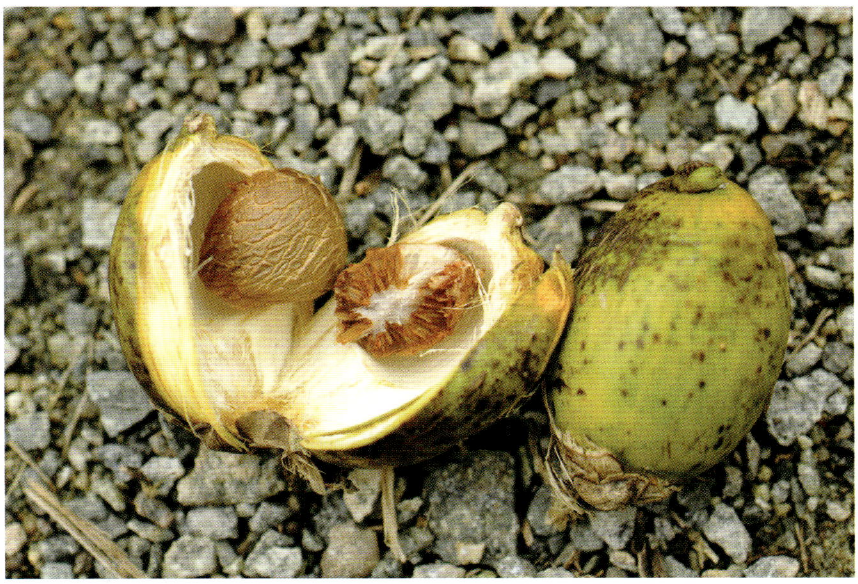

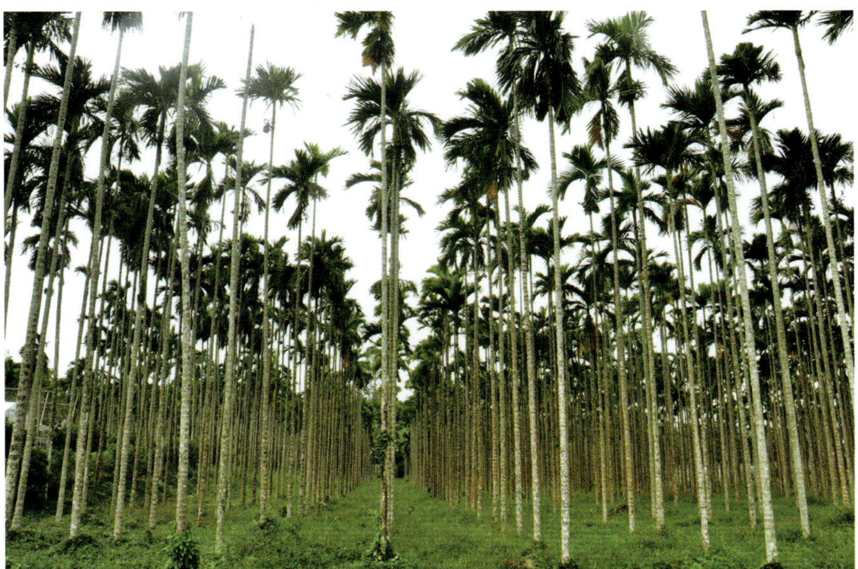

槟榔（续）

酸枣仁

Suanzaoren

ZIZIPHI SPINOSAE SEMEN

本品为鼠李科植物酸枣 *Ziziphus jujuba* Mill. var. *spinosa* (Bunge) Hu ex H. F. Chou 的干燥成熟种子。

基原植物

■ 酸枣 *Ziziphus jujuba* Mill. var. *spinosa* (Bunge) Hu ex H. F. Chou 别名：山枣、刺酸枣

《中国药典》1963 年版记载酸枣的拉丁学名为 *Ziziphus sativa* var. *spinosa* (Bge.) Schneider，1977~1985 年间的几版记载其拉丁学名为 *Ziziphus spinosa* Hu。

生于向阳或干燥的山坡、山谷、丘陵。分布于辽宁、内蒙古、河北、河南、山东、山西、陕西、甘肃、安徽、江苏。

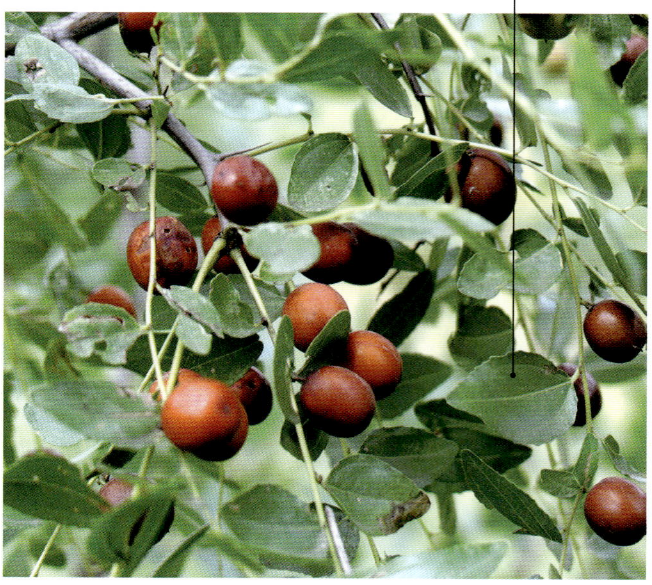

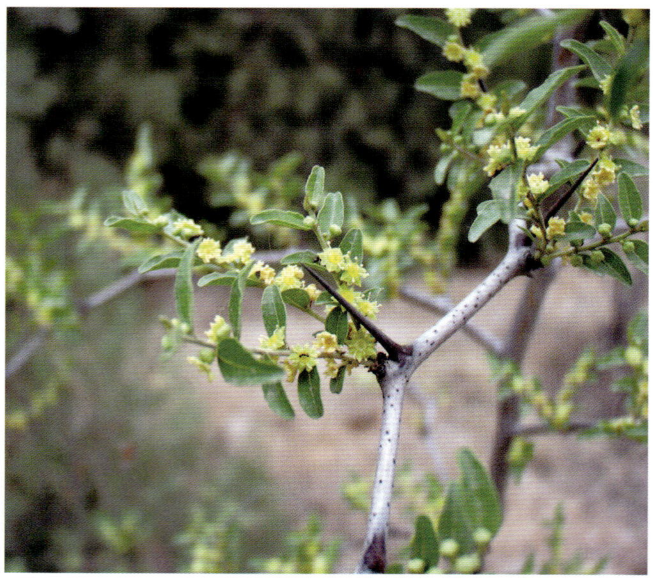

酸枣

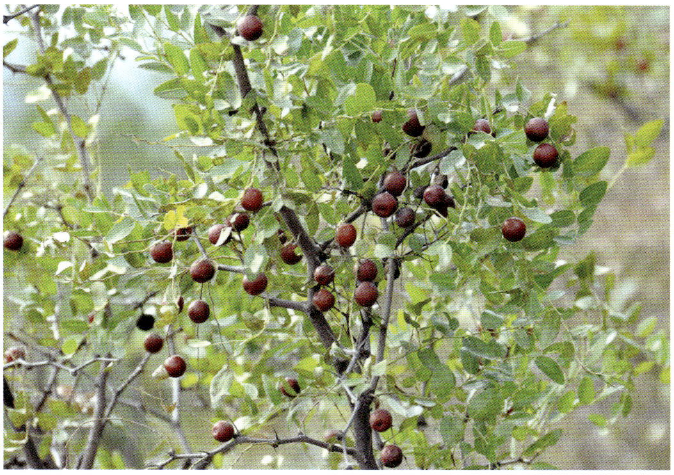

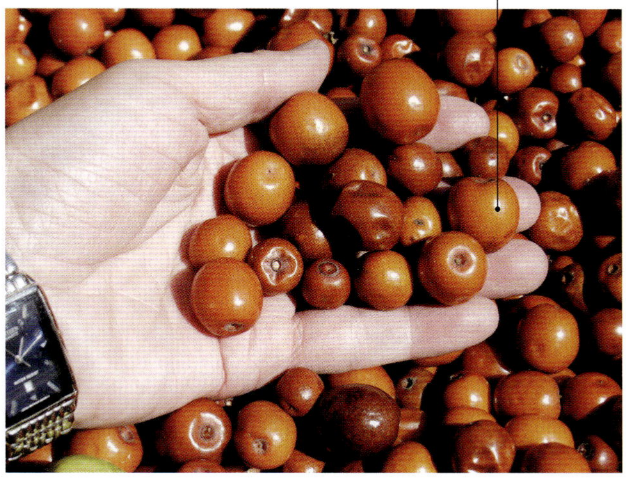
核果肉质，近球形，直径 0.8~1.3cm，
成熟时暗红褐色，果皮薄，有酸味

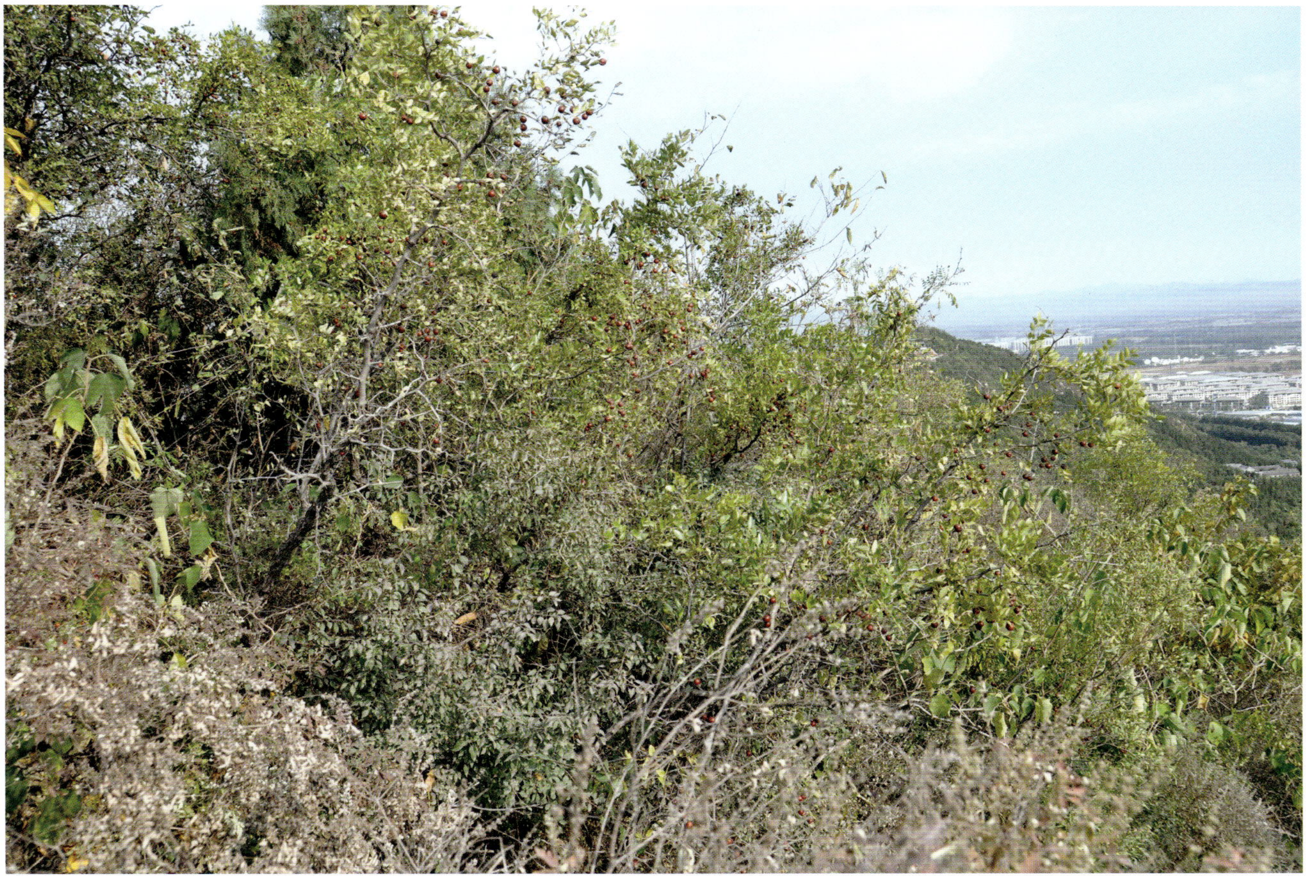

酸枣（续）

对比鉴别

近年酸枣仁的价格较高，商品中出现以鼠李科植物滇刺枣 *Ziziphus mauritiana* Lam.、北枳椇 *Hovenia dulcis* Thunb. 和枳椇 *Hovenia acerba* Lindl. 的种子混充药材酸枣仁使用的情况。

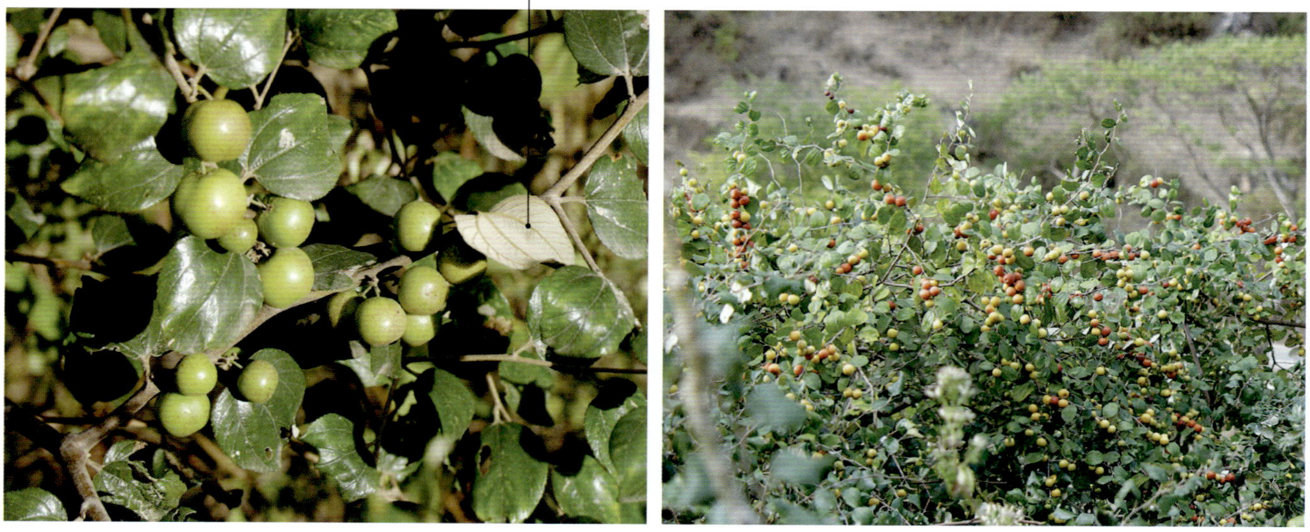

滇刺枣

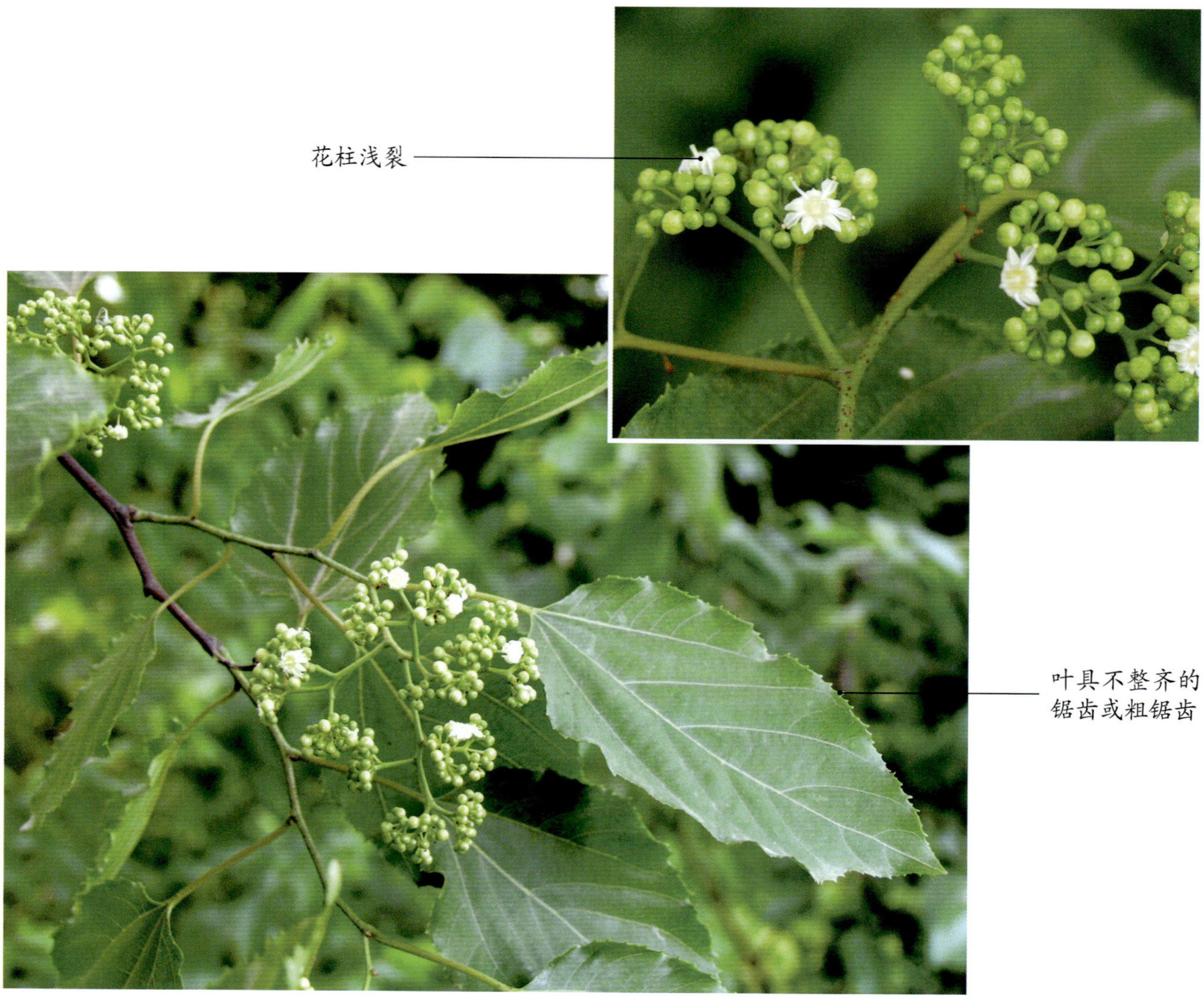

北枳椇

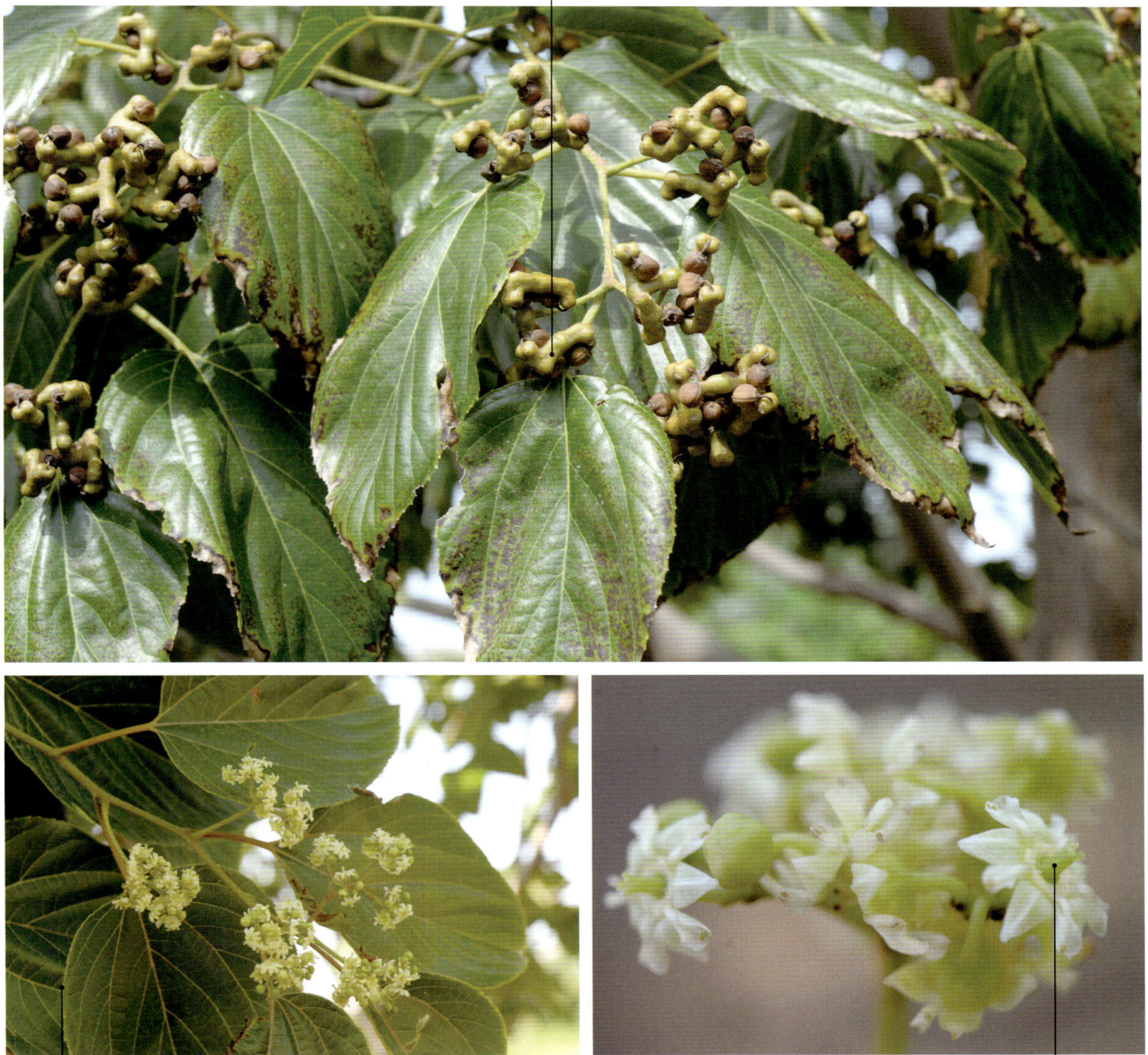

枳椇

检索表

1. 花序轴于果熟时不膨大成肉质 2
1. 花序轴于果熟时膨大成肉质 3
2. 叶下面无毛或近无毛，或仅基部脉腋被毛 .... 酸枣
2. 叶下面被黄色或灰白色密绒毛 .... 滇刺枣
3. 叶具浅而钝的细锯齿；花排成对称的二歧式聚伞圆锥花序；花柱半裂或深裂 .... 枳椇
3. 叶具不整齐的锯齿或粗锯齿；花排成不对称的聚伞圆锥花序；花柱浅裂 .... 北枳椇

豨莶草

Xixiancao

SIEGESBECKIAE HERBA

本品为菊科植物豨莶 *Siegesbeckia orientalis* L.、腺梗豨莶 *Siegesbeckia pubescens* Makino 或毛梗豨莶 *Siegesbeckia glabrescens* Makino 的干燥地上部分。

基原植物

■ 豨莶 *Siegesbeckia orientalis* L. 别名：肥猪菜

生于山坡、路边、林缘。分布于秦岭和长江流域以南。

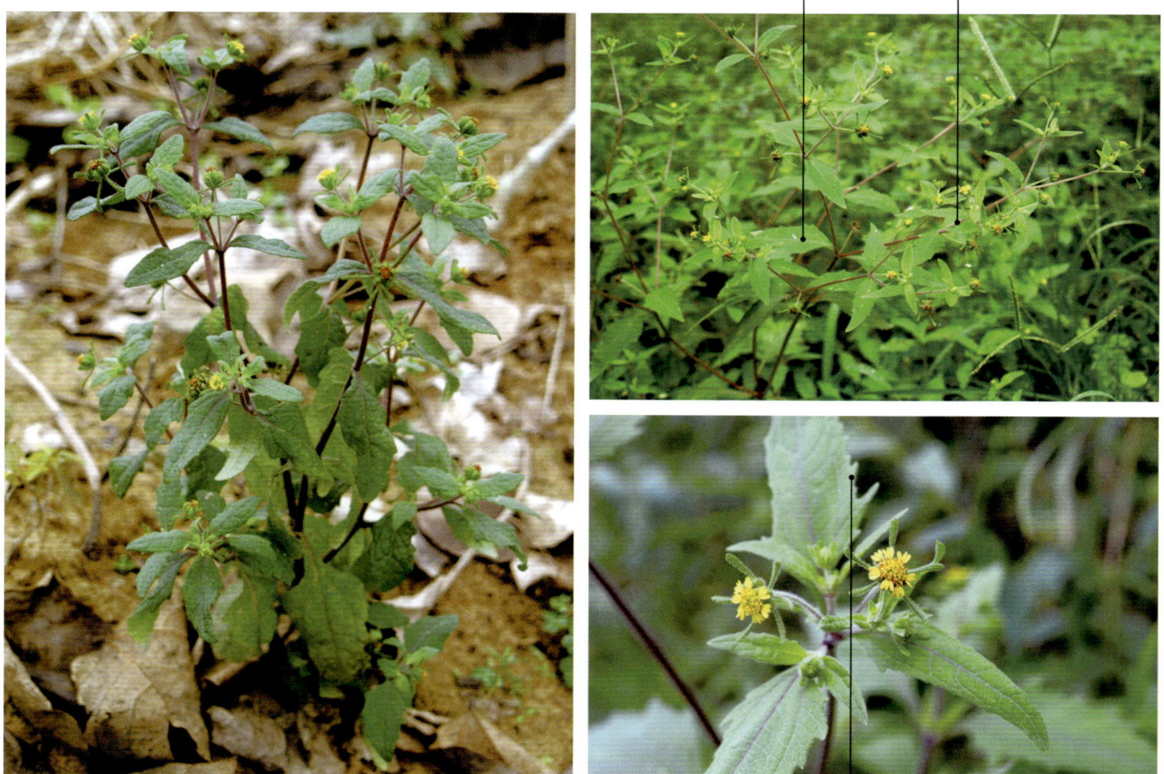
叶三角状卵形
分枝复二歧状
边缘有不规则的浅裂或粗齿

豨莶

■ 腺梗豨莶 *Siegesbeckia pubescens* Makino 别名：粘不扎

生于山坡或路旁草地。分布于东北、华北、华东及湖南、湖北、广东、广西、贵州、云南、四川等地。

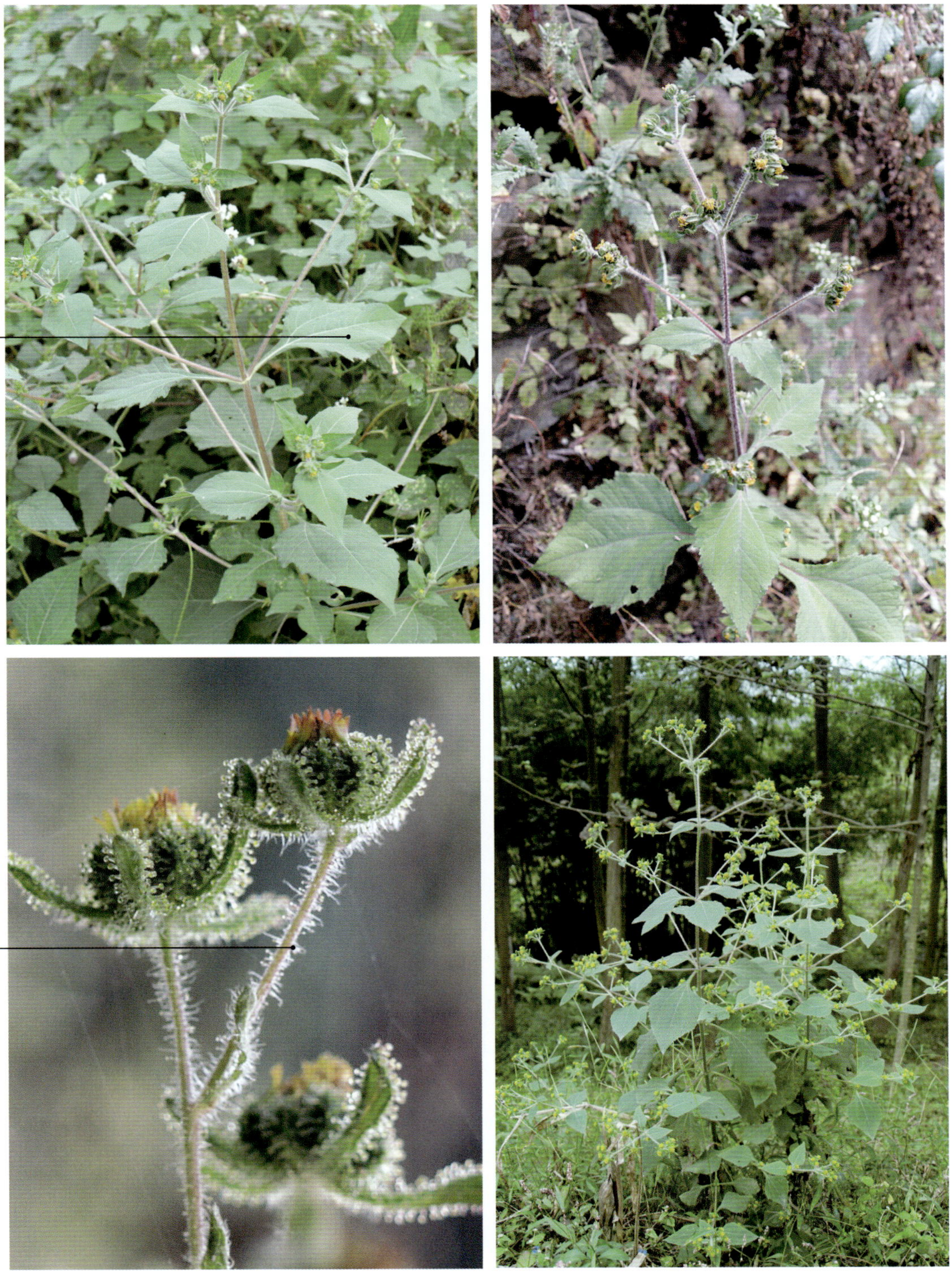
叶卵圆形或卵形
花梗被紫褐色头状具柄的密腺毛和长柔毛

腺梗豨莶

■ 毛梗豨莶 *Siegesbeckia glabrescens* Makino 别名：少毛豨莶

生于山坡、路边。分布于长江以南及西南各地。

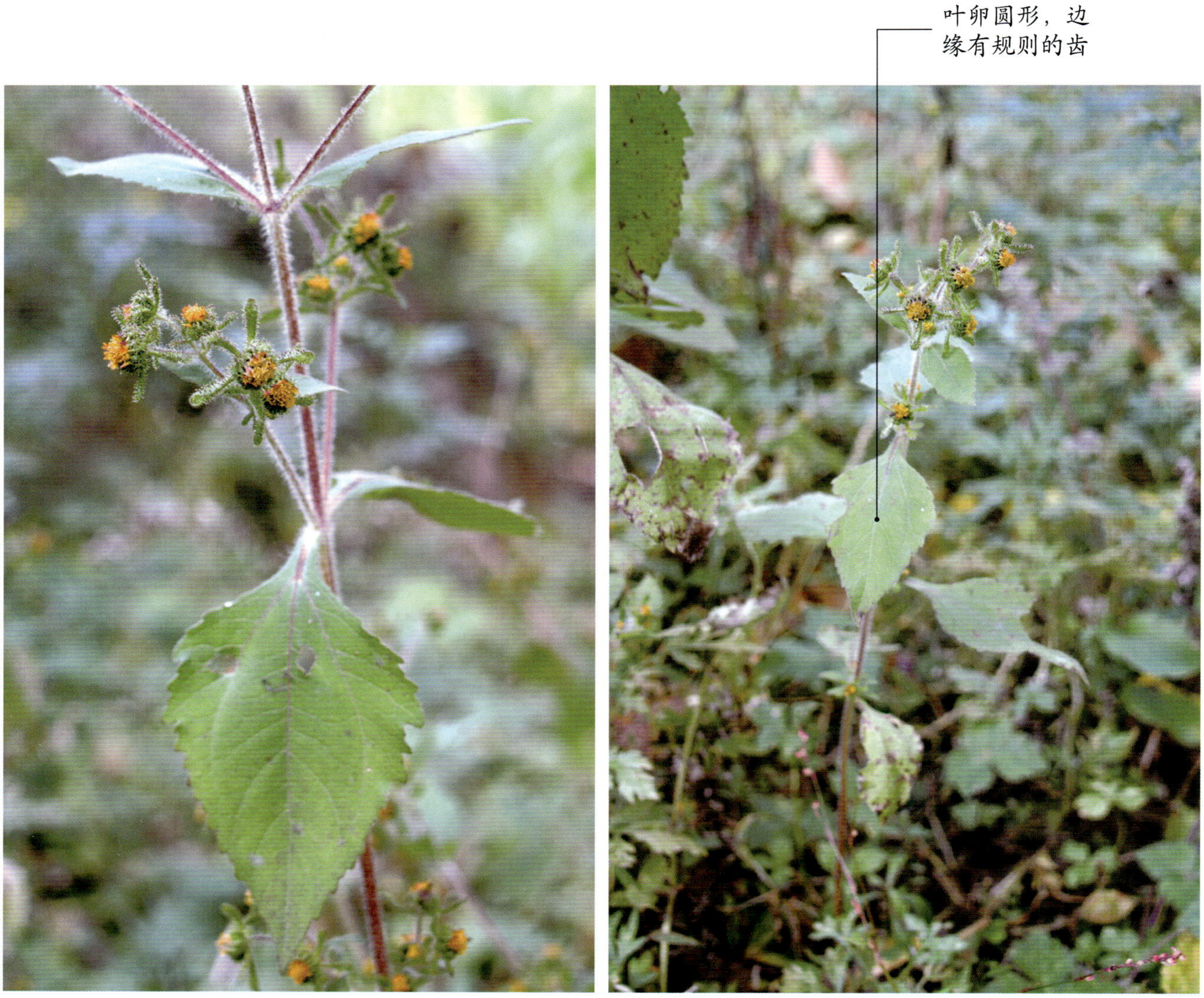

毛梗豨莶

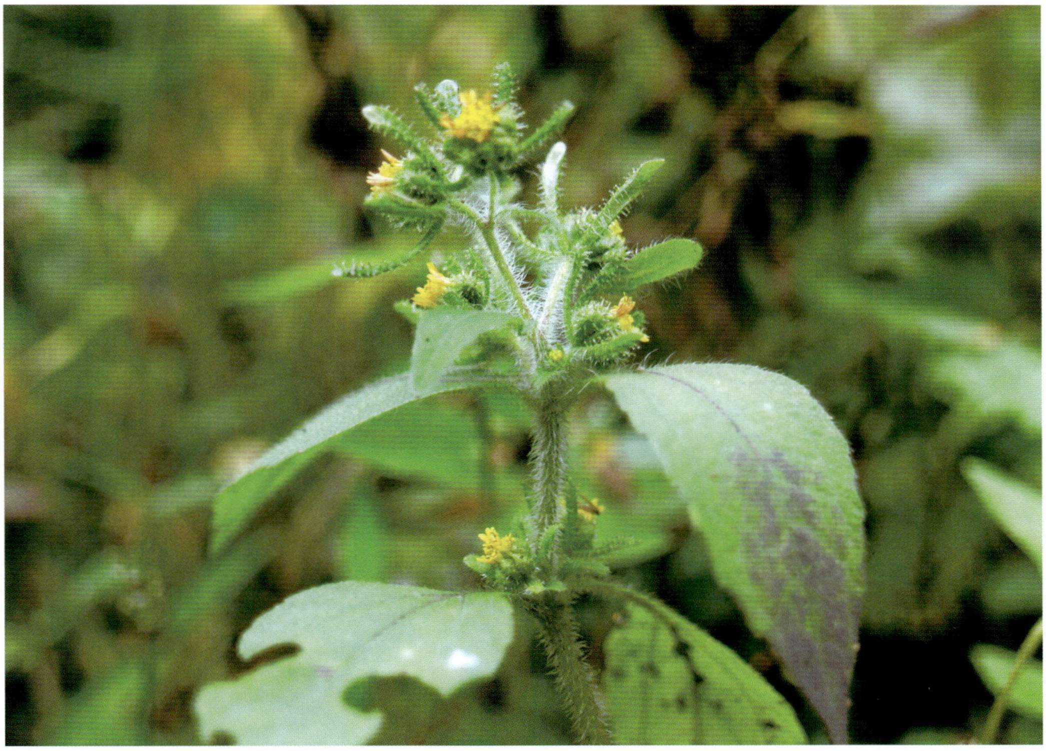

毛梗豨莶（续）

检索表

1. 花梗和分枝的上部被紫褐色头状具柄的密腺毛和长柔毛；中部以上的叶卵圆形或卵形，边缘有尖头齿；分枝非二歧状……腺梗豨莶
1. 花梗和枝上部无紫褐色头状具柄的密腺毛和长柔毛；中部以上的叶三角状卵形或卵状披针形……2
2. 花梗和枝上部疏生平伏的短柔毛；叶卵圆形，有时呈三角状卵形，边缘有规则的齿；茎上部分枝非二歧状……毛梗豨莶
2. 花梗和枝上部密生短柔毛；叶三角状卵形，边缘有不规则的浅裂或粗齿；分枝常成复二歧状……豨莶

蜘蛛香

Zhizhuxiang

VALERIANAE JATAMANSI RHIZOMA ET RADIX

本品为败酱科植物蜘蛛香 *Valeriana jatamansi* Jones 的干燥根茎和根。

基原植物

■ 蜘蛛香 *Valeriana jatamansi* Jones

生于溪边、疏林或灌木林较潮湿处。分布于河南、湖北、四川、贵州、云南等地。

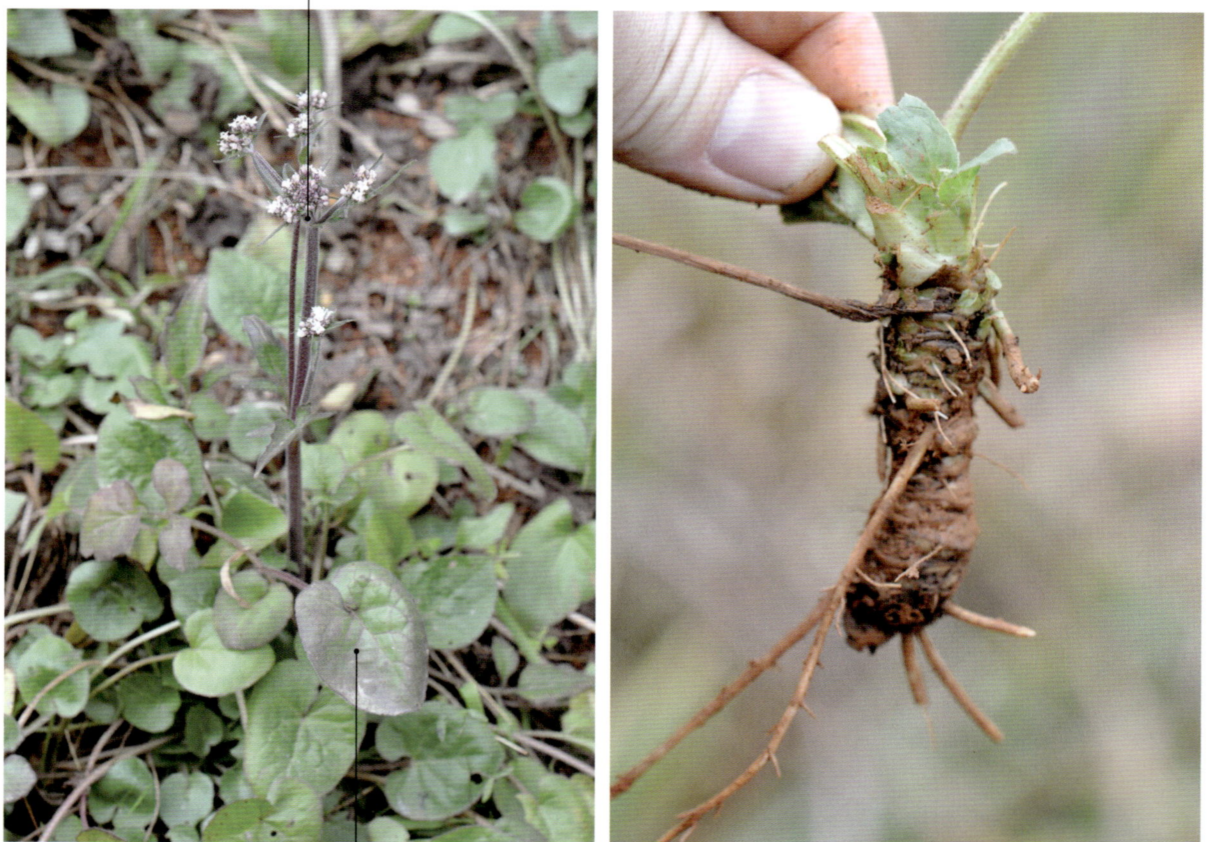

蜘蛛香

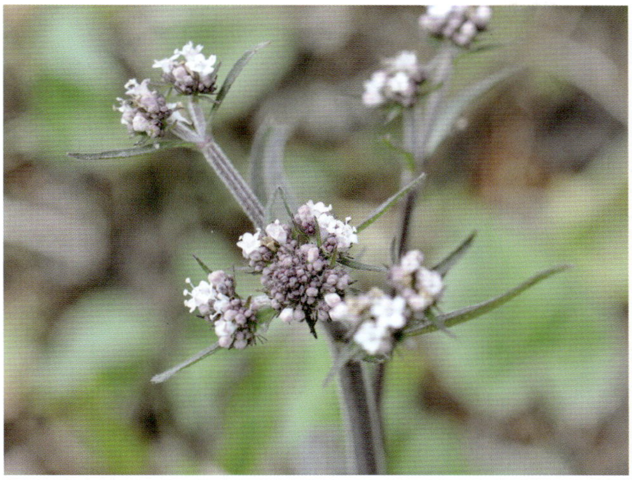

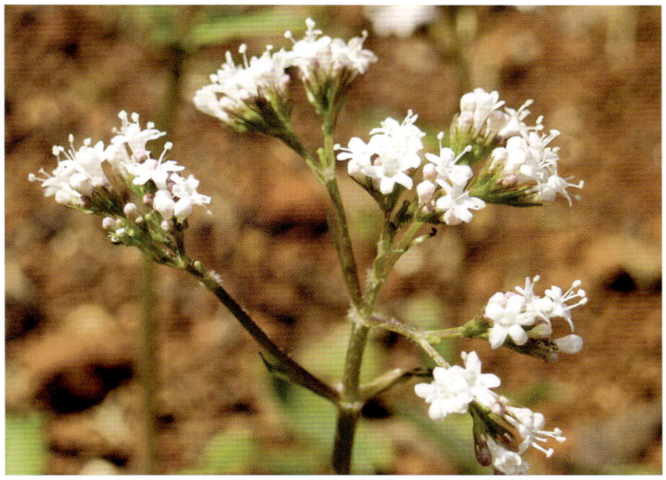

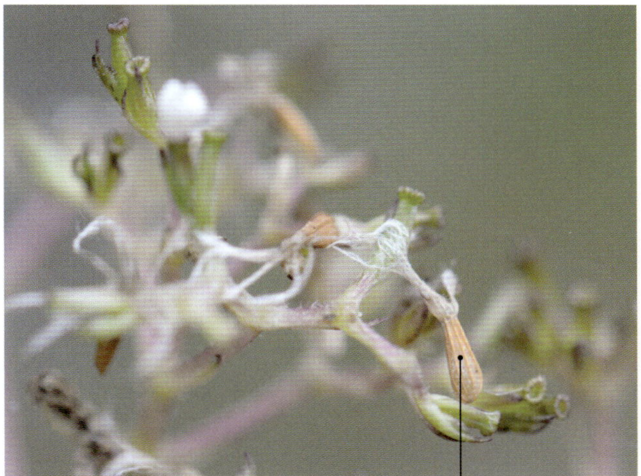

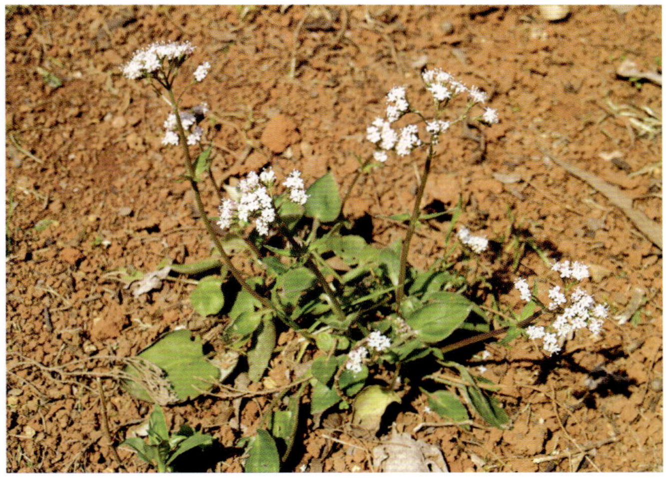

瘦果长柱状，顶端有多条羽毛状宿萼

蜘蛛香（续）

罂粟壳

Yingsuqiao

PAPAVERIS PERICARPIUM

本品为罂粟科植物罂粟 *Papaver somniferum* L. 的干燥成熟果壳。

基原植物

■ **罂粟** *Papaver somniferum* L. 别名：米壳、罂子粟

由国家限定栽培于田圃。

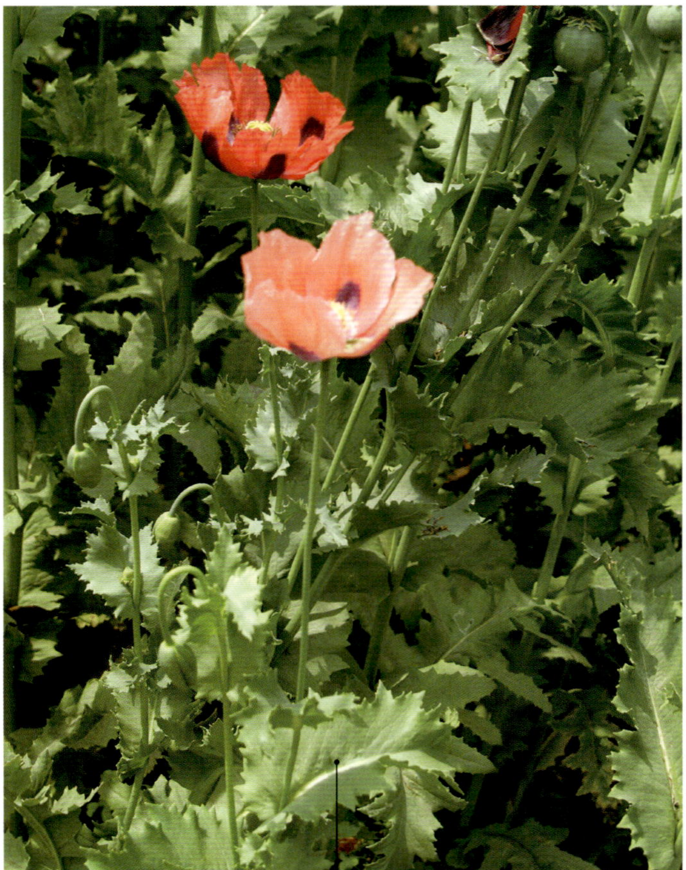

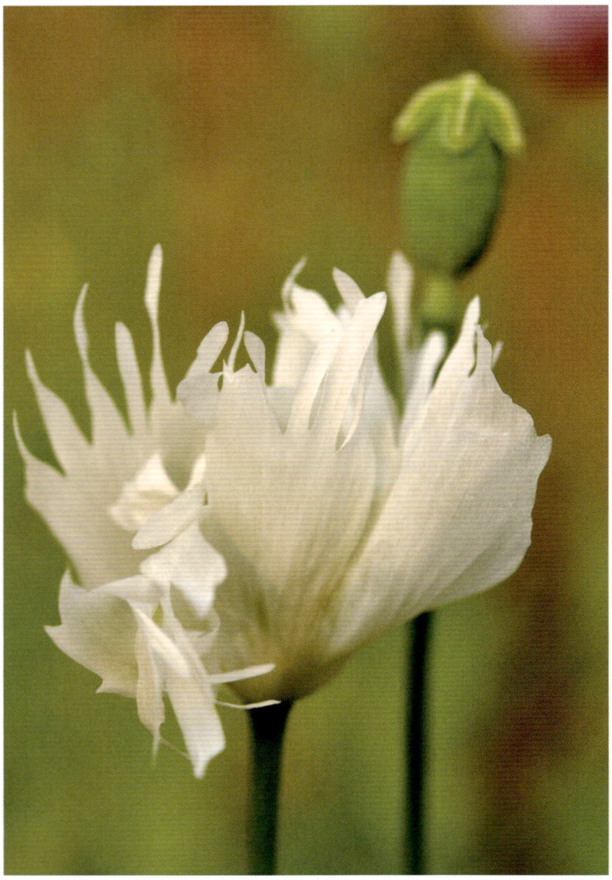

茎生叶抱茎，边缘为不规则的浅波状齿

罂粟

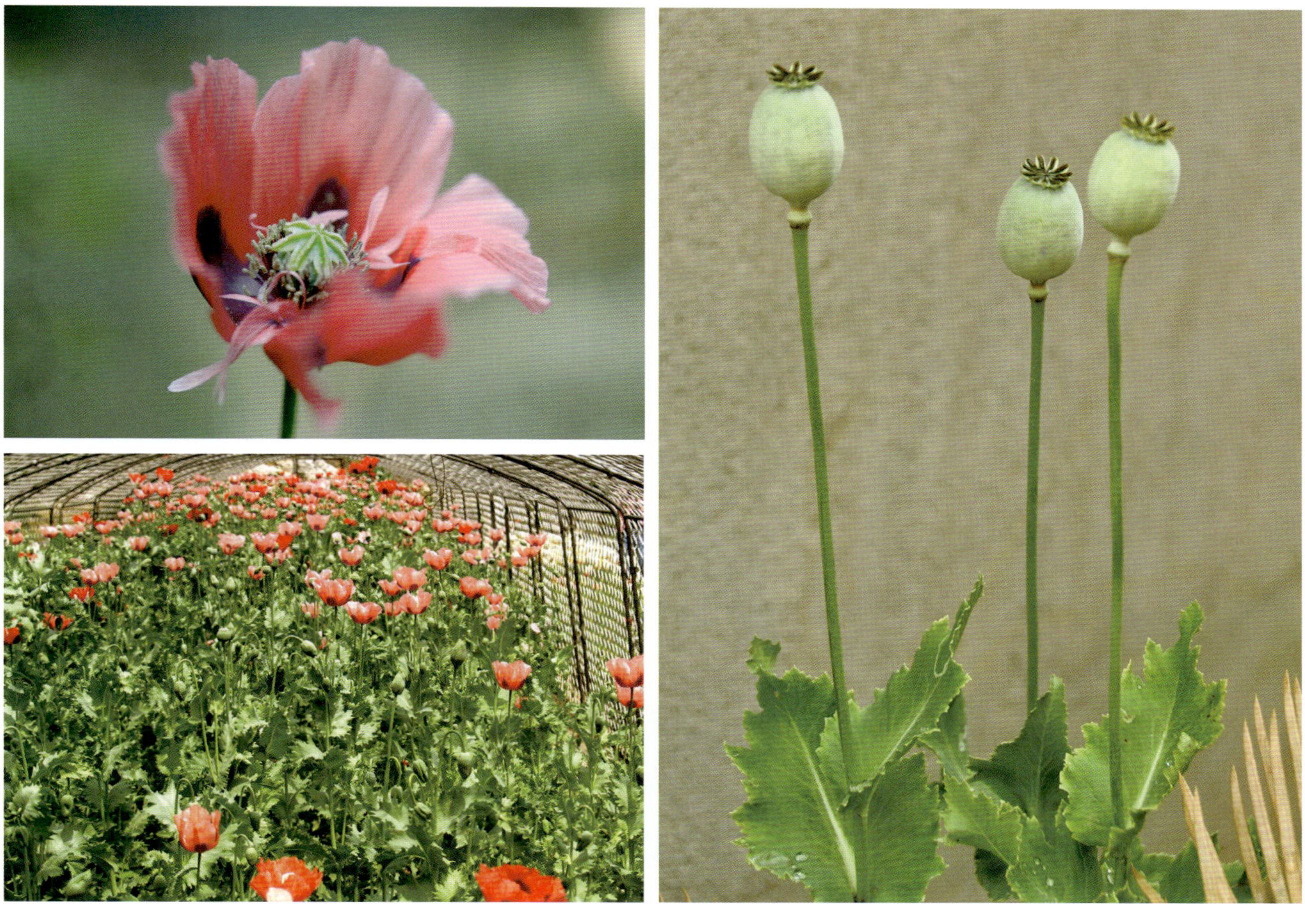

罂粟（续）

对比鉴别

罂粟均来源于栽培，由政府指定农场生产。植物罂粟的同属植物虞美人 *Papaver rhoeas* L.、鬼罂粟 *Papaver orientale* L. 为著名花卉，常于庭院、公园栽培。

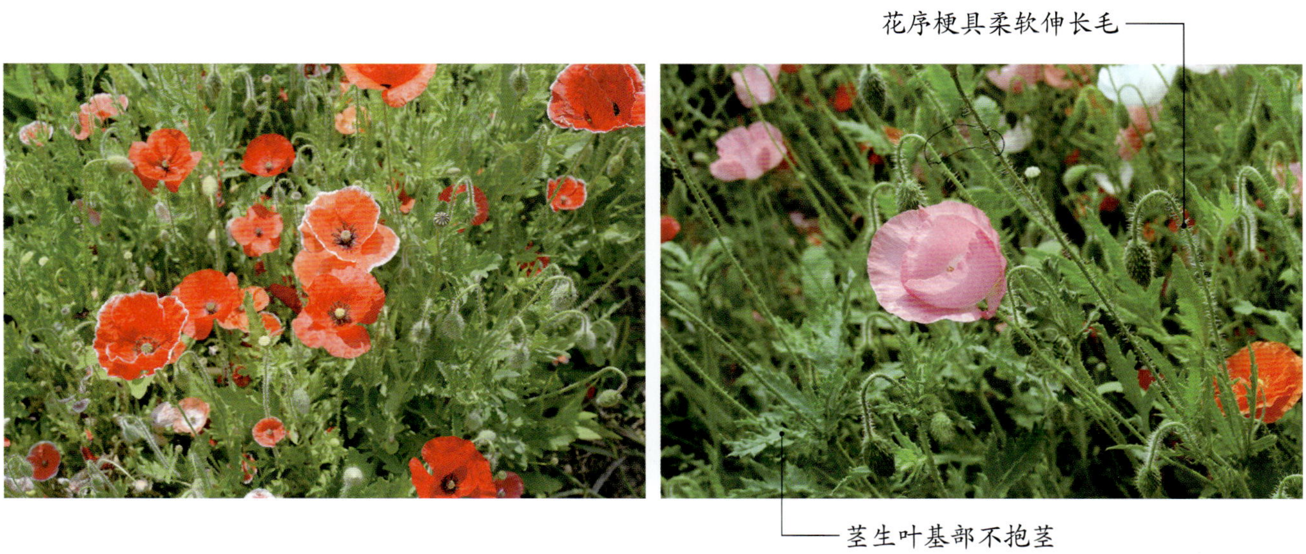

虞美人

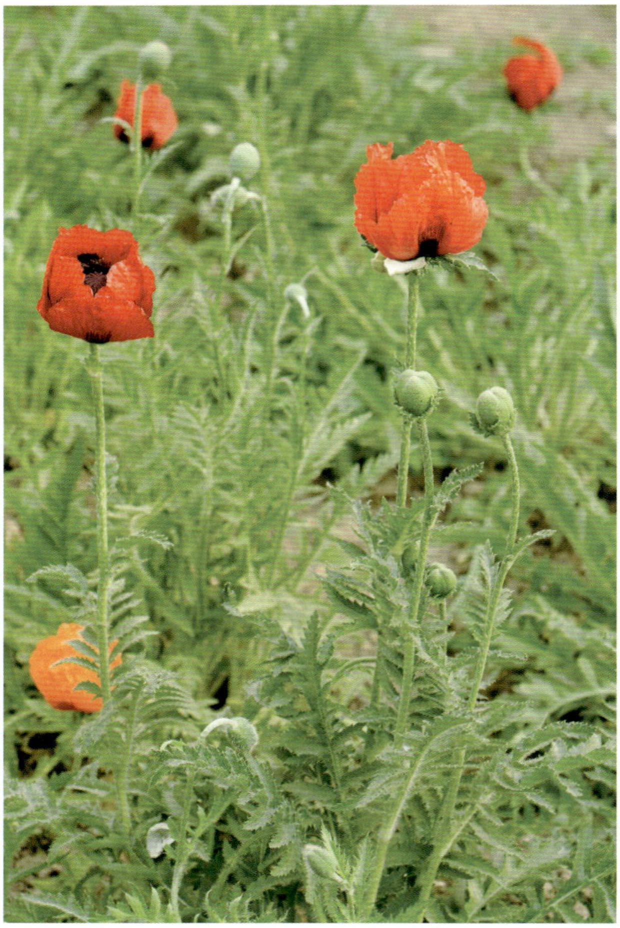

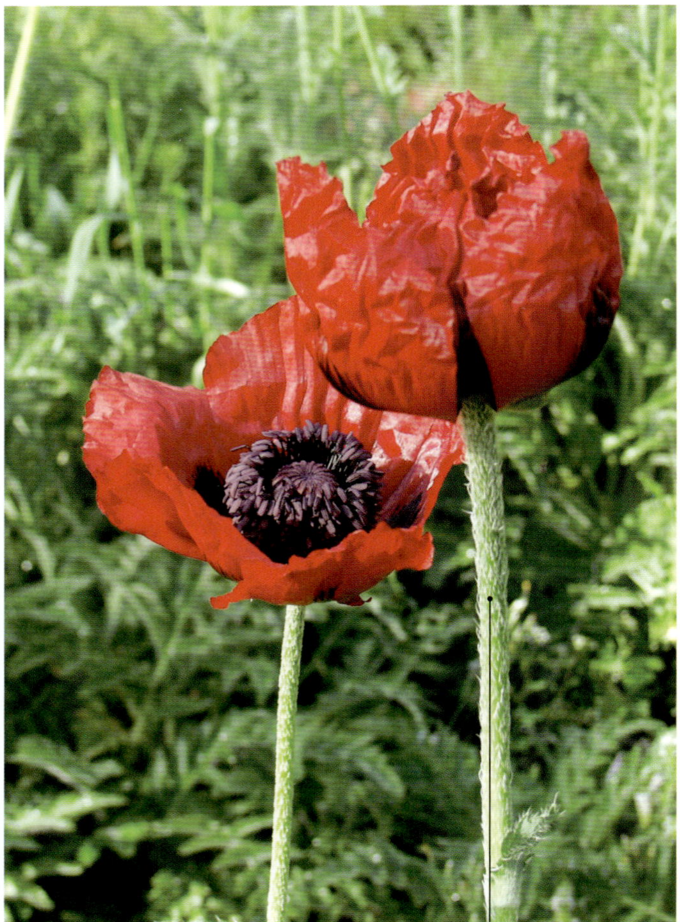

鬼罂粟

检索表

1. 植株无毛或微有毛；茎生叶抱茎，边缘为不规则的浅波状齿 .... 罂粟
1. 茎生叶基部不抱茎 2
2. 花序梗具柔软伸长毛 .... 虞美人
2. 花序梗具粗糙紧贴毛 .... 鬼罂粟

辣　椒　Lajiao CAPSICI FRUCTUS

本品为茄科植物辣椒 *Capsicum annuum* L. 或其栽培变种的干燥成熟果实。

基原植物

■ **辣椒** *Capsicum annuum* L.

全国各地广泛栽培。

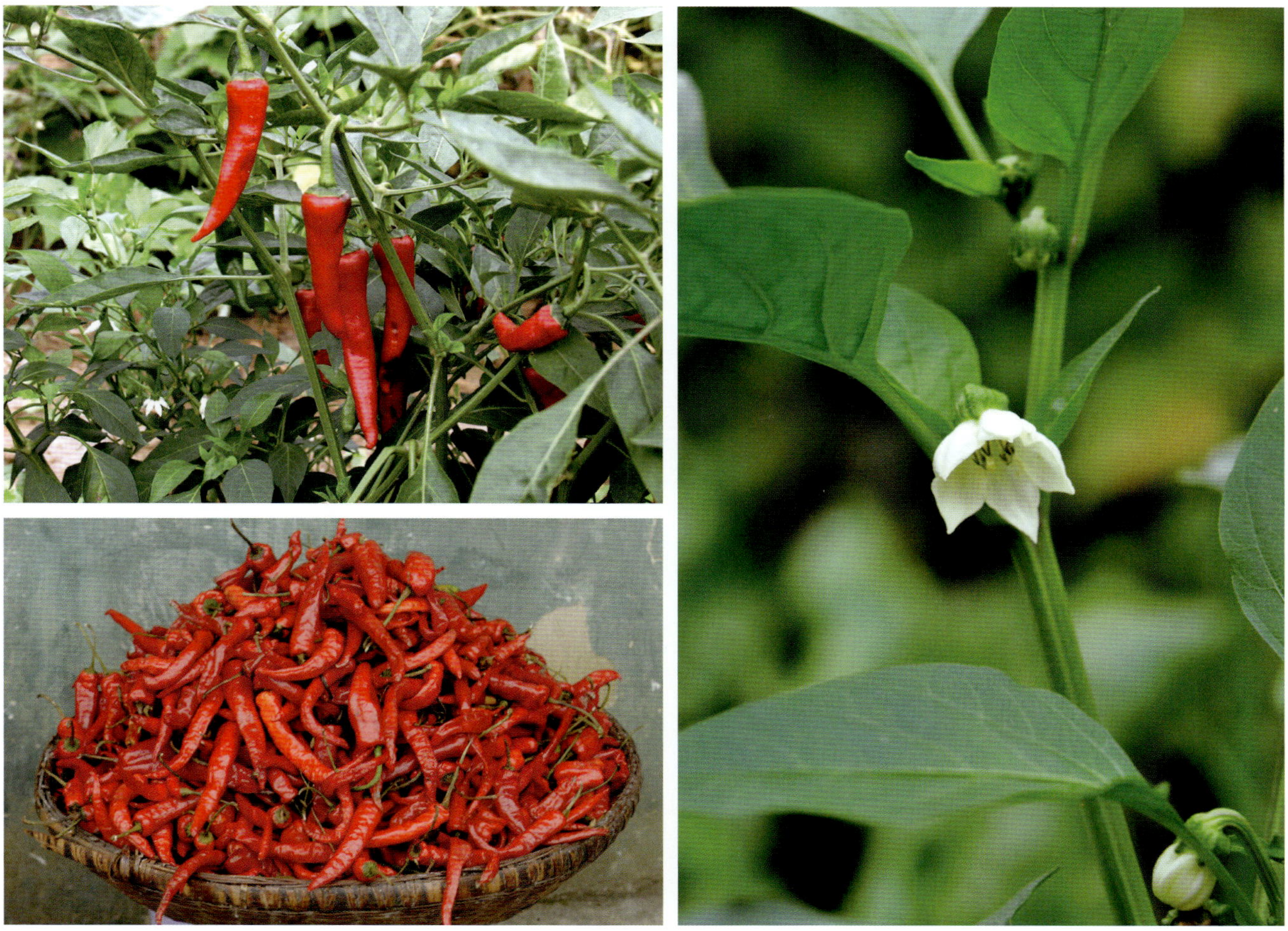

辣椒

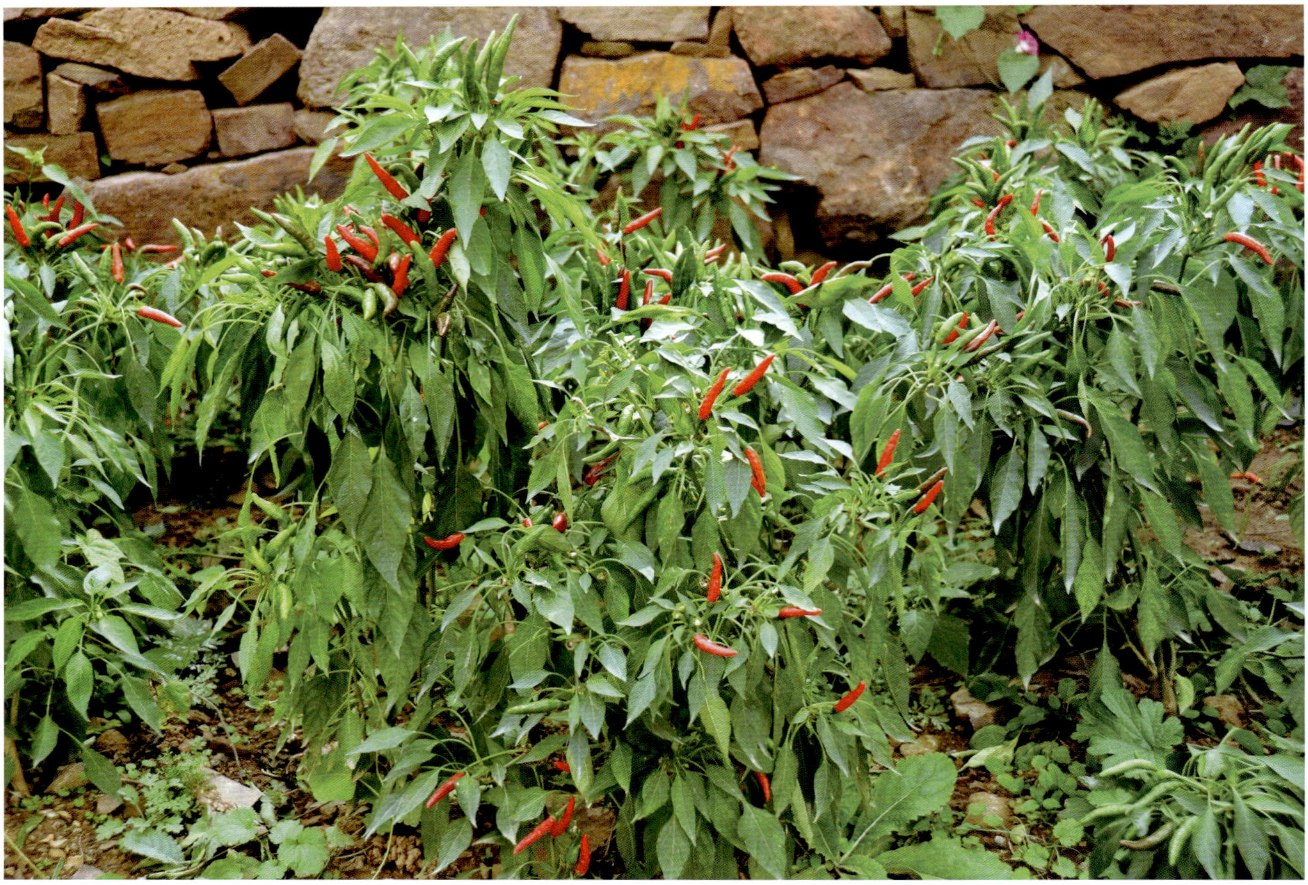

辣椒（续）

漏　芦　Loulu RHAPONTICI RADIX

本品为菊科植物祁州漏芦 *Rhaponticum uniflorum* (L.) DC. 的干燥根。

基原植物

■ 祁州漏芦　*Rhaponticum uniflorum* (L.) DC.　别名：大烟袋花

《中国植物志》《中国高等植物》记载祁州漏芦的拉丁学名为 *Stemmacantha uniflora* Dittrich。生于山丘、向阳旱坡、草地、路旁。分布于东北、华北及陕西、甘肃等地。

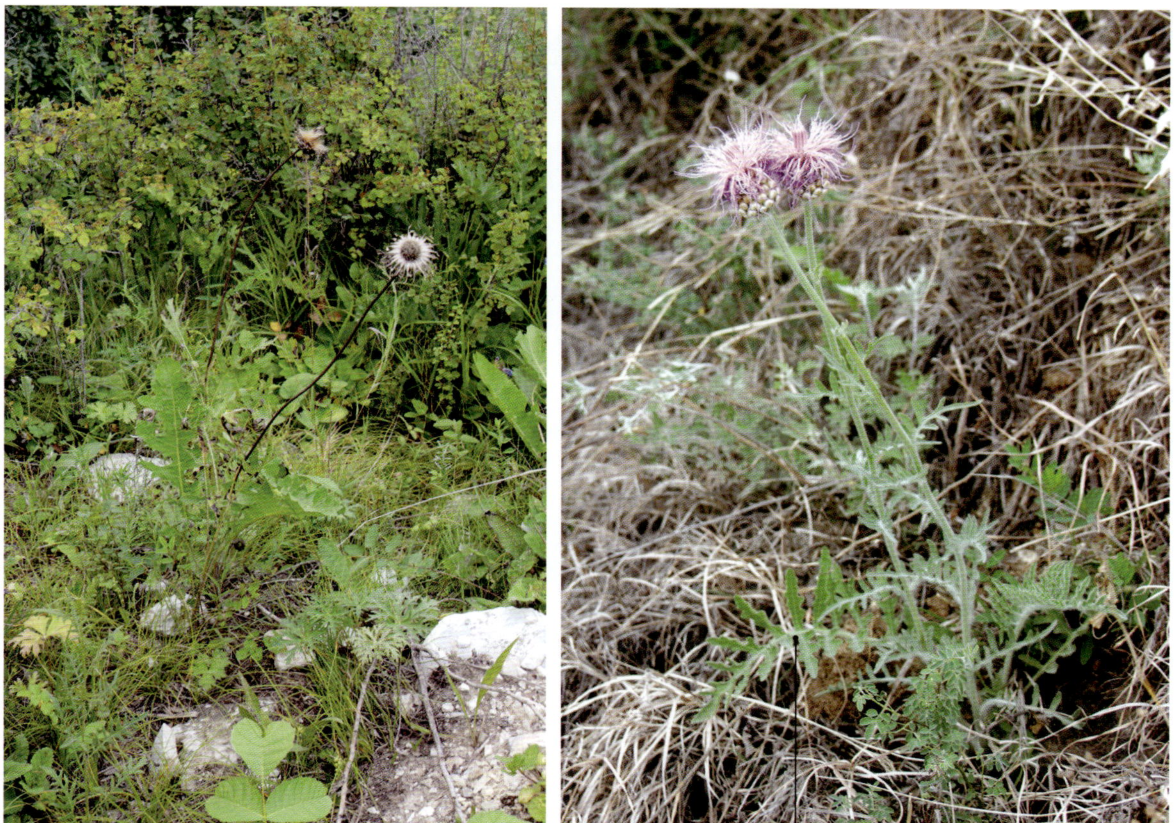

叶羽状分裂

祁州漏芦

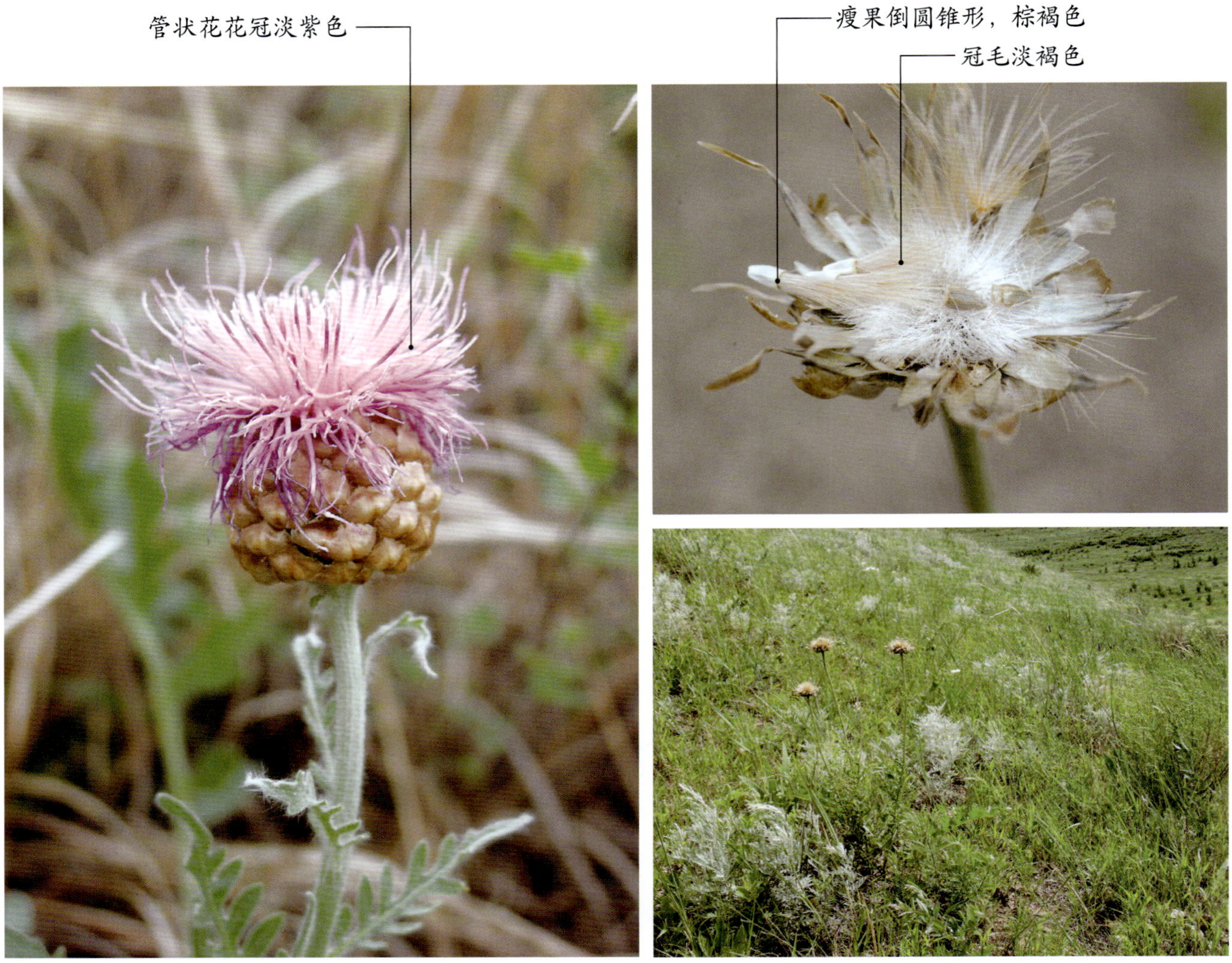
管状花花冠淡紫色
瘦果倒圆锥形，棕褐色
冠毛淡褐色

祁州漏芦（续）

对比鉴别

参见“禹州漏芦”项。

检索表

参见“禹州漏芦”项。

十五画

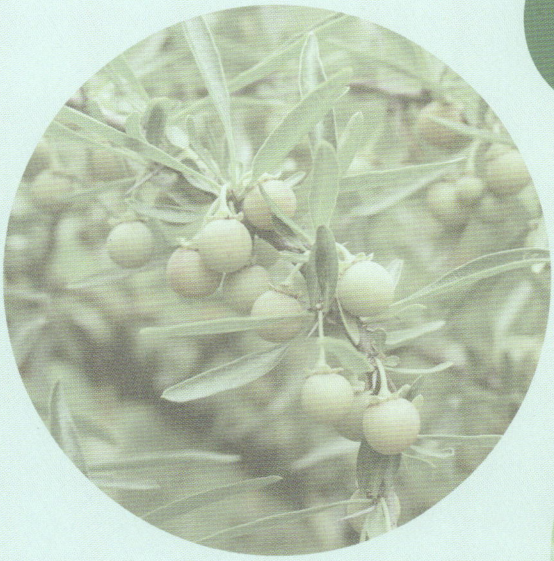

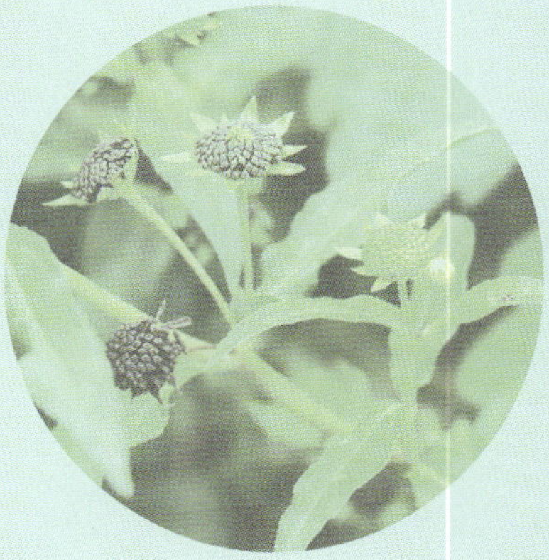

蕤　仁

Ruiren

PRINSEPIAE NUX

本品为蔷薇科植物蕤核 *Prinsepia uniflora* Batal. 或齿叶扁核木 *Prinsepia uniflora* Batal. var. *serrate* Rehd. 的干燥成熟果核。

基原植物

■ 蕤核　*Prinsepia uniflora* Batal.　别名：扁核木

生于海拔 900~1100m 的阳坡或山麓下。分布于甘肃、河南、内蒙古、陕西、山西、四川。

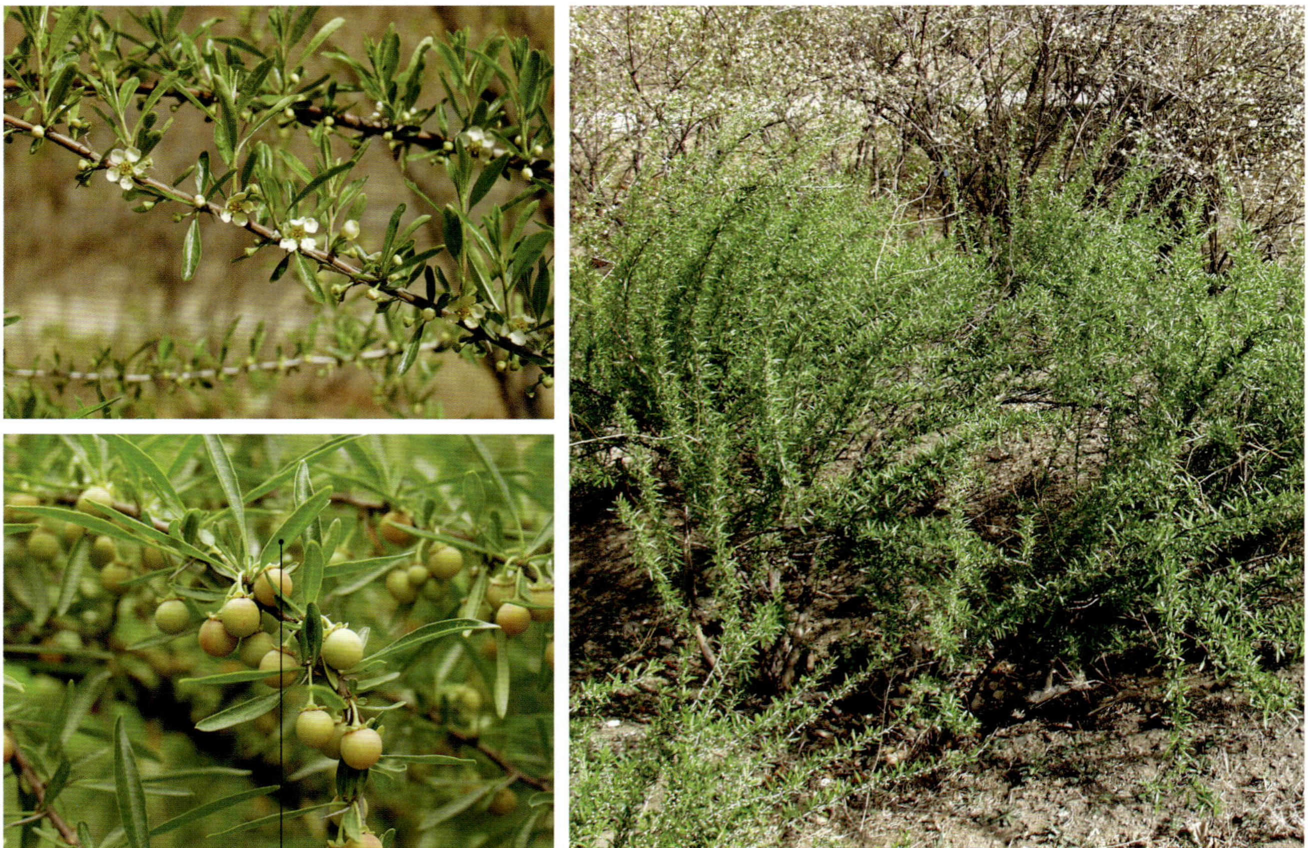

蕤核

■ 齿叶扁核木 *Prinsepia uniflora* Batal. var. *serrata* Rehd.

与蕤核主要区别点：不育枝上叶卵状披针形或卵状长圆形，花枝上叶长圆形或狭椭圆形，叶缘具明显锯齿；花梗长 3~15mm。

生于海拔 800~2000m 的山坡、山谷。分布于山西、陕西、甘肃、青海、四川。

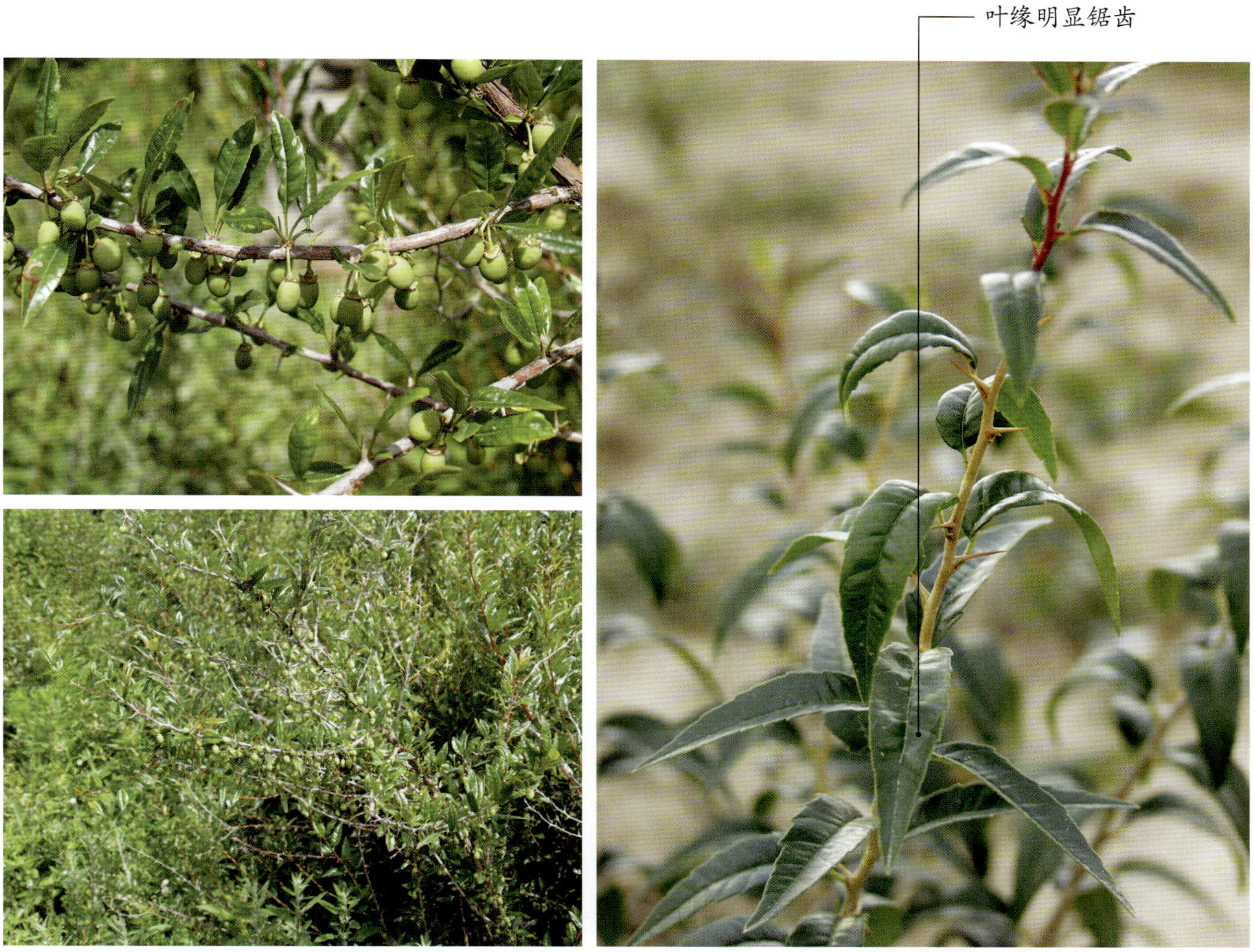

齿叶扁核木

槲寄生 Hujisheng VISCI HERBA

本品为桑寄生科植物槲寄生 *Viscum coloratum* (Komar.) Nakai 的干燥带叶茎枝。

基原植物

■ 槲寄生 *Viscum coloratum* (Komar.) Nakai 别名：冬青、桑寄生

生于海拔 500~2200m 的阔叶林中，寄生于榆树、杨树、椴树及其他属的植物上。全国大部分地区均有分布，仅新疆、西藏、云南、广东不分布。

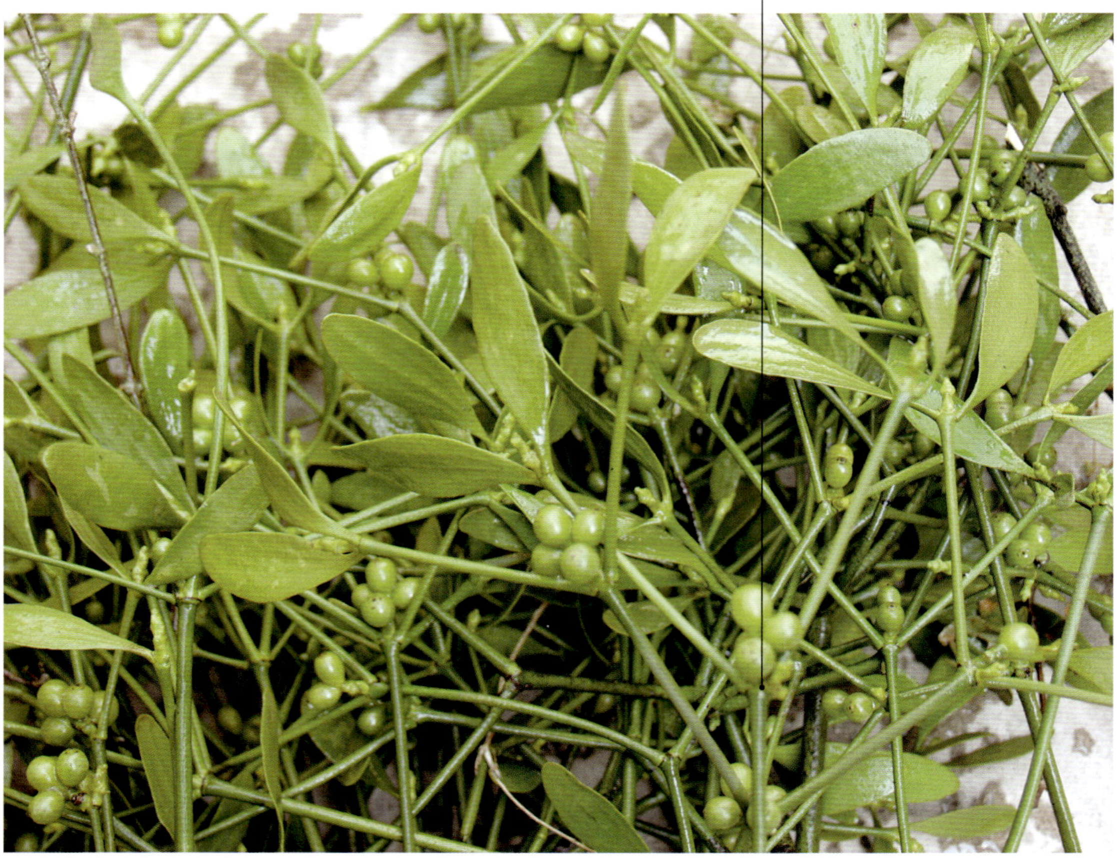

槲寄生

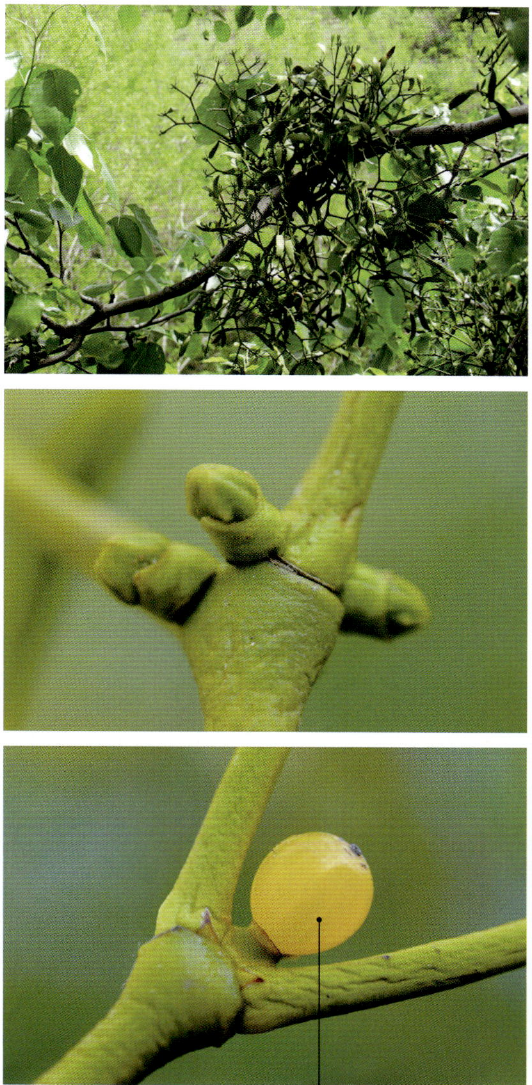

果球形，成熟时淡黄色

槲寄生（续）

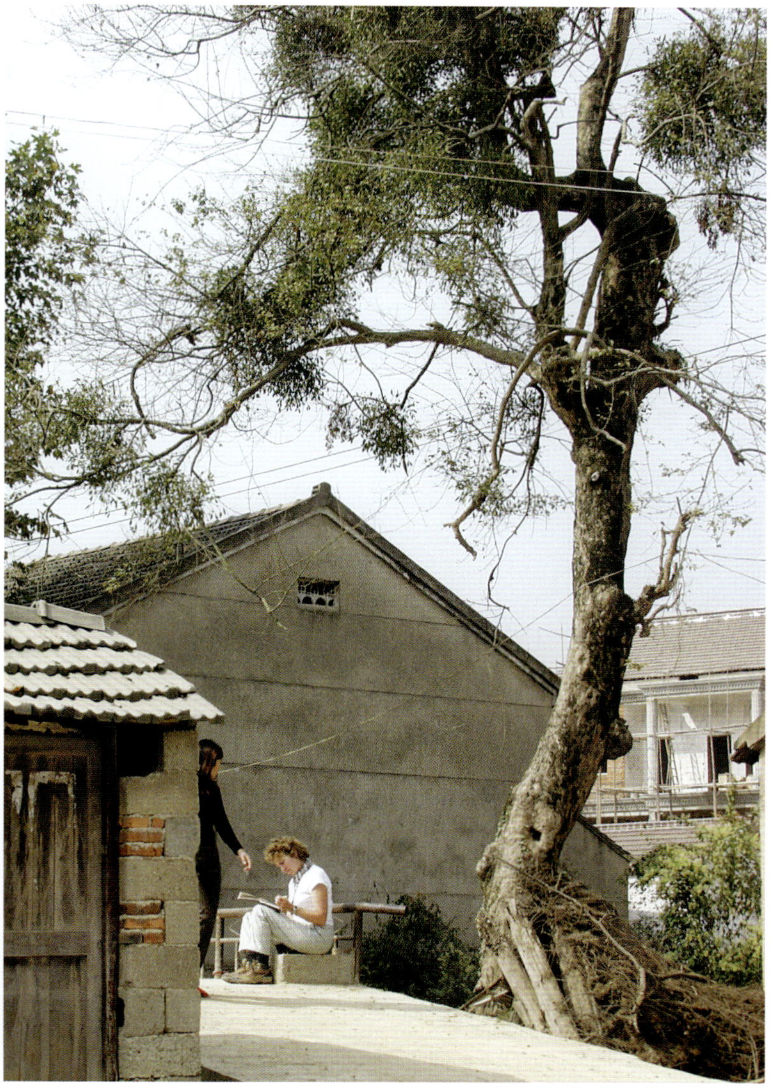

槲寄生（枝上丛生状）寄生的枫香树

对比鉴别

参见“桑寄生”项。

检索表

参见“桑寄生”项。

暴马子皮 Baomazipi SYRINGAE CORTEX

本品为木犀科植物暴马丁香 *Syringa reticulata* (Bl.) Hara var. *mandshurica* (Maxim.) Hara 的干燥干皮或枝皮。

基原植物

■ 暴马丁香 *Syringa reticulata* (Bl.) Hara var. *mandshurica* (Maxim.) Hara

《中国高等植物》记载暴马丁香的拉丁学名为 *Syringa reticulata* (Bl.) Hara var. *amurensis* P. S. Green et M. C. Chang，*Flora of China* 记载其拉丁学名为 *Syringa reticulata* subsp. *amurensis* (Ruprecht) P. S. Green & M. C. Chang。

生于海拔 100~1200m 的山坡灌丛、林缘、草地、沟边或针阔叶混交林。分布于黑龙江、吉林、辽宁、内蒙古。

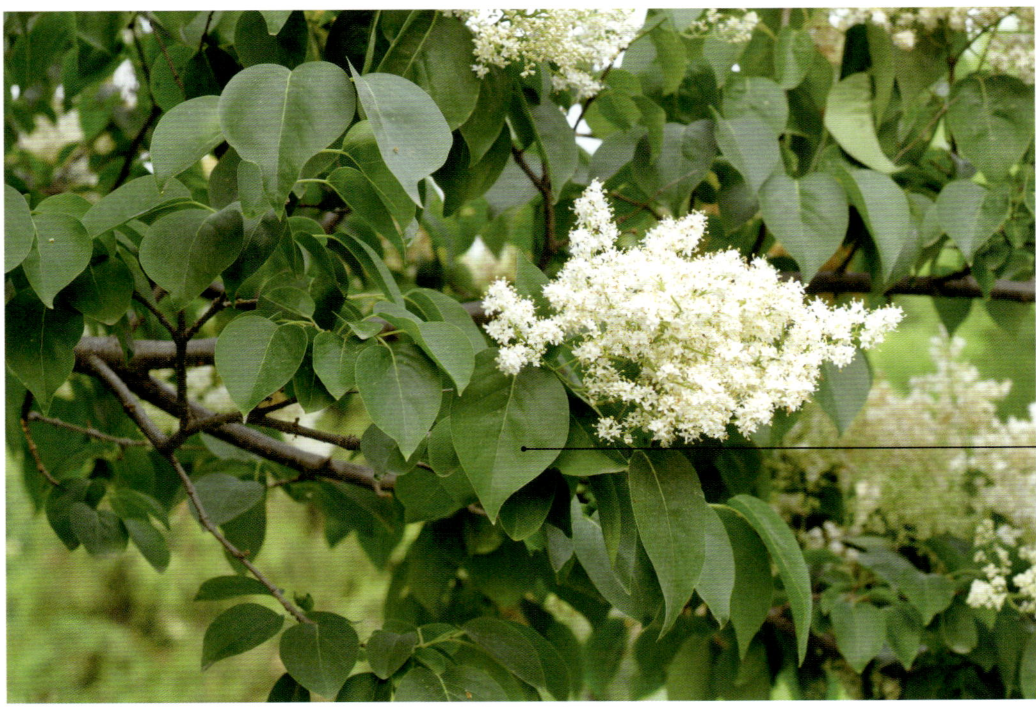

叶宽卵形或椭圆状卵形

暴马丁香

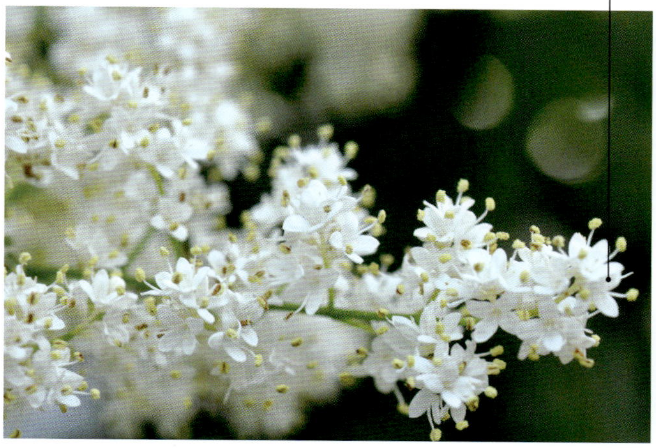

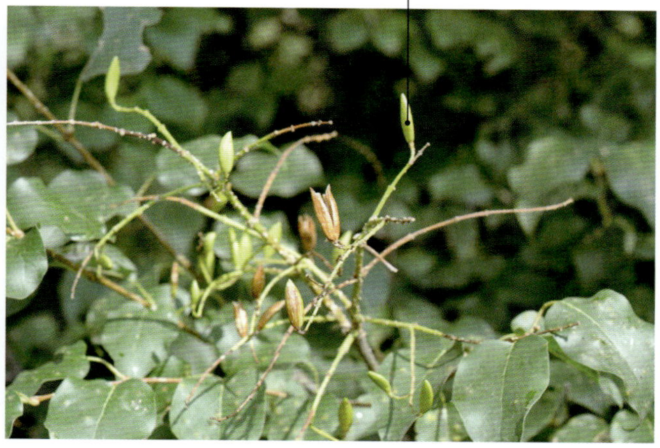

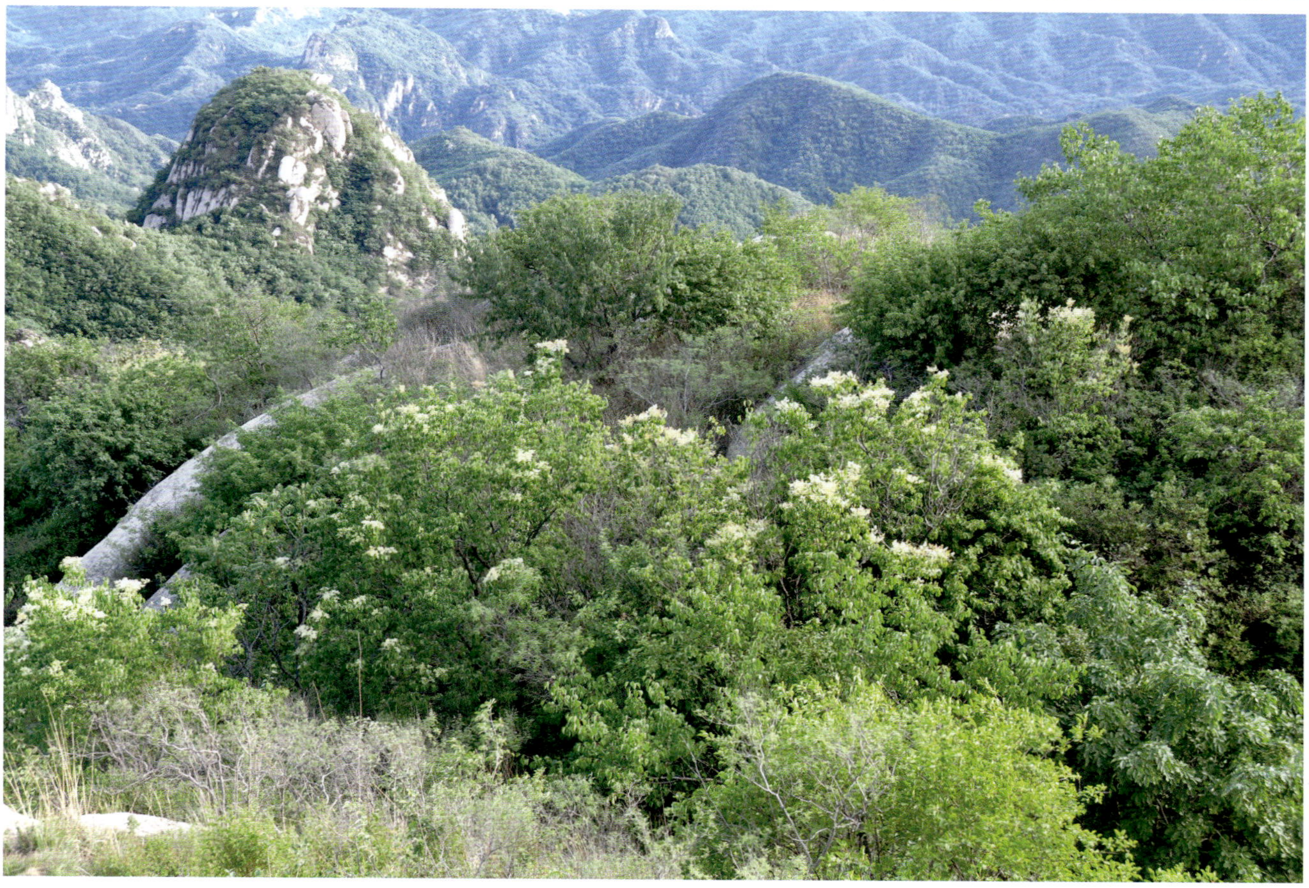

暴马丁香（续）

墨旱莲 Mohanlian ECLIPTAE HERBA

本品为菊科植物鳢肠 *Eclipta prostrata* L. 的干燥地上部分。

基原植物

■ 鳢肠 *Eclipta prostrata* L. 别名：旱莲草

生于路旁、湿地、沟边或田间。分布于全国大部分地区。

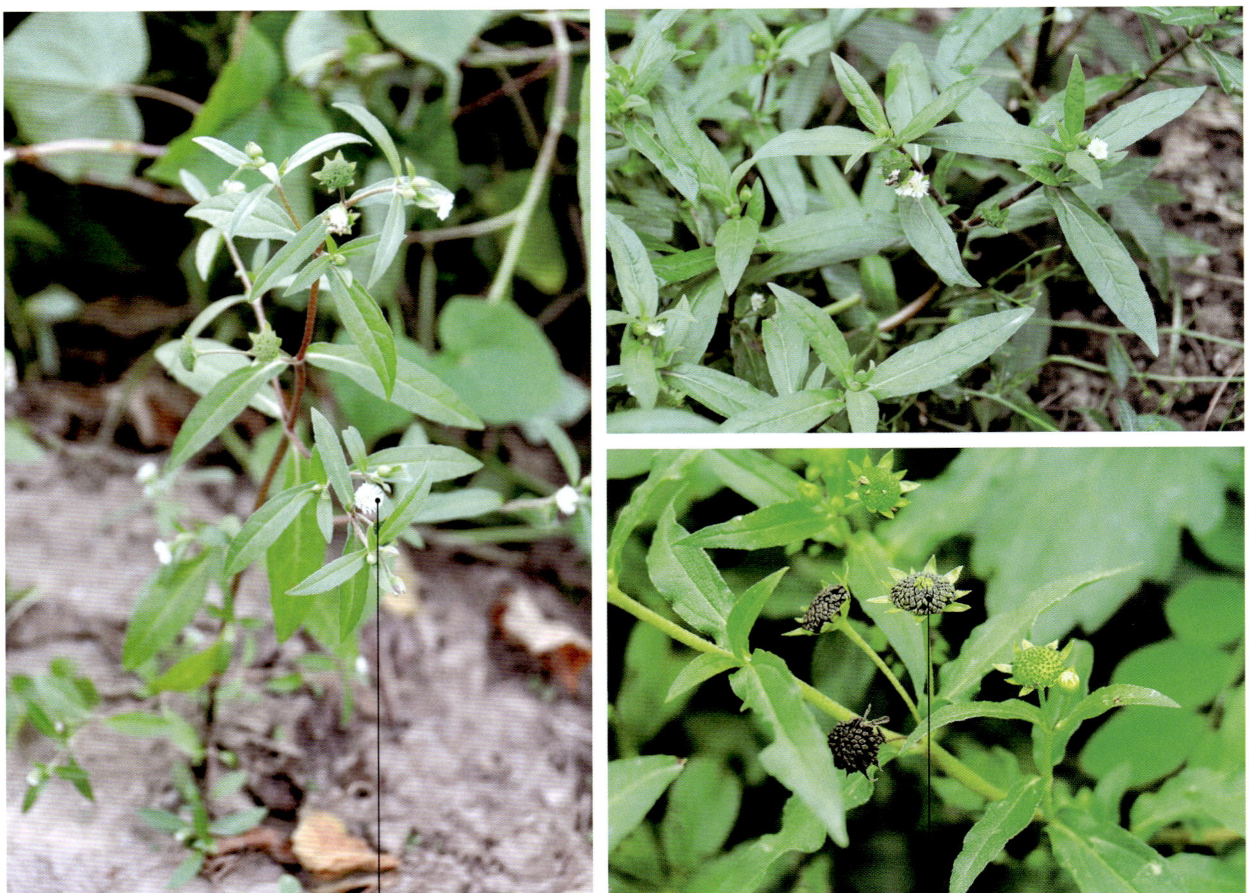

花序 果序

鳢肠

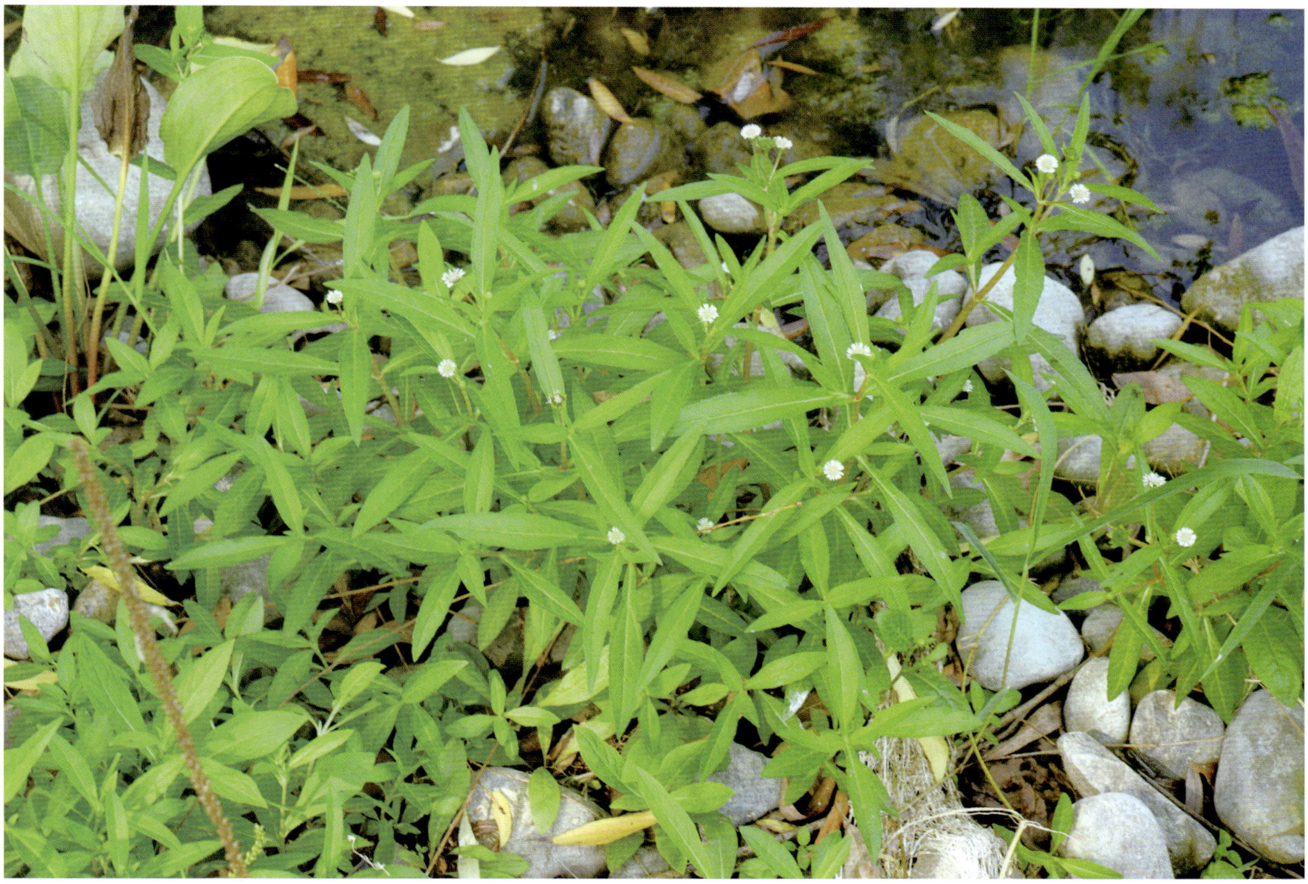

鳢肠（续）

稻 芽

Daoya

ORYZAE FRUCTUS GERMINATUS

本品为禾本科植物稻 *Oryza sativa* L. 的成熟果实经发芽干燥的炮制加工品。

基原植物

■ **稻** *Oryza sativa* L. 别名：糯

全国各地均有栽培。

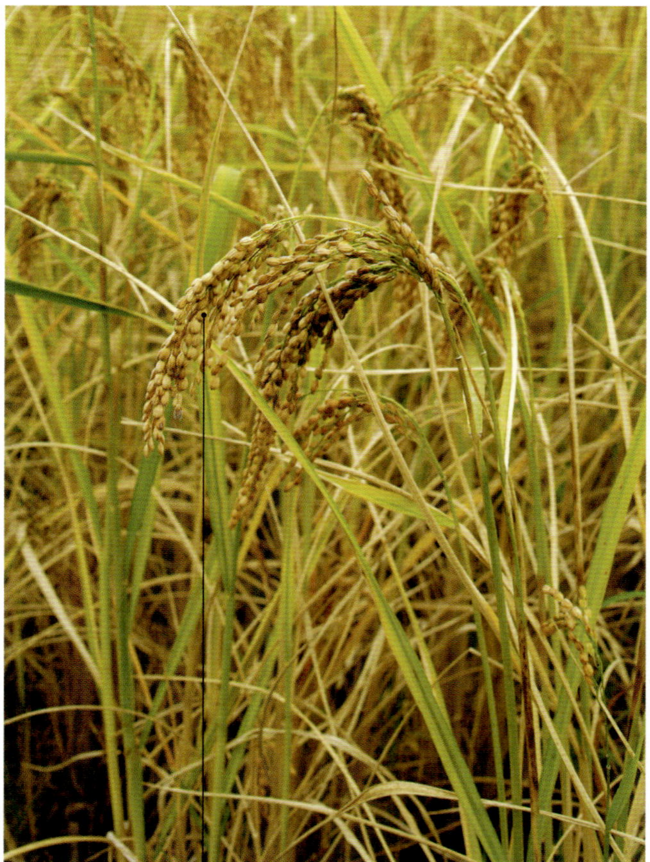

颖果，长椭圆形

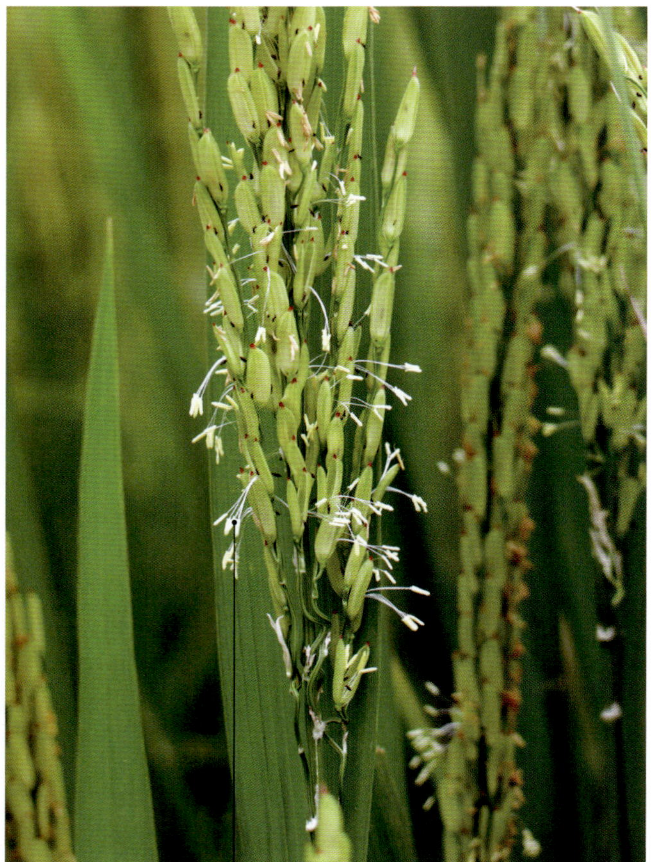

雄蕊

稻

鹤虱

Heshi
CARPESII FRUCTUS

本品为菊科植物天名精 *Carpesium abrotanoides* L. 的干燥成熟果实。

基原植物

■ **天名精** *Carpesium abrotanoides* L. 别名：野烟

生于山坡草丛、田野路旁。分布于全国各地。

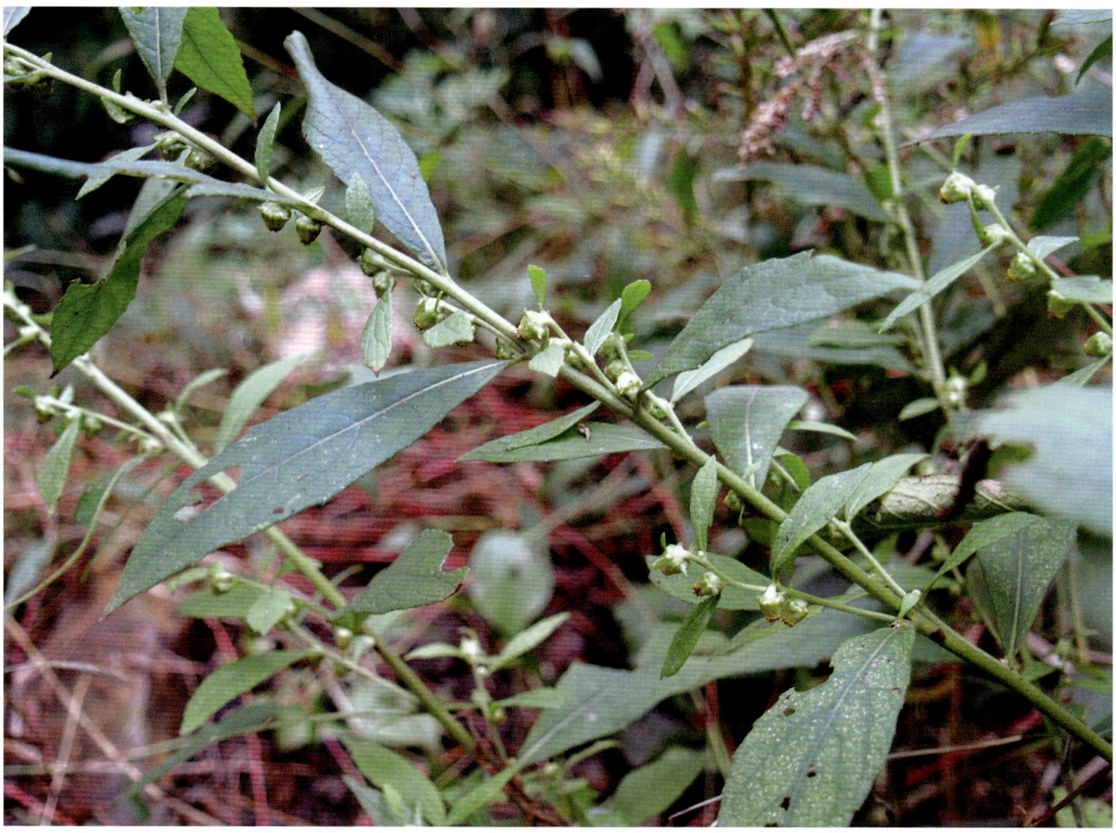

天名精

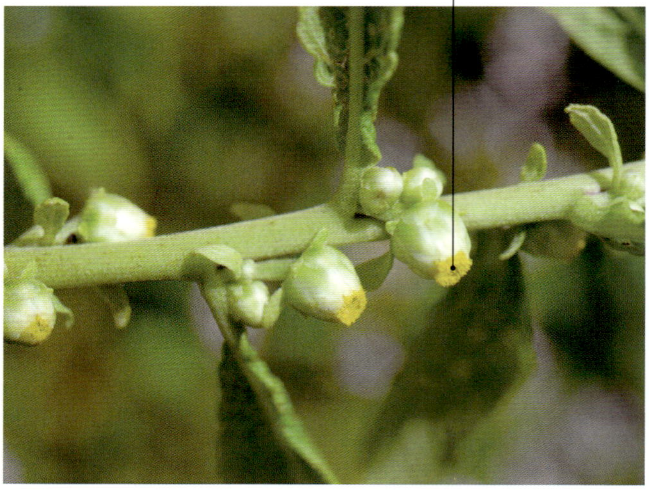
头状花序多数，生于叶腋内；总苞钟形；全为管状花，黄色

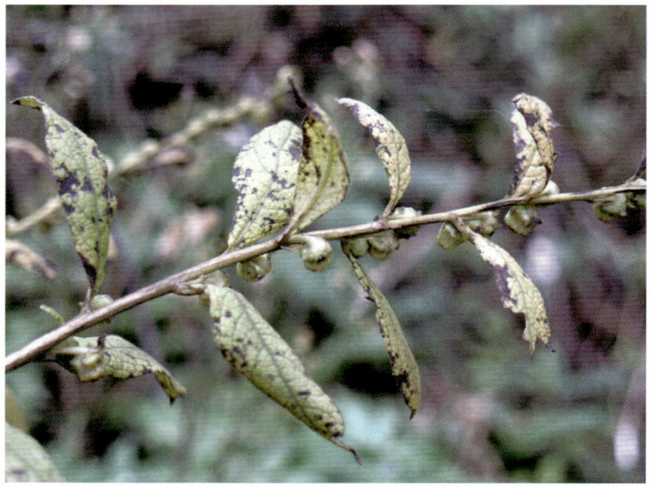

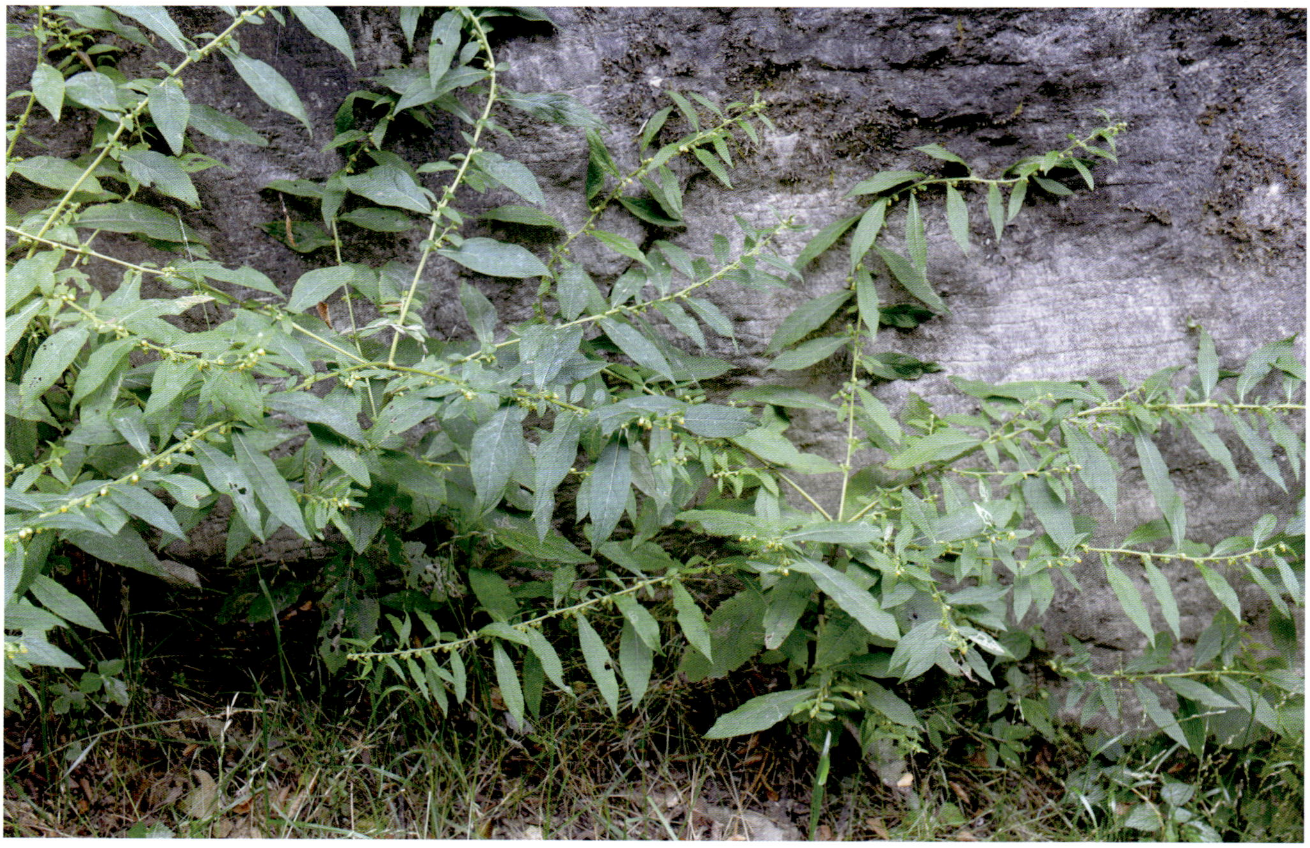

天名精（续）

对比鉴别

参见“南鹤虱”项。

检索表

参见“南鹤虱”项。

十六画及以上

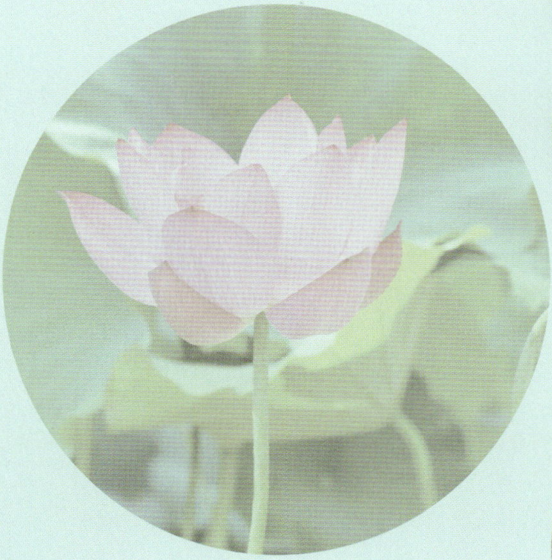

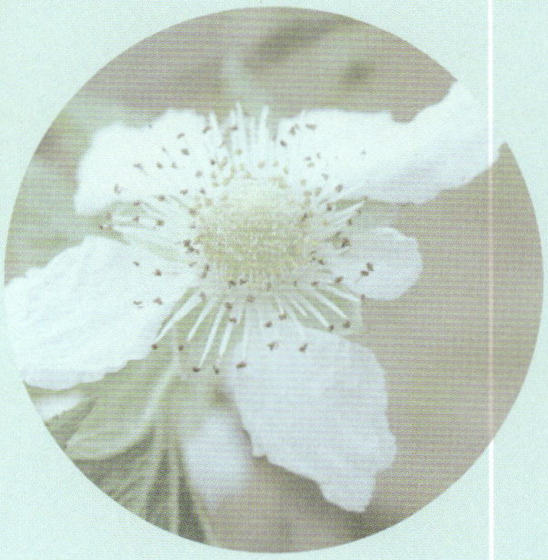

薤　白

Xiebai

ALLII MACROSTEMONIS BULBUS

本品为百合科植物小根蒜 *Allium macrostemon* Bge. 或薤 *Allium chinense* G. Don 的干燥鳞茎。

基原植物

■ 小根蒜　*Allium macrostemon* Bge.　别名：野葱、小蒜

生于田间、草地或山坡草丛。分布于东北、华北、华东、中南、西南等地。

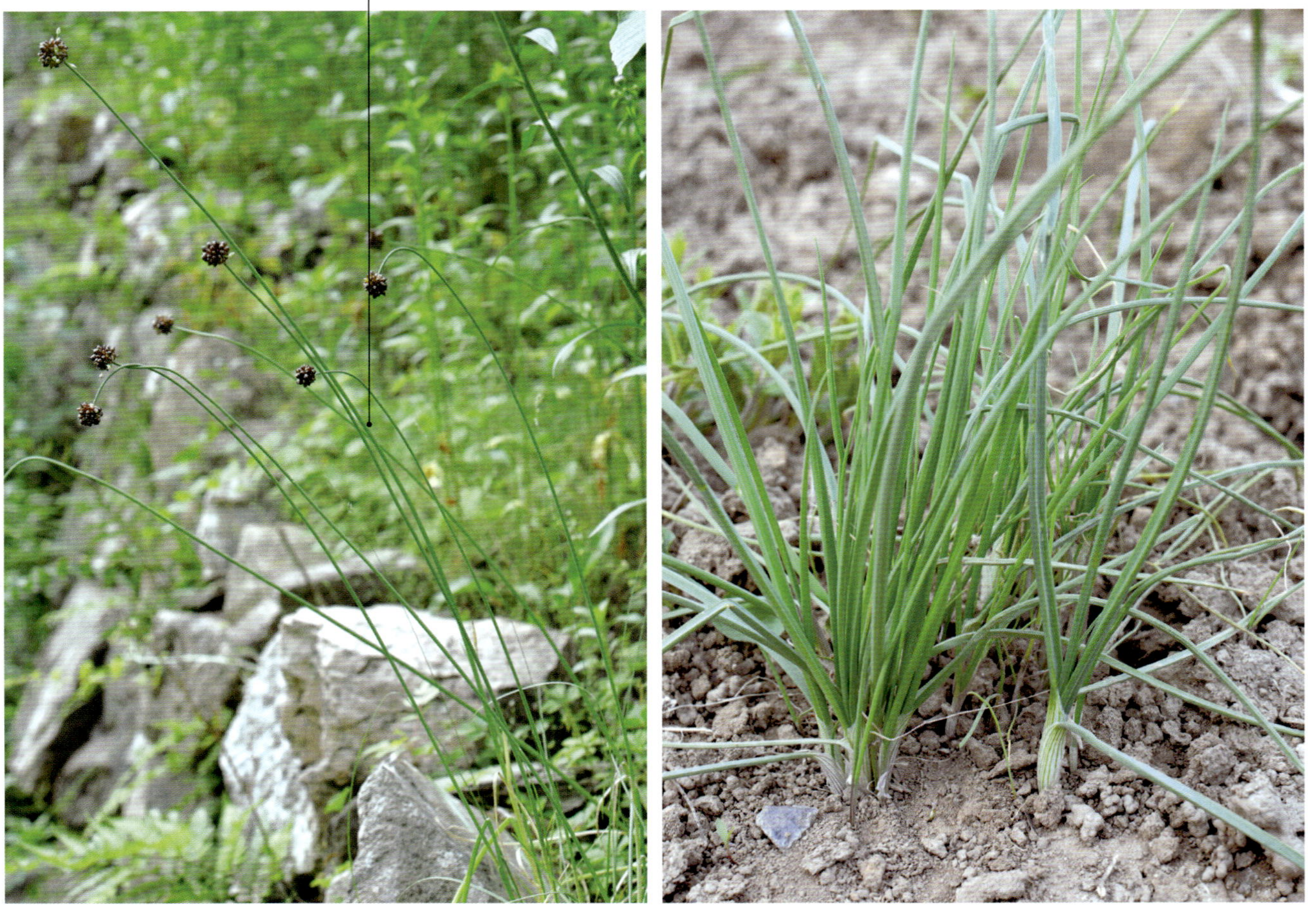

小根蒜

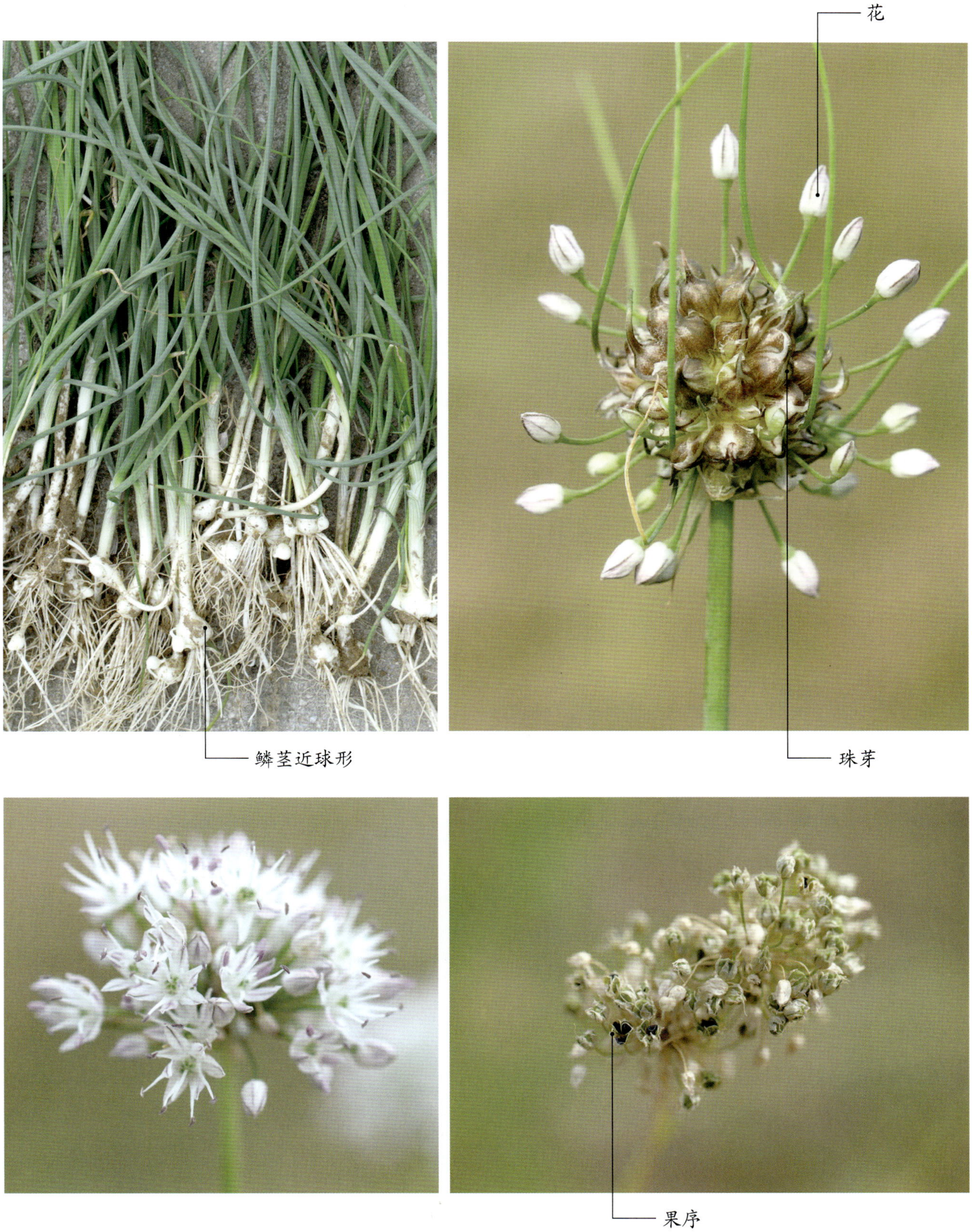

小根蒜（续）

■ 薤 *Allium chinense* G. Don 别名：薤白头、荞头

《中国药典》1963 年版记载薤的拉丁学名为 *Allium bakeri* Regel。

与小根蒜主要区别点：鳞茎窄卵状；叶与花葶近等长；内轮花丝基部每侧各具 1 齿。

栽培于河南、湖北、湖南、江西、安徽、浙江、福建、广东、广西、海南、四川、贵州，亦有野生。

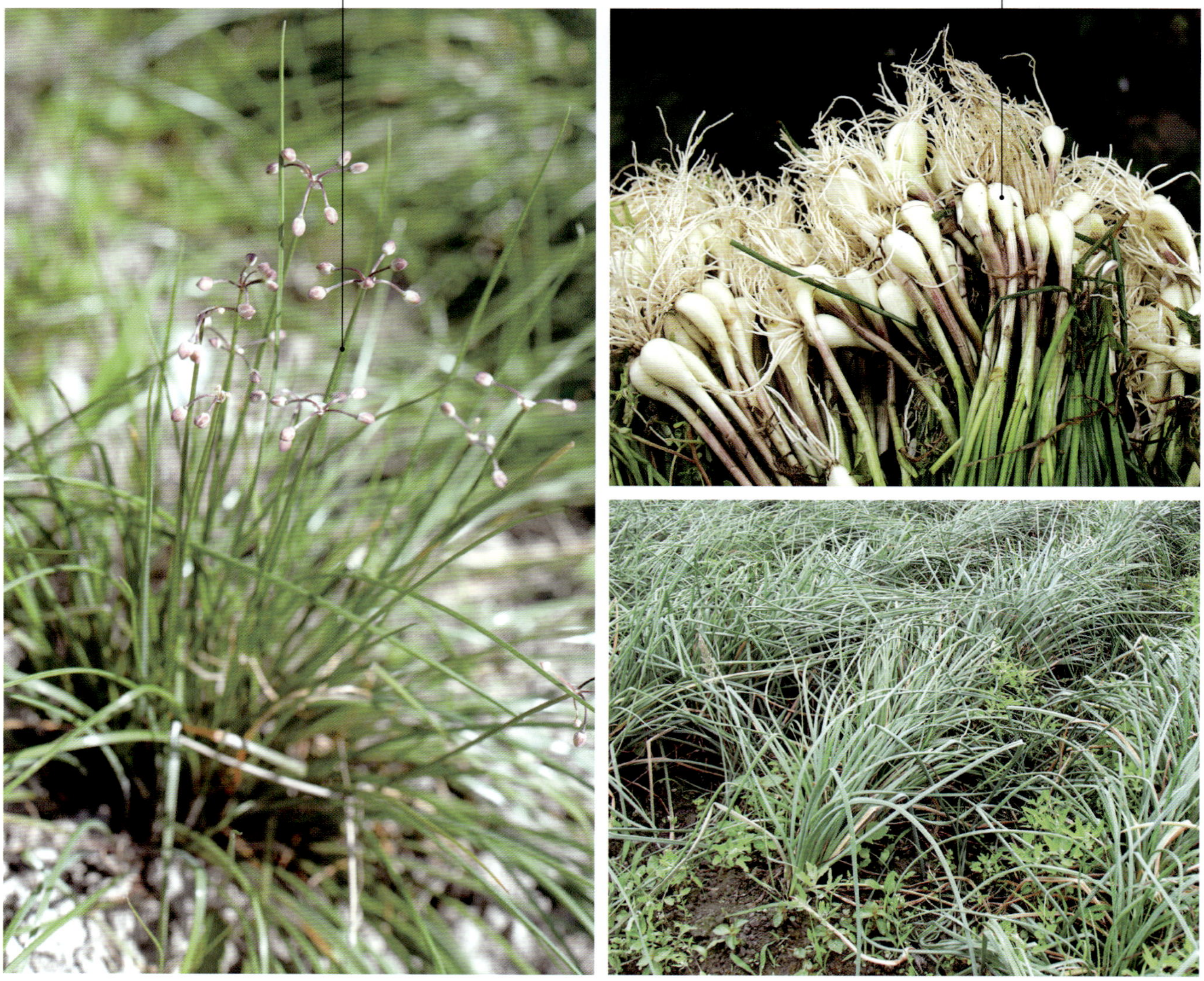

薤

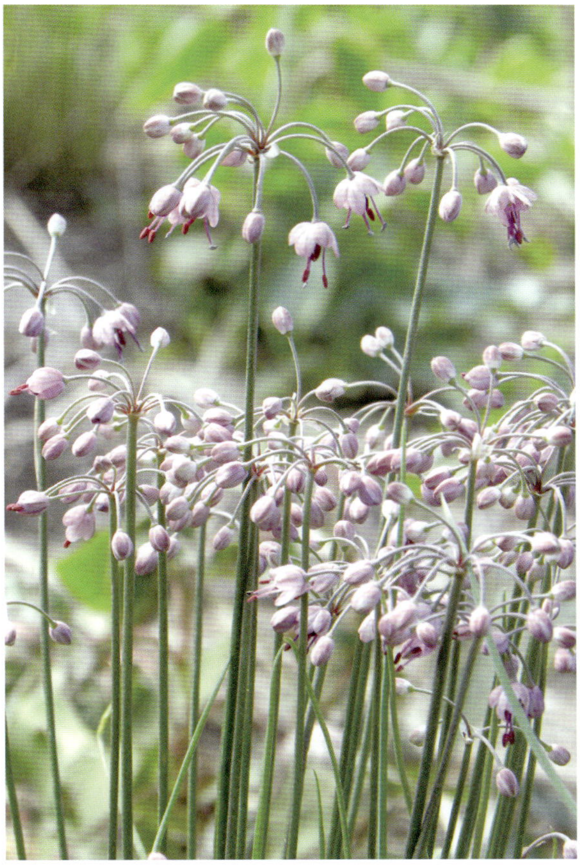

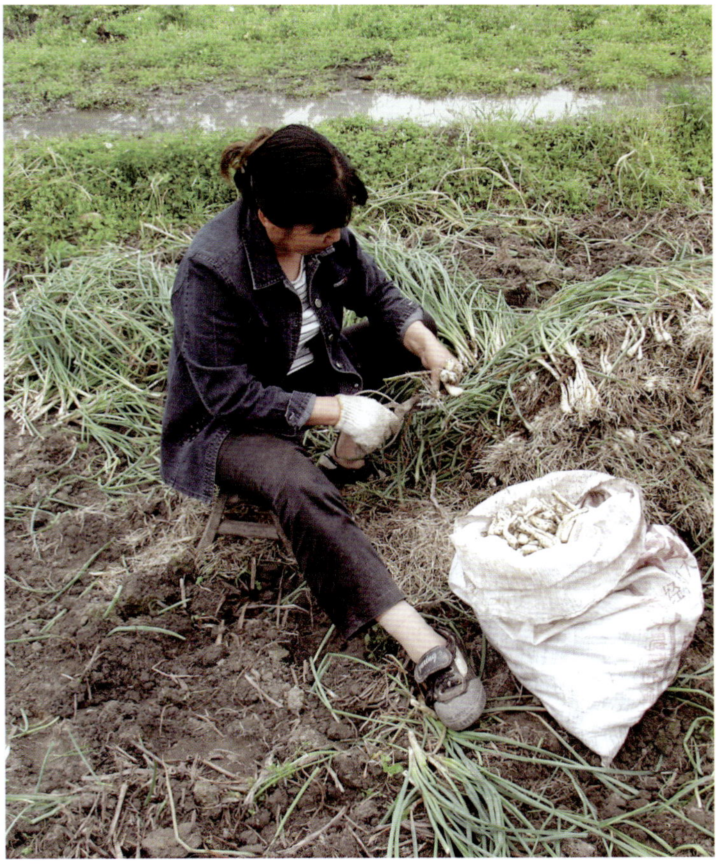

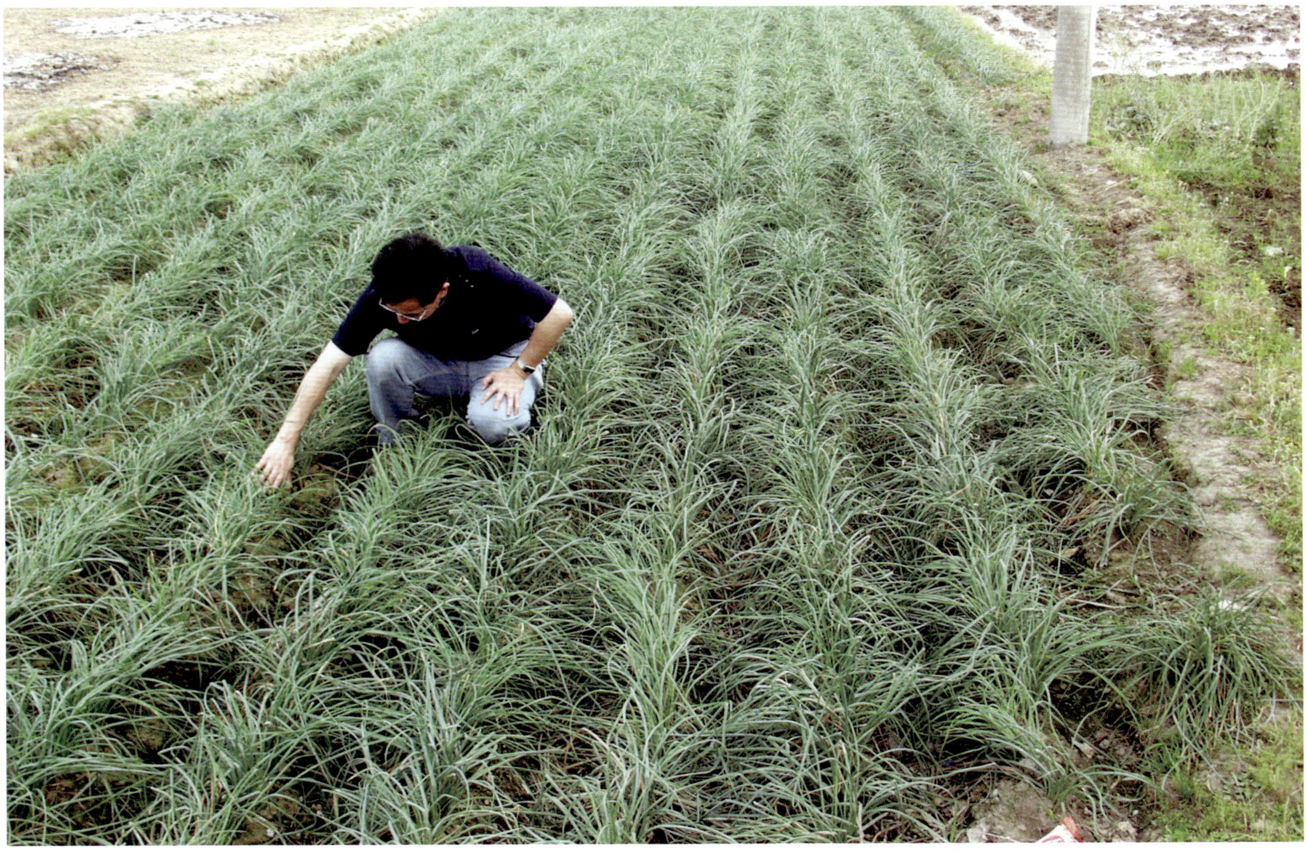

薤（续）

薏苡仁

Yiyiren

COICIS SEMEN

本品为禾本科植物薏米 *Coix lacryma-jobi* L. var. *ma-yuen* (Roman.) Stapf 的干燥成熟种仁。

基原植物

■ **薏米** *Coix lacryma-jobi* L. var. *ma-yuen* (Roman.) Stapf 别名：薏苡、药玉米

《中国药典》1963年版、《中国植物志》及 *Flora of China* 记载薏米的拉丁学名为 *Coix lacryma-jobi* L.。生于河边、溪边或阴湿山谷。全国多有栽培。

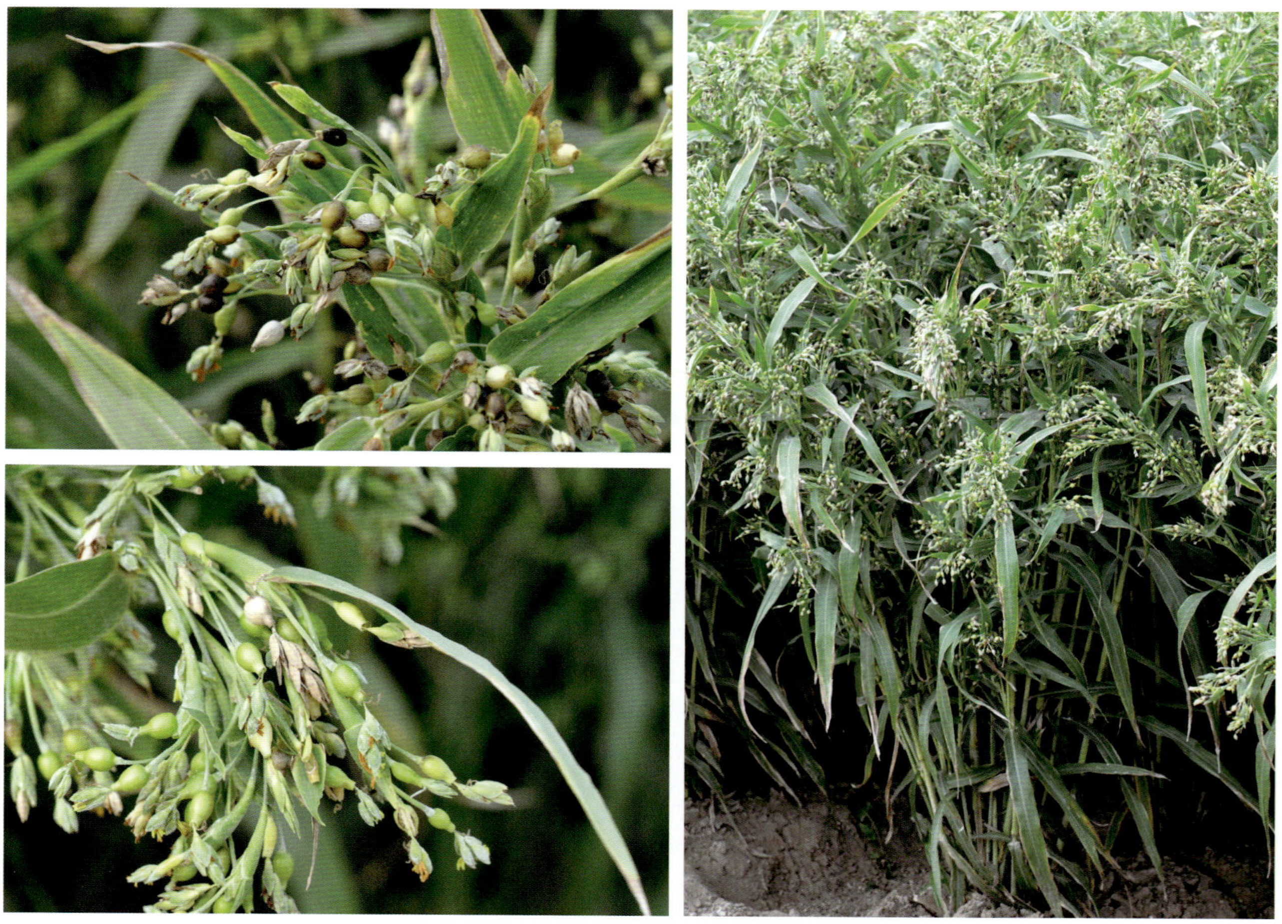

薏米

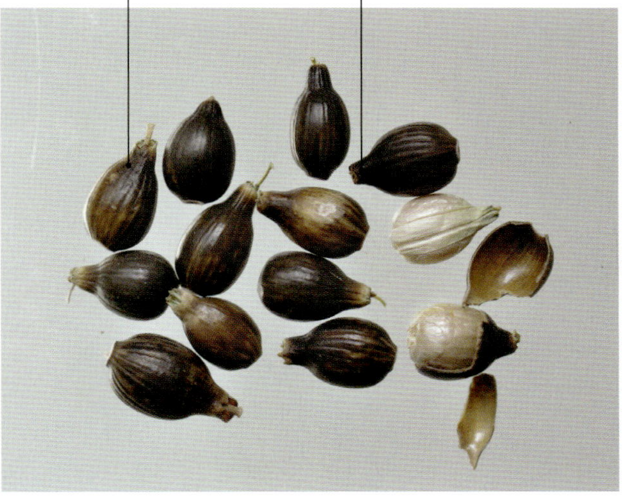
总苞甲壳质，质地较软而薄，表面具纵长条纹，揉搓和手指按压可破
总苞先端具喙

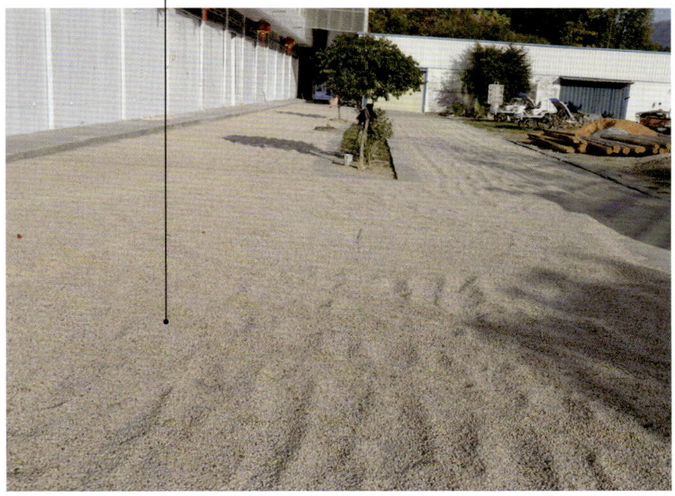
晾晒的果实

薏米（续）

对比鉴别

植物薏米与其同属植物菩提子（薏苡）*Coix lacryma-jobi* L. var. *lacryma-jobi* 容易相混淆。

菩提子与薏米主要区别点：总苞珐琅质，先端无喙，光滑无条纹。

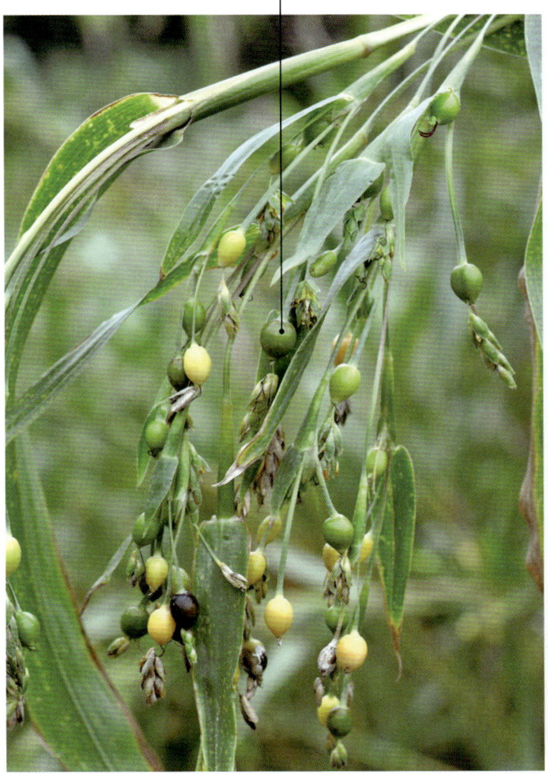
总苞先端无喙

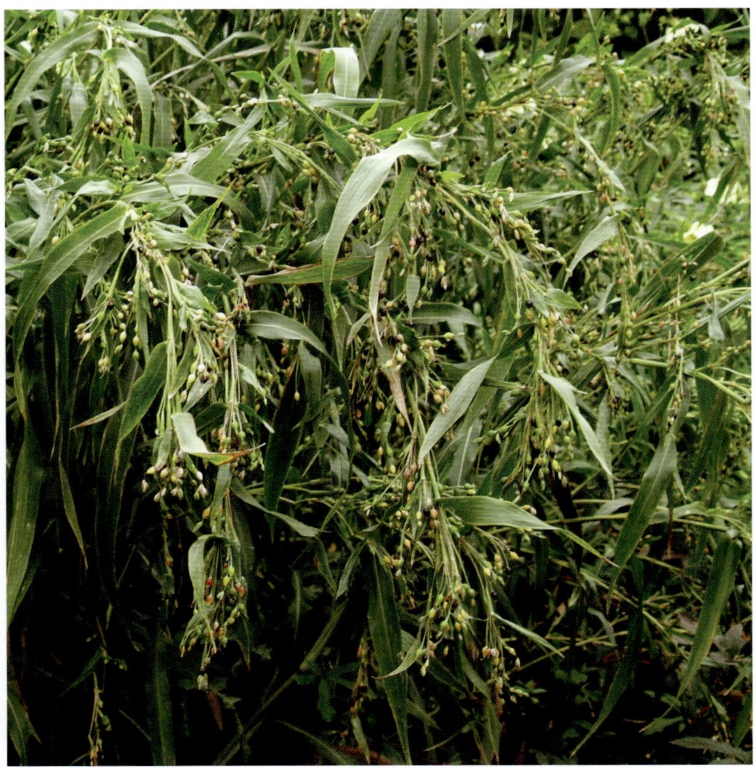

菩提子

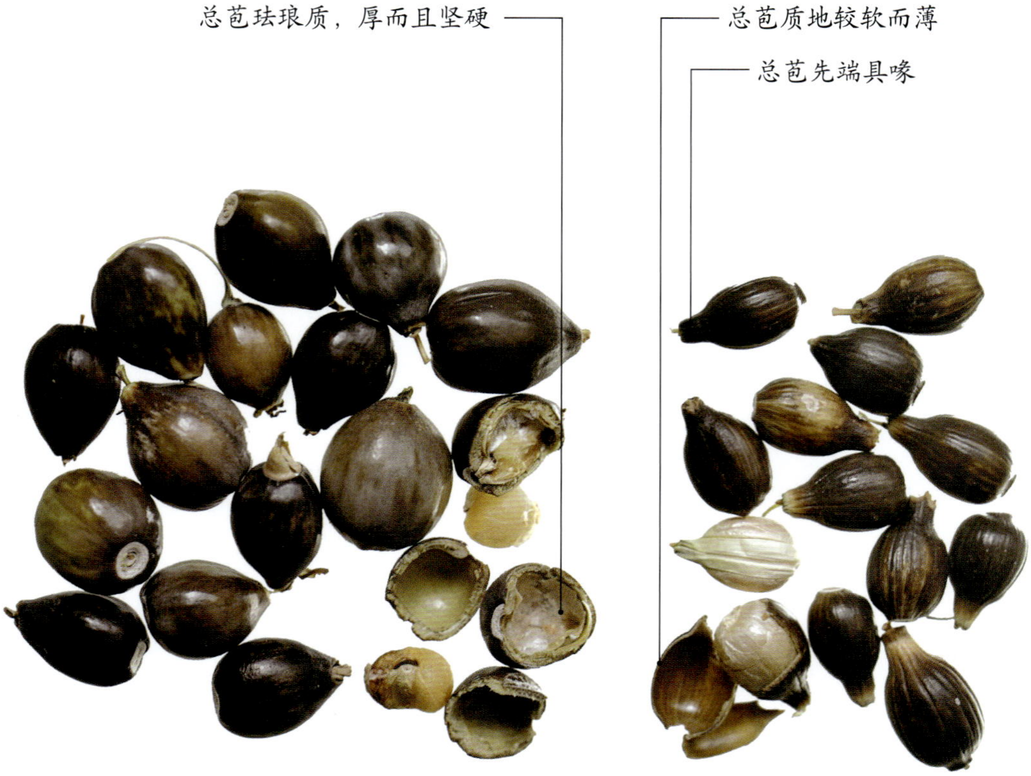

菩提子果实（左）与薏米果实（右）

薄　荷

Bohe

MENTHAE HAPLOCALYCIS HERBA

本品为唇形科植物薄荷 *Mentha haplocalyx* Briq. 的干燥地上部分。

基原植物

■ **薄荷** *Mentha haplocalyx* Briq.　别名：野薄荷

Flora of China 记载薄荷的拉丁学名为 *Mentha canadensis* Linnaeus，《中国药典》1963 年版记载其拉丁学名为 *Mentha arvensis* L.。

生于潮湿处。全国大部分地区有栽培。

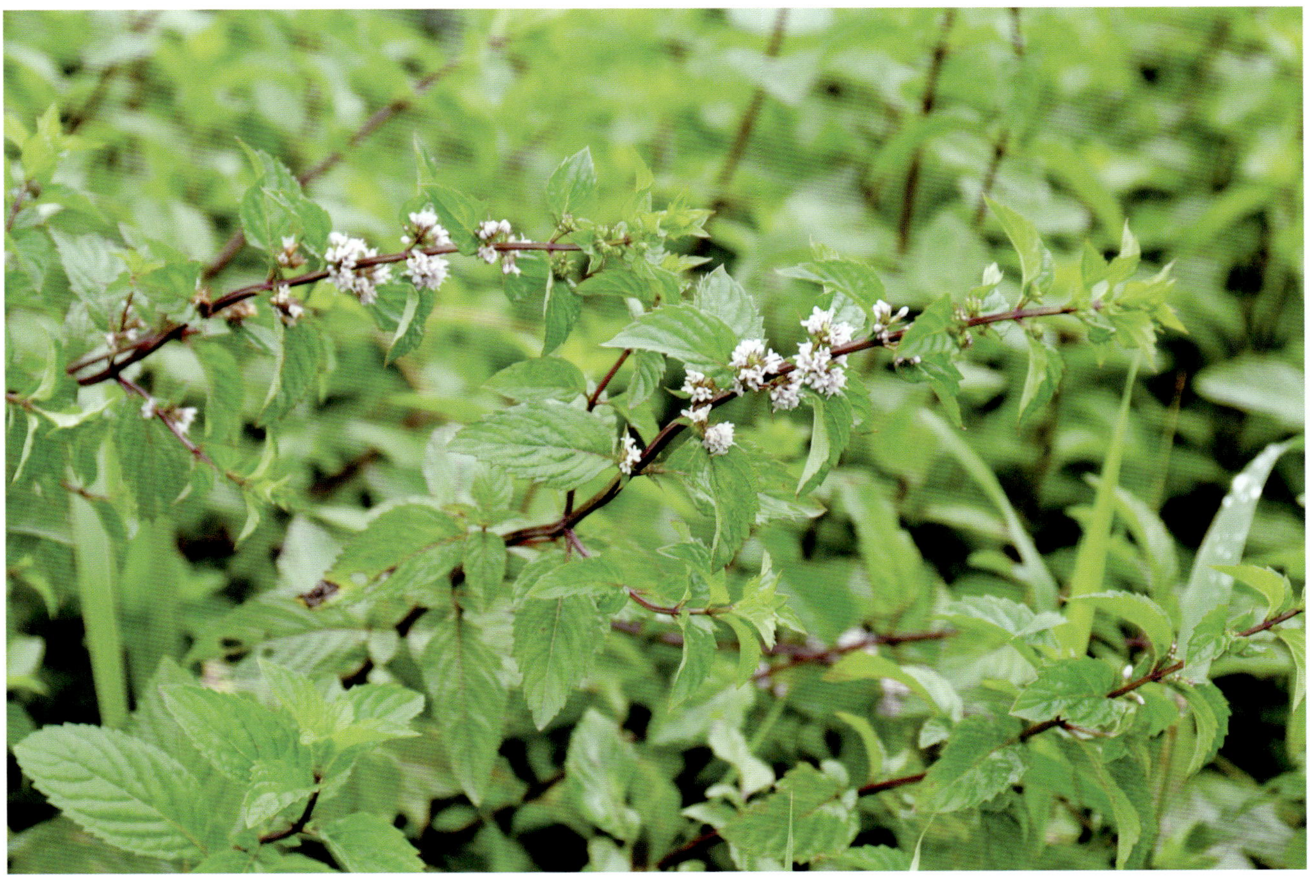

薄荷

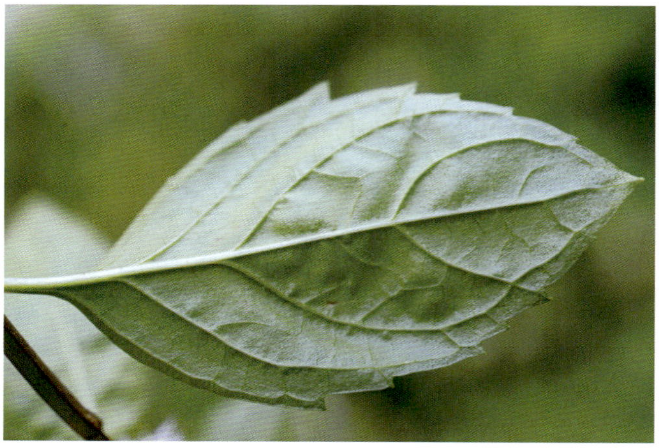

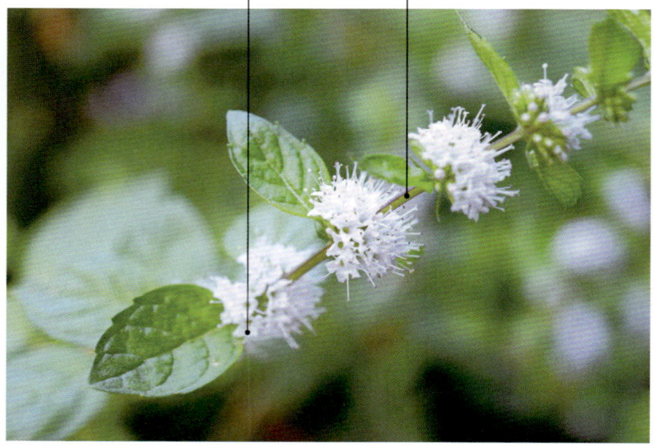

薄荷（续）

对比鉴别

植物薄荷与其同属植物留兰香 *Mentha spicata* L.、东北薄荷 *Mentha sachalinensis* Kudo 性状相近，留兰香和东北薄荷常在房前屋后栽培，常作为调味品，容易与薄荷相混淆。

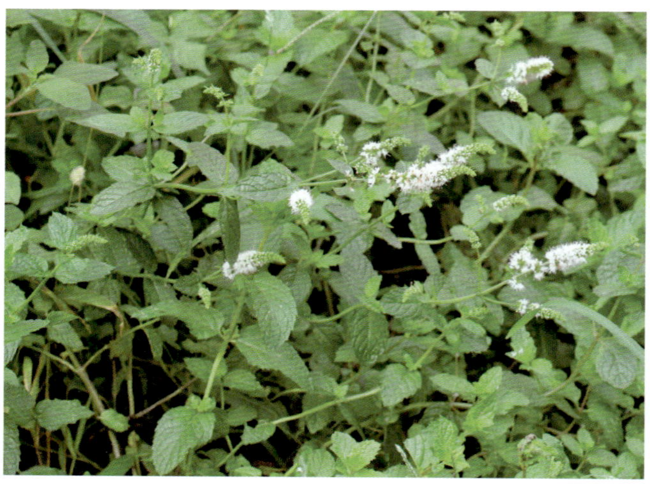

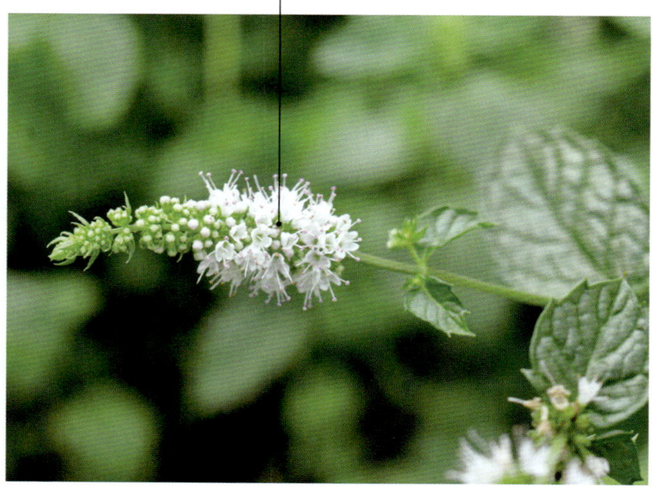

留兰香

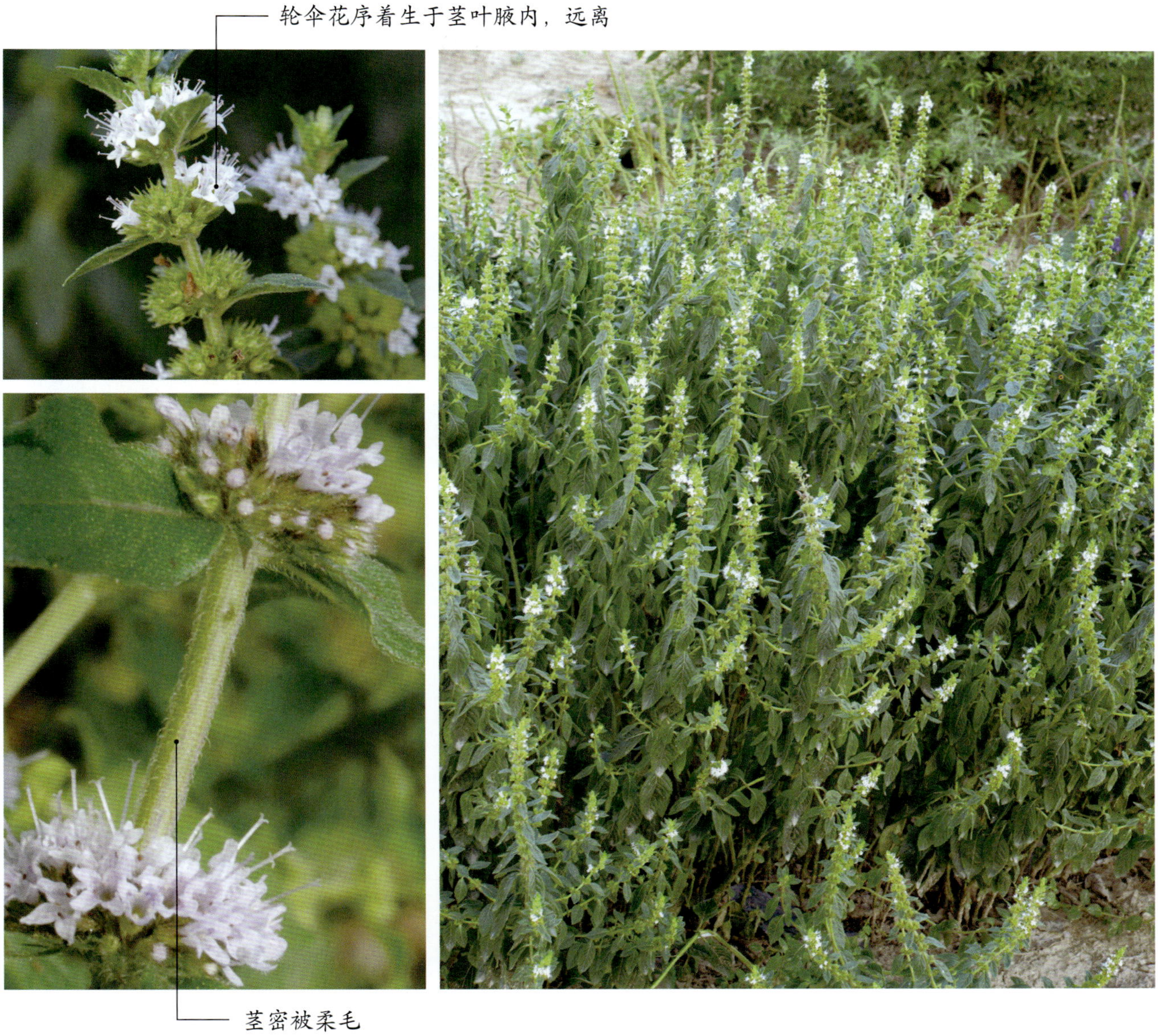

东北薄荷

检索表

1. 轮伞花序聚生于茎及分枝顶端，组成间断的、圆柱形的假穗状花序 .... 留兰香
1. 轮伞花序着生于茎叶腋内，远离 2
2. 茎多分枝，上部被微柔毛，下部仅沿棱上被微柔毛 .... 薄荷
2. 茎不分枝或上部分枝，密被柔毛 .... 东北薄荷

颠茄草

Dianqiecao

BELLADONNAE HERBA

本品为茄科植物颠茄 *Atropa belladonna* L. 的干燥全草。

基原植物

■ **颠茄** *Atropa belladonna* L.

生于温暖湿润气候、排水良好的沙质壤土。北京、山东烟台及浙江温州等地有栽培。

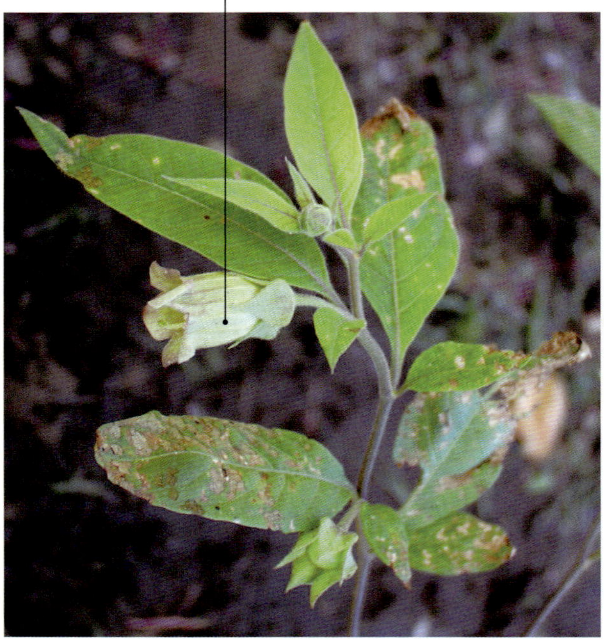
花单生于叶腋，下垂；
花冠钟状，淡紫色

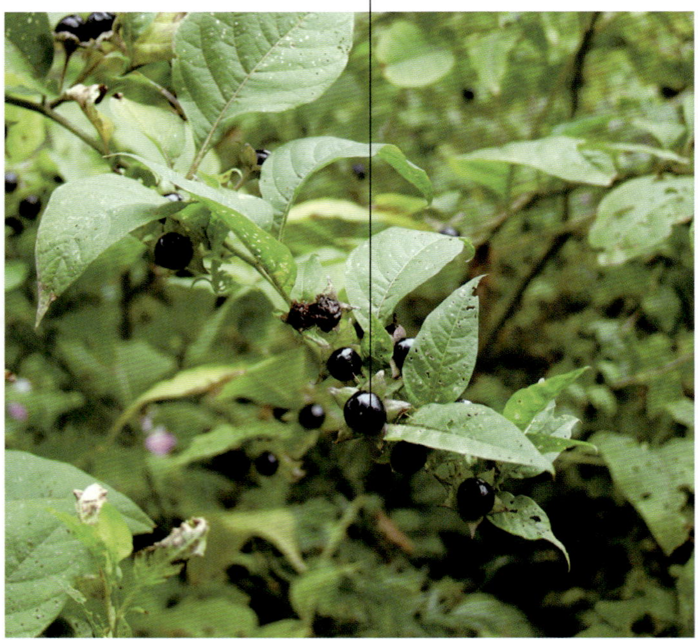
浆果球形，成熟时
黑紫色，有光泽

颠茄

橘红 Juhong CITRI EXOCARPIUM RUBRUM

橘核

Juhe

CITRI RETICULATAE SEMEN

橘红为芸香科植物橘 *Citrus reticulata* Blanco 及其栽培变种的干燥外层果皮。橘核为橘及其栽培变种的干燥成熟种子。栽培变种主要有大红袍 *Citrus reticulata* 'Dahongpao'、福橘 *Citrus reticulata* 'Tangerina'。

基原植物

■ **橘** *Citrus reticulata* Blanco 别名：柑橘

长江以南各地广泛栽培。

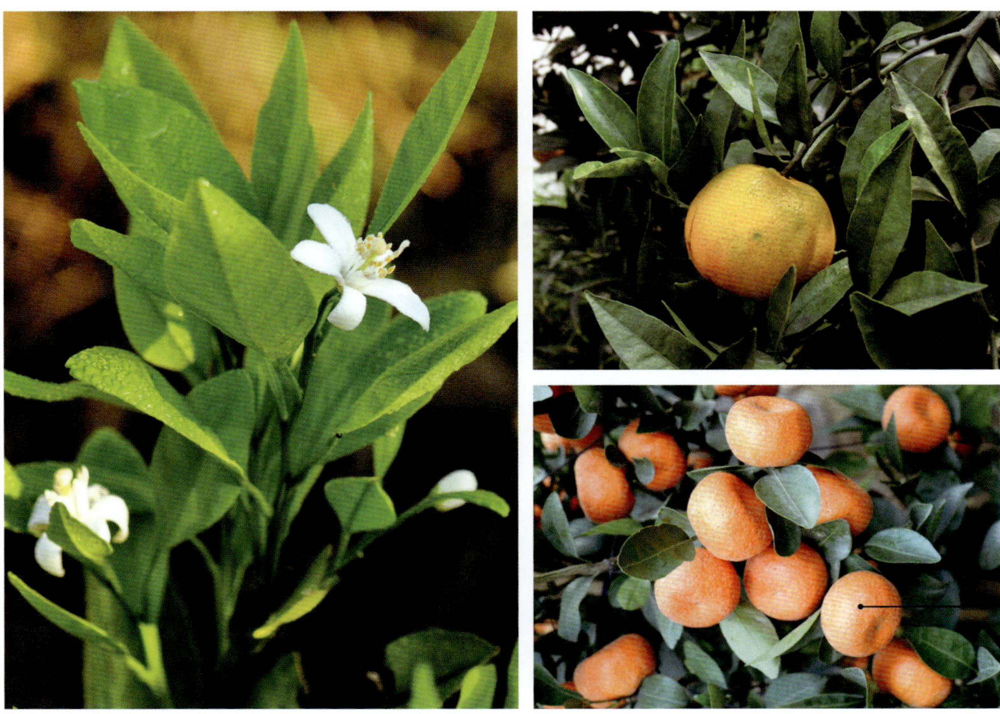

橘

柑果扁球形或球形，橙黄色或朱红色

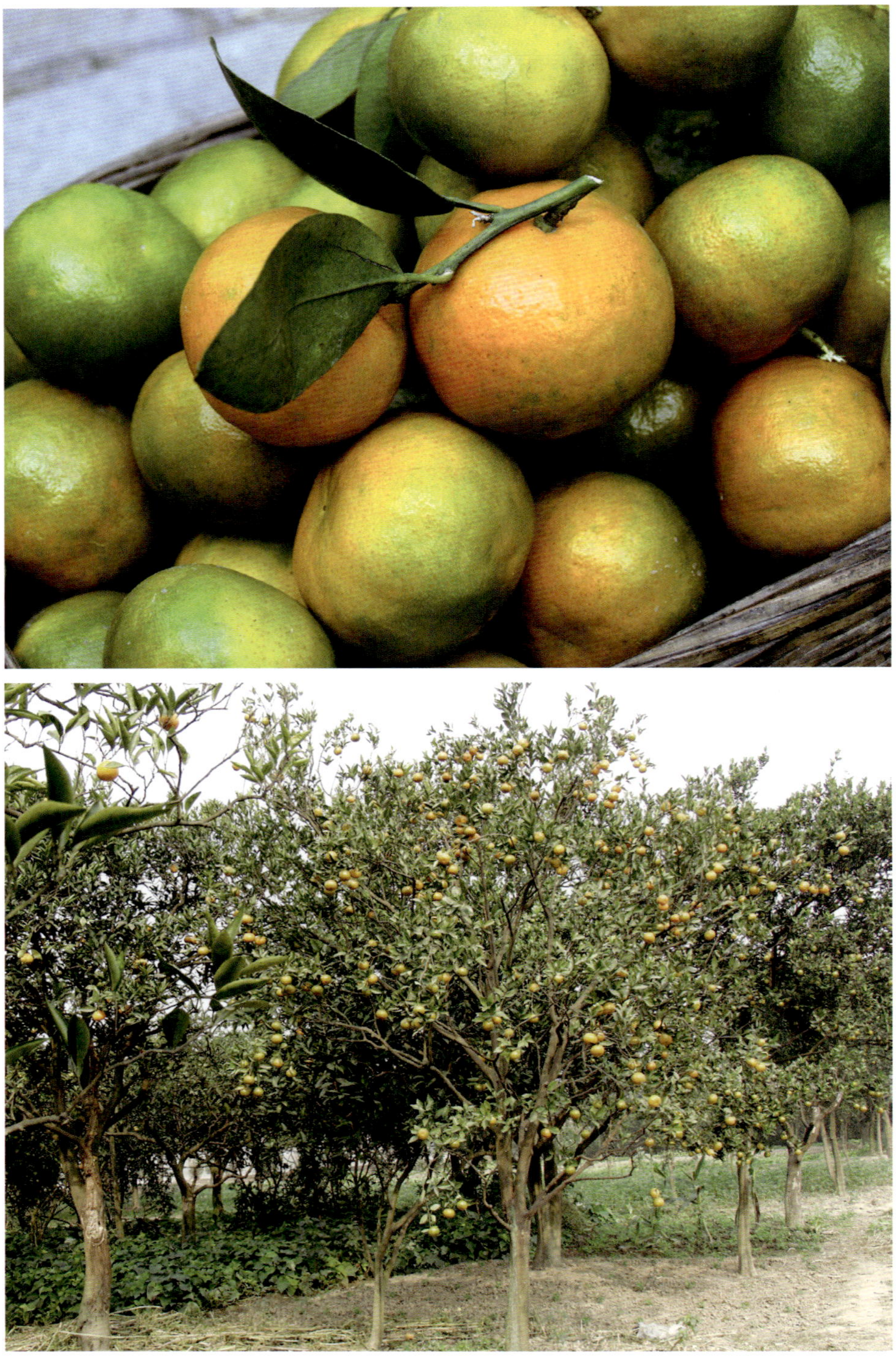

橘

对比鉴别

参见“化橘红”项。

检索表

参见“化橘红”项。

藏菖蒲

Zangchangpu

ACORI CALAMI RHIZOMA

本品系藏族习用药材。为天南星科植物藏菖蒲 *Acorus calamus* L. 的干燥根茎。

基原植物

■ **藏菖蒲** *Acorus calamus* L. 别名：水菖蒲、菖蒲

生于沼泽、溪旁及水稻田边。全国各地均有分布。

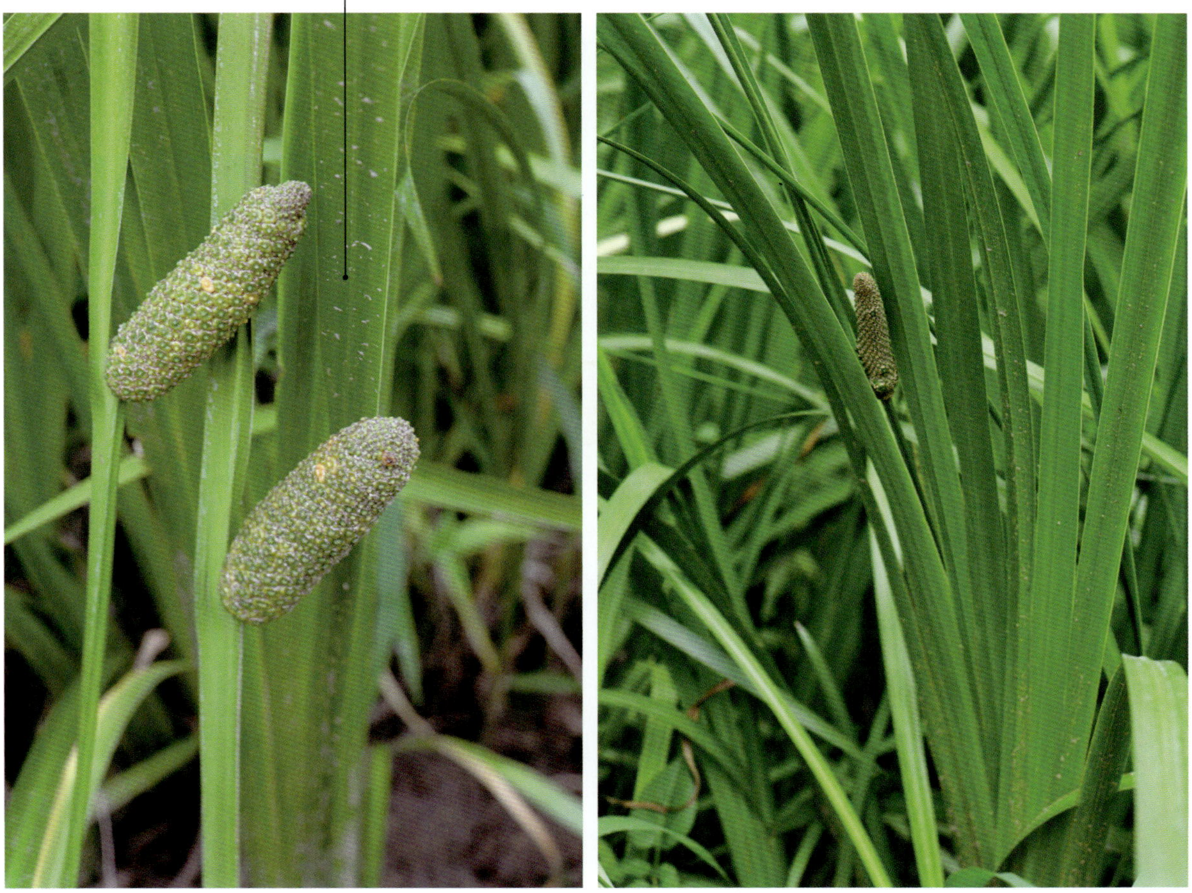

藏菖蒲

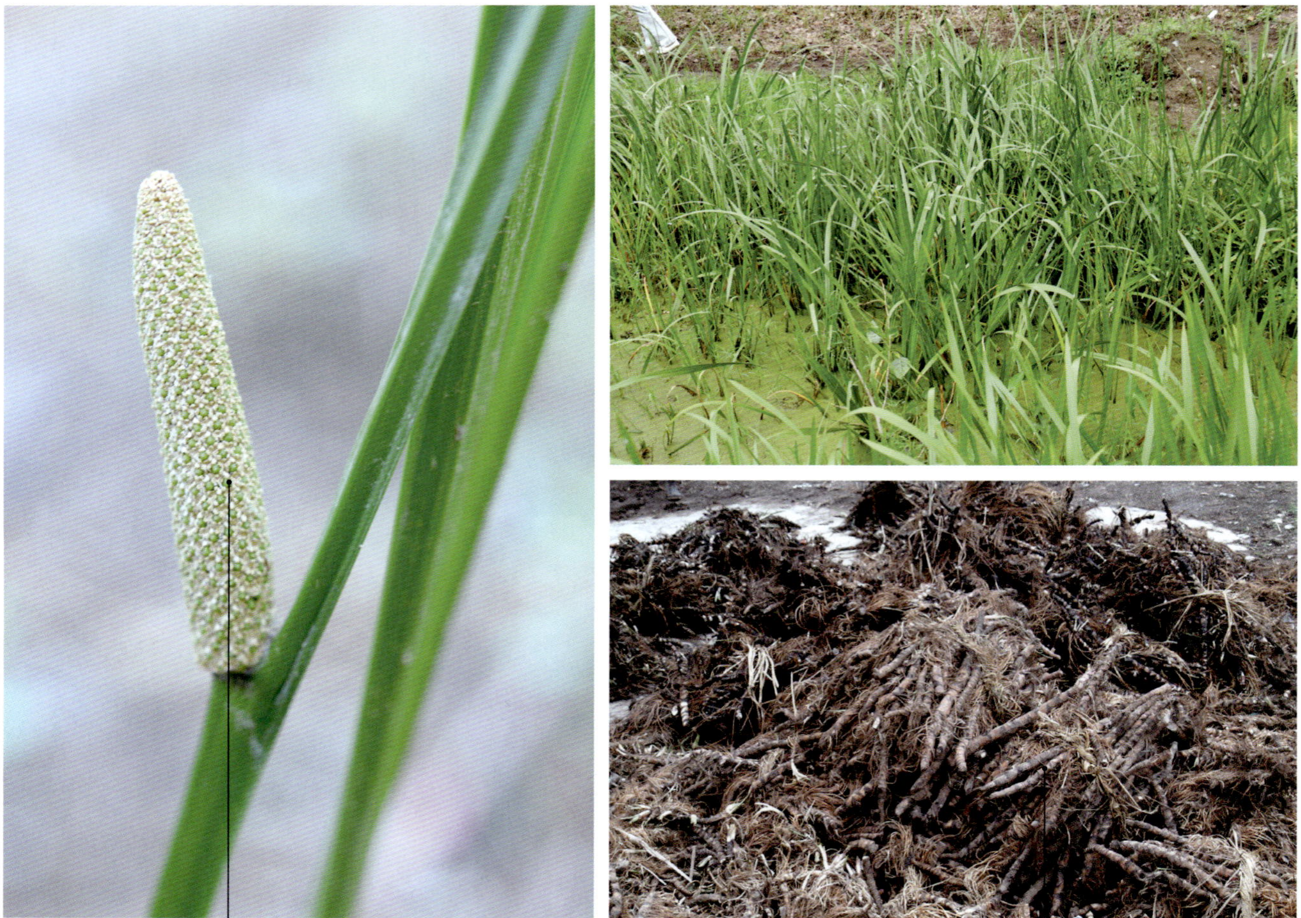

藏菖蒲（续）

对比鉴别

参见“石菖蒲”项。

检索表

参见“石菖蒲”项。

藁　本

Gaoben

LIGUSTICI RHIZOMA ET RADIX

本品为伞形科植物藁本 *Ligusticum sinense* Oliv. 或辽藁本 *Ligusticum jeholense* Nakai et Kitag. 的干燥根茎和根。

基原植物

■ 藁本　*Ligusticum sinense* Oliv.　别名：西芎

生于向阳山坡、草丛、林缘。分布于河南、江西、湖北、湖南、广西、陕西、甘肃、四川。

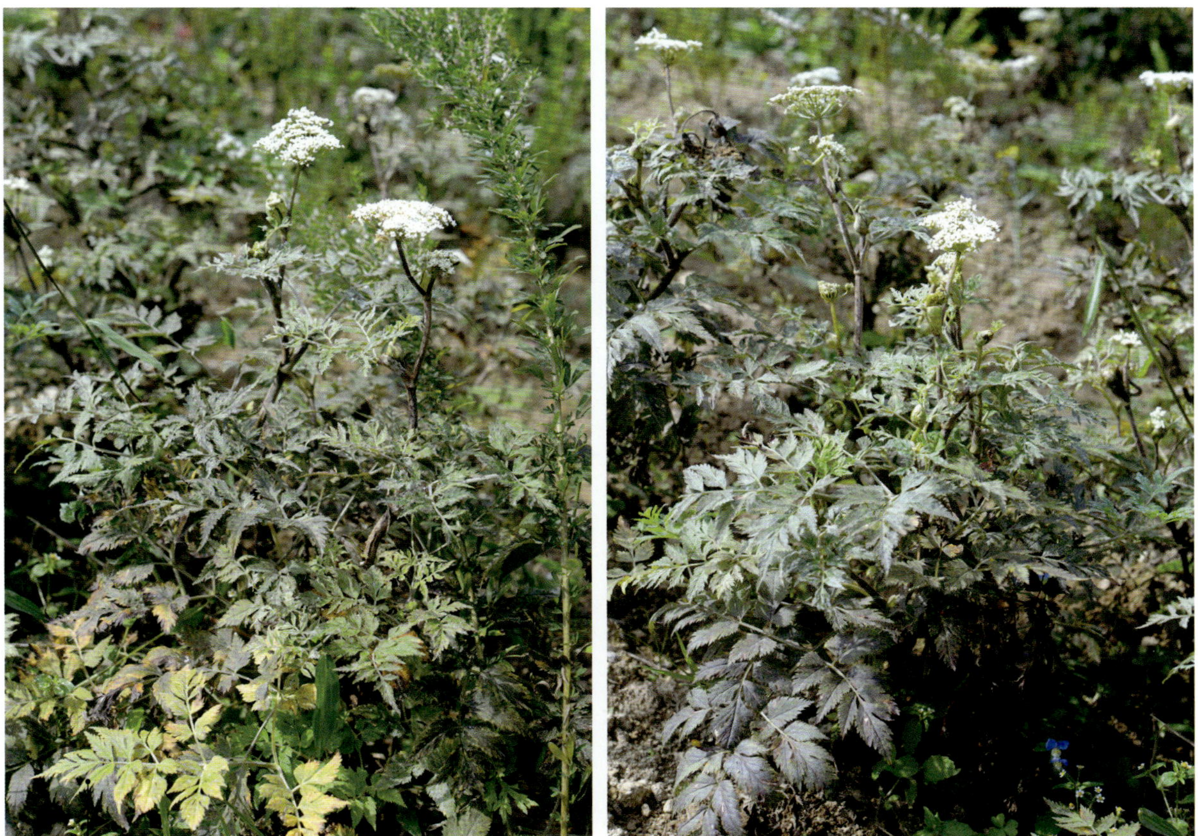

小羽片先端呈尾状尖

藁本

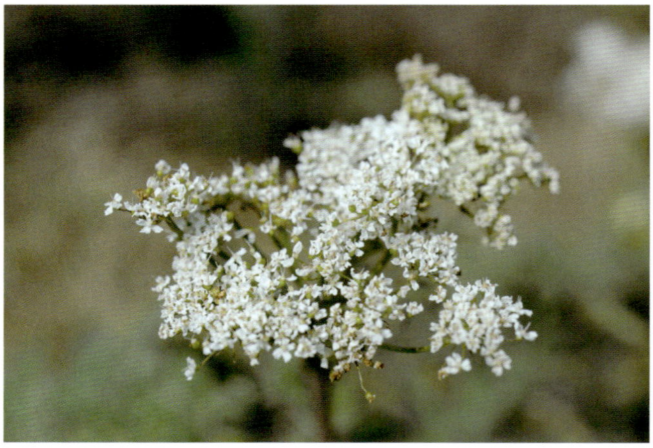

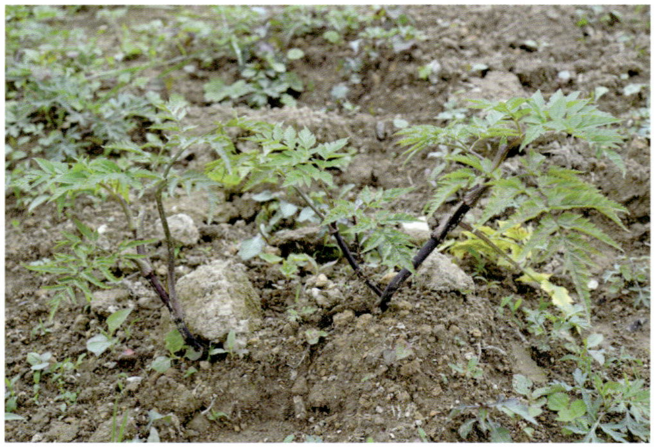

藁本（续）

■ 辽藁本 *Ligusticum jeholense* Nakai et Kitag. 别名：北藁本

与藁本主要区别点：小羽片先端钝或略尖，不呈尾状。

生于山地、林缘、林下。分布于辽宁、吉林、内蒙古、河北、山西、山东等地。

小羽片先端钝或略尖

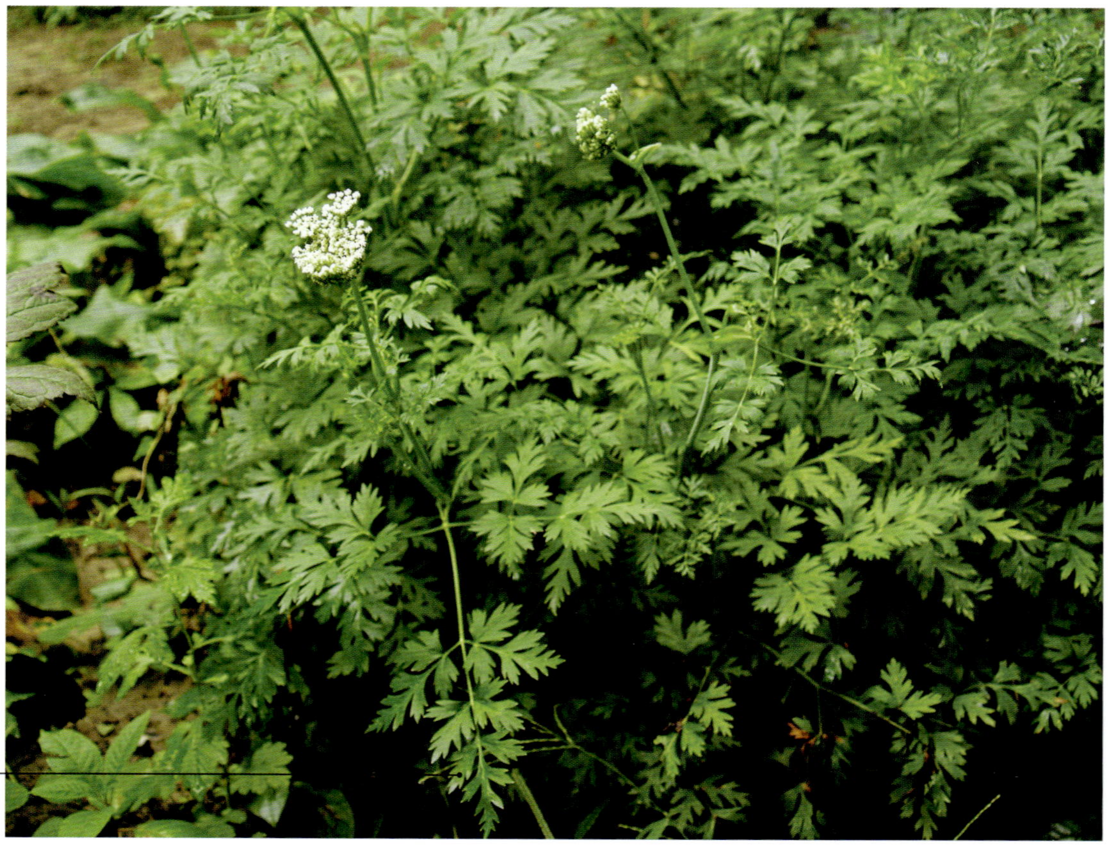

辽藁本

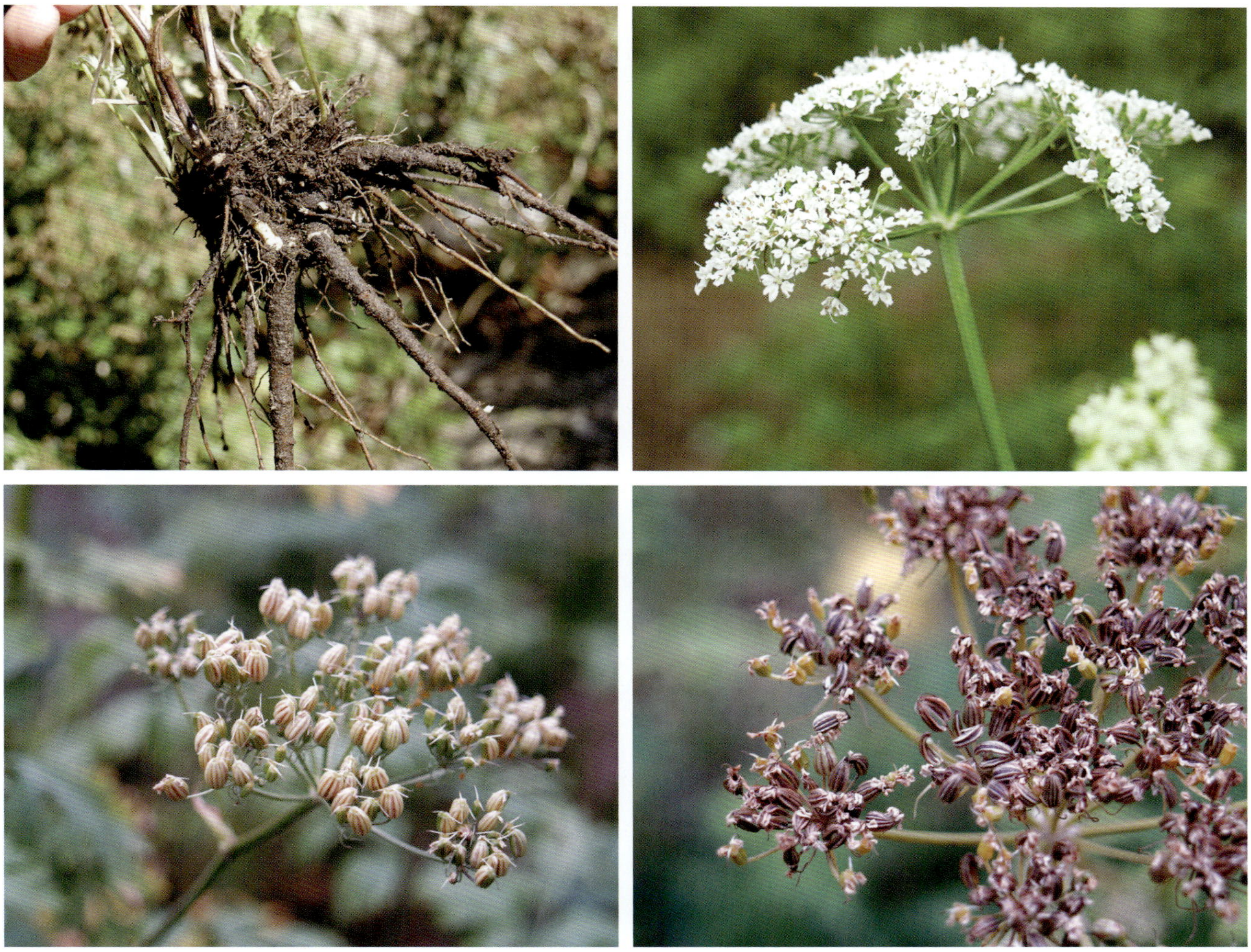

辽藁本（续）

檀 香

Tanxiang

SANTALI ALBI LIGNUM

本品为檀香科植物檀香 *Santalum album* L. 树干的干燥心材。

基原植物

■ 檀香 *Santalum album* L.

印度、澳大利亚、印度尼西亚和南亚有野生或栽培。我国广东、海南、云南等地有引种。

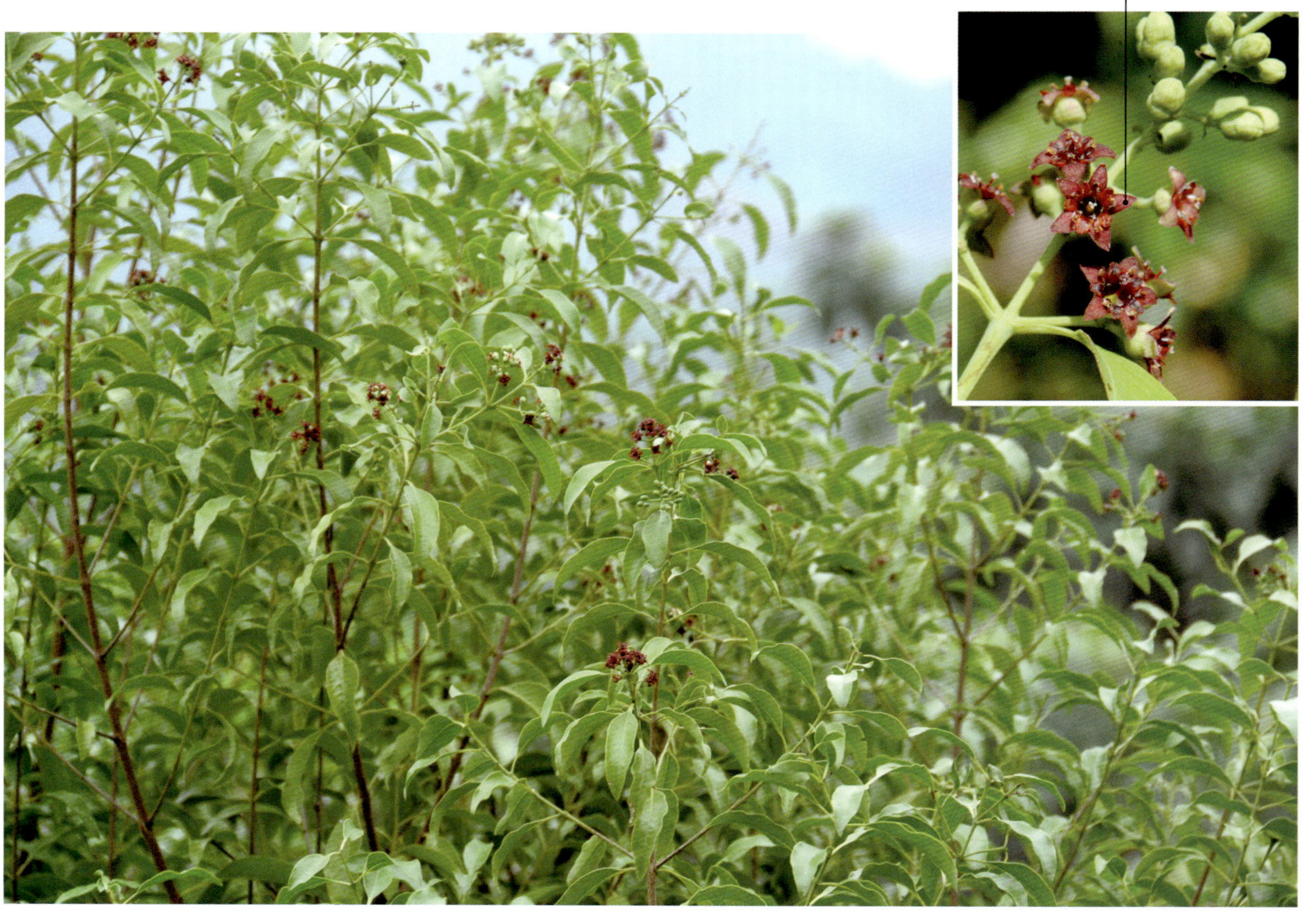

檀香

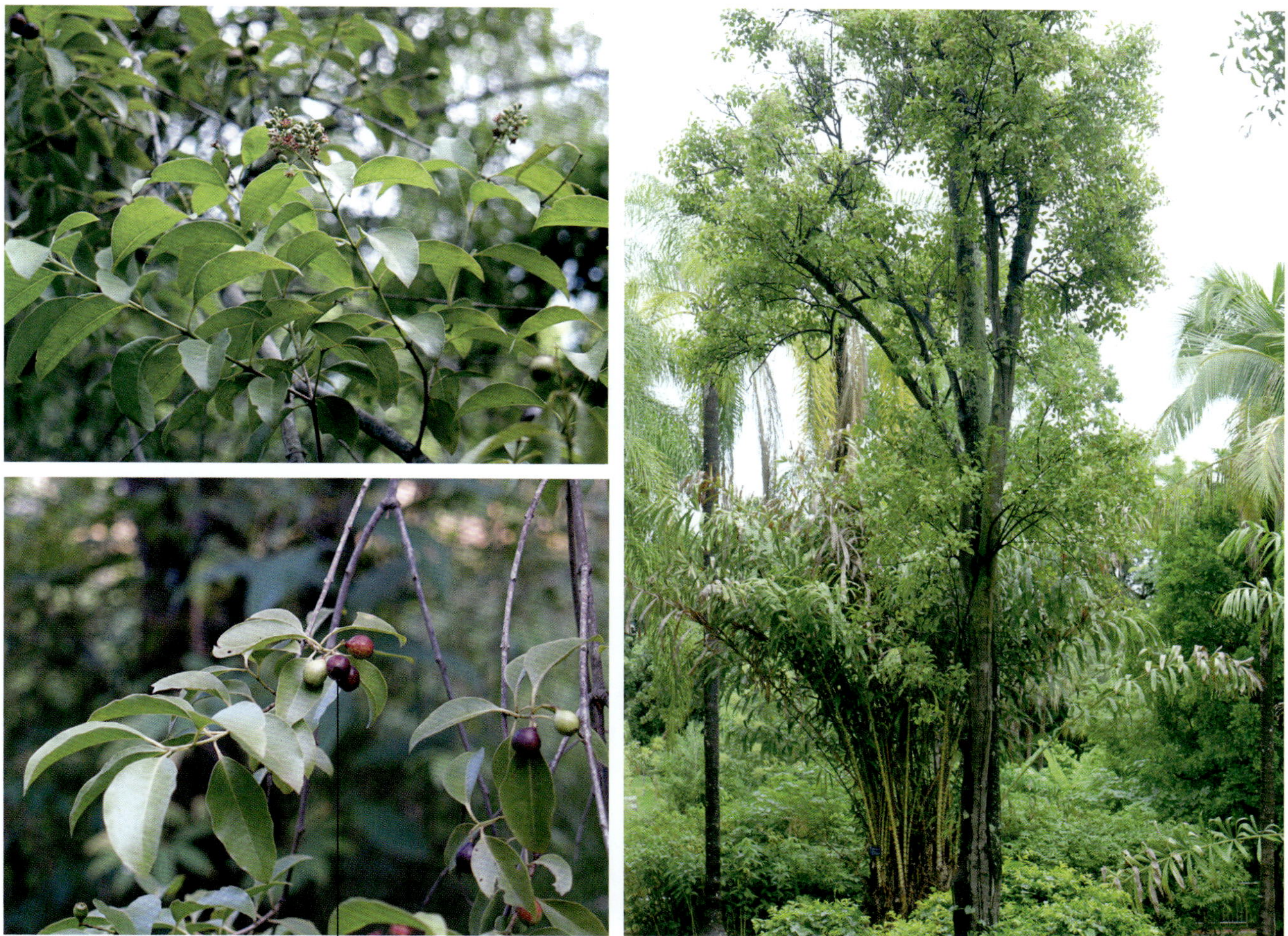

核果球形，成熟时黑色，肉质多汁

檀香（续）

翼首草 Yishoucao PTEROCEPHALI HERBA

本品系藏族习用药材。为川续断科植物匙叶翼首草 *Pterocephalus hookeri* (C. B. Clarke) Höeck 的干燥全草。

基原植物

■ 匙叶翼首草 *Pterocephalus hookeri* (C. B. Clarke) Höeck

生于海拔 1800~4800m 的山野草地、高山草甸或耕地附近。分布于云南、四川、西藏及青海。

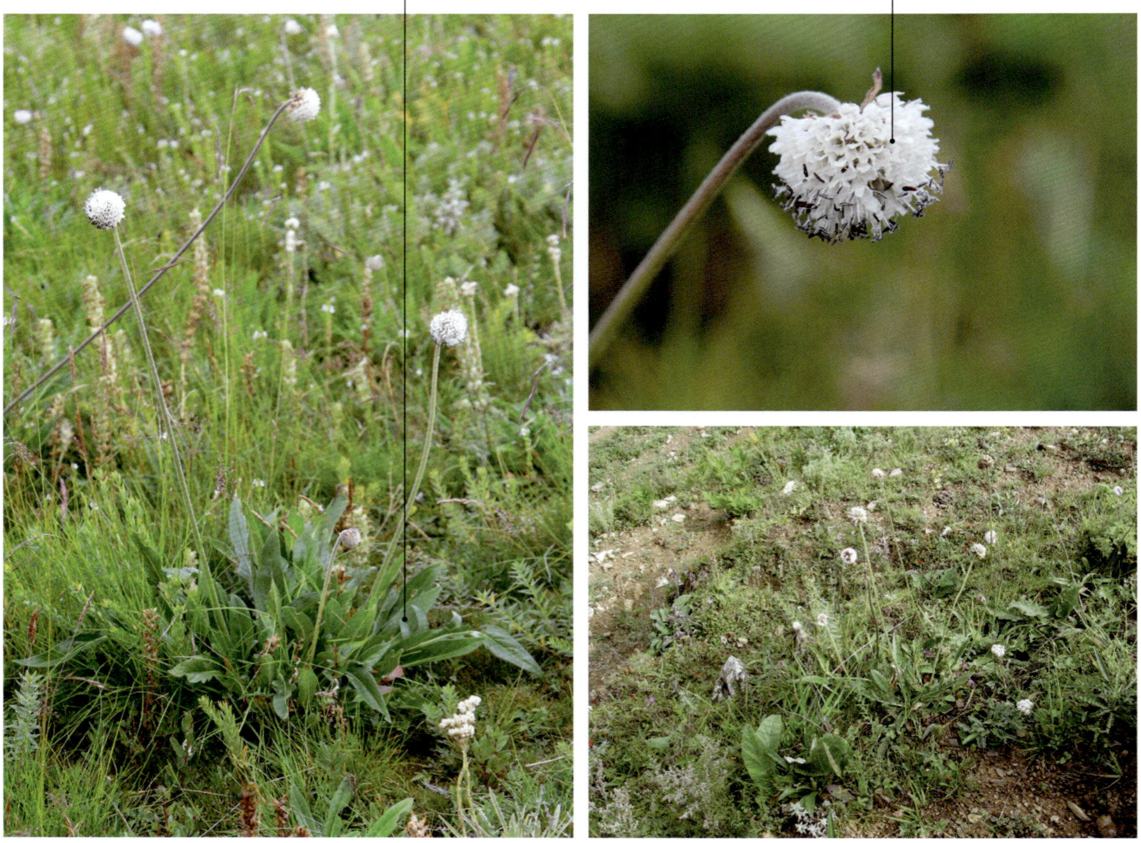
叶全部基生，呈莲座状，匙形或线状匙形
头状花序单生葶顶，球形

翼首草

藕节 Oujie

NELUMBINIS RHIZOMATIS NODUS

本品为睡莲科植物莲 *Nelumbo nucifera* Gaertn. 的干燥根茎节部。

基原植物

■ **莲** *Nelumbo nucifera* Gaertn. 别名：荷花

生于水田或池塘。分布于辽宁、河北、河南、陕西、甘肃、山西、山东及长江以南各地。

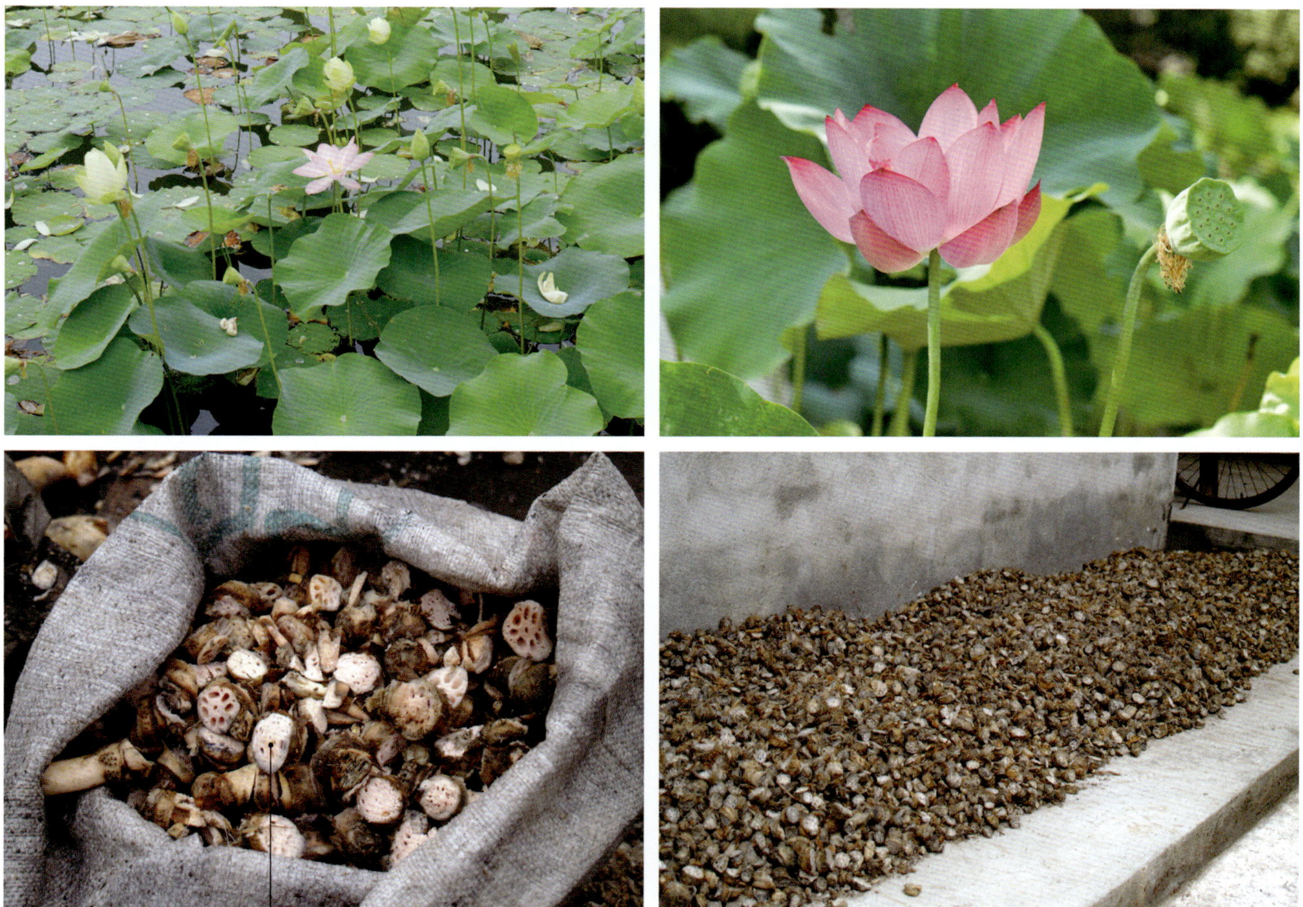

新鲜的根茎节部

莲

覆盆子

Fupenzi

RUBI FRUCTUS

本品为蔷薇科植物华东覆盆子 *Rubus chingii* Hu 的干燥果实。

基原植物

■ 华东覆盆子 *Rubus chingii* Hu 别名：掌叶覆盆子

生于海拔 500~1000m 以下的溪旁、山坡灌丛及路边。分布于安徽、江苏、浙江、江西、福建、广西。

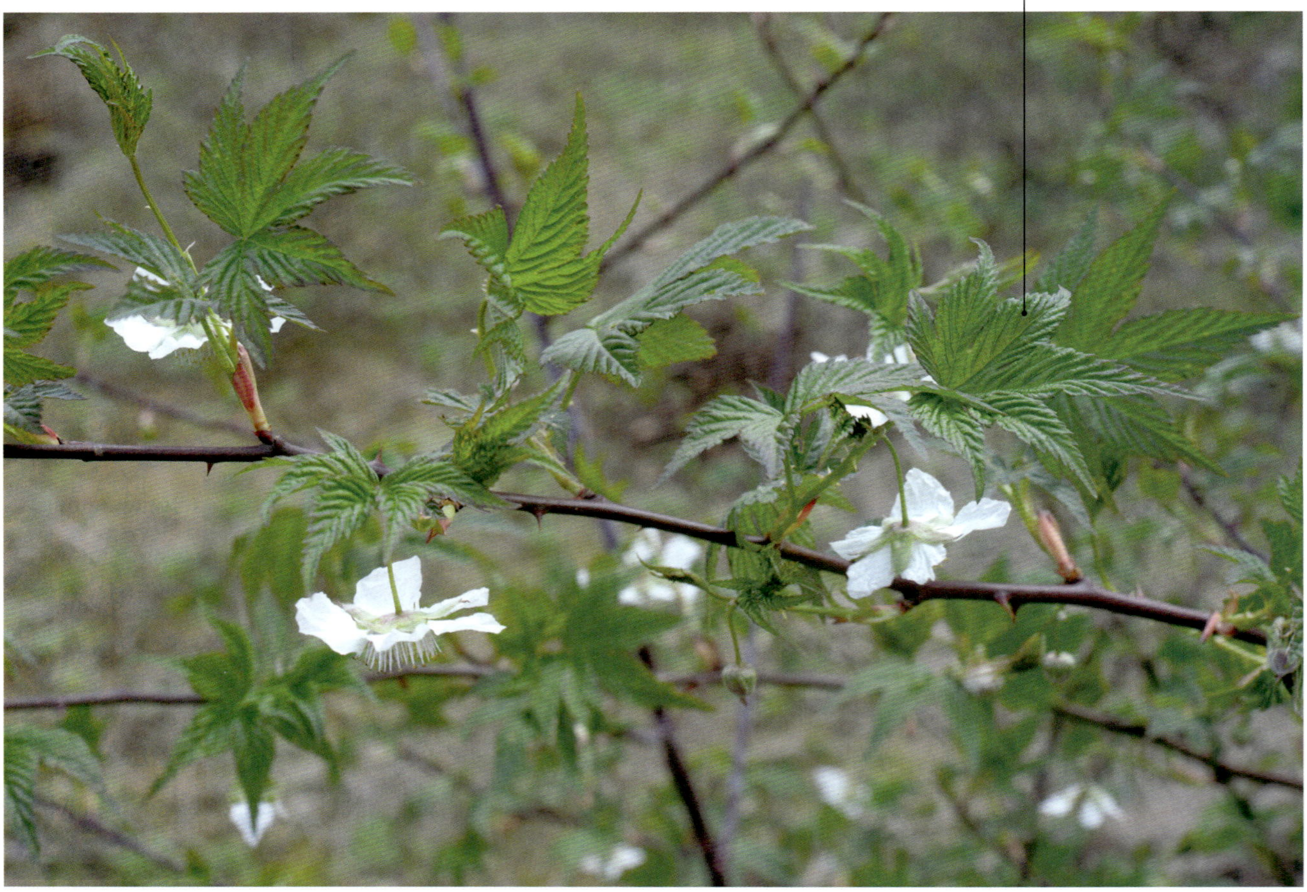

华东覆盆子

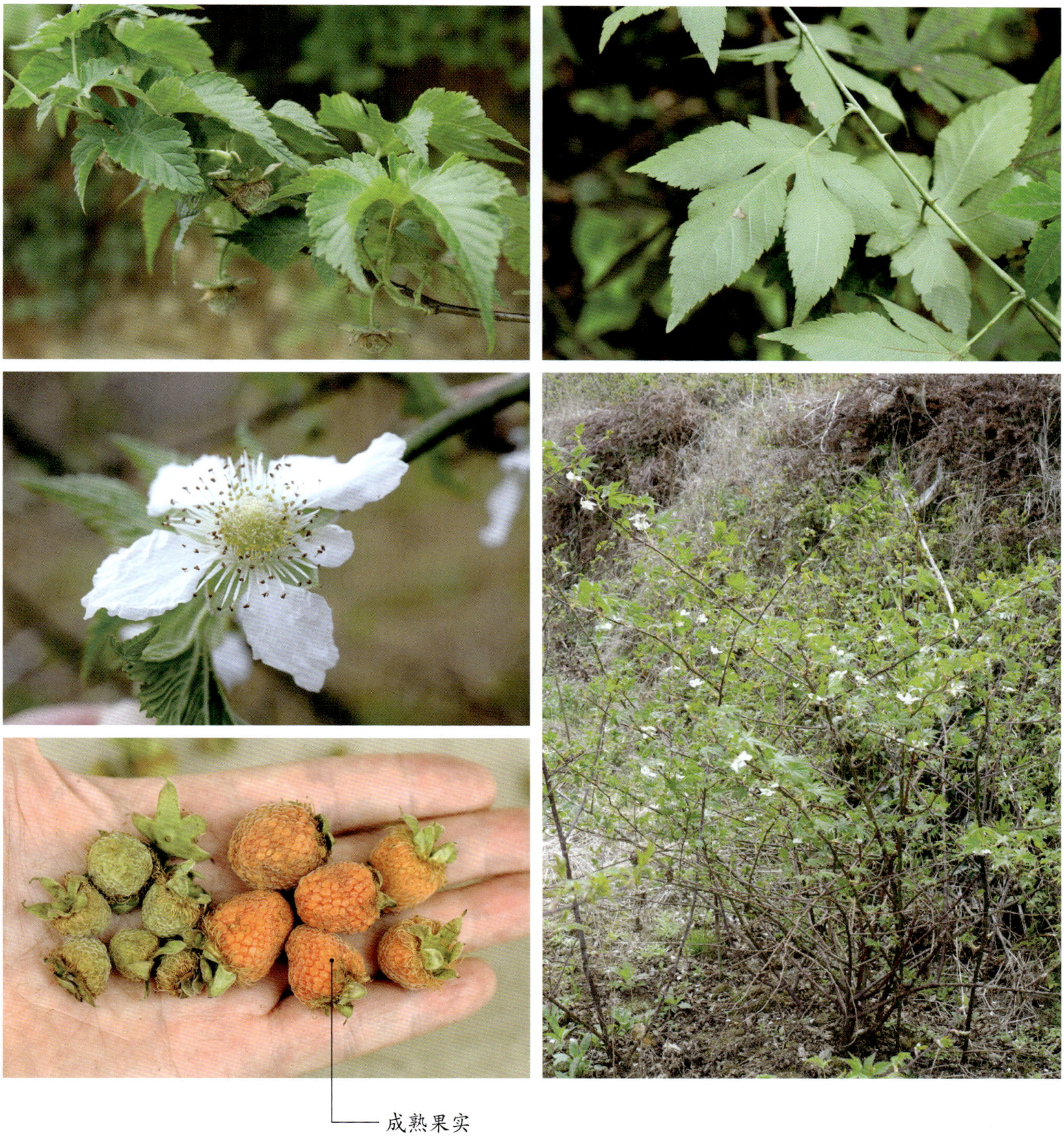

华东覆盆子（续）

对比鉴别

《常用中药材品种整理和质量研究》（南方协作组）记载，华东地区为我国覆盆子主产区，除正品华东覆盆子外，山莓 *Rubus corchorifolius* Linnaeus f.、插田泡 *Rubus coreanus* Miquel、覆盆子 *Rubus idaeus* Linnaeus 的果实也在当地民间入药使用。

叶卵形或卵状披针形，不裂或 3 浅裂

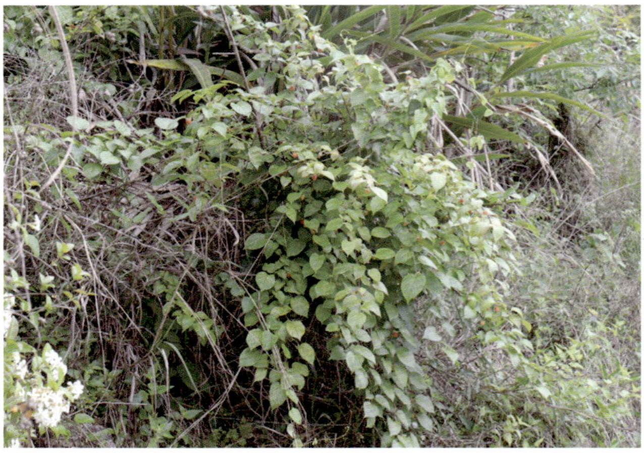

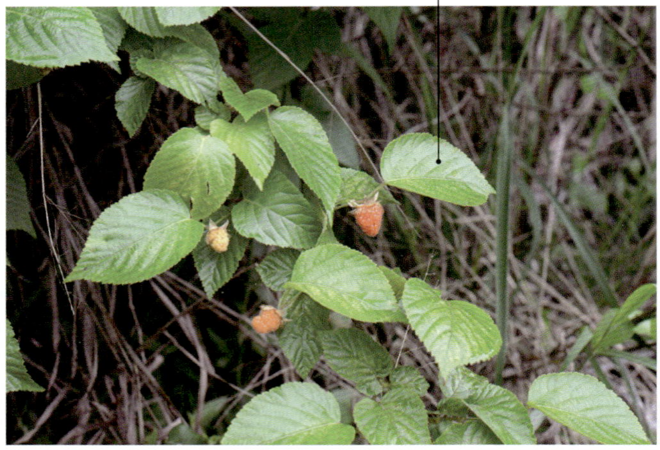

山莓

花粉红色至深红色

聚合果直径 5~8mm

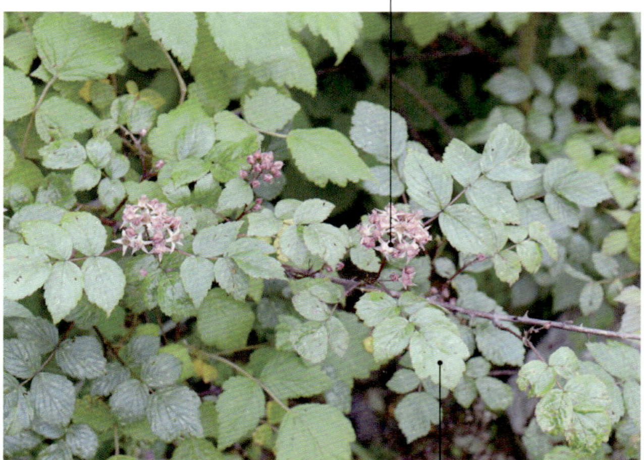

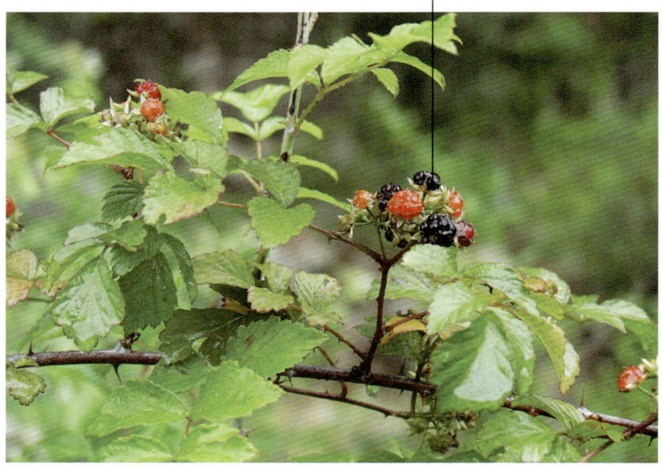

羽状复叶

插田泡

聚合果直径 10~14mm

花白色

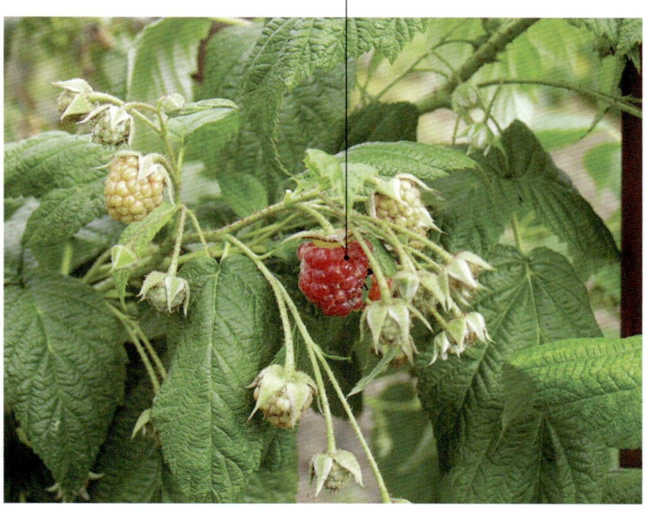

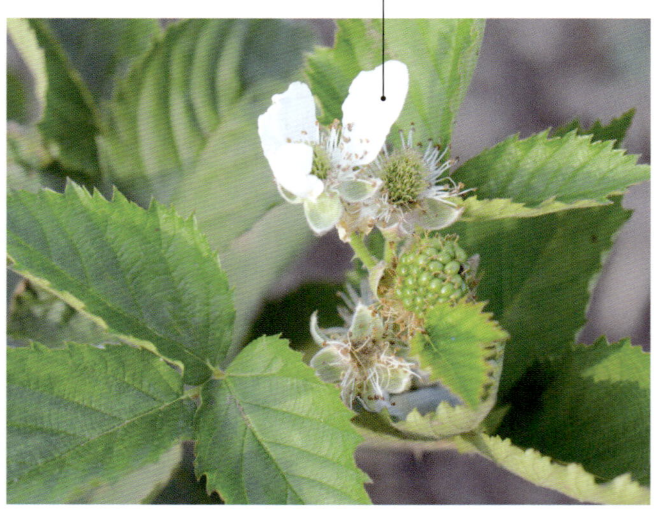

覆盆子

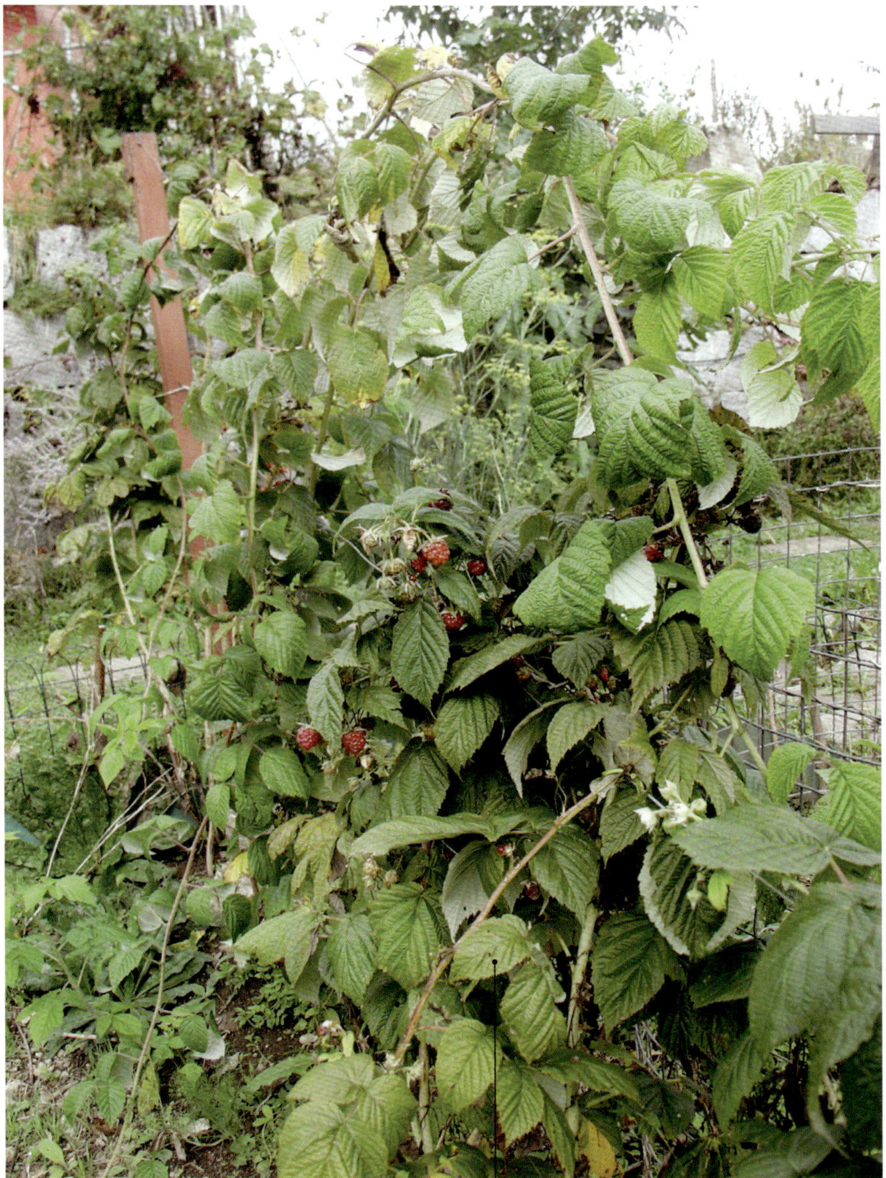

覆盆子（续）

检索表

1. 单叶 2
1. 羽状复叶 3
2. 叶片近圆形，掌状 5 深裂，稀 3 裂或 7 裂 .... 华东覆盆子
2. 叶卵形或卵状披针形，不裂或 3 浅裂 .... 山莓
3. 花粉红色至深红色；聚合果直径约 5~8mm .... 插田泡
3. 花白色；聚合果直径约 10~14mm .... 覆盆子

瞿　麦　Qumai DIANTHI HERBA

本品为石竹科植物瞿麦 *Dianthus superbus* L. 或石竹 *Dianthus chinensis* L. 的干燥地上部分。

基原植物

■ **瞿麦**　*Dianthus superbus* L.　别名：十样景天

生于山坡、林下。分布于黑龙江、吉林、河北、河南、山西、山东、江苏、浙江、江西、福建、湖南、湖北、陕西、四川、青海、新疆等地。

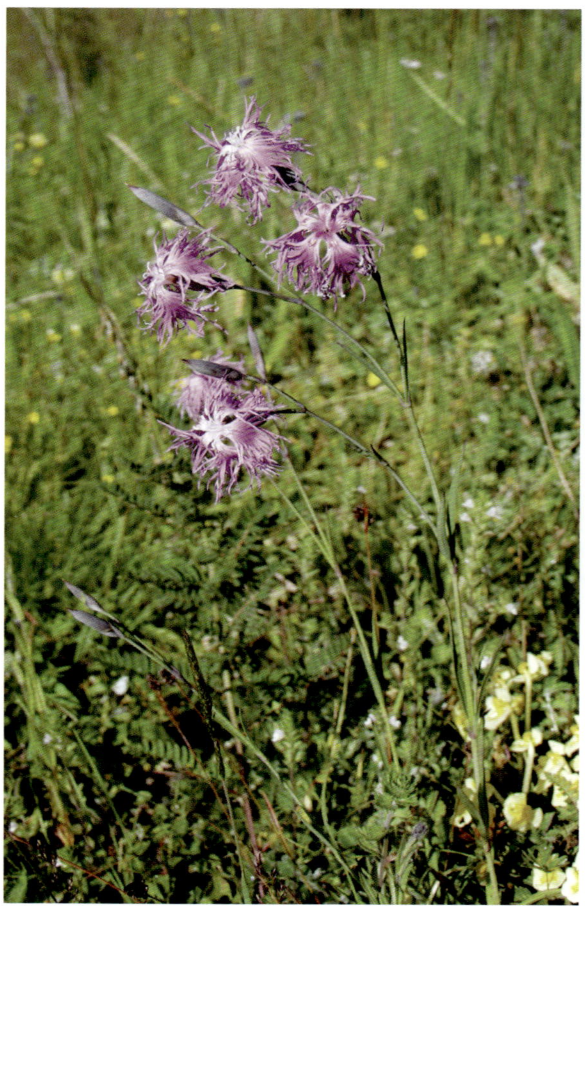

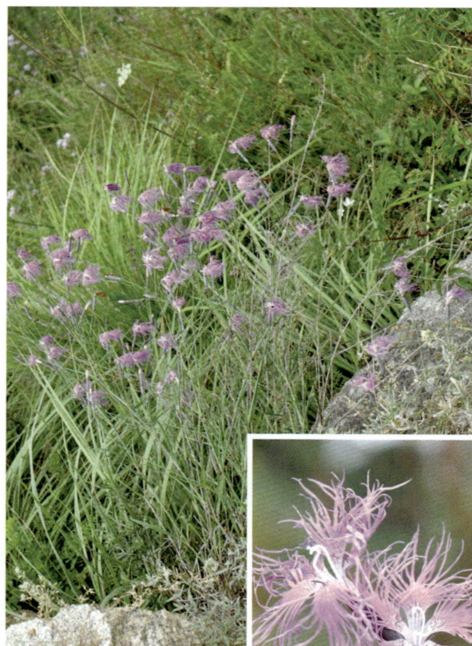

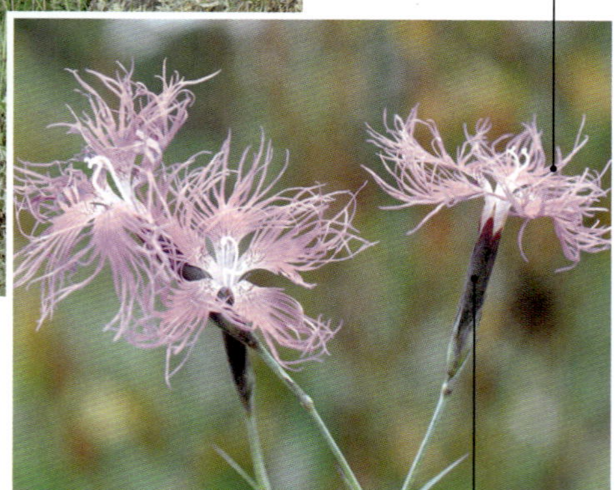
花瓣深裂成窄条或细丝
苞片先端长尖，长为花萼的1/4

瞿麦

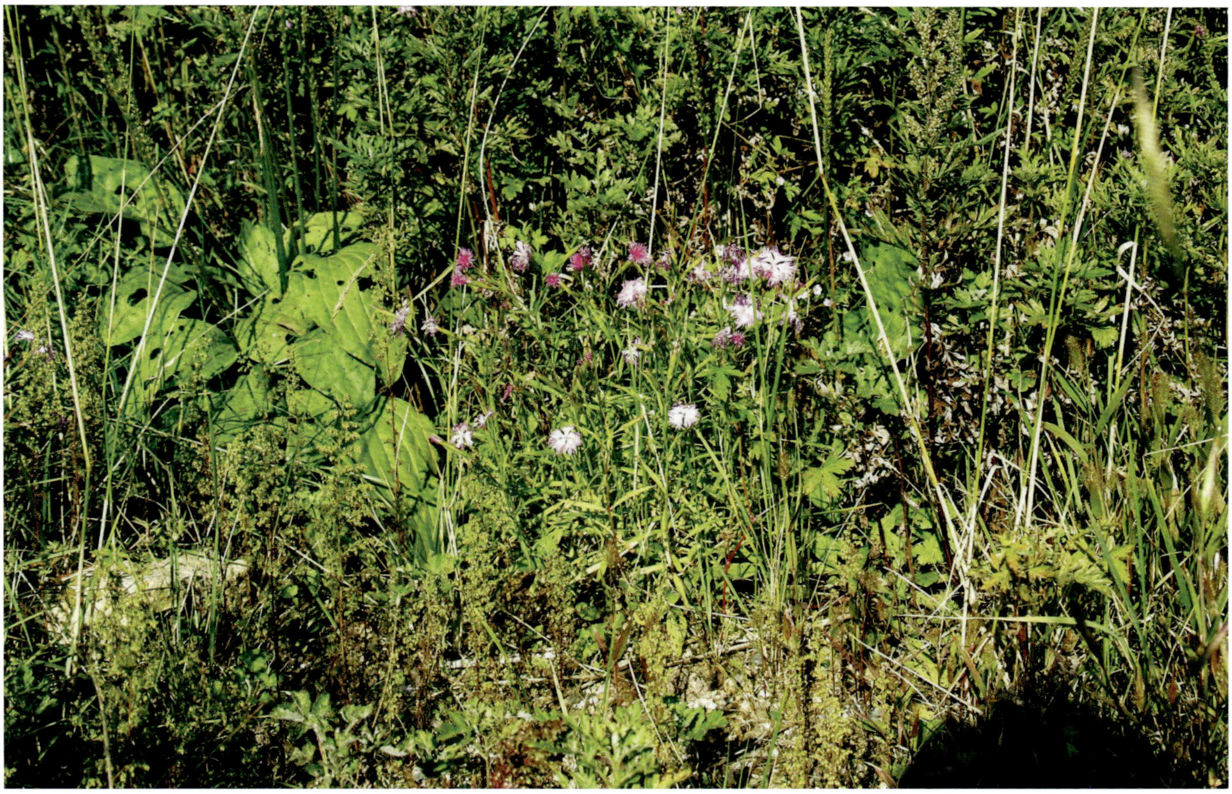

瞿麦（续）

■ 石竹 *Dianthus chinensis* L. 别名：石柱花

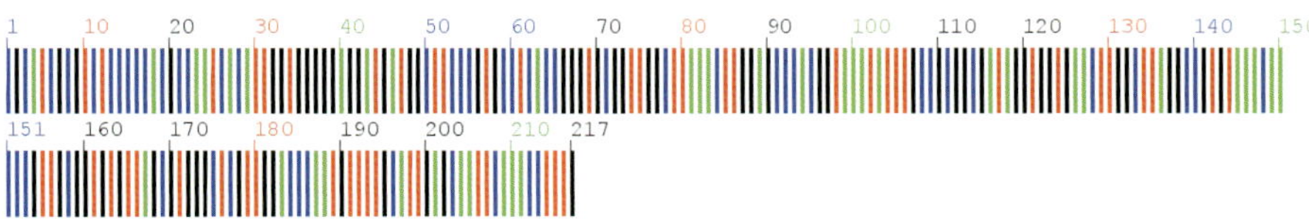

生于山坡旷野，亦有栽培。分布于河北、河南、山东、江苏、浙江、安徽、江西、福建、湖北、广东、广西、陕西、宁夏、甘肃、云南及东北等地。

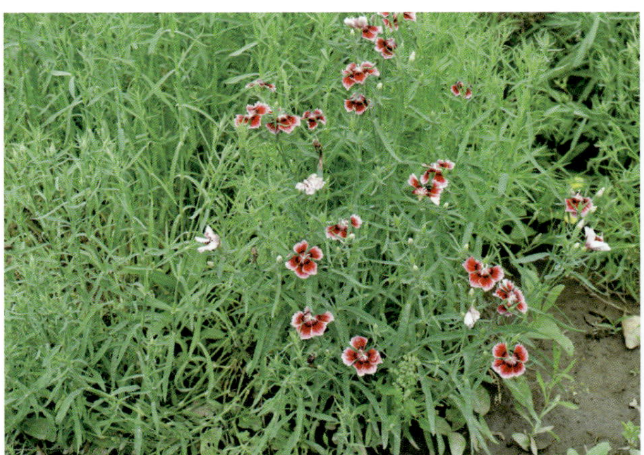

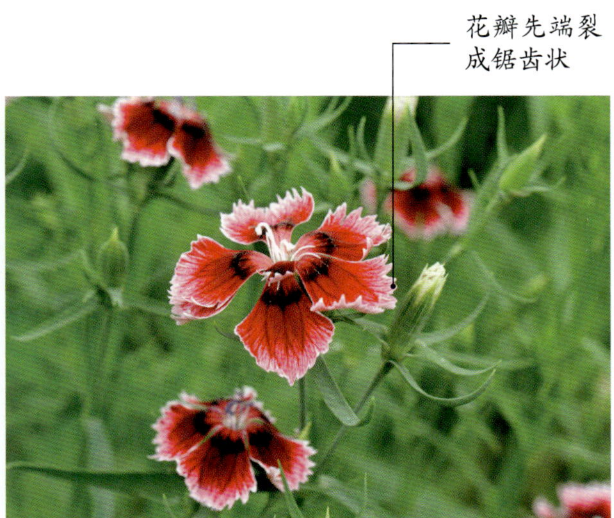

石竹

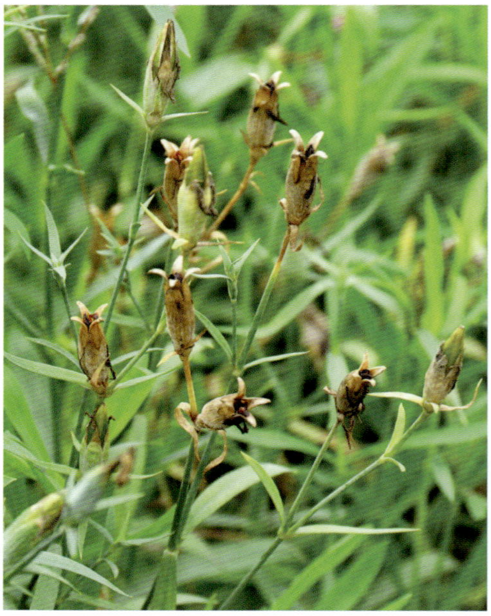

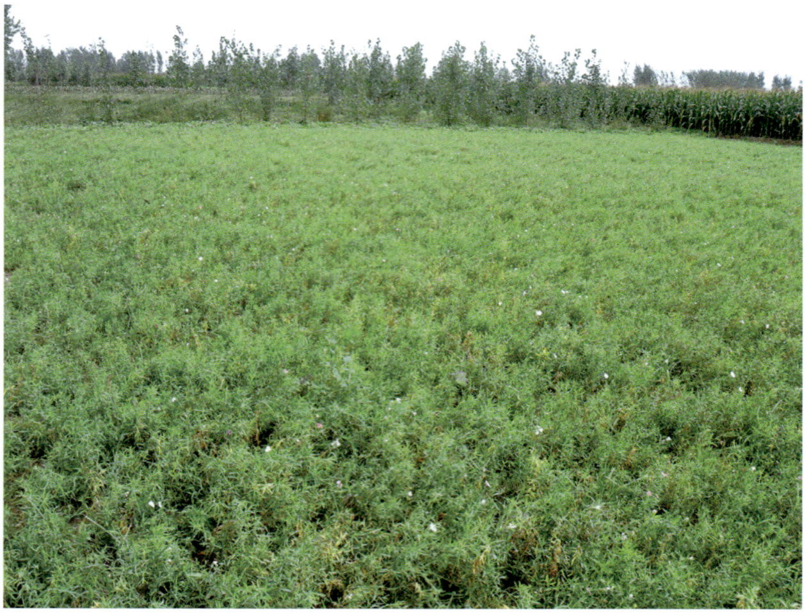

石竹（续）

对比鉴别

植物瞿麦与其同属植物长萼瞿麦 *Dianthus longicalyx* Miq. 容易相混淆。

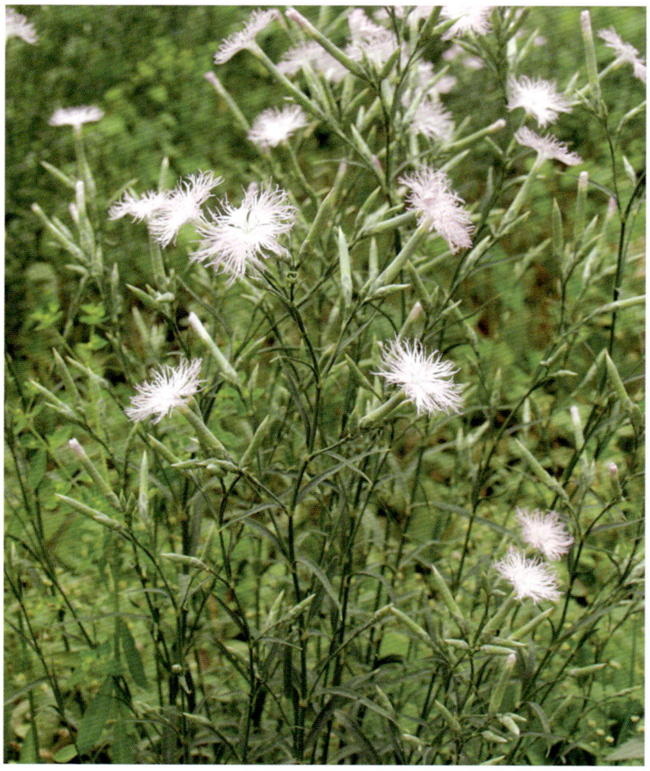

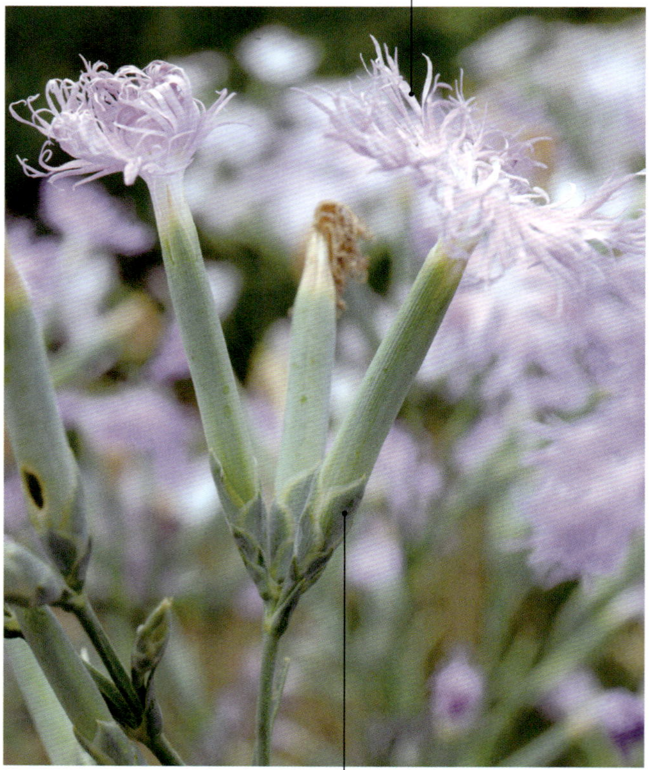

花瓣深裂成窄条或细丝
苞片先端短凸尖，
长为花萼的 1/5

长萼瞿麦

检索表

1. 花瓣先端裂成锯齿状……石竹
1. 花瓣深裂成窄条或细丝……2
2. 苞片先端长尖，长为花萼的 1/4……瞿麦
2. 苞片先端短凸尖，长为花萼的 1/5……长萼瞿麦

翻白草

Fanbaicao

POTENTILLAE DISCOLORIS HERBA

本品为蔷薇科植物翻白草 *Potentilla discolor* Bge. 的干燥全草。

基原植物

■ 翻白草 *Potentilla discolor* Bge.

生于山坡、路旁或草地。全国绝大部分地区有分布。

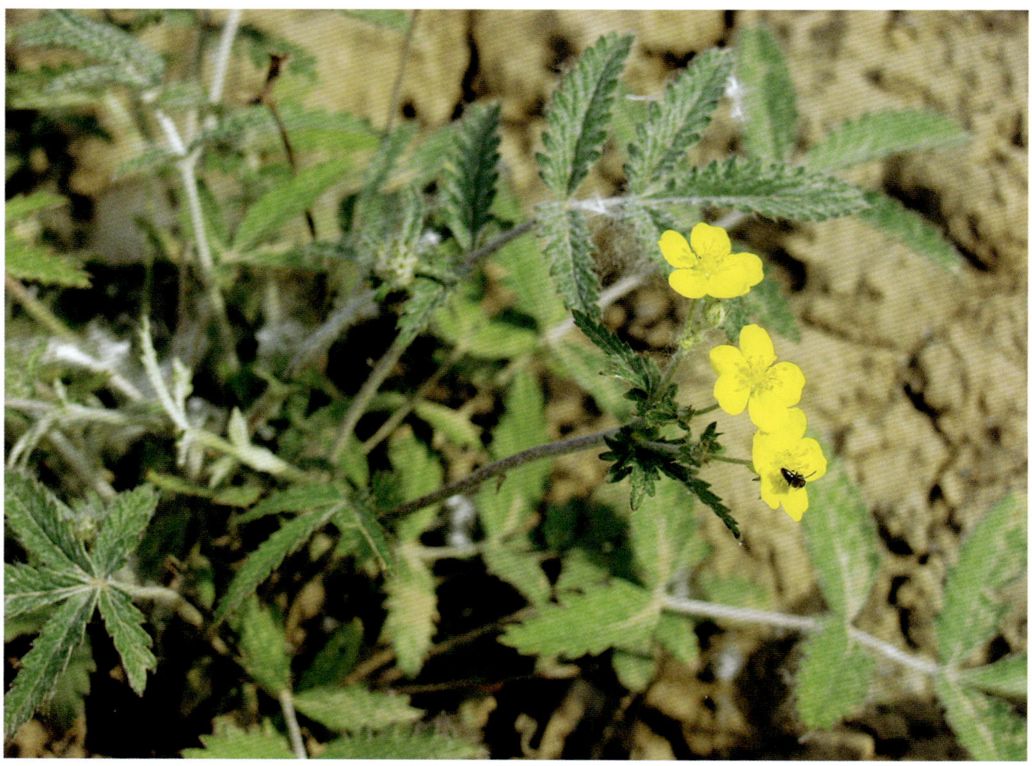

翻白草

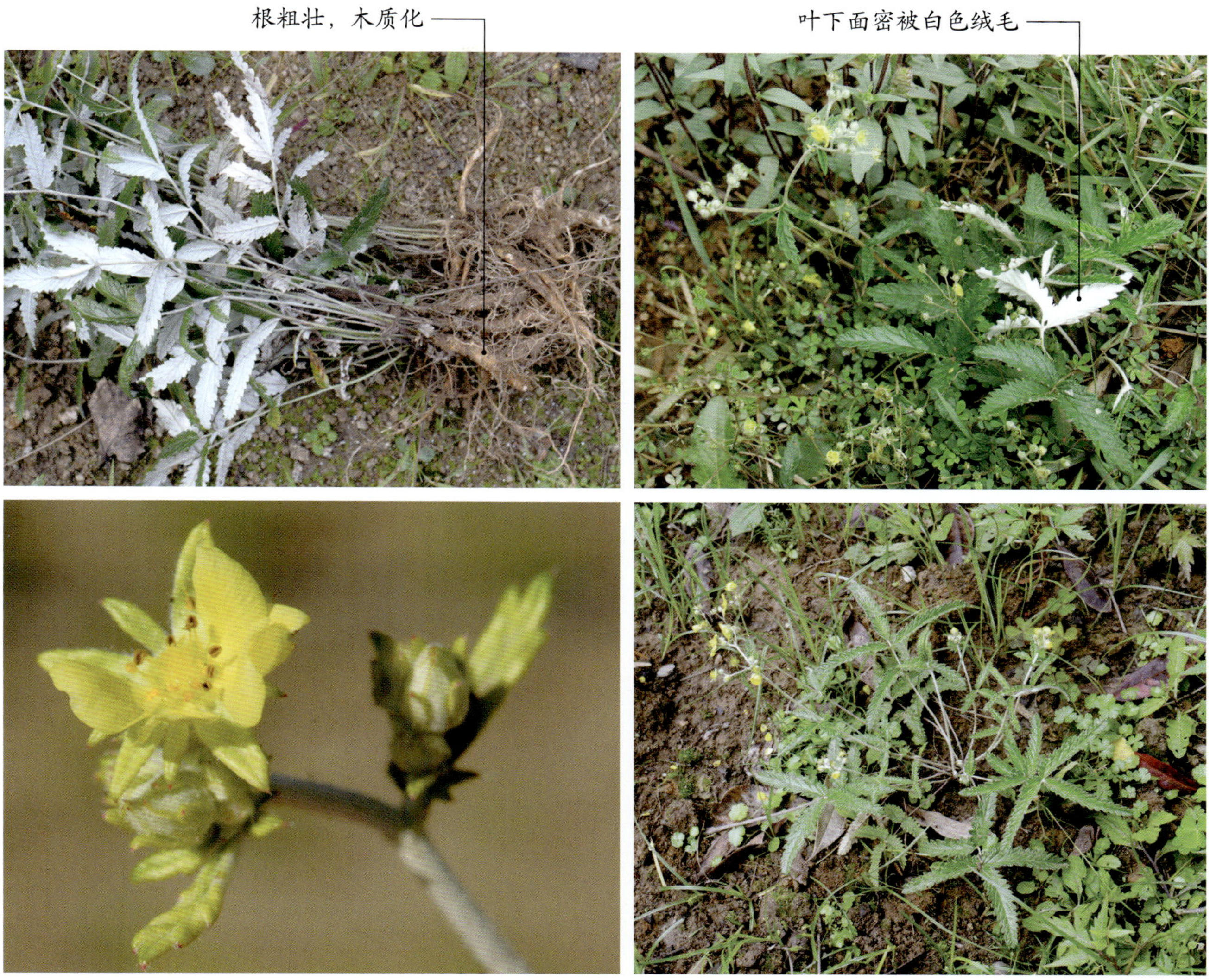

翻白草（续）

索 引 植物及药材中文名笔画索引

·一画

·二画

·三画

· 四画

· **五画**

· 六画

· 七画

· 八画

· 九画

· 十画

·十一画

· 十二画

· 十三画

· 十四画

· 十五画及以上

植物拉丁学名索引

A

B

C

D

E

F

G

M

N

O

P

Q

R

S

T

U

V

W

X

Z